Josef Karl

Neue Therapiekonzepte
für die Praxis
der Naturheilkunde

Josef Karl
praktiziert seit 1962 als selbständiger Heilpraktiker in München.
Schwerpunktmäßig ist er Phytotherapeut, unterrichtet diese Disziplin,
hat mehrere Fachbücher geschrieben und viele Vorträge zu diesem Thema
gehalten.
Als Schüler von Josef Angerer beschäftigt er sich mit Irisdiagnostik praktisch
und theoretisch.
Er ist Mitglied der Kommission E für Phytotherapie beim Bundesgesundheits-
amt und wurde mit der Prießnitzmedaille, dem I.-v.-Peczely-Preis und
1987 mit dem Josef-Angerer-Preis ausgezeichnet.

Josef Karl

Neue Therapiekonzepte für die Praxis der Naturheilkunde

*Ein Wegweiser durch Erkrankung
und Heilung aus ganzheitlicher Sicht*

Pflaum Verlag München

Gewidmet

ist das Buch jenen, von denen ich gelernt habe:

Josef Angerer, München †

Josef Diener, Wiesbaden

H. R. Gabler-Almoslechner, Ramsenstrut †

Dr. med. Markus von Guggenberg, Brixen/Südtirol

Heinrich Pumpe, München †

Rosa Schmid, Eresing †

Dr. med. Karl Schöner, Burgbernheim †

Für die freundliche Genehmigung zur Übernahme vieler Pflanzenmotive aus den »Jahrbüchern für die Gesundheit« danken wir der Firma »Salus-Haus«, Bruckmühle.

Für die freundliche Genehmigung zur Verwendung des Gingko-Motivs auf dem Umschlag danken wir der »Bionorica GmbH«, Neumarkt.

Die Deutsche Bibliothek – CIP-Einheitsaufnahme

Karl, Josef:
Neue Therapiekonzepte für die Praxis der Naturheilkunde :
ein Wegweiser durch Erkrankung und Heilung aus ganzheitlicher Sicht /
Josef Karl. – München : Pflaum, 1995

ISBN 3-7905-0685-0

Gesamtherstellung: Pustet, Regensburg

INHALT

Zum Geleit ⎯⎯⎯⎯⎯⎯⎯⎯⎯⎯⎯⎯ 11

Vorwort ⎯⎯⎯⎯⎯⎯⎯⎯⎯⎯⎯⎯⎯ 12

Die fünf Säulen naturheilkundlicher Therapie ⎯⎯ 13

Die vier Entgiftungsventile des Menschen ⎯⎯⎯ 18

Der Darm ⎯⎯⎯⎯⎯⎯⎯⎯⎯⎯⎯ 18
Die Niere ⎯⎯⎯⎯⎯⎯⎯⎯⎯⎯⎯ 19
Die Haut ⎯⎯⎯⎯⎯⎯⎯⎯⎯⎯⎯⎯ 21
Die Lunge ⎯⎯⎯⎯⎯⎯⎯⎯⎯⎯⎯ 22

Über die chronische Müdigkeit zur Krankheit ⎯⎯ 24

Die Ursachen der chronischen Müdigkeit ⎯⎯⎯ 24
Symptome ⎯⎯⎯⎯⎯⎯⎯⎯⎯⎯⎯ 25
Therapieansätze und Konsequenzen ⎯⎯⎯⎯⎯ 25
Das »Chronische Müdigkeitssyndrom« ⎯⎯⎯⎯ 27

Der Magen-Darm-Trakt und seine
phytotherapeutische Behandlung mittels
der monografierten Pflanzen ⎯⎯⎯⎯⎯⎯⎯ 28

Amara simplex ⎯⎯⎯⎯⎯⎯⎯⎯⎯⎯ 28
Amara aromatica ⎯⎯⎯⎯⎯⎯⎯⎯⎯ 30
Karminativa ⎯⎯⎯⎯⎯⎯⎯⎯⎯⎯⎯ 31
Antidyspeptika ⎯⎯⎯⎯⎯⎯⎯⎯⎯⎯ 31
Antiphlogistika (Antazida) ⎯⎯⎯⎯⎯⎯⎯ 33
Magenbeschwerden ⎯⎯⎯⎯⎯⎯⎯⎯⎯ 34
Entzündungen der Mund- und Rachenschleimhaut ⎯⎯ 37

Bitterstoffe in der Phytotherapie   38

Über den Geschmack   39
Pharmakologie der Bitterstoffe   40
Therapie mit Bitterstoffen   41
Der universelle Einsatz von Bitterstoffen: Tonica generale   42

Die Galle   44

Pflanzen mit Galle-Monografierung   44
Pflanzen ohne spezifische Galle-Monografierung   48
Traditionelle Gallepflanzen mit 0-Monografie   51
Selten verwendete Gallepflanzen ohne Monografierung   52
Gallensteine   53
Gallenkolik   54

Biologische Lebertherapie   56

Über die Leberpflanzen   56
Weitere Therapien   59
Ursachen für Lebererkrankungen   64

Das leidige Thema: Cholesterin, Triglyzeride und was dazu gehört   67

Verringerung der Cholesterinzufuhr   67
Phytotherapie   68
Cholesterin und seelische Belastung   70

Das Pankreas   72

Die Pankreasdyspepsie   73
Zur Diätetik   75

Der Darm   77

Obstipation   79
Diarrhoe   88
Sanierung der Darmflora   91
Darmkrebs und Mykosen   93
Die Darminsuffizienz und ihre Folgen   94

Nieren und Blase   96

Akute Nephritis   96
Chronische Nephritis   98
Nephrose und Schrumpfniere   100

Pyelonephritis 101
Harnwegsinfekt 102
Zystitis und Urethritis, Reizblase und Enuresis nocturna 106
Nephro- und Zystolithiasis 107
Probleme bei der Diurese 110
Miktionsbeschwerden und Prostatika 114

Das Herz 117

Herzmuskelinsuffizienz 117
Koronare Durchblutungsstörungen 122
Störungen des Herzrhythmus 129
Was sind Herzglykoside? 130
Der Besenginster 131
Herzinfarkt: Ursachen, Risikofaktoren, Behandlung 135
Wichtige Herzmedikamente in der Schulmedizin 139
Chemische Diuretika bei Herzerkrankungen und
Bluthochdruck 140

Arterielle Durchblutungsstörungen und
Arteriosklerose 148

Hypertonie 154

Das venöse System 162

Phytotherapie 162
Praxiserfahrungen bei Venenerkrankungen 167
Die Behandlung mit Blutegeln 172

Atemwegserkrankungen 178

Asthma bronchiale 178
Bronchitis 183
Die tuberkulinische Diathese und ihre Behandlung 192
Erkrankungen der Nasennebenhöhlen 196

Der Fokus und seine Eingliederung
in psychosomatische Zusammenhänge 203

Definition der Fokalinfektion 203
Das Bild der Fokalinfektion 204
Pathologie und Lokalisation des Fokus 206
Lymphe, Allergien und Reizaddition 207
Herd-, Nerven- und endokrines System 207
Herdtestung 208

Die Beziehung der Kopfstörfelder zum Organismus ———— 209
Weitere Anregungen ———— 211
Der Herd und die Reizaddition ———— 213

Geriatrische Therapie ———— 214

Das Herz ———— 215
Die Gefäße ———— 215
Das Verdauungssystem ———— 218
Die Behandlung der chronischen Bronchitis ———— 218
Der rheumatische Formenkreis ———— 219
Ernährung im Säuren-Basen-Gleichgewicht ———— 219
Depressionen ———— 222
Aufklärung *und* Therapie ———— 222
Gibt es eigentlich Geriatrika? ———— 224

Präkanzerose und Krebs ———— 233

Problematik der Krebstherapie ———— 233
Naturheilkundliche Therapieansätze ———— 235
Ein Behandlungsprogramm ———— 245

Das Nervensystem unter besonderer
Berücksichtigung des Vegetativums ———— 250

Sedierende Pflanzen ———— 251
Ausgleichende, tranquillierende Pflanzen ———— 256
Psychotrope Stimulantien ———— 261
Psychosomatische Störungen und vegetatives System ———— 265
Zum Thema Streß ———— 269

Die Schilddrüse ———— 275

Psychosomatische Zusammenhänge ———— 275
Die Funktion der Schilddrüse und ihre Störungen ———— 276
Die operative Schilddrüsentherapie ———— 278
Die schulmedizinische Schilddrüsentherapie ———— 280
Die naturheilkundliche Schilddrüsentherapie ———— 281

Die Haut ———— 288

Belastende Faktoren ———— 288
Stärkende Faktoren ———— 289
Die innerliche Behandlung von Hautkrankheiten mit
Phytotherapie ———— 290
Das Ekzem ———— 296

Haare und Nägel _____ 298
Herpes Zoster _____ 299
Neurodermitis _____ 299
Psoriasis _____ 302
Abschließende Bemerkungen zur Hauttherapie _____ 305

Rheuma _____ 308

Begriffsbestimmung _____ 309
Phytotherapie und Homöopathie _____ 310
Weitere naturheilkundliche Therapiemöglichkeiten _____ 318
Rheumabehandlung in der Schulmedizin _____ 324
Rheuma und Psyche _____ 327

Adjuvante Therapie bei Diabetes mellitus _____ 331

Die wichtigsten Pflanzen und ihre Anwendung _____ 332
Weitere pflanzliche und homöopathische Mittel _____ 335
Die Bedeutung der Ballaststoffe _____ 336
Die Spurenelemente _____ 337
Diabetes als Alterskrankheit _____ 338

Hormonelle Störungen des weiblichen Organismus
und ihre Phytotherapie _____ 339

Dysmenorrhoe _____ 339
Zu schwache Regel _____ 343
Zu starke Regel _____ 347
Fluor albus _____ 348
Prämenstruelles Syndrom _____ 350
Frigidität _____ 350
Mastopathia chronica cystica _____ 351
Adnexerkrankungen _____ 351
Schwangerschaft und Stillen _____ 352
Klimakterium _____ 353

Die Behandlung von Kindern _____ 358

Ein diagnostisches Minimalprogramm _____ 358
Drei häufige Belastungsbilder und ihre Behandlung _____ 359
Ein utopisches 6-Punkte-Programm _____ 362

Frischsaftkuren mit Wildkräutern – Vitalisierung
und Verjüngung _____ 364

Einige Anmerkungen zur Diät im weiteren Sinne ____ 368

Allgemeine Naturheilkunde mit Wasser und Pflanzen 374

Vier Behandlungsbeispiele mit „Hausaufgaben" für den Patienten 374

Bluthochdruck 374
Zu niedriger Blutdruck 375
Rheuma 375
Vegetative Dystonie 376

Pflanzliche Farbstoffe und ihre therapeutische Bedeutung 379

Lebensrhythmik und Chronopharmakologie 385

Über den Schmerz – Schmerzmittel chemischer Art, pflanzliche und biologische Alternativen 391

Zur Geschichte der Arzneipflanzenkunde 398

Pharmakodynamik wichtiger pflanzlicher Inhaltsstoffe 406

Rezeptur-Nomenklatur und Abkürzungen 409

Modifikationen der Teebereitung 410

Zur Herstellung der homöopathischen Arzneiformen 411

Hypothese möglicher planetarischer Kongruenz von Heilpflanzen 412

Register der abgebildeten Heilpflanzen 415
Literatur 417

ZUM GELEIT

(Dieses Geleitwort schrieb Josef Angerer (†) für ein Buch von Josef Karl, das vor fünfzehn Jahren erschien. Der Verlag ist der Überzeugung, daß dieses Votum auch für das vorliegende neue Buch seine Gültigkeit behalten hat.)

In der Epoche einer monomanen Entwicklung in der Arzneimittelbranche, im Alarmschrei der Journalisten vom vergifteten Paradies der Chemiebauern, im Sirenengeheul der Explosionen von Atomkraftwerken, in der Narkose einer sterilen Technik und im stöhnenden Ächzen des getöteten Lebens bietet das Buch von Josef KARL wieder einmal einen beglückenden Blick in die Vielfältigkeit des Lebendigen, in das Panorama bewußt erlebter Krankheiten, in die wunderbare Welt der Heilpflanzen und ihre lenkende Wirkung auf die Organsysteme und die praktischen Hinweise für Regenerationsmöglichkeiten. Der klaren, für jeden verständlichen Durchschau der Krankheitsabläufe im Verdauungsbereich, im arteriellen und venösen Gefäßvolumen, der Aufschlüsselung der Herzkrankheiten und ihrer Abhängigkeit von der Sauerstoffversorgung und vom Fließsystem bis hinein in die Problematik der Kristallose mit Steinbildung und Rheuma – stehen gegenüber, wie in einem hellbeleuchteten Schaufenster, die hilfsbereiten Heilkräuter und die Rezepte für die jeweilige Therapie. Die ansprechende Formulierung eignet sich für den in Wald und Wiese fachkundigen Pharmakologen und so wandert das Buch in all die Hände derjenigen, die noch Hunger haben.
Der Fachkundige genießt in der Stunde der Erholung den rhetorischen Wanderweg durch die Felder der Praxis und der Erinnerung und vitalisiert sich für das Morgen.

VORWORT

»Wer schreibt, der bleibt« ist mir kein Motto – und unter Publikationszwang bin ich, meinen Lebensunterhalt durch die tägliche Praxisarbeit verdienend, nie gestanden. Auch denke man nicht, daß Fachbücher den Schreiber ernähren – da müßte er das Metier wechseln, was er weder kann noch will!

Was dann, den vielen Büchern ein weiteres hinzufügen?

Jüngeren Anregungen zu geben, wie man sie selbst erhalten hat. Älteren Vergleichsmöglichkeiten für die eigenen Arbeiten zu bieten. Und vielleicht auch »Anschreiben gegen das Vergessen« in einer schnellebigen Zeit, wo Bewährtes immer wieder verloren zu gehen droht.

Vielleicht findet sich ein Steinchen für das Mosaik, an dem jeder arbeitet.

Ein Vorläufer dieses Buches hat drei Auflagen erlebt (1. Auflage, Tibor-Marczell-Verlag, München). Dann haben sich durch die Auswirkungen des neuen Arzneimittelgesetzes die vielen darin aufgeführten Medikamente grundlegend geändert. Ich konnte – trotz der großen Nachfrage – einer weiteren Auflage nicht mehr zustimmen. *Eine völlige Überarbeitung war fällig und nur ganz wenig konnte aus der alten Auflage übernommen werden.* Auch kamen neue Beiträge hinzu, andere von früher fielen weg: Es wurde zwangsläufig ein neues Buch.

Zu danken ist Frau E. Eʜᴍᴋᴇ für tatkräftige Manuskriptbearbeitung sowie dem Pflaum-Verlag, München, für die fruchtbare Zusammenarbeit.

Johanni – Sommersonnwendzeit, 1994   *Josef Karl*

DIE FÜNF SÄULEN NATURHEILKUNDLICHER THERAPIE

Die meisten Heilpraktiker und Ärzte in der BRD – von den neuen Bundesländern Ost ganz zu schweigen – üben im Augenblick keine klassische Naturheilkunde aus. Sie wenden zwar meistens sogenannte Außenseiterverfahren an, eigentliche *naturheilkundliche Basisarbeit* wird aber wenig geleistet. Dies ist um so bedauerlicher, als die Bevölkerung der BRD seit einiger Zeit diagnostisch eher überversorgt ist, therapeutisch aber in weiten Bereichen unterversorgt. Besonders in Großstädten mangelt es den Patienten, die zu uns kommen, auch weniger an Befunden als an einer befriedigenden Besserung ihres Befindens. Wir müssen also selbstkritisch feststellen, daß in unseren Kreisen von Ganzheit und Behandlung des ganzen Menschen viel geredet wird – in Wahrheit aber von diesen hohen Ansprüchen nicht immer vielmehr, übrig bleibt, als Absichtserklärungen.

Es wird von uns gespritzt und rezeptiert, akupunktiert und ozonisiert, chiropraktisch und manuell manipuliert – aber eben kaum im Sinne der einfachen Naturheilkunde therapiert und missioniert. Ja, man hört richtig, missioniert. Wie sonst soll man die klassischen Maßnahmen der Naturheilkunde wie Luft – Licht – Wasser – Bewegung und Ernährung an die Menschen hinbringen, als eben durch Aufklärung? Das Durchsetzen einer vernünftigen Lebensweise beim Patienten setzt Aufklärung und Missionierung seitens des Therapeuten voraus. Wo geschieht dies in vollem Umfang? Sind die Menschen wirklich schon voll aufge-

klärt, wenn sie sich für bessere Luft einsetzen und ein verbessertes Abgasgesetz fordern? Sind die Menschen aufgeklärt, wenn sie dem Licht – sprich der Sonne – nach Rimini und Sylt nachfahren und dort 2 bis 3 Wochen neben Urlaub auch viel Unsinn machen? Sind die Menschen in unserem Land denn wirklich über Bewegung informiert, wenn sie am Sonntag 1 Stunde einen Trimm-dich-Pfad benützen oder wöchentlich 1 Stunde Tennis spielen oder reiten – ansonsten aber auf Rolltreppen stur herumstehen und in den 1. Stock einen Aufzug benutzen?

Sind die Menschen aufgeklärt, wenn sie zwar 1× wöchentlich ein stark gechlortes städtisches Schwimmbad aufsuchen, das von der Raum- und Wassertemperatur meist noch überheizt ist – auf der anderen Seite vor kaltem Wasser zurückschrecken? Und was schließlich die Ernährung betrifft: Klären wir die Patienten wirklich auf, wenn wir ihnen von irgendeiner Firma einen Diätzettel in die Hand drücken, der oft miserabel gemacht ist und mehr Reklame als profunde Information bietet?

Nein, dies wohl alles nicht. Aber wie dann? Echte Naturheilkunde setzt einen aufklärungswilligen Therapeuten und einen einsichtigen Patienten voraus. Auf beiden Seiten aber hapert es. Wer von uns glaubt noch, daß der Patient macht, was man ihm sagt? Wer hat sich nicht längst in den Schmollwinkel des »Das-ist-ja-doch-umsonst« zurückgezogen und beläßt es beim Rezept und fünf Injektionsterminen? Und wie sieht es mit dem einsichtigen und änderungswilligen Patienten aus? Gibt es ihn überhaupt? Viele Fragen und nur wenig Antworten. Nachdem ich bisher wenig Positives gebracht habe, wird es auch beim nächsten Punkt nicht besser. Es muß jetzt die Frage gestellt werden, was die Gründe sein mögen, daß ausgerechnet wir Heilpraktiker die Basis der Naturheilkunde vernachlässigen. Ohne daß ich glaube, daß die Analyse vollständig sein wird, führe ich folgendes an:

Der erste Grund

Die alten Naturheilkundigen, denen – zwar auch nur zum Teil und keineswegs allen – diese Basis Anliegen und Lebenswirklichkeit war, sterben langsam aus. Sie kamen durch die *Ideologie der Naturheilkunde zu diesem Beruf,* haben zum großen Teil bitter am eigenen Leib das Versagen der sogenannten Kunstheilung (Schulmedizin) erlebt und sich in ihrer existentiellen Not umgestellt auf Natur und natürliche Methoden. Hier gehört nicht nur Kneipp dazu. Noch vor 30 Jahren sah ich vereinzelt Kollegen auf Fachfortbildungen in Sandalen, Leinenhemden und Vollbärten, die mittags ihre Mahlzeit nicht in Kongreß-Restaurants einnahmen, sondern ihre gelben Rüben und das Vollkornbrot aus der Hand aßen. Man mag über sie lächeln – man kann und muß sie nicht imitieren. Aber wenn man heute die Situation der Grünen und die Szene bei den Alternativen betrachtet, muß man sich fragen, ob diejenigen, von denen wir manchmal leicht arrogant meinen, daß sie der Zeit hinterherhinken, ihr gelegentlich nicht sogar voraus sind.

Der zweite Grund

Im Gegensatz eben dazu wird heute nicht jeder Heilpraktiker, weil er von den fünf Säulen der Naturheilkunde beeindruckt ist. Er wird evtl. Heilpraktiker, weil er den Numerus Clausus fürs Medizinstudium nicht schafft, weil die Berufsaussichten in seinem Traumjob gleich Null sind, weil er bei einem erfolgreichen Praktiker gemerkt hat, daß man in diesem Beruf durchaus auch Geld verdienen kann, weil bei einer Frau im mittleren Alter die Scheidung eine völlige Neuorientierung erfordert und nicht zuletzt auch, weil ein neurotischer Hang zur Beschäftigung mit der eigenen somatischen oder psychischen Gesundheit vorliegt.

Oder es macht ein Allgemeinarzt in wenigen Wochenkursen »seinen Schein für Naturheilverfahren«, was man heute werbewirksam auf das Praxisschild schreiben kann. Er verspricht sich in manchen Fällen mehr Zulauf, weil Naturheilkunde jetzt auch in Ärztekreisen plötzlich »in« ist – während man doch noch vor kurzem lästerte und nichts davon hielt – ich habe diese Zeiten nur allzudeutlich miterlebt! Daß die Ärzteschwemme heute auch manche junge Ärztin sich als Expertin in diesen Dingen ausgeben läßt, stimmt bedenklich und ist nicht erfreulich, weil es selten »echt« ist.

Viele werden trotz all dem Angeführten aber auch Naturheilkundige, weil sie helfen wollen, weil sie einen idealistischen und weniger einen materialistischen Beruf anstreben, weil sie mit Menschen und nicht mit Sachen zu tun haben wollen und weil sie selbst durch radikale Ernährungsumstellung oder durch Akupunktur oder durch Yoga und Atemtherapie nicht nur Hilfe erfahren haben, sondern vielleicht sogar ein neuer Mensch geworden sind. Aber bei kaum einem spielt eben das Ganzheitsprinzip der klassischen Naturheilkunde, wie es im ausgehenden 19. und beginnenden 20. Jahrhundert eine Art Volksbewegung war, eine Rolle.

Der dritte Grund

Zu den Ursachenanalysen, warum heute kaum noch klassische Naturheilkunde vorgefunden wird, muß neben dem Zeitgeist, der einfach ein anderer ist als in der eben genannten Zeitspanne, die schlechte Ausbildung vieler Kollegen genannt werden. Wer in Abend- und Wochenendkursen auf Amtsarztfragen getrimmt wird, von dem kann man einfach nicht eine Ganzheit und ein Engagement für die Prinzipien verlangen. Freilich gehöre ich nicht zu denen, die denken, da muß jetzt wieder mal nach dem Gesetzgeber gerufen werden, damit die Anzeigen in den Illustrierten, sich doch einfach zum Heilpraktiker ausbilden zu lassen, verschwinden.

Der vierte Grund

Das ist schlicht und einfach die Trägheit, die Müdigkeit und die Gleichgültigkeit von uns allen. Wie das gemeint ist? Es ist so gemeint, daß wir alle uns selbst in diese Basis wieder mehr integrieren müßten, wenn wir die Begeisterung, das Engagement, das Machen und das Mitmachen bei der Umstellung der falschen Lebensgewohnheiten beim Patienten bewirken wollten. Einfacher ausgedrückt: wir müßten in erster Linie und vor allem uns selbst unter das Dach dieser Säulen stellen, sie müßten unserem eigenen privaten Lebensraum Stütze und Halt sein. Daraus könnten wir nicht nur die Patienten überzeugen, sondern sie würden sich gewissermaßen automatisch durch unser eigenes Vorbild motivieren. Alles andere ist aufgesetzt und überzeugt sowieso niemanden.

Parolen hören wir viele – sie nützen bekanntlich wenig und werden täglich zu Phrasen, wenn wir nicht mit unserer Person und unserem Beispiel dahinterstehen.

Nach dem, was ich jetzt sagte, wie die Situation derzeit ist, darf ich im 2. Teil sagen, wie die Situation sein könnte und ganz sicher sein müßte. Zuerst die Frage: Müssen die Heilpraktiker überhaupt Naturheilkunde ausüben? Genügt es nicht, daß sie wie bisher und in den letzten 10 Jahren zunehmend diagnostische und therapeutische Verfahren ausüben, die die Schulmedizin vernachlässigt, also Akupunktur und Chiropraktik, Fußreflexzonenmassage, Phytotherapie und Homöopathie?

Die Frage ist eindeutig mit Nein zu beantworten. Und zwar aus 3 Gründen:

1 Die Säulen der Naturheilkunde sind gleichzeitig die Säulen der Volksgesundheit und folglich gesundheitspolitisch und moralisch von großer Wichtigkeit. Die Erkenntnis, daß die technischen Fortschritte der Medizin die Menschen insgesamt nicht gesünder gemacht, die Lebensdauer statistisch allerdings verlängert haben, stammt nicht von mir, sondern wird auf allen einschlägigen Akademieveranstaltungen von Medizinprofessoren vorgetragen. Eine Chance, daß der einzelne aber nicht nur länger lebt, sondern entschieden mehr »Lebensquali-

tät« erfährt, ist nur mit den Säulen der Naturheilkunde zu erreichen. Und nicht nur länger, sondern besser wäre auch eine moralische Qualität. Viele fragen heute mit Recht, was es ihnen nützt, einige Monate oder auch Jahre unter fragwürdigen und menschenunwürdigen Bedingungen zu vegetieren.

2 Die Motivierung eines Volkes für die Gesundheitsbasis, d. h., daß der einzelne wieder mehr seine Gesundheit in die eigene Hand nimmt, scheint auch der einzig realistische Gesundheitskostendämpfungsfaktor zu sein. Selbst Blinde müßten allmählich sehen, daß Maßhalteappelle an die Ärzte, durchsichtiger und weniger abzurechnen, nicht dreimal dasselbe Hüftgelenk bei ein- und demselben Patienten innerhalb von 3 Wochen zu röntgen, nur weil der Hausarzt, der Facharzt und das Krankenhaus jeder sein eigenes Bild haben will, nichts nützen. Zwei Regierungen, nämlich die sozial-liberale Koalition und die jetzige, haben hier die einmalige Freiheit, die manche Politiker Narrenfreiheit nennen, in keinster Weise eindämmen können. Jetzt, wo die Kassen leer sind, dämmert es allmählich: mehr Eigenverantwortlichkeit. Die Säulen der Naturheilkunde stärker ins Bewußtsein des einzelnen zu rücken, ist eine Chance. Vielleicht die einzige Chance.

3 Die Frage, ob die Heilpraktiker denn überhaupt so dringlich Naturheilkunde ausüben müssen, könnte zur Existenzfrage schlechthin werden. Wenn man hierzulande nicht immer Realisten als Pessimisten beschimpfen würde, würde es mir leichter fallen, zu fragen, ob man nicht in Zukunft stärker – allein schon aus berufspolitischen Gründen – auf die einfachen Dinge zurückkommen muß. Vielleicht, weil die noch viel zahlreicheren Ärzte des nächsten Jahrzehnts die Therapie von uns noch stärker übernehmen, um selbst zu überleben. Vielleicht, weil wir weiter in unserer Therapiefreiheit beschnitten werden. Vielleicht, weil wir insgesamt als Berufsstand in Frage gestellt werden, weil wir keine grundlegende Alternative auf Dauer sein werden, wenn wir die fundamentalen Säulen der Naturheilkunde nicht in unserer Therapie haben.

Die einzige Chance, daß aus all diesen Gründen die Naturheilkunde in Deutschland, das sich historisch als Mutterland dieser Sache versteht, wieder in den Mittelpunkt rückt, sehe ich lediglich in einem einzigen Punkt:

Nämlich, daß jeder einzelne von uns diese fünf Basiselemente an sich selbst verwirklicht, daraus lebt, ein Vorbild für den Patienten und die Umwelt ist und daraus zur Motivierung anderer in der Lage ist.

Dieser simple Kernpunkt scheint mir im Augenblick das einzig Mögliche. Wie jeder hört, glaube ich nicht allzusehr an Manifeste, Appelle, Programme. Woran wir glauben können, scheint einzig und allein unsere eigene Kraft und Überzeugungskraft zu sein. Nur da eben ist der Haken. Genau hier liegt der wunde Punkt des Ganzen: Keiner von uns lebt mehr in dieser Naturganzheit. Die Gründe dafür:

– Zeitmangel
– Trägheit
– Müdigkeit
– Gewohnheit
– Gedankenlosigkeit.

Entscheidend wäre folglich, aus diesem Teufelskreis dieser fatalen *5 Faktoren* herauszukommen. Der Streß, der durch den Faktor Zeitmangel entsteht, führt zur chronischen Müdigkeit. Die Müdigkeit, wenn sie zur Gewohnheit, also chronisch wird, zur Trägheit – auch der Gedanken. Die negative Gewohnheit, die daraus auf Dauer resultiert, tötet jede Revolution in uns. Hauptfrage also und wichtigste Analyse: Warum keine Zeit für nichts? Nicht für Urlaub, nicht für ein Sonnenbad, nicht für Schwimmen, nicht für Atemübung am Morgen oder einen halben Waldwandertag, nicht für die Zubereitung einer gesunden Mahlzeit statt eines McDonald-Hamburgers? Ist die Zeitfrage mit einem Blatt Papier und einem Bleistift ehrlich analysiert, dann wäre die Trägheit durch einen mutigen und mühseligen Anfangsakt zu überlisten. Jeder weiß ja, wenn erst mal mit einer positiven Sache begonnen ist, läuft es nach dem Gesetz der Kettenreaktion. Es gibt auch das positive Gesetz der Kettenreaktion, nicht nur das negative. Man erfährt, daß man sich wohler fühlt, wenn man 2 Halbtage im Grünen sich bewegend zubringt. Man erfährt, daß manches leichter wird, wenn man z. B. am Freitag grundsätzlich in der Woche fastet. Hat man erst die fragwürdigen Sprüche hinter sich, wie den bayerischen »lebst gsund, stirbst, lebst net gsund, stirbst a«, hat man gewonnen. Hat man erst selbst die Kurve – dann die Praxis. Wie man diese Säulen dann in die tägliche Praxis integriert, da gibt es viele Wege:

Was das **Licht** betrifft, wird man aufklären über vernünftiges Sonnenbaden. Hat Rikli, der Schweizer Begründer der »Heliotherapie« Mühe gehabt, die Heilkraft des Lichts wieder ins Bewußtsein zu rücken, muß man heute eher warnen vor den modischen Solarien, dem Sonnengrill an der Adria, der Illusion, braun ist gleich gesund. Es gilt das alte Wort: Aufklärung tut not!

Bei der **Luft** kommt man bereits erheblich in Turbulenzen! Atmen in gesunder Luft! Frage: Wo? Die Kohlendioxydvergiftung in den Großstädten ist grotesk. Jemand sagte kürzlich, daß man jetzt – mit absolutem Recht natürlich – sich über das Waldsterben viele Sorgen macht und der Betreffende stellte die Frage, ob das, was die Bäume vergiftet, nicht wohl auch unsere menschlichen Lungen vergiftet. Wer einmal von einem Fernsehturm die weit in die Grünzonen einer Stadt wie München hineinreichende Dunstglocke gesehen hat, der weiß wohl, daß auch im Englischen Garten keine gute Luft ist.

Wir werden uns bei der Luft eben nicht mit Anleitungen zu Atemübungen begnügen können, sondern gerade dieses Problem auch politisch sehen müssen.

Um so unverständlicher ist dann allerdings die häufig pauschale Aversion der Heilpraktiker und Ärzte gegen die grünen und alternativen Bewegungen. Ob wir nicht hier unseren Konservativismus etwas auflockern sollen? Ich bin nicht so naiv, als daß ich nicht wüßte, daß Ärzte und manche Heilpraktiker mehr politisch rechts und weniger links stehen.

Aber ist es nicht paradox, wenn wir gerade jene Gruppen ablehnen, die unsere ureigensten Ansichten am konsequentesten vertreten? Ich glaube, daß wir es nicht beim Ignorieren und

Attackieren belassen sollen, sondern nach neuen Wegen suchen müssen. Wenn wir unsere Haltungen heute nicht auf vielen Gebieten überdenken, wird der Zeitgeist sich gegen uns wenden.

Auch beim Punkt **Bewegung** kommen wir nicht ohne Politik aus: Radwege zum Beispiel können nur auf kommunalpolitischem Weg durchgesetzt werden. Hier muß man aber auch sagen, daß die Gesundheitsministerien in den letzten Jahren versucht haben, unser Volk zu bewegen. Da wurde zum Teil das Bewußtsein in weiten Volksschichten wachgerüttelt.

Wir können uns also dem Punkt vier, dem **Wasser** zuwenden.

In welchen Flüssen soll geschwommen werden? In der Isar kaum und im Rhein schon gleich gar nicht. Also wieder unser Engagement für die Wasserverbesserung. Wieder der Einsatz in der Öffentlichkeit. Aber auch in der Praxis. Wie konnten wir uns KNEIPP'S Anliegen aus der Hand nehmen lassen? Es ist ja im Sinne der Volksgesundheit gut, daß es Kneippärzte gibt. Die halten uns inzwischen auf diesem Sektor für inkompetent. Da haben wir uns aber auch zuwenig um die Hydrotherapie gekümmert – und sind jetzt beleidigt, daß die Kneippärzte sich so aufspielen. Lassen wir uns motivieren von Kneipps Grundwerk »Meine Wasserkur«, das aktueller als je ist und geben wir dem Patienten Hausaufgaben. Ich habe drei Jahre in Kneippsanatorien praktiziert und gesehen, daß man auch in einer ambulanten Großstadtpraxis eine Menge damit machen kann. Man muß es nur tun! Wir müssen unseren Schlaf beenden.

Die Diät, sprich **Ernährung**:

Die Ernährung der Zukunft ist die Vollwerternährung. Vollwerternährung bedeutet: weniger tierische Lebensmittel wie Fleisch, Fleischprodukte und Eier, weniger isolierten Zucker, Kochsalz und Alkohol. Dafür mehr pflanzliche Lebensmittel, also Vollkornprodukte, Gemüse und Obst, mehr Milchprodukte. Das wichtigste Prinzip ist, daß ein möglichst großer Anteil der Lebensmittel roh gegessen werden sollte, um alle lebenswichtigen Nährstoffe und Substanzen, die wir möglicherweise noch nicht alle identifizieren können, zu erhalten. Weitere Prinzipien sind, daß die Lebensmittel möglichst wenig verarbeitet sind und aus kontrolliertem Anbau kommen, d. h. durch einen geringen Einsatz von chemischen Hilfsmitteln in der Landwirtschaft erzeugt werden.

Der Verzehr von Fleisch und Fleischprodukten sollte aus zwei Gründen stark eingeschränkt werden:

– Ökologischen und ökonomischen (wir erzeugen unwirtschaftlich unsere tierischen Nahrungsmittel mit pflanzlichen Nahrungsmitteln, die dem Verzehr des Menschen dienen könnten. 65 Prozent des Getreides und der Pflanzen werden verfüttert).

– Wir nehmen mit Fleisch und Fleischprodukten zu viel gesättigte Fettsäuren auf. Wir nehmen zuviel Eiweiß auf. Denn Überkonsum an Eiweiß beeinträchtigt die Zelldurchlässigkeit und mitverursacht den Bluthochdruck. Hohe Eiweißzufuhr verringert die Ca-Resorption – beschleunigt die Osteoporose älterer Menschen und verschlechtert die Knochenentwicklung junger Menschen.

Die DGE-Empfehlungen gehen ja heute auch schon – man kann sagen endlich – in diese Richtung.

Ein Durchschnittssupermarkt bietet heute mindestens 2000 verschiedene Nahrungsmittel an. Davon könnte man auf 1900 verzichten, weil sie für unsere Ernährung nicht erforderlich sind. Wer sich auf die 100 wichtigen konzentriert, würde sich vollwertig ernähren.

Gesundheitsbelange sind heute immer auch politische Belange. Die Ausrede vieler, sie hätten für öffentliche Aufgaben keine Zeit, schadet uns allen. Wir werden uns den Rückzug in unsere Reservate »Praxis« und »Privatleben« nicht mehr leisten können. Jeder wird sich überlegen müssen, was er in einer Gesellschaft, von der er schließlich auch mitgetragen wird, für eine Aufgabe übernehmen kann, auch wenn sie schlecht oder gar nicht bezahlt wird.

DIE VIER ENTGIFTUNGSVENTILE DES MENSCHEN

Der Ausdruck »Entgiftung« ist heute altmodisch. Er entstammt der Humoralpathologie, war allerdings bis zu Beginn dieses Jahrhunderts in Gebrauch: Prießnitz, Kneipp und andere Naturheilkundige belebten ihn im vorigen Jahrhundert. Aber was heißt »altmodisch« in einer Zeit, wo alles in Fluß ist, der Wechsel permanent, die Begriffe austauschbar sind? Blieben nicht vielmehr die Grundprobleme – man mag sie auch noch so modisch einkleiden – dieselben? Sind Darm-, Nieren-, Haut- und das Lungen-Bronchialsystem durch die momentane Lebensweise nicht vielmehr überbeanspruchter als je zuvor? Durch unsere »toxische Gesamtsituation« (Eichholtz) werden die »natürlichen Entgiftungssysteme« überfordert, bilden somit die pathogenetische Basis für Erkrankung, Siechtum und frühen Tod. Was der einzelne selbst beitragen muß, was der Therapeut raten und verordnen kann: Dies soll an Beispielen angesprochen werden.

DER DARM

✦ *Die rechte Nahrung, ausgewogen und nicht denaturiert,* ausreichend mit sog. Ballaststoffen versehen – da wäre dann Therapie schon weitgehend überflüssig. Ballaststoffreichtum ist wegen des täglich nötigen entgiftenden Stuhlgangs wichtig:

– reichlich Obst *mit Zellulose und Schalen* (soweit möglich)

– Rohkost, Salate, Gemüse mit *Zellulose, Hemizellulosen und Lignanen,* von denen wir nach neuerer Forschung wissen, daß sie nicht nur Giftstoffe binden und dann ausscheiden, sondern auch eine mitregulierende Fähigkeit im Cholesterinstoffwechsel haben. Anders ausgedrückt: Völker, Volksgruppen oder Menschen, die ballaststoffreiche Nahrung zu sich nehmen, haben statistisch gesehen nicht nur weniger Dickdarmkrebs und Hämorrhoiden, sondern auch einen niedrigeren Blutcholesterinspiegel (Bindungsfähigkeit).

– Dazu gehört auch der tägliche Verzehr von Vollkornbrei oder Müsli – für *die Schalen des Getreides* gilt ähnliches wie eben angesprochen.

– *Sauermilchprodukte* sind auf jeden Fall besser als süße, also ungesäuerte Milch: Joghurt, Dickmilch, Buttermilch, Molke.

– Aber auch *milchsaure Gemüse* nach Dr. J. Kuhl, wie rohes Sauerkraut, milchsauer eingemachte rote Rüben, gelbe Rüben, Gürkchen: dies alles kann dazu beitragen, daß die Darmflora gesund und zahlenmäßig ausreichend ist, nicht die weitverbreitete und gefürchtete Dysbakterie entstehen kann.

✦ Wenn man diesen ersten Punkt mit seinen fünf Faktoren beachtet, also an sich gar nichts Besonderes und keine Therapie macht, müßte man damit einen gesunden, funktionierenden und entgiftenden Darm haben. Da die Vernunft nicht die Stärke des Menschen ist, wird er häufig die nun folgenden Punkte brauchen, um sich über den Darm zu entgiften. Die erste dieser Stufen wäre noch die relativ natürlichste:

– Sauerkrautsaft
– Holundersaft.

Ich denke, daß die Säfte von der Firma »Eden« aus dem Reformhaus hier recht gut geeignet sind.

✦ Wenn diese Stufe nicht ausreicht, werden wir bereits zu mild laxierenden Maßnahmen greifen:

– Das Simpelste scheint ein Tee ohne Sennes zu sein:

> Rp. Cortex Frangulae
> Rhizoma Rhei
> Rad. cum Herba Taraxaci $\overline{aa}$ 15.0
> Fruct. Foeniculi
> Fruct. Anisi $\overline{aa}$ ad 100.0
> M. f. spec. D. S.: 1 gehäufter Teel. kurzer Dekokt (1 Min.) früh und abends – oder nur abends – 1 Tasse.

– Das nächste wäre vielleicht ein Tropfen-Rezept bzw. ein leicht laxierender Sirup, wie er – variierend – seit alten Zeiten in Gebrauch ist:

> Rp. Extr. Frangulae fluid.
> Tinct. Aloes $\overline{aa}$ 20.0
> Extr. Taraxaci 15.0
> Sirup. Rhei ad 200.0
> M. f. sirup. D. S.: 1 Tee- bis 1 Eßlöffel nach Bedarf

– Für Kinder empfiehlt sich

> Rp. Sirup. Mannae 150.0
> D. S.: teelöffelweise.

– Wenn quasi gar nichts nützt oder bei akuten Krankheiten oder beim Fasten einfach eine gründliche Darmentleerung »passieren« muß, *kann kurzfristig Sennes Verwendung finden.* Obsolet ist die Droge für den Dauergebrauch, weil sie den Darm entwässert, damit aber auch Mineralien ausgespült werden, der empfindliche *Elektrolythaushalt* gestört wird. (Man denke an den bekannten *Kalium-Verlust bei Sennes-Dauergebrauch.*)

> Rp. Fol. Sennae 50.0
> D. S.: 1–2 Teel. Kaltauszug.

Bekannt ist sicher der sog. Bekunistee oder das Liquidipur von der Fa. Nattermann.
Wie gesagt, man frage den Patienten gründlich

auch nach Abführmittel-Mißbrauch – oft jahrelang – was natürlich keinem Darm bekommen kann.

Für den *akuten Fall*, z. B. bei einer plötzlichen fieberhaften Erkrankung, wo es einfach nötig ist, das »Ventil Darm« so bald als möglich zu öffnen, ist das Rizinusöl immer noch zu gebrauchen:

> Rp. Oleum Ricini 30.0
> D. S.: tee- bis eßlöffelweise.

Freilich wäre hier auch an ein *Klistier oder einen Einlauf* zu denken. Der Mensch scheint dazu zu neigen, von einem Extrem in das andere zu fallen: Wie wäre es sonst zu erklären, daß der über- und unmäßige Gebrauch der Klistierspritze der vergangenen zwei Jahrhunderte heute zu einer völligen Verdrängung dieses Gebiets geführt hat!

✦ Wenn mit diesen Maßnahmen der Darm seine Rolle als Entgiftungsorgan wieder einigermaßen erfüllt, soll zum Abschluß des Kapitels die »*Wiederaufforstung*« der Darmflora gewissermaßen die Therapie krönen: Colibiogen, Hylak, Stropheupas, Perenterol, Rephalysin – mit allen diesen Mitteln habe ich in 30 Jahren gute Erfahrungen gemacht.

DIE NIERE

✦ Wenn wir – wie beim Darm – damit beginnen, daß wir uns *physiologisch* so verhalten, daß die Nieren ihre Aufgaben ohne Therapie – vielmehr durch *vernünftige Lebensweise* verrichten können, müssen wir folgendes bedenken:

– Es wird *zu wenig getrunken* – d. h. *zu wenig Neutralflüssigkeit* zu sich genommen. Das mag mit der sitzenden Lebensweise zusammenhängen. Erste Regel also: prüfen, ob man nicht generell mehr trinken muß!
– *Milch ist kein Getränk*, sondern ein Nahrungsmittel. Dasselbe gilt für *Obst- und Gemüsesäfte.* Das alles mag noch so gesund und richtig sein – spült aber die Nieren nicht durch.
– *Kaffee und Schwarztee sind Genußmittel* und ebenfalls keine *Neutralflüssigkeit* wie

dünne Kräutertees, Wasser, evtl. *Mineralwasser*. Kaffee und indische oder chinesische Tees haben einen hohen Säureanteil, und es müßte eigentlich zu jeder Tasse derselben eine Tasse Wasser dazugetrunken werden, um die Säure gleich wieder zu neutralisieren und auszuscheiden. (In Salzburger und Wiener Kaffeehäusern bekommt man auch heute noch ein Glas Wasser.)

– Also mehr trinken – und *ausreichend Neutralflüssigkeit* trinken. Ein weitverbreiteter Irrtum, der die Nieren echt schädigen kann, ist die Meinung von Sportlern, Joggern und Bergsteigern z. B., man solle nicht viel trinken, weil man sonst um so mehr schwitzen würde. Das muß als grundverkehrt gelten: Wenn man z. B. bei einer Bergtour, die sich über 5 oder 8 Stunden hinzieht, 1 bis 3 l Flüssigkeit verliert, muß diese Menge reichlich wieder zugeführt werden.

Normalerweise wäre – neben den verschiedenen anderen Flüssigkeiten – *1–2 Liter Neutralflüssigkeit pro Tag* richtig (je nach Körpergewicht). *Nicht immer dasselbe Mineralwasser* – sonst kann auch dieses wegen seiner einseitigen Zusammensetzung nicht mehr als Neutralflüssigkeit gelten. Wechseln!

Im übrigen ist auch *Alkohol wie Bier oder Wein* in dem Sinn keine Flüssigkeit, sondern ein Genuß- und Rauschmittel. Das in Bayern sicher etwas verharmloste Bier, das dort kurzerhand und kategorisch als Nahrungsmittel bezeichnet wird (einige Urologen empfehlen ein paar Halbe Weizenbier zum Durchspülen), enthält durch den Alkohol sehr viel Säure.

✦ Wenn das richtige Verhalten nicht ausreicht, wäre die nächste milde Maßnahme ein *durchspülender entgiftender Nierentee*. Die Phytotherapie bietet eine reiche Auswahl an Pflanzen:

Rp. Fol. Betulae 25.0
    Rad. Petroselini 10.0
    Hb. Urticae 40.0
    Rad. Levistici 15.0
    Fruct. Cynosbati ad 150.0
    M. f. spec. D. S.: 1 Eßlöffel Infus für 2 Tassen, tagsüber trinken.

✦ An *Säften* z. B. der Firmen Kneipp-Heilmittelwerk in Würzburg und Schoenenberger in Magstadt bei Stuttgart seien erwähnt: *Sellerie-, Birken-, Wacholder-, Löwenzahn- und Zinnkrautsaft*. Ich selbst mache es in der Praxis so, daß ich diese sogenannten Frischsäfte kurmäßig anrate: 3 Wochen lang jeweils eine Sorte pro Woche, dies besonders im Frühjahr. Wenn ich aber im Frühjahr auf einen Patienten treffe, der nicht nur bereit zur Mitarbeit ist, daneben vielmehr noch die Möglichkeit zum Sammeln hat, ist die *Brennessel-Frischsaftkur* mit frischen jungen Brennesseln das Nonplusultra. 14 Tage oder besser drei Wochen wird in ansteigender Dosierung, von 1 Eßlöffel pro Tag beginnend und täglich um einen halben Eßlöffel steigernd, diese Saftkur durchgeführt. Man braucht ein Brennesselfeld und eine Saftpresse – notfalls tut's auch ein Fleischwolf. Verdünnt wird – und das ist wichtig – 1:5 mit Mineralwasser, Molke oder auch Buttermilch, auf keinen Fall mit Obstsäften.

✦ Wenn man dann bei der nächsten Stufe schon ein *nierenentgiftendes Rezept* braucht, stehen einem neben den zahlreichen Präparaten der pharmazeutisch-biologischen Industrie auch eine Anzahl von *Pflanzentinkturen und Urtinkturen* zur Verfügung.

Metasolidago Fackler und Solidagoren Dr. Klein sind in meiner Praxis wichtige Mittel, ebenso Nephrologes.

Rp. Helleborus ⌀
    Solidago ⌀ a̅a̅ ad 25.0
    M.D.S.: früh und mittags 30 Tropfen auf Tee.

Der Indische Blasen- und Nierentee hat eine wichtige Funktion bei der Nierenentgiftung (Orthosiphon stamineus = Koemis Koetjing). Bekannt sein dürfte der Indische Blasen- und Nierentee von Iso. Ich halte also Solidago, die Goldrute und eben die letzterwähnte Pflanze für die beiden wichtigsten zur Entgiftung dieses Ventils. Trotzdem muß ich bedauern, daß die Kommission E für Phytotherapie sich nicht durchringen konnte, dem Wacholder in der erstellten Monographie noch eine diuretische Wirkung zuzuerkennen. Seit Jahrzehnten, um nicht zu sagen seit Jahrhunderten, meinten viele Praktiker, daß sie eine solche Wirkung gesehen hätten. Da sie jedoch im Augenblick nicht durch genügend naturwissenschaftliche Belege untermauert werden konnte, ließ man diese Indikation fallen.

Erinnern möchte ich an die Wacholderbeerenkur nach Pfarrer Kneipp: ansteigend dosiert, am ersten Tag 2 Beeren, am 2. drei und so fort bis auf 12 Beeren pro Tag und dann wieder zurück (kauen).

DIE HAUT

✦ Auch hier gehen wir wieder vom *Natürlichen* aus und stellen fest, was dieses Organ braucht, um gesund zu sein:

– *Luft* – lapidar gesagt: gute Luft (was den Kenner der Umweltszene zum Lachen reizen wird, den Ironiker zum Spott). Welche Luft ist rein? Wo ist dieser Platz? Ist das noch die Luft der Schlager und Volkslieder, die besungene frische und freie Luft der Wanderlieder? Luft soll an die Haut – also empfehlen wir Luftbäder.

– *Licht* – als weiteres empfehlen wir Sonnenbäder. Wenn sich bis in die Gegenwart von den vielseitigen Bemühungen der verschiedenen Naturheilkundigen des vergangenen und gegenwärtigen Jahrhunderts etwas im Volk gehalten hat, dann der *Drang an die Sonne.* Kenner der italienischen Wirtschaft behaupten, daß längst ein Staatsbankrott fällig wäre, wenn die Bundesdeutschen nicht den absoluten Hang zur Sonne hätten. Der Schweizer Färbereibesitzer Arnold Rikli (1823 bis 1903) hat sich im Rahmen der Naturheilbewegung am stärksten für das heilende Sonnenlicht engagiert. Stundenlanges Grillen hat er nicht gemeint, an die Eitelkeit und den Prestigewert des braungebrannten Menschen hat er wenig gedacht. Die UV-Bestrahlungen der vergangenen Jahrzehnte sind inzwischen von Solarien abgelöst und wir wissen noch nicht genau, was Mode und was gesundheitlicher Nutzen (auch Schaden) an der neuen Sache ist.

– Jene Frau, die es am besten verstand, für Hunderte von Millionen Mark ihren Geschlechtsgenossinnen Cremes und Salben für die Haut anzupreisen, HELENA RUBINSTEIN nämlich, meinte in einem Interview einmal auf die naheliegende Frage, wie sie es denn selbst mit der Verschönerung ihrer Haut halte, sie schätze am meisten kaltes Wasser, frische Luft, einen Regenwind und genügend Schlaf.

Damit wären wir beim *Wasser*. Man könnte den Punkt »Wasser und Hautentgiftung« gut mit dem berüchtigten Satz beginnen: »Schon die alten Römer...« – wollen es aber damit bewenden lassen. Bäder mit und ohne Zusätze, Güsse und vor allem die *Kneippschen Wechselgüsse* seien erwähnt. Zuviel warmes Wasser läßt die Haut erschlaffen, kaltes strafft sie.

– Ich bin insofern ein Anhänger der alten griechischen Gymnasien, als man sich dort angeblich häufig nackt bewegte mit eingeöltem Körper. Ich bedaure, daß das *Sicheinölen* etwas zugunsten der sündhaft teuren, aber nichtsdestoweniger gut duftenden Body-Lotions in den Hintergrund geriet.

> Rp. Oleum Hyperici 80.0
> Oleum Rosmarini aeth. 10.0
> Oleum Lavandulae aeth. 10.0
> M. f. ol. D. S.: »Hautöl«, »vor Gebrauch schütteln«.

Aber es gibt die vielen guten Öle wie das Weleda-Hautfunktionsöl, das Rotöl von Jukunda – um nur wenige zu nennen.

– Das *Schwitzen* kann *aktiv und passiv* geschehen und ist eine Hautentgiftung ersten Ranges. Die Forderung lautet: mindestens einmal in der Woche zu schwitzen. Sauna oder Schwitzbad ist gut – schwitzen durch körperliche Arbeit oder Sport ist besser. Vorher kann man einen halben Liter *schweißtreibenden Tee* trinken:

> Rp. Flor. Sambuci
> Flor. Spiraeae
> Flor. Tiliae a̅a̅ ad 50.0 oder 100.0
> M. f. spec. D. S.: 1 Eßl. auf 2 Tassen Infus.

✦ *Therapeutisch* wären Brennesselsäfte und Brunnenkressesäfte zur Hautentgiftung und Öffnung des Ventils Haut zu nennen.

✦ Als *Tee* für die eben genannte Indikation käme in Frage:

```
Rp.  Hb. Fumariae 10.0
     Fol. Juglandis 15.0
     Flor. Calendulae 10.0
     Stip. Dulcamarae 20.0
     Fol. Urticae
     Cort. Aurantii aa ad 100.0
     M. S. 1 Teel. auf 1 Tasse Infus.
```

✦ Als *Hautmittel* darf *die Sarsaparilla-Droge* nicht vergessen werden: Sarsapsor von Bürger in Kräutertablettenform als Monopräparat oder Tinktur von Sarsaparilla (leider 0-Monographie!). Die Hautreinigung kann auch mit folgendem Rezept unterstützt werden:

```
Rp.  Tct. Sarsaparillae 30.0
     Berberis aquifolium ∅ 20.0
     Tct. Echinaceae 50.0
     M.D.S.: 3 × 25 gtt.
```

DIE LUNGE

Vielleicht vergißt man diesen Punkt am häufigsten. Wir können mit Medikamenten auch nicht allzuviel therapieren – die Phytotherapie steht hier nicht im Mittelpunkt. Noch mehr als bei den drei vorhergegangenen Punkten kommt es auf vernünftige Lebensweise an.

✦ *Die Luftverschmutzung* ist in aller Munde – im übertragenen wie auch im buchstäblichen Sinn! Slogans wie »zuerst stirbt der Wald, dann der Mensch« haben auch die letzten Schläfer wachgerüttelt. Als ich selbst vor 25 Jahren in der »Naturheilpraxis« einen langen Artikel über dieses Problem geschrieben habe, meinten Freunde und Kollegen, ich sei da wohl zu pessimistisch. Wir sehen aber heute, daß es viel schlimmer gekommen ist, als man sich dies damals vorstellte (mir selbst nützt es auch nichts, im nachhinein »recht« gehabt zu haben).

Die erste Forderung wäre also die nach *Verbesserung der Luftqualität.* Die grüne Bewegung stößt leider aber auch in unseren Reihen nicht allzusehr auf Gegenliebe – und ich muß sagen, daß ich gelinde entsetzt bin über die Ansicht nicht weniger Kollegen zum Thema

Katalysator, Tempolimit und Umsteigen auf öffentliche Verkehrsmittel.

✦ Solange die Luft nicht besser wird, als sie augenblicklich ist, gilt die Forderung: so oft wie möglich in Gebiete mit noch relativ guter Luft – wenn irgend möglich *am Wochenende und im Urlaub in die Berge oder ans Meer,* am besten natürlich mit der Eisenbahn. Selbstredend kann diese Flucht auf die Dauer gesehen nicht das Wahre sein.

✦ Über das *Nichtrauchen* sollte man kein Wort mehr verlieren müssen. In der letzten Zeit häufen sich Untersuchungsergebnisse über die Schädigung von Passiv-Rauchern.

✦ In der besten Luft zu sein und sich nicht zu bewegen, nützt nicht allzuviel. Man wird es so lange wiederholen müssen, bis es Allgemeingut geworden ist: Der Wiesbadener Arzt Prof. TI-RALLA erzielte erstaunliche Erfolge mit *Atmung und Bewegung,* d. h. strenges Gehen, Wandern, Dauerlauf, Sport jeglicher vernünftigen Art ...

✦ Ein permanenter *Roemheldscher Symptomenkomplex* trägt nicht zur optimalen Benutzung des vierten Ventils bei. Also muß bei dieser Regulierung angesetzt werden.

✦ Nun doch Therapie: *Atemtherapie.* Da nun möchte ich mich keinesfalls zur Empfehlung einer einzelnen, ganz bestimmten Therapieart hinreißen lassen, wo wir doch wissen, daß viele Wege nach Rom führen. Gekonnt durchgeführt, haben wohl alle Schulen ihre Berechtigung. Mich selbst hat am meisten das umfangreiche Werk »Atemheilkunst« von Dr. med. L. J. SCHMITT und Frau Dr. med. RICHTER beeindruckt.

✦ *Aerosoltherapie* mit ätherischen Ölen oder Salzen, zu Hause oder in Bad Reichenhall, Bad Salzuflen oder Bad Rothenfels, an der Nordsee oder am Mittelmeer – das Faktum als solches sei angesprochen und weniger das Detail.

Von A. RIKLI stammt der Ausspruch: »Wasser tuts freilich, höher jedoch steht die Luft und am höchsten das Licht.« Und: »Wo Luft und Sonne hinzukommen, hat der Arzt keinen Zutritt.«

Die oft zitierten alten Griechen hatten eine hohe Körperkultur: Der tägliche Aufenthalt in

Luft und Licht war ihnen selbstverständlich. Die Schulen (Gymnasien – von gymnos griech. = nackt, ebenso die Gymnastik zeugen vom Wort her immer noch davon) waren der körperlichen Ertüchtigung zugewandt wie der intellektuellen Förderung.

Die alten Römer schließlich übernahmen manches von den Griechen, auch das »mens sana in corpore sano« – die Idee, daß in einem gesunden Körper ein gesunder Geist wohnen solle. Man kann nicht davon ausgehen, daß diese Art des Gesundheitsbewußtseins sich die nächsten Jahrhunderte gehalten hat, ja man kann sagen, daß es nahezu zwei Jahrtausende dauerte, bis Licht, Luft, Sonne und die Hautpflege wiederentdeckt wurden. Im vorigen Jahrhundert, als S. KNEIPP manches wieder hob, waren noch andere Naturheilkundige bemüht, eine Revolution zu machen: Der Schweizer A. RIKLI errichtete in der Mitte des 19. Jahrhunderts die erste Luft- und Sonnen-Badeanstalt in Veldes / Oberkrain. Seine Idee und Tat nahm der Arzt H. LAHMANN auf und führte sie im seinerzeit weltbekannten Naturheilsanatorium »Weißer Hirsch« in Dresden fort.

Auch der Pädagoge und Arzt M. SCHREBER – er machte sich für die »Schrebergärten« stark – betonte die Notwendigkeit von Sonnenbädern vor allem für die damals tuberkulosegefährdeten Kinder: Um 1900 gewannen im Engadin (Davos) vor allem die Luft- und Sonnenkuren große Bedeutung bei der Tuberkulosebehandlung.

Als wir in der Praxis vor kurzem einen netten 18jährigen jungen Mann fragten, was er am liebsten äße, stellte sich bei ihm (einem Niederbayern) heraus: Brathendl, Semmelknödel mit Schweinsbraten. Am selben Tag »interviewten« wir einen 8jährigen blonden Buben mit derselben Frage; Antwort: Pommes mit Tomatenketchup, Eis, Schnitzel. Hören wir noch, was der ältere Schriftsteller Gabriel García Márquez sagt: »Die eine Hälfte meines Lebens konnte ich nicht essen, was ich wollte, weil ich es mir nicht leisten konnte, die andere Hälfte, weil ich Diät halten muß.«

So geht es vielen älteren Menschen – das ist nichts Neues.

Im Sommer traf ich einen Bergsteiger; an einem heißen Tag führten wir beide, außerordentlich schwitzend, ein kurzes Gespräch. Er wollte mich besorgt aufklären und riet mir (wir kannten uns nicht), in solchen Situationen nicht zuviel zu trinken, sonst würde man noch mehr schwitzen. Mangelndes Gesundheitswissen – soll an Grundschulen nicht mehr vermittelt werden?

Im Herbst hatte ich drei jüngere Frauen in der Praxis mit leichten bis mittelschweren Schilddrüsen-Überfunktionen, bei denen anamnestisch nicht ausgeschlossen werden konnte, daß sie am Meer der Sonnenbäder zuviel nahmen – ein Urheilmittel falsch einschätzten.

Einen 47jährigen Mann betreuten wir bis zu seinem Tod neben der obligaten klinischen Therapie mit Wobe-Mugos, Mistel-Injektionen, Polyerga-Injektionen, Cefapulmon, Vit. A+E wegen eines Pleura-Karzinoms. Er rauchte seit 30 Jahren stark und konnte es bis zum Schluß nicht aufgeben. Außerdem war er als Maler mit chemischen Farben und Lacken permanent Noxen ausgesetzt, die wahrscheinlich alleine schon das »Ventil Lunge« überfordern. Wenn auf diesem Sektor die Politiker nicht stärker handeln (Abgasproblem, neuerdings auch die Ozonproblematik), dann wird es für die nächste Zeit schlecht aussehen. Freilich könnte dies die Vernunft des einzelnen nicht ersetzen – vielmehr müßte er durch sein Verhalten die politische Entscheidung erleichtern (endlich Reduzierung des Individualverkehrs und Förderung des Massenverkehrs).

Ein *langes Leben in Gesundheit* basiert auf *einfachen Dingen;* Auskünfte von alten und gesunden Menschen ergeben immer wieder dasselbe:

– sie hielten keine bestimmte Diät, waren *mäßige* Gemischtköstler

– sie trieben kaum Sport, waren aber häufig in bewegungsintensiven Berufen

– dicke Uralte sind selten, dünne eher die Regel

– wenn sie überhaupt geraucht haben, gaben sie es vor langer Zeit wieder auf

– der Sonne haben sie sich nicht ausgesetzt, und wenn es unvermeidbar war, dann nur bekleidet.

ÜBER DIE CHRONISCHE MÜDIGKEIT ZUR KRANKHEIT

Dieser einleitende Aufsatz steht nicht zufällig am Anfang des Buches: ist doch *Grundsätzliches zur Pathogenese und Pathognostik* angesprochen, wesentliche Faktoren also, *wie* und *durch was Krankheiten generell entstehen* und *wie sie sich darstellen* – hier vor allem *in ihren Anfängen.*

Die Anregungen zu diesen Beobachtungen verdanke ich einem Buch, das wohl zu den unbekanntesten und gleichwohl wichtigsten gehört: Es ist von einem Zahnarzt Dr. med. dent. HUGO BATT geschrieben und heißt »Vegetative Ermüdung als pathogenetisches Prinzip« (Humata-Verlag, Freiburg / Brsg. – nur mehr antiquarisch).

Ich habe mich oft gefragt, warum ein für den Praktiker eminent gewinnbringendes Buch so wenig bekannt wurde – es bleibt mir bis heute ein Geheimnis (es dürfte beim Schicksal, das die Bücher haben, bei weitem nicht das einzige sein!)

BATT sieht drei wesentliche *krankmachende Faktoren:*

1. das Seelische (psychovegetatives System),
2. die Ernährung und
3. den Fokus.

Wer könnte ihm da widersprechen? Ich habe im Nachfolgenden sieben weitere Punkte hinzugefügt – die ersten drei bleiben aber die *Kernfaktoren.*

DIE URSACHEN DER CHRONISCHEN MÜDIGKEIT

»Von nichts kommt nichts« – sagt ein altes Sprichwort, und wenn ein Mensch eine Krankheit bekommt, dann geht häufig eine länger dauernde Belastung – meistens sogar mehrere gleichzeitig – voraus. Man kann in einem Kernsatz sagen: Wenn mehrere Faktoren das oberste und wesentlichste Steuerungsorgan des menschlichen Organismus, nämlich das *vegetative Nervensystem*, über einen längeren Zeitraum ständig ermüden, dann muß eine Krankheit geradezu zwangsläufig ausbrechen. Es ist also nicht *eine* Ursache, die letzten Endes Krankheiten erzeugt, sondern vielmehr das Zusammentreffen *mehrerer Ursachen* über einen längeren Zeitraum hinweg (Multikausalität).

Zehn *Faktoren*, die das *vegetative Nervensystem belasten und chronisch müde machen:*

1. Seelische Belastung (Ärger, Kummer, Leid etc.)
2. Falsche Ernährung über längere Zeit
3. Chronische Infektionsherde im Körper (Zähne, Tonsillen, Nebenhöhlen etc.)
4. Genußmittelmißbrauch (Nikotin, Alkohol, Kaffee, schwarzer Tee, Rauschdrogen)
5. Belastung durch chemische Stoffe (stark wirkende chemische Arzneimittel, Fremd- und Schadstoffe in den Lebensmitteln wie

Konservierungsmittel, Farbstoffe, Hormone, Antibiotika, giftige Abgase in der Luft, z. B. Auto-Industrie, Heizungsgase)

6. Größere Temperaturschwankungen wie übermäßige Hitze, länger andauernde Auskühlung, Durchnässung, starke Kältereize, andauernde Feuchtigkeit, Reizfelder der Erde (z. B. Schlafen auf einer Wasserader)
7. Ständiges Schlafdefizit
8. Andauernder Bewegungsmangel
9. Umweltstreß (Lärm, Hetze)
10. Soziale Belastungsfaktoren (ungünstiger Arbeitsplatz, schlechte Wohnungsverhältnisse, einseitige Berufsarbeit).

SYMPTOME

Wenn mehrere Faktoren über einen längeren Zeitraum also einen Menschen belasten, dann kommt es zu den ersten harmloseren Symptomen:
– Kribbeln, Ameisenlaufen oder Einschlafen der Hände
– Immer wieder auftretender ungeformter und schmieriger, stinkender Stuhlgang (Darmfäulnis)
– Schlafstörungen
– Häufig sich wiederholende Angstträume
– Nießkrämpfe und übermäßiges Gähnen
– Ständiges Frieren (kalte Hände, kalte Füße ohne besonderen Grund)
– Grundloses Schwitzen (feuchte Hände, übermäßiger Achselschweiß)
– Muskelzuckungen, anhaltendes Unterlidzucken
– Knacksen von Gelenken
– Gefäßschwäche: »absterbende« Finger, plötzlich auftretende und wieder verschwindende rote Flecken am Hals und im Gesicht
– Schleimhauttrockenheit
– Chronische Stuhlverstopfung oder ständig etwas breiiger Stuhl.

Übergeht man diese ersten Anzeichen und kann die Ermüdungsfaktoren nicht abbauen oder reduzieren (Arbeitsverringerung, Urlaub, erholsame Wochenenden, bessere Einstellung zu den Lebenswirklichkeiten), dann kommt es innerhalb weniger Monate zu ernsteren Symptomen, die den Übergang von Übermüdung zur Erschöpfung ankündigen.

Übergang von Übermüdung zur Erschöpfung

– Dauernde Müdigkeit (schon morgens und auch nach Erholungstagen)
– Dauernde Schlaflosigkeit
– Ständig wiederkehrende Neigung zu Katarrhen, Erkältungen, Infektionen, Entzündungen (Mandelentzündungen)
– Rheumatische Erscheinungen, Morgensteifigkeit
– Ständige Nervosität, andauernde Reizbarkeit
– Depressionen
– Sogenanntes Herzstolpern (Herzunregelmäßigkeit ohne organischen Hintergrund, Herzgefühl ohne organische Erkrankung)
– Wiederkehrende Kopfschmerzen, Schwindel, andauernd »Schlechtes Aussehen«.

Das sind nun schon *Alarmzeichen!* Jetzt ist der Ausbruch einer handfesten Krankheit (Bronchitis, Mandelentzündung, Lungenentzündung, Venenentzündung, Magenschleimhautentzündung, Kreislaufkollaps, Herzinfarkt) vielleicht nur mehr eine *Frage der Zeit* und weiterer Belastungen. Wenn noch ein Schicksalsschlag unvorhergesehen zu den chronisch ermüdenden Faktoren dazukommt, dann kann es schnell zu einer bedrohlichen Situation kommen.

THERAPIEANSÄTZE UND KONSEQUENZEN

Was kann getan werden, um eine chronische Übermüdung des vegetativen Nervensystems als oberster Leitzentrale zu verhindern? Die Sache scheint ganz einfach: möglichst viele Belastungsfaktoren müssen bereinigt werden.

✦ Da *seelische Belastungen* nicht einfach aus der Welt zu schaffen sind, muß man sich um eine neue Einstellung zu den Dingen bemühen. Durch autogenes Training, Entspannungs- und Atemübungen, Meditation und Gebet kann es möglich werden, Leid, Kummer und Sorgen besser zu ertragen. Urlaub und

Milieuveränderungen sind heilsam – in äußersten Fällen muß sogar ein Berufswechsel ins Auge gefaßt werden.

✦ In drei Punkten kann aufgezeigt werden, welche Nahrungsmittel nicht ermüden, welche mäßig und welche stark ermüden und eben über diese chronische Ermüdung ein ständiger Belastungsfaktor werden können:

– *Nicht ermüdende Ernährung*
  Kräutertees, Frucht- und Gemüsesäfte, Milch, Sauermilchprodukte, Getreide, mageres Fleisch (gekocht: ausgenommen Mastfleisch), Honig, Rohkost (Salate, Rohgemüse), gekochtes Gemüse, Öle, Knäckebrot, magerer Fisch (gekocht), Obst, Trockenobst.

– *Mäßig ermüdende Ernährung*
  Kompotte, Teigwaren, Konservennahrung, Weichkäse, Bier und Wein in kleinen Mengen, grobes Vollkornbrot, frisches Brot, Weißmehlprodukte, Pilze und Nüsse, Kohlsorten, Hülsenfrüchte, Butter (nicht heiße), Eier, Rahm, Kartoffeln, Marmeladen, Gelees (soweit ungezuckert und ohne chemische Zusatzstoffe).

– *Stark ermüdende Ernährung*
  Süßigkeiten (Zucker, Schokolade, Pralinen, Bonbons, Kuchen und Torten), fettes Fleisch in jeder Form, fette Wurst, grundsätzlich Gebratenes und Gebackenes (mit erhitztem Fett zubereitetes), Teigwaren in Fett oder Öl erhitzt (Omelett, Pfannkuchen, Krapfen), Hartkäsesorten, kalte Getränke, Eis, unzureichend gekochtes Gemüse (insbesondere Hülsenfrüchte), Spirituosen (Schnäpse, Liköre), erhitzte Fette und Öle, Mayonnaise, Schlagsahne, Pudding, Süßspeisen als Nachtisch, Pommes frites, Geräuchertes.

✦ *Die Zähne* müssen bei *Herdverdacht* geröntgt werden, die Nebenhöhlen ebenso (Kiefer- und Stirnhöhle); notfalls müssen Zähne, die beherdet bzw. tot sind, entfernt und die Nebenhöhlen behandelt werden. Sprechen chronisch entzündete Tonsillen auf die üblichen Behandlungsmethoden nicht an, bleibt im äußersten Fall noch die Resektion – mit intensiver Nachbehandlung.

✦ *Das Rauchen* von einem Tag zum andern ganz aufzuhören ist oft leichter als statt 30 Zigaretten nur mehr 7 zu rauchen. Es geht nicht darum, daß man gar keinen *Alkohol*, gar keinen *Kaffee* und gar keinen *schwarzen Tee* trinkt: Die Menge macht's bekanntlich!

✦ *Ein eigener Garten*, in dem nicht gespritzt und chemisch gedüngt wird, *sorgfältiger Einkauf der Lebensmittel* und sogenannte *Sauerstofftage am Wochenende durch Wandern* in reiner Luft sind die einzigen Möglichkeiten, den Schädigungen der Zivilisation annähernd zu entgehen.

✦ *Stundenlanges In-der-Sonne-Liegen* ist ebenso *schädlich* wie *Auskühlung, Durchnässung* und falsch verstandene Abhärtung.
Bei Verdacht auf *Erdstrahleneinwirkung* muß notfalls, um diesem Punkt gerecht zu werden, ein Wünschelrutengänger feststellen, ob man auf einem sogenannten Reizfeld (Wasserader, Erdverwerfung) arbeitet und schläft. »Entstörungsapparate« sind nicht zuverlässig; das beste wäre – wenn möglich – Platzwechsel.

✦ Der Zivilisationsmensch hat zum größten Teil einen verschobenen *Schlafrhythmus:* Er geht zu spät ins Bett (Fernsehen, Kino, Kneipe) und steht zu spät auf. Der Schlaf vor Mitternacht jedoch wiegt fast doppelt! Wenige Menschen können es sich auf die Dauer leisten, unter sieben bis acht Stunden zu schlafen.

✦ *Gartenarbeit*, die Wiederaufnahme einer *sportlichen Tätigkeit* (Spazierengehen gilt erst ab 70!), *körperliche Arbeit* generell, Wandern, Schwimmen, Skilaufen: auch wenn's anstrengt, *entmüden das vegetative Nervensystem!* Alle 8 Tage eine gründliche *Schwitzkur*.

✦ Dem täglichen *Lärm* zu entgehen, wird schwer sein; der *Hetze* wird man auch kaum entfliehen können. Es ist manchmal ein unerhörter Bewußtseinsprozeß, bis man im Laufe von Jahren einsieht, daß manches nicht so dringend, manches nicht so wichtig ist, wie wir es uns heute einreden – daß man ohne Hetze mehr leistet und fehlerfreier arbeitet als mit ihr.

✦ Die eingreifenden *sozialen Belastungsfaktoren:* Das ist wohl das Schwierigste und steht zu Unrecht an letzter Stelle. Es sei nochmals gesagt, daß der Mensch mit einer, zwei oder drei Belastungen leben kann, oft über lange Zeit und ohne krank zu werden. Kommt aber – und das ist der Kernpunkt – eine Vielzahl von Belastungsfaktoren zusammen, so hält er das nicht lange aus.

DAS »CHRONISCHE MÜDIGKEITSSYNDROM«

In letzter Zeit tauchen Arbeiten über das *»Chronische Müdigkeitssyndrom = Chronic Fatigue Syndrome (CFS)«* und das *»Chronische Erschöpfungs-Syndrom (CES)«* auf (Biolog. Medizin 3/91).

Ich zitiere Dr. med. K. H. RICKEN aus der ersteren Arbeit: »Während das CFS im angelsächsischen Sprachraum vermehrt diagnostiziert wird, hat die Erkrankung in Deutschland nur unzureichende Beachtung gefunden. Epidemiologischen Schätzungen zufolge sollen bereits 5 Millionen US-Amerikaner davon betroffen sein. Bekannte Virologen sehen im CFS sogar »die Krankheit der 90er Jahre«: muskuläre Schwäche, Mattigkeit bei geringer Belastung und Erschöpfungsgefühl stehen im Vordergrund. Neben diesen Hauptkriterien werden Nebenkriterien (»Symptomkriterien«) angeführt, die den von mir (in Anlehnung an Dr. med. dent. H. BATT) aufgeführten ähneln. Lediglich werden beim CFS noch »Befundkriterien« aufgeführt: subfebrile Temperaturen, Halsschmerzen und leichte Achsel- bzw. Halslymphknotenschwellungen.

Eine *nicht überwundene virale Infektion* wird angenommen, die gewissermaßen steckengeblieben ist (Mononucleose-, Herpes-, Coxsackie-, Varizell-, Zoster-, Röteln-, Masern-Viren). Gründliche Befunderhebung klinischer Art (Immunologische Blutuntersuchungen) ist notwendig. Die Therapie wird als schwierig angesehen, weil kausal nicht möglich.

Nach RIECKEN brachten *therapeutische Erfolge*: Beriglobin, Heel-Mittel wie Lymphomyosot, Psorinoheel, Gripp-Heel, Ypsilon-Heel und Medivitan (Vit. B 12).

Angeblich bisher am meisten Wirkung hat die intravenöse Gabe von Immunglobulin gebracht.

Ein Versuch mit pflanzlichen Abwehrmitteln, die Echinacea enthalten, hochdosierte B-Vitamine und auch C wird außerdem empfohlen; das Ganze liegt noch etwas im Dunkeln. Da anscheinend virale Infekte überhaupt zunehmen, wird sich diese »neue Krankheit« wohl weiter ausbreiten. Die Rede ist auch häufig vom Eppstein-Barr-Virus, das zur Familie der Herpes-Viren zählt.

Prof. Dr. med. F. SCHMID (Aschaffenburg) schreibt: »Müdigkeit und einzelne Begleitsymptome müssen mindestens sechs Monate bestehen. Der Begriff Erschöpfungssyndrom ist zutreffender, weil ›Müdigkeit‹ nur die physische Sphäre erfaßt, die Störung aber mentale und immunologische Ausfälle beinhaltet«. Er meint ferner, daß »vorwiegend bis dahin gesunde Erwachsene im 3. und 4. Lebensjahrzehnt, Frauen häufiger als Männer« betroffen seien – was ich persönlich nicht so sehen würde. Vielmehr scheint mir die Gruppe der 40–60jährigen die am meisten vom chronischen Müdigkeitssyndrom Befallene zu sein: jahre- bzw. jahrzehntelanger Streß, Dauer-Überlastung mit zunehmendem Schwund der jugendlichen Reserven, das scheint zu kumulieren. Ich sehe auch nicht unbedingt eine Identität zwischen dem, was der Zahnarzt Dr. HUGO BATT genial erkannte und zusammenstellte und dem etwas mysteriösen »CFS« und »CES«. Er wollte aufzeigen, was sich abspielt, *ehe* ein Mensch erkrankt – und ganz im Sinne der *prophylaktischen Naturheilkunde* gegensteuern und zwar sehr umfassend. Dr. RICKEN wie auch Prof. SCHMID geben lediglich medikamentöse Hinweise, letzterer Enzymkombinationen wie z. B. Wobe-Mugos, Zeel und Ubichinon comp. Heel.

Zusammenfassung

Es geht also nicht darum, daß wir uns einen belastungsfreien Glaskasten wünschen, in dem wir gemächlich sitzen können (das wäre auch ein Streß!), sondern es geht darum, die Belastungen des vegetativen Nervensystems so gering als möglich zu halten. Das sichert uns Gesundheit und – wenn das Schicksal es zuläßt – ein langes Leben.

DER MAGEN-DARM-TRAKT UND SEINE PHYTOTHERAPEUTISCHE BEHANDLUNG MITTELS DER MONOGRAFIERTEN PFLANZEN

Der *Therapeut* interessiert sich für andere Einteilungen als der *Pharmazeut:* letzterer teilt ein nach *Inhaltsstoffen,* wie man an folgendem Beispiel erkennen kann. Folgende Inhaltsstoffe können für magen-darm-wirksame Pflanzen *wirksamkeitsbestimmend* sein (die Ziffern in Klammer beziehen sich auf die danach folgende therapiebezogene Klassifizierung):
– Bitterstoffe (1, 2)
– ätherische Öle (2, 3, 4, 5)
– Alkaloide (5)
– Anthrachinonglykoside (6)
– Schleimstoffe (Muzine) (4, 7)
– Gerbstoffe (8).
Nun aber die *therapierelevante Einteilung:*
– einfache Bittermittel (Amara simplex)
– Bittermittel mit äth. Ölen (Amara aromatica)
– Karminativa
– Antidyspeptika
– Antiphlogistika (Antazida)
– Spasmolytika
– Laxantien
– Quellmittel
– Adstringentien (Gerbstoffmittel)
– appetitfördernde Mittel (Roborantien).
Es folgen schließlich die sog. Null- bzw. Negativmonografien und eine Liste von Pflanzen, die noch keine Monografie haben.

1. AMARA SIMPLEX

Die Auflistung von einfachen Bitterstoffen sieht so aus:
– M 1.1   Taraxacum officinale

– M 1.2   Menyanthes trifoliata
– M 1.3   Harpagophytum procumbens
– M 1.4   Centaurium umbellatum
– M 1.5   Cichorium intybus
– M 1.6   Cnicus benedictus
– M 1.7   Marsdenia condurango
– M 1.8   Cynara scolymus
– M 1.9   Gentiana lutea
– M 1.10 Cinchona succiruba
– M 1.11 Marrubium vulgare.

Bitterklee, Menyanthes trifoliata.

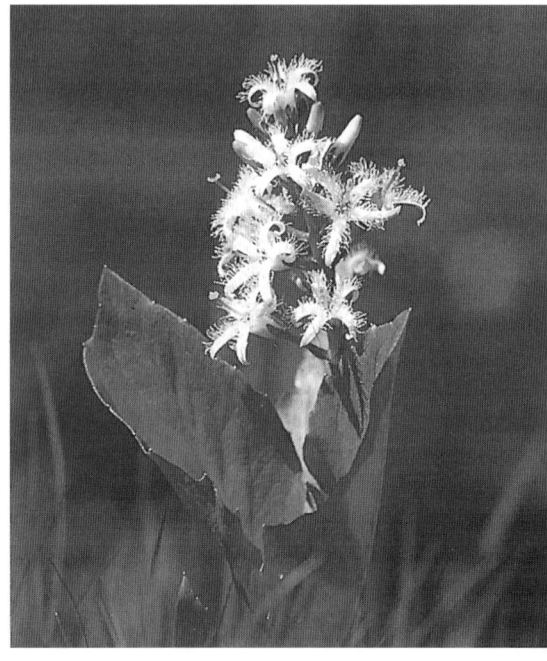

Das »M« = Monografie vor den Pflanzen besagt, daß hier eine Positivmonografie vorliegt.

Auf die allernötigsten Bemerkungen kann – ohne Übliches und Bekanntes zu wiederholen – nicht verzichtet werden:

1.1 Der Löwenzahn hat in der Monografie (im folgenden abgekürzt M) einen Indikationsanspruch für »Appetitlosigkeit und dyspeptische Beschwerden« (neben anderem wie Gallenflußstörungen und Anregung der Diurese – die hier nicht primär interessieren). Ich meine, dieser alten Arzneipflanze ist man damit auch für die Therapie der 90er Jahre gerecht geworden.

1.2 Der Fieber- oder Bitterklee ist ebenfalls eine in vielen alten Büchern erwähnte traditionsreiche Heilpflanze. Eine interessante Bemerkung stammt von den Autoren W. ZIMMERMANN und GAISBAUER (seinerzeit tätig im »Krankenhaus für Naturheilweisen« in München-Harlaching), die an Hand von Bitterdrogen wie Enzian und Chinarinde anführen, daß diese Drogen (zu denen meiner Meinung nach auch Menyanthes gehören würde) traditionell bei so unterschiedlichen Indikationen wie Fieber und Magen-Darm-Störungen eingesetzt wurden. Sie halten dies nicht für abwegig, begründen es vielmehr mit der Anregung des »darmassoziierten Immunsystems«, d. h. im wesentlichen den *Peyer*'schen Plaques, durch diese Arzneipflanzen. Wir haben ein Beispiel, wie moderne Forschung alte Indikationen verständlich macht, die auf den ersten Blick schwer zusammenpassen. M: Appetitlosigkeit, dyspeptische Beschwerden.

1.3 Die afrikanische Teufelskralle hat für das vorliegende Interessengebiet dieselbe Indikation wie die vorhergehende Pflanze. (Auf die ebenfalls aufgeführte Indikation im Arthrosebereich wird hier nicht eingegangen).

1.4 Tausendgüldenkraut und

1.5 Wegwarte haben ebenfalls die »Appetitlosigkeit und dyspeptische Beschwerden« erhalten, wobei zur Wegwarte noch gesagt werden muß, daß sie *keine* cholagoge Indikation bekam (obwohl sie traditionell hier angewendet wird).

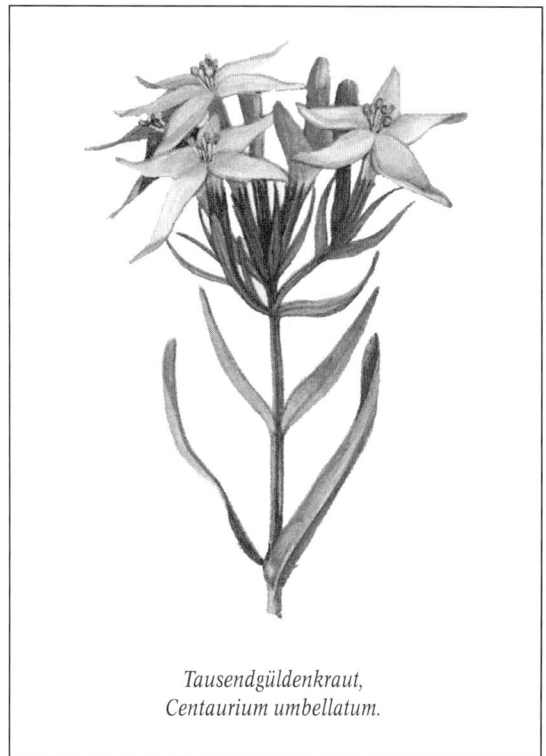

Tausendgüldenkraut,
Centaurium umbellatum.

1.6 Die Benediktendistel und

1.7 die Condurangorinde sind mit denselben Indikationen wie vorher monografiert. Man kann sich nun wohl schon denken, daß Condurango keine darüber hinausgehende Indikation wie »bei drohender Entartung eines Magen- oder Zwölffingerdarmgeschwürs, Adjuvans bei Magenkrebs« – so in älteren Büchern – erhielt.

Auch die nächste Pflanze bekam die etwas allgemeine Formulatur »dyspeptische Beschwerden« zugesprochen; sie ist aber ausreichend, die Pflanze mit Indikationsanspruch im Handel zu belassen:

1.8 Artischocke, die – für manche überraschend – keine Leber-Galle-Wirksamkeit zugesprochen erhielt, wohl aber am Schluß die Bemerkung »Wirkungen: choleretisch«, was aber kein Indikationsanspruch ist.

In der Praxis dürfte dies so aussehen, daß die Pflanze in einem Kombinationspräparat, das als Leber-Galle-Mittel deklariert ist, als Antidyspeptikum erhalten bleiben darf; als Monopräparat sich aber beschränken muß. (Wie

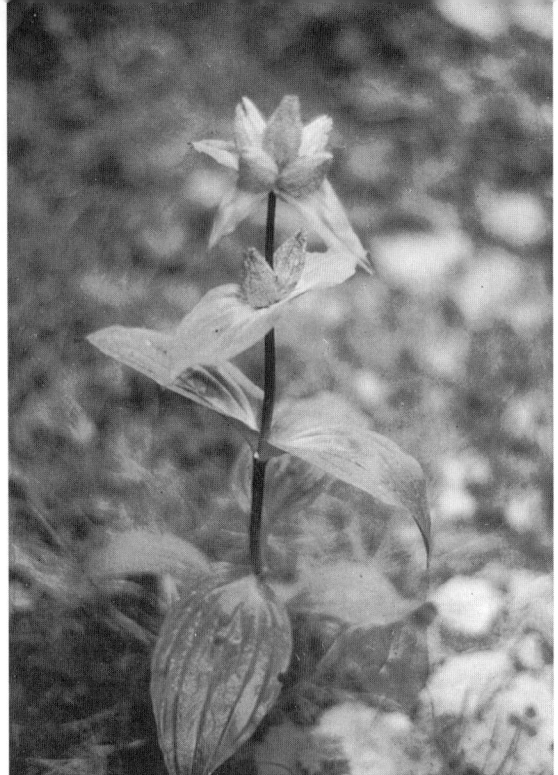

Gelber Enzian, Gentiana lutea.

aber wird die Entwicklung weitergehen, wenn nach Öffnung des EG-Markts die Franzosen, bei denen die Artischocke als Lebertherapeutikum gilt – siehe z. B. das schon jetzt auf dem deutschen Markt befindliche Monopräparat Chophytol® – Präparate mit eben solchen Indikationsansprüchen auf unseren Markt bringen? Wir werden gespannt sein können, inwieweit die Arbeit der Kommissionen dann unterlaufen wird.)

1.9 Der gelbe Enzian und

1.10 Die Chinarinde hat ebenfalls die angeführten Indikationen – nicht aber taucht bei China der tonisierende Charakter (z. B. Vinum Chinae in der Rekonvaleszenz älterer Menschen) auf. Auch ist ihre große Zeit als Fiebermittel vorbei; im Zeitalter der Antibiotika und chemischen Antifebrilika geht dies dann eben verloren.

1.11 Der Andorn ist eine heute auch in unseren Kreisen nicht mehr allzu beachtete Pflanze. Glücklicherweise finden sich in seiner Monografie »Appetitlosigkeit und dyspeptische Beschwerden«. Somit bleibt er dem Therapieschatz erhalten.

2. AMARA AROMATICA

Bekanntlich sind dies Drogen, die neben den Bitterstoffen noch *zusätzlich ätherische* Öle enthalten. Freilich handelt es sich hier immer nur um die *wirksamkeitsbestimmenden* Hauptinhaltsstoffe. Ich bin mir – dies darf ich den Kritikern all solcher Einteilungen versichern – bewußt, daß derartige Rubrizierungen willkürlich bleiben müssen. Für den Praktiker aber sind sie zur groben Orientierung unentbehrlich.

Vielleicht eine kurze *Definition von* »*Bitterstoffen*«*:* Sie müssen bitter schmecken. Ferner sind sie frei von Stickstoff, enthalten immer funktionelle Sauerstoffgruppen. Ihre Wirkung ist die Aktivierung der Verdauungsdrüsen (darüber hinaus eine generelle Tonisierung des Kreislaufs und des Hormonhaushalts?). Wenn jetzt noch ätherische Öle dazukommen, erweitert sich die Indikation: Man sprach bisher dann von Tonica generale, *allgemein tonisierenden* Arzneien: ihre Wirkung geht also über den Magen-Darm-Trakt hinaus.

M 2.1 Artemisia absinthium
M 2.2 Citrus aurantium subspecies amarum
M 2.3 Citrus sinensis
M 2.4 Angelica archangelica
M 2.5 Alchemilla millefolium.

2.1 Der Wermut hat neben der üblichen und jetzt hinlänglich bekannten Indikation noch die »Dyskinesie der Gallenwege« in der M.

2.2 Pomeranzenschalen und

2.3 Orangenschalen, bittersüß und auch als wohlschmeckendes Arzneikorrigens empfehlenswert, sind in der Kinderpraxis recht brauchbar.

2.4 Die Engelwurz hat die übliche Indikation, aber keine für nervöse Störungen, wo sie bisher ebenfalls geschätzt war. Ein Wirksamkeitsnachweis konnte dafür nicht erbracht werden, relevante Praxisberichte liegen nicht vor.

2.5 Die Schafgarbe ist indiziert bei »Appetitlosigkeit und dyspeptischen Beschwerden«. In den Bemerkungen zu »Wirkungen« heißt es – ähnlich wie bei der Kamille –: »choleretisch, antibakteriell, adstringierend, spasmolytisch«.

3. KARMINATIVA

- M 3.1 Carum carvi
- M 3.2 Pimpinella anisum
- M 3.3 Anisum stellatum
- M 3.4 Foeniculum vulgare
- M 3.5 Coriandrum vulgare
- M 3.6 Mentha piperita (folium)
- M 3.7 Menthae piperitae aetheroleum (= Öl. äth. Menthae pip.)
- M 3.8 Menthae arvensis aetheroleum (= Öl. äth. Menthae arv.).

Pauschal läßt sich sagen, daß die Doldengewächse *Kümmel, Anis, Dill* und *Koriander* in ihrer Bedeutung sich auch in den M vorfinden. Sie sind seit eh und je Bestandteile der sog. 4-Winde-Tees, in der Kinderheilkunde unentbehrlich (man denke auch an die bewährte Einreibung des geblähten Bauchs mit den ätherischen Ölen dieser Drogen. Die Indikation »dyspeptische Beschwerden« läßt einen Spielraum (Einsatz als milde Spasmolytika z. B.) und die äth. Öle sind bei allen die wirksamkeitsbestimmenden Inhaltsstoffe. In neuerer Zeit empfehlen Dr. V. FINTELMANN, Professor R. HÄNSEL und Professor H. SCHILCHER ätherische Öldrogen.

Bei *Anis, Sternanis* und *Kümmel* finden wir des weiteren die Indikation »Katarrhe der oberen Luftwege«.

Die *Pfefferminze* habe ich hier mit aufgeführt – sowohl für Blätter als auch für das äth. Öl liegt eine M vor, auch für das sog. Minzöl (Menthae arvensis aetheroleum). Letzteres hat den »Meteorismus« expressis verbis in der M, ebenso wie auch »funktionelle Magen-, Darm- und Gallenbeschwerden«. Beim *Pfefferminzöl*, das natürlich *Menthol* enthalten muß, findet sich erstmals der Begriff des »Colon irritabile« als Indikation. Pfefferminz- und Minzöl sind auch bei den *Spasmolytika* aufgeführt. Bei diesen letzteren haben wir es aber auch mit *Gegenanzeigen* zu tun: »Gallensteinleiden, Verschluß der Gallenwege, Gallenblasenentzündungen, schwere Leberschäden. Bei Säuglingen und Kleinkindern sollen minz- und pfefferminzhaltige Zubereitungen nicht im Bereich des Gesichts, speziell der Nase, aufgetragen werden.«

4. ANTIDYSPEPTIKA

- M 4.1 Carduus marianus = Silybum marianum
- M 4.2 Haronga madagascariensis
- M 4.3 Helichrysum arenarium
- M 4.4 Anethum graveolens
- M 4.5 Cinnamomum zeylanicum und Cinnamomum aromaticum (= cassia)
- M 4.6 Galanga (= Alpinia) officinarum
- M 4.7 Zingiberis officinale
- M 4.8 Rosmarinus officinalis
- M 4.9 Salvia officinalis
- M 4.10 Elettaria cardamomum.

4.1 Mariendistelfrüchte erhielten als Droge lediglich die Indikation »dyspeptische Beschwerden« – Zubereitungen auch eine solche für Lebererkrankungen.

4.2 Harongarinde und -blätter sind monografiert. Neben dem Standard-Anwendungsgebiet »dyspeptische Beschwerden« finden wir hier noch »leichte exokrine Pankreasinsuffizienz«. Diese von Dr. WILMAR SCHWABE in die Therapie eingebrachte exotische Droge dürfte sich demnach durchgesetzt haben. Allerdings auch *Gegenanzeigen:* schwerere Pankreas- und Leber-Galle-Störungen.

4.3 Die Ruhrkrautblüten enthalten Flavonoide und haben als Anwendungsgebiet »dyspeptische Beschwerden«. Als *Gegenanzeigen* sind »Verschluß der Gallenwege, Gallensteine« angeführt.

4.4 Dillfrüchte mit derselben Indikation; es handelt sich um eine ätherische Öldroge. Darauf hingewiesen sei, daß das *Dillkraut* eine Null-M. erhielt.

4.5 Sowohl der Ceylon- als auch **der Chinesische Zimt** sind, mit einer positiven M versehen, identisch: »Appetitlosigkeit; dyspeptische Beschwerden, wie leichte Magen-Darm-Beschwerden, Völlegefühl, Blähungen.« *Gegenanzeigen:* »Überempfindlichkeit gegen Zimt oder Perubalsam. Schwangerschaft.« *Nebenwirkungen:* »Häufig allergische Haut- und Schleimhautreaktionen.« Alles gilt für beide Arten.

4.6 Galgantwurzel, durch die sog. Hildegardis-Medizin zu einer gewissen Renaissance ge-

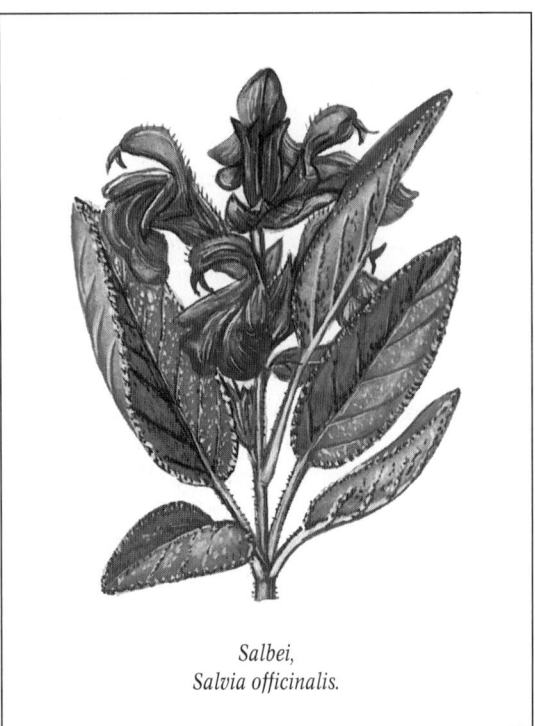

Salbei,
Salvia officinalis.

langt, enthält neben ätherischen Ölen Scharf-
stoffe, sog. Acria, ganz ähnlich der nächsten
Droge.

4.7 Ingwerwurzel, als Antidyspeptikum und
als appetitanregend seit langem bekannt.

4.8 Rosmarin- und

4.9 Salbeiblätter sind ebenso wie die

4.10 Kardamomenfrüchte nicht nur Arzneimittel, sondern auch Gewürze. Daß sie alle
drei ätherische Öle enthalten, erwartet man als
selbstverständlich. 4.8. und 4.9. haben ein etwas umfangreicheres Anwendungsgebiet als
nur die dyspeptischen Beschwerden, auf die es
bei Kardamomen begrenzt blieb.

Ganz zufrieden kann man mit der Einteilung
»Antidyspeptika« sicher nicht sein: Unter-
schiedlichste Drogen sind hier vereint, eine
Anzahl von ihnen auch als Gewürze seit alters
her in der Küche üblich. Da sie aber allesamt
keine Bitterstoffe (zumindest nicht in therapeutisch relevanter Menge) enthalten, war ihre
Zuordnung schwierig; nahezu alle können als
Karminativa Verwendung finden (und umgekehrt kann diesen eine gewisse antidyspepti-
sche Wirkung zugeschrieben werden. Die

Übergänge sind fließend). In beiden Gruppen
sind die äth. Öle weitgehend die wirksamkeitsbestimmenden Inhaltsstoffe. Der Begriff der
»gestörten Verdauung« ist ein weiter; wo zuweilen die *Substituierung* mit Enzympräpara-
ten übertrieben wird, ist mit allen diesen Pflanzen eine gewisse Chance der *Aktivierung.*

Überhaupt wäre manches von der Gliederung
noch anders darzustellen – man hätte auch
einteilen können in *Stomachika,* in *Aromatika* oder auch in *Apperitiva.*

Auch könnte es eine eigene Gruppe der *Acria*
geben; in ihr würden sich dann Pflanzen finden
wie der Ingwer, Galgant, Zwiebel und Knoblauch, Meerrettich, Pfeffer, Paprika u. ä.

Auch die Befindlichkeitsstörung »*Colon irritabile*« würde eine Zuordnung haben können:
Melissa, Chamomilla, Valeriana, Carum carvi
etc. – Derartige Einteilungen können nach Bedürfnissen vorgenommen werden.

Prof. *Maiwald,* Würzburg, nennt z. B. auch
magen-darm-wirksame »pflanzliche Antibiotika« und führt Allium sativum, Armoracea
und Tropaeolum auf.

Wenn man *aktivieren* kann, soll man bekanntlich nicht *substituieren.* Und, wenn man
schon substituieren muß, dann soll man daneben die *Anregung mit Bitterstoffen* nicht versäumen!

Klassische alte Substitutionstherapie:

Rp. Vini Pepsini 500.0
    D. S.: 3 × 1 El. a.c. ¼ Std. vorher, dazu
    einige Tropfen Salzsäure.

Rp. Acid. hydrochlor. dil. 20.0
    D. S.: 3 gtt. auf 1 El. Pepsinwein a.c.

So wird Hypoacidität von alten Leuten oder
nach Operationen mit Pepsin und Salzsäure
gleichzeitig beeinflußt.

An **Substitutionspräparaten** mangelt es in der
Roten Liste nicht; gute Erfahrungen bei Alten
und Schwerkranken oder auch Menschen, die
auf Wirtshaus- und Kantinenessen häufig angewiesen sind, liegen vor mit:

Rp. Stacho-Zym N Drag. N 2, N 3
    S.: vor größeren oder schwerverträgli-
    chen Mahlzeiten 1 Dragee.

Mischung bei Kindern, die nicht essen wollen:

Rp. Bitterstoff-Elixier Wala OP
S.: 1 Teel. ¼ Stunde vor dem Essen.

Das Bundesgesundheitsamt gibt – nachdem diese Pflanzen bereits eine positive Monografie haben – seit 1991 »**Muster für fixe Kombinationen**« bekannt. Beispiele:

- Pfefferminzblätter, Kümmel, Kamillenblüten und Pomeranzenschale.
  Indikation: Appetitlosigkeit; dyspeptische Beschwerden wie Völlegefühl und Blähungen.
- Angelikawurzel, Enzianwurzel, Wermutkraut und Pfefferminzöl.
  Indikation: Appetitlosigkeit, dyspeptische Beschwerden wie Völlegefühl und Blähungen, leichte krampfartige Beschwerden im Magen-Darm-Bereich.
- Angelikawurzel, Enzianwurzel und Pomeranzenschale.
  Indikation: Appetitlosigkeit, dyspeptische Beschwerden wie Völlegefühl und Blähungen.
- Ingwerwurzelstock, Enzianwurzel und Wermutkraut.
  Indikation: Appetitlosigkeit, dyspeptische Beschwerden wie Völlegefühl und Blähungen.
  Gegenanzeigen: Magen- und Zwölffingerdarmgeschwüre.
- Angelikawurzel, Enzianwurzel, Fenchel.
  Indikation: Appetitlosigkeit, dyspeptische Beschwerden wie Völlegefühl und Blähungen, leichte krampfartige Beschwerden im Magen-Darm-Bereich.

5. ANTIPHLOGISTIKA (ANTAZIDA)

- M 5.1 Liquiritia officinalis = Glycirrhiza glabra
- M 5.2 Althaea officinalis
- M 5.3 Chamomilla matricaria
  (5.4 Weißkrautsaft)
  (5.5 roher Kartoffelpreßsaft)
- M 5.6 Linum usitatissimum.

Die entzündungswidrige Wirkung dieser Mittel bezieht sich vorwiegend auf Magen und Zwölffingerdarm – weniger auf tiefer gelegene Abschnitte des Verdauungstrakts. Alle sechs finden auch Anwendung bei der *Hyperazidität*, wo bekanntlich Bitterstoffdrogen nicht angezeigt sind. Auch wenn heute die modernen, teuren und nebenwirkungsreichen H_2-Rezeptorenblocker (Tagamed®, Sostril®, Zantic® etc.) eine Rolle in der ärztlichen Praxis spielen, die bekannten Erdalkalien (Wismut-, Natr. bicarb.-, Aluminium- und Silikatverbindungen) als Säurelöscher sind nach wie vor unentbehrlich.

5.1 Die Süßholzwurzel ist unbestritten das wichtigste Mittel. In der M lauten die Anwendungsgebiete: »Katarrhe der oberen Luftwege und Ulcus ventriculi / duodeni.« Allerdings findet man sich auch mit *Gegenanzeigen* konfrontiert: »Cholestatische Lebererkrankungen, Hypertonie, Hyperkaliämie«. Auch ist die Anwendung auf 4–8 Wochen begrenzt – wegen des bekannten mineralo-corticoiden Effekts in Form einer Natrium- und Wasserretention.

5.2 Vom Eibisch sind Blätter und Wurzel monografiert – letztere mit »leichten Entzündungen der Magen-Darm-Schleimhaut«. Wir haben es – wie schon bei Süßholz – mit einem Muzilaginosum, mit einer Schleimdroge, zu tun im klassischen Sinn (dann nochmal beim Leinsamen, 5.6).

5.3 Kamille: Über Altbekanntes soll hier wenig berichtet werden – erscheinen doch auch in jüngster Zeit noch immer genügend Kräuterbücher, die längst Beschriebenes wiederkauen (und neuere Dinge wenig zur Kenntnis nehmen).
Deshalb lediglich das M-Anwendungsgebiet: »Gastro-intestinale Spasmen und entzündliche Erkrankungen des Gastrointestinaltraktes«. Freilich wird man dieses Ziel nicht immer mit einem Tee erreichen – wohl aber mit standardisierten galenischen Zubereitungen (Tinktur z. B.) – die Rollkur wirkt auch heute noch!

5.4 Rohsaft vom Weißkraut (= -kohl) und

5.5 roher Kartoffelpreßsaft haben – und bekommen wohl auch – *keine M;* sie brauchen auch keine – dieses sind in erster Linie *Lebens- und keine Arzneimittel.* Der Vollständigkeit (und Unentbehrlichkeit) halber führe ich sie an. Schließlich sind Stoffe aus 5.4. auch Inhalt bewährter Arzneien (Robufakton®, Medosalgon® Loges) – auch wenn die Wirkstoffe »sehr chemisch« deklariert sind: Dimethylsulfoniumbromid zum Beispiel.

Daß es sich in beiden Fällen um Rohsäfte, am besten frisch gepreßt, handelt, es sie aber auch zu kaufen gibt, setze ich als bekannt voraus. Auch, daß 5.5. nicht gut schmeckt – ich habe in »Therapiekonzepte für Naturheilkunde«, erschienen 1978, ausführlich darüber berichtet.

5.6 Leinsamen taucht mit anderer Indikation unter »Quellmittel« nochmal auf – hier aber als *Muzilaginosum*, als Schleimdroge, die über gereizte Schleimhäute eine Art Schutzfilm legen soll. Die Art der Zubereitung ist also entscheidend, ob er als Schleim- oder als Quellmittel wirkt. Sie ist in der M auch sehr deutlich herausgearbeitet, indem es u. a. heißt: »Als Schleimzubereitung bei Gastritis und Enteritis.« Näheres siehe dann bei »Quellmittel«.

6. MAGENBESCHWERDEN

Zur **hyperaziden Gastritis** gibt es einen Satz von Helmut Weber (Süddeutsche Zeitung): »Eine Ehe beginnt mit Sekt und hört mit Kamillentee auf. Aber immerhin: auch Kamillentee ist etwas«. Dazu paßt auch der Satz »Sauer macht lustig« – und was wäre ein abendliches Fest ohne Ansäuerung. Es gibt Kritiker, die meinen: Zuviel basische Kost mache fad. Ist aber die Säure nun einmal da, wird man sich zu einigen Maßnahmen entschließen müssen.

Zur Rollkur bei Gastroduodenitis:

Rp. Tct. Chamomillae 100.0
  D. S.: Morgens nüchtern 30 gtt. auf ½ Glas lauwarmes Wasser zur Rollkur. Linke Seite – Bauch – rechte Seite – Rücken – jeweils 5 Min., danach aufstehen.

Jeder Magenkranke sollte 1–2 Tassen Kamillentee täglich trinken!

Für Gastroduodenitis, besonders bei Hyperazidität; Magenschmerzen (Druck in der Magengegend):

Rp. 1. Flor. Chamomillae   20.0
    Rad. Liquiritiae   20.0
    Hb. Anserinae   20.0
    Sem. Lini (= Leinsamen) conc. (= zerstoßen) ad 100.0
    M. D. S.: 1 El. kurz aufkochen, mehrmals täglich 1 Tasse trinken.

  2. Rhiz. Calami conc. 30.0
    D. S. mehrmals tgl. 2–3 Stückchen intensiv kauen (macht bitteren, schleimigen Speichel).

  3. Gastropulgit Op. von Schwabe
    D. S. 14 Tage nach Vorschrift, dann bei Bedarf (z. B. wenn Säureschub kommt).

Nicht dauernd, um keine reaktive Hyperproduktion durch Säurelöschung zu bewirken! (Das gleiche gilt für Phosphalugel, Gelusil lac etc.)

Homöopathische Behandlung der Gastroduodenitis an einigen Beispielen:
– *Nux vomica D 4* (bis unbeschränkt) beim sog. Managertyp: Tabakbraune Krause der Iris, besonders bei Männern.
  Das weibliche Pendant wäre: *Ignatia D 3, 6, 12* (psychisch: »vom Leid überwältigt«)
– *Robinia pseudoacacia D 2* bei starkem Sodbrennen Am besten im Wechsel mit
– *Collinsonia D 2, 3*
– *Argentum nitricum D 4, D 12* bei starkem Säureschub des Nervösen
– *Nux moschata D 3.*

Biochemisch: *Natr. phos. D 6* und *Magn. phos. D 6* bei Verkrampfungen von J. BROY sehr empfohlen.

Interessant ist auch die Symptomatologie, die von der DHU zusammengefaßt wurde:
– Nach *zuviel Eis:* Pulsatilla D 12 dil.
– Nach *zuviel Bier:* Kalium bichromicum D 12 dil.
– Nach *zuviel Fett:* Carbo vegetabilis D 12 dil.
– Nach *zuviel Schweinefleisch:* Antimonium crudum D 12 dil.

– Nach *verdorbenen Speisen:*
Arsenicum album D 12 dil.
– Nach *Ärger:*
Staphisagria D 12 dil.

Gastritis hyperacida und Ulkus

✦ Arzneimittel, die Süßholz und Kamille einerseits und Belladonna D 4–D 6 bzw. Nux vomica D 6 enthalten, sollen an erster Stelle genannt werden.

✦ Erstaunlich viele Magengeschwüre, die medikamentös resistent sind, heilen in *Ruhe* (Urlaub) bzw. nervöser Entstressung ohne weiteres ab.

✦ Vorwiegend bei der hypergastrischen Situation ist also die *psychische Betreuung* notwendig.

✦ Injektionen in den epigastrischen Raum:
– 1 ccm Impletol
– 1 ccm Cefatropin
– 1 ccm Cefaspasmon
3 Querfinger breit, unter dem Sternum, 1–2 × wöchentlich.

✦ Heublumensäckchen auf die Magengegend!

✦ Chiropraktik bzw. Reflexzonentherapie am Rücken im Bereich von Th 7–Th 12.

✦ Nüchternschmerz (z. B. morgens) mehr ein Symptom der Duodenitis! Schmerz nach dem Essen mehr ein Symptom der Gastritis!

✦ Öfter eine Kleinigkeit essen: Saugfähige Substanzen, z. B. Knäckebrot, Zwieback, Brotrinde, trockene Semmeln.

✦ *Luvos-Heilerde ultra.* 1–3 × tgl., Teel. einnehmen (einspeicheln).

✦ Kartoffelpreßsaft, schmeckt schlecht, ist aber ein vorzügliches Gastritis-hyperacida-Mittel, ½ Liter pro die.

✦ Frischer Weißkrautsaft (oder von Eden): Ca. 1 Liter tgl. 8–14 Tage lang kurmäßig. Vor den Mahlzeiten. Sehr gut zur Ausheilung eines Magengeschwürs!

✦ Süßholzwurzelstückchen kauen:

> Rp. Rad. Liquiritiae conc. (= geschnitten) 30.0
> D. S. mehrmals tgl. 1–3 St. kauen.

✦ Diese säurelöschenden Maßnahmen auch unbedingt vor dem Schlafen durchführen (Säureproduktion während der Nacht!).
Freilich ist bei einer *Übersäuerung des Magens* nicht zwangsläufig der Gesamtorganismus übersäuert. Häufig scheint es aber der Fall zu sein. Insofern ist *Basica Klopfer*, ein *Mineralstoffpräparat* nach Ragnar Berg, ein alkalisierendes Mittel. Abends 1 Teel.

✦ *Diät.* Verboten sind:
– alle Röstprodukte (Kaffee, Pfannengerichte, fritierte Speisen usw.)
– alle scharfen Gewürze (Pfeffer, Meerrettich, Paprika, Curry usw.)
– alle kalten und heißen Speisen
– hastiges Essen
– Weißmehlprodukte (Brezeln, Semmeln, Kuchen etc.)
– Mastfleisch (Schwein, Ente, Gans)
– fette Fleischwaren und Wurstwaren
– Schnaps, Likör, Weißwein, Sekt
– Saure Obstarten (Zwetschgen, Kernobst, Stachelbeeren, Zitrusfrüchte).

Der Reizmagen gehört zusammen mit dem Reizkolon und der Gallengangsdyskinesie zum »Reizdarmsyndrom«; eine genaue »exakte« Definition existiert nicht. Das Reizmagen-Syndrom wird in seiner Häufigkeit mit 30% angegeben!

Symptome des Reizmagens sind Völlegefühl nach dem Essen, gelegentlich Übelkeit und Erbrechen, Meteorismus, Nüchternschmerz, Appetitlosigkeit und Schmerzen in der Magengrube. *Die Beschwerden wechseln* und sind auch nicht immer gleich stark; Stuhlunregelmäßigkeiten sind ebenfalls vorhanden: Obstipation alterniert mit leichten Diarrhoen. Nicht selten sind *andere vegetative Dysregulationen* (wie Herzpalpationen, »Durchblutungsstörungen«, Migräne und depressive Verstimmungen etc.) mit dem Reizmagenbild verknüpft und lassen die *vegetative Überlagerung* dieses Leidens erkennen. Nicht umsonst grenzt man es in der angelsächsischen Literatur vom Magengeschwür als »non-ulcer-dyspepsia« ab.
Ausschlußdiagnose, daß wirklich »nichts Ernstes dahin'tersteckt«, soll erfolgt sein.

Viele Patienten nehmen (man schätzt 90%!) von sich aus Antazida – was oft falsch ist. Besser wären ausgleichend-beruhigende Mittel: Kamille, Melisse, Anserine, Nux vomica D 4–6, Karminativa.

Beispiel »Reizmagen«:

Rp. Flatuol »Kneipp« OP
   S.: bei Blähungen 2 kauen.

   Flor. Chamomillae
   Fol. Melissae
   Hb. Anserinae $\overline{aa}$ ad 100.0
   M. S.: 1 Eßl. / 2 Tassen Infus.

   Abdomilon 250.0
   S.: 2–3× 1 Eßl. a.c.

Alternativ:

Rp. Ventriloges 50.0
   S.: 3× 20 gtt. a.c.

   Melissen-Frischsaft »Schoenenberger«
   S.: nach Anweisung

   Enzym-Harongan N 2
   S.: nach größeren Mahlzeiten oder Auswärtsessen 2 Drag.

Interessant ist, daß die »Blocker« (H 2-Antagonisten wie Tagamet, Sostril, Pepdul oder Zantic) hier nicht allzuviel bringen – es sei denn, es ist wirklich ein Geschwür da. Nach Untersuchungen sprechen 30–50% der Reizmagenpatienten auf ein Placebo an (!). Bewährt hat sich mir auch Nux vomica Oplx »Madaus« 4–5× 20 gtt. und das Kauen von Angelika-Wurzelstückchen:

Rp. Rad. Angelicae conc. 30.0
   S.: 3 Stück öfter kauen.

Ein *Gespräch* wäre dringend zu führen: der ständige Streit mit dem Nachbarn oder der permanente Ärger im Geschäft ist meist schlimmer als falsches Essen. Bezeichnend ist, daß solche Menschen im Urlaub – »weit vom Schuß« – Dinge vertragen (Eis, Weißwein, spätes Abendessen), die sie in häuslicher Umgebung nie vertragen.

Das Gespräch muß zumindest gesucht werden – ob der Patient seine Situation ändern kann, steht auf einem anderen Blatt. (Man hüte sich allerdings, dem augenblicklichen Modetrend zu folgen, nahezu alles auf »die Psyche« zu schieben. Nicht zuletzt hat dieser Umstand auch zu einem gewissen Nihilismus sowohl in der Diätetik als auch in der Arzneitherapie geführt.)

Magenulkuskrankheiten werden schulmedizinisch heute häufig mit H 2-Antagonisten behandelt, Medikamente, die den Patienten auch durch den hohen Preis (100 Stück ca. DM 300.–) beeindrucken. Man muß feststellen, daß die Rezidive beim Ulkus durch Tagamet, Sostril, Zantic etc. gesunken sind. Allerdings schreckt der Betroffene oft durch die vielen Nebenwirkungen und Gegenanzeigen zurück.

Nach Prof. Dr. med. W. Rösch ist die Rolle von *Helicobacter pylori* bei der chronischen Gastritis und beim Ulkus noch nicht geklärt. Diese gramnegativen Bakterien sind Keime, die in den schleimhautproduzierenden Zellen des Magens leben. Die Keimbesiedelung ist bei vielen Menschen asymptomatisch und nimmt mit dem Alter zu. Nach neueren Untersuchungen sollen rund 80% der 60–85jährigen »befallen« sein – nach Prof. Dr. med. G. Lambrecht ist »vermutlich die Helicobacter-pylori-Kolonisation eine zwar notwendige, aber nicht hinreichende Bedingung für das Auftreten eines Ulkusgeschwürs«. Therapeutisch steht das *kolloidale Wismutsubcitrat* an erster Stelle; eine Reinfektion ist leider grundsätzlich möglich. Katulcin-Rupha Tabl. (LX), Pascomag-Pulver und Uplex-Beutel (Madaus) sind jene Medikamente, mit denen ich positive Erfahrungen habe – es gibt aber eine Anzahl anderer Präparate, die sicher ebenso brauchbar sind.

Eine in Apotheken vielverkaufte Arznei in der Selbstmedikation sind die *Antazida:* Aluminium- und Magnesiumverbindungen, Calcium und Silikate, basische Stoffe also. Sie bieten übrigens auch eine *schnelle Schmerzfreiheit* bei nicht säurebedingten Beschwerden – und man geht davon aus, daß ca. 18 Millionen Packungen Antazida jährlich umgesetzt werden. Häufig werden sie vom Patienten bei medikamenteninduzierter Gastritis (vor allem durch Antirheumatika) eingenommen. Beachtet werden sollte bei längerer Einnahme der sog. *acid-rebound-Effekt,* also die vermehrte Magensäuresekretion nach Einnahme dieser Stoffe, so daß sich das Therapieziel ins Gegenteil verkehren kann. Mit Neoplex-Tabletten, Ulcotruw-Kautabletten, Duoventrinetten-Kautabletten und Gastropulgit-Beutel habe ich selbst in der Praxis über viele Jahre gute Erfahrungen sammeln können. Es hindert einen nichts, daneben die *Kamille*, das *Süßholz* und den *Leinsamenschleim* als die bewährtesten Phytotherapeutika bei Übersäuerung zu geben! (Im übrigen haben den Begriff »entzündliche Magen-Darm-Erkrankungen« in den Monografien: Eibischwurzel, Gänsefingerkraut, Ringelblumenkraut, Kamille, Pfefferminzblätter und Kaffeekohle.)

In hohem Grade *ulkusgefährdet* ist, wer Kortisone, Antirheumatika und Antibiotika nehmen muß, mehr als 10 Zigaretten am Tag raucht, reichlich hochprozentigen Alkohol trinkt und Dauerstreß hat.

Eine *Diät* soll bei *Magenerkrankungen* abgestuft eingesetzt werden: am besten von streng nach mild fortschreitend.

+ *Teefasten* im akuten Zustand gastrointestinaler Zustände ist immer das Beste: Kamillen- oder Pfefferminztee, sonst nichts, evtl. mit einem Löffelchen Honig gesüßt, und wenn es sein muß, ein bißchen Zwieback. *Darmentleerung* (Mikroklist, Lezicarbonzäpfchen, Klistier, Einlauf – auch hier Abstufungen), *Bettruhe,* und *feucht-warme Leibwickel:* das ist schon mehr als die halbe Therapie!

+ Die *Schleimkost* kann sich daran anschließen: Schleime, die mit Wasser und Haferflocken oder Graupen oder Reis bereitet werden. Mehl- und Grießsuppen – alles nach Bedarf und Möglichkeit 3–5× tgl. 200–300 ml, meistens salzarm und evtl. mit ganz wenig (10 gr) Zugabe von Butter.

> Neukönigsförder Mineralstofftabl. OP S.: früh und abends 2 lutschen, um Mängel auszugleichen.

Wichtig scheint aber auch, daß der Patient bei der Schonkost nicht stehen bleibt, wenn sein Gesundheitszustand wieder hergestellt ist (dies ist öfter der Fall, als man annimmt: wenn er dann z. B. vom Zwieback und Weißbrot nicht mehr zum Vollkornbrot übergeht, bleibt er in der Mangel-Schonkost stecken. Man weiß es, daß, wer kein Vollkornbrot und keine Bohnen und kein Kraut ißt, auch keines verträgt!)

Bei der *Schonkost* sind zwar scharfe Gewürze verboten – aber beileibe nicht alle anderen! Fantasie ist angezeigt und »das Auge ißt mit«.

DIE BEHANDLUNG VON ENTZÜNDUNGEN DER MUND- UND RACHENSCHLEIMHAUT

Das Magen-Darm-Kapitel der Phytotherapie kann man sicher nicht abschließen, ohne auf Pflanzen hinzuweisen, die eine *positive Bewertung für den Mund- und Rachenbereich* erhalten haben.

Es wären dies im einzelnen: Myrrha (Myrrhe), Myrtilli fructus (Heidelbeerfrüchte: »lokale Therapie leichter Entzündungen der Mund- und Rachenschleimhaut«), dann Plantaginis lanciolatae herba (Spitzwegerichkraut), Polygoni avicularis herba (Vogelknöterichkraut), Pruni spinosae fructus (Schlehdornfrüchte), Ratanhiae radix (Ratanhiawurzel), Rosae flos (Rosenblüten), Salviae folium (Salbeiblätter), Syzygii cumini cortex (Syzygiumrinde), Rubi fruticosi folium (Brombeerblätter), Tormentillae rhizoma (Tormentillwurzelstock), Usnea barbata (Bartflechten), Malvae folium et flos (Malvenblätter und -blüten), Lichen islandicus (Isländisches Moos), Caryophylli flos (Gewürznelken), Chamomillae matricariae flos (Kamillenblüten), Agrimoniae eupatoriae herba (Odermennigkraut), Althaeae folium et radix (Eibischblätter und -wurzel), Lamii albi flos (weiße Taubnesselblüten).*

Bei allen diesen Pflanzen ist die Indikation ganz ähnlich formuliert wie sie bei den Heidelbeerfrüchten wörtlich aus der Monografie zitiert ist.

Wir können sagen, daß wir für dieses Anwendungsgebiet mit einer ausreichenden Anzahl von gut wirkenden Pflanzen versorgt sind.

---

* Die Schreibweise wird etwas erstaunen. Während ich im ganzen Buch die ältere lateinische Pflanzenrezeptform noch verwende, habe ich absichtlich als Beispiel die in den Monografien modernere Anordnung der Drogenbestandteile gewählt.

BITTERSTOFFE IN DER PHYTOTHERAPIE

Chemisch definieren sich Bitterstoffe als »frei von Stickstoff, aber immer funktionelle Sauerstoffgruppen enthaltend« – aber auch alkaloidhaltige Drogen wie Chinarinde und Kaffee schmecken bitter und können als Bitterdrogen verwendet werden.

Immer sind Bitterstoffe eine wertvolle Arzneigruppe, klein zwar vom Umfang her, groß aber in ihrer Bedeutung bei:
- Appetitlosigkeit, Fermentschwäche der Verdauungsdrüsen (Magen, Galle, Pankreas)
- allgemeiner Schwäche. Rekonvaleszenz (Tonica generale).

Der Altmeister der Phytotherapie, Prof. Dr. med. R. F. WEISS preist sie als *generelle Tonika (Tonica amara)*, als Arzneimittel, die den ganzen Menschen beeinflussen, ihn tonisieren – besonders, wenn sie noch ätherische Öle enthalten (Tonica aromatica).

Seit dem Altertum, über viele Jahrhunderte, sind Bitterstoffe sehr gerühmt worden: bereits 30 Amaradrogen befanden sich unter den 250 Arzneimitteln des Hippokrates. In den deutschen Kräuterbüchern des 15. und 16. Jahrhunderts nehmen bitter schmeckende Pflanzen einen wichtigen Platz ein. Interessanterweise wird hierbei die fiebersenkende Wirkung hervorgehoben (dies führte sogar einige Zeit zu dem Glauben, eine Fiebersenkung sei ausschließlich bei bitterschmeckenden Arzneien zu erwarten, z. B. bei Menyanthes trifoliata, dem Fieber- oder Bitterklee, davon konnte sich jedoch nur die Chinarinde halten).

»Was bitter dem Mund, ist dem Magen gesund« – diese Volksmeinung gilt aber insofern auch pharmakologisch, als die digestive Wirkung von Bitterstoffen nur eintritt, wenn sie *über die Mundhöhle in den Magen* gelangen; reflektorischen Vorgängen kommt eine erhebliche Bedeutung zu (injizieren des Medikaments ist hier also nicht nur überflüssig, sondern sogar sinnlos).

Bittermittel begünstigen auch die *Resorption von Stoffen aus dem Magen-Darm-Kanal* – was ihre eingangs betonte Wirkung als generelle Tonika verständlich macht. Praktisch ausgedrückt: viele Patienten, die klinisch nicht krank sind (»alle Werte o. B.«), kommen ganz einfach wegen dauernder Müdigkeit, Schlappheit, mangelnder Reserven und auch sexueller Schwäche in die Sprechstunde. Der Anfänger kann den Fehler machen, dies alles auf den niedrigen Blutdruck zu schieben – weil er eben nur 100/70 RR mißt. Aber auch das blutdrucksteigernde Mittel bleibt ohne größere Resonanz. Natürlich kann sich hinter solcher allgemeiner Schwäche und Unlust eine psychische Ursache verstecken, gar eine latente Depression. Es kann aber auch – und ein Versuch mit Bitterstoffen kann es zeigen – die schlechte Resorption aus dem Magen-Darm sein; drastischer ausgedrückt: der Mensch kann bei vollen Schüsseln (und normalem Gewicht) unterernährt sein, wenn er das, was er ißt, nicht genügend resorbiert. Ein Phänomen, das heute weit verbreitet ist: Unterernährung bei reich gedecktem Tisch – vor allem an den wichtigen Vitamin- und Mineralstoffen, weniger an Kalorien.

Man kann wiederholen, was C. H. Bries-Korn schon vor 20 Jahren anläßlich eines Symposiums über Bitterstoffe im Rahmen der »Deutschen Gesellschaft für Arzneipflanzenforschung« gesagt hat: »Die heutige medizinische Wissenschaft erkennt den Amara keine wesentliche Bedeutung mehr in der Therapie zu«. Da hat sich nichts geändert, als daß eben pflanzliche Arzneimittel vom Patienten wieder mehr verlangt werden, und die Naturheilkunde sah und sieht in den Bitterstoffen eine unentbehrliche und wichtige Arzneigruppe.

ÜBER DEN GESCHMACK

Über Bitterstoffe zu recherchieren heißt zwangsläufig, über den *Geschmack* zu meditieren.

Wenn wir die einfache Definition nehmen: »Bitterstoffe sind Stoffe, die bitter schmecken« – so hat dies einen Nachteil, nämlich den, daß bitterschmeckende Arznei meist ungern genommen wird, die Heilwirkung durch mangelnde Compliance beeinträchtigt sein kann. Besonders bei Kindern wird man sich mit Bitterarznei nicht beliebt machen – der Erwachsene hingegen weiß oft, daß »Arznei schlecht schmecken muß« – und der magisch eingestellte Mensch denkt zuweilen: »Schlecht muß Schlecht vertreiben!«

In den letzten Jahren haben wir geradezu eine Renaissance des »Schwedenbitters« erlebt, nicht zuletzt durch die Empfehlung von Maria Treben – und niemand wird sagen können, daß dies etwas Negatives sei. Viele nehmen, wenn auch zuweilen mit Verachtung, den fertig oder selbst zubereiteten Schwedenbitter und rühmen ihn besonders seiner positiven Wirkung auf die Verdauung (worunter der Stuhlgang gemeint ist).

Die Deutschen, als ein Volk der *Biertrinker*, neigten – wie man aus Brauerei-Nachrichten erfahren kann – in den letzten Jahrzehnten immer stärker zu den Pilsener Bieren, die »stärker gehopft« und damit bitterer sind. Der Hopfen, Humulus lupulus, zählt natürlich auch zu den Bitterstoffen, wird aber seiner sedierenden Wirkung wegen als solcher kaum verwendet. Man kann überhaupt sagen, daß Drogen als Amara nur dann geeignet sind, wenn andere pharmakologische Wirkungen nicht im Vordergrund stehen. Dadurch auch die Reduzierung im DAB 7 auf die fünf Drogen: Enzianwurzel, Pomeranzenschalen, Tausendgüldenkraut, Wermutkraut und Chinarinde.

Bittere Salate, wie z. B. der aus Italien gekommene Radicchio, erfreuen sich – wie immer schon die Endivie – großer Beliebtheit, und die deutschen Gasthäuser müßten längst verstehen, daß ihnen die Kundschaft zu den italienischen Restaurants auch wegen des besseren Salatangebots abwandert.

Alkoholische Bittergetränke als Aperitifs sind ebenfalls begehrt: man denke an die Cynars, Cinzanos und Martinis ebenso wie an die Camparis und Aperols, die mehr getrunken werden, als dem Therapeuten recht sein kann. Enthalten sie doch nicht nur den Bitterstoff von Artischocke und Wermut, Rhabarber und Chinarinde, sondern leider auch Farbstoffe und chem. Zusätze, die nicht immer vorteilhaft sind – vom Alkohol jetzt einmal abgesehen.

Aber über den *Geschmack* soll berichtet werden. Kaum ein Wort geht von der anatomisch-physiologischen Bedeutung so weit in die übertragene, daß man von einer Frau sagt, sie »habe« Geschmack, und meint, daß sie gut gekleidet sei; oder man sagt jemandem Geschmacklosigkeit nach, wenn er beispielsweise etwas Unpassendes gesagt hat.

Die *Geschmacksrezeptoren* des Menschen (und der Säugetiere), meist als Geschmacksknospen bezeichnet, liegen im Epithel der Mund- und Rachenhöhle. Typisch für ihre Oberfläche ist ein Geschmacksporus, durch welchen die zu schmeckenden Stoffe Zutritt zu den Rezeptorzellen erhalten. Zwischen den Zellen der Geschmacksknospen befinden sich viele Nervenfasern, zum Zentralnervensystem führend. Dort wird unterschieden zwischen den *vier Geschmacksgrundqualitäten* süß und sauer, salzig und bitter. Die Zunge besitzt die meisten Geschmacksrezeptoren – insgesamt hat man zweitausend gezählt. Die Zahl schwankt mit dem Lebensalter – therapeutisch nicht uninteressant: der Säugling hat wesentlich mehr als der Erwachsene, dieser noch immer mehr als der alte Mensch. (Dabei darf man natürlich keine falschen Schlüsse ziehen: Der ältere Mensch ist der *größere Feinschmecker*, nicht der Säugling, und die Entscheidung fällt nicht allein an den Geschmacksrezeptoren, sondern mehr noch in der Ausbildung des Nervensystems.)

Differenzierungen sind möglich, an der Zungenspitze schmecken wir vorwiegend süß, an der vorderen Hälfte des Zungenrands vor allem salzig, an der hinteren Hälfte vorwiegend sauer und am Zungengrund weitgehend bitter. Sensorische Teile des Nervus facialis und des N. glossopharyngeus geben den Reiz der Geschmacksknospen weiter.

1825 veröffentlichte der Franzose BRILLAT-SAVARIN sein berühmtes Buch »Über die Physiologie des Geschmacks«. Er war aber – wie die meisten sicher wissen – kein Physiologe, sondern der »König der Feinschmecker«. (Auf ihn beziehen sich Zwei-Sterne-Köche genauso wie der Restaurant-Kritiker W. SIEBECK bis zum heutigen Tag.) Er unterschied bereits die Aufeinanderfolge der *Geschmackswahrnehmung*: die unmittelbare, die vollständige und die bewußte Empfindung. Letztere ist eine Leistung des Zentralnervensystems und wird uns anschaulich in der Beobachtung eines »professionellen Probierers« – gleich, ob es sich dabei um einen Wein- bzw. Teekoster oder den abschmeckenden Koch handelt.

Die Wirkung des Bitterstoffgeschmacks ist bekanntlich besonders nachhaltig. Mag auch der Bitterstoff in seiner reinen Form Abwehr hervorrufen, so gehört er doch in geringerer Dosierung zur Vollendung einer Geschmackskomposition. In diesen Zusammenhängen erscheint es eigenartig, daß die Untersuchungen von BLUMBERGER und GUATEL ergeben haben, daß »die Wirkung der Bittermittel als Stomachika und Appetitwecker (Aperitifs) weniger auf einer Intensivierung des Speichelflusses als auf einer von den Sinnesorganen der Mundhöhle ausgehenden Erregung der Magensaftsekretion« beruht.

Ein Mensch, dem – partiell – die Empfindung für »bitter« verlorenginge, wäre also ärmer dran – es scheint, um es trivialpsychologisch auszudrücken, das Bittere zum Leben zu gehören; ein »Wermutstropfen« ist also fast in jedem Becher und entspricht symbolisch der Qualität.

PHARMAKOLOGIE DER BITTERSTOFFE

Viele Pflanzen enthalten Bitterstoffe – nicht alle aber werden therapeutisch verwendet. Als sog. Amara werden sie *galenisch* gebraucht: Tinkturen, Extrakte, Weine, Sirupe – und natürlich Tees. Die Amaradrogen haben die pharmezeutische Entwicklung *nicht* mitgemacht, den Wirkstoff heute möglichst in Reinform isoliert herzustellen oder zu synthetisieren – das war hier nicht interessant.

Im allgemeinen unterteilt man die Bitterstoffe in

✦ **Amara** – Rad. Gentianae, Hb. Trifolii fibrini, Hb. Centaurii, Cort. Condurango, Rad. Chichorii, Rad. Taraxaci, Hb. et Rad. Chelidonii, Lign. Quassiae.

✦ **Amara aromatica** – darunter fallen jene, die neben ihrem Bittergehalt auch noch *ätherische Öle* enthalten: Hb. Absinthii, Rad. Angelicae, Cort. Angosturae, Pericarp. Aurantii, Rad. Calami, Rhiz. Imperatoriae, Hb. Millefolii, Sem. Cardui Mar., Hb. Cardui Benedicti.

✦ **Amara mucilaginosa** – sie spielen ohne Zweifel eine geringe Rolle. Es sind jene Pflanzen, die *Schleim* und *Bitterstoffe* enthalten, z. B. Lichen islandicus.

✦ **Amara acria** – *Bitterstoffe mit scharfen Stoffen* in Kombination, z. B. Senf und Ingwer.

Für den Pharmakologen sind Bitterstoffe wegen ihrer verschiedenen Konstitution nicht leicht zu klassifizieren. Zu den eigentlichen Bitterstoff-Familien werden von Pharmakognosten und Phytochemikern gewöhnlich die Familien Gentianaceen (Enziangewächse), Simarubaceen, Compositeen (Korbblütler), Asclepiadaceen (Hundswürgergewächse) und die Cucurbitaceen (Kürbisgewächse) gezählt.

THERAPIE MIT BITTERSTOFFEN

Schon vor längerer Zeit berichtete der Wiener Internist BOLLER aus der Universitätsklinik, daß er häufig bei dyspeptischen Beschwerden Wermuttee gab, dieser den Patienten guttat und sie ihn von sich aus wiederverlangten. Ebenfalls an der Wiener Klinik gab der Pädiater HAMBURGER den Kindern bei Appetitlosigkeit Bittertropfen. – Nun ist dieses Vorgehen für die Naturheilkundigen durchaus nichts Ungewöhnliches – nur haben eben früher auch häufiger große Ärzte sich nicht geniert, einfache Mittel anzuwenden. In den letzten Jahrzehnten allerdings wurde es Mode, daß die Herren darüber nur mild gelächelt haben – bis man jetzt plötzlich probate Pflanzenmittel wieder neu entdeckt.

Ein **Therapievorschlag bei Appetitlosigkeit**:

1. Teerezept

Rp. Hb. Centaurii
    Hb. Absinthii a͞a ad 70.0
    M. S.: 1 Teel./Infus, 1–2 Tassen tagsüber schluckweise, möglichst lange im Mund behalten.

2. Tinktur

Rp. Tct. Angelicae
    Tct. Calami a͞a ad 50.0
    M. S.: 3 × 25 gtt. 10 Min. vor dem Essen.

3. Wein

Rp. Vini Absinthii 500.0
    S.: eßlöffelweise vor dem Essen

Sind **dyspeptische Beschwerden** im Vordergrund:

Rp. Tct. Millefolii
    Tct. Gentianae a͞a ad 50.0
    M. S.: 3 × 30 gtt. p.c.

Sind **Gallenbeschwerden** vorhanden:

Rp. Tct. Chelidonii
    Tct. Cardui Mariae a͞a ad 100.0
    M. S.: 3 × 30 gtt. a.c.

Sind **Blähungen** lästig:

Rp. Tct. Angosturae 40.0
    Ol. Anisi aeth.
    Ol. Foeniculi aeth. a͞a ad 50.0
    M. S.: »Vor Gebrauch schütteln« – 30 gtt. p.c.

Handelt es sich um **appetitlose Kinder**:

Rp. Tct. Angelicae
    Tct. Chamomillae a͞a 20.0
    Sirup. Aurantii ad 150.0
    M. S.: teelöffelweise vor dem Essen.

Als **Tonikum generale** empfiehlt sich der Meisterwurzwein, an dessen altertümlichem Namen wir die frühere Wertschätzung der Pflanze ablesen können:

Rp. Vini Imperatoriae 500.0
    S.: likörglasweise.

Auch wenn es bei *Ginseng*, diesem berühmten ostasiatischen Tonikum, nicht allein und vorwiegend die Bitterstoffe sein mögen, welche die Hauptwirkung haben, so sind sie es ganz sicher auch.

Magentonisierender Tee als Tonikum generale:

Rp. Rp. Rad. Ginseng
    Cort. Cinnamomi
    Rad. Angelicae
    Rhiz. Imperatoriae a͞a ad 100.0
    M. S.: 1 Teel. für 2 Tassen 1–2 Min. Dekokt.

Zahlreiche **Bitter-Fertigpräparate** haben sich über Jahrzehnte bewährt – es sei nur eine kleine Auswahl erwähnt, mit denen ich persönlich gute Erfahrungen sammeln konnte:

Carvomin – Madaus – enthält unter anderem als Besonderes das Gewürz Basilikum und die Angabe »Bitterwert mind. 80«

Papayasanit – WEBER und WEBER – enthält neben den Bitterstoffen mit und ohne aeth. Öle Brassica oleracea, einen Auszug aus Weißkohl

Pankreatikum Tropfen Hevert – enthalten interessanterweise Tanacetum, das alte Bittermittel Rainfarn, und auch Quassia, das Bitterholz.

Amara Tropfen Pascoe – enthalten u. a. Zimt und Calendula.

Eine solche Aufzählung kann nicht vollständig sein – dafür sind die Arzneilisten da (obwohl an dieser Stelle wieder einmal bedauert werden muß, daß auch die »Rote Liste« keine Generalliste ist – viele Firmen fehlen darin – und es dadurch sehr erschwert ist, eine wirkliche Übersicht zu erhalten). JOSEF ANGERERS außerordentlich diffizile Rezepturen, auf die Person und ihre Konstitution eingehend, können in ihrer Vielfalt nicht wiedergegeben werden. Seine Inspirationen mündeten auch in das Fertigpräparat *Gerner-Transit* von Wecoton-Gerner-Pharma, eines der besten Bittermittel, die mir bekannt sind. Es enthält Enzian, Löwenzahn, Wermut, Schafgarbe und Ginseng neben Brennessel und Bibernell und kann als ein vorzügliches Tonikum generale eingesetzt werden. – Als ein besonderes Magenmittel, das eine starke Gallekomponente beinhaltet, ist das *Ventri-Loges* (Lycopodium, Taraxacum und Carduus Marianus in der Urtinktur auf der »Galle-Seite« – Abrotanum, Absinth, Kalmus und der gelbe Enzian auf der »Magen-Seite«); der Münchner Naturheilkundige HEINRICH PUMPE wiederholte immer wieder, daß beim Magen die Galle mitzubehandeln sei! (Und nicht zuletzt wissen wir auch von dem humoralpathologisch beschlagenen JOACHIM BROY, daß bei allgemeiner Atonie – auch bei niedrigem Blutdruck – immer auch der Magen zu tonisieren sei!)

Ein Aufsatz über die Bitterstoff-Drogen kann nicht vollständig sein, ohne die in vielen Pharmakopoen enthaltene *Tinctura Amara* aufzuführen:

```
Rp. Tct. Gentianae
    Tct. Absinthii
    Tct. Chinae
    Tct. Calami
    Tct. Aurantii aa ad 50.0
    M. S.: 15–30 gtt.¼–½ Std. vor dem
    Essen.
```

Man kann sicher nicht sagen, daß sich die letzten Ausgaben des offiziellen DAB im Aufzählen von Pflanzen hervortun – aber diese Tinktur und einige Bitterstoff-Drogen sind immerhin noch enthalten.

Nochmal Prof. Dr. med. R. F. WEISS: »Es hat sich sogar gezeigt, daß der tonisierende Einfluß der Amara über den Magen hinausgeht und auch die Gefäße miteinbezieht sowie eine allgemeine Tonisierung des Körpers zu bewirken vermag.«

DER UNIVERSELLE EINSATZ VON BITTERSTOFFEN: TONIKA GENERALE

Bittermittel sollen vor allem den *Appetit anregen* und darüber hinaus die *Magensaftsekretion* fördern. Das als »Appetitsaft« bezeichnete Sekret im Magen enthält Salzsäure und Pepsin. Als bekannt darf vorausgesetzt werden, daß die regelrechte Funktion des Magens von erheblicher Bedeutung für die anschließenden Dünndarmabschnitte ist, auch für den Dickdarm. Das aktivierte Gastrin regt sekundär die *Pankreassekretion* an. Merkwürdigerweise kommt die *Gallensaftförderung* in vielen pharmakologischen Arbeiten etwas kurz – was unverständlich ist, wenn man sich die Liste der *Choleretika* und *Cholagoga* ansieht: Schöllkraut, Löwenzahn, Mariendistel, Wegwarte, Wermut etc.

Man mag die Frage stellen, ob das denn heutzutage so wichtig wäre, sich über appetitanregende Drogen auszulassen, ob nicht mehr Menschen bei uns eher nach *appetithemmender* Arznei verlangen. Ja – und nein. Ältere Menschen, alte gar, Rekonvaleszente, Kinder: sie brauchen alle Bittermittel, schon allein des Appetits wegen und vor allem wegen der mangelhaften Sekretion der erwähnten Verdauungsdrüsen und der damit verbundenen Maldigestion. Sagen wir es banaler: die tägliche Praxis ist vielfach bestimmt von Menschen mit Blähungen, Völlegefühl, Verstopfung und permanent weichem Stuhl, Gallen- und Magenschmerzen: von Menschen, die – wie man in Bayern sagt – das hundertste nicht vertragen, denen »alles liegenbleibt« usw. usw.

Und zu sagen wäre noch ein Wort zur sog. **Pankreasdyspepsie**: sie ist meines Erachtens eines der verbreitetsten Verdauungsleiden unserer Zeit – kaum nachdrücklich diagnostiziert, oft unspezifisch substituiert (Panzynorm, Enzynorm, Panflat etc.). Hier ist ein weites und dankbares Feld für die Bitterstofftherapie wenig genützt. Und wenn wir das *zweite* größere Gebiet der Bitterstoff-Indikation betrachten, das *tonisierende*, dann kommen wir auf ein Feld, das ebenfalls ziemlich brach liegt und eine stärkere Nutzung empfohlen ist.

Noch immer weisen *Roborantien* und *Tonika* Bitterstoffe als Inhaltsstoffe auf – man kann nur hoffen, daß nach dem Inkrafttreten des neuen Arzneimittelgesetzes solche Indikationen nicht allzusehr gestrichen werden, weil sie nicht eindeutig und klinisch genug sind. Im angelsächsischen Sprachgebiet werden die Amara als »*Bittertonics*« bezeichnet.

Untersuchungen sind seit langem bekannt, daß Bittermittel vegetative Organe gegen Adrenalin empfindlicher machen – im Zusammenhang damit auch, daß sie den *Sympathikotonus erhöhen*. Bei höherer Zufuhr von Bittermitteln soll es auch zur Leukozytose kommen.

Für den Einsatz als *Tonika* eignen sich vor allem die *Amara aromatica*, also Bitterstoffe mit ätherischen Ölen – man kann in Anbetracht der vielen Menschen, die unter dem »Erschöpfungs-Syndrom« leiden (in Anführungszeichen deshalb, weil mir die Ungenauigkeit des Begriffs bewußt ist, es nichtsdestoweniger häufig auftritt) diese Arzneigruppe gar nicht hoch genug einschätzen.

Man kann heute allgemein raten, weniger Süßigkeiten zu essen (wozu man als »erschöpfter Mensch« neigt!) und dafür mit Saurem oder Bitterem sich wieder anzuregen (auch an der Volksmeinung, daß sauer lustig macht, ist viel Wahres). Ein beliebtes Anregungsmittel, der Kaffee, hat als wirksames Agens ganz sicher nicht nur das Purinderivat Koffein, sondern auch die Bitterstoffe (wobei ich allerdings B. ASCHNERS Therapieempfehlung wegen der vielen Röststoffe und Chlorogensäuren nicht unbedingt teile).

In der Zeitschrift »natura-med« 1/2 1988 erschien eine Arbeit mit dem Titel: »Wie beeinflussen Bitterstoffe die Pepsin- und Säuresekretion im Magen« von Prof. Dr. med. Dipl.-Chem. L. MAIWALD aus der med. Universitätsklinik Würzburg. Hieraus erlaube ich mir die Zusammenfassung zu zitieren: »Bitterstoffe wirken im Magen lokal, indem sie Belegzellen von Fundus und Corpus zu erhöhter Abgabe von Salzsäure anregen, die vermehrt Pepsinogen in das wirksame Pepsin überführen kann, das seinerseits autokatalytisch aus Pepsinogen selbst wieder Pepsin aktiviert. Durch die erhöhte Freisetzung von Salzsäure indizieren Bitterstoffe gleichzeitig eine erhöhte Umwandlung von Progastrin zu Gastrin, das auf dem Blutweg die Magendrüsen zu verstärkter Sekretion anregt.«

Maiwald weist in seiner Untersuchung auch nach, daß es nicht der Alkohol ist, wie bisweilen unterstellt wird – der in flüssigen Bitterstoff-Medikamenten die Hauptwirkung habe. Auch widerspricht er den Autoren HÄNSEL und HAAS, die in ihrem Buch »Therapie mit Phytopharmaka« meinen, die Bitterstoffe würden vornehmlich über den Vagus eine Stimulation der Magendrüsen bewirken. Maiwald weist nun die lokale und direkte Wirkung im Magen nach. –

Wir können abschließend feststellen, daß wir in der Bitterstoff-Gruppe eine große Anzahl von sehr potenten Pflanzen haben, eine stattliche Sparte neben anderen wie den Alkaloiden, Glykosiden oder ätherischen Ölen. Wir wollen und können sie in der Therapie nicht messen und alle Organisationen sind aufgerufen, möglichst viele dem Therapieschatz der Zukunft zu erhalten.

DIE GALLE

PFLANZEN MIT GALLE-MONOGRAFIERUNG

Der Wandel, den die Pflanzenheilkunde gegenwärtig und in den letzten zehn Jahren durchmacht, ist wohl einzigartig in der *Geschichte*. Nie zuvor wurde der gesamte Arzneipflanzenschatz einer strengen wissenschaftlichen Prüfung unterzogen im Sinne der Naturwissenschaft, wie wir sie momentan verstehen, mit allen Vorteilen und Schwachpunkten. Daß dabei vieles, was Jahrhunderte oder gar Jahrtausende angewendet wurde, »auf der Strecke bleibt«, wurde und wird beklagt. Daß auf der anderen Seite heute durch weltweite Kommunikation, global auch durch riesige Pflanzenforschung, ungeheuer viel Material zur Erkenntnis zusammengetragen wurde, muß man auch sehen.

Nicht ohne Grund sprechen wir gemeinhin von Leber-Galle-Pflanzen und -Therapie, wissend, daß eine Funktionseinheit auch gemeinsam therapiert werden muß. Nun ist die Situation die, daß man als leberwirksam bei der monografischen Aufbereitung lediglich Zubereitungen der Mariendistel anerkannt hat – siehe hierzu das Leberkapitel. Die Droge Silybum marianum hat lediglich »dyspeptische Beschwerden« als Anwendungsgebiet, nicht einmal die »Galle« taucht hier auf. Letzteres Organ finden wir hingegen in folgenden Monografien:

1. Chelidonium majus, Schöllkraut
2. Taraxacum officinale, Löwenzahn
3. Artemisia absinthium, Wermut
4. Mentha piperita, Pfefferminze
5. Raphanus sativus var. niger, Rettich
6. Fumaria officinalis, Erdrauch.

[1] **Schöllkraut** ist ein Mohngewächs und hat eine papaverinartige leichte spasmolytische Wirkung; Hauptwirkstoff ist das Alkaloid Chelidonin im gelben bitteren Saft. Anwendungsgebiet: »Krampfartige Beschwerden im Bereich der Gallenwege und des Magen-Darmtrakts.« Als Tee wird es wenig verwendet (1 Teel. Infus), vielmehr greift man auf zuverlässige standardisierte Präparate (Mono: z. B. Panchelidon, Kanoldt, 50.0 und Gallopas 100 von Pascoe, Filmtabletten OP).

Eine Indikation für die hustensedierende Wirkung ist nicht gegeben worden. Ich möchte aber an die guten Erfahrungen, zusammen mit dem Efeupräparat Prospan z. B. erinnern:

Rp. Panchelidon 50.0
Prospan 50.0
M. S.: 1–2 stdl. 30 gtt., vor dem Schlafen
1 Teel. auf Tee.

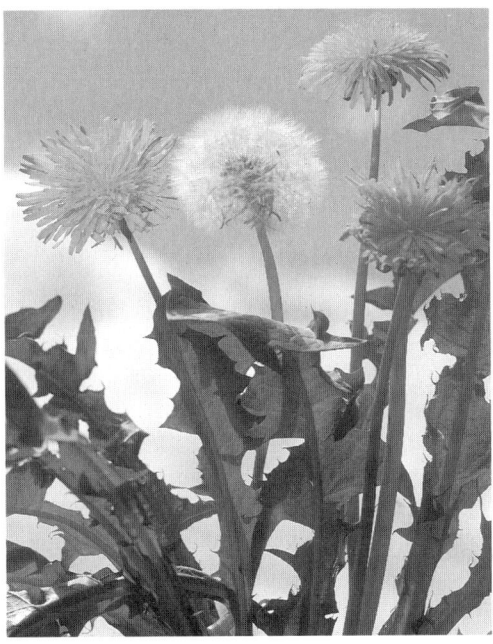

Löwenzahn, Taraxacum officinalis.

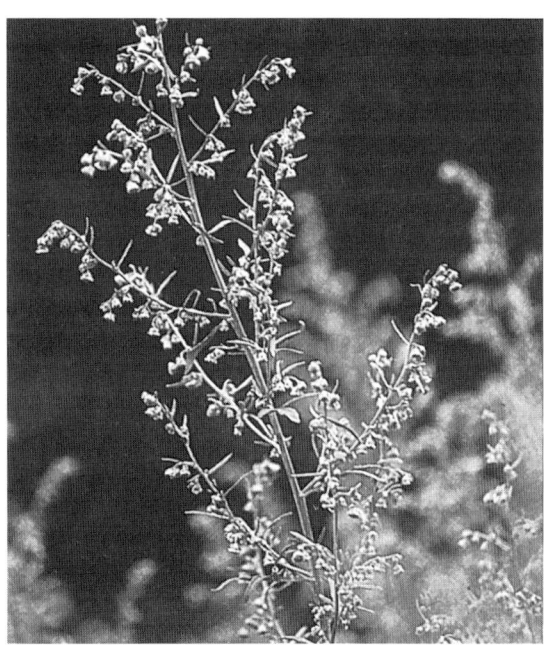

Wermut, Artemisia absinthium.

2 **Löwenzahn** dürfte wohl eine der traditionsreichsten Pflanzen auf diesem Sektor sein; Bitterstoffe und auch Phytosterin bestimmen anscheinend seine Wirkung: »Störungen des Gallenflusses. Zur Anregung der Diurese. Appetitlosigkeit und dyspeptische Beschwerden.« So die Monografie. Aber auch Gegenanzeigen sind angegeben: »Verschluß der Gallenwege, Gallenblasenempyem; Ileus. Bei Gallensteinleiden nur nach Rücksprache mit einem Arzt anzuwenden.«

Im Frühjahr kann man sich Löwenzahnsaft selbst machen, ansonsten steht der von SCHOENENBERGER und KNEIPP zur Verfügung. Die meisten einschlägigen Präparate enthalten die Tinktur oder den Extrakt, die Pflanze ist somit außerordentlich gut vertreten; von der Fa. Zilly, Baden-Baden, gibt es das Monopräparat Taraleon, 50. und 100.0.

3 **Wermut** hat als klassische Bitterstoffdroge die Appetitlosigkeit, dyspeptische Beschwerden und Dyskinesien der Gallenwege im Anwendungsgebiet. Dosierung: ca. 1 Teel. als Infus – allerdings solo sehr bitter! Tinkturen, Extrakte, auch Wermutwein sind in die verschiedenen Präparate hineingearbeitet; das

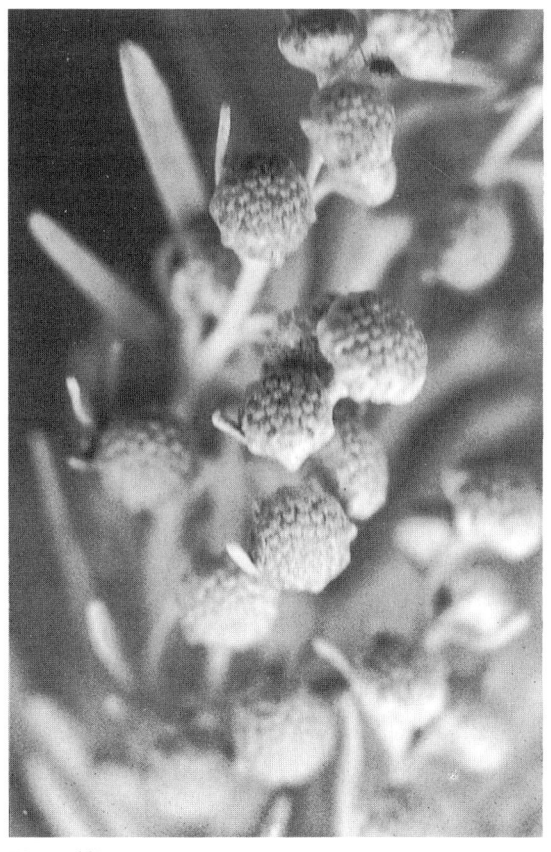

Wermutblüten.

45

ätherische Öl sollte wegen seines giftigen Thujon-Bestandteils nicht mehr verwendet werden.

Kombinationen mit anderen Bittermitteln oder Aromatika sind sinnvoll, z. B. ist bei älteren Menschen zur Appetitanregung eine Wermutwein-Grundlage nicht nur beliebt, sondern – wenn nicht ein absolutes Alkoholverbot besteht – auch »magenwärmend« und verdauungsfördernd:

Rp.	Extr. Taraxaci	15.0
	Tct. Gentianae	30.0
	Tct. Cardui mar. Rademacheri	50.0
	Vini Absinthii	ad 500.0
	M. S.: tee- bis eßl.-weise a.c.	

Die medizinischen Weine werden nach dem DAB (Deutsches Arzneibuch) aus süßen Südweinen wie den Sorten Samos oder Xeres hergestellt. Die Markenweine Martini oder Cincano wage ich nicht zu beurteilen (Farbstoffe? Zusatzstoffe anderer Art? Zu süß?) – wenn jedenfalls Wermutwein, dann sicher am besten ein guter Markenwein. (Historisch – und nicht nur historisch – ist die verheerende Wirkung des Absinthtrinkens hinlänglich bekannt; auch berühmte Künstler waren besonders im Frankreich des vorigen Jahrhunderts unter den Absinthopfern). Es dürfte neben dem »billigen« Alkohol, um nicht zu sagen Fusel, eben das Thujon im ätherischen Öl seine Toxizität ausgespielt haben. Und auch heute noch sind die bedauernswerten Wermutbrüder Opfer genug: Impotenz, periphere Nervenlähmung und eine zerebrale Demenz scheinen früher als bei anderem Alkohol-Mißbrauch aufzutreten.

4 **Pfefferminze** gilt im allgemeinen Gebrauch wohl als das Gallenmittel schlechthin: ist sie doch hinter der Kamille der in Deutschland am meisten getrunkene Tee. Der Inhaltsstoff ätherisches Öl mit Menthol ist das Wirkprinzip – und das Menthol ist eben jener Stoff, den die meisten anderen Minzen, die oft so hervorragend duften (und schlecht schmecken), wie z. B. die einheimische Roßminze, nicht enthalten.

Die sog. echte Pfefferminze muß bei uns kultiviert werden – sie ist eine komplizierte Kreuzung und verliert im Garten im Laufe der Jahre (sie ist ausdauernd, also winterhart und mehrjährig) ihren Duft und ihren so typischen Geschmack, weil sie sich wieder in eine ihrer Stammpflanzen zurückentwickelt, quasi »ausmendelt« (GREGOR VON MENDEL's Gesetz von den Pflanzenkreuzungen). Ich selbst beziehe meine Pfefferminze von Zeit zu Zeit bei der biologischen Arzneipflanzenfirma BORNTRÄGER, Offstein / Hessen.

Die **Pfefferminzblätter** haben die Monografie »krampfartige Beschwerden im Magen-Darm-Bereich sowie der Gallenblase und -wege«. Sie können aber auch als karminativ gelten und sind angezeigt bei Übelkeit. Viele Patienten machen es längst von sich aus, daß sie, wenn sie sich »Galle oder Magen verdorben« haben durch ein zu fettes oder sonst nicht bekömmliches Essen, fasten und lediglich Pfefferminztee trinken, allemal das vernünftigste.

1 Teel. Infus; von der Tinktur 20 Tropfen, vom Sirup teelöffelweise. Pfefferminzblätter sind aber in vielen Tees auch ein unentbehrliches Geruchs- und Geschmackskorrigens, etwas, was die meisten Kräutertees ja »bitter« nötig haben!

Das **Pfefferminzöl** hat eine eigene Monografie mit erweitertem Anwendungsgebiet: »krampfartige Beschwerden im oberen Gastrointestinaltrakt und der Gallenwege; Colon irritabile, Katarrhe der oberen Luftwege; Mundschleimhautentzündungen« (Äußere Anwendung: Muskel- und Nervenschmerzen).

Der **Mentholgehalt** ist vorgeschrieben und damit eine Wirksamkeit gewährleistet – dies ist übrigens generell ein sehr wichtiger und richtiger Aspekt der Monografien: bei aller Kritik, die man an dieser Art Aufbereitung der Arzneipflanzen haben kann – hier ist die Wirksamkeit gewährleistet, und nicht wenige Präparate, die eine vollmundige Indikation anpriesen und wenig an Inhaltsstoffen enthielten, sind inzwischen aus dem Markt gefallen.

GA: Verschluß der Gallenwege, Gallenblasenentzündungen, schwere Leberschäden. (Daß bei Säuglingen und Kleinkindern pfefferminzölhaltige Zubereitungen nicht im Bereich des Gesichts, speziell der Nase, aufgetragen werden dürfen, ist hier nicht Gegenstand der Betrachtung.)

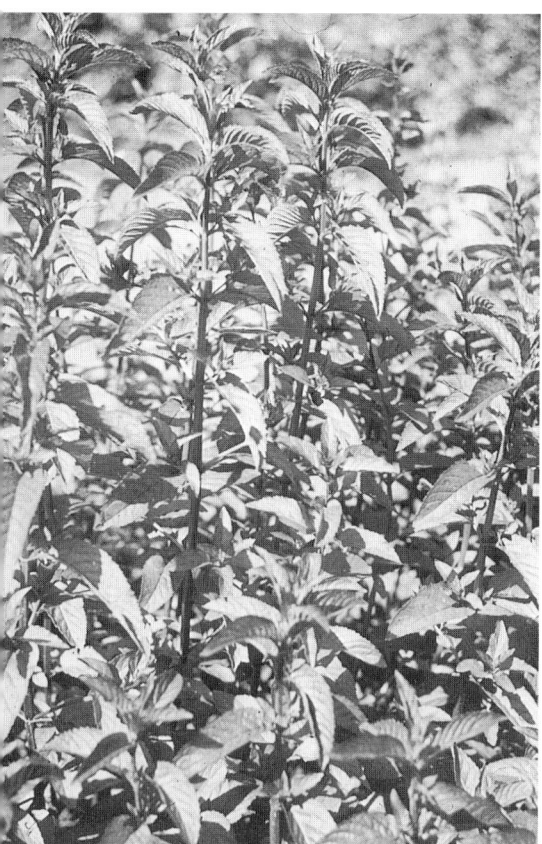

Ackerminze, Mentha arvensis var. piperascens.

Übelkeit und Erbrechen (Antiemetikum) sind ebenso eine gute Indikation wie Gärungsdyspepsie (Desinfiziens).

Die *Krausenminze* ist in dem Sinn keine Menthol-Pflanze, aber ein gutes Geschmacks- und Geruchskorrigens und enthält genügend ätherisches Öl, ist somit auch Beimittel bei Blähungen.

Monografiert ist schließlich noch eigens die *Ackerminze, Mentha arvensis var. piperascens,* jedoch lediglich das äther. Öl: Meteorismus, funktionelle Magen-, Darm- und Gallenbeschwerden (auch »Katarrhe der oberen Luftwege«).

Ich muß die Frage offen lassen, ob es diese beiden einheimischen Minzen nicht auch tun mit ihrem ätherischen Öl oder ob das Japanische Heilpflanzen-(Minz-) Öl oder das chinesische besser ist; große Unterschiede dürften nicht bestehen. Bewährt und weit verbreitet ist jedenfalls das JHP-Öl. Eine Mischung aus vielen ätherischen Ölen ist das kräftige Wildkräuteröl St. Johanser; es genügen immer wenige Tropfen – auch die Gallengegend damit einzureiben.

Spezies cholagogae mit leicht laxierender Wirkung:

Rp.	Hb. Absinthii	10.0
	Fol. Menthae pip.	20.0
	Fol Menthae crispae	20.0
	Cort. Frangulae	30.0
	Fruct. Foeniculi ad 100.0	
	M. S.: 1–2 Teel. auf 1 Ta Infus,	
	2–3 Tassen täglich.	

Monografiert ist übrigens auch als Kombinationsmuster eine Mischung, die Kamille und Pfefferminze enthält: das wird ein Phytotherapeut nicht sehr passend finden. Auch wenn es pharmakologisch keine Einwände geben mag – aber zusammenpassen wird es trotzdem nicht: da haben dann sicher die alten humoralpathologisch orientierten Ärzte (»warm und trocken die Kamille, feucht und kühl die Pfefferminze«) oder auch die Botanikerärzte der Renaissance, die astrologisch orientiert mischten, mehr »Gefühl« mit eingebracht: Sonne die eine, Merkur die andere Pflanze …

Ich möchte auch auf die »Wirkungen« der Monografie hinweisen: »spasmolytisch, karminativ, cholagog, antibakteriell, sekretolytisch, kühlend« – ein potentes Arzneimittel!

Daß man Pfefferminztee nicht andauernd trinken soll, dürfte bekannt sein: weniger stark zwar als beim äth. Öl können Magenschleimhautreizungen auftreten.

Sehr beliebt waren früher auch

Rp.	Pastilli Menthae pip.
	S.: 1–2 lutschen.
	oder
	Rotulae Menthae pip.
	S.: 1–2 lutschen.

Einige Tropfen des ätherischen Öls auf Zucker oder Brotrinde – ein 10 g-Fläschchen kann man in jeder Tasche haben.

5 **Schwarzrettich,** ein guter Winterrettich, enthält Senfölglykoside und ätherisches Öl und ist monografiert für »dyspeptische Beschwerden besonders infolge Dyskinesien der Gallenwege«. Wenn man ihn nicht selbst anbauen und Saft davon bereiten kann, bieten sich die Säfte von Kneipp-Heilmittelwerk Würzburg und Schoenenberger in Magstadt bei Stuttgart an. Seine Wirkungen werden charakterisiert als »sekretionsfördernd im oberen Gastrointestinaltrakt, motilitätsfördernd und antimikrobiell«.

6 **Erdrauch,** eine bei uns seltene Pflanze, wie das Schöllkraut zu den Papaveraceen gehörig, enthält wie die Mohngewächse ein Alkaloid, Fumarin. Die Pflanze gilt seit langem als Blutreinigungsmittel, Antidyskratikum auch bei Ekzemen und »leberreinigend«. Man findet sie zuverlässig in alten Kräuterbüchern. In der Monografie stehen die Anwendungsgebiete »krampfartige Beschwerden im Bereich der Gallenblase und der Gallenwege sowie des Magen-Darm-Traktes«. Ein Monopräparat standardisiert im Handel: Oddibil Drag. N 2 »Nattermann«. Das spasmolytische Element scheint bei dieser Droge ähnlich dem Schöllkraut und dem Schlafmohn (Opium, Morphium) im Vordergrund zu stehen.

Die *Spasmolyse der Gallenwege* ist im Bedarfsfall gut mit einer Injektion aus Cefaspasmon 1 ml und Cefatropin 1 ml, zusammen mit 1–2 ml eines Neuraltherapeutikums wie z. B. Lidocain anzugehen – und zwar über folgende Punkte:
– an den sog. Vogler'schen Punkt, 7. Rippenrand, Mamillarlinie etwa 1–2 Querfinger medial, ein kleines Grübchen
– an den Ratschowschen Punkt über der rechten Augenbraue, s. c.
– das letzte Drittel der Mischung (20er Nadel) unter den rechten Schulterblattwinkel zu injizieren.

Ein interessant zusammengesetztes Präparat ist Spasmofides S: Belladonna D 4, Atropinum sulfuricum D 4, Colocynthis D 4 und Dioscorea D 3: Krämpfe der Hohlorgane, auch Gallenblase; 50.0 – häufig 10 Tropfen.

PFLANZEN OHNE SPEZIFISCHE GALLE-MONOGRAFIE

Obwohl die folgenden Pflanzen im »Anwendungsgebiet« keine Galle-Monografie haben, sondern meistens nur mit der unspezifischen Indikation »dyspeptische Beschwerden« versehen sind, handelt es sich sehr wohl um wichtige und teils seit langem (traditionell) verwendete Arzneipflanzen. Glücklicherweise sind wir als Anwender (im Unterschied zum Hersteller, der sich bei der Präparate-Werbung an die Vorgaben der Monografie halten muß) nicht festgelegt auf den weitfassenden Anwendungsbegriff »Dyspepsie« – übrigens taucht unter Wirkungen häufig das Wort »choleretisch« auf.
Folgende Pflanzen möchte ich unter diesem Aspekt bei der Gallentherapie aufzählen:

✦ Boldo Peumus

Und zum besseren Verständnis, was im Vorhergesagten gemeint ist, die Monografie der lange verwendeten Boldoblätter (aus Südamerika):
Monographie: Boldo folium (Boldoblätter)
Bezeichnung des Arzneimittels:
Boldo folium, Boldoblätter.

Bestandteile des Arzneimittels:
Boldoblätter, bestehend aus den getrockneten Laubblättern von Peumus boldus *Molina* sowie deren Zubereitungen in wirksamer Dosierung.
Die Droge enthält mindestens 0,1 Prozent Alkaloide, berechnet als Boldin sowie Flavonoide.
Anwendungsgebiete:
leichte krampfartige Magen-Darm-Störungen; dyspeptische Beschwerden.

Gegenanzeigen:
Verschluß der Gallenwege, schwere Lebererkrankungen.

Nebenwirkungen:
Keine bekannt.
Wechselwirkungen mit anderen Mitteln:
Keine bekannt.

Dosierung:
Soweit nicht anders verordnet,

mittlere Tagesdosis: 3.0 g Droge;
Zubereitungen entsprechend.

Art der Anwendung:
Zerkleinerte Droge für Aufgüsse sowie andere, praktisch askaridolfreie Zubereitungen zum Einnehmen.

Hinweis:
Aufgrund des Askaridolgehalts dürfen das ätherische Öl sowie Destillate aus Boldoblättern nicht verwendet werden.

Wirkungen:
spasmolytisch, choleretisch,
steigert die Magensaftsekretion.
(Bundesanzeiger 1987)

An Präparaten stehen u. a. zur Verfügung: Boldo Dr. EBERTH Drag. und Cynarzym Roland, die beide neben Boldo noch Cynara enthalten, auch Boldo comp. Hanosan 100.0.

✦ Der Wegwarte
(Cichorium intybus)

werden »Appetitlosigkeit und dyspeptische Beschwerden« bescheinigt – die experimentelle Wirkung wird mit »schwach choretisch« dokumentiert. Radix und Herba: leichter Dekokt (1 Minute) bzw. für Herba Infus – jeweils 1 Teelöffel. Damit habe ich gute Erfahrungen gemacht. Und viele der älteren Generation werden sich noch an den Zichorienkaffee erinnern, der zusammen mit gerösteter Gerste und Feigenbestandteilen vor, während und nach dem 2. Weltkrieg viel getrunken wurde – und seit einiger Zeit in Naturkostläden wieder verstärkt Zuspruch findet. Man kläre den Patienten allerdings darüber auf, daß bei diesen »Naturkaffees« zwar das an- und aufregende Koffein fehlt, nicht aber die Röststoffe, die oft von Galleempfindlichen schlecht vertragen werden.

Die robuste »Blaue Blume« der Wandervogelbewegung der zwanziger Jahre soll auch als *Adjuvans beim Diabetes mellitus* erwähnt sein. Ist auch bisher keine Pflanze dafür monografiert (bzw. haben die Heidelbeerblätter und die Samen des Jambulbaumes = Syzygium wegen »mangelnden Wirknachweises« eine O-Monografie), so liest man paradoxerweise in neueren pharmakologischen Untersuchungen (z. B. in der »Zeitschrift für Phytotherapie«)

von möglichen positiven Faktoren in einigen Pflanzen. Ich gebe – gleich ob der Patient Euglukon nehmen muß und vor allem, wenn er mit Diät alleine noch auskommen kann – einen adjuvanten Tee:

Rp. Rad. c. Hb. Taraxaci
     Rad. Cichorii $\overline{aa}$ 30.0
     Cort. s. sem. Phaseoli
     Fruct. Cynosbati $\overline{aa}$ ad 150.0
     M. S.: 1 Eßlöffel 2 Tassen 1 Minute
     Dekokt.

✦ Die Javanische Gelbwurzel
(Rhizoma Curcumae javan.)

ist vielen als der gelbfärbende Bestandteil des Curry-Gewürzes bekannt; sie lieben es zu Reis und vielen anderen Gerichten (der rotfarbene Anteil – neben weiteren Bestandteilen – ist Paprikapulver).

Beide Arten – zu den Ingwergewächsen zählend –, nämlich Curcuma longa (= domestica) und Curcuma xanthorrhiza sind als Dyspeptika monografiert – obwohl sie hauptsächlich als Gallemittel Verwendung finden – und unter »Wirkungen« sich »experimentell choleretisch« und »cholezystokinetisch« findet. Die Wurzel: ein schwacher Teelöffel zum Infus. 10–15 Minuten ziehen lassen. (Bei Wurzeln für den »Aufguß« rate ich, sie länger als 5 Minuten ziehen zu lassen.)

Meiner Ansicht nach darf man bei der Gelbwurzel – neben den Hauptwirkstoffen Curcumin und äth. Öl – sicher auch die intensive gelbe Farbe als Mit-Wirkstoff ansehen: sowohl in der Ajurveda als auch in der chinesischen Medizin waren dies Signaturen-Hinweise; seit Jahrhunderten finden sie dort Anwendung (Gelbfarbstoff zu gelb = Gallenflüssigkeit = similia similibus curantur, lange vor S. HAHNEMANN).

Sogar die aus der Volksmedizin stammenden:

✦ Ruhrkrautblüten
(Helichrysum arenarium)

die gerne wegen ihrer haltbaren Farbe als Schmuckdroge Verwendung finden, sind für »dyspeptische Beschwerden« im Bundesanzeiger vom 6. 7. 1988 monografiert – »Wirkung: schwach choleretisch«. Gebraucht wird die flavonoidhaltige Droge: 1 Teelöffel / Infus. Ich würde sie als Begleitmittel bei der Galle einstufen.

Dasselbe meine ich von folgenden Pflanzen, die alle zwar unter »Wirkungen« choleretisch führen, aber als Anwendungsgebiet das Gallensystem nicht haben und auch traditionell hierfür nicht im Vordergrund standen.

✦ Kardamomenfrüchte
(Elettarium cardamomum)

»dyspeptische Beschwerden«. Von den Samen, die reich an ätherischem Öl sind, können ein paar zum Infus genommen werden. Die pharmazeutische Industrie arbeitet sie in Präparate ein. (Als ich vor Jahren mit Kollegen H. A. BOELGER auf Einladung der israelischen Regierung als Abgesandter unseres Berufsstandes beratend der Einrichtung von Naturheilsanatorien am Toten Meer zur Seite stand, lernten wir Kardamomen kennen: nicht nur gibt es auf dem Markt von Jerusalem säckeweise von diesem Gewürz, das wir aus der Weihnachtsbäckerei kannten – (Lebkuchen), sondern es kommt dort auch in den Kaffee. In Beduinenzelten, wo Kaffee auf alte Weise in Kupfer- und Messinggeschirr zubereitet wird, gibt man 1–2 der Früchte hinein. Und wie jeder weiß: dort schmeckte es gut – zuhause bin ich bald wieder davon abgekommen!)

✦ Die südafrikanische Teufelskralle
(Harpagophytum procumbens)

eine Bitterstoffdroge, u. a. »Appetitlosigkeit, dyspeptische Beschwerden« mit der Gegenanzeige bei Magen- und Zwölffingerdarmgeschwüren; choleretische Wirkung – Radix 1 schwacher Teelöffel / Infus. Diese Pflanze bespreche ich vor allem bei der Rheumatherapie.

✦ Harungana madagascariensis

ein Johanniskrautgewächs (!) mit entsprechenden Inhaltsstoffen (u. a. Hypericin) und auch Hinweisen in der Monografie. »Dauer der Anwendung: Zubereitungen aus Harongarinde mit -blättern sollen nicht länger als 2 Monate angewendet werden.« Auch: »Eine Photosensibilisierung ist besonders bei hellhäutigen

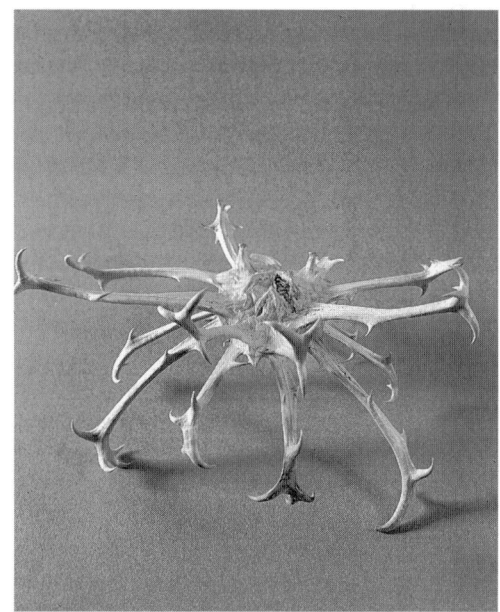

Südafrikanische Teufelskralle, Harpagophytum procumbens.

Menschen möglich« – also ganz ähnlich dem Johanniskraut. Es ist die bisher einzige Droge, die außer den üblichen »dyspeptischen Beschwerden« noch ein Anwendungsgebiet bei »leichter *exokriner Pankreasinsuffizienz*« bekommen hat. Beim dortigen Abschnitt soll sie erwähnt werden – hier nur auf die choleretische und cholekinetische Wirkung der Monografie hingewiesen werden.

✦ Artischocke
(Cynara scolymus)

in Frankreich ein wichtiges Lebermittel, hat von der Komm.E lediglich die üblichen »dyspeptischen Beschwerden« als Anwendungsgebiet erhalten (Folia). Als Teedroge spielt sie sowieso keine Rolle – es müssen entsprechende Zubereitungen der pharmazeutischen Industrie verwendet werden (Drag., Tinkturen, Inj. etc.). Ich handle Artischocke zusammen mit Mariendistel bei der *Lebertherapie* ab – aber selbstverständlich ist sie ein wichtiges Cholagogum, worauf auch der Hinweis »Wirkung: choleretisch« deutet. (Monopräparat z. B. Cynara aar Drag.)

✦ **Der Ingwer**
(Zingiber officinale)
hat unter »Wirkungen« u. a. »cholagog«. Anwendung ist »dyspeptische Beschwerden, Verhütung der Symptome der Reisekrankheit«. Die Ingwerwurzel ist appetit- und magensaftfördernd – bei den Magenmedikamenten finde ich sie besser aufgehoben.

Zusammenfassend darf ich nochmal hervorheben:
Neben den Pflanzen, die in der Monografie bei den »Anwendungsgebieten« das Wort »Galle« haben, die also auch in Zukunft mit dieser Indikation ausgewiesen und auf den Markt gebracht werden können, gibt es eine Reihe von Arzneipflanzen, bei denen die choleretische oder cholagoge Wirkung am *Menschen* nach Meinung der E.-Komm. nicht genügend belegt ist. Diese zweite Gruppe hat aber eine Positiv-Monografie und bleibt somit in der Therapie – in diesem Fall ist häufig die Dyspepsie als Anwendungsgebiet belegt. Unter »Wirkungen« jeweils am Schluß der Monografie – die aber nicht auf Arzneimittelpackungen als Indikationen Verwendung finden dürfen – ist cholagog oder choleretisch ausgewiesen – als Ergebnis *experimenteller* Forschung.
Zum dritten schließlich führe ich Arzneipflanzen an, die bisher keine Monografie haben und auch wenig Chancen zu haben scheinen, eine zu bekommen, oder eine Null-Bewertung erhielten.
Andere Pflanzen haben weder in den »Anwendungsgebieten« eine Gallen-Indikation, noch ist unter »Wirkungen« das Wort »cholagog« anzutreffen. Sie haben jedoch eine *Positiv-Monografie* und sind traditionell in der Gallen-Therapie wichtig:
Achillea Millefolium – Schafgarbe, Agrimonia Eupatoria – Odermennig, Carduus benedictus – Benediktendistel.

Das Bundesgesundheitsamt gibt – nachdem diese Pflanzen bereits eine positive Monografie haben – seit 1991 »Muster für fixe Kombinationen« bekannt. Es seien hier einige Beispiele aufgezeigt:
– Löwenzahnkraut, Löwenzahnwurzel, Schöllkraut, Artischockenblätter
Indikation: krampfartige Oberbauchbeschwerden infolge funktioneller Störungen des ableitenden Gallensystems.
– Löwenzahnwurzel mit -kraut, Pfefferminzblättern und Artischockenblättern
Indikation: krampfartige Oberbauchbeschwerden infolge funktioneller Störungen des ableitenden Gallensystems
– Mariendistelfrüchte, Pfefferminzblätter, Wermutkraut
Indikation: Dyspeptische Beschwerden besonders bei funktionellen Störungen des ableitenden Gallensystems.
– Javanische Gelbwurz, Pfefferminzblätter, Wermutkraut
Indikation: Dyspeptische Beschwerden besonders bei funktionellen Störungen des ableitenden Gallensystems.
– Javanische Gelbwurz, Schöllkraut, Wermutkraut
Indikation: krampfartige Oberbauchbeschwerden infolge funktioneller Störungen des ableitenden Gallensystems.
– Curcumawurzelstock und Schöllkraut
Indikation: Krampfartige Oberbauchbeschwerden infolge funktioneller Störungen des ableitenden Gallensystems.

TRADITIONELLE GALLE-PFLANZEN MIT O-MONOGRAFIE

Von den *traditionell* mit Galle-Indikation verwendeten Pflanzen erhielten eine O-Monografie:

1 **Berberis vulgaris,** *die Berberitzen oder Sauerdornfrüchte*, galten als das einzige Mittel gegen Gallen- *und* Nierensteine; es waren jedoch keine stichhaltigen Belege dafür zu haben. Noch in der Roten Liste 1991 fanden sich acht Gallenpräparate mit Berberitze und der Berberitzentee-Komplex von Galmeda. (Fructus Berberidis, 1 Teel. Kaltauszug; HAB ab ∅).

2 **Citrullus colocynthis,** *die Koloquinten (Früchte)*, erhielten eine Null- bzw. Negativ-Monografie wegen des zytotoxischen und antimitotischen Risikos. Sie wurden früher bei Gallenstörungen und Obstipation verwendet,

dann unter Verschreibungspflicht gestellt und bleiben heute der Homöopathie vorbehalten (krampfartige, zusammenziehende Beschwerden als Leitsymptom).

3 **Centaurea cyanus,** *Kornblumen (Blüten)* – eine sicher immer mehr als Schmuck als als Arzneidroge verwendete Pflanze, bei der eine Wirksamkeit als Cholagogum und Amarum nicht belegt ist; gegen die Verwendung als Schmuckdroge gibt es jedoch nach wie vor keine Bedenken.

Nicht immer einleuchtend und sauber getrennt sind die Begriffe *cholagog, choleretisch* und *cholekinetisch.* Der »Pschyrembel« differenziert so: »Cholagoga: Allgemeine Bezeichnung für galletreibende Pharmaka. Zu differenzieren in Choleretika (Pharmaka, die eine echte Mehrproduktion von Galle durch die Leberzellen hervorrufen) und Cholekinetika (die lediglich einen kurzfristig verstärkten Gallenabfluß durch Kontraktion der Gallenwege bewirken).« Von verschiedenen Seiten wird die Meinung vertreten, daß »eine trennende Betrachtung dieser beiden Funktionen experimentell zwar möglich ist, in der Therapie es sich jedoch zeigt, daß die Wirksamkeit von Arzneipflanzen mehr oder weniger deutlich beide Funktionen beinhaltet« (BGA). Insofern dürfte es schwierig sein, mit einer Aussage von Prof. Dr. med. U. Ritter aus Lübeck, der sagt: »Das Gallensteinleiden stellt an sich keine Kontraindikation für Cholagoga dar, soweit es sich um reine Choleretika handelt. Herrscht aber die cholekinetische Komponente vor, könnte es zu einer Steinemigration in die Gallenwege kommen.« Da wird dann die Verwirrung deutlich: Cholagoga wird als Oberbegriff genommen, gallebildende (choleretische) und gallefußfördernde (cholekinetische) Wirkung unterschieden.

Auch die Monografien zeigen für mich keine deutliche und für den Anwender plausible Konsequenz: *Gallensteine* werden als Gegenanzeige (Kontraindikation) genannt bei

– Curcuma
– Harungana
– Minzöl
– Cynara und
– Helichrysium.

Bei Pfefferminzöl, Kardomomenfrüchten, Ingwer, Artischocke, Wegwarte, Pfefferminzblättern, Löwenzahn und Boldo ist sie hingegen nicht vorhanden. Es scheint sich also – und das zeigt sich empirisch – um eine *relative* Kontraindikation zu handeln; beim reinen Minzund Pfefferminzöl ist Vorsicht angeraten. (Experten – wie ein Gespräch dreier Spezialisten in der »Ärztlichen Praxis« 58/1985 zeigt – können dem Praktiker leider auch keine eindeutige Handlungsanweisung geben.) Ich sah in meiner Praxis bisher keinen Fall, wo nach einem sog. Gallenmittel eine Steinmobilisation erfolgte. Hingegen wurden mir einige Fälle bekannt, wo nach einer üppigen fettreichen Mahlzeit eine echte Kolik auftrat. Es dürfte allgemein klar sein, daß bei einer Gallenkolik keine galletreibenden Medikamente, vielmehr Spasmolytika gegeben werden (Scopolamin, z. B. Buscopan). Für fiktiv zugelassene Arzneimittel legt das BGA *Musterkombinationen* vor, die z. B. so aussehen:

1. Löwenzahn, Schöllkraut und Artischocke
2. Löwenzahn, Pfefferminze und Artischocke
3. Mariendistel, Pfefferminze und Wermut
4. Javanische Gelbwurz, Pfefferminze und Wermut
5. Javanische Gelbwurz, Schöllkraut und Wermut
6. Curcumawurzelstock und Schöllkraut

»Art der Anwendung: zerkleinerte Droge sowie galenische Zubereitungen zum Einnehmen«. Zum Anwendungsgebiet: »Krampfartige Oberbauchbeschwerden infolge funktioneller Störungen des ableitenden Gallensystems« (1, 2, 5, 6) bzw. »dyspeptische Beschwerden, besonders bei funktionellen Störungen des ableitenden Gallensystems« (3, 4).

SELTEN VERWENDETE GALLEPFLANZEN OHNE MONOGRAFIERUNG

Bisher haben von traditionell – zwar selten – verwendeten Gallepflanzen *keine* Monografierung:

✦ **Cheiranthus cheiri** – *Goldlack;* altes Herz- und Gallemittel, Flores, 1 Teel. Infus; HAB ab ∅.

✦ **Galium verum =** *luteum – echtes (= gelbes) Labkraut;* Herba, 1 Teel. Infus; HAB ab ∅.

✦ **Hepatica triloba =** *Annemone hepatica – Leberblümchen;* Herba, 1 Teel. Infus; HAB ab ∅. (Pflanze steht unter Naturschutz!)

✦ **Linaria vulgaris –** *Leinkraut;* Herba, 1 Teel. Infus; HAB ab ∅.

✦ **Lycopodium clavatum –** *Bärlapp;* eine *»große« Pflanze* in der Homöopathie; früher in der Phytotherapie neben der Galle-Leber-Anwendung auch bei Blasenleiden. Die Bärlappsporen waren noch im DAB 6 (1970) offizinell – verwendet auch als Wundpulver. Herba, 1 Teel. Kaltauszug; HAB ab ∅. (Die Wurzel steht unter Naturschutz.)

GALLENSTEINE

Schätzungsweise 11–12 Millionen Bundesbürger sind *Gallensteinträger* – davon aber haben lediglich 34% ein manifestes Gallenblasenleiden mit Schmerzen und Koliken. Frauen über 40 Jahren sind mehr als doppelt so häufig betroffen; hormonelle Einflüsse wie Schwangerschaft, Kontrazeptiva und Östrogensubstitution scheinen eine wesentliche Rolle hierbei zu spielen (»weiblich, dick und vierzig« – wie es kurz und bündig in der angelsächsischen Literatur charakterisiert wird). Adipositas begünstigt die Steinbildung. Außerdem fördert sie die Hyperglyzerid- und Hypercholesterolämie, Cholezystitiden; mit zunehmendem Alter neigt man mehr zur Gallensteinbildung. Sitzende Lebensweise mit Bewegungsträgheit kann ebenso ein Kofaktor sein wie familiäre Disposition (die im Lumen der Iris-Pupille auftretenden Cholesterinsternchen sind hier nach J. ANGERER eine sicherer Hinweis). Hypothyreose, Hyperparathyreoidismus und – wo schon fehlt sie – die allgegenwärtige Psyche sind weitere mögliche Ursachen, die sich bündeln und summieren. (Was die Psyche betrifft, teile ich allerdings nicht die zu einfachen pseudopsychologischen Deutungstendenzen, wie sie seit einiger Zeit ein beliebtes Objekt von Illustrierten ebenso sind, wie ein unerschöpfliches Party-Thema. »Dem läuft die Galle über« – daraus einfach zu folgern, vornehmlich Ärger gehe »auf die Galle«, halte ich für zu oberflächlich. Dies sagt man z. B. auch vom Magen etc.).

Zu fettes und zu reichliches Essen ist wohl eine wichtige Ursache; Überernährung und -gewicht sind damit verknüpft; Gallenleiden können zu den Wohlstandskrankheiten gerechnet werden. Treffend gesagt hat es bereits *Shakespeare:*

»Den Leib vermindre, mehre deine Gnade, laß ab vom Schwelgen, wisse, daß das Grab dir dreimal weiter gähnt als anderen Menschen.« (Heinrich IV., 2. Teil, V. 5)

Die *Bildungszeit der Gallensteine* von kleinsten Kristallisationskernen bis zu den nachweisbaren kleinen Steinen beträgt wenige Monate bis Jahre. Die Größe der Steine gibt keinen Anhalt auf ihr Alter, da kleinere Konkremente, Steintrümmer und größere Steine Konglomerate darstellen können. Im allgemeinen kann man eine jährliche Wachstumsrate von 1–2 mm annehmen, wobei anscheinend im ersten Jahr das Wachstum schneller verläuft. Feinkristalline Steine sollen schneller entstehen als grobkristalline. Wachstumsphasen wechseln aber auch mit jahrelangem Wachstumsstillstand ab – mit dabei oftmals in unerklärlicher Weise sich ändernden Kristallisationsformen.

Klassifizieren kann man *die Gallensteine* grob in
1. *Homogene (»reine«) Steine:*
   Cholesterin-, Pigment-, Pigmentkalksteine.
2. *Heterogene (»gemischte«) Steine:*
   Maulbeer-, Fazetten-, Tonnen- und Perlensteine (auf den Röntgenbildern oft gut zu erkennen).
3. *Kombinierte Steine:*
   Cholesterinkern-Schichtensteine und erdige Cholesterin-Bilirubinkalksteine.

Das *Cholesterin* ist jedoch bei Gallensteinen der *Hauptbestandteil* – neben Fettsäuren, Lezithin, Bilirubinpigment, Kalzium, auch Spuren von Kupfer und Eisen.

Das *Beschwerdebild* ist bekanntlich sehr differenziert. Viele haben jahrelang Steine und spüren nichts – bei anderen tritt bald die Trias Ausstrahlung Rücken-Schulterblatt, Übelkeit und Fettintoleranz auf. Sitzt der Stein im Choledochus, kann es zu Koliken, Fieberschüben und Ikterus kommen.

Bei den *manifesten Gallensteinleiden* (also ca. 34% der Steinträger) wird von den Experten die Operation empfohlen. Das Risiko ist geringer: Leberschäden, eine mögliche Sepsis und die Entwicklung eines Karzinoms werden vermieden. (Die Letalität bei der Operation liegt zwar nicht höher als bei der Blinddarmentfernung – immerhin aber beträgt sie bei den über 70jährigen 5–10%.)

Noch einige Bemerkungen zum Kapitel Gallensteine:

✦ **Ein Stein muß entfernt** werden
– wenn schon ein Ikterus abgelaufen ist – Leberparenchymschaden auf Dauer durch Stauung als die Gefahr schlechthin
– wenn öfter eine echte Kolik da war
– wenn ein Leberparenchymschaden vorhanden ist (Leberwerte und Leberfunktionsprüfung).

✦ Gallengrieß entfernen mit Ölkuren (Haarlemer-Kur mit Ölkapseln).

✦ **Nachbehandlung nach Gallensteinoperationen** ist für uns fast das Wichtigste und Häufigste. Die Chirurgen übernehmen sich sehr oft mit dem etwas voreiligen Versprechen: »Nach der Operation können Sie wieder alles essen.« Spätestens in zwei Jahren haben – soweit die Patienten dies dann auch tun – sie wieder die Beschwerden wie vor der Entfernung der Gallenblase und kommen irritiert in die Praxis; sie können schwer glauben, daß es so ist, obwohl doch das Organ entfernt ist!

Frühoperation wird heute allgemein empfohlen, um den drei eben angeführten Schwierigkeiten von vornherein zu begegnen – was nicht heißen muß: Sofortoperation; es bleibt immer genügend Zeit zur genauen klinischen Diagnose und Vorbereitung des Betroffenen. Prof. E. KUNTZ rät ebenfalls dazu – sagt jedoch gleichzeitig: »Die Gallensteinträger mit stummen Steinen, subjektiver Beschwerdefreiheit und ohne jegliche klinische und laborchemische Befunde, erfordern vorab keine Operation. Der meistens zufällig erstellte Befund einer Cholelithiasis sollte mit dem Patienten sachlich-nüchtern besprochen werden: normale Lebensführung im Alltag und Beruf wie bisher, jedoch Vermeidung von erheblicheren diätetischen Belastungen bzw. Noxen oder sogar Exzessen, Erhaltung oder Wiederherstellung eines normalen Körpergewichtes, vernünftige körperliche Aktivität bzw. leichte sportliche Betätigung, laborchemische Kontrolle einiger wichtiger Parameter in etwa 6-monatigem Abstand.«

Verschreibungspflichtig sind gallensteinauflösende Medikamente mit Cheno- und Ursodeoxycholsäure; sie sind nur sinnvoll bei Cholesterinsteinen. Viele pflanzliche Chologoga werden auch vom praktischen Arzt verwendet. Ansonsten ist Fel tauri (Rindergalle) als tierisches Produkt in Verwendung neben der Cholsäure. Auch ist ein einziges Medikament der verschreibungspflichtigen Gruppe (Bilicombin sp) mit Atropin in der Roten Liste 1992 aufgeführt. Das beliebte Oddibil (Nattermann) ist ein Monopräparat aus Erdrauch-Fumaria officinalis, der eine positive Monografie erhielt.

GALLENKOLIK

Die *krampfartigen Beschwerden* sprechen gut auf Schöllkrautpräparate (Panchelidon, Ardeycholan) an. Ansonsten:

Cholagogum Tropfen Nattermann
100.0, 3 × 25 gtt. a.c.

Cefachol Tropfen Cefak
50.0, 3 × 20 gtt p.c.

Aristochol Konzentrat Granulat XXL Beutel,
mitt. 1 p.c. mit 1 Tasse Tee.

Kneipp-Löwenzahn-Pflanzensaft im flaschenweisen Wechsel mit Kneipp-Rettich-Pflanzensaft (jeweils 200.0)
2–3 × 1 Eßl. nach dem Essen auf Tee

Hepaticum Medice Tabl. XXX
mittags 1 p.c. mit heißem Tee (wichtig!)

Glissitol Schwabe 300.0
mittags und abends 1 Tee-Eßl. p.c.

Rowachol comp. Rowa-Wagner
10.0, 5 gtt. auf Zucker oder Brotrinde
p.c.

(für die Tasche unterwegs – eine schöne Mischung von ätherischen Ölen bei leichten Spasmen)

Neo-Lapitrypsin Truw N 2, N 3
mittags und abends 1 Kapsel p.c.

Mit allen diesen Mitteln habe ich über 30 Jahre gute Erfahrungen sammeln können.
Gerner Cholagogum-Tee, von J. ANGERER komponiert, verwende ich am häufigsten. Bei *akuten Schmerzen* empfiehlt es sich, die von J. ANGERER angegebene Mischung 1 ml (= 1 Ampulle) Cefachol + 1 ml Cefaspasmon + 1 ml Lidocain, die Hälfte auf den Vogler'schen Punkt s.c., 7. Rippe unterer Rand, etwa 1–2 Querfinger von der Mamillarlinie medial; die andere Hälfte unter den rechten Schulterblattwinkel s.c.
Eine eigene Mischung kann man in der Apotheke machen lassen:

Rp. Tct. Chelidonii
Atrop. sulf. D 4 $\overline{aa}$ 10.0
Ol. Menthae pip.äth. 5.0
M.: »vor Gebrauch schütteln«, 20 gtt. auf Würfelzucker oder Brotrinde; bei Schmerzen ½-stündlich.

Ein *blähungswidriges Pulver* wird in vielen Fällen vonnöten sein:

Rp. Fruct. Anisi
Fruct. Foeniculi
Fruct. Carvi
Fruct. Coriandri $\overline{aa}$ ad 150.0
M.f.pulv. D. S.: 1 Teelöffel nach dem Essen.

Die *Obstipation* ist ein häufiges Begleitsymptom der Gallenkrankheiten.

Rp. Pill. Aloes Nr. L.
D. S.: abends 2 Pillen mit Flüssigkeit.

Bei *Hämorrhoiden*, ebenfalls mit Gallenstörungen verknüpft:

Rp. Supp. Hamamelidis Nr. XX
D. S.: nach jedem Stuhlgang 1 Supp. (auch Ungt. natürlich).

Diät für gallenkranke und gallensteinoperierte Patienten:

Einschränken: tierische Fette, erhitzte Fette und Öle.

Verboten: Mastfleisch (Schwein, Aal, Karpfen); Röstprodukte und Paniertes (Röstkaffee, Schnitzel, Pommes frites, Krapfen etc.)
Hochprozentiger Alkohol, Weißwein wegen der Säure (evtl. geringe Mengen Bier oder Rotwein erlaubt).

Umstellung auf: Hochwertige pflanzliche Öle, unerhitzt – gedünstete, gedämpfte, gesottene (gegrillte evtl.) Nahrung.
Blähendes meiden (Hülsenfrüchte, Kraut, Kohl); ebenso frisches Brot, Hefeteigwaren.

Der *Heublumensack* bei Gallenbeschwerden ist nach dem Altmeister der Naturheilkunde H. PUMPE das »Morphium der Naturheilkunde«:
Leinensack mit Heublumen füllen und im Dampf erhitzen.

Indikationen: Gallenbeschwerden, Leberbeschwerden: ½–¾ Stunde auflegen so heiß wie möglich.
Ansonsten ist auch eine echte Kolik mit Buscopan zu beherrschen. Opiate werden von wenigen Ärzten heute noch für unentbehrlich gehalten. Immer aber i.v. bei Koliken, das ist Voraussetzung, cave Glaukom.
J. ANGERER meinte einmal auf die Frage – dies sei zum Abschluß noch erwähnt – warum Frauen häufiger eine Struma rechts als links hätten, er sehe es als eine Trias: Ovar – Schilddrüse – Gallenblase rechts.

BIOLOGISCHE LEBERTHERAPIE

ÜBER DIE LEBERPFLANZEN

Zu den leberwirksamen Pflanzen zählten wir über Jahrzehnte, ja sogar seit einem Jahrhundert, **Mariendistel, Artischocke, Quassia amara und Boldo**. Soweit man gallewirksame Pflanzen von sog. Leberpflanzen trennen kann, haben sich diese vier, früheren Meinungen nach, von den Cholagoga abgehoben. Man gab »Lebermittel«, »Gallemittel« und meist »Leber-Gallemittel«. Von »Lebermitteln« hielt und hält die Schulmedizin nicht viel und die Einteilung nach Choleretika und Cholagoga wurde (und wird) nicht immer präzise beachtet, wohl weil diese Wirkungen häufig fließend ineinander übergehen (Choleretika müßten demzufolge eine gewisse Leberwirksamkeit haben).

Die monografische Aufbereitung der Kommission E zugrundelegend, wird lediglich **Carduus Marianus =** *Silybum marianum (Linné)* als Hepatikum gelten können und auch dies nur in speziellen Zubereitungen (Konzentrierung des Hauptwirkstoffes Silymarin), nicht als Droge (Semen) oder galenische Zubereitungen (Tct. Cardui »Rademacheri«): hier ist die Indikation wie bei vielen anderen Drogen »dyspeptische Beschwerden«. Hingegen für die Zubereitungen: »toxische Leberschäden, zur unterstützenden Behandlung bei chronisch-entzündlichen Lebererkrankungen und Leberzirrhose«.

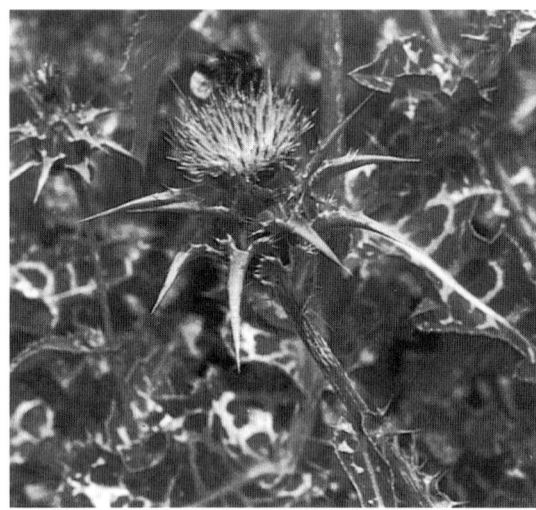

Mariendistel, Silybum marianum.

Ich bin im allgemeinen nicht sehr angetan von der Zeittendenz, möglichst nur Monopräparate zu verwenden. Es mag dem naturwissenschaftlichen Denken entgegenkommen, bei einer Krankheit ein Medikament zu verordnen. In der Praxis sieht man dann zuweilen die Dürftigkeit eines solchen Konzeptes.

Man bedenke, was Merfort und Willuhn in der »Deutschen Apothekerzeitung« Nr. 125, 1985, anführen: Nur 25% der ursprünglichen Silymarinmenge der Droge gehen ins *Teewasser* über. Der diese Arbeit referierende Professor F. C. Czygan meint dazu: »Mit wässrigen Präparationen wird man daher kaum im Organismus die Silymarindosen erreichen, die für eine erfolgreiche Lebertherapie notwendig sind.« Er verweist auf standardisierte Präparate.

Ein weiteres Argument ist, daß die Verabreichung von äthanolhaltigen Tropfen (Alkohol) bei Leberkrankheiten eine Kontraindikation ist.

Und weiter: Ich habe ein Jahre nach dem Legalon »Madaus« auf den Markt gekommenes Vergleichspräparat mit 35 mg Silymarin verordnet, weil es preislich günstiger war als Legalon 35. Ich bin aber dann wieder auf Legalon zurückgekommen. Man kann erkennen, daß gleiche Mengen der Inhaltsstoffe nicht gleiche Wirkung bedeuten müssen. Hier stoßen auch die sicher nicht zu Unrecht geforderten Transparenzlisten an ihre Grenzen. Wenn die Firmen behaupten, das erstentwickelte Präparat müßte wegen der Investitionen für Forschung und Entwicklung eben teuer sein, so trifft dies zu. Billigere Imitationen haben aber bisweilen auch eine »billigere« Galenik, Zu- und Aufbereitung und wirken trotz gleicher Wirkstoffmenge eben nicht immer gleich.

Inzwischen habe ich aber auch gute Erfahrungen mit dem Mariendistel-Monopräparat Hepa-Loges N (3 × 1–2) gesammelt.

✦ **Artischocke und Boldo** haben eine Monografie über »dyspeptische Beschwerden« – lediglich unter »Wirkungen« findet sich der Hinweis, daß sie auch choleretisch wirken.

✦ **Quassia** hat keine Monografie und wird uns wohl nur über die Homöopathie erhalten bleiben. Unwahrscheinlich dürfte sein, daß die öfter erwähnte Anwendung bei Leberzirrhose mit Aszites in eine evtl. Phyto-Monografie einfließen wird: hier wurde die Pflanze überschätzt (Aqua Quassiae, eßlöffelweise, auch Bitterholztee). Alle eigenen Bemühungen, bei Aszites phytotherapeutisch etwas zu erreichen, waren erfolglos. Punktionen und der Hormonantagonist Aldactone konnten in keinem Fall ersetzt oder reduziert werden. Eine brauchbare Amaradroge ist Quassia nach wie vor.

Die Zeit der »schönen freien« Mischungen ist vorbei – die »guten alten« galenischen Zusammenstellungen, wie sie uns z. B. vorgeführt werden in der Schatzgrube von Dr. H. Honegger »Die antidyskratische Behandlung als Basistherapie chronischer Krankheiten« (Lit.-Verz.!) sind eingeschränkt. Hier finden wir zur »Leberentgiftung« ein Rezept von J. Angerer:

Rp.	Cefachol	60.0
	Cefaktivon	20.0
	Tct. Quassiae amar.	30.0

Infus Fol. Boldo ad 200.0
S. 3mal 1 Teelöffel vor den Mahlzeiten.

Der Bitterholztee: ½ Teel. Kaltauszug, auch kurzer Dekokt (1 Min.) – als Bittermittel (sehr bitter) aus Südamerika und Ostindien mit den Bitterstoffen Quassiin und Quassol.

✦ **Peumus Boldus Molina,** ein Strauch aus Südamerika mit dem Alkaloid Boldin (aber auch äth. Öle und Gerbstoffe) kann als Antidyspeptikum und Cholagogum gelten – aber traditionell auch bei Zystitis bewährt in Mischungen.

Fol. Boldo: 1 Teel. Kaltauszug oder Infus.

Extr. Boldo fluid: 30 gtt. pro dosi.

Nach dem Homöopathischen Arzneibuch (HAB): Boldo ab Ø; wenig verwendet und wenn, hauptsächlich bei Zystitis.

An bewährten Präparaten mit Boldo möchte ich angeben:

Boldo »Dr. Eberth«, 3 × 1–2 Drag. a.c.
mit Artischocke und Aloe.

Boldo »Hanosan« (2 × 1 Teel.)

Boldovowen »Weber & Weber« 3 × 30 gtt.
mit Mariendistel und Artischocke u.a.

Carduogutt-N-T »Kattwiga«, N 1, 2, 3 (3 × 1–2 a.c.) ist eine vorbildliche Dreiermischung nach dem neuen AMG.

Auch wenn ich in meiner »Phytotherapie« (1970) und später in meinen »Therapiekonzepten« (1979) von diesen vier Pflanzen als

»Leberparenchym-Pflanzen« gesprochen habe, muß ich heute davon abrücken und möchte nach Erfahrung und neueren Erkenntnissen dies lediglich für Carduus Marianus und Cynara scolymus gelten lassen. Interessanterweise haben beide Pflanzen nicht nur eine ähnliche Wirkung, sondern sind auch botanisch verwandt. (Wir können öfter beobachten, daß Pflanzen der gleichen Familie ähnliche therapeutische Wirkrichtungen haben – denken wir an die Doldenblütler Anis, Fenchel, Kümmel, Koriander und Dill, die allesamt karminativ sind.)

Auf die zahlreichen Hinweise bei der Mariendistel als leber-galle-wirksame Pflanze soll nicht eingegangen werden. In vielen Berichten und Pflanzenbüchern ist die Droge aufgeführt. Verwendung findet Fructus = Semen Cardui Mariae, 1–2 TL, kurzer Dekokt; dann die Tinctura Cardui Mariae Rademacheri, 3 × 30 Tropfen. Dieses ist seit langer Zeit Therapiebestandteil und eine Veränderung kam schließlich, als Dr. MADAUS in Köln das Monopräparat Legalon auf den Markt brachte. Durch die Konzentrierung des Hauptwirkstoffs Silymarin wurde eine intensive Lebertherapie ermöglicht. Dr. MADAUS gibt als Indikation an: Chronische Hepatitis, Leberzirrhose und toxisch-metabolische Leberschäden (z. B. Fettleber), Leberzellschutz bei Zufuhr leberbelastender Stoffe.

Ich habe Legalon oder Hepa-Loges-N im Lauf der Jahre dem Alkoholiker ebenso verordnet wie der Frau, die die Pille unbedingt nehmen mußte, obwohl sie noch ein Schilddrüsenhormon einzunehmen hatte und stark rauchte. Dem Zirrhotiker wurde es ebenso verabreicht wie Patienten, deren Leberwerte von der Norm abwichen, ohne daß man sich erklären konnte, warum (übrigens gar kein seltener Fall, wie der Praktiker zur Genüge weiß).

Zunächst gab es die Legalon-Konzentration 35, dann daneben das doppelt dosierte 70, jetzt 140; es mag sich im Laufe der Zeit herausgestellt haben, daß höhere Dosen nötig sind – und nicht schaden. (Das Legalon-SIL als Silibinin-Monosubstanz zur Infusionstherapie bei lebensbedrohlichen Knollenblätterpilzvergiftungen sei erwähnt.)

Vergiftungszentralen halten die Lösung vorrätig, und es wird berichtet, daß seit dem Einsatz dieses Mittels die Todesrate auf mehr als die Hälfte gesenkt werden konnte. Silibinin ist der leberspezifische Hauptwirkstoff des Silymarins. – Da der Knollenblätterpilz (Amanita phalloides) immerhin jährlich von 100 bis 200 Menschen allein in der BRD mit dem Wiesenchampignon verwechselt wird, darf man diese lebensrettende Neuentwicklung nicht unterschätzen.

Hochdosierte Mariendistelpräparate sind für Menschen mit Alkoholproblemen zwar kein Alibi – mit der Vorstellung, ruhig zu trinken und ein leberschützendes Medikament zu nehmen – aber eine zusätzliche Hilfe.

Meine Erfahrung, einen *Alkoholiker* »trocken« zu bekommen ohne eine intensive stationäre und über 6–8 Wochen gehende Entziehungskur sind negativ. Gutes Zureden hilft ebensowenig wie drohendes An-die-Wandmalen der Folgen eines jahrelangen Alkoholabusus. Ich wüßte auch keine medikamentöse Therapie, daß der Alkoholiker zu trinken aufhört und bin skeptisch gegenüber (gutgemeinten) Zusatzbehandlungen mit Homöopathika (z. B. Hochpotenz von Nux vomica) und der Anti-Sucht-Therapie mittels Ohrakupunktur. Eine positive Meinung, die auf subjektiver Beobachtung beruht, habe ich jedoch von der erwähnten stationären Entziehungskur plus Legalon-Therapie. In der »Medical Tribune« Nr. 37 vom 12. 9. 1980 wird anhand von klinischen Studien (V. FINTELMANN, Hamburg, H. DITTRICH, Wien, F. DI MARIO, Italien, u. a.) nachgewiesen, daß Legalon bei alkoholbedingten Leberschäden verifizierbare Verbesserungen bringt. Es wird darauf hingewiesen, daß Silymarin die Plasmamembran der Leberzelle stabilisiert, die Überlebenschancen bei alkoholbedingten Zirrhosen steigen, die Leberfunktionsparameter sich verbessern.

Viele Praktiker haben sich dem *therapeutischen Nihilismus* bei den verschiedenen Leberkrankheiten nie angeschlossen. Sie haben plädiert für strikte Bettruhe, wann immer möglich, für feucht-heiße Leberkompressen, für eine strenge Diät und für einige Medikamente, worunter ich lediglich bestimmte Eiweiß-Verbindungen und Vitamin-B-Komplexe erwähnen möchte. Mögen auch die wissenschaftlichen Meinungen nach wie vor auseinandergehen, in der Praxis ist es ein wichtiges Kriterium, ob es dem Patienten gut tut, was ihm empfohlen wird.

Auch wenn man zunächst stutzen mag bei einem Satz von Dr. med. VOLKER FINTELMANN, Hamburg, so trifft er wohl einen Kernpunkt: »Eine Erfahrungsmedizin als quasi besondere medizinische Richtung gibt es nicht, weil Erfahrung unverzichtbarer Bestandteil aller Medizin ist und insofern Erfahrungsmedizin ein Pleonasmus, ein weißer Schimmel ist. Die Phytotherapie muß als Bestandteil der Naturwissenschaft gesehen werden, insofern Naturwissenschaft vom Menschen ausgeht und ihn als das entscheidende Feld ihrer Handlungen sieht.«

In der Roten Liste 1992 finden sich weitere Silymarin-Monopräparate: Ardeyhepan N, Durasilymarin 70/150, Hegrimarin, Hepaduran V, Hepa-Loges N, Hepa-Merz SIL, Hepar-Pasc 100, Silibene 140.

Eine Anzahl von Leber-Galle-Präparaten enthält Mariendistel:

– Legapas (Pascoe)
– Hepaticum (Medice)
– Bilisan (Repha)
– Cheiranthol (Dr. KLEIN)
– Galenavowen (WEBER & WEBER) und viele mehr.

In der Homöopathie gilt Carduus Marianus, als sog. Drainagemittel, d.i. ein Mittel zur Organ-Drainage, das man neben einer Hochpotenz, z. B. Lycopodium, laufen läßt: 3 × 10 gtt. a.c.

✦ Die **Artischocke** möchte ich anschließen; in der französischen Medizin spielt sie eine größere Rolle als bei uns (auch als Delikatesse in der Ernährung). Als Monopräparat auf dem bundesdeutschen Markt:

– Chophytol Drag.
– Chophytol pro inj. (i.m.) Amp. Nr. V.
  (Rosa-Phytopharma, Goldenberg-Import Rosenheim).

Die *Monografie* gibt lediglich »dyspeptische Beschwerden« an als Anwendungsgebiet.

Unter »Wirkungen«: choleretisch.

Wir können aber annehmen, daß Cynara leberprotektiv, choleretisch-cholekinetisch und *adjuvant bei erhöhten Blutfettwerten* wirkt. Artischocken-Sirup von HOLLE sei empfohlen, auch der Frischsaft von SCHOENENBERGER. Cynarix liqu. von Sagitta enthält neben Artischockenextrakt Aloe; Cynarzym von Roland neben Aloe, Schöllkraut und Boldo Verdauungsfermente, ist ein Kombinationsmittel zwischen Substitution und Aktivierung. Von der Firma Aar ist ein Monopräparat auf dem Markt, wie auch von Sertürmer (Hepar SL extra stark), Hek (Hekbilin). In der *alten Medizin* wurde die Artischocke wegen ihrer distelartig-stacheligen Form dem Planeten Mars zugeordnet, Mariendistel ebenso. Das Organ Leber stand nach den Vorstellungen der Astro-Botaniker unter Jupiter-Einfluß. Pflanzen hingegen, die diesem Gestirn zugeordnet wurden, haben häufig gelbe Blüten.

WEITERE THERAPIEN

Nach den Vorstellungen der Lehre von der **Organ-Rhythmologie** wäre ein Lebermittel auf jeden Fall abends (»Maximalzeit« der chinesischen Organuhr 2 Uhr nachts) zu verabreichen. Von der empirischen Seite her soll erwähnt sein, daß die Frage, welches Organ *neben der Leber* mitbehandelt werden muß (Organzugehörigkeit), wie folgt zu beantworten ist: die Gallenblase steht selbstverständlich an erster, der Dickdarm und die mögliche Dysbakterie an zweiter Stelle. Fließt die Galle nicht, staut die Leber und entgiftet der Darm schlecht, hat die Leber die doppelte Arbeit. Wenn man davon ausgeht, daß jedes Organ einen *Fokus* haben kann, wäre es bei der Leber der Darm (weniger Zähne, Tonsillen etc.). Und schließlich: Leberkranke sollen erhöht zu *Depressionen* neigen, eine Ansicht, die vor allem in der anthroposophischen Medizin verbreitet ist.

Die **klinische Behandlung der Hepatitiden** erfolgt mit Kortikoiden, Infusionen (Nährlösungen, Laevulose), Bettruhe, feuchtwarmen

Aufschlägen, Diät. Die Mortalitätsquote der Zirrhose wird durch Kortikoide allerdings nicht beeinflußt. Das fortgeschrittene Stadium mit Aszites erfordert Punktion und ein Spirolacton-Präparat wie z. B. Aldactone.

Einer **Pharmakotherapie** steht die Medizin nach wie vor skeptisch gegenüber. Im Pschyrembel steht unter »Leberschutz-Therapie« lediglich: »Gabe von lipotropen Substanzen zur Vermeidung von Leberverfettung.« Als solche dürften wir das *Betain aus der Zuckerrübe* (Beta vulgaris) ansehen: Flacar von Schwabe hat sich über drei Jahrzehnte in der Therapie halten können.

Als »**diätisches Lebensmittel**« bei der Leberzirrhose haben sich sog. *verzweigtkettige Aminosäuren* bewährt. Da die Patienten häufig unterernährt sind, Eiweiß schlecht vertragen, empfiehlt sich z. B. Falkamin-Pulver (s. Rote Liste) als Nahrungszusatz. Dies besonders in der Übergangsphase von der parenteralen Klinikernährung mit »leberadapierten« Aminosäurelösungen auf häusliche Diät.
Bei chronischen Hepatitiden, Zirrhosen, Leberschädigungen durch Alkohol oder Medikamente sind alle Stoffe wie *Cholin, Methionin, Orotsäure, B-Vitamine* angezeigt, z. B. Hepatofalk Amp. i.m., zur Nachbehandlung Drag. N 3 (3 × 1) – enthalten Cholinorotat, Adenosin, B 12. Orotofalk-Kps. enthalten daneben B 6, Nicotinamid, Folsäure, Vit. E, Curcuma und Artischocke; 3 × 1.
Zum Betain aus der Beta vulgaris, der Zuckerrübe (Präparat »Flacar«, Dr. Schwabe) sagt Dr. med. E. Weiss, München, daß das Betain neben der Mariendistel und der Artischocke das »dritte hepatotrope Phytopharmakum« sei: »Es gehört zu den lebenswichtigen hepatotropen und lipotropen Aminosäuren, die bei den biochemischen Methylierungsaktionen in der Leber eine entscheidende Rolle spielen.« Er spricht von einer zentralen Stelle des Betains »in der Mobilisierung der Neutralfette aus der Leberzelle«: »Das macht Betain besonders geeignet zur Behandlung der Fettleber …«
Bei alkoholbedingten Leberschäden empfiehlt sich die *Gabe der fettlöslichen Vitamine* A, D,

E und K, weil durch eine verminderte Sekretion von Gallensäuren Fettresorptions-Störungen auftreten. (A + E-Mulsin 100.0 von Mucos – 2 × 20 gtt. außerhalb der Mahlzeiten; Dr. Grandel-Weizenkeimöl plus 250,0 – 1–2 Teel. p.c.)
(Bei schweren Resorptionsstörungen können diese fettlöslichen Vitamine als Adefalk von Dr. Falk i.m. gegeben werden; wegen der hohen Dosierung von Vit. A ist es verschreibungspflichtig.)

Sanierung der Darmflora ist unentbehrlich (Symbioflor II, Perenterol, Hylak ft., Rephalysin, Milchzucker mit Kamillentee, Lympholact).
Sollte im Rahmen einer Lebererkrankung eine Obstipation bestehen, so wären *salinische Abführmittel zu empfehlen:*
– *Karlsbader Salz*
    1–2 Tl. morgens nüchtern auf ein Glas lauwarmes Wasser.
– *Mergentheimer Quelle*
– evtl. auch *Glaubersalz* (Natr. sulf.)
    Dosierung siehe vorher.
– *Passage-Salz* F. X. Mayr
    Dosierung siehe vorher.
(Anthrachinonhaltige Abführmittel wie *Sennes,* Aloe, Rheum, Faulbaum, sind *auf die Dauer* nicht voll leberentgiftbar!)
Hat der Patient die Möglichkeit, können ihm spezielle *Leberkurorte* empfohlen werden:
– Bad Mergentheim
– Bad Kissingen und
– Bad Neuenahr.
Bewährt hat sich nicht nur generell bei chronischen Erkrankungen, sondern auch bei Leberkrankheiten, nicht im akuten Schub, die *Eigenblutbehandlung:*
Ich nehme 1 Ampulle Sulfur D 6 oder D 12, auch vorzüglich Hepa-Loges L 90 N Amp. zum Blut; (nicht zu hoch dosieren: am besten ¼–½ ccm zu Beginn.)
Bei jeder weiteren Injektion ½ ccm zusätzlich; also ansteigende Behandlung.
¼ ccm bis auf 3 ccm, 6–8–12 Injektionen insgesamt.
Die ersten 4–6 Injektionen evtl. 2 mal wöchentlich, dann 1 mal wöchentlich.

In der **Homöotherapie** sind geläufige symptomatische Mittel bei
- *Gallenkolik:* Carduus marianus D 2, Chelidonium D 3
- *chronische Hepatitis:* China D 6; Podophyllum D 4, Sulfur D 6
- *Postcholecystektomiesyndrom:* Leptanda D 4, Taraxacum D 2.

An Komplexen für diese Indikationen bewähren sich hervorragend: Taraxacum Synergon Nr. 164, Cholesterinum Synergon 102 »Kattwiga«.

Als Beispiel ein **Behandlungsplan** für Patienten, die einen **Leberparenchymschaden** haben (kann natürlich abgewandelt werden):
- ¼ Jahr lang morgens und abends 1 Tasse *Leber-Galle-Tee* (als Fertigprodukt bevorzuge ich den Gerner cholagogum, Gerner Pharma) a.c. trinken lassen.
- Früh und abends 1 Kps. Hepar SL forte (= Cynara-Extr.) p.c.
- Mittags 2 Drag. Hepa-Loges N a.c. (= Mariendistel-Extr.)
- Im Frühjahr evtl. eine *Eigenbluttherapie* – gut abwägen. Eigenblut plus Sulfur hom., auch 1 Amp. Cefasulfon, 4–6 Injektionen.
- *Neuenahrer Sprudel wechselweise mit Überkinger* (ohne Kohlensäure) trinken lassen.
- Alle 2 Jahre *Kuraufenthalt* in Bad Mergentheim oder einem anderen Leberkurort (Marienbad, Karlsbad); hier soll Wärmebehandlung der Leber mit Heublumensäckchen oder Fangopackungen etc. erfolgen.

Eine Möglichkeit der **Umstimmung** sind immer auch einige *Fastentage.* Wem dies zu hart erscheint, der mache eine 7tägige *Dr.* KOUSA *Vollweizen Gel-Kur.*

Sollte sich der *Krankheitszustand des Patienten verschlechtern, empfehlen* sich *zum Abfangen eines neuen Schubes:*
- Heublumensäckchen
- Fangopackungen
- Laevulose (massiv dosiert)
- Intensivtherapie mit Legalon (3 × 2 Dragees à 70 mg für 3 Wochen)
- Vit. B-Injektion »Hepagrisevit« i.m. 2 × wöchentl. für 3 Wochen.

Bei jeder Hepatitis, die durchgemacht wurde, gebe man auch Hepatitisnosode (MÜLLER Göppingen) in der D 200!
- B 12 – Amp. Kattwiga, vorzüglich, 2 × wöchentl. i.m.

Einmal im Jahr 4–8 Wochen eine solche Behandlung durchführen! Auch wenn die Krankheit scheinbar »ausgeheilt« ist.

Man denke auch daran, Leberkranke *täglich 2 EL Mariendistelsamen kauen* zu lassen (evtl. in Kaffeemühle vorher mahlen).

Noch ein *Lebertee-Repezt,* damit das individuelle Verordnen nicht zu kurz kommt:

Rp.	Fol. Boldo	20.0
	Rad. c. Hb. Taraxaci	50.0
	Rhiz. Curcumae	15.0
	Fol. Menth. pip.	15.0
	Rad. Cichorii	15.0
	Flor. Lavandulae	10.0

M. f. spec. D. S. 1–2 TL komb. Verfahren oder kurzer Dekokt.
Mindestens 6 Wochen, besser ¼ Jahr!

Da Berufstätige mittags lieber eine feste Arznei in der Kantine nehmen, empfiehlt sich hier: Chol-Truw Drag., 2 p.c.

Diätische Hinweise

Der Öl- und Fettfrage muß bei Leberkranken besondere Aufmerksamkeit geschenkt werden:

Gut sind pflanzliche Öle, die nicht erhitzt sind, also kaltgepreßte oder kaltgeschlagene Öle, wie Maiskeimöl, Weizenkeimöl, Färberdistelöl und Sojakeimöl.

Dr. GRANDELS Weizenkeimöl ist als besonders gut zu erwähnen. Alle *gehärteten* Fette sind problematisch, auch pflanzliche. (Dazu gehören Biskin und Palmin!)

Margarine: Eden und Vitaquell aus dem Reformhaus.

Butter in mäßiger Menge.

Ca. 2000 Kalorien pro Tag: Der Leberkranke sollte, wie auch ein Gesunder mit geringer körperlicher Belastung, nicht mehr als ca.

2000 Kalorien pro Tag – verteilt auf 4–6 kleinere Mahlzeiten – zu sich nehmen. Vor zu viel Topfen oder Quark muß gewarnt werden: zu viele essentielle Aminosäuren führen zu Störungen der Leber.

(Nur Magerstufe; 3 g pro kg Körpergewicht). So ist es eben auch nicht, wie ein Patient gemeint hat: 50 Jahre »sündigen« – und dann macht viel Quarkessen alles wieder gut!

Abstinenz von artifiziellen Kohlehydraten wie Zucker, Schokolade, Pralinen, Eis, Torten etc.

Leberdiäten sind nach wie vor umstritten; der Patient bekommt in den meisten Krankenhäusern eine leichte Schonkost, nichts Blähendes. Eine *Heilnahrung* (BIRCHER-BENNER, KOLLATH, SCHNITZER) ist es nicht.

Bettruhe muß an erster Stelle stehen. Es ist bekannt, daß Leberkranke vor allem mit Müdigkeit und Kraftlosigkeit kämpfen und dies meist lange Zeit. *Vitamin-B-Komplex-Präparate* oral im Anschluß an Injektions-Kuren: Essentiale Nattermann, Hepsan Chem. Werke Minden, Prohepar Nordmark, Litrison La Roche, Hepabionta Merck, Hepatofalk etc.

Ein *Gallenmittel* muß häufig hinzukommen, das auch der Obstipation entgegen wirkt. Vorzüglich: Infi-tract »Infirmarius-Rovit« Tropfen 100.

Erwähnt werden soll der Nutzen von Orotsäure, z. B. Orotofalk oder Hepabionta, Cholin und Sorbitsäure (z. B. im Flacar, Schwabe). Auch die essentiellen Aminosäuren Methionin und Tyramin sind nützlich (Hepsan Kps. z. B.).

Gaben von Lactulose sind nützlich (ein Disacharid), z. B. das Präparat Bifiteral oder Lactofalk, weil sie aufgrund ihrer laxierenden Wirkung die Aufenthaltszeit des Speisebreies im Darm verkürzen und außerdem erzeugt die Vergärung der Lactulose durch die Darmbakterien eine Säuerung des Darminhalts, was die unerwünschte Ammoniakresorption vermindert.

Die Fortschritte in der Lebertherapie haben zweifellos nicht mit der Zunahme der Lebererkrankungen Schritt halten können. Zwar ist eine *kausale Therapie* auch heute nicht in Sicht, dennoch gibt es einige Fortschritte und Erleichterungen, vor allem bei folgenden Zuständen:

1. Primäre biliäre Zirrhose
2. Gallensteinleiden
3. Leberzirrhose und ihre Komplikationen
4. Hepatitis.

Zu 1: Verursacht durch chronische Cholestase ist sie zwar relativ selten; immerhin erkranken ca. 50 000 Patienten jährlich. In den letzten Jahren wird immer wieder die Ursodeoxycholsäure zur Cholesterin-Gallensteinauflösung eingesetzt, um die Cholestase zu beseitigen.

Zu 2: Sowohl die medikamentöse Auflösung von Gallensteinen (siehe 1) als auch neue Operationsmethoden (Endoskopische Laserlithotripsie) und die Stoßwellen-Steinzertrümmerung – die sich hier allerdings wesentlich schwieriger gestaltet als bei Nierensteinen – haben Fortschritte gebracht.

Die Stoßwellenlithotripsie hat Ende der siebziger Jahre die Behandlung des Nierensteinleidens revolutioniert. Es war daher naheliegend, das Verfahren auch zur *Zertrümmerung von Gallensteinen* zu nutzen.

Das Prinzip der »teuersten Badewanne der Welt« ist die Erzeugung einer Stoßwelle durch *Funkenstreckenentladung* im Brennpunkt eines wassergefüllten Rotationsellipsoids. Dabei breitet sich die Stoßwelle nach allen Seiten gleichmäßig aus, wird von den Wänden des Hohlellipsoids reflektiert und auf einen zweiten Brennpunkt, in dem der zu zerstörende Stein liegt, fokussiert. Im Brennpunkt entstehen so *Stoßwellendrücke* von 600 bis 1000 bar, die den Stein zertrümmern.

Die *Ausgangsbedingungen* für die Stoßwellenlithotripsie sind bei Gallensteinen allerdings ungünstiger als bei Nierensteinen, da Gallenwege und Gallenblase von lufthaltigem Gewebe (Darm, Magen usw.) umgeben sind, die geschädigt werden können. Ferner ist die *sichere Ortung der Konkremente* durch i.v. Gabe von Kontrastmittel im Gegensatz zu Nierensteinen schwieriger. Sie kann nur durch Ultraschall bzw. Kontrastdarstellung über eine nasobiliäre Sonde erreicht werden. Während *kleinere Steinbruchstücke* aus dem Nierenbecken meist problemlos mit dem Urin abgehen, droht bei Gallenkonkrementen die Einklemmung an der Papille mit entsprechenden Komplikationen.

Trotz dieser berechtigten Bedenken gelang bisher bei 90 von 100 für dieses Verfahren geeigneten *Patienten* (Solitärstein in der Gallenblase < als 3 cm) die Zertrümmerung des Steines. Meist war jedoch eine *kombinierte Therapie* mit monatelanger *oraler Litholyse* durch Urso- oder Chenodeoxycholsäure (z. B. Ursofalk®, Chenofalk®) erforderlich. *Komplikationen* wie eine Steineinklemmung traten in weniger als 10% der Fälle auf.

Bei **Gallengrieß** bewähren sich aber auch hom. Kombi-Präparate: Berberis Synergon 101 (Tabl.) u. Cholesterin Synergon 102 (Tropfen) im ständigen Wechsel (»Kattwiga«).

Zu 3: Keine Behandlung kann hier befriedigen, weil Schäden bereits da sind und einer Restitutio ad integrum im Weg stehen. Aber die palliative Therapie hat sich verbreitet und vervielfältigt.

Zu 4: Klarere hygienische Zusammenhänge, neuere Impfstoffe und Heilmittel (z. B. Interferon) haben Positives gebracht. Durch Aids und das Drogenproblem werden allerdings viele Hoffnungen wieder zerstört.

Zur Phänomenologie der äußeren Zeichen von Lebererkrankungen haben

– H. D. Bach (»Äußere Kennzeichen innerer Erkrankungen – Antlitzdiagnostik – visuelle Diagnostik«, Werner Erwig Druck & Verlag, Münster 2. Auflage), und

– E. G. Altmann (»Einführung in die Krankenphysiognomik«, Helioda-Verlag, Grätzenbach, Schweiz, 1974), beigetragen. Nach W. Hauser gibt es auf dem Lebersektor keine Lakunenzeichen in der Iris; vielmehr müssen Pigmente, Reizfasern, Vaskularisationen und Abdunklungen (Leberdreieck) beachtet werden (J. Angerer, J. Broy, J. Deck, G. Jaroszyck u. a.). Wichtig scheinen mir die sog. bräunlich eingefärbten Leberstaketen am Limbus, die immer auf eine Leberparenchymschädigung hinweisen.

Ansonsten: Rötung der Handinnenflächen, Gefäßspinnen, Rhagaden, glatte rote Zunge, Uhrglasnägel, Gynäkomastie, ikterische Skleren und oberer Gaumen, Fehlen der männlichen Behaarung.

Häufig sind Viren *die Auslöser von Leberentzündungen*, aber auch Bakterien, Alkohol, Arzneistoffe, Chemikalien und selten auch Pilzgifte. Am verbreitetsten ist die **Hepatitis A**. Der Übertragungsweg ist fäkal-oral und der Tropentourismus ist nicht selten ursächlich. Passive Immunisierung mit humanem Immunglobulin ist möglich. Eine aktive Immunisierung mit einem neuen Impfstoff (Vakzine) ist inzwischen angelaufen.

Die **Hepatitis B**, die auf dem Blutweg übertragen wird, heilt in 90% der Fälle ohne gesundheitliche Folgen aus. Es entwickelt sich eine lebenslange Immunität. Bei den verbleibenden 5–10% – weltweit 300 Millionen Menschen – entwickelt sich eine chronische Hepatitis. Typisch sind Müdigkeit und Muskelschmerzen. Zu den Spätkomplikationen zählen Leberzirrhose oder das primäre Leberzellkarzinom. Mit dem neuartigen *Interferon-alfa* steht ein Wirkstoff zur Behandlung viraler Hepatitiden zur Verfügung.

Die **Hepatitis Non-A – non-B**, für die das 1989 entdeckte Hepatitis-C-Virus verantwortlich sein soll, erfaßt weltweit jährlich 700 000 neue Fälle. 100 Millionen Menschen (50–75% der Infizierten) sind chronische Virusträger. Die Übertragung findet hauptsächlich über Blut und Blutprodukte statt. In der BRD wird folglich jede Blutkonserve auf Hepatitis-C-Viren geprüft. Die klinischen Merkmale ähneln denen der B-Hepatitis; auch hier ist Interferon-alfa wirksam, aber nicht in allen Fällen. Gute Prognosen haben Patienten unter 40 Jahren.

Haupt*ursachen* für eine **Leberzirrhose** sind der chronische Alkoholmißbrauch und eine durch Viren ausgelöste chronische Hepatitis. Die Folgen dieser Erkrankung sind eine eingeschränkte Leberfunktion, aber auch ein Pfortaderhochdruck mit unterschiedlichen Folgen, so zum Beispiel Aszites, hepatische Enzephalopathie oder auch Ösophagusvarizen-Blutungen. Die therapeutischen Ansätze bei einer Leberzirrhose sind relativ bescheiden, im Vordergrund stehen die Beseitigung der auslösenden

Ursachen, die Prophylaxe und die Therapie der Folgeerkrankungen.

Äußere Zeichen einer Leberzirrhose sind der Ikterus (Gelbsucht), also eine gelbliche Verfärbung der Haut und Schleimhäute sowie innerer Organe, bei Männern eine verminderte Sekundärbehaarung und eine Gynäkomastie, Weißverfärbung der Nägel und ein Palmarerythem (Dauerröte der Daumen und Kleinfingerballen). Da eine Leberzirrhose meist ohne Schmerzen verläuft, gehen die Patienten relativ spät zum Arzt oder erst dann, wenn bereits Komplikationen eingetreten sind.

Folgen einer Leberzirrhose

Der Verlust des Parenchyms schränkt die Leberfunktion ein. Fibrosierende Umbauvorgänge erhöhen den intrahepatischen Durchblutungswiderstand und führen damit zum Pfortaderhochdruck (portale Hypertension).

Die *Mortalität bei Leberzirrhose*, das Endstadium zahlreicher Lebererkrankungen, nimmt seit 1950 kontinuierlich zu. In der Gruppe der 20–40jährigen ist sie eine der häufigsten Todesursachen, noch vor den ischämischen Herzerkrankungen. (Leberzirrhose ist auch zunehmend verantwortlich für die Arbeitsunfähigkeit, insbesonders bei Männern.)

Wenn man sich nochmal vor Augen führt, daß die **Fettleber** weitgehend als *reversible Vorstufe der Leberzirrhose* gelten kann, sich zuerst Fett einlagert (Fettleber), später funktionsarmes Bindegewebe (Zirrhose), kann man erkennen, daß die *Prophylaxe* und weniger die Therapie das Entscheidende ist. Allein durch Weglassen des Alkohols und eine fettreduzierte Diät ist eine Fettleber entscheidend zu beeinflussen, ehe es zur Zirrhose kommt.

URSACHEN FÜR LEBERERKRANKUNGEN

Naturheilkunde bedeutet vornehmlich und an erster Stelle *Vorbeugung und Verhütung*. Wenn wir die Ursachen kennen und nur *Einsicht und Vernunft* vorhanden sind, können Patient und Therapeut handeln. Deshalb **zusammenfassend** dieses:

✦ **Der Wohlstandsalkoholismus** – in 20 Jahren auf das Dreifache gestiegen – wobei besonders und erstmalig der weibliche Bevölkerungsanteil auffällt! Bei 80 g purem Alkohol pro Tag (ca. 1 Liter Wein oder 2,5 Liter Bier) kommt es auf die Dauer zur Zirrhose. Bei den »scharfen Sachen« entsprechend schneller.

Alkohol ist ein starkes Zellgift, es blockiert den normalen Stoffwechsel, läßt ihn entgleisen. Körperzellen, die unter Alkohol gesetzt werden, sind – abhängig von Dauer und Konzentration der Alkoholbelastung – vornehmlich damit beschäftigt, den Alkohol zu entgiften, ihn chemisch zu zerlegen. Ein spezieller Wirkstoff, das Enzym »Alkoholdehydrogenase« (ADH), spaltet das Alkoholmolekül (chemisch: Äthanol) in die beiden Bestandteile Wasserstoff und Azetaldehyd.

Doch damit ist es nicht getan. Azetaldehyd ist auch giftig und muß deshalb mit Hilfe weiterer Leberenzyme zu Kohlendioxyd und Wasser reduziert werden. Erst dann ist die Gefahr beseitigt.

Die Entgiftung ist freilich chemische Schwerarbeit. Selbst die gesunde Leber eines erwachsenen Mannes kann in einer Stunde nur ganze sieben Gramm Alkohol in unwirksame Bestandteile zerlegen; Frauen, Kinder und Embryos tun sich noch viel schwerer – ihren Lebern mangelt es an dem Spaltmittel ADH.

Die gleiche Menge Alkohol bewirkt deshalb bei *Frauen einen höheren Blutalkoholspiegel* als bei Männern; erwartungsgemäß bleibt er auch länger erhöht. Als Ursache dieser – unter Alkoholexperten nicht mehr umstrittenen – Tatsache gilt das weibliche Sexualhormon Östrogen. Je mehr Östrogen im Blut, desto femininer ist das Erscheinungsbild des Trinkers – und desto geringer seine Alkoholverträglichkeit. Die Folge: Das Risiko der oft tödlichen Schrumpfleber (Zirrhose) ist bei Frauen »trotz häufig niedrigerer Alkoholeinnahme – vergleichbare Zeiten vorausgesetzt – wesentlich höher« als bei Männern, so der Freiburger Uni-Oberarzt Dr. Klaus-Peter Maier auf dem Internistenkongreß in Wiesbaden.

Noch trüber sind die *Lebensaussichten der ungeborenen Kinder*: Die embryonale Leber verfügt nur etwa über zehn Prozent des ADH-

Bestandes eines Erwachsenen. Selbst dann, wenn eine werdende Mutter während der ersten vier Monate der Schwangerschaft mäßig Alkohol trinkt, wird die Organausbildung der Leibesfrucht gefährdet: Das Mißbildungsrisiko steigt auf 30 bis 50 Prozent oder mehr, wenn die Mutter täglich ganze 30 Gramm reinen Alkohol konsumiert – soviel, wie in drei Gläsern leichten Weines enthalten ist.

Mit dieser Menge kommt ein Alkoholkranker bestenfalls über den Vormittag. Im Durchschnitt konsumieren die rund 400 000 bundesdeutschen Alkoholikerinnen Tag für Tag 150 Gramm Alkohol. Die Zahl der süchtigen Trinkerinnen hat sich in den letzten zehn Jahren mindestens verdoppelt. (In der BRD sind 2,5 Mio. Menschen alkoholkrank).

Obgleich die Wahrscheinlichkeit, schwanger zu werden, mit jedem Glas Alkohol sinkt – weil unter Alkohol der körpereigene Hormonhaushalt aus dem Gleichgewicht gerät und Eisprung sowie Monatsblutung oft ausbleiben –, werden von den Trinkerinnen jährlich 6000 schwanger. Und immer »trinkt das Baby mit« – die Folgen dieser Mißbildungswelle sind noch gar nicht übersehbar.

Nach der Geburt kann den Kindern kaum geholfen werden – die Defekte sind nur selten zu beheben. *Nur Abstinenz während der Schwangerschaft* bewahrt Kinder vor dem Risiko des Siechtums. Die Väter sind genetisch hingegen offenbar unbeteiligt: Bislang waren alle ärztlichen Experimente »erfolglos bemüht, einen schädigenden Einfluß auf die Nachkommenschaft nachzuweisen«. Von rund 100 Kindern mit Alkohol-Embryopathie ist keines bekannt, bei dem nur der Vater alkoholkrank war und die Mutter nicht. Offensichtlich kommt es nur bei mütterlichem Alkoholismus zu Schädigungen des Ungeborenen – so meint man zumindest im Augenblick.

✦ **Der Diabetes mellitus** zieht über kurz oder lang die Leber mit ins Krankheitsbild. Und der Diabetes hat durch Wohlstands-Überernährung katastrophal zugenommen. In der BRD sind 2% sicher und 3–5% der Menschen wahrscheinlich manifeste bzw. potentielle Diabetiker.

Keine Diabetestherapie ohne Leberbehandlung!

✦ **Alimentäre Schäden**
Eine Fettleber wird durch allgemeine Überernährung und starkes Übergewicht begünstigt. Aber kalorische Über- und qualitative Unterernährung begünstigen ebenso Leberschäden: *zuviel* an Fett und Süßigkeiten, *zuwenig* an Mineral-, Vitamin-, Enzym- und Vitalstoffen (siehe BIRCHER-BENNER, KOLLATH, SCHNITZER u. v. a.).

✦ **Toxische und infektiöse Noxen**
Die Zunahme chemischer Stoffe in Umwelt, Nahrung und Arzneimitteln, die »toxische Gesamtsituation« belastet die Leber außerordentlich. Auto- und Industrieabgase, die über die Lunge aufgenommen werden, Dünge-, Spritz- und Konservierungsmittel, die über die Nahrung aufgenommen werden, und schließlich die vielbeklagten Belastungen durch chemische Arzneimittel (u. a. Barbiturate, Schmerzmittel, Kortisone, Penizilline, Sulfonamide – es wäre eine endlose Liste: man kann sich z. B. im »Handbuch der Störwirkungen durch Pharmaka« von HAUSBRANDT-GSTIRNER orientieren). Kontraindiziert bei Leberzirrhose sind übrigens Benzodiazepine, Barbiturate, Opioide, nichtsteroidale Antiphlogistika und Betablocker.

Was die infektiösen Noxen betrifft, so ist die infektiöse Hepatitis ein häufiger Ausgangspunkt für eine chronische Lebererkrankung. Reisen in exotische Länder und das Spritzen von Rauschmitteln spielen hier eine ebenso große Rolle wie Blutübertragungen im Krankenhaus.

Auch dieser Punkt ist nur prophylaktisch in den Griff zu bekommen – so wie man überhaupt sagen kann: Leberkrankheiten sind selten Schicksal, sondern durch die Lebensweise weitgehend vermeidbar! Daß die Regierung und die Ärzte hier eine Schlüsselrolle haben und vieles Übel verhindern könnten, ergibt sich aus dem Angesprochenen.

✦ **Endokrine Störungen** können einen Leberschaden bedingen. Daß mit Hormongaben wiederum über das Endokrinium die Leber zu

Schaden kommen kann, ist bekannt. Aber auch Punkt 1: Alkoholismus kann eine Impotenz hervorrufen; dies ist ebenso Tatsache. Ein Circulus vitiosus!

Die Leber als Zentralorgan des Stoffwechsels steht in so enger räumlicher und funktioneller Beziehung zu Magen und Pankreas, daß krankhafte Veränderungen an einem dieser Organe Rückwirkungen auf die anderen Organe haben müssen und zu vielfältigen Stoffwechselstörungen führen.

Diese funktionellen Verknüpfungen werden aus den anatomischen Verhältnissen deutlich. Das venöse Blut aus dem Magen-Darm-Trakt wird über die Pfortader zuerst zur Leber geleitet und zudem besteht eine Verbindung zwischen Pankreasausführungsgang und den Gallengängen im Bereich der Papilla Vateri.

Die von diesen Organen produzierten Enzyme greifen in ihrer Wirkung eng ineinander und sind für die normale Resorption und Verwertung der Nahrungsstoffe unentbehrlich.

Abschließen möchte ich das Kapitel mit einer medizinhistorischen Betrachtung: Beethoven litt von Jugend an unter rätselhaften Leibschmerzen, oft verbunden mit Koliken, Durchfall und Fieber. Heute vermutet man den rätselhaften »Morbus Bang«, eine typhusähnliche Infektion, deren Erreger oft durch Tiere übertragen auch aufs Gehör übergreifen können. Die spätere Todesursache war unstreitig *Le-*

berzirrhose. Er trank zwar gelegentlich gerne Wein, aber niemand hat ihn je betrunken gesehen und nicht alle Leberzirrhosen sind auch heute alkoholischen Ursprungs. Wohl aber fällt an einem Beethoven-Portrait, das WALDMÜLLER viele Jahre vor dem Tod des Meisters gemalt hat, ein »Ikterus« auf, die gelbliche Verfärbung der Augen, die auf ein Leberleiden, vielleicht auf eine Hepatitis hinweisen. Die Todesursache war jedenfalls eine Bauchwassersucht, derentwegen er mehrmals punktiert werden mußte und zu der eine Pneumonie hinzutrat.

Schließlich können wir sagen, daß die Behandlung von Lebererkrankungen ein außerordentlich dankbares Gebiet für die Naturheilkunde ist. Wenn der Patient einsichtig und der Behandler umsichtig ist, bleibt der Erfolg selten aus. Daß allerdings eine jahrzehntelang falsche Lebensweise nicht durch Wundermittel ausgeglichen werden kann, sollte den Menschen, die zu uns kommen, immer wieder gesagt werden. Nur so erfüllen wir auch unsere Aufgaben als Gesundheitslehrer.

Und die Kritiker dieser Therapievorschläge, die meinen, dieses oder jenes wäre wissenschaftlich nicht genügend bewiesen, seien an eine Bemerkung von Prof. F. FICKER erinnert: »Es geht dabei weniger um die Verteidigung von starren Prinzipien als um die Volksgesundheit.«

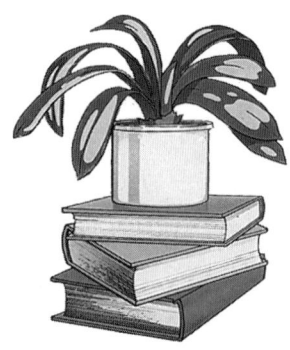

DAS LEIDIGE THEMA: CHOLESTERIN, TRIGLYZERIDE UND WAS DAZU GEHÖRT

Die Industrieländer haben einen zu hohen Fettkonsum; Fett (auch Öl) enthält doppelt soviele Kalorien wie Kohlehydrate oder Eiweiß – das kommt erschwerend hinzu. Fettüberkonsum begünstigt also Übergewicht und erhöhte Blutfettwerte; ersteres ist ein Risikofaktor für viele Krankheiten, zweiteres begünstigt die koronaren Herzkrankheiten. (Länder mit niedriger Cholesterinzufuhr haben weniger koronare Herzkrankheiten.)

DIE VERRINGERUNG DER CHOLESTERINZUFUHR

Die *Cholesterinzufuhr* muß auf täglich 300 mg reduziert werden – das ist die empfohlene Tagesmenge; ein Eigelb allerdings enthält bereits ziemlich genau diese Menge. Kommen noch 100 g Butter hinzu, sind es 600 mg, das Doppelte.

Die *Ernährung* ist hier der *Eckpfeiler der Therapie*; ohne die richtige geht nichts.

Der *zweite* Punkt ist neben der Cholesterinzufuhr-Verringerung die Bevorzugung von *Ölen mit mehrfach ungesättigten Fettsäuren:* Saflor-(Distel-)Öl steht hier an der Spitze, gefolgt vom Sonnenblumen-, Soja-, Maiskeim-, Baumwollsamen- und Erdnußöl (Olivenöl steht eher am unteren Ende der Skala). Kokosfett ist als ungünstig einzuschätzen.

Der *dritte* Punkt: Der Bundesbürger ißt ca. fünfmal soviel tierisches Fett wie pflanzliches und er nimmt zuwenig sog. *Ballaststoffe* zu sich. Empfohlen werden Vollkornprodukte, Gemüse, Obst, Salat (30–50 g pro Tag – genommen werden lediglich ca. 20 g, was auch kausal in Beziehung zum Dickdarm-Karzinom gebracht wird).

Haferkleie kann als Adjuvans bezeichnet werden (Dr. RITTER, Kölln-Flocken etc.), besonders scheint die Hypertriglyzeridämie darauf anzusprechen. Speziell wäre zu empfehlen das *Mehl aus der Guarbohne:* Guarem »Strohschein«, Glucotard »Böhringer« oder Guar »Verla« – Granulate in Beuteln portioniert (anfangs NW: Blähungen).

Auch *Apfelpektin* (Dr. RITTER) scheint eine resorptionsmindernde Wirkung zu haben – was allerdings als alleinige Therapie alles nicht ausreicht.

Viertens: Gewichtsreduzierung hat einen positiven Einfluß auf die Lipidsenkung. Bei 20% über dem Broca-Normalgewicht (Körpergröße minus 100 in kg) wird es in mehrfacher Hinsicht kritisch. Eine 1000-kcal-Diät muß begonnen werden.

Fünftens: Sportliche Aktivität wirkt sich günstig auf den HDL- (high density lipoproteins) Index zum Gesamtcholesterin aus, also auf das »gute« Cholesterin. Ein bißchen Bewegung bringt nicht viel – und Spazierengehen ist etwas für alte Menschen. Auch gemächlich durch die Landschaft radeln, ist für die meisten zu wenig: schwitzen und deutliche Pulserhöhung wäre gefordert (ca. 130 pro min.).

Sechstens: Die Nikotinkarenz bringt ebenfalls eine Verbesserung der Lipidkonstellation: zwar bleibt das Gesamtcholesterin gleich. LDL fällt etwas ab, HDL steigt an.

Mehr als *fünf Tassen Kaffee* pro Tag wirken sich nach neueren Untersuchungen negativ auf den Fettstoffwechsel aus.

Siebtens: Man vergegenwärtige sich – auch wenn man es nicht ändern kann: Beta-Blocker, Diuretika (auch Antihypertonika) und Kontrazeptiva können den Fettstoffwechsel ebenso negativ verändern wie Diabetes mellitus (Hyperglykämie), Schilddrüsenerkrankungen, Nierenkrankheiten, Gicht und Pankreatitis.

Achtens: Die Diskussionen um den »wahren« Cholesterinwert sind nicht abgeschlossen. Während meistens gefordert wird, daß das Cholesterin nicht über 200 mg / dl liegen soll, gibt es Stimmen, die unter 300 nichts unternehmen wollen – vielmehr bei niedrigen Werten eine Inzidenz zum Krebs hin zu sehen glauben.

Als »milde« Hypercholesterinämie gelten gemeinhin Werte zwischen 200 und 300 mg / dl. Sicher scheint zu sein, daß unter 180 kein atherogenes Risiko besteht; Menschen mit einem Spiegel von über 300 aber als krank gelten müssen.

Die *Triglyzeride* sollen unter 200 mg / dl liegen.

Neuntens: Ich hätte es nicht für möglich gehalten, daß sich innerhalb von 15 Jahren die Bedeutung der Ernährung und einer vernünftigen Lebensweise in der Allgemeinmedizin so durchsetzt. Vor 30, ja vor 20 Jahren habe ich bei der überwiegenden Mehrzahl der Ärzte oder gar der Universitätsprofessoren nur Ablehnung – um nicht zu sagen: Ignoranz – erlebt. Heute lese ich, daß Prof. Dr. G. Assmann aus Münster sagt: nach der Oslo-Studie können 39% der Myocardinfarkte, 57% der koronaren Herzkrankheiten und die Gesamtmortalität um 31% durch Umstellung der Ernährung (pflanzlich betonte Vollwertkost, kaum tierische Fette) und durch das Abgewöhnen des Rauchens gesenkt werden.

Zehntens: Zu dieser Aufzählung, die keinen Anspruch auf Vollständigkeit erheben kann, darf der *Streß* als Mitursache von Blutfettstörungen nicht fehlen. Dr. Josef Klosa nennt hier bei uns das »eigenartige sozioökonomische Klima, das zur Aggressivität und Zerrüttung der Persönlichkeit von Kindheit an herausfordert. Die Gesundheit erhält einen tiefen Einbruch, der unbemerkt bleibt. Es ist fast so wie eine Infektion durch Krankheitserreger, nur sind hier keine lebenden Keime beteiligt, sondern Einflüsse des Verhaltens der Mitmenschen, der Staatsformen und des Regierens.«

Der Bogen wird nicht zu weit sein, wenn man sich die Nähe der Verwandtschaft des Cholesterins zum Hormonhaushalt einerseits (Kortisone, Sexualhormone) und der Psyche (Streß) andererseits vorstellt.

Es hängt alles mit allem zusammen, eine banale, nichtsdestoweniger wahre Erkenntnis.

PHYTOTHERAPIE

Zwei pflanzliche Produkte, nämlich

Sojalezithin und Knoblauch, kommen in erster Linie zur unterstützenden Behandlung der erhöhten Blutfettwerte in Betracht.

Die **Sojabohne,** *Glycine max (Linné) Merill* – so die botanische Bezeichnung – enthält laut Monografie des BGA (veröffentlicht im Bundesanzeiger 1988): (3-sn-Phosphatidyl) – Cholin. Phosphatidylethynolamin und Phosphatinylinosit. Das *Anwendungsgebiet:* »Leichtere Fettstoffwechselstörungen, insbesondere Hypercholesterinämien, sofern diätetische Maßnahmen alleine nicht ausreichen.«

Sojalezithin wird eingenommen, die Tagesdosis der Gesamtphospholipide soll 3,5 gr pro Tag betragen.

Es bietet sich an, das lange auf dem Arzneimittelmarkt befindliche Lipostabil 300 forte »Nattermann« N 2/3 S.: 3 × 1–2 Kapseln a.c. (oder Lipostabil 500 flüssig 500.0 teelöffelweise).

Solche Zubereitungen sind allerdings nicht billig: 100 Kapseln kosten (1992) DM 63,60, die flüssige Version kostet DM 68,25.

Man denke auch an **Sojagen Eiweißpulver** von Granovita (Reformhaus), das sich vorzüglich für *Fasttage* eignet bei Übergewicht mit erhöhten Blutfettwerten: mehrere Eßlöffel pro

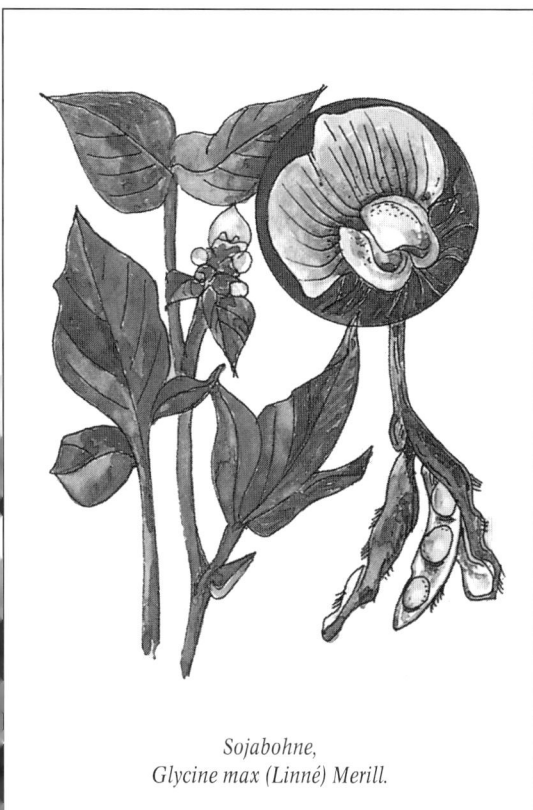

Sojabohne,
Glycine max (Linné) Merill.

führt: »lipidsenkend, Hemmung der Thrombo-zytenaggregation, Verlängerung der Blutungs- und Gerinnungszeit, Steigerung der fibrinolytischen Aktivität.«

Dosierung: 4 frische Knoblauchzwiebeln oder entsprechende Zubereitungen.

Unzufrieden macht einen sehr schnell, daß man beim Versuch, das »beste« Knoblauchpräparat herauszufinden, kaum eine Chance hat.

Einige Präparate aus der »Roten Liste«:

Carisano: Zwiebelpulver 200 mg (stand. Alliin mind. 1000 µg)

Sapec: Trocken-Zwiebelpulver 300 mg (stand.: mind. 1,3% Alliin, entspr. 0,6% Allicin)

Tegra: Knoblauchzwiebelöl 5 mg

Ravalgan: Knoblauch-Öl-Mazerat (2:1) 100 mg

Ilja Rogoff forte: Zwiebelpulver 200 mg (stand. mind 1000 µg Allicin)

Kneipp-Knoblauch-Drag.: 225 mg Zwiebel, getr. Preßsaft (6:1) aus Knoblauchzwiebeln 10 mg

Strongus: öliger Auszug aus Knoblauchzwiebeln 270 mg (stand.: auf 2,1 mg äth. Knoblauchöl).

Vitagutt Knoblauch 300: 1 Kapsel (300 mg) enthält: äth. Knoblauchöl 1,5 mg.

Ich muß es damit belassen – die Beispiele ließen sich fortführen – um den Leser nicht zu langweilen. Aber: Für den *Anwender* stellt sich hier das Problem, daß er trotz großer Auswahl *im Grunde keine Wahl* hat. (Das gleiche heillose Durcheinander haben wir übrigens auch bei den zahllosen Ginkgo- und Weißdornpräparaten und auch bei Baldrianzubereitungen.)

Man sieht nicht annähernd durch, ob die geforderte Konzentration pro Tag erreicht wird und auch kann man keine Preis-Leistungs-Verhältnis-Prüfung vornehmen. Zu den acht Präparaten läßt sich einzig sagen, daß die Angaben zu Carisano und Ilja Rogoff forte identisch sind. Bei genauem Hinsehen merkt man, daß die beiden Präparate von derselben Firma sind! (Auch die Pharmazeuten sehen hier schwer durch, wie ich verschiedentlich von kompetenter Seite höre. Und genau als ich darüber

Tag in Flüssigkeit (auch Tees) anrühren, zwei Liter pro Tag trinken und nichts essen, ein Lecicarbon-Zäpfchen zum schonenden Abführen!

(Die Ravalgan-Kapseln »Fink« enthalten neben Knoblauchöl Soja-Lecithin 100 mg und auch Weißdorn).

Die zweite Pflanze wäre der **Knoblauch** – »Arzneipflanze irgendeines Jahres« – und als Hans-Dampf-in-allen-Gassen dargestellt, so daß man zuweilen fürchten muß, dieser Pflanze durch allzuviel Reklame (wie dem Weißdorn!) eher zu schaden!

Abseits des Werberummels darf ich mich auf die Monographie beschränken: Allium sativum L. enthält Alliin und/oder dessen Abbauprodukte: »Zur Unterstützung diätetischer Maßnahmen bei Erhöhung der Blutfettwerte. Zur Vorbeugung altersbedingter Gefäßveränderungen«.

Unter »Wirkungen« – die auf experimentellen Ergebnissen basieren, findet sich u.a. aufge-

klage, fällt mir die neue Ausgabe [4/92] der »Zeitschrift für Phytotherapie« in die Hände, worin der Herausgeber, Lehrstuhlinhaber für Pharmazeutische Biologie in Würzburg, Prof. Dr. FRANZ-C. CZYGAN, im Editorial die Frage aufwirft, ob »der Vergleich von Phytopharmaka mit Phytopharmaka oft dem von Äpfeln mit Birnen« entspreche: »Die Mengen, die von den Herstellern als wirksame Dosis empfohlen werden, schwanken sehr von Präparat zu Präparat. Sind diese unterschiedlichen Daten wissenschaftlich oder durch Erfahrung begründet? Sollte man sich hier nicht auf entsprechende Angaben einigen?«)

Rezeptvorschlag bei erhöhten Blutfettwerten:

> Alliocaps »Galmeda« N 3
> S.: vor dem Schlafen 2–3
> Essentiale 500 liqu. »Nattermann«
> 500.0
> S.: früh und abends 2 Teelöffel a.c.

Einmal in der Woche einen Fasttag: Nur Getränke mit Sojagen-Eiweiß (Freitag z. B.)

Rezept-Alternative:

> Hepar SL-forte Kps. »Sertürner«
> N 2/3
> S.: 2–3 × 1 Kapsel zum Essen

(hochdosiertes Artischocken-Präparat)

> Rp. Sedalipid »Steigerwald« N 3
> S.: 3 × 1 a.c.

In neuerer Zeit kamen die **Fischöle** in die Therapie. In relativ fettreichen Fischen findet sich die Eikosapentaensäure (= n 3 = Omega-3-Fettsäure). z. B. im Lachs, Sardinen, Makrelen, Forellen. Auch wenn ich es für kein Argument halte, daß immer angeführt wird, die Eskimos hätten keine Arteriosklerose, weil sie sich davon ernähren (sie machen vieles anders als wir), scheinen positive Befunde da zu sein. (Präparat Eucosapen »Nycomed« N 3 oder 300 Kaps. – DM 105,30 – Nebenwirkungen beachten: Pankreas und Leber-Galle.)
Die **chemischen Lipidsenker** haben nicht den allerbesten Ruf: man denke nur an die Turbulenzen um die Clofibrate vor einigen Jahren.

Die verschreibungspflichtigen und nebenwirkungsreichen Gruppen sind daneben noch Bezafibrate (Cedur z. B.), Fenofibrate (Lipanthyl z. B.); dann die neue Gruppe der Cholesterolsynthese-Enzym-Hemmer mit dem Wirkstoff Lovastatin, sehr teuere Medikamente, die momentan als gut verträglich gelobt werden (was wenig besagt). Daneben spielt die Nikotinsäure noch eine Rolle (Complamin-Spezial z. B.), die ebenso verschreibungsfrei ist wie einige β-Sitosterin-Präparate (Sito-Lande z. B.).

CHOLESTERIN UND SEELISCHE BELASTUNG

Seelische Belastungen erhöhen offenbar fast schlagartig die Werte jener Blutfette, denen man für die Entwicklung der Arteriosklerose eine entscheidende Rolle zuschreibt. Dies zeigte zum einen eine Forschungsgruppe um den Marburger ULRICH BOLM-ANDORFF, die laufend Blutproben von Personen analysierte, die eine öffentliche Ansprache halten mußten. Im Verlauf der Rede nahm die Cholesterin-Menge im Blut merklich zu, berichtet der Praxis-Kurier (38/1986).
Nach den Ergebnissen von Studien in den USA, die von den texanischen Medizinern R. G. TROXLER und H. A. SCHWERTER in der Zeitschrift Aviation, Space and Environmental Medicine (Bd. 56) zusammengefaßt wurden, treiben so unterschiedliche Belastungsfaktoren wie Zeitdruck bei der Arbeit, bedrohliche medizinische Prozeduren und experimentell erzeugter »Laborstreß« den Cholesterin-Pegel je nach Person um acht bis zu 65 Prozent in die Höhe, das Triglyzerid sogar zwischen 33 und 111 Prozent. Im Vergleich dazu senken selbst drastische Umstellungen in der Ernährung die Blutfett-Konzentration um günstigenfalls 30 Prozent.
Ursache für diese fatalen Spitzenwerte ist wahrscheinlich das von der Nebennierenrinde ausgeschüttete Streßhormon Cortisol. Nach einer Verabreichung dieser Substanz stiegen die Blutfett-Werte von Versuchspersonen steil

an. Diese Befunde deuten nach Ansicht der beiden Wissenschaftler darauf hin, daß *die Blutfette das Bindeglied zwischen seelischer Belastung und der Erkrankung der Herzkranzgefäße* sind. Darauf deuten auch die erhöhten Blutfett-Werte beim ständig aktiv und auch gehetzt wirkenden Persönlichkeitstyp A hin, der als besonders infarktgefährdet gilt. Nach einer psychologischen Umsteuerung seines Verhaltens in Richtung auf den gelasseneren Typ B zu, fallen auch seine Blutfett-Werte.

Hören wir zum Schluß Prof. DAVID KRITCHEVSKY aus Philadelphia, USA: »Jedoch wissen wir alle, daß es viele Leute gibt, die mit hohem Cholesterin-Spiegel glücklich ein hohes Alter erreichen und auch umgekehrt. In den USA – und ich glaube auch hier in Deutschland – wird propagiert, daß jeder seinen Cholesterin-Spiegel kennen sollte. Ich halte das für einen großen und gefährlichen Unsinn. Da messen die Leute jede Woche im Einkaufszentrum ihren Cholesterin-Spiegel und sind entweder beglückt oder zutiefst beunruhigt, wenn er von Woche zu Woche schwankt. So etwas richtet mehr Schaden in der Bevölkerung an als alle Cholesterin-Spiegel zusammen. Ich meine deshalb, daß niemand seinen Cholesterin-Spiegel kennen sollte.«

Diese extreme Ansicht, die man nicht teilen muß, zeigt auch die *Widersprüchlichkeit der vielen Ansichten.* Dazu sagen muß man, daß Prof. KRITCHEVSKY als Biochemiker seit vier Jahrzehnten führend in der Arterioskleroseforschung arbeitet. Bekannt wurde er vor allem durch seine Arbeiten über den Einfluß von Nahrungs-Eiweiß auf den Cholesterin-Stoffwechsel.

Zusammenfassend möchte ich es so sehen:

Über die genaue Höhe des Cholesterins, »ab wann bei wem«, dürfte das letzte Wort noch nicht gesprochen sein. Das Spektrum reicht im Augenblick von jenen, die es bei 200 mg unbedingt haben wollen und anderen, die 190 plus Lebensalter akzeptieren. Kritiker sprechen im Zusammenhang mit den chemischen Lipidsenkern von »Blutfettspiegel-Kosmetik« und es gibt zahlreiche Ärzte, die selbst solche Medikamente nicht nehmen mögen. Übereinstimmung scheint zu bestehen, daß wir zu fett essen, obwohl die wenigsten körperlich noch schwer arbeiten.

An die *genetisch* determinierten Hyperlipidämien ist so und so schwer heranzukommen. Trotz Diät plus Medikament wenig Erfolg soll nicht zur totalen Entmutigung führen.

Bei den *Triglyzeriderhöhungen* ist fett und süß der Auslöser und ein Diabetes oft im Gefolge. Übergewicht und Alkohol müssen unbedingt reduziert werden. Ein angenehmer Therapeut, der dem Patienten nach dem Munde redet, ist bekanntlich nicht immer ein guter Behandler. Alkohol und Zucker werden vom Körper sehr leicht in Fett umgewandelt.

Ferner bedenke man: *Cholesterin* ist *in allen tierischen Nahrungsmitteln*, während alle pflanzlichen davon frei sind, die vielgeschmähten Vegetarier sind hier gut dran. *Eier und Innereien* zu meiden, ist allein schon prophylaktisch sinnvoll: man muß ja nicht warten, bis man erst »etwas hat«. Therapeutisch-diätetisch steht im Vordergrund:

– Verringerung der Gesamtfettaufnahme.

– Verringerung der gesättigten Fettsäuren: dafür die ungesättigten im Distel-, Sonnenblumen-, Weizenkeim- oder Maiskeimöl – sie tragen zur Cholesterinsenkung im Blut bei.

DAS PANKREAS

Pankreasstörungen sind – von der akuten Pankreatitis einmal abgesehen – nach wie vor schwierig in der Diagnose. Ihre Chronizität ist bekannt. Die Häufigkeit scheint oft größer als angenommen. Besonders leichtere Störungen entziehen sich nach wie vor der genaueren Diagnose; man ist auf die *Anamnese* und das *Beschwerdebild* angewiesen: vorausgegangene, nicht vertragene Mahlzeiten, darauf Beginn mit Durchfällen, Blähungen, Völlegefühl – was sich nicht mehr vollständig zurückbildet. Der Weg in die Chronizität kann von Abmagerung und Appetitmangel begleitet sein. *Differenzialdiagnostisch* schwer abgrenzbar von Magen-, Galle-, Dünndarm- und Dickdarmstörungen. Der Linksschmerz ist ebenso wie der Palpationsbefund häufig vage – wie gesagt:

Nicht die akute Pankreatitis ist gemeint mit ihrer Dramatik, die kein Gegenstand der ambulanten Behandlung ist. Das Pankreas entzieht sich röntgenologisch dem Zugriff, Biopsien sind schwierig und riskant, das CT scheint bei den chronischen Störungen unergiebig – genauso wie möglicherweise die Enzym-Diagnostik. (Umso mehr erstaunt, daß in 90% aller Autopsien Veränderungen an diesem Organ beobachtet werden.) Von der häufig geschmähten Irisdiagnose möchte ich sagen, daß sie auf diesem Feld Vorzügliches leistet. Besonders die chromatischen Veränderungen (gelb-orange) zeigen den Ursprung der Fermentstörung (J. ANGERER, G. JAROSZYK),

aber auch Lakunen spielen – neben ihrer Bedeutung beim Diabetes – hier eine Rolle (J. DECK, W. HAUSER, R. STOLZ).

Wenn man die *exkretorischen Produkte* dieses Organs ansieht, kann man es leicht als das Umfassendste im Verdauungsgebiet bezeichnen:

1. eiweißspaltende (Proteasen), vor allem Trypsin und Chymotrypsin,
2. fett- und lipoidspaltende (Esterasen), vor allem Lipase,
3. kohlehydratspaltende (Karbohydrasen), wie Maltase und Amylase.

Schwer fällt immer wieder die Vorstellung, daß ein Organ, das nur 70–90 g Gewicht hat, in 24 Stunden 1–1½ Liter Verdauungssaft sezerniert!

Die exkretorische Pankreasinsuffizienz (Dyspepsie) ist meist verbunden mit *breiigem Stuhl und Meteorismus*. Weiche Stühle sollen unsere Aufmerksamkeit mehr als bisher wecken: Sie sind immer ein Alarmzeichen und es bleibt schleierhaft, warum in der Vergangenheit die Aufmerksamkeit ungleich gewichtiger auf der Obstipation lag. Nach dem österreichischen Darmspezialisten Dr. med. FRANZ XAVER MAYR wäre der Stuhlgang nur dann normal, wenn der Mensch kein Toilettenpapier braucht. (Er spricht in diesem Zusammenhang auch davon, daß wir beim Haustier Hund sofort stutzen, wenn sein Stuhl breiig-schmierig wird, es bei uns selbst aber nicht stört; wahrscheinlich haben wir uns daran gewöhnt.)

In der Praxis ist die Frage »Wie ist der Stuhlgang« falsch gestellt: Hier wird der Patient meistens etwas unsicher sagen: »Ja normal.« Nun, hier muß man gezielter fahnden, als Basisfrage: »Ist der Stuhl breiig oder geformt?« Auch hierbei ist man noch nicht am Ziel dessen, was man wissen will, denn die Antwort wird auf ein unsicheres »Sowohl – als auch«, ein Zwischendrinnen, hinauslaufen. (Mehr zu einer genaueren Anamnese im Abschnitt »Dickdarm«. Der Leser entschuldige, daß ich mich über ein leidiges Tabu-Thema so ausführlich auslasse.)

Im übrigen greife ich – um die Betroffenen über die gravierende Bedeutung eines über einen längeren Zeitraum weichen Stuhls aufzuklären – zu einer simplen Formulierung. Ich versuche ihnen bewußt zu machen, daß – und sei es auch nur eine geringe Menge Flüssigkeit, die im Stuhl enthalten ist – eben gerade in dieser die lebenswichtigen Mineralien und Vitamine enthalten sind, die quasi als Konzentrat aus der Nahrung dem Körper unbedingt erhalten bleiben müssen. Das leuchtet meistens ein (wo heute viele Magnesium nehmen und vom Kalzium und seiner Wichtigkeit für die Osteoporose wissen) und ist für die Mitarbeit zur Erreichung des Zieles eines geformten Stuhlgangs sehr wichtig.

DIE PANKREASDYSPEPSIE

Man unterscheidet folgende Formen der Pankreasdyspepsie:
a) Gärungsdyspepsie
b) Fäulnisdyspepsie.

Wenn der *Kohlehydrat-Stoffwechsel* nicht in Ordnung ist:
– Gärungsdyspepsie
– Fehlen von Amylasen
– Blähungen riechen sauer.

Wenn der *Eiweiß-Stoffwechsel* gestört ist:
– Fäulnisdyspepsie
– Fehlen von Trypsinase, Lipase
– Geruch wie faule Eier (Schwefelwasserstoff).

Nach Prof. H. LAMPERT (»Konstitution und Dyspepsie«) verträgt der von ihm klassifizierte A-Typ (in etwa der Astheniker nach KRETSCHMER und das Empfindungsnaturell nach HUTER) Kohlehydrate nicht so gut und sollte Eiweißkost bevorzugen. Beim B-Typ (Pykniker, Ernährungsnaturell) ist es umgekehrt.

Phytotherapeutisch sind alle Pflanzen, die bei der Behandlung von Gallenstörungen in Frage kommen, angezeigt. Alle Leber-Galle-Pflanzen sind auch Pankreaspflanzen (auf die exkretorische Situation bezogen).

Die Schulmedizin beschränkt sich hauptsächlich auf die Substitutionstherapie – die Mittel enthalten sämtlich mehr oder weniger Proteasen (Trypsin, Peptidasen), Esterasen (Pankreaslipasen) und Karbohydrasen (Amylasen).

Zahlreiche Präparate sind auf dem Markt (Enzynorm, Panzynorm, Pankreon usw.) Der Umsatz hat sich seit 1970 verdoppelt!

Wichtig ist **neben der Substituierung die Aktivierung**. Hier bieten sich vorzügliche Präparate an, die *beide Prinzipien in sich vereinen*. Erfahrungen liegen vor mit
– Enzym-Harongan (Pankreas-Pulver, Harunga-Droge und Curcuma, N 2, N 3: 1–2 Dragees zum Essen);
– Pascopankreat-Tropfen (Pankreatin und eine Anzahl von Pflanzen in homöopathischer Urtinktur; 30.0, 50.0, 100.0 : 20–30 gtt. a.c.),
– Enzym-Hepaduran (Pankreatin neben Curcuma und Carduus marianus; N 2, N 3 : 1–2 zum oder nach dem Essen).

Als *reine Enzympräparate* haben sich Stachozym Kattwiga (N 1, 2, 3 : 3 × 1 a.c.) und Unexym MD Repha (N 2, N 3 : 2 p.c.) bewährt.

Wer *mittags auswärts ißt*, kann folgendes Rezept nehmen:

> Pascopankreat lign. 100.0
> S: früh und abends 30 gtt. a.c.
> auf 1 : 2 Tasse Kamillen- o. Pfefferminztee.
>
> Stachozym N Z
> S: mittags 1 a.c.

Alle Leber-Galle-Pflanzen sind wichtig, aber auch die Magen-Bitterpflanzen – besonders Amara-aromatica-Drogen. Letztere sind bekanntlich karminativ. Besonders hervorzuheben: Harungana madagascariensis und Carica papaya.

Harungana kommt – wie der Beiname schon sagt – aus Madagaskar und wurde von Dr. WILMAR SCHWABE in die Therapie eingeführt; es ist ein Johanniskrautgewächs und enthält dementsprechend u. a. Hypericin. (Bei »Nebenwirkungen« findet sich entsprechend auch der Hinweis wie beim Johanniskraut: »Eine Photosensibilisierung ist besonders bei hellhäutigen Personen möglich.«)

Es ist bis heute die einzige Pflanze, bei der im »*Anwendungsgebiet*« die Bauchspeicheldrüse auftaucht: »Dyspeptische Beschwerden; leichte exokrine Pankreasinsuffizienz.«

Die *Gegenanzeigen* sind zu beachten: »Akute Pankreatitis und akute Schübe chronisch rezidivierender Pankreatitis, schwere Leberfunktionsstörungen, Gallensteinleiden, Verschluß der Gallenwege, Gallenblasenempyem, Ileus. Unter den klinisch belegten Wirkungen finden wir »Stimulierung der exkretorischen Pankreasfunktion. Anregung der Magensaftsekretion. Choleretisch, cholezystokinetisch.«

Als Tee ist die Droge nicht üblich; man muß auf Zubereitungen zurückkommen.

Harongan als Monopräparat (Tabl. N 3 : a.c., Tropfen 100.0 : 20 gtt. a.c.) war das erste seiner Art. Die Pflanze ist – neben anderen – enthalten in den mir bewährten Pankrevowen-Tropfen und Harongan-comp.-Tropfen Fackler.

Als weitere Pflanze wäre der **tropische Papayabaum** (Südamerika, Indien) zu nennen, dessen Frucht längst auch bei uns bekannt ist. Das wichtige Enzym Papain wird aus den frischen Blättern gewonnen. Eine übliche Monografie im Sinne·der Phytotherapie wird das Papain nicht bekommen – es ist vielmehr eingereiht unter den Stoffen, die zwar von Pflanzen stammen, aber doch »isoliert«, also z. B. nicht als »frische Blätter« angewendet werden. (Vergleich: Auch das isolierte Atropin wird so behandelt; nicht hingegen die Belladonna-Blätter, die neben dem Atropin noch andere Alkaloide enthalten und aus denen man z. B. die verschreibungspflichtige Belladonna-Tinktur herstellen kann, die auch verwendet wird und folglich eine Positiv-Monografie hat).

Schon Darwin hat berichtet, daß die Indianer seit langer Zeit die Blätter zum Einhüllen von Fleisch benützen, um es mürbe und schmackhaft zu machen. Der Saft der Papayafrucht und -blätter wird zum Gerinnen der Milch benutzt. Bekannt ist, daß bei üppigeren Hochzeitsmahlzeiten in Indien und auf Ceylon vielfach Papayafrüchte, die äußerst wohlschmeckend sind, gereicht werden (zur Verträglichkeit des Festessens).

In Papayasanit von WEBER & WEBER (100.0 – 1 Teelöffel a.c.) ist – neben zahlreichen anderen Stoffen – die homöopathische Urtinktur enthalten, allerdings sehr gering dosiert. (Im Payagastron von derselben Firma ist kein Papain enthalten – was der Name implizieren könnte.) Eine Reihe von Papain-Präparaten verschwand in den letzten Jahren vom Markt, auch das Wurmmittel Vermizym, das sich bei Kindern gut bewährte. Die Fa. Jura, Konstanz, kümmert sich vor allem um Papain: Enzymapain Tabl. 2 zum Essen.

Ein anderer Aspekt von Papain muß noch erwähnt werden: es ist ein wichtiger Bestandteil von Präparaten wie Wobenzym Mucos, die eine antiphlogistische und antiödematöse Wirkung haben (auch im Wobe-Mugos finden wir es). Ein »stoffwechselfördernder« Aspekt wird ihm in den Stoffwechseldragees von MOLITOR zugeschrieben, wo es u. a. zu finden ist (s. Rote Liste). Im übrigen ist es aus dem Frubienzym – Halsschmerztabletten – verschwunden, die Boehringer, Ingelheim übernommen hat. Ich kann nur andeuten, daß sich da seit 1974, als meine »Therapiekonzepte für Naturheilkunde« erschienen, sehr viel geändert hat. Ob immer zum Positiven?

Teerezept bei *Dyspepsie* (Gährungsdyspepsie):

Rp. Rad. Taraxaci c. Hb.	
Rad. Cichorii	aa 10.0
Hb. Absinthii	10.0
Fruct. Carvi	30.0
Fruct. Anisi	30.0
Fol. Menthae crispae	10.0
(Krauseminze)	
M. D. S.: 1 Teelöffel kurzer Dekokt (½ Min.).	

Morgens und abends 1 Tasse (evtl. mit 1 Eßlöffel Milchzucker – Stabilisierung der Darmflora); Milchzucker von Heirler aus dem Reformhaus oder Edelweißmilchzucker 500 g: 2 × 1 Eßlöffel auf vorherigen Tee oder Kamillentee.

ZUR DIÄTETIK

Leber-Galle-Diät! Eine eigene Bauchspeicheldrüsen-Diät gibt es nicht. Bei jedem Fermentmangel »fletschern«! (HORACE FLETSCHER war ein Amerikaner, der jahrzehntelang verdauungskrank war. Die Ärzte konnten ihm nicht helfen. Er half sich selbst. Er kaute jeden Bissen 33 mal. Dadurch stellte er fest, daß
– seine Verdauungsorgane in Ordnung kamen,
– die Hälfte der Nahrung genügte,
– er leistungsfähiger war als vorher.
Er stellte Radrekorde im hohen Alter auf, die weltweites Aufsehen erregten, und schrieb ein originelles Buch über seine »Patentmethode«.)
Wenn jemand starke Gelüste auf Gebratenes und Geröstetes hat, fehlt Magensäure!
Er braucht Bitterstoffe und Acid. hydrochlor.:

Rp. Acid. hydrochlor.	10.0
D. S.: gtt. Nr. I–II	
auf ½ Tasse Bittertee a. c.	

Bei der *Gärungsdyspepsie* Reduzierung der artifiziellen Kohlehydrate: Zucker, Schokolade, Pralinen, Torten, alle Weißmehlgebäcke.
Das Süßen abgewöhnen! Wenn der Zucker und das Salz weitgehend aus der Ernährung verschwinden würden, wäre viel geholfen.
Blähende Nahrungsmittel wie Kohlgemüse und Hülsenfrüchte selbstverständlich reduzieren (auch frisches Brot).
Bei der *Fäulnisdyspepsie* Eiweiß reduzieren, besonders tierisches durch pflanzliches (vor allem Soja) ersetzen.
Verboten: Mastfleische (Schwein, Ente, Gans, Masthähnchen).
Empfohlen: Soja- und Milchprodukte.
(Buch von Prof. WENDT: Zu viel Fleisch schädigt die Kapillaren. Wenn ein Mensch zu viel tierisches Eiweiß ißt, verändern sich die Kapillaren. Das säuernde Fleisch muß immer basisch abgebunden werden. Es darf kein Fleisch gegessen werden ohne Gemüse oder Kartoffeln oder Salat. Brot und Fleisch (Wurst!) allein ist ungünstig, weil doppelt säuernd. Auf die kapillarschädigende Wirkung zuviel tierischen Eiweißes hat übrigens bereits Dr. MAX BIRCHER-BENNER hingewiesen.)
Generell bei Dyspepsie: Knoblauch (am besten frisch);
Als Präparat:

> Alliocaps / Galmeda
> D. S.: 2 vor dem Schlafen.

»Aufforstung« der Darmflora, z. B. mit:
– Perenterol
– Rephalysin
– Milchzucker
– Molke-Präparate (enthalten viel Milchzukker und Milchsäure)
– Hylak forte u. a.

Allgemeinmaßnahmen bei Pankreasdyspepsie:
– abends feuchtwarme Leibwickel, evtl. Heublumensäckchen
– äußerste Vorsicht mit Alkohol
– gerbstofffreie Rotweine sind evtl. mäßig erlaubt (z. B. franz. Burgunderwein).

Wenn bei Genuß von Weißwein Durchfall auftritt, kann dies ein Hinweis auf Pankreasdyspepsie sein!
Und immer wieder: Ziel der Dyspepsiebehandlung ist ein geformter Stuhl!
Fertigpräparat gegen Dyspepsie:
Papayasanit WEBER & WEBER, vor den Mahlzeiten 1 Teel.
Wenn Gallen- und Bauchspeicheldrüsensekretion schwach sind:

Rp. Cholagogum Nattermann	100.0
Harongan	30.0
(oder Carvomin	50.0)
Vini Condurango	ad 500.0
M. D. S.: Eßlöffelweise vor den Mahlzeiten.	

Zur Einleitung einer jeden Dyspepsiebehandlung empfehlen sich 2–3 Tage Teefasten (Pfefferminztee, Wermut, Tausendgüldenkraut).

Wenn der Patient das nicht durchhält, als Alternative 1–2 kg geriebene Äpfel pro Tag (mit Schale und Kerngehäuse – biologische Äpfel!) oder 3 Tage Karottensuppe.

Rezept bei Verdauungsdyspepsie mit Magenbeteiligung:

Rp.	China ∅	10.0
	Ol. Carvi aeth.	
	Ol. Foeniculi aeth.	a̅a̅ ad 5.0
	Nux vomica D 4	10.0
	M. D. S.: 3 × 15 gtt. a.c. auf 1 Stückchen Brotrinde.	

Übrigens: nach Joachim BROY ist Natrium sulfuricum, biochemisch verabreicht, das Hauptmittel für die exkretorische Pankreasinsuffizienz. Die Kollegen HÄDELER und PORTOFOE bestätigen dies.

Deutlich zeigt sich in der Praxis die Verknüpfung des Pankreas mit den anderen Verdauungsdrüsen:

1. ist der *subazide Magen* beteiligt

Rp.	Harongan Schwabe	50.0
	Tct. Gentianae	
	Tct. Absinthii	a̅a̅ 25.0
	M. S.: 3 × 30 gtt. ¼ Std. a.c.:	

2. ist eine *Abflußstörung der Galle* mit verbunden

Rp.	Papayasanit	100.0
	Panchelidon	50.0
	M. S.: mitt. und abds. 1 Teel. p.c.	

3. ist die *Leber* mitbetroffen

Rp.	Pascopankreat Tropfen	100.0
	S.: 3 × 30 gtt. a.c.	
	Hepa-Loges-Drag. N 3	
	S.: 2–3 × 2 p.c.	

4. ist eine chronische Dickdarm-Dyspepsie dabei

Rp.	Carvomin Tropfen	100.0
	S.: 3 ×3 25 gtt. a.c.	
	Perenterol Kps. N 2 oder N 3	
	S.: früh und abds. 2 a.c.	

Zusammenfassung

Die akute und chronische Pankreasdyspepsie ist eine dankbare Domäne für die Naturheilkunde und speziell der Phytotherapie. Die akute Pankreatitis gehört in die Notaufnahme der Klinik.

Die Diät spielt eine dominierende Rolle, besonders die Alkoholabstinenz. Sie ist so wichtig wie bei Leberkrankheiten (auch alkoholenthaltende Tropfen sollen durch feste Arzneiformen ersetzt werden). Bedauerlich finde ich, daß – ausgenommen das Alkoholverbot – der Patient nach akuter Pankreatitis bei der Klinikentlassung nicht oder nur selten auf eine konsequente Diät »eingeschworen« wird; er denkt, er könne jetzt wieder alles essen – bis zur evtl. nächsten Katastrophe.

Eine große Rolle spielt – wie könnte es anders sein – Psychostreß – auch wenn man vermeiden sollte, ein neues Persönlichkeitsprofil hierzu zu konstruieren. Als Fokus käme der Darm und seine chronische Dysbiose in Frage. Er steht folglich im Zentrum der Therapie.

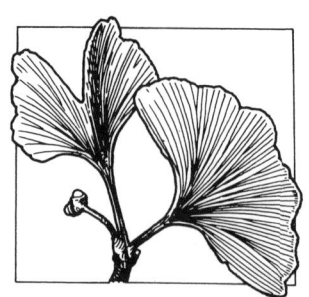

DER DARM

Nach dem österreichischen Darm-Spezialisten Dr. med. F. X. MAYR (häufig sind nur die Milch-Semmel-Kuren von ihm bekannt) ist die chronische Darmstörung »das unbekannteste, weitverbreitetste und verhängnisvollste Leiden« des modernen Menschen. Es löst – formuliert von seinem Schüler Dr. med. ALFRED BARTUSSEK – vielgestaltige charakteristische Folgeerscheinungen im Organismus aus: »Es führt über reflektorische (von der Ptose ausgehende) Umschaltungen im Tonus der Muskulatur und des vegetativen Nervensystems zu Änderungen der Körperform und -haltung und damit zu Störungen der Atmungsvorgänge (bis zum Emphysem), der Beckenorgane und Beinvenen (Verlagerung, Varizen) und zu typischen Wirbelsäulenerkrankungen (Bandscheibenschäden). Und es beeinträchtigt über das Blut infolge von Maldigestion und Malabsorption die Ernährungslage aller Organe im Sinne einer Mangel- oder Fehlernährung – trotz richtiger Nahrungswahl! – und infolge der Dysbakterie und Gärungs- und Fäulnisdyspepsie den Gesamtorganismus im Sinne einer chronischen intestinalen Autointoxikation. Das führt aber zunächst zu einer Leberbelastung bis -schädigung, kann dann die Ursache von katarrhalischen Erscheinungen im Bereich der Luftwege sein (Lunge als nachgeordnete Filterstation für Phenole u. ä.), weiterhin Ablagerungen im Bindegewebs-, Muskel-, Gelenk- und peripheren Nervensystem und damit Erkrankungen des rheumatischen Formenkreises hervorrufen (letzte Notlösung nach Versagen des gesamten Ausscheidungsapparates einschließlich der Schweißdrüsen der Haut) und schließlich Anlaß geben zur Entwicklung der chronischen Herz-Kreislauf-, Stoffwechsel- und anderer Zivilisationskrankheiten bis hin zur Präkanzerose und den bösartigen Tumoren.«

Das lange Zitat sei erlaubt, weil man die Wichtigkeit der Sache nicht besser formulieren kann.

Wir essen
- *zu schnell* (Horace FLETCHER – er ließ jeden Bissen 33mal kauen!)
- *zu viel* (zwei Drittel würden völlig genügen)
- *zu oft* (Dr. med. ROSENDORF erlaubte nur drei Mahlzeiten und behielt einen Patienten nicht in der Behandlung, wenn er sich Zwischenmahlzeiten erlaubte.)
- *das Falsche* – das wäre eine lange Liste, beginnend bei gefärbtem Speiseeis und vielleicht endend bei Prinzregententorten und dem Schweinefleisch, dem Dr. med. RECKEWEG eine erhebliche Schädlichkeit zuweist.
- *zu spät* am Abend: Solches Essen kommt in eine Vagusphase und verweilt 2–3mal länger als am Morgen oder Mittag.

Tonusverlust, Motilitätseinschränkung – sprich Darmerschlaffung und -trägheit – sind die Folge. *Malsekretion – Maldigestion – Malabsorption:* in der Reihenfolge also sind

die Saftabsonderung, die Verdauung der aufgenommenen Nahrung und die Aufnahme vom Darm in die Blut- und Lymphbahn gestört.
Ein *wichtiger therapeutischer Anhaltspunkt* ist die Frage nach dem *Stuhlgang*:
Ist der Stuhl *geformt* oder *breiig*?
Der Mitteleuropäer soll einmal am Tag einen geformten Stuhl haben, der eine bräunliche Farbe hat und nicht wesentlich nach Fäulnis oder Gärung riecht, sondern lediglich einen leicht säuerlichen Geruch hat.
Da der Stuhl in eine Schleimschutzschicht eingehüllt sein sollte, bleibt er normalerweise beim Abziehen in der Toilettenschüssel nicht kleben. Bedauerlich ist, daß es die modernen Kloschüsseln nicht mehr erlauben, daß man den Stuhl gelegentlich ansehen kann. Ich weise im Kapitel »Pankreas-Dyspepsie« darauf hin, wie unpräzise der Patienten Angaben in Sachen Stuhlgang sind; dies mag natürlich auch mit der von Sigmund Freud herausgestellten Verdrängung dieses Bereiches zusammenhängen. (Ich bitte die Leser gewissermaßen um Entschuldigung, daß ich auf das heikle und tabureiche Thema so ausführlich eingehe – meine aber, daß es die Wichtigkeit nicht nur erlaubt, sondern erfordert.)

Pathologisch ist, wenn der Stuhl
– mehrere Tage ausbleibt
– Schafkotform hat
– bleistiftdünn ist
– breiig ist
– dünnflüssig ist
– wässrig ist
– mit Gasen explosionsartig kommt
– sehr schmierig ist
– stark stinkt
– grau ist (Fettintoleranz)
– gelb ist (Gallestörung)
– schwarz, schwärzlich ist (okkultes Blut?).

Bei dunklem (schwärzlich-schwarzem) Stuhl immer den *Ames-Test* oder die *Benzidin-Probe* machen! Der Patient darf 3 Tage vor der Probe kein Fleisch und keine Wurst essen.
Auch fragen, ob Blaubeeren, Rote Rüben (Rote Bete) gegessen oder eisenhaltige Medikamente eingenommen wurden; diese färben den Stuhl ebenfalls dunkel.

Hellrotes Blut spricht eher für Hämorrhoidal-Blutung – abklären muß man es allemal. Da der Dickdarm-Krebs (im Gegensatz zum Magen-Ca) nach wie vor im Zunehmen ist, empfiehlt sich ein guter Proktologe.

Modifikationen je nach Kost:

Vollgetreidekost Zellulosekost	}	2× täglich große voluminöse Stühle.
Schokolade Zuckerprodukte Weißmehlprodukte	}	Stuhl kann 1–2 Tage ausbleiben.
Vorwiegend Obsternährung	}	oft 2× täglich Stuhlgang.

Wer sich vorwiegend von Fleischkost ernährt, hat weniger Stuhl. Mageres, faseriges Fleisch verringert das Stuhlvolumen.
Eine faserreiche Kost – das dürfte heute unumstritten sein – verringert die Verweildauer des mit diversen »Giftstoffen« belasteten Stuhls – seien es Fremdstoffe aus der Umwelt (Farbstoffe, Herbizide und Insektizide etc.) oder endogene Faktoren (Indol, Skatol etc.).
Im übrigen scheint der Ausdruck »Faserstoffe« positiver als jener »Ballaststoffe« – was eher negativ klingt.
Wichtig ist auch, während einer Fastenzeit täglich einen Stuhlgang zu haben. (Ein Drittel der Stuhlmenge hat bekanntlich mit der Nahrungsaufnahme garnichts zu tun. Es handelt sich um Körperzerfallsprodukte, Darmbakterien etc.; lediglich zwei Drittel des Stuhls entstammen also der Nahrung.)
Pragmatisch kann man die Arzneistoffe nach der Farbe und der Beschaffenheit des Stuhlgangs in zwei Gruppen einteilen:

1. Obstipation
✦ 4 wesentliche Anthrachinondrogen:
   1. Sennes
   2. Rhabarber
   3. Faulbaum-Arten
   4. Aloe.
✦ 5 Quellmittel:
   1. Leinsamen
   2. Flohsamen
   3. Weizenkleie
   (4. Agar-Agar)
   (5. Senfkörner).

✦ *Salinische Abführmittel:*
  1. Natr. sulf. (Glaubersalz)
  2. Magn. sulf. (Bittersalz)
  3. Sal Carolinum factitium
     (Karlsbader Salz).

✦ *Drastica für Sofortbedarf:*
  – Rizinus.

✦ *Klistier und Einlauf.*

2. Diarrhoe
(latent oder manifest)

✦ *Gerbstoffmittel:*
  1. Blutwurz (Tormentilla potentilla)
  2. Eichenrinde (Quercus robur)
  3. Ratanhiawurzel (Krameria ratanhia)
  4. Apfelschalen (Pektin)
  5. getrocknete Heidelbeeren
  (6. Schwarztee)
  (7. Rotwein – Bordeaux)
  (8. Gelbe-Rüben-Diät) (für Kleinkinder).

✦ *Adsorbentien:*
  1. Holzkohle, Kaffeekohle
  2. Erden (Heilerde).

In jedem Fall zu berücksichtigen ist die *Sanierung der Darmflora.*

Medikamente wie Hylak forte, Omniflora, Mutaflor, Prosymbioflor und Symbioflor II – um nur einige zu nennen, welche die eutropen Darmbakterien substituieren.

Milchzucker wie z.B. von »Edelweiss« oder »Heirler«.

Milchsaure Kost wie sie von Dr. Dr. JOHANNES KUHL propagiert wurde: gesäuerte Milchprodukte, Sauerkraut und milchsaure Gemüse jeglicher Art (z.B. von der Firma »Eden«). Eine Diät im allgemeinen Sinn von vernünftiger Lebensweise, ist selbstverständlich zu empfehlen.

DIE OBSTIPATION

Als Obstipation wird definiert, wenn pro Woche weniger als drei Stühle auftreten, starkes Pressen bei der Defäkation nötig ist, ein harter Stuhl, ein Stuhlvolumen unter 30 g und ein andauernder Laxantienbedarf. 30% der Bevölkerung in der BRD nehmen Abführmittel (und

haben eine mehr oder weniger stark ausgeprägte Hypokaliämie).

Durchaus wichtig, wenngleich in der Praxis nicht immer eindeutig möglich, wäre die Trennung in *spastische und atonische Obstipation.* Von ersterer sind eher Männer betroffen, Abführmittel werden im allgemeinen hier schlecht vertragen. Die atonische Obstipation hingegen betrifft eher das weibliche Geschlecht, pflanzliche Abführmittel sind angezeigt (bei der spastischen Obstipation dagegen Ballaststoffe – Faserstoffe – und salinische Laxantien).

Mögliche *Ursachen:*

1. Fehlerhafte Ernährung.
2. Bewegungsmangel.
3. Nichtbeachtung des Stuhlreflexes – (Übergehen des Zeitpunktes).
4. Psychische Ursachen: Hemmung, Verkrampfung.
   »Der Mensch, der obstipiert ist, will etwas nicht hergeben« – banalpsychologisch gesehen.
5. Mechanische Hindernisse, z.B. Tumore, Strikturen etc.
6. Medikamente wie Eisen z.B.
7. Zu geringe Flüssigkeitsaufnahme.

Erstes therapeutisches Prinzip: Kausale Behandlung.

Zu 1: Zellulosereiche Ernährung
Vollkornbrot, gut durchgebacken, nicht feucht, nicht frisch
Gemüse mit vielen Fasern (z.B. Fenchel)
Obst – leider muß man es meistens schälen
Salate
Rohkost – generell und reichlich.
Keine Weißmehlprodukte und Zucker, Schokolade etc. (auch wegen Gärungsverringerung).
(Stark betonte Fleischnahrung ist schlackenarm! Es fehlen die Ballaststoffe.)

Zu 2: Hockgymnastik

Schwangerschaftsgymnastik
Bauchmassage nach Dr. med. ROSENDORF: morgens 3 Minuten lang einen *kleinen* Kreis um den Nabel, danach 5 Minuten den *großen* Dickdarmkreis. Der Rechtshänder nimmt die rechte Hand und legt die Linke zur Verstär-

kung auf. Im Urzeigersinn kreisen. Die Beine sollten angezogen sein, damit die Bauchmuskulatur entspannt ist. Vor dem Aufstehen: evtl. Auslösung des Stuhlreflexes.

Zu 3: Reflexbeachtung evtl. mit Auslösungsfaktoren
(Geruch oder Schluck Kaffee, Zigarette etc.)

Kinder sollten morgens zu einem bestimmten Zeitpunkt zum Stuhlgang angehalten werden zur Erziehung des Darmes. Auch ein simples Rezept führt manchmal zum Erfolg: ein Glas kühles Wasser.

Zu 4: Autogenes Training
»Sonnengeflecht strömend warm!«

Die *Phytotherapie der Obstipation* stützt sich zum einen auf die Anthrachinondrogen, zum anderen auf die Quellmittel und zum dritten auf salinische Abführmittel.

ANTHRACHINONDROGEN

Anthrachinon-Glykoside (Emodine) sind Stoffe, die die glatte Muskulatur des Dickdarms erregen.

Sie sind enthalten in
– Sennes-Arten
– Aloe-Arten
– Rhabarber und
– Faulbaum-Arten (einheimische und amerikanische).

Dazu eine *Vorbemerkung*:
In den letzten Jahren sind die Anthranoide bei Dauergebrauch in den Verdacht der Mutagenität und Kanzerogenität geraten. Anstatt sie selten, also nur bei akuter Verstopfung, z.B. bei Reisen oder nach ungewohnter Kost zu verwenden, sind Laxantien nach den Schmerzmitteln die am zweithäufigsten selbstverordneten Medikamente. Eine Befragung von 11 071 Personen hat ergeben, daß in Deutschland 15 Prozent der Bevölkerung pflanzliche beziehungsweise chemische Abführmittel nehmen. Frauen schlucken sie dreimal häufiger als Männer. Laut anderen Studien greifen sogar 25 bis 30 Prozent der Bevölkerung zu diesen Präparaten. Rund die Hälfte der Konsumenten hilft auf diese Weise der Verdauung sogar länger als ein Jahr nach, und nicht wenige nehmen sie jahrzehntelang zu sich.

Die Anthranoide kommen ausschließlich in pflanzlichen Abführmitteln vor. Sie bewirken, daß die Darmwand ihre Durchlässigkeit ändert. Dadurch fließen Wasser und Natriumionen in das Darminnere, der Stuhl wird weicher und voluminöser.

Beim Bundesgesundheitsamt läuft für anthranoidhaltige Abführmittel ein sogenanntes Stufenplanverfahren, dabei werden die pharmazeutischen Unternehmer gebeten, Unterlagen zur Verfügung zu stellen. Sie müssen unter anderem Studien zur Erbgutschädigung, Tumorbildung und zur Embryoschädigung vorlegen. Gleichzeitig wird aber auch nach Daten gefragt, die das jeweilige Medikament entlasten könnten.

So wie es jetzt aussieht, bleibt die Indikation schlicht und einfach Obstipation, jedoch wird unter anderem bei Schwangerschaft und während der Laktation eindringlich vor dem Gebrauch der Pflanzen gewarnt. Wichtig wird dann auch der besondere Vorsichthinweis sein: »Anthranoidhaltige Abführmittel dürfen ohne therapeutischen Rat nicht über längere Zeiträume – mehr als ein bis zwei Wochen – eingenommen werden«. Und schließlich: »Das Präparat sollte nur dann eingesetzt werden, wenn durch eine Ernährungsumstellung oder Quellstoffpräparate kein therapeutischer Effekt zu erzielen ist.«

Beratung und Aufklärung wird also auch in diesem Fall in der Praxis einen höheren Stellenwert gewinnen.

Glykoside sind in ihrer Wirkung, wie wir hier sehen, durchaus nicht auf das Herz beschränkt, sondern sind auch z.B. am Dickdarm wirksam.

✦ SENNES

(Senna = Cassia angustifolia = Cassia acutifolia)

Verschiedene Arten (angustifolia = schmalblättrig; acutifolia = spitzblättrig).
Heimat: Indien, Ostafrika.
Familie: Hülsenfrüchtler (Leguminosen).

Inhaltsstoffe: Anthrachinonglykoside (z. B.

Hydroxyanthracen-Derivate, Aloe-Emodin-Derivate u. a.), Harze.

Indikation nach der Monografie:
»Alle Erkrankungen, bei denen eine leichte Defäkation mit weichem Stuhl erwünscht ist, z. B. Analfissuren, Hämorrhoiden, nach rektalanalen operativen Eingriffen.
Zur Reinigung des Darmes vor Röntgenuntersuchungen sowie vor und nach operativen Eingriffen im Bauchraum. Obstipation.«
Da bei allen anthrachinon-glykosidischen Abführmitteln (die anschließend folgenden Drogen Rhabarber, Faulbaum und Aloe) das Anwendungsgebiet sowie Gegenanzeigen, Nebenwirkungen und Wechselwirkungen nahezu identisch sind, seien sie hier monografiengetreu angegeben:

Gegenanzeigen:
Ileus jeder Genese, während der Schwangerschaft und Stillzeit nur nach Rücksprache mit einem Arzt anwenden.

Nebenwirkungen:
Keine bekannt.
Bei chronischem Gebrauch / Mißbrauch: Elektrolytverluste, insbesondere Kaliumverluste, Albuminurie und Hämaturie, Pigmenteinlagerungen in die Darmmucosa (Melanosis coli), Schädigung des Plexus myentericus.

Wechselwirkungen:
Bei chronischem Gebrauch / Mißbrauch durch Kalium-Mangel Verstärkung der Herzglykosidwirkung möglich.

Auch die Dauer der Anwendung ist lose reglementiert: »Anthrachinonhaltige Abführmittel dürfen nicht über einen längeren Zeitraum eingenommen werden.«

Aus der Praxis ergibt sich, was die Anwendung betrifft, in etwa folgendes:
– *Folia Sennae* (auch im DAB offizinell!)
  1–2 Teel. Kaltauszug
– *Folliculi Sennae* (= Schoten)
  ½–1–1½ Teel. Kaltauszug
– *Sirupus Sennae*
  Tee- bis eßlöffelweise
– *HAB: Senna*
  Als Urtinktur verordnet; höhere Potenzierungen nicht üblich.

Bemerkungen:
Von Dauergebrauch ist abzuraten:
– chron. Irritation der Dickdarmschleimhaut
– Verarmung an verschiedenen Mineralstoffen (Kalium etc.)
– Exsikkose (Wasserverlust).
  (Exsikkotische Zustände im Körper, nach J. Angerer *Sklera marmorata*. Die Sklera hat nicht mehr die volle Spannung; sie ist nicht mehr voll mit Flüssigkeit versorgt, ein Hinweis darauf, daß der Elektrolythaushalt – z. B. in Hinsicht auf Natrium – verarmt ist; hier: Kochsalzzuführung.)

Bei Kindern Sennes vermeiden!

Präparate:
Liquidepur / Nattermann, Bekunis-Tee, Pursennid etc.
Viele Abführmittel enthalten Sennes (auch Agiolax oder Frugeletten, wo man es vielleicht gar nicht vermuten würde).

Dauer der Anwendung: Einige Wochen.

Häufig ist ein Gallenmittel das beste Abführmittel!

Teerezept mit Schwerpunkt Cholestase:

Rp. Fol. Sennae	20.0
Rad. Taraxaci c. Hb.	10.0
Fol. Menthae pip.	10.0
Fruct. Carvi	
Fruct. Anisi	aa 30.0
Hb. Anserinae	20.0
M. f. spec. D. S.: 1 EL / 2 Tassen Infus tagsüber schluckweise oder früh und abends 1 Tasse.	

zusätzlich

Aristochol-Granulat-Konzentrat / Fa. Steiner
(starke Gallenbetonung)
Enthält: Chelidonium, Curcuma, Aloe
Mittags ½-1 Beutel.

Wenn ich kein Sennes verwenden will, weil es vielleicht schon zu lange eingenommen wurde, gebe ich das nur mild abführende »Gerner Purgativum« von Gerner Pharma, München. Es enthält Blasentang, Sandelholz, Faulbaum,

Enzian, Stiefmütterchen, Rosmarin und Wacholder.

✦ RHEUM PALMATUM
(chinesischer Rhabarber = Offizineller Rhabarber)

Familie: Polygonaceae = Knöterichgewächs.
Heimat: Hochgebirge China, bei uns kultiviert.
Inhaltsstoffe: Anthrachinonglykoside, Gerbstoffe (Flavone, Harze, Stärke, Salze), Bitterstoffe.
Indikation:
– Obstipation – siehe ansonsten bei Sennes.
– als Gerbstoffdroge bei Magen- und Darmkatarrhen in geringer Dosierung indiziert (laut Monografie).
– Für den Praktiker war und ist der Rhabarber auch ein Tonikum amarum, ebenfalls gering dosiert.
Verwendung:
– *Rhizoma Rhei* (offizinell)
  1 Teel. Infus als Laxans
  ½ Teel. Infus als Stomachikum.
– *Sirupus Rhei*
  Tee- bis eßlöffelweise, auch für Kinder kurzfristig.
– *Tinct. Rhei vinosa*
  (Weintinktur)
  ½ Teel. als Stomachikum.
– *HAB: Rheum*
  Ab Urtinktur; in höheren Potenzierungen nicht üblich.
Bemerkungen:
Rheum färbt den Harn rot.
Der Rhabarber ist auch Bestandteil einiger Galle- und Magenmittel. Er dürfte in seiner Gesamtwirkung weniger aggressiv als Sennes sein.
Bewährt sind die Rheum-Dragées »Nestmann« – 1–2 vor dem Schlafengehen.
Der Phytotherapeut Dr. med. R. F. WEISS sei schließlich noch zitiert: »In Bayern und an anderen Orten wird der Rhabarber angebaut; er ist dem chinesischen gleichwertig«. Und später: »Auch diese Rhabarberarten enthalten in ihren Rhizomen die gleichen Substanzen wie der echte Rhabarber, aber in wesentlich kleineren Mengen.«

✦ FRANGULA
(Rhamnus frangula = Faulbaum)

Auen- und Waldrandstrauch, bei uns weitverbreitet.
Familie: Rhamnaceae (Kreuzdorngewächs).
Inhaltsstoffe: Anthrachinone (Hydroxylanthracen-Derivate als Glucofrangulin).
Indikation: Ähnlich der von Sennes und Rhabarber. Mittelstarkes Laxans, auch habituelle Obstipation.
Verwendung:
– *Cortex Frangulae* (in Band II des Europ. Arzneibuches)
  1–2 Teel. Kaltauszug.
– *Extractum Frangulae fluidum*
  20–40 gtt. pro dosi.
– *HAB: Frangula*
  Ab Urtinktur; in höheren Potenzierungen nicht üblich.
Bemerkung:
Frangula ist erst nach *einjährigem* Lagern wirksam! Die Glykoside bauen sich im Laufe eines Jahres nach Schälung auf. Es dürfte die

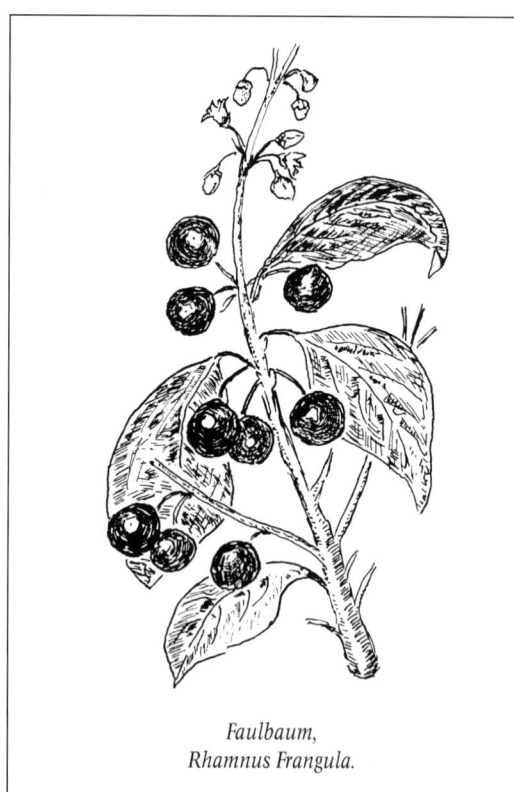

Faulbaum,
Rhamnus Frangula.

einzige Pflanze sein, die erst nach einem Jahr Lagerung gebrauchsfähig ist.

Ein Rezept aus Kollegen Günther Lindemann's »Teerezepte« (Sonntag-Verlag, Stuttgart), von dem er angibt, es wäre »besonders dann geeignet, wenn ›unreine Haut‹ das Stichwort gibt«:

Rp. Cort. Frangulae	30.0
Hb. Violae tric.	40.0
Flor Pruni spin.	30.0
(= Schlehenblüten!)	
M. f. spec. 1 Teelöffel auf 1 Tasse als Aufguß.	

Erinnern wir uns auch an die *Homöopathie.*
Obstipation bei Schwangerschaft:
– Graphites.
Obstipation bei Kindern:
– Alumina
– Calc. carb.
Obstipation nach Schlaganfall:
– Plumbum.

Rp. Pulvis laxantis (nach Apotheker Dr. PROBST, Leopold-Apotheke, München):	
Sem. Erucae	5.0
Fruct. Coriandri	15.0
Rhiz. Rhei	10.0
Cort. Frangulae	10.0
Flor. Chamomillae	10.0
Rad. Gentianae	10.0
Sem. Lini	40.0
M. f. pulvis	
D. S.: 1–2 EL abends mit etwas Flüssigkeit.	

Erwähnt werden muß, daß auch der *amerikanische Faulbaum* eine *positive Monografie* erhalten hat, die sich dem anderen bisher Besprochenen angleicht: Cascararinde, bestehend aus der getrockneten Rinde von *Rhamnus purshiana = Frangula purshiana*. Sie findet sich mehr in Präparaten. Ebenso wie die Früchte von *Rhamnus catharticus = Kreuzdornbeeren.*

✦ ALOE

(Aloe barbadensis, Curacao-Aloe, Aloe capensis, Kap-Aloe)
Heimat: Südafrika.
Familie: Liliaceae (Liliengewächs).

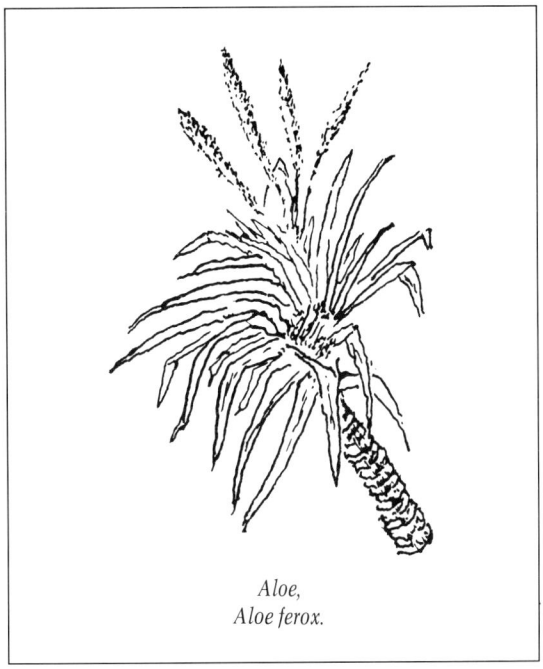
Aloe,
Aloe ferox.

Inhaltsstoffe:
Aloe enthält Hydroxylanthracen-Derivate, hauptsächlich Barbaloin (früher Aloin), ein Glykosid des Aloes-Emodinanthrons, Aloe-Emodin. In Kap-Aloe befinden sich die Aloinoside A + B, ferner sind Aloe-Harze vorhanden.

Indikation: Wie gehabt.
Bemerken möchte ich, daß Aloe auch als Choleretikum wirkt und als mildes Emmenagogum. (Dr. med. BERNHARD ASCHNER hat besonders die Sennesblätter als »regelbefördernd« herausgehoben.)

Verwendung:
– *Aloe* (offizinell) = eingedickter Saft (braune, kristalline, feste Masse)
  0.1–0.2 g pro dosis am besten abends (alle Abführmittel gibt man am besten abends!)
– *Tinct. Aloes*
  als Abführmittel 20–40 gtt. (bis 1 Teel.) abends
  als Choleretikum 10–15 gtt. mehrmals täglich.
– *HAB: Aloe*
  Ab Urtinktur; gebräuchlich ist besonders *D 4* bei Sphinkter-ani-Schwäche: »Kann den Stuhl nicht halten«.

Bemerkungen:

Folia Aloes: Die fleischigen Blätter werden bei uns kaum verwendet, sind jedoch ein vorzügliches Wund- und Brandwundenmittel.

Bei Verbrennungen und Schnittwunden ein Stück eines Aloe-Blattes abschneiden und den Saft auf die Stelle reiben.

Von Jukunda gibt es eine *Aloe-Salbe* (mit Beinwell gemischt) gegen Verbrennungen und Schnittwunden (»Brandgel«).

Bei *Bauchspasmen, Obstipation, Blähungen:*

```
Rp.  Cefaspasmon                       50.0
     Aloes                         5.0/10.0
     Ol. Carvi aether.              gtt. XX
     Sirup. Foeniculi  ad 500.0 oder 250.0
     M. D. S.: Teelöffel- bis eßlöffelweise
     mehrmals pro die.
```

Abführpillen – wenn die Apotheke willens ist, heute noch so etwas zu »machen«:

```
Rp.  Aloe                              1.0
     Extr. Rhei sicc.                  1.0
     Rad. Gentianae pulv.              1.0
     Extr. Cascarae sagr. sicc.        1.0
     Sulfur D 3                        0.6
     M. f. pil. Nr. XXX
     D. S.: abends 1–2 Pillen.
     (M. f. pil. = Misce fiat pilulae).
```

Bei chronischer Obstipation entsteht oft ein *Analekzem.*

Therapie: Behandlung des Darmes, Behandlung der Konstitution.

Sulfur oplx.: 3 × 1 Tabl.

Äußerlich: Kamillenzäpfchen und Salbe im Wechsel mit Perubalsam.

```
Rp.  Extr. Chamomillae fluid.          3.0
     Balsami peruviani                 1.0
     Mass. supp. q. s. ut.
     (= so viel wie nötig an Zäpfchen-
     masse)
     F.: supp. Nr. X
     D. S.: abends 1.
```

Seife verbieten! Nach jedem Stuhlgang After lauwarm waschen – mit solcher Hygiene sieht es leider bisweilen schlecht aus. (Mit ein Grund dürfte das durch Prüderie in Deutschland – im Gegensatz zu Frankreich – fehlende Bidet sein.)

Beim hartnäckigen Analekzem, wo man auf die Dauer den Juckreiz nicht mit Cortisonsalben vertreiben kann, würde sich eine etwas ausgefallene Maßnahme versuchsweise lohnen: Kurze Sonnen- oder Höhensonnenbestrahlungen haben zuweilen eine erstaunliche Wirkung (ansonsten Ekzevowen-Salbe »WEBER & WEBER« und Gelum-Supp. »Dreluso«).

Beim Analekzem muß immer wieder die Abstinenz oder starke Einschränkung von Kaffee erwähnt werden: Warum gerade seine Säure so eklatant Rückfälle provozieren kann, ist nicht genau bekannt.

Basenüberschüssige Ernährung: »Basentrank« nach ARE WAERLAND, man nehme Sellerie, Petersilie, Lauch, rote Rüben (Rote Bete), gelbe Rüben (Karotten), 2–3 Kartoffeln mit Schale, 2 Tomaten – und was man ansonsten hat (Blumenkohl und Kohlrabiblätter).

Zubereitung: Auf 1 kg Gemüse 3 Liter Wasser! (Dazu eine Prise Meersalz.) Das gut gebürstete ungeschälte Gemüse wird grob zerschnitten dazugegeben auf die 3 Liter Wasser und aufgekocht.

Das Basengetränk als Trinkbrühe wird durch ein Sieb gegossen und dann mit Cenovis-Hefe-Extrakt oder Vitam-R salzlos und mit Kräuterpulver von Petersilie, Basilikum oder Brecht-Gewürzen je nach Belieben zubereitet.

Wenn man die Gemüsebrühe einmal nicht machen kann, jedoch sich basisch weiter anreichern soll:

Basica, Dr. Klopfer, 2 Tee- Eßlöffel pro Tag.

Gebiähtes Colon ascendens, Schmerzen im rechten Unterbauch, »chronischer Blinddarm«, Nabelkoliken der Kinder:

```
Rp.  Abdom-Ilon 250.0
     D. S.: Teelöffelweise; 3 × 1 Teel.

     Tee aus Anserine, Kamille und Fenchel:
     Flor. Chamomillae
     Hb. Anserinae
     Fruct, Foeniculi aa ad 100.0
     M. D. S.: 1 Teel. Infus; tagsüber schluck-
     weise trinken (evtl. mit Honig süßen).

     Feucht-heiße Kamillenumschläge auf
     Unterleib und Nabelgegend.
```

»Blinddarmreizung« der Erwachsenen:

1 ccm Cefaspasmon	in Akupunktur- punkt Blase 57
1 ccm Impletol	spritzen, auch APX Steigerwald Nr. X.

Bei Verdacht auf Blinddarmreizung: ½ Liter Kamilleeinlauf und sofort fasten lassen (gute Beruhigung).

Bestehen *Erbrechen, Fieber und starker Schmerz:* – den Patienten sofort ins Krankenhaus einweisen! (Es soll hier beileibe keiner konservativen Therapie das Wort geredet werden, aber doch erwähnt sein, daß der Medizin-Soziologe Prof. PFLANZ statistisch signifikant festgestellt hat, daß in Deutschland mit Abstand die meisten Blinddarmoperationen gemacht werden … Es fällt aber auf, daß sich hier in letzter Zeit ein Wandel vollzieht.)

Narbenschmerzen:

Nach der Operation die Narbe einreiben mit Rotöl / Jukunda im Wechsel mit Hirudoid-Salbe. Wenn dann noch immer Schmerzen bestehen – »gereiztes Colon« behandeln (= Colon irritabile).

Narbenschmerzen bei Wetterwechsel:

»Abspritzen« mit einem Neuraltherapeutikum, oder ganz einfach Lidocain (Quaddeln – siehe Lehrbuch Dr. PETER DOSCH).

Für Colon irritabile, Nabelkoliken, Inappetenz der Kinder:

Rp. Sirup. Chamomillae
Sirup. Foeniculi
Sirup. Aurantii $\overline{aa}$ ad 500.0
M. D. S.: 3 × 1 Teel. a.c.

Prof. Dr. med. R. F. WEISS meint, daß das sog. *Colon irritabile* die häufigste Dickdarmerkrankung überhaupt wäre. Verbunden mit Dyspepsie findet es sich meistens bei nervösen, leicht erregbaren Menschen, vielfach auch mit Störungen der vegetativen Regulationen (»vegetative Dystonie«). Obwohl es sich um eine harmlose Sache handelt, leiden die Betroffenen doch sehr darunter: Völlegefühl, Druck im Darm (besonders Blinddarmgegend und ge-

genüber am absteigenden Colon), Krampfgefühl, Gasbildung.
An »Aufforstung« der Darmflora wäre zu denken: Perenterol, Lympholact, Hylak forte und einiges anderes mehr.

QUELLMITTEL, die *keine Abführmittel* sind:
- 1. Leinsamen
- 2. Flohsamen
- 3. Weizenkleie
- (4. Agar Agar und
- 5. Senfkörner).

1 Linum Usitatissimum (Lein = Flachs)

Enthält in seinen Samen die Ballast- oder besser Faserstoffe: Hemizellulose, Zellulose und Lignin – neben dem Leinöl natürlich.

Indikation nach der Monografie:
»*Innerlich:* Habituelle Obstipation, durch Abführmittelabusus geschädigtes Kolon, Colon irritabile, Divertikulitis; als Schleimzubereitung bei Gastritis und Enteritis.
(*Äußerlich:* Als Kataplasma bei lokalen Entzündungen)«
Als *Gegenanzeigen* findet sich wie bei allen Quellmitteln »Ileus jeder Genese«.

Lein, Linum Usitatissimum.

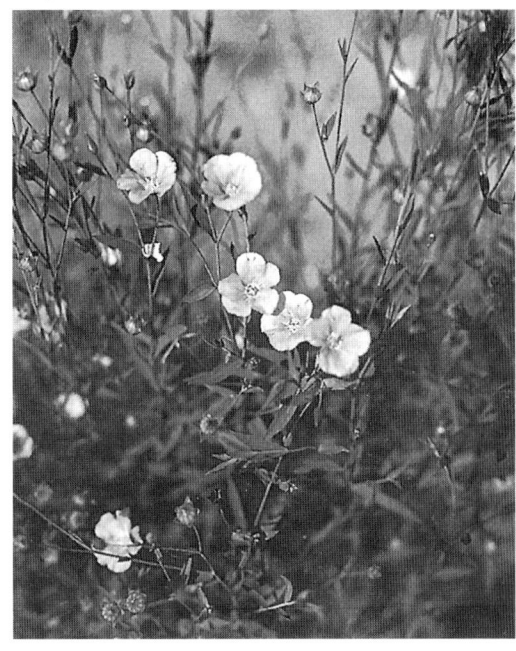

Auch die Bemerkung zu *Nebenwirkungen* ist wichtig: Bei Beachtung der Dosierungsanleitung, d. h. vor allem bei Beachtung einer gleichzeitigen genügenden Menge an Flüssigkeit (1:10!) sind Nebenwirkungen nicht bekannt.

Wechselwirkungen: Wie bei jedem Muzilaginosum ist eine negative Beeinflussung der Resorptionsverhältnisse von Arzneistoffen möglich.

Am besten gibt man früh und abends 1–2 Eßlöffel unzerkleinerten Leinsamen mit ⅛–¼ Liter Flüssigkeit.

Für die Regulierung des Stuhlgangs ist es wichtig, daß der Leinsamen im Darm quillt und nicht in der Tasse! So erreicht man am besten den Quelleffekt und den im Darm dadurch stattfindenden Dehnungsreflex.

Im Gegensatz dazu, wenn man den Schleimeffekt, z. B. bei der Gastritis, braucht: 2–3 Eßlöffel eines geschroteten, bzw. zerkleinerten Leinsamens zur Bereitung eines Leinsamen-Schleimes.

Bemerkungen:

Aus dem ungemahlenen Leinsamen tritt keine Blausäure aus; aus dem gemahlenen bzw. geschroteten ist die Menge so gering, daß man dieses vernachlässigen darf.

Bekannte Präparate sind die Linusit-Zubereitungen der Firma FINK.

2 Plantago Ovata

(Indischer Flohsamen)

Enthält Quellstoffe und unterscheidet sich in Wirkung und Anwendung nicht wesentlich vom Leinsamen, was die Wirkung auf den Dickdarm betrifft.

Hier ist das Präparat Agiocur »Madaus«, das im Gegensatz zu dem bekannten Agiolax, ebenfalls »Madaus«, kein Sennes enthält. Aber auch die Präparate Mucofalk, Pascomucil, Neda Biolax, Meteophyt und Metamuzil enthalten alle entweder Samen oder Schalen des indischen Flohsamens. Aus der Fülle dieser Mittel ist weiter zu ersehen, daß man von anthrachinonhaltigen Abführmitteln zu Quellmitteln gekommen ist.

Sowohl Semen Plantagines ovatae als auch die Schalen, Testa, können als *Adjuvans zur Senkung des Cholesterinspiegels* angewendet werden. Wie Haferkleie scheinen sie eine gewisse Bindungskraft zu haben. Bei den Flohsamenschalen ist außerdem, ähnlich wie beim Guarmehl, eine »*Reduktion des postprandialen Blutzuckeranstiegs*« zu erwarten.

3 Weizenkleie

Gute Erfahrungen liegen mit der Diätkleie »Dr. GRANDEL« vor, 2–3 Eßlöffel – immer mit reichlich Flüssigkeit. Und wer lieber Kleie-Tabletten nimmt – auch dem kann geholfen werden: Kleie 2000 mg Kautabletten »Norgine«.

Die Faserstoffe werden durch Bakterien- und Pilzenzyme verdaut. Eine an Fasern reiche Nahrung besitzt einen »negativen Effekt« auf die Adsorption und die Digestion anderer Nahrungsstoffe. Hierdurch ist eine gezielte diätetische Beeinflussung möglich. *Vor allem hat man erkannt, daß die Gallensäuren durch eine faserreiche Kost vermehrt werden.* Bisher wurden die Faserstoffe meist als nicht verwertbare Kohlehydrate bezeichnet. Neuere Befunde sprechen jedoch dafür, daß man diese Substanzen viel positiver einschätzt und geradezu als »diätetische Faserstoffe« bezeichnen sollte.

Epidemiologische Untersuchungen haben darüber hinaus ergeben, daß Cholelithiasis in den USA, den westeuropäischen Ländern, Israel, Australien und Südafrika mit einer Häufigkeit zwischen 15 bis 30% auftritt. In den skandinavischen Ländern liegt der Prozentsatz an Gallensteinträgern sogar bei 70%. Dagegen werden Angehörige von afrikanischen Naturvölkern kaum von Gallensteinen betroffen. Die Frequenz liegt hier bei nur 0,5 bis 1%.

Es ist nun bekannt, daß die Gallensteinbildung mit dem Cholesterinstoffwechsel zusammenhängt. In den zivilisierten Ländern werden wesentlich höhere Cholesterinwerte als bei Angehörigen von Naturvölkern gefunden. Die Nahrung in den Industrienationen ist im allgemeinen arm an Faserstoffen, bei den Naturvölkern dagegen sehr reich an diesen.

Eine faserreiche Kost erhöht die Desoxycholsäure und reduziert den Gehalt an Cholesterin in der Galle – eine Voraussetzung für die Cholelithiasis-Minderung.

Bei der Prävention von Gallensteinen sollte daher eine faserreiche Kost bevorzugt werden, ebenso wie bei der Hypercholesterinämie (Haferkleie z. B. als Wechselmittel).

4 **Agar-Agar** gewonnen aus einer Rotalge des pazifischen Ozeans sei ebenso wie die

5 **Senfkörner** lediglich erwähnt; im Verhältnis zu den vorhergehenden Quellmitteln haben beide eine untergeordnete Bedeutung.

SALINISCHE ABFÜHRMITTEL

✦ **Glaubersalz** (Natrium Sulfuricum)

> Rp. Natr. sulf. 100.0
> D.S.: 1 Tee- bis 1 Eßlöffel auf ein Glas lauwarmes Wasser; morgens trinken (nüchtern).

Effekt: 1–6 Stunden. Wirkt am besten bei der sog. *biliären Konstitution* (»ewig mit der Galle zu tun«).
(Für hagere Typen kommen mehr die Quellmittel infrage: Weizenkleie, Leinsamen, Flohsamen etc.)

✦ **Evtl. Bittersalz** (Magnesium Sulfuricum)
Weniger drastisch.
Gleiche Dosierung wie Glaubersalz.
Angezeigt bei Menschen mit Iriden, die zirkuläre und radiäre Spasmenfurchen haben; wirkt entkrampfend.

✦ **Karlsbader Salz** (Sal Carolinum Factitium)
Der in der Tschechei liegende Kurort ist bekannt für Leber-Galle-Darm-Kuren (ebenso wie Marienbad – wo auch Goethe war).*

Ein drastisches Abführmittel mit Sofortwirkung = *Drasticum* (Purgans) mit Wirkung innerhalb von ½–1 Stunde (die üblichen Laxantien haben eine Anlaufzeit von etwa 6–8–10 Stunden).

✦ **Ricinus Communis** (Wunderbaum)
Familie: Euphorbiaceae (Wolfsmilchgewächs)
Heimat: Südeuropa, Afrika.
Bei uns kultivierbar; verträgt Stadt- und Abgasluft »gut«; wird in Trögen kultiviert; gilt in den Großstädten teilweise als Abgase-Meß-Pflanze.
Inhaltstoffe: Fettes Öl (aus Samen), Toxalbumine (giftige Eiweiße in den Samen)
Indikationen: Sicheres, schnell wirksames Purgiermittel.
Verwendung: Oleum Ricini (offizinell)
1–2 Tee- bis Eßlöffel pro dosi.

> Rp. Ol. Ricini 30.0
> D.S.: 1–2 TL–EL.
> Heiße Milch nachtrinken!

Präparat: Rizinus-Kapseln / Pohl N 1.
Rizinus eignet sich auch zum Abführen bei Wurmkuren.

OBSTIPATION BEI KINDERN

Vor jeder anderen Therapie zunächst folgende Maßnahme versuchen:
Über Nacht *Trockenobst* (Feigen, Pflaumen etc.) in Wasser einweichen. Am nächsten Morgen ißt das Kind die Früchte und trinkt das Wasser dazu! Das schmeckt beides recht gut.
Ernährung umstellen:
Übergehen auf Zellulose-und Ballastkost! Rohfasern, *keine* Weißmehlprodukte! (siehe Buch Dr. BRUKER; Kost nach Dr. SCHNITZER / Bircher-Müsli!)
Bei Kindern kann verordnet werden: *Sirupus Mannae;* teelöffelweise. (Manna = Mannaesche; ein Baum, im Mittelmeergebiet beheimatet.)
Manna hat eine *Positiv-Monografie* als mildes, unproblematisches Laxans. Kann eine medikamentöse Therapie aus pharmakologischen Gründen nicht durchgeführt werden, empfiehlt sich *Klistier* oder *Einlauf*!
Klistier besonders für die Kinderpraxis bei jeder akuten Erkrankung. (100–150 cm; statt warmer Seifenlösung auch Kamillentee oder eine Glaubersalzlösung 1–2 TL); *lauwarm* – oder evtl. zur Reflexprovokation ein *kaltes*

---

* WILHELM BUSCH drückt durch den beleibten Junggesellen TOBIAS KNOPP aus, was eine postoperative Gallensteinkur mit Kurpark, Kurzkonzert und Trinkbrunnen für ein Vergnügen sein kann:
»Draußen, wo die Blümlein sprießen,
Karolsbader Salz genießen,
und melodisch sich bewegen,
ist ein rechter Himmelssegen.
Und es steigert noch die Lust,
wenn Du immer denkst: Du mußt.«

Klistier. Die Temperaturmessung ist wichtig beim warmen Klistier!

Einlauf: Wärmflasche + Gummirohr + 3-Wege-Hahn; Patient in Knie-Ellenbogen-Lage oder linker Seitenlage; Röhrchen einfetten; ½–1–1½ Ltr. Kamillentee; lauwarm; in kleinen Portionen und dazwischen warten, entspannen.

In der Roten Liste sind auch Fertigklistiere aufgeführt. Positive Erfahrungen habe ich mit dem Microklist Kabi-pharmacia (Natriumverbindungen und Sorbit). Es wirkt innerhalb von 5–20 Minuten.

DIARRHOE

Ursachen für chronisch weichen, dünnen, flüssigen Stuhl:

- Enzymmangel: Exkretorische Pankreasdyspepsie, Pankreasinsuffizienz
- Ernährungsfehler (z. B. zuviel Kaffee, Alkohol)
- Störungen des Galleflusses
- Dysbakterie
- Intoxikationen (auch Arzneimittelunverträglichkeit, Schlafmittel etc.)
- Zu lang bzw. schlecht vertragene Antibiotika- und Sulfonamidbehandlung
- Fremdbakterielle Nahrungsdiarrhoe (bei Reisen in fremde Länder)
- Diverse Infektionskrankheiten (Cholera, Enteritis infectiosa etc.)
- Psychogene Diarrhoen (nach S. FREUD: *Katharsis-Effekt = Reinigungseffekt; psychische Probleme werden nicht – wie normal – emotionell, sondern über den Darm abgeleitet*).

Die initiale Diagnostik der Durchfallkrankheiten hat folgende drei Fragen zu klären:

1. Handelt es sich um eine *akute* oder um eine chronische Durchfallserkrankung?
2. Im Falle chronischer Durchfälle: handelt es sich um *funktionelle* oder um organisch bedingte Durchfälle?
3. Im Falle *organisch* bedingter Durchfälle: welche intestinale oder extraintestinale Erkrankung liegt den Durchfällen zugrunde?

Diagnostische Hinweise

Zu 1., *Akute Durchfälle:* am wahrscheinlichsten ist eine *infektiöse* Ursache. Man frage nach Begleitumständen (Umgebungserkrankungen?), Genuß möglicherweise kontaminierter Nahrungsmittel und nach Auslandsreisen, besonders in südliche und fernöstliche Länder. Begleitsymptome sind Fieber, Übelkeit und Erbrechen, auch Myalgien. Zu veranlassen ist eine bakteriologische Stuhluntersuchung, bei blutigen Durchfällen eine Rektoskopie bzw. Endoskopie.

Zu 2., *Chronische* oder *chronisch-rezidivierende Durchfälle:* Sie halten länger als 3–5 Tage an oder treten nach vorübergehender Besserung wieder auf. Hier ist differentialdiagnostisch zunächst zu klären, ob es sich um *funktionelle* Störungen im Rahmen eines *Colon irritabile* handelt oder ob eine organisch faßbare Ursache zugrunde liegt. »Funktionelle, nicht organische Durchfälle sind die häufigste Durchfallerkrankung in den westlichen Industrieländern. Zwar ergibt die Anamnese bei diesen Patienten aus vielfältigen Einzelheiten oft ein charakteristisches Beschwerdebild, trotzdem erfordert die Diagnose stets den Ausschluß einer organischen Durchfallursache«. – (Prof. G. STROHMEYER)

Zu 3., Hinweise auf eine *organische Ursache* sind Nahrungsabhängigkeiten (z. B. Laktose-Intoleranz), pathologische Stuhlbeimengungen (insbes. Blut als möglicher Hinweis auf Tumor oder Colitis), Gewichtsabnahme bei ausreichender Nahrungszufuhr (Hinweis auf Malassimilationssyndrom).

Denken muß man auch an *iatrogene Verursachung* – folgende Medikamente kommen häufig infrage: Laxantien natürlich, Digitalis, Chinidin, Hydralazin, Reserpin, Antibiotika, magnesiumhaltige Antazida, Schilddrüsenhormone, Zytostatika, Eisenpräparate.

Diagnostische Sorgfalt ist angezeigt. Im gesetzlichen Vorsorgeprogramm ist der Test auf okkultes Blut enthalten (Teststreifen mit Guajakonsäure).

Zur Behandlung der Diarrhoe stehen uns neben den Pflanzen die bekannten Adsorbentien zu Verfügung:

✦ **Tormentilla** (Potentilla Tormentilla = Blutwurz)

Der Wurzelstock hat einen hohen Gerbstoffgehalt. Die Anwendungsgebiete der Monografie sind: unspezifische, akute Durchfallerkrankungen, sowie leichte Schleimhautentzündungen im Mund- und Rachenraum.

Tormentillwurzel ist ein vorzügliches Adstringens. Als Tee wird man 1 Teelöffel auf eine Tasse als kurzen Dekokt (20 Minuten ziehen lassen!) aber auch als Kaltauszug verwenden. Da der Tee sich nicht gut trinken läßt wegen seiner vielen Gerbstoffe, wäre evtl. die Tinktur vorzuziehen; 30–40 Tropfen mehrmals täglich.

Rezept für *spastische Beschwerden*, die *mit Diarrhoe* verbunden sind:

Rp. Tct. Tormentillae,   Uzara $\overline{aa}$ 50.0
M. D. S.: 40 gtt. p. c. mehrmals täglich
Perenterol (N 1, N 2, N 3)
D. S.: 3 × 2 a. c.

Wenn Dysbakterie – vorzüglich!
Bei Durchfallerkrankungen – gleich welcher Genese – mit an *Uzara* denken (Stada-Werke):
Uzara = afrikanische Wurzeldroge; in akuten Fällen bis zu 3 × 60 gtt.!
Uzara-Wurzel hat übrigens eine Positiv-Monografie bei »unspezifischen, akuten Durchfallerkrankungen«. (Das Wirkprinzip sind allerdings nicht Gerbstoffe sondern motilitätshemmende Glykoside mit Cardenolid-Gerüst. Dragées sind ebenfalls möglich.)

✦ **Eichenrinde** (Cortex Quercus)

Ebenfalls eine Gerbstoffdroge, die neben ihrer äußeren Anwendung bei entzündlichen Hautkrankheiten innerlich bei »unspezifischen Durchfallerkrankungen« positiv monografiert ist. Wenn man es mit Tee versuchen will: pulverisierte Rinde ½ Teelöffel 1 Tasse, Zubereitung wie Blutwurz.
Bei allen diesen Drogen ist in der Monografie ausdrücklich vermerkt, daß die Dauer der Anwendung begrenzt ist: »Sollten Durchfälle länger als 3–4 Tage andauern, ist ein Arzt aufzusu-

chen« – das kann natürlich auch ein Heilpraktiker sein. Damit soll der unkontrollierten Selbstanwendung entgegengewirkt werden.
Als Eichenrinden-Monopräparat boten sich Pektan-M-Tabletten »Steigerwald« an: N 2 – 3 × 1–2 Tabletten.

✦ **Ratanhiawurzel** (Krameria Triandra)

Die Wurzel eines Strauches aus den Anden hat zwar eine Positiv-Monografie, jedoch lediglich auf die Mund- und Rachenschleimhaut bezogen.
Es liegen aber seit Jahrzehnten auch gute Erfahrungen als Adstringens bei unspezifischen Durchfallerkrankungen vor; das Wirkprinzip sind wiederum Gerbstoffe. ½ Teelöffel von Radix als Abkochung bzw. 20–30 Tropfen der Tinktur sind gebräuchlich. Erwähnt werden soll das Ratanhia-Komplexmittel von Nestmann Nr. 222 für diese Indikation der Darmschleimhaut-Reizungen.

✦ **Apfelschalen**

Haben und brauchen wohl auch keine Monografie! Das Wirkprinzip bei unspezifischen Durchfällen beruht auf Pektin. Am besten ist nach wie vor, wenn man sog. biologische Äpfel mit Schale und Kernhaus reibt und 1–3 Tage nichts anderes ißt, 1–2 Pfund pro Tag. Äpfel enthalten bekanntlich fast kein Eiweiß, sodaß »falsche« Darmbakterien sich nicht vermehren können. Da auch der Zucker der Äpfel rasch resorbiert wird, können ihn die Bakterien nicht vergären. Das aufquellende Pektin soll gewissermaßen Bakterien und Zersetzungsprodukte des Darminhaltes ausleiten, wobei die Fruchtsäuren der Äpfel auch das Wachstum von Mikroben hemmen. Wer Äpfel nicht essen mag, soll das Präparat Aplona-Granulat einnehmen; es ist granuliertes Apfelschalenpektin.
(In dem Zusammenhang soll auch eine Möhrensuppe, die sich besonders bei Durchfällen von Kindern bewährt hat, erwähnt sein.
500 gr gelbe Rüben werden in Wasser weich gekocht, durch ein Sieb gedrückt, wiederum mit Wasser angereichert und etwas Salz hinzugegeben. Diese Suppe kann die einzige Nahrung über einen Tag bleiben.)

Nach der Apfel- oder Karottendiät baut man die Kost dann langsam wieder auf mit Hafermehl – oder Getreidesuppen, Reis oder Zwieback.

✦ **Getrocknete Heidelbeeren** (Fructus Myrtilli sicc.)

Haben ebenfalls eine positive Monografie und wirken durch ihre Gerbstoffe adstringierend. Mehrere Eßlöffel pro Tag – was auch ganz gut schmeckt. (Frische Heidelbeeren bzw. deren Saft sind hingegen eher leicht laxierend, was man auch vom Apfelsaft sagen kann!)
Inzwischen sind noch der *Odermennig (Agrimonia eupatoria, herba)* und die *Brombeerblätter (Rubus fruticosus, folium)*, als weitere leichte Gerbstoffdrogen mit der hier besprochenen Indikation hinzugekommen.

✦ **Der schwarze Tee** soll mehr am Rande erwähnt werden – wichtig ist natürlich, daß er 20 Minuten zieht, dadurch für den Feinschmecker kein Genuß mehr ist, jedoch adstringiert.

✦ Einen gerbstoffreichen – womöglich älteren Jahrgang von einem **Bordeaux-Wein** zu empfehlen, ist natürlich nicht ganz unproblematisch. Trotzdem sei erwähnt, daß er bei weichem Stuhl eine adjuvante Wirkung haben kann, ganz im Gegensatz zum Weißwein.
»Alte« Gerbstoff-Pflanzen wie z.B. der Braune Wiesenknopf (Sanguisorba officinalis) und der Schlangenknöterich (Polygonum bistorta) haben bis jetzt keine Monografie.

ADSORBENTIEN

✦ Bei den Adsorbentien sei besonders die **Kaffeekohle** und das Präparat Carbo Königsfeld »Müller-Göppingen« erwähnt; teelöffelweise ein vorzügliches »darmentgiftendes« und diarrhöstoppendes Mittel.
✦ **Luvos Heilerde** (Ultra für den innerlichen Gebrauch), mehrere Teelöffel pro Tag hilft mit, daß der Stuhl wieder eine Form erhält. Gut bewährt auch bei Sodbrennen!
Schließlich sollen noch Tanninalbuminat-Präparate wie *Tannalbin* und *Tannacomb* von »Nordmark« in Tablettenform angeführt sein.

Zusammenfassend zum Kapitel Diarrhoe

Eine *Diarrhoe definiert* sich, wenn es pro Tag zu mehr als drei Entleerungen eines dünnen Stuhles kommt, die zusammen 200 ml Stuhlwasser überschreiten.
Bei akuten Diarrhoen unterscheidet man infektiöse, toxische und allergische, während chronische Diarrhoen sowohl funktionell als auch organisch bedingt sein können. Zu letzteren gehören die chronisch-entzündlichen Darmerkrankungen, die Malabsorption, die endokrin-metabolische und die durch Arzneimittel induzierte Diarrhoe.

Starke *durchfallbedingte Flüssigkeitsverluste* müssen durch Elektrolytlösungen, notfalls »per Tropf«, ausgeglichen werden; daß dies insbesonders bei Säuglingen und Kleinkindern dringend ist, ist bekannt. Das Präparat Elotrans darf als bewährt gelten. (In Notfällen kann man sich mit einem Teelöffel Kochsalz und zwei Eßlöffeln Glukose bzw. vier Eßlöffeln Saccharose auf 1 Liter Flüssigkeit behelfen (Glukose ist Traubenzucker, Dextrose; Saccharose ist Rohrzucker, Kochzucker, Rübenzucker – also das, was sich in jedem Haushalt findet.) Die bisweilen propagierten Cola-Getränke sind ohne Gabe von Kochsalz ungenügend. Bei blutigen oder sehr schleimigen Stühlen wird man eine antibiotische Therapie brauchen: ärztlicherseits wird Cotrimoxazol oder bei dessen Unverträglichkeit Doxycyclin empfohlen.
Es sei auch beiläufig erwähnt, daß ein Durchfall, der sofort im Anschluß oder gar während der Mahlzeit auftritt, als galle-bedingt bezeichnet werden darf (chologene Diarrhoe).

Wer zu Diarrhoe neigt, ohne daß eine gründliche Untersuchung die Ursachen klären konnte, sollte *phytotherapeutisch-diätetisch* immer auch bekommen: Bitterstoffe (kann man sogar als immunstimulierend bezeichnen), sog. scharfe Drogen wie Ingwer, ätherische Öle (wirken desinfizierend), Senfölglykoside aus der Nahrung in Kressen, Meerrettich, Knoblauch, Zwiebeln u. a.
Seien wir uns gegenwärtig, daß nicht unbedingt ein Diätfehler – oder, eine beliebte Diagnose, ein Virus – hinter einer Diarrhoe steckt,

sondern *ein Arzneimittel*; und deren Liste kann lang sein, wie wir im Folgenden sehen:

Diese Mittel können *Diarrhoen auslösen*:

- Antiarrhythmika
- Antacida (Mg-haltig)
- Antibiotika allgemein bes. Clindamycin, Lincomycin
- Antihypertensiva bes. Guanethidin, Reserpin,
- α-Methyldopa
- Baclofen
- Benzbromaron
- Chinidin
- Colchicin
- Chlorzoxazon
- Digitalispräparate
- Disopyramid
- Eisenpräparate
- Fenfluramin
- Fibrate
- Ergotamin
- Gallensäuren
- Glipizid
- Nikotinsäurederivate
- Prostaglandine
- Probucol
- Schilddrüsenhormone

(Quelle: Janssen-Symposium »Gastroenterologische und diabetische Probleme«, 96. Tagung der Deutschen Gesellschaft für Innere Medizin, Wiesbaden.)

Man sollte auch die *zahlreichen anderen Ursachen von Diarrhoen* kennen, wie sie z. B. das Disease Control Center der WHO aufgliedert:

- 35% unbekannte Ursachen (stehen leider an der Spitze)
- 25% bakterielle Nahrungsmittelvergiftungen
- 15% Salmonellosen
- 15% verschiedene Ursachen
- 5% Virusinfekte
- 5% parasitäre Erkrankungen
- 5% Shigellosen.

Bei *Reisen in südliche, insbesondere tropische, Länder* ist der Tourist in hohem Maße dem Risiko von Durchfall ausgesetzt. Die tatsächliche bakterielle Infektion spielt dabei meist keine primäre Rolle. Entsprechend haben sich auch die früher häufig verwendeten prophylaktischen Gaben von Chemotherapeutika als nutzlos erwiesen. Ich selbst rate jedem Reisenden, Perenterol mit sich zu führen: es stabilisiert die Darmflora und hat damit eine Schutzwirkung auf die Darmschleimhaut. (Vergegenwärtige man sich in diesem Zusam-

menhang, was KARL-F. LIEBAU vor einigen Jahren auf einer Berliner Fachfortbildungstagung sagte: »Nicht die Haut, sondern der Darm ist unsere Hauptkontaktstelle zur Umwelt.« Und auch: »Der Darm ist das größte Immunorgan.«)

Bei Diarrhoen war das *Mittel der Wahl der alten Ärzte das Opium*; heute ist es das Opiumderivat Imodium, es hemmt die Chlorresorption nach Dr. med. WALTHER ZIMMERMANN, langjähriger Chefarzt des Münchener Krankenhauses für Naturheilweisen.

Dem Reisenden wird man immer aber auch Kohle anempfehlen oder Tannalbin aus der Gallussäure; Gallotannine, aus den Galläpfeln gewonnen, sind Katechin-Gerbstoffe. Ebenso empfiehlt es sich, die Uzara-Drag. mit sich zu führen, so daß man eine schnelle Hilfe hat.

Symptomatische Diarrhoen ohne Befund: Evtl. Psychotherapie! Da dies aber leichter empfohlen als durchgeführt ist, gebe ich die Kombination Metaneuron und Metaventrin-Tropfen »Fackler« – beide enthalten Mandragora!

Bei einer echten *Colitis ulcerosa* muß u. U. der vorübergehende Gebrauch von Kortikoiden akzeptiert werden.

Bei den heute so häufigen »*Darmgrippen*« hat sich mir seit Jahren am besten die Kombination von 3×2 Perenterol und 5×3 Echtrosept-Tabl. „WEBER & WEBER bewährt.

Die *Virus-Infekte des Darmes* haben sehr zugenommen. Sie lassen sich mit Sulfonamiden und Antibiotika nicht behandeln. R. F. WEISS rät, 1–2 Tage lang nichts anderes zu geben als Quark mit ungesüßtem Heidelbeersaft (sog. Muttersaft).

Durchfall bei Säuglingen: Bei Säuglingen kann man bei Diarrhoen *Johannisbrotmehl* geben.

SANIERUNG DER DARMFLORA

Wenn man sich die Zusammensetzung der *normalen Stuhlflora* vergegenwärtigt, dann sind die *Bifidus*- und die *Bakteroidesgruppe* stark dominierend – im Vergleich zu diesen beiden kann man die anderen Keimgruppen (Lactobazillen, Enterokokken, Escherichia-

Coli etc.) geradezu als Restflora bezeichnen. Viele Keime der Darmflora können ja bekanntlich als Krankheitserreger aktiv werden, wenn sie ihren Normalanteil an der Flora überschreiten. Dr. R. und E. SCHULER machen vier Faktoren für die Veränderung des Darmmilieus verantwortlich:

1. *Abführmittel,* die Lactobazillen und Bifidusbakterien verdrängen. SCHULER: »Da gerade diese beiden Keimgruppen durch ihre Säuerungsaktivität wesentlich zur Hebung der Darmmotilität beitragen, bahnt sich durch ihre Schädigung der Teufelskreis der chronischen Obstipation an, der den Patienten zu immer höheren Dosen und stärkeren Laxantien zwingt«.

2. Die *sporadische* oder *chronische Diarrhoe*: Sie ist stets Ausdruck einer Dysbiose. Die Darmflora wird zu sehr ausgeschwemmt und kann sich nicht ausreichend vermehren.

3. *Antibiotika,* vor allem oral verabreichte.

4. Als weitere dysbioseauslösende Faktoren nennt SCHULER: Sub- und Anazidität, Pankreasinsuffizienz, Magenresektion, Ileitis, Colitis, Röntgentherapie (allg. Strahlentherapie), Erkrankungen der Leber und Gallenblase.

FRIEDRICH F. SANDER, der sich sehr mit dem *Säure-Basen-Haushalt* befaßte, meint zum Dysbakterie-Problem: »Hervorgerufen wird die entartete Darmflora, die gleich einer endemischen Krankheit bei den Kulturvölkern fast zur Regel geworden ist, überwiegend durch falsche Eßgewohnheiten und Lebensgewohnheiten, indem z. B. durch ungenügendes Kauen der Nahrung zahlreiche unverdaute Nahrungsreste in die unteren Darmpartien gelangen und eine gewaltige und unphysiologische Vermehrung der Darmflora verursachen. Dasselbe kann auch dadurch bewirkt werden, daß die meisten Menschen viel mehr zu essen pflegen, als ihr Organismus restlos verarbeiten kann. Auch eine falsche Zusammenstellung der Mahlzeiten kann bewirken, daß der eine oder andere Bestandteil derselben ungenügend verdaut wird. Durch solche falschen Eßgewohnheiten ›füttert‹ man geradezu die Darmbakterien und ruft dadurch eine unphysiologische Vermehrung derselben hervor, wodurch der Darm schließlich erkrankt; denn die Stoffwechsel-Endprodukte der Darmbakterien (auch der normalen) sind vielfach giftig und lähmen bei unphysiologischer Zunahme die Peristaltik des Darmes sowie seine Autodesinfektion (NORBERT HENNING), wodurch die Darmbakterien auch in die oberen Teile des Dünndarms aszendieren. Dadurch zersetzen ihre Fermente (durch einen reduzierenden Prozeß) den Speisebrei bereits im Darm, während physiologischerweise die verflüssigten und *unzersetzten* Nahrungsstoffe durch das Blut zu den Zellen des menschlichen Organismus hingetragen, durch die menschlichen Zellfermente (mittels eines oxydierenden Prozesses) zerlegt und von den Zellen assimiliert werden sollten, also auf ganz andere Art und Weise, als dies durch die Darmbakterien geschieht«.

Ist dies auch in langen Sätzen ausgedrückt, so scheint es doch den Kern zu treffen. Als Konsequenz sieht SANDER die Herstellung eines *normalen pH-Wertes* und eines *normalen Redox-Potentials* als Voraussetzung zur natürlichen Regeneration der Darmflora. Er empfahl als Präparat *Sulfredox (Fa. Merz),* das sich auch mir immer wieder gut bewährt. Der Schwefelanteil dieses Präparates scheint stark zu entgiften. Im gesunden Darm herrscht ja bekanntlich ein streng *anaerobes Milieu* – geringe Mengen verschluckten Sauerstoffes werden sofort von der Darmwand absorbiert. Dies ist notwendig, weil die meisten Fermente und Vitamine im alkalischen Darmmilieu durch Sauerstoff schnell oxydieren und unwirksam gemacht werden würden.

Bei Obstipation grundsätzlich eine Therapie mit *Milchzucker* und *Kamillentee*! Es sei auch auf die bewährten *Eugalan-Präparate „Töpfer« hingewiesen.*

Rp. Edelweiß-Milchzucker DAB 7 500.0
    D. S.: Früh und abends 1 EL auf 1 Tasse Kamillentee.

Oder: Milchzucker / Heirler aus dem Reformhaus.

(Der Milchzucker von Heirler enthält Vitamin B 2 – besondere Wichtigkeit für Darmflora.)

Beeinflussung der Darmflora nie unter einem Zeitraum von vier Wochen.

Eine dauerhafte Darmflora-Therapie muß zwischen mindestens vier Wochen und drei Monaten durchgehalten werden.

Besonders angezeigt bei Obstipation, die im Anschluß an eine Dysbakterie durch Sulfonamid- und Penizillinbehandlung auftritt.

Ein zuverlässiges Signum für die Dysbakterie am Auge:
– *Ölfilm* (Konjunktiva spiegelt bei seitlicher Beleuchtung wie Öl auf regennassem Asphalt)
– *Schaumbläschen am Unterlid,* bes. nasal, nach ANGERER bei Dickdarmdysbakterie.

Wenn diese beiden Phänomene vorhanden sind, immer »**Darmfloramittel**« geben, z. B.:
– Hylak forte (Lactobazillus azidophilus u. a.)
– Perenterol (Sacharomyzes boulardii)
– Sulfredox (Schwefel und diverse Mineralien)
– Rephalysin (Escherichia coli, Kamille etc.)
– Molke-Präparate
– Symbioflor II (I für Mundflora: Hals, Nase, Rachen) (Escherichia coli)
– Colibiogen- oral oder spritzen (Escherichia coli)
– Mutaflor (Escherichia coli)
– Omniflora (Lactobazillus azidophilus u. a.).

Milchsaure Kost! (Quark, Sanoghurt, gesäuerte Milch, milchsaure Gemüse, Sauerkraut etc.)

Unentbehrlich erscheint mir auch der *Knoblauch* – trotz seines Geruchs ein Darmmittel ersten Ranges – evtl. als Alliocaps / Galmeda vor dem Schlafen. Allium sativum ist eine der ältesten Kulturpflanzen überhaupt. Man sagt z. B., die ägyptischen Pyramiden wären ohne die *darmdesinfizierende, ruhr- und choleraverhindernde* Wirkung der Schwefel-Senfölglykosid-Verbindungen dieser Pflanze nicht gebaut worden. (Man denke an die Menschenmassen auf engstem Raum bei den damaligen hygienischen Einrichtungen!) In den Schriften von Hippokrates findet man ihn ebenso erwähnt wie bei Hildegard von Bingen und Paracelsus. Möglich auch

Rp. – Tct. Allii sativi 100.0
    D. S.: teelöffelweise mit Milch.

Daneben ist *Kamillentee* der Tee, der für den Aufbau der Darmflora am geeignetsten ist. Daher wird der Milchzucker mit Kamillentee eingenommen.

Günstig ist »Markalakt Pascoe« – eine Kombination von Kamillenextrakt und Milchzucker: 3×1 Teel.

Anamnestisch immer nach den Grundfunktionen fragen:
– Appetit
– Stuhlgang
– Schlaf
– Schwitzen
– Menstruation.

Ausführlich befassen sich Dr. R. und E. SCHULER mit der »Symbiose und gezielten Symbioselenkung« (siehe Literaturverzeichnis). Sie machen auch Analysen (Berg).

Eugalan (Milchzuckerpräparat von Töpfer) besonders nach Antibiotika-Therapie!

Leicht stopfend wirken: Kakao, evtl. Bananen, Schokolade.

DARMKREBS UND MYKOSEN

Während die *Häufigkeit bestimmter Krebsarten* in den letzten Jahren abgenommen hat, z. B. das Gebärmutterhals- und Magenkarzinom, werden andere immer häufiger: das Lungenkarzinom bei der Frau und der *Darmkrebs bei beiden Geschlechtern.*

Manche Faktoren, die einen *Ca-schützenden Aspekt* haben, wurden im Vorgesagten angesprochen. Gibt es weitere Möglichkeiten, eine *positive Prophylaxe* zu betreiben?

Auf gleiche Weise schützt vermutlich auch der Mineralstoff *Kalzium,* wie ihn z. B. Milchprodukte reichlich enthalten, vor Darmkrebs. Menschen, die viel Kalzium zu sich nehmen, erkranken seltener an kolorektalen Karzinomen als der Durchschnitt der Bevölkerung.

Dagegen gehen Menschen, die große Mengen von rotem Fleisch, viel tierisches Fett und Alkohol aufnehmen eher das Risiko ein, *in späteren Jahren Darmkrebs* zu entwickeln. Fett von Tieren, mit Ausnahme von Fischöl, bewirkt wahrscheinlich, daß die bereits erwähnten sekundären Gallensäuren vermehrt entstehen. Auch regen die öligen Substanzen die Verdauung nicht an.

Unter den Gemüsen sind es vor allem der Brokkoli, Blumen- und Rosenkohl, die offenbar einen *Darmkrebs-Schutzfaktor* enthalten. Jeder fünfte Darmkrebs könnte vermutlich verhindert werden, wenn die Ernährungsgewohnheiten verbessert werden würden.

Auch wenn man Widersprüchliches hört, auch wenn man – wie in der Medizin nicht selten, und an Beispielen fehlt es wahrhaftig nicht – über Diagnose und *Therapie von Mykosen* bisweilen verzagen mag, können wir das Thema nicht verdrängen:

Mykosen und Anti-Pilz-Diät

Antimykotika, peroral zugeführt, können die Vermehrung der Hefen im Darm behindern und sie bei ausreichend hoher Dosierung abtöten.

Der Erfolg dieser Medikamente hängt aber weitgehend von der Diät-Disziplin des Patienten ab. Hefen, wie alle Pilze, brauchen eine organische Kohlenstoff-Quelle, da sie selbst nicht imstande sind, aus Kohlendioxid und Wasser, Kohlehydrate aufzubauen. Am einfachsten zugänglich ist ihnen dabei der organische Kohlenstoff in Form von Einfachzuckern wie Traubenzucker und Fruchtzucker. *Je mehr Zucker den Hefen zur Verfügung steht, desto besser gedeihen sie* – in einer Nacht können sie sich mehrfach verdoppeln. Nach Prof. Dr. med. H. RIETH muß *vermieden bzw. stark eingeschränkt* werden:

Zucker (Rohr- und Rübenzucker), Traubenzucker, Fruchtzucker, Malzzucker, Honig, Marmelade, Schokolade, Konfekt, zuckerhaltige Speisen wie Pudding, Aufläufe, Mehlspeisen, Kuchen, Kekse, Teigwaren, Weißbrot, Graubrot, Schwarzbrot (Ausnahme Knäckebrot), Grieß, Reis, Sago, Graupen, Nudeln. Es müssen aber auch *Obstsäfte, Limonaden, Cola-Getränke, süße Weine* ebenso vermieden werden wie *blähende Kohlsorten*, Hülsenfrüchte, rohes und gekochtes Obst (insbesondere Weintrauben, Orangen, Melonen, Aprikosen, Pflaumen, Birnen).

Daß es da schwierig wird, ist leicht zu sehen. Durch reichlich Gemüse und Salate soll außerdem die Pflanzenfaser-Zufuhr, die wichtig ist, um Hefenester aus dem Darm auszuräumen, erhöht werden. Die *strenge Diät* sollte *1–2 Wochen* durchgeführt werden und es dürfte günstig sein, dem Patienten über die erlaubten Nahrungsmittel einen Diätzettel mitzugeben (z. B. jenen von »von heyden pharma«, die das Nystatin-Medikament »Moronal« herstellen, aber sicher liefern auch die meisten anderen Hersteller solche Anweisungen mit). Nystatin-Medikamente stehen reichlich zur Auswahl. Auch die Dosierungen sind zuverlässig angegeben.

DIE DARMINSUFFIZIENZ UND IHRE FOLGEN

ARE WEARLAND'S Formulierung »Der Tod sitzt im Darm« ist sicher drastisch. Es bleibt aber mit Prof. Dr. med. A. NISSLE, zu erörtern, inwieweit eine *pathogene Flora* und die dadurch *geschädigte Darmmukosa der Mutterboden für onkogenetische Prozesse* werden kann. DITTMAR sagt: »Die chronisch-destruktive Entzündung und die zellschädigende chronisch-allergische Reaktion sind als krebsauslösende Ursachen erkannt. Das gilt für die Haut wie für alle krebsanfälligen inneren Organe.«

Die körpereigene Abwehr entscheidet, ob die häufigen latenten malignen Zellen, die jeder Mensch in sich trägt, die Oberhand bekommen und ein ungehemmtes, unkontrolliertes Tumorwachstum die Folge ist. Die Grenzen sind offenbar schnell überschritten. Daß eine chronische, unterschwellige Enterocolitis das Immunsystem mit der Zeit überlastet und es für die Produktion spezifischer Antikörper lähmt, dürfte verständlich sein. Es wird blockiert und büßt seine Abwehrfunktion ein – dem Krebswachstum ist Tür und Riegel geöffnet. Man spricht heute häufig von der Bedeutung des darmassoziierten Immunsystems.

Wie weitreichend eine *Darminsuffizienz* ist, soll schließlich noch an einer Übersicht demonstriert werden. Nährstoff-, Vitamin- und

Mineralstoffresorptionsstörungen sind die Folge, wenn die kranken Schleimhäute die Nahrungsstoffe mangelhaft aufsaugen (Malabsorption). Alle Organe werden schließlich in Mitleidenschaft gezogen.

Die ungenügende Verdauung des *Eiweißes* führt dazu, daß im Stuhl am Tag mehr als 3 g Stickstoff enthalten sind, man unverdaute Muskelfasern und Fleischstückchen findet, der Eiweißbestand des Körpers schwindet und der Kranke abmagert, daß die Leber erkrankt, die Muskeln schwach werden und die Zusammensetzung des Eiweißes im Blut verändert wird.

Weil es ihm schlecht bekommt, meidet der Kranke das *Fett*; der Stuhl enthält reichlich Fettsäuren und Seifen, das Körperfett schwindet, der Kranke magert ab.

Bei schlechter Verdauung der *Kohlehydrate* vergären diese im Darm, wobei niedere Fettsäuren entstehen, der Stuhl saure Reaktionen hat und unverdaute Stärke enthält. Kohlensäure und Methan als Gärungsprodukte führen zu Gasauftreibung des Leibes.

Die Aufsaugung des *Kalziums* aus der Nahrung kann durch Bildung unlöslicher Kalkseifen und mangelhafte Resorption von *Vitamin D* gestört sein. Daher können die Knochen bei längerer Krankheit entkalken und brüchig werden. Es entsteht Osteoporose und manchmal Osteomalazie.

Wenn *Kalium* unzureichend resorbiert wird, treten EKG-Veränderungen, gesteigerte Mattigkeit und Muskelschwäche auf.

Wenn *Eisen, Vitamin B 12, Folsäure* und andere Baustoffe des Blutes schlecht aufgenommen werden, entsteht eine Anämie. Hingegen werden Natrium und Chlor meist gut resorbiert – dies bedingt eine Ödemneigung.

Der Mangel an fettlöslichem *Vitamin A* führt zu Nachtblindheit und Hyperkeratose, zu wenig *Vitamin K und C* verursachen Hautblutungen.

Die schlechte Resorption von *Vitamin B 1* ruft fast immer eine Polyneuritis mit Reflexverlust, Reizbarkeit, mangelnder Konzentration und Apathie hervor.

Mangel an *Vitamin B 2* führt zu Rhagaden an den Mundwinkeln, Zungenentzündung, Juckreiz an After und Scheide.

Die unzureichende Zufuhr von *Nikotinsäure* verursacht manchmal das Bild einer Pellagra mit trockener, rissiger Haut und Pigmentierung der Stellen, die dem Licht ausgesetzt sind.

Die Folgen langdauernder Darmerkrankungen können vielfältig und schwer sein und das Leben beträchtlich verkürzen. Daher müssen diese Leiden sehr sorgfältig behandelt werden. Prof. W. HEUPKE hat nachdrücklich darauf hingewiesen und die Bedeutung der Darmgesundheit betont.

Zum Schluß dieses Therapieprogramms, bei welchem bewußt auf allzuviel Theorie verzichtet wurde, ein Wort noch von dem Hals-Nasen-Ohrenarzt Dr. med. ADAM KUMPF, der den älteren Münchnern in bester Erinnerung ist als Arzt, der sich um Ganzheit bemühte:

»In der Wohlstandsgesellschaft stillt die Ernährung oft nicht die eigentlichen Bedürfnisse des Körpers; sie stellt eher eine zusätzliche Belastung des lymphatischen Systems dar, das eine eminente Bedeutung hat bei der Aufnahme und Verwertung von Nährstoffen, vor allem von Fett, Eiweiß und Nukleoproteinen. Selbst der Zustand der Darmflora soll für den Ablauf von Streßreaktionen nicht gleichgültig sein. Der Darm kann mit den Wurzeln verglichen werden: an ihm entscheidet sich Gedeih und Verderb eines Organismus.«

Immer wieder sei auch auf die Bedeutung des *Darms als Fokus* hingewiesen. Einer meiner Lehrer, der Kneipparzt Dr. med. KARL SCHÖNER, hat – wie viele andere – seine Erfolge darauf begründet. Dementsprechend sagte z. B. Prof. GUTZEIT bereits 1933: »Warum der Magen-Darm-Kanal als Focus morbi so wenig Beachtung, die Tonsillen und Zähne aber fast eine Überbewertung erfahren haben, ist mit Vernunftsgründen kaum zu belegen.« Dem möchte auch ich mich anschließen.

Der F. X. MAYR–Arzt Dr. med. ERNST TRUDEL meint sogar: »denn, der Darm ist viel häufiger als irgendein anderes Organ (z. B. Zähne, Mandeln und Nebenhöhlen) Krankheitsherd für weitere, oft schwere Erkrankungen, ja sogar oft primärer Herd für den später als Fokus im Kopfbereich manifest werdenden Zahn-, Tonsillen- oder Nebenhöhlenprozeß«.

NIEREN UND BLASE

Eine nun folgende Einteilung nach Krankheitsgruppen soll nach ausschließlich praktischen Gesichtspunkten vorgenommen werden; keinesfalls wird der bloßen Systematik wegen auf Vollständigkeit oder strenge klinische Klassifikation Wert gelegt. (Es ist und bleibt wahrscheinlich ein Malheur, daß nahezu alle medizinischen Lehrbücher irgendwo »weltfremd« sind: ungeheuer viel Raum nehmen Krankheiten ein, die ein einfacher Praktiker ambulant nie zu Gesicht bekommt. Meiner Ansicht nach wäre es trotz der Bücherschwemme außerordentlich wichtig, daß einmal fünf Praktiker z. B. über das schreiben, was bei ihnen so zwischen Ostern und Weihnachten »durchläuft«, über das *Alltägliche, das sog. Banale, das Unklare, Verworrene, Häufige, Ambulante,* über das, was sie machen und falsch gemacht haben!):

– Akute Nephritis
– Chronische Nephritis
– Nephrose und Schrumpfniere
– Die Pyelonephritis
– Der Harnwegsinfekt
– Zystitis und Urethritis, Reizblase und Enuresis nocturna
– Nephro- und Zystolithiasis
– Probleme der Diurese / Entwässerung des Organismus
– Mittel bei Miktionsbeschwerden und Prostatika.

AKUTE NEPHRITIS

Die *akute Nephritis*, vielfach auch *Glomerulonephritis* genannt, steht wohl am häufigsten mit einem *Streptokokken-Infekt* 1–3 Wochen nach einer *Angina, Pharyngitis, Zahnabszeß, Sinusitis, Diphtherie, Impetigo, Scharlach* in Zusammenhang. Daneben gibt es eine Form, die nicht mit einem Streptokokkeninfekt zusammenhängt (im Verlauf von Fleckfieber, Morbus Weil, infektiöser Mononukleose auftretend) und hauptsächlich die Klinik beschäftigt. Eine andere *Ursachengruppe* neben den häufigen Streptokokken-Infekten steht im Zusammenhang mit einer *akuten Erkrankung durch Bakterien, Rickettsien, Viren, Medikamente.*

Die **Symptome** sind *variierend:*
Hautblässe, Ödeme (Gesicht, Unterlider), Kopfschmerzen, Schmerzen in der Lendengegend, Blutdruckanstieg, subfebrile bis febrile Temperatur. Blutbild uncharakteristisch, BSG mäßig beschleunigt, mäßige bis deutliche Albuminurie, Mikro- oder Makrohaematurie, im Sediment Zylinder (granuliert), Urin steril (wenn keine zusätzliche aszendierende Infektion besteht).

Die **Therapie** besteht in:
– *strenger Bettruhe*
– *Einlauf, Klistier,* evtl. *laxieren (Rizinusöl)*

96

- *eiweißarmer Ernährung,* also einer Kohle-hydrat-Fett-Kost. Von den strengen Hunger- und Dursttagen nach VOLHARD ist man heute wieder abgekommen. *500 ml Flüssig-keit in den ersten Tagen, dann je nach Ödemneigung und Harnmenge etwas mehr. Kochsalzfrei die ersten Tage.* Selbst-redend auch keine scharfen Gewürze;
- *antibiotischer Therapie:* Sie ist die Therapie der Wahl des praktischen Arztes.
- Durchführung von *Wärmemaßnahmen: Heublumensäckchen* Nierengegend, leicht *ansteigende Sitz- oder Halbbäder* (35 bis 36 bis 39–40 Grad C), Dauer 15–20 Minuten. Zinnkrautextrakt-Zusatz. Evtl. Nachschwit-zen.
- *Steigerung der körpereigenen Abwehr-kraft:* Injektionen (i.m.) täglich bis zweitägig eine Ampulle Echinacin Madaus, Esberitox SCHAPER & BRÜMMER, Cefasept Cefak, Toxi-Loges Dr. LOGES oder Echinacea comp. WEBER & WEBER. Von allen diesen Mitteln liegen mir gute Erfahrungen vor. Sie können (und sollen im Anschluß an die In-jektionen) auch oral gegeben werden, wenn sich z. B. eine Injektion nicht durchführen läßt. Nicht zu kleinlich dosieren: Anfangs-dosis ruhig 50 Tropfen, dann stündlich bis zweistündlich 25 Tropfen (»klotzen statt kleckern«).
- *Herz-Kreislauf-Stütze* von Anfang an: Dia-card, Aurocard, Korodin, Miroton, Cor-Lo-ges etc. etc.
- Selbstverständlich geben wir auch von An-fang an *pflanzliche Spezifika* und bleiben somit nicht bei der therapeutischen Armut der »Nur-Penicillin-Spritze«.

Solidago und Orthosiphon stamineus, die Goldrute und der indische Blasen- und Nie-rentee sind die *nierenparenchymspezifischen* Mittel. Von Anfang an also Nierentee und Me-dikament:

```
Rp.  Hb. Solidaginis
     Hb. Equiseti
     Fol. Betulae
     Fruct. Cynosbati          āā ad 100.0
     M. D. S.: 1 Eßl. / 2 Tassen Infus.
```

Verstärkung kann der Tee erfahren durch Me-tasolidago Fackler 3–4× 25 gtt.

Als Alternative bietet sich z. B. an:

```
Rp.  Gerner Urologicum OP
     (Gerner-Pharma, Worms)
     D. S.: 2–4 Tassen tägl.
     Solidago Synergon Nr. 78
     Kattwiga 50.0
     D. S.: 3–5× 20 gtt. auf 1 Tasse Tee.
```

Erwähnt werden muß, daß Juniperus (Wachol-der, besonders das äth. Öl) kontraindiziert ist.

Hingewiesen werden soll auf die *besondere Form* einer *Glomerulonephritis,* die in der Praxis gar nicht selten vorkommt: die *primär-subakute* oder *chronisch diffuse* oder *herd-förmige Form.* Hier besteht kein Zusammen-hang mit akut-entzündlichen Erkrankungen, wohl aber mit *chronischen Prozessen, bes. Tonsillitiden.* Die *Symptome* sind Müdigkeit, leichte zeitweilige Lendenschmerzen, evtl. Kopfschmerzen, angedeutete, flüchtige Ödeme. Mäßige Albuminurie, wechselnd starke Haematurie. Blutdruck meist normal. Nach »Klinisches Wörterbuch« von PSCHY-REMBEL ist bei der Clearance die Plasmadurch-strömung normal oder erhöht, das Glomeru-lumfiltrat meist erniedrigt. Daß hier *besonders,* aber *generell nach Abklingen einer jeden akuten Nephritis, nach einem evtl. Fokus gefahndet werden muß,* ist zwingend. Die auch von J. ANGERER immer wieder betonte *Hierarchie der Herde: Zahn vor Mandel vor Nebenhöhlen* ist *bei Nierenkrankheiten grundsätzlich auf die Tonsillen hin verscho-ben.* Es kann das kleinere Übel von zweien sein, die Tonsillektomie zu empfehlen; Stur-heit und Prinzipienreiterei hat wohl schon manchem Patienten seine Gesundheit geko-stet. Sind die Mandeln jedoch bereits entfernt und kommt es zu *rezidivierenden Seiten-stranganginen,* dann 1 ml Impletol plus 1 ml Cefasept direkt in das – meist harte – Narben-gewebe (aspirieren!), 1 × wöchentlich. Ansons-ten: Meditonsin (schnelle und sichere Wir-kung), Tonsiotren, Frubienzym, Mercurius cyanatus oplx. etc.

(Statt Impletol nehme ich in den letzten Jahren – nicht ganz Hunekegetreu – das besser verträgliche Lidocain.)

CHRONISCHE NEPHRITIS

Die chronische Nephritis kann aus der akuten hervorgehen. Mögliche Ursache ist entweder die Gleichgültigkeit des Patienten, der seine Krankheit nicht ernst nimmt, zu früh in die alten Fehler verfällt – oder die Nachlässigkeit des Behandlers, der nicht gründlich genug das akute Geschehen behandelt. Meistens dürften aber Versäumnisse *beider* die Chronizität heraufbeschwören.

Symptome

Blässe, Dyspnoe, Kopfschmerzen, Unterschenkelschwellungen, Durst, große Harnmengen, Foetor ex ore, Sehstörungen, Pruritus, evtl. dann Kachexie und eklamptische Anfälle.
Augenhintergrundveränderungen, *im Blut* erhöhter Rest-N, Harnstoff, Harnsäure, Kreatinin, Xanthoproteingehalt.
Im Urin: Eiweiß, Erythrozyten, hyaline und granulierte Zylinder – oft aber nur vereinzelt.

Therapeutisch

– Stuhlgangregulierung (Leinsamen, Weizenkleie, täglich einmal)
– Dysbakterie des Dickdarms unbedingt beheben: Milchzucker, Eugalan Töpfer, Perenterol (beste Erfahrungen), Rephalysin, Omniflora, Symbioflor II.
– Kochsalzarme Diät, wenig tierisches Eiweiß (stickstoffarme Kost), jedoch bei starker Albuminurie Milchprodukte, laktovegetabile Kost mit eingestreuten Rohkosttagen, Verbot von scharfen Gewürzen (Paprika, Pfeffer, Curry, Peperoni, Meerrettich), keine Räucher- und Pökelwaren.
– Heublumensäckchen, Sitzbäder mit Zinnkraut – im Wechsel 2tägig.
– 1–2 × wöchentlich 1 ccm Eigenblut mit 1 Amp. Solidago comp. Fackler. Damit konnte ich erstaunliche Verbesserungen sehen.

– An die Akupunktur-Punkte Blase 45 und 46 werden mit guten Erfolgen ein bis zwei Ampullen Uro-Loges subcutan injiziert.
– Herzstütze: bei mehr bradykarden Formen Convacard Madaus, 3× 1–2 Drag.; bei mehr tachycarden Cefascillan Cefak 3–4× 30 gtt.

PHYTOTHERAPIE

Auch hier sind die *zwei* wichtigsten Pflanzen:

[1] **Solidago virgaurea,** die *echte Goldrute,* die man im Alpenvorland noch häufig findet. An Inhaltsstoffen sind Flavonoide, Saponine und Phenolglykoside enthalten. Die Pflanze, die ich als organspezifisches Nierenparenchymmittel bezeichnen möchte, hat dieses Anwendungsgebiet in der Monografie nicht erhalten. Hier heißt es: Zur Durchspülung bei entzündlichen Erkrankungen der ableitenden Harnwege, Harnsteine und Nierengrieß; zur vorbeugenden Behandlung bei Harnsteinen und Nierengrieß.
Die echte Goldrute ist nach meinen Erfahrungen – lediglich neben dem Indischen Blasen- und Nierentee, Orthosiphon stamineus – die Pflanze, die mehr leisten kann als ihr die Monografie zubilligt. Bei Albuminurie ist sie symptomatisch das wichtigste Mittel; ich möchte soweit gehen zu sagen, daß Eiweiß, welches mit Solidago nicht aus dem Urin gebracht werden kann, mit nichts anderem verschwinden wird. Bei der akuten wie auch bei der chronischen Nephritis ist sie phytotherapeutisch das wichtigste Mittel:

> Rp. Hb. Solidaginis 100.0
> S.: 1 Eßl. auf 2 Tassen Infus.

In der Homöopathie gilt sie in der Urtinktur als sog. Drainagemittel für die Nierenkrankheiten: mehrmals täglich 15 Tropfen – was eine D 12 oder D 30 von Arsenicum album bei Albuminurie nicht ausschließt.
Solidago ist in fast allen biologischen Nierenmitteln enthalten; die Wirkungen sind in der Monografie mit diuretisch, schwach spasmolytisch und antiphlogistisch angegeben.
Auf eine Neuerung, welche in der Monografie-

rung entstand, sei hingewiesen. Demnach gibt es in Zukunft mit dem gleichen indikatorischen Anspruch auch das wie Unkraut an Bahndämmen und Kiesgruben massenhaft auftretende Goldrutenkraut von Solidago serotina = gigantea und Solidago canadensis. Erfahrungen liegen damit so gut wie keine vor, bei niemandem, weil bisher keine Präparate im Handel waren. Nach den bisherigen Informationen scheint die Goldruten-Variante, die schon rein äußerlich mit der sog. echten Goldrute wenig gemein hat, weniger wirksam zu sein. Ich selbst werde darauf achten, Präparate zu verordnen, die aus S. virgaurea hergestellt sind. (Solidagoren Dr. KLEIN, Nephro-Loges Dr. LOGES u. a.)

Gegenanzeigen, Nebenwirkungen und Wechselwirkungen finden sich in der Monografie nicht, jedoch ein Hinweis, der sich bei allen diuretischen Pflanzen (»Durchspültherapie«) findet: »Keine Durchspülungstherapie bei Ödemen infolge eingeschränkter Herz- oder Nierentätigkeit.«

2 **Orthosiphon stamineus**, auch **Koemis Koetjing** genannt, der sog. *Indische Blasen- und Nierentee*, wäre das andere sog. *Parenchymmittel*. Orthosiphonblätter haben ein monografiertes Anwendungsgebiet: »Zur Durchspülung bei bakteriellen und entzündlichen Erkrankungen der ableitenden Harnwege und bei Nierengrieß.«

Die Pflanze gehört zur Familie der Lippenblütler; ihre Heimat ist Westindien und Indonesien, und die Holländer, die lange das Ostindien-Schiffahrts-Monopol hatten, brachten sie nach Europa. Als Tee schmeckt sie leicht scharf und fad. Interessant sind die Inhaltsstoffe wie Flavone, ätherisches Öl und – sogar monografiert – größere Mengen Kaliumsalze.

Rp. 2 Teel. Infus
    mehrmals tägl.

Als Indischer Nierentee Iso ist die Pflanze im Handel, auch gibt es diesen Tee von der Firma FIDES.

Die Besonderheit, daß eine einzelne Droge als Spezialität angeboten wird, in Teeform (der

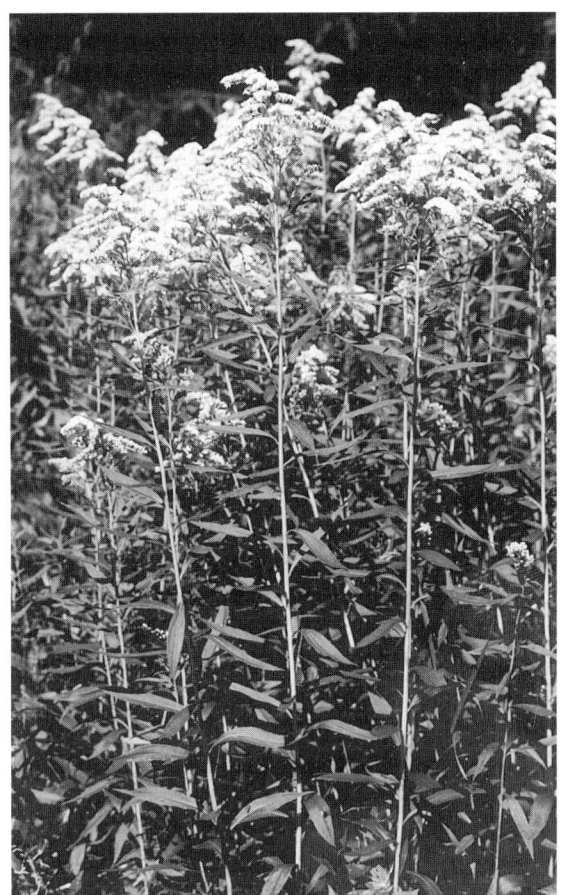

Goldrute, Solidago virgaurea.

Folindor-Tee von SCHAPER & BRÜMMER ist neuerdings nicht mehr lieferbar) geht auf die Empirie zurück, diese Droge ungemischt zu verabreichen. Auch von Anwendern wurde dies über Jahrzehnte immer gesagt, und auch ich habe mich immer daran gehalten. Einen Beleg dafür konnte nie jemand beibringen, sodaß diese Überlieferung nicht in die Monografie mitaufgenommen wurde. Vielmehr gibt es sogar eine Muster-Monografie für die Kombination von Birkenblättern, Goldrute und Orthosiphonblättern zur Durchspültherapie und eine solche von Bärentraube, Goldrute und Orthosiphon zur unterstützenden Behandlung entzündlicher Harnwegserkrankungen.

Abschließend zur Phytotherapie der chronischen Nephritis soll noch eine Bemerkung zu:

»Blut im Urin« gemacht werden. Die urologisch-kausale Abklärung setzt man auch hier als gegeben voraus – man wird aber in der Praxis genügend Patienten bekommen, bei denen »alles abgeklärt« ist, jedoch intermittierend Blut im Urin gefunden wird. Hier soll symptomatisch ein *Versuch mit Schafgarbe* gemacht werden: Schafgarben-Pflanzen-Frischsaft von der Firma KNEIPP Heilmittelwerk, Würzburg oder Fa. SCHOENENBERGER, Magstadt bei Stuttgart, eßlöffelweise auf Tee. Erfahrungen liegen aber auch vor mit Millefolium oplx Madaus, 3–5× 20 Tropfen und folgender Mischung:

> Rp. Extract. Millefolii fluid.
> Extract. Capsellae bursae past. fluid. $\overline{aa}$
> ad 50.0 oder 100.0
> M. S.: mehrmals tägl. 30 Tropfen auf Tee

NEPHROSE UND SCHRUMPFNIERE

DIE NEPHROSE

gilt als klinisches Bild mit den Kriterien *Albuminurie, Ödeme, Hypoproteinämie und Hypercholesterinämie.* Die Glomerulumkapillaren sind durchlässig. Eine Reihe von *Ursachen* wird aufgeführt: Infektionskrankheiten, Lues, Karzinom, Amyloidose, Diabetes, evtl. Schwangerschaft, auch Medikamente und andere Intoxikationen.

Man spricht vom *nephrotischen Syndrom* und findet starke Ödeme, bisweilen Aszites, Blässe, meist normalen Blutdruck, der Augenhintergrund ist o. B.

Die *Therapie* ist ähnlich jener der *chronischen Nephritis*; die Kost soll hier *eiweißreich* sein (Quark, Eigelb) unter Einschaltung von Rohkosttagen.

Medikamentös gibt es durchaus günstige Erfahrungen mit Solidagoren Dr. KLEIN, 3 × 25–30 gtt. auf Tee; daneben 1–2 × wöchentlich 1 Ampulle Solidago Fackler oder Urologes von Loges an den Blasenpunkt 47 (Lendengegend!) mit 1 ml eines Neuraltherapeutikums (Sensiotin Steigerwald z. B.) s. c.

oder in die Muskulatur des Musculus quadratus lumborum, jenen rechteckigen Muskel, der von den unteren Rippen zum Becken paravertebral läuft und nierenreflektorisch zu betrachten ist. Auch sind die Injektionen an Blase 51 wichtig. Alternativ eingesetzt werden soll das gut zusammengesetzte Nephro-Loges 200.0, 3 × 1 Teel.

Immer wieder muß in der Naturheilkunde auf die Wichtigkeit *allgemeiner Maßnahmen* hingewiesen werden: das tägliche Trockenbürsten, Luftbad, leichte Sonnenbäder.

Klinisch wird mit Kortisonderivaten behandelt; Saluretika werden mit Vorsicht gegeben. Wirken wir auch immer wieder dem – leider – weitverbreiteten Vorurteil entgegen, daß neben dieser klinischen Therapie anderes, Naturheilkundliches nicht möglich wäre: das Gegenteil ist der Fall – wir müssen geradezu *Heil-Mittel* neben diesen starken, nebenwirkungsreichen klinischen *Not-Mitteln,* wie ich sie nennen möchte, einsetzen.

DIE SCHRUMPFNIERE

hat als Ursache Arteriosklerose, Infarkt im Nierengefäßsystem, diabetische Glomerulosklerose, eine progrediente Glomerulonephritis, Tbc. Klinisch unterscheidet man:
– die primäre oder genuine (= arteriosklerotische) Schrumpfniere,
– die sekundäre Form – das Endstadium vieler akuter und chronischer Nephritiden und Nephrosen.

Die Tragik der Nierenleiden wird hier besonders stark: lange Zeit können jene Symptome fehlen, die den Kranken zum Therapeuten bringen. Oft ist reichlich *Parenchymgewebe* untergegangen, ehe – zu spät – die Behandlung einsetzt. Vergleiche mit Leberkrankheiten drängen sich auf. Darauf hingewiesen wird, daß *von seiten des Herzens die ersten Anzeichen* kommen können: *Atemnot, betonter 2. Aortenton, Knöchelödeme.* – Langanhaltende Kopfschmerzen, Blässe, Schwindel, Nasenbluten, Anämie, Blutdruckerhöhung auf 200 mm Hg und darüber, »Drahtpuls«, Retinitis angiospastica, Herzhypertrophie, Polyurie. Eiweißausscheidung kaum oder gering, Sediment unauffällig.

Ursache dieser Erscheinungen ist die *schwere Niereninsuffizienz*: es kommt zur Retention, zur Zurückhaltung von harnpflichtigen Stoffen, besonders des Harnstoffs (Rest-N-Anstieg) und zur Azidose.

So kommt der Kranke oft bald aus dem Stadium der Kompensation in jenes der Dekompensation. Infolge des dauernd überspannten Gefäßsystems (Hypertonie!) kommt es zu arteriosklerotischen Veränderungen besonders der Hirngefäße und dadurch nicht selten zum Apoplekt. Todesursachen: Herzinsuffizienz, Apoplekt, Urämie. Die Dialyse (»künstliche Niere«) kann eine mehr oder weniger lange Zeit das letale Ende aufhalten; es wird beklagt, daß infolge zu weniger Organspender die nötigen Transplantationen in der BRD nicht durchgeführt werden können.

1991 wurde ein außergewöhnliches Unternehmen in Würzburg gestartet: Nämlich mit »Albustix« sich selbst auf Eiweiß im Urin zu kontrollieren. Dieser Versuch zur Vorsorge »bei jung und alt« soll das hohe Maß an schwer erkennbaren chronischen Nierenerkrankungen verringern helfen. Man geht davon aus, daß Nierenerkrankungen meist erst dann Alarmsymptome zeigen, wenn die Niere nur noch 10% ihrer Funktion hat. Die Teilnahme an diesem Vorsorgeunternehmen ist ganz einfach und wird zuhause durchgeführt: Man hält einen Teststreifen morgens unter den Harnstrahl. Wenn dieser sich danach grün verfärbt, hat der Betreffende einen zu hohen Eiweißgehalt im Urin und soll sich weiteren Untersuchungen anvertrauen. 100 000 Teststreifen wurden an die Bürgerinnen und Bürger im Raum Würzburg kostenlos verteilt.

PYELONEPHRITIS

Die Pyelonephritis ist eine Entzündung der Nieren, die sich *primär* meist *im Interstitium* und erst sekundär an den Tubuli, Glomeruli und den Gefäßen abspielt. Das Nierenbecken ist meistens beteiligt, und die Pyelonephritis ist zehnmal häufiger als die Glomerulonephritis! Frauen dominieren und häufigste Ursache ist die Gravidität. Zur Hälfte einseitiger Befall,

eigenartigerweise häufiger rechts. Als *Erreger* kommen Escherichia coli, Aerobacter aerogenes, Enterokokken, Staphylococcus aureus infrage.

Symptomatisch haben wir Temperaturanstieg, Kopfschmerzen, Blässe, Erbrechen, ein- oder doppelseitige Nierenschmerzen ohne Kolikcharakter mit Ausstrahlung in die Leistengegend, häufiges Wasserlassen (Pollakisurie), Albuminurie, Leukozytenzylinder. Meist Bakteriennachweis im Urin. Einen guten *Urologen* muß man zur Hand haben: Pyelographie, Zystoskopie. Gynäkologische Untersuchung sollte auch in Betracht gezogen werden. Rektale Untersuchung.

Therapeutisch beschränken sich die Urologen in vielen Fällen auf die Bekämpfung *der bakteriellen Infektion* (Sulfonamide wie Nitrofurantoin, Antibiotika der Chloramphenicolreihe und die klassischen Tetracycline). Ich darf folglich im nächsten Kapitel, Harnwegsinfektionen, darauf zurückkommen.

Die naturheilkundliche Therapie hat im wesentlichen das unter der 1. akuten Nephritis aufgeführte Programm der sieben Punkte zur Voraussetzung. Sollte die Bekämpfung des Infekts nicht gelingen (Resistenz), denken wir an Angocin von Repha. Auch das früher viel verwendete Arctuvan Klinge hat nach wie vor seine Berechtigung.

Koll. LINDEMANN hat in seinem Buch »Teerezepte« eine Mischung von mir angegeben, die *desinfizierend* wirkt:

Rp. Fol. Bucco	
Fol. Uvae ursi	
Hb. Ericae	$\overline{aa}$ 20.0
Rad. Levistici	
Rad. Ononidis	$\overline{aa}$ 10.0
M. f. spec. D. S.: 1 Teel. auf 1 Tasse Aufguß, mehrere Tassen täglich.	

Diagnostisch muß an die gefürchtete **Nieren-Tbc** gedacht werden.

Im »Pschyrembel« steht: »In letzter Zeit ist die *chronische Pyelonephritis* in den Vordergrund des Interesses gerückt als Ursache von *Schrumpfnieren, Hypertonie* und *Uraemie*«.

Dieser Satz scheint außerordentlich bedeutungsvoll.

Als *prädisponierende Faktoren* für die Enstehung einer *chronischen Pyelonephritis* gelten: Hindernisse in den ableitenden Harnwegen (Steine z. B.), Diabetes mellitus, beim Mann Prostataleiden, bei der Frau Entzündungen im kleinen Becken.

Wichtig: Urinuntersuchung! Leukozyturie typisch. Keimgehalt feststellen lassen. Die nötige Röntgenuntersuchung nicht verzögern oder gar verhindern: ganz sicher ist jegliche Strahlenbelastung von Übel – wieder aber haben wir das kleinere Übel von zweien zu wählen – und das dürfte bestimmt nicht die Chronizität sein. Man wisse, daß die *Prognose* der akuten Pyelonephritis gut ist, die der chronischen zweifelhaft – renale Hypertonie und Schrumpfniere stehen im Hintergrund.

Eine konkrete *Diät bei Nierenerkrankungen* ist nicht ohne weiteres festzulegen. Die Reduzierung des Kochsalzes, Vermeidung scharf gewürzter Speisen (Pfeffer, Curry, Paprika, Wacholderbeeren etc.) ist auf jeden Fall angeraten. Bei der akuten Nierenentzündung empfiehlt sich unbedingt eine strikte Reduzierung von tierischem Eiweiß (Fleisch, Wurst, Käse und auch Milchprodukte). Die Sojaprodukte Sojagen und Sojamalt z. B. sind als gutes pflanzliches Eiweiß zu empfehlen, können bei Fasten bzw. Halbfasten als Getränk angerührt werden. Von Fall zu Fall muß die Flüssigkeitsmenge angegeben werden: Während bekanntlich bei Zystitiden mit und ohne Bakterurie viel trinken unbedingt wichtig ist, kann dieses bei der akuten Nierenentzündung nicht empfohlen werden. Hier wäre eine Reis-Diät aus Natur-Reis oder Reis-Flocken von 3–5 Tagen in täglich 3–5 kleinen Mahlzeiten angeboten, dringend indiziert (Apfelreis, Fruchtreis). Gegen Obst und Obstsäfte ist fast nie etwas einzuwenden – auch nicht gegen Kartoffeltage oder gar gegen die basische Gemüsebrühe. Alkohol ist nicht nur für die Leber ein Gift, sondern neben der Bauchspeicheldrüse vor allem für die Nieren. Jeder, der eine Nephritis durchgemacht hat, weiß, daß ihm selbst kleine Mengen von Alkohol auf Wochen oder gar Monate schlecht bekommen.

HARNWEGSINFEKT

Eine Erkrankung, die zwischen einigen anderen steht, oder sie mit bedingt und deshalb schwer einzuordnen ist: Je nach Lokalisation kann es eine Pyelitis sein, eine Zystopyelitis, eine Pyelonephritis oder eine Zystitis.

Heute kann man sagen, daß die *unspezifischen bakteriellen Entzündungen* die häufigsten Krankheitsbilder im Bereich des Organsystems der Nieren und der ableitenden Harnwege sind. Der Urologe ROLF HUBMANN, Hamburg, schreibt: »Bei akuten Entzündungen sind Sulfonamide zu bevorzugen; im chronischen Stadium müssen meist Breitspektrumantibiotika zur Anwendung kommen«. Selbstverständlich setzt dies die vorherige Bestimmung der Erreger und ihre Empfindlichkeit gegenüber den jeweiligen Medikamenten voraus (Antibiogramm).

In der Allgemeinpraxis sagt man, daß die Entzündungen vorwiegend von Escherichia coli hervorgerufen werden. Nach operativen Eingriffen findet man häufiger die Proteus-Gruppe und Aerobacter aerogenes.

Die Dauer der *Chemotherapie* wird mit 2–3 Wochen angegeben.

Bekannte *Sulfonamide* sind das Nitrofurantoin (Furadantin, Ituran, Urolong), die Nalidixinsäure (Nogram) und das Sulfacarbamid (Euvernil).

Von den *Antibiotika* sind es Chloramphenicol (Paraxin) und Tetracycline (Hostacyclin, Ledermycin, Terramycin, Supramycin, Vibramycin). Bei den Antibiotika werden schließlich auch noch Ampillicin und Gentamycin gegeben.

Trotzdem sagt der Priv.-Doz. R. HUBMANN: »Neue Medikamente werden hinzukommen; mit einer weiteren Resistenzzunahme der Bakterien gegen die bekannten Substanzen ist zu rechnen.«

Im Anschluß an diese Medikamente wird man die *Darmflora* aufbauen müssen: Milchzucker Edelweiß oder Heirler mit Kamillentee, Eugalan Töpfer, Perenterol, Omniflora, Mutaflor, Sulfredox.

Zunächst eine Übersicht über jene Pflanzen, die bei dieser Erkrankung eine *positive Mono-*

grafie erhalten haben. Demnach gelten als *Harndesinfizientien:*

1. Uva ursi, Bärentraube
2. Tropaeolum majus, Kapuzinerkresse
3. Santalum album, weißes Sandelholz
4. Armoracia rusticana, Meerrettich
5. Echinacea purpurea, purpurfarbener Sonnenhut.

✦ Das am meisten verwendete Harndesinfiziens sind ohne Zweifel die **Bärentraubenblätter**, *Arctostaphylos uva-ursi = Uva ursi*, ein Erikagewächs, das auf kalkarmen Heide- und Moorböden angetroffen wird. Das Wirkprinzip *Glykosid Arbutin* ist bekannt, Gerbstoffe und Säuren sind weitere Inhaltsstoffe.

Verwendet wird *Folia Uvae ursi* – nach wie vor ein *offizineller* Pflanzenteil, 1 Tee- bis 1 Eßl. Kaltauszug, lauwarm mehrere Tassen pro Tag. Schmeckt nicht berühmt und soll auch nicht zu lange gegeben werden (8–10 Tage) wegen der Möglichkeit der Hydrochinonvergiftung (Arbutin wird im Organismus gespalten und es wird das antiseptische Hydrochinon frei, ein Paradioxybenzol).

Verordnen kann man auch *Extr. Uvae ursi fluidum:* ½–1 Teel. auf Tee mehrmals täglich. Der Harn sollte während der Bärentraubenblätterkur alkalisch sein; evtl. Zugabe von Natrium bicarbonicum teelöffelweise unter pH-Wert-Kontrolle.

Das Anwendungsgebiet der Monografie lautet: »entzündliche Erkrankungen der ableitenden Harnwege.« Als Nebenwirkungen sind angegeben: bei magenempfindlichen Patienten und Kindern können Übelkeit und Erbrechen auftreten.

Ein lange auf dem Markt befindliches und bewährtes Monopräparat sind die Uvalysat-Tropfen Bürger (30 ml, 50 ml und 150 ml, 3× 30–40 Tropfen).

✦ **Tropaeolum majus,** *die Kapuzinerkresse,* wirkt über einen anderen Mechanismus. Ihre Inhaltsstoffe werden als Benzylsenföle definiert. Sie gelten in vitro als bakteriostatisch, virustatisch und antimykotisch. Sie werden vorwiegend in der Atemluft angereichert und im Harn, können also sowohl bei der Bronchitis als auch bei Harnwegsinfekten eingesetzt werden. Bei der Monografierung beurteilte man diese alte peruanische Heilpflanze allerdings nur in Kombination mit anderen Pflanzen »zur unterstützenden Behandlung von Infekten der ableitenden Harnwege und Katarrhen der Luftwege«. Somit ist ein vorzüglich bewährtes Präparat wie das Angocin »Repha«, das neben Kapuzinerkresse den Meerrettich und Echinacea enthält, für die Zukunft gesichert. (Ich habe fast 30 Jahre auch positive Erfahrungen sammeln können mit dem von der Firma Madaus vor kurzem vom Markt genommenen Tromacaps, früher Tromalyt.)

✦ **Santalum album,** *das weiße Sandelholz* hat »zur unterstützenden Therapie bei Infekten der ableitenden Harnwege« ebenfalls eine positive Bewertung bekommen – im Gegensatz zum roten Sandelholz, jener berühmten Färbepflanze des indischen Kontinents und den Räucherstäbchen der Hippiezeit (Wirksamkeit hier nicht belegt).

Die Monografie gibt als Gegenanzeige »Er-

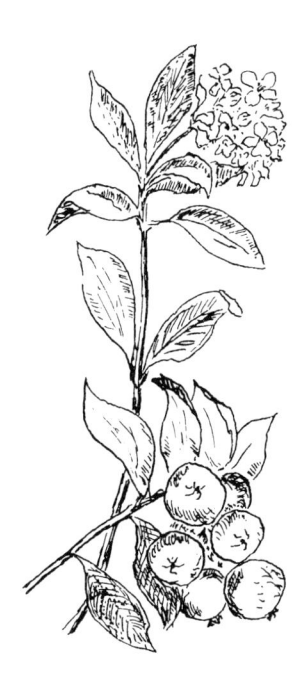

Bärentraube,
Arctostaphylos Uva-ursi.

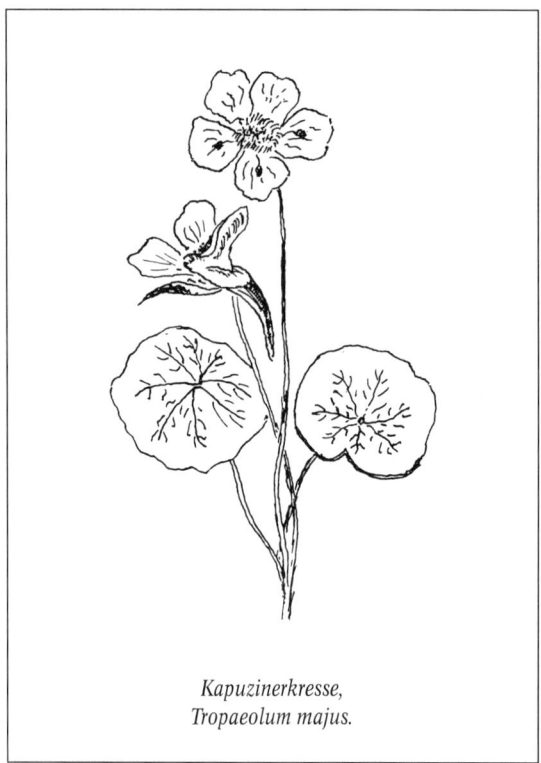

Kapuzinerkresse,
Tropaeolum majus.

biell gelten und hyperämisierend. Von der Firma SCHOENENBERGER gibt es ein Meerrettich-Destillat, ansonsten bietet sich neben dem Angocin der ungeschwefelte geriebene Meerrettich aus dem Reformhaus an, oder eben die frisch geriebene Wurzel, an Speisen oder zubereitet mit geriebenem Apfel, einer Spur Zucker und etwas Sahne.

✦ **Echinacea purpurea,** *purpurfarbener Sonnenhut,* wovon Herba positiv monografiert sind (für die Homöopathie sind inzwischen auch Zubereitungen aus anderen Echinacea-Arten positiv bewertet). Das Material, das durch das vielverwendete Echinacin Madaus für diese Purpurea-Art und eben Herba zur Verfügung stand, war maßgeblich für die zugesprochenen Anwendungsgebiete: »unterstützende Behandlung rezidivierender Infekte im Bereich der Atemwege und der ableitenden Harnwege«. (Nicht gegeben werden sollen Echinacea-Zubereitungen bei progredienten Systemerkrankungen wie Tuberkulose, Leukosen, Kollagenosen und Multipler Sklerose. Bei Schwangerschaft soll es nicht injiziert werden und überhaupt soll die parenterale Anwendung nicht länger als 6 Wochen erfolgen.) Echinacin, Toxi-Loges, Esberitox, Scorotox und v.a. Präparate werden ja heute fast automatisch bei Infekten gleich welcher Art gegeben.

Drei Pflanzen seien gewissermaßen noch ak-

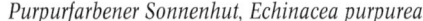

Purpurfarbener Sonnenhut, Echinacea purpurea.

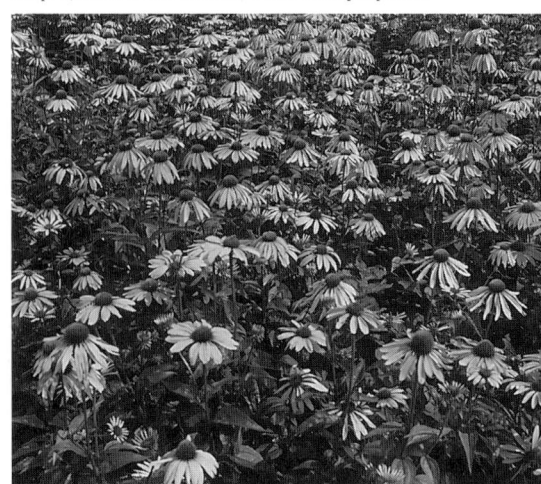

krankungen des Nierenparenchyms« an – ähnlich wie beim Wacholder, den man ja auch nicht geben soll, z.B. bei Nephritis. Auch sollte die Anwendung nicht länger als 6 Wochen im Jahr erfolgen wegen der Nierenreizung; auch ist Tee ebenso wie bei der Kapuzinerkresse wenig sinn- und wirkungsvoll, vielmehr Sandelölkapseln in magensaftresistenter Umhüllung wie z.B. im Monopräparat Gelosantal von POHL; 3× 1 Kapsel vor dem Essen mit reichlich Flüssigkeit (30 Kapseln kosteten 1992 DM 39.40).

✦ Eine wichtige Pflanze in diesem Zusammenhang ist die in keinem Bauerngarten fehlende, anspruchslose, aus abgestochenen Wurzelresten immer neu treibende, robuste und vitale **Meerrettichwurzel.** Senföl und Senfölglykoside zeichnen sie aus zur »unterstützenden Therapie bei Infekten der ableitenden Harnwege« (und »Katarrhen der Luftwege«). Die Gegenanzeigen sind: Magen-Darm-Ulcera, Nephritiden und »nicht bei Kindern unter 4 Jahren«. Die Wirkung darf als antimikro-

zessorisch erwähnt: die *Brunnenkresse,* die *Wacholderbeeren* und *Senfsamen.*

Die *Brunnenkresse* ist zwar lediglich für »Katarrhe der Luftwege« monografiert; da sie aber Senfölglykoside und Senföl enthält, kann sie nach meinem Dafürhalten in die Reihe der Kapuzinerkresse und des Meerrettichs eingereiht werden und adjuvant zur Anwendung gelangen: Brunnenkresse-Frischsaft von SCHOENENBERGER bietet sich hier an.

Wacholderbeeren haben als ätherische Öl-Droge immer eine traditionelle Indikation als Harnwege-Desinfiziens gehabt und sind in Tees oder galenischen Mischungen (ätherisches Öl) nützlich. Siehe dazu im Kapitel 8 (Entwässerung des Organismus) zu Wacholderbeeren den ausführlichen Punkt 8.

Sinapis alba, Semen, weiße Senfsamen enthalten ebenfalls Senfölglykoside und Senföle, sind aber lediglich zur äußerlichen Anwendung (Katarrhe der Luftwege und rheumatische Erkrankungen) monografiert und damit

Wacholder, Juniperus communis.

empfohlen. Interessant ist unter Gegenanzeigen der Hinweis, daß Senföle wegen ihrer Hautresorption nicht bei Nierenkrankheiten angewendet werden sollen. Diese Pflanze ist also nicht als Anwendungsempfehlung aufgeführt, sondern eben in gegenteiliger Hinsicht mit dem Rat zur Vorsicht bei Nierenerkrankungen.

Diesen Abschnitt **zusammenfassend,** einige Präparate noch erwähnend:

Arctuvan von KLINGE, 50 oder 100 Dragées enthalten neben Bärentraubenextrakt das Harnwegantiseptikum Methenamin und auch Phenylsalizylat; es hat sich über viele Jahrzehnte bewährt, 3 × 3 p.c. Gegenanzeigen und Nebenwirkungen siehe Rote Liste! Nicht bei Schwangerschaft und in der Stillzeit!

Das Präparat *Grafobren* von Dr. GRAF enthält neben durchspülenden Pflanzen ebenfalls Methenamin und wäre bei Harnwegsinfekten, die auf Antibiotika resistent sind, zu versuchen.

Fast immer gebe ich *neben speziellen desinfizierenden Mitteln* wie jetzt aufgeführt, *die Präparate Cystinol* 3× 1 Teel., dazu natürlich immer einen *urologischen Tee.* Schon aus Verpackungsvermeidungs-Gründen gebe ich keine Pulvertees im Glas bzw. Tubentees – wozu auch: Papiertüten sind noch am leichtesten zu entsorgen. Und ist es denn nicht mehr zumutbar, einen Tee auf althergebrachte Weise zu bereiten?

Verschreibungsfrei und von mir selten angewendet seien noch zwei Präparate erwähnt, die natürlich mit Phytotherapie nichts mehr zu tun haben: zum einen *Hiprex Tabletten* (Methenamin, Hippurat) und *Mandelamine* (Methenamin, Mandelat) von PARKE DAVIS, beide mit der Indikation der chronisch rezidivierenden Harnwegsinfektionen; ein Versuch, wenn man mit Phytotherapie garnicht weiterkommen sollte.

Zum *Hiprex* wäre zu sagen: es ist das Salz des Hexamins, Hippurat, ist synthetisiert (zwar ist die Hippursäure eine natürlich vorkommende Säure z.B. in Preiselbeeren) und wird fast vollständig in den oberen Darmabschnitten resorbiert. Es verändert also nicht die Darmflora, wie das bei Antibiotika und Sulfonamiden sehr häufig der Fall ist. Im Urin wird Methenamin-hippurat in Methenamin und Hippursäure dissoziiert. Das Methenamin wird in saurem Milieu in Ammoniak und Formaldehyd gespalten: Formaldehyd ist als gutes Bakterizid bekannt.

ZYSTITIS UND URETHRITIS, REIZBLASE UND ENURESIS NOCTURNA

Manches ist jetzt schon besprochen. Die Zystitis ist meist aszendierend entstanden, d. h. von außen durch die Harnröhre durch Erreger (Coli, Strepto- und Staphylokokken, selten andere) oder nach Katheterisierung. Bei Frauen wegen der kurzen Harnröhre häufiger. Sie kann aber – wie bei der Pyelonephritis erwähnt – vom Nierenbecken absteigen.

Symptome: heftige Miktionsbeschwerden (Dysurie), dauernder unüberwindlicher Harndrang (Pollakisurie), Brennen und Schmerzen beim oder nach dem Urinieren (Strangurie).
Sediment: Leukos, Bakterien.
Evtl. muß die nicht angenehme *Zystoskopie* klären, ob nichts Bösartiges dahintersteht (Blasenkrebs); auch an Blasen-Tbc muß gedacht werden.

Der *Urin*, den der Patient mitbringt, ist diagnostisch oft unbrauchbar: manchmal ist er mehrere Tage alt, natürlich nicht steril, in allen möglichen Fläschchen. Die Patienten sind besorgt, weil der Urin, wie sie meinen, zu trüb, zu hell oder gar blutig ist. Daß diese Laien-Harnschau oft falsch ist, kennen wir: Man denke daran, daß bei mehr Flüssigkeitsaufnahme der Urin natürlich hell ist, bei weniger Flüssigkeit und Schwitzen trüb. Phosphatausfällungen können ebenso Gefährliches vortäuschen (obwohl sie harmlos sind) wie Urate, vor denen der Patient erschrickt, weil er Blut vermutet. Medikamente und Nahrungsmittel können Farben provozieren, die ungewöhnlich sind (rote Rüben z. B.).
Wir geben lieber dem Patienten zwei Gläser, die 2. Portion ist uns die bakteriologisch interessantere. Kalte Füße, kaltes Sitzen (Parkbänke) und kaltes Trinken können eine Zysti-

tis natürlich provozieren. Wir sehen auch keine Veranlassung, bei jeder einfachen Blasenentzündung gleich mit Antibiotika und Chemotherapeutika zu kommen: lokale Wärmeapplikation (Heublumensack, Sitzbad mit Zinnkraut), ansteigende Fußbäder, reichlich desinfizierende Tees, Stuhlregulierung, reizlose Kost, Cystinol und Cantharis D 4–6, Uva ursi oplx im Wechsel mit Acid. benz. oplx helfen meist schnell weiter. Vorsicht Alkohol!

Auch das altbewährte Arctuvan Klinge (Hexamethyltetramin plus Uva ursi) sei nicht vergessen.

In einer Woche ist das meistens ausgestanden; wenn nicht, muß man diagnostisch weitersehen.

Mercurius corr. D 6–4 bei starken Tenesmen, Petroselinum D 1 bei häufigem Harndrang, Sabal serrulata ∅–D 2 bei gleichzeitiger Prostatahypertrophie.

Strapaziös für Patient und Therapeut ist die sog. **Reizblase**. Besonders das weibliche Geschlecht ist betroffen; man spricht von hormonell-vasomotorischer Reizblase, besonders prämenstruell und im Klimakterium. Das kann hartnäckig und jahrelang gehen. An Hypericum homöopathisch (D 2) ist ebenso zu denken wie an Urgenin Madaus (Sabal und Echinacea), Lupulus, der Hopfen, als Tee:

bei **nervöser Reizblase**:

Rp. Strobuli Lupuli	10.0
Hb. Hyperici	
Fol. Bucco	
Hb. Fabianae	$\overline{a}\overline{a}$ 20.0
(= Pichi-Pichi)	
Fol. Melissae	10.0
Fruct. Cynosbati	ad 100.0
M. D. S.: 1 Eßl. / 2 Tassen Infus.	

An die *Bindegewebsmassage* des Becken-Kreuz-Gesäß-Gebiets sei erinnert. Ebenso an das *Autogene Training*, das hier durchaus »etwas bringen« kann.

Die *Reizblase durch Gebärmuttersenkung oder -verlagerung* erfordert Beckenbodengymnastik (ähnlich wie zur Geburtsvorbereitung) und den Einsatz von Aletris D 1 und

Helonias D3. Wenn es damit nicht vorwärts geht, ist der Gynäkologe unumgänglich.

Die Chemo- oder Antibiotikatherapie ist natürlich bei der Reizblase kontraindiziert.

Bei der **Urethritis** schließlich ist in erster Linie die Ausschlußdiagnose Gonorrhoe wichtig. Daß hier der Facharzt (Penicilline) zuständig ist, braucht man nicht betonen.

Ein Problem sind die *chronisch-unspezifischen* Formen: Penicillin ist gegeben – oder es war keine Go vorausgegangen, sondern eine *andere Ursache*: Trichomonaden, Viren, Allergie, Koitus während der Menstruation oder bei starkem Fluor vaginalis. Männer sind besonders betroffen, das ergibt sich aus der Anatomie.

Es kann (besonders morgens) Harnröhrenfluor bestehen, Brennen, dünnflüssiger Eiter, gerötetes Orificium.

Therapeutisch als bewährt gilt bei der *unspezifischen Urethritis*:

Ein Tee mit

Rp.	Lig. Santali albi	20.0
	Fol. Uvae ursi	30.0
	Fruct. Cubebae	10.0
	Hb. Equiseti	30.0
	Fruct. Cynosbati	30.0
	M.D.S.: 1 Eßl. kurzer Dekokt, 2–3 Ta tgl. p.c.	

- Rhododendron oplx Madaus – 5 × 20 gtt./ Tee im täglichen Wechsel mit Santalum album oplx
- Für warme Füße sorgen
- Alkohol Vorsicht
- Scharfe Gewürze verboten
- Psychotherapie?

Die **Enuresis nocturna, das Bettnässen**, ist ein echtes Kreuz der Medizin. Die betroffenen Kinder werden in die Sprechstunde gebracht, nachdem der Hausarzt und der Urologe schon ihre Kunst versucht haben. Diese besteht meistens erstens im Ausschließen einer Organkrankheit, das ist schön und gut so, und häufig zweitens in der Verordnung von chemischen Beruhigungsmitteln, das ist weniger erfreulich. Man kann nicht erbaut sein, wenn bei Kindern schon mit Valium 2 begonnen wird.

Eine *spezifische Ursache* ist bis heute nicht bekannt. Ich habe gelesen, daß 30–40% der Kinder neurotische Eltern hätten, und man meint, daß hier der Grund sei. Erstens sind aber bei weitem nicht alle diese Kinder Bettnässer, und zweitens sind oft genug Kinder mit intakten Erziehungspersonen hochgradig von diesem lästigen Leiden betroffen. Es muß noch etwas dazukommen, was wir nicht kennen.

Ich habe auf diesem Gebiet Mißerfolge erlebt, aber auch Erfreuliches.

Das **Programm** ist:

- Warme Füße! Vor dem Schlafen Fußbad, 38°, 5–10 Min., anschließend kurz kalt.
- Trockenbürsten des ganzen Körpers am Morgen. Luftbäder! Keine Verweichlichung!
- Nach 16–17 Uhr keine größeren Getränkemengen mehr. Nichts Kaltes trinken. Eis?!
- Die Eltern unbedingt anhalten, keine Bestrafung vorzunehmen. Mit ihnen auch darüber sprechen, daß das Problem nicht zu sehr hochgespielt werden darf.

Rp.	Hypericum oplx
	Uva ursi forte oplx $\overline{aa}$ 25.0
	M.D.S.: 3 × 5–10–15 gtt., je nach Alter, a.c./1 Teel. Flüssigkeit.
	Vor dem Schlafen
	Hovaletten, Zyma-Blaes (Hopfen und Baldrian).
	Konstitutionell Calc. phos. D6, D12 Acid. phos., D4 bei »Nervenschwäche«
	Zappelin ISO 3 × 5 Glob. bei Übererregbarkeit

NEPHRO- UND ZYSTOLITHIASIS

Das Wort Lithiasis stammt aus dem Griechischen: lithos, der Stein (in der Kunst Lithographie = Steindruck), und gemeint ist hier die Bildung von Steinen in der Niere, im Nierenbecken und im Harnleiter. Unterschieden wird zwischen Kelchsteinen, Nierenbecken- und Ausgußsteinen. Zu 25% besteht der Stein aus *organischen und zu 75% aus mineralischen Salzen*, die normalerweise im Harn vorkom-

men. An *Arten* werden der Häufigkeit nach unterschieden:
– Kalziumoxalatsteine
– Uratsteine und
– Kalziumphosphatsteine.

Xanthin-, Zystin- und Karbonatsteine fallen gegenüber den ersten drei genannten Arten nicht so sehr ins Gewicht.

Oxalat-, Urat- und Zystinsteine bilden sich im *sauren* – Phosphat- und Karbonatsteine im *alkalischen* Milieu – dies ist therapeutisch wichtig.

Neben *renalen* Entstehungsursachen, die man noch nicht kennt, kommen folgende *extrarenale* Faktoren zusammen, welche die Steinbildung begünstigen:

Heriditäre Ursache: Sog. Steinträger kommen immer wieder gehäuft in einzelnen Familien vor – seien es Gallen- oder Nierensteine. Der Begriff der kristallinen Irisstruktur als konstitutionelles Phänomen, von JOSEF ANGERER in die Augendiagnose eingebracht, gibt uns einen interessanten und zuverlässigen Hinweis.

– Die *Ernährung:* Bei eiweiß- und fettarmer Ernährung finden sich Nierensteine seltener. Bei Menschen, die dauernd zu wenig Flüssigkeit zu sich nehmen (»nie Durst haben«), finden sich Nierensteine häufiger.
– *Endokrine Störungen* des Kalkstoffwechsels, z. B. bei Überfunktion der Nebenschilddrüsen (Hyperparathyreoidismus).
– *Störungen des Harnsäurestoffwechsels* führen bekanntlich zur Gicht oder zu Uratsteinbildung.

Der Häufigkeit der Lokalisation nach wäre noch aufzuführen:
1. Ruhender Kelchstein
2. Markzystenstein
3. Kelchnischenstein
4. Stein im Kelchhals
5. Nierenbeckenstein
6. Ausguß- oder Korallenstein
7. Harnleiterstein
8. Blasenstein und
9. Prostatastein.

Die Patienten kommen oft erst dann, wenn eine oder mehrere Koliken abgelaufen sind bzw. die Operationsindikation zur Frage steht.

Bei der chronischen Nephrolithiasis bleiben schließlich die Koliken aus, wenn nämlich die Konkremente eine gewisse Größe erreicht haben und es nicht mehr zur Einklemmung kommen kann. Manche Steine wachsen auch unbemerkt heran und werden eines Tages zufällig auf dem Röntgenschirm bei lumbalen Wirbelsäulenaufnahmen entdeckt. Durch Reiz auf die Nierenbeckenschleimhaut kommt es aber auch zu chronischen Entzündungen.

Oft treten die heute so überaus häufigen Harnweginfektionen hinzu (und die Patienten werden trotz Antibiotika- und Sulfonamidtherapie ihre Bakterien im Urin nicht los). Die Symptome des *chronischen* Steinleidens sind wenig ausgeprägt: dumpfer Druck in der Nierengegend und gelegentlich vielleicht auch ausstrahlende Beschwerden im Verlauf des Ureters und evtl. in die Leiste. Röntgenologische und Ultraschall-Untersuchung ist nicht zu umgehen und auch ein Sediment muß angesehen werden!

Das Hauptmittel der Phytotherapie war lange Zeit *Rubia tinctorum*, Krapp oder Färberröte und noch im Jahr 1986 bekam sie eine Positiv-Monografie zur »unterstützenden Behandlung und Rezidiv-Prophylaxe bei Erkrankungen durch kalziumhaltige Steine im Bereich der Harnwege«. Diese Positiv-Monografie wurde in jüngster Zeit widerrufen, da festgestellt wurde, daß das in der Pflanze enthaltene Lucidin kanzerogen und mutagen im Tierversuch ist (1992). Es trat durch das BGA ein Stufenplan in Kraft, welcher die auf dem Markt befindlichen Präparate zurück rief, und erforderlich macht, daß wir uns nun anderweitig behelfen müssen. Allerdings ist bisher keine Pflanze monografiert, die wie Rubia zunächst ganz ausdrücklich auf die Steine bezogen war. Bei Solidago, Orthosiphon, Betula, Urtica dioica Herba, Ononis, Levistikum, Petroselinum und Equisetum haben wir in der Monografie den abgeschwächten Hinweis »zur vorbeugenden Behandlung bei Harnsteinen und Nierengrieß« bzw. »Vorbeugung Nierengrieß«. Diese vorgenannten Pflanzen werden unter der Rubrik »Diuretika bzw. Aquaretika« nochmals erwähnt.

Freilich müssen nun bewährte Präparate wie

Kalkurenal von MÜLLER Göppingen, Zysticum von Pharma WERNIGERODE, Nephronorm von MAUERMANN, Nieron und Urol von HOYER, die alle Rubia enthalten, geändert werden. Das ist bedauerlich (auch Rubicin von STEIGERWALD, das u. a. Rubia Urtinktur enthält, ist davon betroffen).

Ein bewährtes ätherisches Öl-Präparat ist das Rowatinex von ROWA-WAGNER, Tropfen und Kapseln, unspezifisch bei Urolithiasis.

Bei Harnsäuresteinen, die am leichtesten therapierbar sind, dürfte Uralyt-U Pulver von Madaus bewährt sein (es enthält ein Kalium-Natrium-Hydrogencitrat). Dieses Medikament setzt allerdings eine gute Compliance seitens des Patienten voraus, weil er die Dosis unter ständiger pH-Kontrolle des Harns wählen muß.

Positive Erfahrungen liegen mir vor mit Reducto-spezial von TEMMLER-Pharma, ebenfalls ein Mineralstoff-Gemisch. Es hat sich bei Kalzium-Oxalat-Steinen bewährt.

Reichliche Flüssigkeitszufuhr, Fokuseliminierung (Tonsillen an 1. Stelle), viel Bewegung, aktives und passives (Sauna) Schwitzen, wenig Alkohol und eine vitaminreiche Vollwertkost: dies gilt für alle Steinarten.

Seelische Eutonie und Vermeidung des steinfördernden Dauerstresses: Atemtherapie, Autogenes Training, Yoga.

Vermeidung von kalten Füßen (evtl. SCHIELE-Fußbäder!), kühles Sitzen, Kunstfaser-Socken, kaltes Trinken, Anbehalten von naßen Badeanzügen: das dürfte alles bekannt sein. Auch eine gute Hautdurchblutung (Trockenbürsten) ebenso wie ein täglicher Stuhlgang sind »nierenfreundliche« Begleitmaßnahmen. Ausnahmsweise trägt auch die Mode einmal zum Positiven bei: Die Strumpfhosen und Leggings mögen zwar nicht immer eine Augenweide sein, verhindern aber, ebenso wie bei Männern die als wenig erotisch empfundenen langen Unterhosen, wollene Leibbinden oder vielleicht sogar ein Katzenfell, eine dauernde Unterkühlung. Man sagt nicht umsonst, daß die Nieren das wärmebedürftigste Organ des menschlichen Körpers seien. Wer in einem kühlen Land wie der Bundesrepublik das Brett auf dem Autodach (surfen!) einreden und verkaufen konnte, muß wirklich ein Verkaufsstratege gewesen sein. Motorradfahren

ohne Nierenschutz: es wird auch hier wenig nutzen, damit zu drohen, daß der junge Mensch es später evtl. büßen muß!

Das *Schmerzmittel*, welches am meisten die Nieren geschädigt hat, Phenazetin, ist vom Markt. Genügend andere Schmerzmittel, die frei verkäuflich sind, ebenso nichtsteroidale Analgetika der klinischen Rheumatherapie, bringen ebenso wie der Diabetes zuviele Menschen an die künstliche Niere. Man kann heute nachweisen und sichtbar machen, in welchem Ausmaß stärkeres Rauchen die Nierengefäße verengt und veröden läßt. Ob dieses Wissen etwas nützt?

Ist ein *Stein abgegangen,* ist es *sehr wichtig,* ihn *zu analysieren.* Damit können die Ratschläge gezielter werden:

Bei *Kalziumoxalatsteinen* sind Milch und Milchprodukte (kalkreich!) einzuschränken. Rhabarber, Spinat, Tomaten, Kakao (oxalreich!) sind zu meiden. Trinkkuren (Fachinger, Bad Brückenauer, Wernarzer, Wildunger).

Bei *Uratsteinen* sind Fleisch und Fleischprodukte einzuschränken. Keine Innereien, Hülsenfrüchte, schwarzer Tee. An Mineralwässern alle alkalisierenden: Fachinger, Wildunger, Neuenahrer, Überkinger, Adelheidquelle, Teinacher).

Bei *Kalziumphosphatsteinen* sind Milch und zu alkalische Kost zu meiden. Lebt jemand vegetarisch, muß er sehen, daß er sich genügend ansäuert (was beim Fleischesser ja oft zu sehr geschieht!). Er kann sich informieren in einer kleinen Fibel über das Säure-Basen-Gleichgewicht der Nahrungsmittel, erschienen im BIRCHER-BENNER-Verlag Bad Homburg v. d. H.

Abschließend zum Steinkapitel noch einige Anmerkungen:

Im Frühjahr und im Herbst empfiehlt sich eine Frischkräutersaft-Kur mit Säften von KNEIPP, Heilmittelwerk Würzburg, bzw. der Firma SCHOENBERGER in Magstadt bei Stuttgart:
– 1 Woche Löwenzahn
– 1 Woche Brennesel
– 1 Woche Zinnkraut
– 1 Woche Birkensaft
auch Wacholdersaft-Kur von Dr. RITTER (Reformhaus).

Das Präparat Metasolidago injiziere ich auch und finde es interessant als homöopathische Mischung u. a. mit Calculi renalis D 30 (potenzierte Nierensteine) und der Pflanze Lespedeza capitata von der übrigens ein verschreibungspflichtiges Monopräparat (Lespenephyl) auf dem Markt ist.

Ronodoron von Weleda, ein Arzneimittel nach anthroposophischen Gesichtspunkten zusammengesetzt, enthält neben Quarz Lapis cancri – Kalkabsonderungen einer Krebsart – und empfiehlt sich bei Nierendysfunktionen mit Tendenz zu Steinbildungen. Ein spagyrisches Präparat Phönix Tartarus III/020 wird von vielen gelobt: mit den Inhaltsstoffen Antimonium D 8, Mercurius sublimat. corosiv. D 6, Antimonium crudum D 8 und anderen.

Was macht die sog. Schulmedizin bei Nierensteinen? Sie gibt bei Uratsteinen Uralyt-U und ein Medikament für die Hyperurikämie, also ein Gichtmittel wie Zyloric (Allopurinol). Bei Kalziumoxalatsteinen gibt sie eine Kombination von Magnesium und Vitamin B (z. B. das Präparat Farnisoxal) und auch Reducto (s. o.). Neben Spasmolytika wird die Lithotripsie empfohlen, welche sich als Alternative zur Operation entwickelt hat.

Manche Urologen haben sich zur Therapie mit biologischen Mitteln entschlossen, wenn operative Maßnahmen nicht angezeigt sind. – Selbstverständlich wird ein Harnweginfekt mit den üblichen Mitteln bekämpft (Furadantin, Ituran, Uro-Tablinen, Urolong, Euvernil etc.).

Generell kann man nochmal das *Durchspülen* befürworten: Es wird von vielen Menschen *zu wenig getrunken*. Wenn man in München praktiziert, hat man es auch mit Bergsteigern und Alpinisten zu tun. Manche meinen, sie sollten auf ihren Touren wenig trinken, um das lästige Schwitzen zu vermeiden. Das ist nicht richtig. Unter normalen Bedingungen kann man sagen: 1,5 l Wasserzufuhr als Flüssigkeit, 1 l etwa über die Nahrung (Obst, Gemüse, Rohkost). Der Flüssigkeitshaushalt ist wie der Kalorienhaushalt eine *Bilanzsache*: Je mehr Flüssigkeit abgegeben wird (schwitzen), desto mehr muß zugeführt werden. *Was soll getrunken werden?* Gutes Wasser, Mineralwasser, Kräutertees, nicht zu süße und ungefärbte Limonaden, verdünnte Obst- und Gemüsesäfte (konzentriert müssen diese allerdings als Nahrung gelten!). Bier (4 bis 5% Alkohol) in Grenzen, Weizenbier (Weißbier) empfiehlt man in Bayern gelegentlich als »Spülkur«. Kaffee und schwarzen Tee in vernünftigen Mengen. Hochgebirgstouren oder lange Skifahrten in flottem Tempo, Langlauf, überhaupt Laufen und jede schweißtreibende körperliche Arbeit oder sonstige Sportart können bis zu 4 l Flüssigkeitszufuhr pro Tag erfordern! Das wird wenig beachtet und selten erreicht. Fragt man Nierensteinträger, so haben sie fast immer zu wenig getrunken, beziehungsweise das Falsche.

Abschließend kann man sagen: Die Nephrolithiasis ist ein dankbares therapeutisches Terrain für eine möglichst breitgestreute biologische Heilkunde. Trotzdem behandle man nicht dort, wo die Lithotripsie oder wo die Operation weiterhilft. Wir dürfen insgesamt sagen, daß die Naturheilkunde hier eine wichtige Aufgabe zu erfüllen hat.

PROBLEME BEI DER DIURESE

In der Bundesrepublik Deutschland ist es seit den sechziger Jahren so, daß viele Menschen nicht nur Übergewicht haben, sondern allgemein auch »aufgeschwemmt« sind.

Das hat wohl – von krankhaften Ödemen abgesehen – seine Ursache in zu vielem (und falschem) Essen und Trinken einerseits und im Bewegungsmangel andererseits. Zuviel Fleisch (Salz und Hormone!), zuviel Salz, zuviel Alkohol hier – der Bürostuhl 8 Stunden dort: Wie soll da die Flüssigkeit aus dem Gewebe auch wieder heraus?

Daß Alkohol mehr aufschwemmt als man denkt, und zwar durchaus nicht erst im Aszites der Leberzirrhose, sondern bei dauerndem relativ mäßigem Gewohnheitstrinken: das kann man allein schon im Fernsehen bei unglaublich vielen Persönlichkeiten, hinauf bis in die Regierungsspitzen sehen, wenn man nur ein wenig »physiognomisch sieht«.

Allgemein gilt für den, der zuviel Flüssigkeit speichert:

– wenig Salz

– weniger Fleisch
– weniger Alkohol
– mehr Bewegung
– diuretische Tees und
– Schwitzen! (aktiv durch Bewegung und passiv durch Sauna).

Dazu kommt, daß die nicht zu unterschätzende Flüssigkeitsausscheidung der Haut nur durch Schwitzen verstärkt wird.

Viele arbeiten nicht mehr bis zum körperlichen Schweißausbruch.

Mit dem Ausdruck »diuretisch wirksame Pflanzen« ist man heute zurückhaltend geworden. Die Einsicht, daß die klinischen, chemischen Diuretika (Saluretika, Antikaluretika – Carboanhydrasehemmer, Thiazide, Schleifendiuretika wie Furosemide, Aldosteronantagonisten wie z. B. Aldactone, um nur in Schlagworten einiges zu nennen) nicht gleichzusetzen sind mit den einfachen und bei weitem nicht so stark wirksamen nachfolgenden Pflanzen: dies alles führte zu dem unterscheidenden Terminus »Aquaretika«. Dieser Begriff, der von dem Pharmazeuten Prof. Dr. HEINZ SCHILCHER zwecks besserer Differenzierung eingeführt wurde, soll mehr dem Durchspülcharakter dieser sog. Mite-Diuretika, den folgenden Pflanzen, gelten. Hier haben wir im Gegensatz zur verschreibungspflichtigen klinischen Gruppe keine Elektrolytausschwemmung, damit auch keine Kaliumverarmung, auch nicht die oft beklagten Kreislaufzusammenbrüche durch zwei bis drei Liter Flüssigkeitsverlust pro die.

Es sind dies:

✦ **Betula alba,** *Folium – die Birkenblätter,* mit dem Anwendungsgebiet: »zur Durchspülung bei bakteriellen und entzündlichen Erkrankungen der ableitenden Harnwege und bei Nierengrieß; zur unterstützenden Behandlung rheumatischer Beschwerden.«

An Gegenanzeigen haben wir bei dieser und bei allen nachfolgenden Pflanzen den Hinweis: »keine Durchspültherapie bei Ödemen infolge eingeschränkter Herz- oder Nierentätigkeit.«

Dies ist verständlich und selbstverständlich – und auch der weitere Hinweis, der bei allen diesen Pflanzen ebenso aufgeführt ist, nämlich,

daß bei Durchspültherapie »auf reichlich Flüssigkeitszufuhr zu achten« ist, leuchtet ein.

Ein Teel. Infus oder entsprechende Zubereitungen (wie z. B. den Birken-Pflanzen-Frischsaft von SCHOENENBERGER), in einer Anzahl von Fertigpräparaten als Tinktur oder Extrakt eingearbeitet, auch die homöopathische Urtinktur.

Wie bei vielen nierenwirksamen Pflanzen sind Saponine, ätherische Öle und Flavonoide die sog. wirksamkeitsbestimmenden Inhaltsstoffe.

✦ **Urtica dioica,** *Herba, Folium – Brennesselkraut und -blätter,* eine ebenso vielverwendete Pflanze wie die Birkenblätter. Das Wirkprinzip scheint allerdings auf anderen Inhaltsstoffen zu basieren: Mineralsalze, darunter vor allem Kalzium- und Kaliumsalze, Kieselsäure.

Monografiert für die Anwendungsgebiete äußerlich und innerlich: »unterstützende Behandlung rheumatischer Beschwerden« und als zweites Gebiet bei Einnahme: siehe Birkenblätter. Ein Eßl. Herba oder Folium Infus auf eine Tasse; zu empfehlen ist hier auch besonders der Brennesselpflanzensaft von KNEIPP, Heilmittelwerk, Würzburg.

✦ **Ononis spinosa,** *Radix, Dornige Hauhechel* – Flavonoide und etwas ätherisches Öl. Anwendungsgebiete und Hinweise wie bei den Birkenblättern (1). Ein Teel. Infus, am besten kurzer Dekokt.

✦ **Taraxacum officinalis,** *Radix cum Herba – Löwenzahnwurzel mit -kraut.* Neben den bekannten Bitterstoffen finden sich auch Phytosterine. Hier heißt es in der Monografie lediglich: »Zur Anregung der Diurese« (nachdem Störungen des Gallenflusses, Appetitlosigkeit und dyspeptische Beschwerden ebenfalls monografiert sind).

Man kann einen Infus (ein Eßl. auf eine Tasse) oder Abkochung (ein Teel. pro Tasse), aber auch Tinktur (3 × 25 Tropfen) verabreichen.

An »Gegenanzeigen« findet sich der Verschluß der Gallenwege, das Gallenblasenempyem sowie Ileus.

Interessant ist, daß auch die Löwenzahnblätter alleine (bisher als Apotheken-Droge so gut wie nicht üblich) eine positive Bewertung erfahren haben – nicht aber für die Diurese: Hier scheint die Wurzel doch wichtig.

Wer würde die schönen gelben Wiesen im Frühjahr nicht lieben? – Und, daß die Franzosen ihn eigens für den Salat züchten, reichlicher essen als wir Deutschen – davon zeugt auch der Ausdruck »pissenlit (= frz.: Löwenzahn)«, was den Kindern schon mal passiert, wenn sie abends zuviel davon essen!

✦ **Phaseolus nanus,** *Fructus sine semine – die samenfreien Gartenbohnenhülsen,* enthalten Flavonoide, das Toxalbumin Phaseolin und Phytoalexine. Die Wirkung gilt als schwach diuretisch und das Anwendungsgebiet ist mit »zur unterstützenden Behandlung dysurischer Beschwerden« genannt.

✦ **Levisticum officinale,** *Radix – Liebstöckelwurzel* enthält ätherisches Öl und Cumarinderivate. Anwendungsgebiet siehe Betula; bei Gegenanzeigen kommt allerdings noch zusätzlich die Forderung, die Droge nicht bei akuten, entzündlichen Erkrankungen des Nierenparenchyms anzuwenden.

✦ **Agropyron repens,** *Rhiz. Graminis – der Queckenwurzelstock* ist ebenfalls wie Nr. 1 abzuhandeln; sein Wirkprinzip beruht auf ätherischen Ölen und Saponinen. Ich finde es gut, daß diese Pflanze, die gar nicht so viel angewendet wird, doch nicht in Vergessenheit gerät.

Anwendung: Ein Teel. Infus bzw. galenische Zubereitungen oder in Mischungen.

✦ **Juniperus communis,** *Baccae – Beeren, Wacholderbeeren.* Hier haben wir die besondere Situation, daß ich sie laut Monografie gar nicht unter den diuretisch wirkenden Pflanzen aufführen dürfte, weil sie expressis verbis nur das Anwendungsgebiet: »dyspeptische Beschwerden« hat. Widersprüchlich mag erscheinen, daß hingegen unter Wirkungen folgendes zu lesen ist: »Tierexperimentell ist eine vermehrte Harnausscheidung nachgewiesen sowie eine direkte Wirkung auf die Kontraktion der glatten Muskulatur.«

Freilich sind Gegenanzeigen Schwangerschaft und entzündliche Nierenkrankheiten, und bei langdauernder Anwendung und Überdosierung können Nierenschäden auftreten. In ge-

wisser Hinsicht ist es eine Problemdroge. Wenn wir uns aber an den Satz von Paracelsus nicht nur erinnern, sondern auch danach handeln, nämlich, daß es die Dosis macht, ob ein Mittel Gift ist oder nicht, sehe ich keinen Grund, deswegen auf die vorzüglichen Wacholderbeeren und deren Zubereitung zu verzichten. Als Tagesdosis müssen wir uns halten an maximal 10 g der getrockneten Beeren, entsprechend 100 mg ätherisches Öl (hiervon verwende ich seit 30 Jahren ein bis drei Tropfen auf ein Stückchen Zucker bzw. Brotrinde und habe – wie viele andere Anwender – keine Schäden sehen können). Auch denke ich nicht, daß man auf die tausendfach durchgeführten ansteigend dosierten Wacholderbeeren-Kuren nach S. Kneipp verzichten muß: beginnend am 1. Tag mit zwei Beeren, gut kauen, täglich eine mehr bis zwölf – dann ebenso dosiert retour. Schließlich soll aber auch der Hinweis in der Monografie noch erwähnt werden, der den völligen Herausfall der bewährten Indikation verhindert: »Kombinationen mit anderen pflanzlichen Drogen in Blasen- und Nierentees und entsprechenden Zubereitungen können sinnvoll sein«.

✦ **Petroselinum crispum,** *Herba et Radix – Petersilienkraut und -wurzel* haben die Indikation ebenfalls wie Betula, jedoch fehlt das Wort »entzündlich«. GA: Schwangerschaft und entzündliche Nierenerkrankungen und bei NW (Nebenwirkungen) die Bemerkung, daß insbesondere bei hellhäutigen Personen phototoxische Reaktionen möglich sind. Auch sollte prinzipiell das ätherische Öl aufgrund der Toxizität als isolierte Droge nicht verwendet werden. Früher nahm man als Pflanzenteil die Samen, die reifen Früchte der Petersilie; davon ist man aus Risikogründen ebenfalls abgekommen. Auch hat man festgestellt, daß die Wurzel besonders gut wirkt.

✦ **Equisetum arvense,** *Herba, Schachtelhalmkraut* weicht beim Anwendungsgebiet von den bisher genannten Drogen etwas ab: »Bei Einnahme: posttraumatisches und statisches Ödem.

Zur Durchspülung bei bakteriellen und entzündlichen Erkrankungen der ableitenden

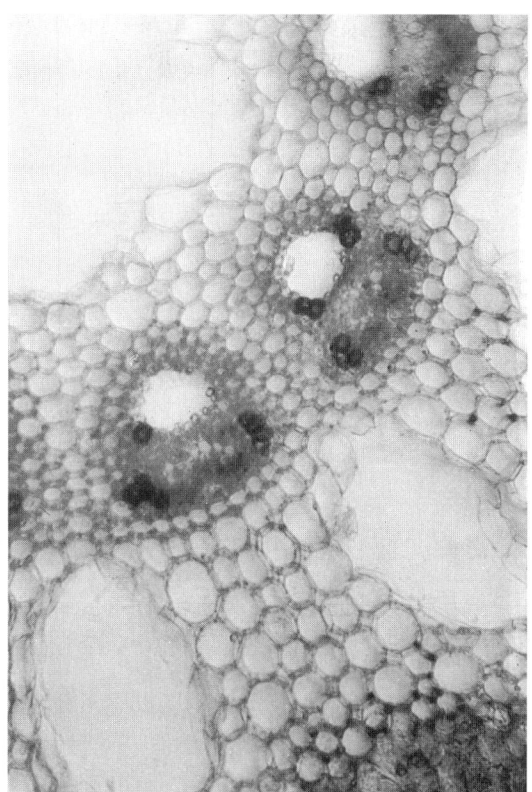

Herba, Stengel-Leitgefäße.

Harnwege und bei Nierengrieß.« Hier sind es die Kieselsäure und Flavonoide, die diese Droge einen wichtigen Bestandteil des sog. Kieselsäuretees haben werden lassen (siehe Bronchien- und Lungenerkrankungen). Ein Eßl. Infus und dieses mehrmals täglich.

✦ **Asparagus officinalis,** *Rhizoma – Spargelwurzelstock*, ist als delikates Gemüse im Frühsommer bekannt; aber jeder hat wohl auch schon die diuretische Wirkung dabei erlebt. Niemand wird auf den Gedanken kommen, einen Tee zu bereiten – aber in Zubereitungen wie z. B. im Präparat Asparagus-Tabletten (N 3) von Fa. PLANTINA haben wir ein wirksames Pulver-Kombinationspräparat von Spargelwurzel und Petersilienkraut: 3 × 4 Tabl. vor dem Essen.

Bekanntlich soll man ja das Spargelwasser nicht wegschütten sondern trinken – Voraussetzung wäre natürlich, daß man dem Kochwasser zuvor nicht Kochsalz beigegeben hat. Und ganz sicher bringt eine Spargelkur von

14 Tagen nicht nur einen Abbau von überflüssigen Pfunden sondern eine gute Durchspülung.

Zu diesen aufgeführten Pflanzen müssen die schon vorher erwähnten *Solidago virgaurea et alt. sowie Orthosiphon stamineus* genannt werden. Sie wirken bekanntlich ebenfalls aquaretisch.

Zusammenfassend zum Thema Diurese bzw. Aquarese: Die pflanzlichen Mittel wirken schwach und sind doch unentbehrlich. Aus vielen Monografien geht hervor, daß sie unterstützend nützlich bei Entzündungen und bei Nierengrieß sind – letzteres läßt sich prophylaktisch gut angehen, somit können in manchen Fällen die Steine verhindert werden.

Nicht mehr betont zu werden braucht, daß im Vorstehenden die *renalen Ödeme* gemeint sind, nicht die kardialen (bei denen eine Durchspültherapie im Sinne von reichlich Flüssigkeit kontraindiziert ist) und das hepatogene sowie variköse Ödem, bei denen diese Pflanzen nicht wirksam sein können.

Scilla maritima, die Meerzwiebel, auch *Convallaria majalis, das Maiglöckchen,* sind bei kardialem Ödem indiziert – siehe dieses unter dem Kapitel *Herztherapie.* Auch die homöopathische Urtinktur von Apocynum cannabinum, der Hanfartige Hundswürger wäre einzusetzen. Eine Pflanze, die bereits vom großen PARACELSUS bei Wassersucht Verwendung fand, ist Helleborus niger, Nieswurz oder Christrose genannt. Sie nimmt eine Sonderstellung in der Diurese insofern ein, als sie zwischen kardial und nephrogen angesiedelt ist. In der Phytotherapie wird sie nicht verwendet; man muß auf die homöopathische Urtinktur 3–5 × 20 Tropfen zurückgreifen.

Jedem Phytotherapeuten werden bei der vorliegenden Aufzählung an diuretisch wirkenden Pflanzen einige fehlen. Wo sind sie geblieben?

Selleriewurzel und -*kraut* haben eine Null-Monografie wegen mangelndem Wirknachweis ebenso erhalten wie die *Berberitzenfrüchte* und -wurzelrinde (letztere bisher lediglich in der anthroposophischen Medizin angewendet).

Beim Sellerie, der ja Nahrungsmittel ist, können wir Salat essen und Saft trinken; wie lange Berberitzenfrüchte im Handel sein werden, wird sich zeigen – es wird auf die Nachfrage ankommen. (Der Berberitzenbusch ist als Überträger des Mehltaus in der BRD ziemlich ausgerottet worden.)

In alten Büchern aufgeführte Diuretika, wie z. B. die Wurzel des *Zwergholunders* (Sambucus Ebulus) oder Radix Carlinae, die Karls- oder Silberdistelwurzel werden heute nicht mehr angewendet und dürften kaum eine positive Bewertung durch die Kommission E beim BGA in Berlin erfahren.

Vielleicht wird der *Maisbart* unseres heute viel angebauten Futtermaises Zea mays eine Bewertung erfahren.

Ganz sicher wird man die *Hagebuttenfrüchte* bisher vermißt haben: Fructus Cynosbati von Rosa canina. In der Monografie erhielt sie keine eigene diuretische Wirkung – sie ist aber deswegen »nicht vom Tisch«, weil man ihr eine Korrigenswirkung in Mischungen zugestanden hat. Schließlich färbt sie den Tee schön rot und gibt ihm einen angenehm säuerlichen Geschmack.

Letztlich: Prunus cerasus – *Sauerkirsche oder Weichsel*, früher mit den Stielen (Stipites Cerasi ein bis zwei Teel. Infus) ein beliebtes Volksheilmittel zur Unterstützung der Entwässerung, ist ebenfalls ohne Monografie. Entweder man muß selber sammeln (falls die Früchte nicht zu sehr mit Insektiziden gespritzt sind) oder man wird sie in dem einen oder anderen Kräuterhaus noch finden.

Ansonsten finden sich in dem unentbehrlichen Buch vom Osnabrücker Kollegen und Phytotherapie-Experten GÜNTHER LINDEMANN auf Seite 75–95 vorzügliche Rezepte, wenn man sich eben nicht zu einem Fertigtee entschließen will. Nur *ein* Beispiel zur »Förderung der Diurese«:

> Rp. Fol. Betulae 30.0
> Hb. Urticae 30.0
> Hb. Equiseti 20.0
> Hb. Virgaureae 20.0
> M. f. spec. D. S.: 1 Teelöffel auf 1 Tasse als Aufguß. Mehrere Tassen täglich, nicht bei akuter Nierenentzündung.

Aus der »Praxis der Teeverordnung« sei ein weiteres Rezept wiedergegeben für eine Diurese-Mischung:

> Rp. Herb. Virgaureae 35.0
> Rad. Petroselini 10.0
> Fruct. Juniperi 5.0
> M. f. spec. D. S.: 2 Teel. voll mit 1 Tasse kochendem Wasser übergießen; 10 Min. ziehen lassen; 3mal tgl. 1 Tasse voll; nicht länger als 3 Wochen.

Zum Wasserstoß nach VOLHARD die gesamte Menge Droge mit 1½ l kochendem Wasser übergießen; 10 Min. ziehen lassen, morgens nüchtern innerhalb von 15 Min. trinken.

Erwähnt sei, daß neuerdings bei der Aufarbeitung und Monografierung der Pflanzen auch Kombinationen vorgegeben werden, z. B. »Durchspültherapie: Birkenblätter, Goldrute und Orthosiphon«. Ein gut zusammengesetztes, nach den Erkenntnissen der Monografien wirksames Kombinationspräparat, das ich zur Verbesserung der Diurese häufig einsetze, wäre:

Rp. Nephro-Loges	200,0
(Extr. Hb. Equiseti	20
Extr. Hb. Solidag. virgaur.	10
Extr. Rad. Ononidis	20
Extr. Rad. Petroselini	10)

MIKTIONSBESCHWERDEN UND PROSTATIKA

In den Monografien taucht der Ausdruck Prostatika allerdings nicht auf. Das Anwendungsgebiet der nachfolgend aufgeführten Pflanzenbestandteile ist demnach nahezu stereotyp: »Miktionsbeschwerden bei benigner Prostatahyperplasie Stadium I bis II.«

✦ **Sabal serrulata** *(Synonym: Serenoa repens)*, Fructus – *Sägepalmenfrüchte* – mit der eben angeführten Indikation, wobei man hier keinen Tee machen soll, sondern auf gute Präparate, die heute reichlich im Handel sind, zurückgreifen möge.

Prostagutt Mono von SCHWABE, Remigeron von SCHAPER und BRÜMMER, Serenoa-ratiopharm, Strogen Forte von STROSCHEIN, Talso von SANOFI wären Monopräparate.

Persönlich gute Erfahrungen habe ich mit den Kombinationen Cefasabal von Cefak und Urgenin von Madaus, die ich seit Jahrzehnten verwende.

Die Sabal-Droge enthält fettes Öl mit Phytosterinen und Polysacchariden; interessant ist, daß der wässerige Extrakt antiexsudativ wirkt, ein Hexanextrakt antiandrogen.

Aus Sicherheitsgründen hat man nachträglich zur Monografie einen Hinweis aufgenommen: »Dieses Medikament bessert nur die Beschwerden bei einer vergrößerten Prostata, ohne die Vergrößerung zu beheben. Bitte suchen Sie daher in regelmäßigen Abständen Ihren Arzt auf.«

Sabal enthält, ebenso wie Kürbiskerne und Brennesselwurzel β-Sitosterin, ein Phytosterin; es hat eine chemische Verwandtschaft mit Testosteron.

✦ **Cucurbita pepo**, *Semen*, *Kürbissamen* sind alleine schon von den Inhaltsstoffen interessante Drogenteile: Cucurbitin, Phytosterine und Tocopherole sowie Mineralstoffe, darunter Selen. Das Anwendungsgebiet ist wie bei 1. Und an Präparaten bieten sich vor allem jene von der Firma FINK, Sindelfingen an: Cysto-Fink-Kapseln, Granufink-Kürbiskerne, Granulat und Kapseln sowie Prosta-Fink-Kapseln. Um die Erforschung dieser Droge sowie überhaupt der pflanzlichen Urologika hat sich besonders Prof. Dr. rer. nat. HEINZ SCHILCHER, FU Berlin, bemüht (siehe Literatur-Verzeichnis).

✦ **Urtica dioica**, *Radix*, *Brennesselwurzel* hat ebenfalls als Anwendungsgebiet »Miktionsbeschwerden bei Prostataadenom Stadium I bis II«. Die Wirkung wird mit Erhöhung des Miktionsvolumens und des maximalen Harnflusses sowie Erniedrigung der Restharnmenge beschrieben. Als Nebenwirkung finden sich: »Gelegentlich leichte Magen-Darm-Beschwerden«. 1 Teel. Infus bzw. die eingestellten Extrakte einiger Monopräparate wie Bazoton von Kanoldt, Prostaforton von Plantorgan und Prostaherb von Redel. Sehr gut: Urtica APS, N 2, 3–2 × 2 Filmtabl. tgl. – Auch bei diesem Pflanzenbestandteil sind es die β-Sitoste-

rine, die als wirksamkeitsbestimmender Inhaltsstoff angesehen werden.

Traditionell spielen auch *Zitterpappel*-Extrakte bei vorgenannter Indikation eine Rolle, enthalten neben anderen Pflanzen z. B. im Prostagutt (SCHWABE), Eviprostat (EVERS). Eine Wirksamkeit ist jedoch nicht belegt, folglich kam es zu einer negativen Bewertung durch die Kommission E.

Das *Pollen*präparat Cernilton N von STROSCHEIN soll erwähnt werden: zwar haben »Rohpollen verschiedener Blütenpflanzen« eine Positiv-Monografie, jedoch nicht für die von STROSCHEIN angegebene Indikation, welche die Prostata betrifft; das Anwendungsgebiet wurde auf »Roborans zur Kräftigung bei Schwächezuständen, Appetitlosigkeit« festgelegt. Das von MARIA TREBEN seinerzeit sehr propagierte *Kleinblütige Weidenröschen* hat bisher keine Bewertung erfahren; ich selbst kann nichts dazu sagen – außer vielleicht, daß Patienten, die es von sich aus nahmen, teils angetan waren und teils keine Wirkung verspürten. Man darf davon ausgehen, daß die Pflanze untersucht wird.

Bemerken möchte ich, daß die hier erwähnten Pflanzen nicht nur bei Männern mit Prostatabeschwerden, sondern ebenso bei der *weiblichen Reizblase* wirken.

Aus dem *homöopathischen Arzneischatz* sei an Chimaphila umbellata, Doldenblütiges Wintergrün sowie an die südamerikanische Pflanze Pareira brava, Grießwurz, beide in niedrigen Potenzen, erinnert. Die Stammpflanze für das β-*Sitosterin* scheint die *südafrikanische Wurzeldroge Hypoxis rooperi* zu sein – im Präparat Harzol von HOYER liegt ein reines, auf β-Sitosterin standardisiertes Präparat vor.

Nach meiner Erfahrung ist es zweckmäßig, innerhalb dieser verschiedenen Pflanzen und Medikamente zu wechseln, vielleicht alle 4–6 Wochen. Wer sich näher mit der Materie befassen möchte, sei auch auf das vorzügliche Buch »Phytotherapie in der Urologie« von Prof. Dr. H. SCHILCHER (Lit.-Verzeichnis) verwiesen.

Das **Prostatakarzinom** ist nicht nur die häufigste bösartige Geschwulst im urologischen

Krankengut, sondern eines der häufigsten Malignome überhaupt.

Nach Sektionsbefunden weisen 1% der 30- bis 40jährigen, 4% der 40- bis 50jährigen, aber schon 12% der 60- bis 70jährigen, 46% der über 70jährigen und 67% der über 90jährigen Karzinomzellnester auf. Wenngleich sich hieraus eine klinisch-manifeste Erkrankung nicht in allen Fällen entwickelt, sind Frequenz und Gefährlichkeit immerhin so erheblich, daß das Prostatakarzinom an dritter Stelle der Krebsletalität des Mannes steht.

Die *Morbidität* des klinisch-manifesten Prostatakarzinoms beträgt in der Bundesrepublik 18,3 bezogen auf 100 000 Einwohner, etwa 13 000 Prostatakarzinome werden jährlich neu entdeckt. Die *Mortalität* liegt bei 13,9, d. h. ca. 8000 Männer sterben pro Jahr an diesem Krebs.

Die *Inzidenz* der Erkrankung hat in den letzten Jahren deutlich zugenommen. Als Ursachen kommen in Frage:
- Wirksamwerden des Prostatakarzinom-Früherkennungsprogramms,
- Forcierung der Karzinom-Suchmethode einschließlich der Feinnadelbiopsie,
- erhöhte echte Krankheitsexposition.

Dabei nutzen in der Bundesrepublik bemerkenswerterweise nur etwa 17% der Berechtigten die Vorsorgeuntersuchung. Bei etwa 80% aller Patienten mit nachgewiesenem Prostatakarzinom liegt bereits ein nicht mehr radikal operables Stadium vor.

Zur *Ätiologie* und *Epidemiologie* des Prosta-

takarzinoms ist wenig bekannt. Diskutiert werden Hormondysbalance, Alter und Rasse.

Symptome fehlen im Initialstadium. Das klinisch manifest werdende Karzinom ist charakterisiert durch typische prostatische Miktionsbeschwerden wie Dysurie, Pollakisurie, abgeschwächten Harnstrahl, Hämaturie, vereinzelt Hämospermie. Das Spätstadium ist charakterisiert durch Anämie, reduzierten bis kachektischen Allgemeinzustand bzw. Urämie. Massive Knochenschmerzen sind Ausdruck einer Skelettmetastasierung. Die rektale Palpation ist das einfachste und diagnostisch wichtigste Untersuchungsverfahren. Über 80% der Prostatakarzinome sind aufgrund ihrer Lokalisation der Palpation zugänglich.

Vorsorge- besser ausgedrückt: Früherkennungs-Untersuchungen nutzen!

Beschlossen soll der Beitrag werden mit einem kurzen Zitat, wie es der Heidelberger Medizinhistoriker Prof. HEINRICH SCHIPPERGES in seinem Buch »Paracelsus – Der Mensch im Licht der Natur« bringt. Er sagt: »Der Arzneimittelschatz an sich hat nur wenig Wert, er sollte nicht als statisches Rezeptarium verwertet werden, soll vielmehr gerichtet sein auf das Wohl der Welt«. Daran anschließend läßt er PARACELSUS direkt zu Wort kommen: »Die Arznei ist gerichtet in die Welt gleich einem Schiff auf dem Meer, das keine bleibende Statt hat, sondern durch den Schiffmann geführt wird, nach dem, was ihm begegnet: Nicht nach dem gestrigen Wind, sondern nach dem heutigen« (Seite 190).

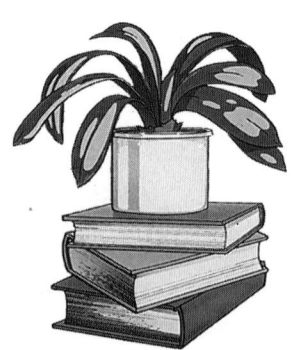

DAS HERZ

Wenn wir – nicht vom klinischen, sondern vom allgemein praktischen Gesichtspunkt – die alltägliche Herztherapie ansehen, so können wir nach wie vor der groben Einteilung:

- *Herzmuskelinsuffizienz*
- *Koronare Durchblutungsstörungen* und
- *Rhythmusstörungen*

folgen. Da es immer wieder passiert, daß die Herzkreislauftherapie etwas undifferenziert pauschal in einen Topf geworfen wird – leider auch in den Kombinationspräparaten der biologisch-pharmazeutischen Industrie als ungenaue Indikation häufig in Erscheinung tritt –, soll eine nähere Unterscheidung versucht werden.

HERZMUSKELINSUFFIZIENZ

Zu den **myokardwirksamen Glykosiden II. Ordnung** *(Digitaloiden)* rechnen wir:
1. Scilla maritima – Meerzwiebel,
2. Convallaria majalis – Maiglöckchen,
3. Adonis venalis – Adonisröschen,
4. Nerium Oleander – Rosenlorbeer und
5. Helleborus niger – Schnee- oder Christrose.
Dazu kann – immer wieder in Hinsicht auf die Möglichkeiten und Grenzen der Phytotherapie – folgendes im Detail gesagt werden:

✦ **Scillae bulbus (Meerzwiebel)**.
Eine Monografie für *Scilla* besteht also, mit bescheidenem Indikationsanspruch zwar, aber immerhin.

Bezeichnung des Arzneimittels: Scillae bulbus, Meerzwiebel.

Bestandteile des Arzneimittels: Meerzwiebel, bestehend aus den in Quer- oder Längsstreifen geschnittenen, getrockneten, mittleren, fleischigen Zwiebelschuppen der nach der Blütezeit gesammelten Zwiebel der weißzwiebeligen Rasse von Urginea maritima *(Linné) Baker* sowie deren Zubereitung in wirksamer Dosierung.

Sie enthält Glykoside vom Bufadienolidtyp, Hauptglykoside sind Scillaren A und Proscillaridin A, ferner Flavonoide und Anthocyane.

Anwendungsgebiete: Leichtere Formen der Herzinsuffizienz, auch bei verminderter Nierenleistung.

Gegenanzeigen: Digitalisintoxikation, Hyperkalzämie, Kalium-Mangelzustände, schwere Bradykardie, ventrikuläre Tachykardie.

Vorsicht bei Erregungsleitungsstörungen und bei i.v.-Kalziumtherapie.

Nebenwirkungen: Übelkeit, Erbrechen, Magenbeschwerden, Durchfälle, unregelmäßiger Puls.

Wechselwirkungen: Wirkungs- und damit auch Nebenwirkungssteigerungen bei gleichzeitiger Gabe von Chinidin, Kalzium, Saluretika, Laxantien und bei Langzeittherapie mit Glukokortikoiden.

Dosierung: Soweit nicht anders verordnet; Mittlere Tagesdosis: 0,1–0,5 g eingestelltes Meerzwiebelpulver; Zubereitungen entsprechend.

Art der Anwendung: Zerkleinerte Droge sowie andere galenische Zubereitungen zur inneren Anwendung.

Wirkungen: Positiv-inotrop, auf das Arbeitsmyokard, negativ chronotrop, »ökonomisiert« die Herzarbeit, senkt den gesteigerten, linksventrikularen enddiastolischen sowie den pathologischen erhöhten Venendruck.

Standardisierte Zubereitungen dürften der Therapie erhalten bleiben.
(Isolierte Scillaglykosid-Präparate wie »Clift« oder »Talusin« sind verschreibungspflichtig.)
Scilla dürfte nach Digitalis das wichtigste Herzglykosid (II. Ordnung) sein. Wenn die Einteilung der New York Heart Association (NYHA) zugrunde gelegt wird, die die Herzinsuffizienz in vier Stadien unterteilt, ist Scilla für das Stadium I und II geeignet. Nachdem sich in letzter Zeit die übermäßige Digitalisierung (Lanicor, Lanitop, Novodigal etc.) in der BRD etwas in Frage stellt (angeblich wird in keinem Land so häufig digitalisiert wie bei uns), werden neue Überlegungen nötig sein.
So kann ich wirklich von einer großen Anzahl positiver Erfahrungen mit Scilla in Fällen von leichteren Dekompensationen älterer Menschen nach Grippen und anderen Erkrankungen berichten, wo sich die *klassischen Symptome der Herzinsuffizienz*, wie prätibiale Ödeme, Dyspnoe, Nykturie, Schlaflosigkeit und evtl. Begleitbronchitis rasch zurückbildeten. Es darf noch einmal darauf hingewiesen werden, daß Scilla besonders ödemausschwemmend wirkt und – im Gegensatz zu Convallaria – bei der tachykarden (und somit auch häufigeren) Form der Herzinsuffizienz am besten wirkt.
Die *Dosierung* richtet sich nach der Art der Zubereitung; für die standardisierte Tinktur gelten die alten Maximaldosen von 1,5 g pro dosi und 5,0 g pro die (wobei der »pharmakologische Tag« 24 Stunden hat). Die Behandlung der Herzinsuffizienz mittels Digitalis (und damit wohl auch Digitaloiden) gilt seit eh und je als eine Kunst – es sind Bücher darüber geschrieben worden.
Mit dem »dreimal täglich« ist es nicht getan: höhere Anfangsdosen (4–5 × 30 gtt. z.B.) sind nötig, ehe man später vielleicht auf 3 × 25 gtt. zurückgeht. Ein großer Vorteil gegenüber Digitalis ist die geringe Kumulation und damit Intoxikation, d.h. die Elimination der wasserlöslichen Scilla-Glykoside ist gut.
Weniger positiv ist hingegen die Magenverträglichkeit zu bewerten: sie bereitet Probleme. Verdünnung mit ½ Glas Wasser ist ebenso zweckmäßig wie die Einnahme post coenam.
Als Teezubereitung kommt Bulbus Scillae kaum in Frage. Mir ist lediglich die »Scillase-Teemischung« der Fa. ZIETHEN bekannt (Rote Liste).
Scilla zählt zu den ältesten Medikamenten überhaupt: Im berühmten Papyrus EBERS war sie den Ägyptern bereits um 1500 v. Chr. bekannt! Wenn man sagt, das insuffiziente Myokard müsse mit den »drei D's« therapiert werden, nämlich »Digitalis«, »Diuretikum« und »Diät«, so ist bei letzterer die salzarme Kost zu nennen und viel Ruhe, am besten Bettruhe. Fastentage, Obsttage, Kartoffeldiät, Flüssigkeitsbeschränkung sind wichtig. Mit Scilla kann man beginnenden Dekompensationserscheinungen sofort begegnen: Herzschmerzen, Kurzatmigkeit und Erschöpfung.
Rezeptieren kann man:

Tct. Scillae	100.0
S.: 3–5 × 20–30 gtt. p.c.	

Mit gutem Erfolg wird auch seit Jahrzehnten

Cefascillan »Cefak«	50.0
S.: 3 × 30 gtt.	

verordnet (enthält neben Scilla auch Convallaria) mit – wie zu empfehlen – reichlich Flüssigkeit.

(Die früher von Ärzten geschätzten Präparate Scilla-Perpurat »KNOLL« und Scilloral »ASTA« beides Bulbus-Tinkturen, gibt es nicht mehr.)

Hingegen ist vor kurzem ein Scillaextrakt-Monopräparat »Scillamiron« der Firma MINDEN (stellt auch seit langem das bewährte »Miroton« her) auf den Markt gekommen: 50.0 bzw. 100.0 – natürlich standardisiert. Präparate, die neben Scilla – gut dosiert – noch andere herzwirksame Stoffe enthalten, also bewährte Kombinationen, sind Cor-Loges »Dr. LOGES«, Scillosan forte »HENK«, Lacoerdin »WEBER & WEBER« und Miroton »CHEMISCHE WERKE MINDEN«. Sie sind alle in Dragéeform und relativ gut verträglich. (Andere Mittel sind auf dem Markt – ich habe jedoch keine Erfahrungen damit.)

Selten findet man die weißblühende Scilla mit ihrer großen Zwiebel noch an Sandstränden des Mittelmeeres. Auch sie ist inzwischen geschützt.

✦ **Convallaria majalis** – *das Maiglöckchen,* dürfte die zweitwichtigste Arzneipflanze dieser Sparte sein. Eine Monografie liegt vor mit der Indikation ähnlich wie bei Scilla. Es bleibt die Verordnungsfähigkeit erhalten. Wir hoffen, daß neben bewährten Monopräparaten wie z. B. Convallaria Tinktur WEBER & WEBER auch die Kombinationspräparate mit Convallaria erhalten bleiben; mit dieser großen Gruppe von biologischen Präparaten arbeiten viele von uns seit Jahrzehnten erfolgreich, wir möchten sie nicht missen.

Bisher herrscht die Meinung vor, daß ein Mischpräparat nicht mehr als drei Kombinationspartner enthalten soll, die »sinnvoll« sind, d. h. sich gegenseitig unterstützen, ergänzen – auf keinen Fall aufheben oder sich negativ »aufschaukeln«.

Im Grunde wissen wir über die *Interaktion* zu wenig – vor allem wird es weiter schwierig, wenn es sich nicht um eine reine phytotherapeutische Mischung handelt, vielmehr um eine solche, wo Homöopathika mit Phytotherapeutika gemischt sind.

Wir Praktiker kämpfen gegen eine monomane Monotherapie: Sie entspricht in keiner Weise der Wirklichkeit und wird praktischen alltäglichen Anforderungen nicht gerecht. (Zumindest kommt so gut wie nie ein Patient mit einem Symptom, das man mit einer einzigen Substanz beseitigen könnte.)

Und auch, wenn ich hier für eine möglichst genaue Differenzierung zwischen Störungen des Myokards, der Koronarien und des Rhythmus plädiere, so hängt doch – banal gesagt – alles mit jedem zusammen. Das Maiglöckchen ist schon relativ lange in der Therapie, bereits in der Renaissance ist es in Kräuterbüchern beschrieben. Die Zwiebel steht unter Naturschutz – und im Herbst kann man unter Laubbäumen die roten Früchte (Beeren) zusammen mit den charakteristischen Blättern finden. Botanisch gehört es zu den Liliengewächsen, verwendet wird Folia, jedoch ebenfalls nicht als Teedroge. An Glykosiden finden wir Convallatoxin, Convallamarin, Convallarin, Convallosid u. a. Wie bei der Scilla sind auch hier die isolierten Glykoside verschreibungspflichtig, spielen jedoch in der ärztlichen Therapie keine Rolle.

Leichte bis mittelschwere Herzinsuffizienz wäre die Indikation; zwar nicht unbedingt für den Einsatz, aber doch als eine empirische Tatsache: bei bradykarden Formen mit leichten Ödemen wirkt es am besten. In unspezifischen Herzkreislauf-Medikamenten finden wir es neben anderen Substanzen zuweilen auch in der homöopathischen Form von Urtinktur bis D 4 im Zusammenhang mit hypotonen Kreislaufregulationsstörungen.

In diesem Zusammenhang muß die Firma MADAUS, Köln genannt werden, die mit ihrem Convacard (Dragée) vor Jahrzehnten wesentliche Forschungsarbeit eingebracht hat. Auch die Convallaria-Tinktur (WEBER & WEBER) ist gut eingestellt, und auch hier gilt wieder der Grundsatz jeder Herzinsuffizienz-Therapie: hochdosiert beginnen und mit zunehmender Kompensation reduzieren. Dies kann bedeuten, daß man mit 3–6 Convacard-Dragées beginnt, nach 5–8 Tagen um 2–4 Dragées reduziert und bei einer niedrigen evtl. Erhaltungsdosis bleibt. Immer nach dem Essen mit Flüssigkeit – zwar besser als Scilla, aber auch nicht sehr gut magenverträglich (Übelkeit, Erbrechen als Nebenwirkung selten – aber möglich).

Ist keine Dekompensation, vielmehr eine unspezifische »Herzschwäche« diagnostiziert, erinnere man sich an die oft als vorzüglich beschriebene Wirkung kleiner Glykosidmengen. Schade, daß so brauchbare Rezepte wie die »Tinctura cardialis« (aus DRF – Deutsche Reichs-Formulatur – eine früher vielgebrauchte Rezepte-Empfehlung) ganz vergessen sind:

Tct. Convallariae	20.0
Extr. Crataegi fluid	10.0
M. D. S.: 3 × 20 gtt. auf Wasser.	

Maiglöckchen kann man therapeutisch ähnlich wie Scilla sehen; kleine Unterschiede dürften in der weniger ausgeprägten antiödematö-

Adonisröschen, Adonis vernalis.

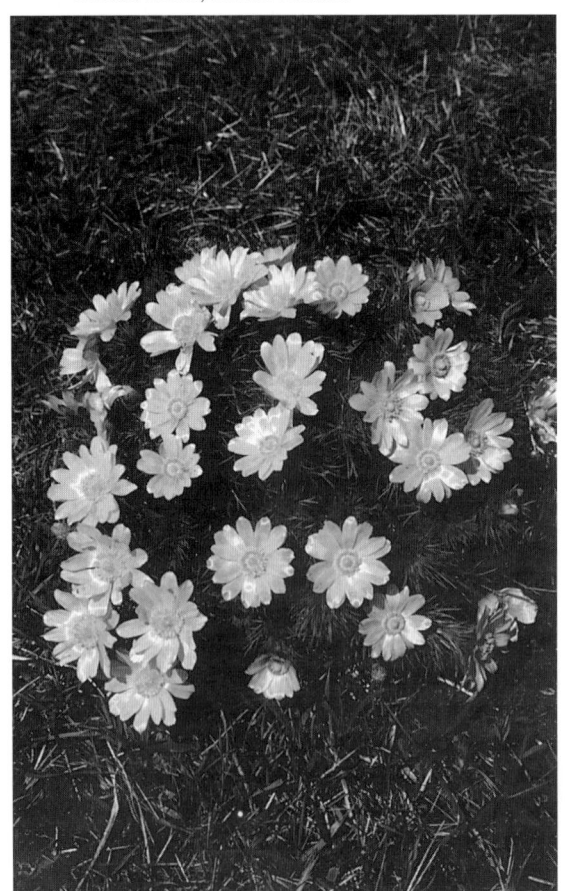

sen Wirkung liegen. Daß Convallaria bei den bradykarden Formen der Herzinsuffizienz besonders anspricht, wird von Praktikern berichtet, wiederum weniger Herba als Teedroge, vielmehr in standardisierter Form als Tinktur und die verschiedenen Präparate.

✦ Eine Monografie liegt schließlich auch von **Adonis vernalis** vor: »Leichte, eingeschränkte Herzleistung beim nicht digitalisbedürftigen Herzen – besonders bei nervöser Begleitsymptomatik«. Adonis ist in Kombinationen enthalten, scheint schnell zu wirken, auch eine gewisse Begleitwirkung bei Hypotonie zu haben, hat sich in zahllosen Fällen beim sog. Schilddrüsenherzen bewährt (Tachykardie).

Gerne wird es bei unspezifischen leichten Herz-Kreislaufstörungen verwendet, auch wenn sog. funktionelle Arrhythmien vorliegen, häufig als Tct., Extr., Urtinktur – D 2.

Bei leichter Herzinsuffizienz mit schnellem Puls:

Rp.	Tct. Scillae	
	Extr. Crataegi fluid	aa 20.0
	Tct. Adonidis	10.0
	M. D. S.: 3–5 × 25–30 gtt. mit Wasser oder Tee verdünnt.	

bei »lebhaftem Schilddrüsenherzen«:

Rp.	Tct. Adonidis	
	Tct. Valerianae	aa 20.0
	Leonurus card. ∅	10.0
	M. D. S.: öfter 25 gtt./Wasser oder Zucker.	

Adonis gehört zu den gefährdeten Pflanzen, die unter Naturschutz stehen. Die schönen gelben Blüten lieben trockene Böden, wollen keinen Dünger und erscheinen zeitig im Frühjahr.

✦ Ganz anders wird es bei **Nerium Oleander**.

Hier konnte sich die Kommission nicht entschließen, unter Abwägung des Nutzen-Risiko-Verhältnisses den Oleander in der Therapie zu lassen. Es entstand eine sog. Null-Monografie: »Oleanderblätter werden bei Erkrankungen und funktionellen Störungen des Herzens sowie bei Hauterkrankungen angewendet. Die Wirksamkeit bei den beanspruchten Anwendungsgebieten ist nicht ausreichend belegt.«

Man muß zugeben, daß Oleander über Jahrzehnte bei uns keine »große Pflanze« war – um so mehr erstaunt es, daß sie in der französischen und russischen Medizin eine größere Rolle spielt.

Was hat dies nun für eine Konsequenz?

Fol. Oleandri war auch bisher als Tee nicht gebräuchlich. Das Monopräparat Oleander-Perpurat-Knoll verschwand schon vor Jahren vom Markt – wahrscheinlich, weil es zu wenig verordnet wurde. Ein viel verordnetes und bewährtes Herzmedikament, das genau alle vier jetzt erwähnten Glykoside 2. Ordnung enthält (»Miroton«) ist auf dem Markt.

Es ist nun nicht gesagt, daß, wenn eine Pflanze eine Null-Monografie erhält, dies für alle Zeiten ist. Sollte valides neues Erkenntnismaterial im Laufe der nächsten Jahre aufkommen, wird man ganz sicher neue Maßnahmen ergreifen müssen. Wie dies genau geschehen wird, scheint im Moment allerdings noch unklar. Schließlich kann von den Kommissionen und vom Bundesgesundheitsamt nicht für alle Zeiten die Wirksamkeit bzw. Nichtwirksamkeit festgelegt werden; neue klinische und/oder empirische Berichte wird es geben. Nur in einem, meine ich, wird man sich nichts vormachen dürfen: Nicht schon morgen und auch nicht übermorgen werden die Dinge wieder geändert werden.

✦ **Helleborus niger** war phytotherapeutisch bisher wenig in Gebrauch und wird vermutlich auch kaum eine Herzglykosid-Wirkung zugesprochen bekommen. Wir werden – wie schon häufig bisher – auf die homöopathische Urtinktur zurückgreifen müssen, weil man davon ausgehen darf, daß Helleborus niger als wichtiges Mittel in der Homöopathie eine Monografie hat/erhält. Besonders zur Unterstützung der Diurese ist Helleborus niger nützlich.

Vergessen sollte man nicht, daß PARACELSUS die im Schnee blühende Christ- oder Schneerose bei Wassersucht anwendete; wir können

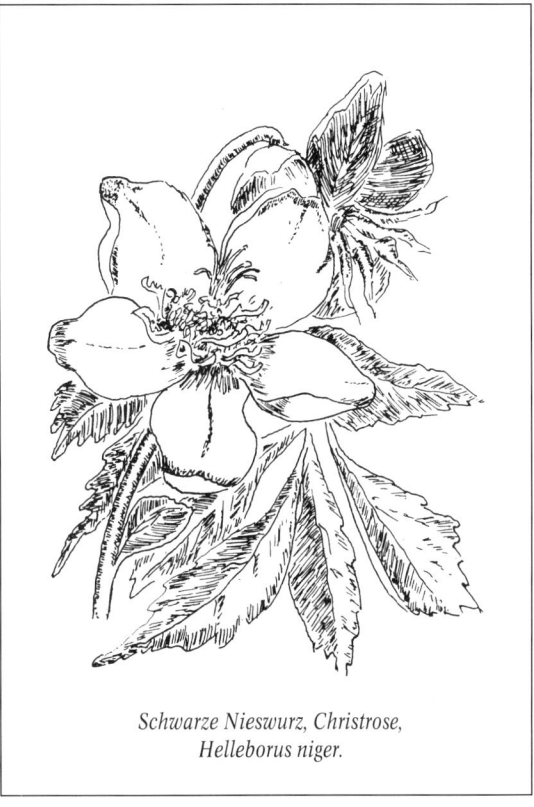

Schwarze Nieswurz, Christrose,
Helleborus niger.

vermuten, daß die prätibialen Ödeme ein Symptom der Herzschwäche waren, die somit indirekt erfolgreich therapiert wurde. (Das Herz als solches tritt im Therapieschatz des 16. Jahrhunderts nicht in Erscheinung.) Der Münchner homöopathische Arzt Dr. ERNST SCHMEER erhielt vor Jahren den Preis der PARACELSUS-Gesellschaft in Salzburg für eine Arbeit über Helleborus und den Paracelsischen »Herbarius«. Von der unter Naturschutz stehenden Pflanze ist die (schwarze) Wurzel Ausgangsdroge zur Verarbeitung. Besonders steht neben der kardialen antiödematösen Wirkung eine Verbesserung der Nierendiurese im Vordergrund.

Bei mangelhafter Herz- und Nierenleistung,
leichten Ödemen:

Rp. Cefascillan »Cefak«	50.0
Helleborus ∅	20.0
Tct. Solidaginis	30.0
M. D. S.: früh, mittags und gegen 17.00	
Uhr 30–40 gtt./Tee.	

KORONARE DURCHBLUTUNGS-STÖRUNGEN

Kommen wir nun zu den *koronaren Durchblutungsstörungen* und betrachten wir die *Übersicht*:

1. *Ammi visnaga* (= Khella) – Ägyptische Zahnstocherammei, Bischofskraut
2. *Crataegus oxyacantha* (und monogyna) – Weißdorn
3. *Arnica montana* – Bergwohlverleih
4. *Cactus grandiflorus* – Königin der Nacht, wie man diese Kaktee nennt
5. *Strophantus gratus* und *kombé* – eine afrikanische Liane.

✦ Eine Monografie von **Ammi visnaga** ist im Bundesanzeiger Nr. 50 vom 13. 3. 1986 veröffentlicht. (Für die weniger Bewanderten: die Pflanze ist im Mittelmeerraum und Mittleren Osten heimisch, sieht unserer wilden Möhre nicht unähnlich, ein Doldenblütlergewächs also mit dem Namen »ägyptische Zahnstocherammei«, weil die harten dünnen Stengel wohl zur Zahnreinigung dienen!)

Die Droge (Fructus) enthält »Furanochromone wie Khellin und Visnagin sowie Pyranocumarine wie Visnadin, Samidin und Dihydrosamidin« (Monografie). Indikation: *Leichte stenokardische Beschwerden*, das, was uns also hier interessiert. (Die beiden weiteren Monografie-Indikationen betreffen obstruktive Atemwegsbeschwerden und postoperative Harnsteinerkrankungen zur unterstützenden Behandlung.) Gegenanzeigen und Nebenwirkungen »keine bekannt«, dasselbe bei »Wechselwirkungen mit anderen Mitteln«. Die weiteren Monografie-Angaben über Dosierung »soweit nicht anders verordnet: Mittlere Tagesdosis entsprechend 20 mg γ-Pyrone, berechnet als Khellin« nützen primär dem Anwender nichts – die »Art der Anwendung: zerkleinerte Droge sowie andere galenische Zubereitungen zum Einnehmen« auch nicht viel. Hier muß der Praktiker also auf die Industrie mit ihren Präparaten zurückgreifen, weil, wie gesagt, Teezubereitung zwar theoretisch möglich, praktisch aber nicht üblich ist.

(R. Hänsel und H. Haas erinnern in ihrem Buch (s. Literaturverzeichnis), daß die Früchte im DAB 8 enthalten sind, schwach aromatischen Geruch und einen »unangenehmen bitteren Geschmack« haben; in der »Volksmedizin der Mittelmeerländer« als Teeaufguß üblich sind – 0,5 g Droge (!) auf eine Tasse mehrmals täglich.

R. F. Weiss erwähnt sie als Teedroge garnicht. Neben der homöopathischen Urtinktur, mehrmals täglich 15–20 Tropfen sind verschiedene Mischpräparate auf dem Markt: erwähnt seien Stenocrat (Schwabe), Echtrokhellin (Weber & Weber), Metacoronat (Fackler) Cefangipect (Cefak).

Gute Erfahrungen liegen mir auch mit dem Steno-Loges N, 50.0 – einem Monopräparat, ebenfalls auf Pyrone standardisiert, vor.

Auch Khellangan N Drag. Ardeypharm seien erwähnt.

Freilich hat die Naturheilkunde als ganzheitliche Behandlungsdisziplin vielfältige Möglichkeiten in der Therapie der koronaren Herzkrankheiten – und erst in letzter Zeit sind sie von der sog. Schulmedizin langsam entdeckt bzw. angewendet worden: Atemtherapie, Bewegungstherapie (heute in den sog. Rehabilitationskuren wieder zu Ehren gekommen), Hydrotherapie und die Ernährung. Gerade auf letzterem Sektor gab und gibt es ja in der Frage nach den richtigen Fetten eine endlose Diskussion. Man hätte aber bloß die schon hundert Jahre alten Empfehlungen der Naturheilkundler auf diesem Gebiet (nichterhitzte Pflanzenöle) zur Kenntnis nehmen müssen, um den Patienten ein endloses Hin und Her mit dem Cholesterin zu ersparen. Schließlich Homöopathie und Biochemie nach Dr. Schüssler nicht zu vergessen. Hier möchte ich einen Aufsatz von G. Glas in »Naturheilpraxis« 11/1981 »Die Ernährung des Herzens – eine biochemisch-diätetische Betrachtung« erwähnen. Der Verfasser schreibt, daß es Sauerstoff und Salze sind, die über das Blut das Herz versorgen: »... Natrium, Kalzium, Magnesium und Kalium. Jedes dieser vier Salze ist unentbehrlich für die störungsfreie Tätigkeit des Herzens.« (Magnesium als Magn. phos. D 6 wird hier besonders bei Stenokardie hervorgehoben: 3- bis 4mal tgl. 10–15 Tabl. in heißem Wasser.)

Daß das Herz mit seiner ungeheuren Muskel-Pump-Leistung einen hohen Sauerstoffbedarf hat, leuchtet ein. Die Versorgung ist Aufgabe des herzeigenen Arterien- und Venensystems: *der Koronargefäße.* Wenn wir das ausführliche »Repetitorium Physiologie« in »Naturheilpraxis« Heft 1/1982 der Autoren H. SCHUCKALL und S. SCHNUR über »Das Herz« studieren, kommen wir schnell auf etwas sehr Entscheidendes: »Die Koronarien stellen sogenannte funktionelle Endarterien dar, d. h., sie bilden im Gegensatz zum übrigen Gefäßsystem keine Anastomosen aus. – Dies hat pathologisch eine wesentliche Bedeutung. Wird nämlich im Zusammenhang mit einem pathologischen Gefäßprozeß ein Gefäßendbereich mit seinem Gewebebezirk mit O_2 unterversorgt, kann es zu einem Infarktgeschehen kommen.«

Die beiden genannten Autoren weisen darauf hin, »... daß die Durchblutungsleistungen unterschiedlich sind. So fällt rund 85% der Volumenleistung auf die linke Kranzarterie. Demzufolge sind Verschlüsse der linken Koronararterie in ihrer klinischen Dimension von folgenschwererer Bedeutung als Rechtsverschlüsse.«

In der Praxis wird man bei *Stenokardie* natürlich auch anderes als nur Pflanzen anwenden: Man denke an das homöopathische Glonoinum, das ist potenziertes Nitroglyzerin:

Rp. Crataegus ∅
Ammi visn. D 1
Glonoinum D 4 āā ad 30.0
M. D. S.: bei Herzstechen 20 gtt. möglichst unverdünnt oder auf Zucker (Brotrinde).

Die *Elektrolyttherapie* mit Kalium und Magnesium ist wichtig für die Herzkranzgefäße. Bewährt hat sich

Rp. Cardio-Longoral N 2
S.: 1–2 × 1–2 Drag.

Magnesium ist für die Energie-Gewinnung nötig: für die Bereitstellung von Energie am Herzmuskel in einer verbrauchsgerechten Form (ATP = Adenosintriphosphat – auch in Medikamenten wie dem beliebten Adenylocrat) sind ausreichend Mg-Ionen nötig. Hier haben sich Medikamente wie Septacord (= K, Mg, Crataegus) von MÜLLER Göppingen ebenso bewährt wie das Trommcardin (= K, Mg).

Nicht uninteressant, was O. PAUL von der Harvard Med. School in Boston/USA in »Trends in Therapy« schreibt: daß in der letzten Zeit durch die Diskussion über die *Möglichkeiten der operativen Therapie der koronaren Herzkrankheiten* (Bypass z. B.) übersehen wird, daß man auch durch *konservative Maßnahmen* viel erreichen könne. (Es ist immer schön, wenn sog. Schulmediziner und wenn möglich Chirurgen dies aussprechen: wenn ein Naturheilkundler solche Sätze schreibt, nimmt man sie oft genug nicht ernst!) Er sagt weiter, der Patient sollte versuchen, mit der *kleinsten Menge Nitroglycerin* auszukommen, um die häufig als Nebenwirkung auftretenden Kopfschmerzen gering zu halten: 0,15 bis 0,30 mg Nitroglycerin bzw. 2,5 mg Isosorbid-Dinitrat (Isoket z. B.) *unter der Zunge zergehen lassen* (perlingual). Wenn die erste Dosis nicht ausreicht, nach fünf Minuten die zweite. Braucht der Patient dagegen mehrere Tabletten, so besteht der dringende Verdacht, daß es sich entweder nicht um eine echte Angina pectoris handelt oder daß gar ein Herzinfarkt droht.

Beta-Blocker (z. B. Dociton oder Beloc) schirmen gegen Reize seitens des sympathischen Nervensystems ab und vermindern den Sauerstoffverbrauch durch Reduktion der Herzmuskeltätigkeit. Dadurch ergänzen sie die Wirkungen der Nitrate und können in Kombination mit diesen in der Tat nützlich sein, wenn ein Medikament allein nicht genügt. Gleichzeitig vermögen sie *eine Hypertonie und Arrhythmien günstig zu beeinflussen,* wenn sie gleichzeitig bei einer koronaren Herzkrankheit bestehen. Sie können aber auch *eine Herzinsuffizienz verschlechtern* oder provozieren, auch eine bestehende Bradykardie noch weiter verschlimmern. Ungünstig wirken sie bei Asthma bronchiale, und bei Diabetikern kann es zu einer Hypoglykämie kommen. Beim plötzlichen Absetzen von Beta-Blockern wurde das Auftreten schwerer Anfälle von Angina pectoris oder sogar eines Herzinfarktes beobachtet. Wenn immer möglich, sollte daher die Dosis langsam in etwa zwei Wochen reduziert werden.

Damit kann die Therapie im anfallfreien Intervall von uns gut mitbestimmt werden, auf die Nitroglycerin-Kapsel braucht nur im Anfall zurückgegriffen werden, bei dem die angeführten Mittel sowieso versagen, wenn es ein echter pektanginöser Anfall ist. Durch Lebensweise und Medikation kann aber auch die Anfallshäufigkeit verringert und das stetige Fortschreiten des Leidens eingedämmt werden.

✦ **Crataegus** – *der Weißdorn*, mit seinen roten Früchten, ist ein so bekanntes Mittel der pflanzlichen »kleinen Herztherapie«, daß man schwer auf alles eingehen kann, was zu sagen wäre – und wieviel ist über ihn geschrieben und gesagt worden! Dies zu wiederholen, kann nicht meine Absicht sein. Drei Dinge seien herausgestellt:

a) eine kurze Begründung seiner Einordnung in die Koronargruppe
b) kurze Vorstellung der »Ur-Monografie« – es war die erste, die 1983 veröffentlicht wurde (nach jahrelanger Beratung)`
c) Fakten zur praktischen Verordnung.

Zu a: Die Zuordnung ist von mir subjektiv zur Koronargruppe vorgenommen, weil ich den Weißdorn hier am meisten schätze. Schon die Monografie-Indikation zeigt auf, daß man ihn auch zur Myokardbehandlung braucht – er aber, das ist zu betonen, *keine Glykosidpflanze* ist. Auch zur Gruppe drei – Antiarrhythmika – ist er zu rechnen. R. HÄNSEL und H. HAAS führen Weißdorn bei Gruppe 1 und 2 auf, R. F. WEISS bei allen drei Herz-Therapie-Gruppen. Auf jeden Fall zeigt sich an dieser Pflanze, daß jede Klassifizierung Grenzen hat und Schemata nicht starr zu sehen sind.

Zu b: Die Kommission E (phytotherapeutische Therapierichtung) begann modellhaft mit Crataegus und verständlicherweise zogen sich bei dieser ersten bearbeiteten Pflanze die Beratungen hin. Im Dezember 1983 schließlich wurde die Monografie veröffentlicht:
»Wirksamkeitsbestimmende Inhaltsstoffe:
– Flavonoide wie Hyperosid, Rutin, Flavonglykosylverbindungen,
– oligomere Procyanidine, (–)
– Epicatechin.«

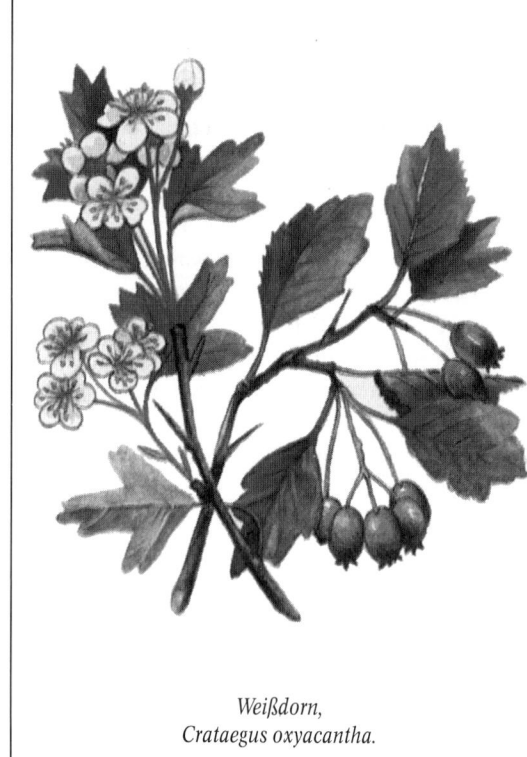

Weißdorn,
Crataegus oxyacantha.

»Anwendungsgebiete: Nachlassende Leistungsfähigkeit des Herzens entsprechend Stadien I bis II nach NYHA.
Druck- und Beklemmungsgefühl in der Herzgegend.
Noch nicht digitalisbedürftiges Altersherz.
Leichte Formen von bradykarden Herzrhythmusstörungen.«
Damit dürften Industrie und Anwender zufrieden sein; eine Palette von Anwendungsmöglichkeiten steht uns zur Verfügung. Unzählige Arbeiten über Crataegus gibt es. Meines Erachtens darf die Firma Dr. WILLMAR SCHWABE in Karlsruhe mit ihrem Crataegutt nicht unerwähnt bleiben, weil sie Pionierarbeit in der Weißdornforschung geleistet hat (siehe auch die Arbeiten von G. TRUNZLER, die bei der Firma anzufordern wären). Nicht annähernd alle Präparate mit Crataegus könnten genannt werden; in der Roten Liste findet sich nur ein Teil. Als Teedroge soll er nicht übersehen werden – siehe hierzu »Teerezepte« von G. LIN-

DEMANN und die seit Jahren ausführlichen Pflanzendarstellungen von H. FUNKE in der »Naturheilpraxis«. (Berühmt schmeckt der Tee allerdings nicht, eher fad, mit etwas Honig – falls erlaubt – geht es; oder ein Korrigens wie Melisse z. B.)

Ich bin sicher, daß die Feinheiten der Verordnung immer noch zu kurz kommen – es wäre fast schon ein esoterisches Thema, wann und bei wem man Früchte, Blüten oder Blätter einsetzt. Es fehlen mir hier eigene Erfahrungen, auch wann Fluidextrakt, Tinktur oder die homöopathische $\emptyset$ am besten wirken, unter welchen Umständen und bei welchem Typ. Hier stößt man natürlich schnell an die Grenzen objektivierbarer Beobachtung – es sei nur einmal als Frage aufgeworfen.

Interessant finde ich in diesem Zusammenhang ein Präparat wie Emocrat (HEVERT), welches neben anderen Bestandteilen zur Herztherapie enthält: Fluidextrakt aus den Weißdornfrüchten und auch noch die homöopathische Urtinktur. Wer weiß, daß die Zubereitungen von Fluidextrakt und der Urtinktur (HAB) aber wiederum anderen Herstellungskriterien unterworfen sind, wird ein solches Präparat optimal finden – und gleichzeitig die Frage stellen, ob die *künftige Phytotherapie* nicht noch viel mehr auf solche Details achten muß.

Der Weißdorn, der rote Früchte hat (im Gegensatz zum Schlehdorn, der blaue trägt – beide blühen weiß: die Schlehe bringt ihre Blüten vor den Blättern – beim Weißdorn ist es umgekehrt!), gehört zu den Rosengewächsen. Er ist eine alte Heckenpflanze, unentbehrlich in einer Kulturlandschaft – und auch ein Vogelnistplatz.

In Frankreich findet der Weißdorn übrigens seit PARACELSUS' Zeiten Verwendung und auch in Deutschland galten bereits im 16. und 17. Jahrhundert die Beeren in Wein angesetzt als beliebtes Herztonikum.

In der Homöopathie gilt Crataegus Urtinktur als Drainagemittel, d. h., daß neben dem passenden Einzelmittel in höherer Potenzierung ein sog. Organmittel in Urtinktur gegeben wird, das nicht stört, vielmehr stützt. Crataegus ist ein Langzeitmittel.

Rp. als Arzneivehikel:
  Vini Crataegi 500.0
  S.: likörglasweise bei älteren Menschen.

Rp. Cordapur-Tropfen 50.0 »APS, Starnberg«
  S.: früh und abends 30 gtt.
  Crataegutt Drag. N 3
  S.: mittags 2 (bei Berufstätigen).

✦ **Arnika** bietet mit der veröffentlichten Monografie (Bundesanzeiger Nr. 228 vom 5. 12. 1984) Anlaß zur Klage: Sie enthält leider keine Kreislauf- oder / und Koronarwirksamkeit. Die *Anwendungsgebiete* wörtlich: »Zur äußerlichen Anwendung bei Verletzungs- und Unfallfolgen, z. B. bei Hämatomen, Distorsionen, Prellungen, Quetschungen, Frakturödemen, bei rheumatischen Muskel- und Gelenkbeschwerden, Entzündungen der Schleimhäute von Mund- und Rachenraum, Furunkulose und Entzündungen als Folge von Insektensti-

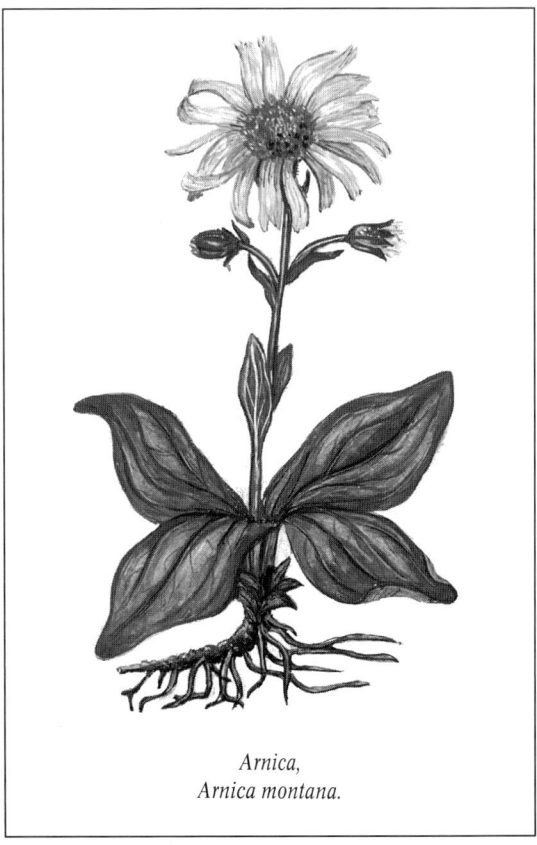

Arnica,
Arnica montana.

chen; Oberflächenphlebitis.« Keine Rede also von innerlicher Anwendung. Nicht nur R. F. WEISS führt sie bei Angina pectoris an: die empirischen Berichte sind zahlreich. Emocrat (HEVERT) enthält es ebenso wie Metacoronat (FACKLER) – letztere zwar in D 4 bzw. D 2, aber immerhin. Tensitruw von TRUW – Drag. – ist ein schönes Mittel mit Arnika (ganze Pflanze) und Weißdorn.

Nun, manches ist beklagenswert und es bleibt der Trost, über die Verschreibung von Tinktur weiterhin intern verordnen zu können oder eben die homöopathische Urtinktur einzeln oder in Eigenrezepturen gemischt zur Verfügung zu haben.

(Erwähnt seien auch die Arnika-Ampullen D 4 (HEVERT), die i.v. und i.m. verwendet werden können.)

Bei leichten Stenokardien:

Rp.	Extr. Crataegi fluid	20.0
	Arnica D 1	10.0
	Cactus ∅	20.0
	M. D. S.: 3–5 × 20 gtt.	

Hinweisen möchte ich auf die gute Möglichkeit, Arnika bei Magenempfindlichen zu geben, durch das neue »Arnika Glob. spagyrisch Iso« – mehrmals 5 Glob. –

✤ **Cactus grandiflorus** – *die »Königin der Nacht«*, war nie in dem Sinn im phytotherapeutischen Therapieschatz. Sie erhielt von der Kommission E aus diesem Grund auch eine Null-Monografie: Erfahrungen liegen hier nicht vor.

Aber in der Homöopathie hat diese wichtige Pflanze eine Monografie bekommen und bleibt damit rezeptfähig.

Cactus ∅, D 1, D 2: das sind wohl die am häufigsten verwendeten Zubereitungen, in vielen Mischungen mit der Indikation »Herzdruck, Herzschmerz, Beklemmungsgefühl etc.« vertreten. Da kann man nur hoffen, daß die bewährten Mischungen nicht gar zu radikal gestutzt (reduziert) werden – was zu befürchten ist, wenn es nach Meinung zahlreicher Experten bei drei Arzneipartnern schon schwierig, bei fünf gar völlig unmöglich zu werden beginnt. Nun kann man in der Tat darüber geteilter Meinung sein, ob es »sinnvoll« (und so soll

eine Kombination nach Meinung des Amtes sein) ist, wenn mancher Tee oder manche Tropfen-/Dragee-Mischung zehn oder gar zwanzig Stoffe enthalten. Ich selbst war hier auch skeptisch und komme bei Teerezepten mit vier oder fünf Pflanzen aus. Auf der anderen Seite muß ich bekennen, daß ein Mittel wie Jukunda Herzstärkung mit zwölf Bestandteilen (darunter übrigens auch Arnika, Cactus, Weißdorn) von vielen Patienten gelobt und geschätzt wird (wie auch die Kräuterelixiere M und F von Jukunda, die auf Rezepturen von Dr. med. LUDWIG JOHANNES SCHMITT, genannt Atem-Schmitt, zurückgehen).

✤ **Strophantus** ist verschreibungspflichtig und seine große Zeit in der Schulmedizin (i.v.-Injektionen) scheint vorüber.

In der von uns angewendeten Form D 4 steht es als Glykosiddroge natürlich nicht zur Diskussion – wohl aber als *orales Mittel bei koronaren Durchblutungsstörungen*. Ich bin in der »Naturheilpraxis« Nr. 10/86 ausführlich auf Strophantus und Erfahrungen mit der Zubereitung »Strophactiv« der Firma MAGNET–activ eingegangen. Es wird damit angeknüpft an die Theorie (und praktische Erfahrung) von B. KERN (Stuttgart), der in seinem Buch »Der Myokardlinksinfarkt« nachweist, daß *orales Strophantin zur Prophylaxe und Therapie geradezu unentbehrlich ist*.

Das Besondere an Strophactiv dürfte die Verwendung von magnetisiertem Wasser nach Dr. SCHWAMM sein; die Patienten sind auch froh, wenn ein Mittel, das unverdünnt zur lingualen Resorption gegeben werden muß, wegen des Alkohols im Mund nicht brennt. Gute Erfahrungen hingegen zur Therapie leichterer bis mittelschwerer Herzinsuffizienz liegen vor mit einer Mischung von 2–3 ml Crataegutt (SCHWABE) und 2 ml Strophantus *Hevert* in der D 4 zur Injektion. Dies bestätigte mir auch in einer persönlichen Mitteilung Kollege G. JAROSZYK (Burgsolms), der eine umfangreiche Praxiserfahrung hat.

Strophantus gratus ist eine milchsaftführende Liane (Schlingpflanzengewächs) des tropischen Westafrikas. Die sehr bitteren Samen enthalten eine Anzahl von Glykosiden, wobei dem *herzwirksamen Glykosid Strophantin* die größte Bedeutung zukommt. Der Afrikareisende LIVINGSTONE gilt (1866) als der eigentliche Entdecker: Eines seiner Expeditionsmitglieder brachte seine Zahnbürste mit dem von den Einheimischen als Pfeilgift benutzten Saft in Berührung und bekam eine deutliche Pulsverlangsamung. Bereits 1869/70 veröffentlichte TH. R. FRASER eine medizinische Arbeit und in den folgenden Jahrzehnten gab es viele bedeutende Forscher, die über Strophantin berichteten. Anfangs als orales Mittel geschätzt (!), vertrat man später die Meinung, daß nur die intravenöse Applikation von Wert sei, da das Glykosid im Magen und Darm größtenteils zerstört werden würde und die Resorptionsgröße höchst unsicher sei. Erst B. KERN bringt 1949/50 die »Erneuerung der oralen Strophantustherapie«. Seine These ist, daß es neben den klassischen Herzinsuffizienzen eine große Zahl von Kranken mit latenter Herzinsuffizienz mit überwiegend subjektiven Beschwerden gibt. Er bezeichnet diese Form der Erkrankung als »Linksinsuffizienz« und vertritt die Ansicht, daß diese 95% aller Herzkranken ausmache. (Der Kollege W. WEHRMANN hat wiederholt in der »Naturheilpraxis« in Interviews mit Dr. med. B. KERN darüber sprechen können.)

Bekannt ist, daß die klassische Strophantintherapie intravenös vor sich geht und jahrzehntelang das Mittel der Wahl bei schwerer und schwerster Herzinsuffizienz war. Es galt, wie schon gesagt, die Meinung, daß es oral wertlos sei – was ja auch nicht ganz falsch ist, wenn man den Indikationsanspruch für die i.v.-Injektion zum Maßstab nimmt.

Die Firma BOEHRINGER, Mannheim, Hersteller des verschreibungspflichtigen »Strophoral«, hat bereits 1951 eine kleine Broschüre »Für und wider die orale Strophantin-Therapie« herausgebracht, wo alle zum Thema erschienenen Arbeiten referiert sind. Dort kann man auch nachlesen, daß es orale letale Dosen gibt, auch tierexperimentelle Belege für die orale Strophantinwirkung. Wirkung also auf jeden Fall – die therapeutische Wirksamkeit bei Koronarkrankheiten ist in der Schulmedizin nach wie vor umstritten. – Die Firma BOEHRINGER schrieb schon damals: »Wie sich aus zahlreichen Arbeiten ergibt, wird das g-Strophantin, das den wesentlichen Bestandteil des ›Strophoral‹ bildet, im Verdauungskanal nicht angegriffen und zerstört.« Und weiter: »Es unterscheidet sich die Indikation für orales und intravenöses Strophantin grundsätzlich. Während intravenöses Strophantin nicht zuletzt wegen der Art seiner Anwendung das am schnellsten und stärksten wirksame Herzglykosid darstellt, ist das orale Strophantin wohl das mildeste Herzmittel, über das wir verfügen.«

Nun müssen wir unterscheiden, daß BOEHRINGER von seinem – verschreibungspflichtigen – »Strophoral« ausgeht, wir aber von g-Strophantin D 4. Wenn man bedenkt, daß eine D 3 bei stark wirkenden Giftpflanzen noch verschreibungspflichtig ist, dann darf man annehmen, daß die Bezeichnung »homöopathisch« auch bei der D 4 noch nicht passend wäre. Von einer sog. Umkehrwirkung kann – ähnlich wie bei Belladonna – noch nicht gesprochen werden. Wir haben es – wenn man es so ausdrükken will – mit Allopathie / Phytotherapie zu tun.

Es kommt natürlich von naturwissenschaftlicher Seite immer wieder der Einwand, die »Dosis D 4, eine ›Verdünnung‹ 1 : 10 000«, sei zu gering. Dieses Denken hat aber zunehmend Löcher bekommen – nicht zuletzt in allerjüngster Zeit. (Der Schrecken darüber, daß im fernen Tschernobyl »weit hinten in der Ukraine« u. a. einige Gramm (!) radioaktives Jod 131 freigeworden sind und dies – grob ausgedrückt – den Salat nicht nur in Bayern, sondern in halb Europa ungenießbar machte, ist nicht ganz abgeklungen.)

Nun wird man zu Recht einwenden, daß es sich beim Strophantus D 4 um keine radioaktive Substanz handelt, die in so kleinen Mengen sich so unvorstellbar verbreitet. Zeigt es aber nicht auch auf, wie wenig wir eigentlich von »klein« und »groß« wissen? Ich fühle mich nicht kompetent, die Homöopathie zu erklären – das haben Berufenere getan. Interessant fand ich aber eine Arbeit der neueren Zeit (erschienen bei der Deutschen Homöopathischen Union in Karlsruhe 1984) von einer Frau Dr. med. J. ROST: »Ein Denkmodell über die Wirkungsweise homöopathischer Arzneien«. Hier wird ausgegangen von dem Satz »Leben = Materie + Energie + Information«. Die Homöopathie, besonders in ihren höheren Potenzen, kann als Information gelten.

Wenn wir Materia-medica-Werke der Homöopathie vornehmen, so finden wir bei Strophantus als gängige Potenzen angegeben: D 2, D 4, D 6 – bei Cor nervosum, kardialen Angstzuständen, auch Prüfungsangst. (Obwohl man weiß, daß insbesondere bei letzterer Indikation der Plazebocharakter als sehr hoch einzuschätzen ist, liegen durchaus positive Erfahrungen bei Prüfungsangst in der D 4 vor: Tage vorher schon 3 × 1 Tabl. lutschen.)

Zusammenfassend möchte ich sagen, daß mit »g-Strophantin D 4« von Magnet-activ eine wirksame flüssige Aufbereitung vorliegt. Die Indikation, welche die Firma angibt, kann man meines Erachtens akzeptieren: »Alle Schwäche- und Erkrankungsformen des Herzens, welche durch Stoffwechselstörung des Herzmuskels, Verschiebung des Säure-Basen-Gleichgewichtes oder Mangeldurchblutung der Kranzgefäße unterhalten werden. Herzstiche, Herzangst, Brustbeengung, Sauerstoffnot des Herzens.« Selbst der folgende Anspruch, der schon erheblich ist: »Vorbeugungsbehandlung gegen Herzinfarkt«, wird durch die umfangreichen Zahlenmaterialien B. Kerns bestätigt. Der letzte Satz, »Unterbrechung des Infarktablaufs durch sofortige Einnahme bis zum Eintreffen des Arztes«, entzieht sich meiner Beurteilung. Auch bin ich nicht in der Lage, die Angabe der Firma, daß das Präparat mit »physikalisch aktiviertem Wasser« bereitet ist, zu werten.

Strophantus verdient als Arzneipflanze nicht, daß sie nach hundert Jahren der Vergessenheit anheimfällt.

Wie sieht im Augenblick die sog. **schulmedizinische Behandlung der Herzkranzgefäßerkrankungen** aus?

Neben der bekannten operativen Lösung (Bypass) nimmt die unblutige sog. Ballondilatation an Bedeutung zu. Und medikamentös? Hier haben wir *drei Gruppen von Arzneimitteln*: 1. die Kalziumantagonisten (Prototyp Adalat), 2. die Nitrate (z. B. Isoket) und 3. Vasodilatatoren (z. B. Purinderivate vom Typ Theophyllin).

Erstere, die *Kalziumantagonisten*, sind in ihrer Wirkung den zahlreich verordneten Betablockern nicht unähnlich: Sie hemmen die Pumparbeit des Herzens. Folglich bezeichnet man sie als negativ inotrop. Sie haben auch – durch Hemmung eben des kontraktilen Kalziums – einen *spasmolytischen Effekt*, der bei Koronarerkrankungen genützt wird. Dazu aber meint Kollege H. H. Jörgensen, Kiel, in der »Naturheilpraxis« Nr. 11/1981 in der sehr informativen Arbeit »Wirkung, Nebenwirkungen, Interaktion und Kontraindikation gängiger Herzmedikamente«: »Allerdings muß bezweifelt werden, ob die allgemeine Senkung des Gefäßtonus hämodynamisch immer sehr sinnvoll ist. Diese Gefäßerweiterung im gesamten gesunden Gefäßnetz kann das Blutangebot im pathologischen ischämischen Bezirk des Herzens oder Gehirns noch weiter verschlechtern.«

Wesentlich älter als die erstgenannte Gruppe ist die *zweite*, die der *Nitrate*. Wir haben es mit zwei größeren Gruppen an chemischer Verbindung zu tun, nämlich die Isosorbiddinitrate und die Glyceroldinitrate (wir erinnern uns, daß eine Glykolverbindung den Wein-Skandal ausgelöst hat). Im großen und ganzen unterscheidet man anwendungsmäßig zwischen Nitraten für den Angina-pectoris-Anfall, ein sofort wirkendes Mittel und solchen, die mehr zur Dauertherapie geeignet sind. (Die Rote Liste gibt über die verschiedenen Nitrate – sie sind verschreibungspflichtig – Auskunft.) Die schnelle Wirkung beim Zerbeißen einer Kapsel (perlinguale Wirkung) ist bekannt. Als Nebenwirkungen werden besonders häufig die Kopfschmerzen von den Patienten angeführt.

Bei der *dritten Gruppe*, den eigentlichen Durchblutungsmitteln für die Koronarien, wären die *Purinderivate* zu nennen: Koffein, Thein, Theobromin und Theophyllin. Man sieht schnell, daß die Auswahl hier nicht sehr groß ist. (Nicht missen möchte ich hier das Derivat Proxyphyllin, z. B. im Präparat Angifin oder das Präparat Diprophyllin NAM.)

STÖRUNGEN DES HERZRHYTHMUS

Von den Phytopharmaka bei Rhythmusstörungen, die R. HÄNSEL / H. HAAS in ihrem Buch anführen: Chinidinsulfat – Chinarinde, Ajmalin-Rauwolfia, Atropin – Belladonna und Spartein aus dem Besenginster, ist letzteres unser Hauptmittel. R. F. WEISS stellt Spartium scoparium = Sarothamnus scoparius (= Citisus sarothamnus) als wichtigstes Mittel heraus. Daneben tritt Leonurus cardiaca, das Herzgespann, zurück.

Die *Monografie von Leonurus*: »Nervöse Herzbeschwerden, auch im Rahmen einer Schilddrüsenüberfunktion (als Adjuvans)« (Bundesanzeiger Nr. 50 vom 13. 3. 1986). Ein Monopräparat dürfte nicht auf dem Markt sein.

Persönlich habe ich Erfahrungen mit dem vorzüglichen Monopräparat Spartiol (Dr. KLEIN), von dem ich meine, daß alles, was mit einem *Besenginsterextrakt* erreicht werden kann, zu erreichen ist. Das Präparat Depasan (Giulini Pharma) ist in Tablettenform (Sparteinsulfat) und pro inj. (i.m. und i.v.) vorhanden (verschreibungspflichtig). In einer Reihe von Mischungen ist Spartium enthalten.

1992 habe ich in der »Naturheilpraxis« eine Besenginster-Monografie veröffentlicht, die ich im Anschluß an dieses Herzkapitel wiedergeben möchte.

Ohne eine Indikation für die Herzberuhigung ist der Baldrian. Ich möchte ihn aber an dieser Stelle als *Adjuvans beim nervösen tachykarden Herzen* nennen: Schließlich sind in der Monografie u. a. »Unruhezustände« aufgeführt. Eine Mischung von Besenginster, Herzgespann und Baldrian kann sehr empfohlen werden. In dieser Kategorie möchte der Praktiker Kombinationen einfach nicht missen. Es wird immer wieder wegen der besseren Compliance gefordert, nicht zu viele Arzneien zu geben – wenn er bei der Indikation »nervöse Herzbeschwerden« dann *ein Medikament* hat, das »Herz *und* Nerven« abdeckt, ist dies doch wahrscheinlich sinnvoller, als wenn er dafür mindestens *zwei Monosubstanzen* benötigt.

Es ergibt sich eine Übersicht:
1. Spartium scoparium: Herba, Tinktur, homöop. Urtinktur
2. Leonurus cardiaca: Herba, homöop. Urtinktur
(3. Valeriana officinalis: Radix, Tinktur, homöop. Urtinktur).

Zum Abschluß einige Rezept-Modelle, wenn man einmal kein Fertigpräparat verwenden will:

Zum Kapitel »*Myokardinsuffizienz*«:

1. feuchte Herzinsuffizienz, zur Ödemausschwemmung:

Rp. Tct. Scillae
Tct. Convallariae $\overline{aa}$ 50.0
M. S.: 3–5 × 30 gtt. p.c. mit Flüssigkeit.

2. tachykarde Herzinsuffizienz:

Rp. Tct. Scillae
Tct. Spartii $\overline{aa}$ 50.0
M. S.: 3–5 × 30 gtt. mit Flüssigkeit.

Zum Kapitel »*Koronarinsuffizienz*«:

1. Myokard- *und* Koronarschwäche

Rp. Khella (= Ammi visnaga) ∅ 20.0
Extr. Crataegi fluid. 30.0
Tct. Convallariae 50.0
M. S.: 3–5 × 30 gtt.

2. Koronare Durchblutungsstörung

Rp. Extr. Crataegi fluid. 20.0
Cactus ∅ 20.0
Arnika ∅ 10.0
M. S.: 3–5 × 25 gtt.

Zum Kapitel »*Herzrhythmusstörungen*«:

1. Zur Herzberuhigung

Rp. Tct. Spartii
Tct. Valerianae $\overline{aa}$ 50.0
M. S.: nach Bedarf 3–5 × 30 bis 40 gtt.

2. »Schilddrüsenherz«

Rp. Tct. Spartii
Tct. Adonidis $\overline{aa}$ 20.0
Leonurus card. ∅ 10.0
M. S.: bei Bedarf 3–5 × 30 gtt.

WAS SIND HERZGLYKOSIDE?

Herzglykoside gehören zu den häufigst rezeptierten Arzneimitteln und stellen eine Verbindung von einem oder mehreren Zuckern mit einem Alkohol oder Phenol dar. Sie sind eine weiße, kristalline Substanz, geruchlos und von stark bitterem Geschmack.

Die am meisten gebrauchten Glykoside wie Digoxin, Lanatosid C und Digitoxin sind in Wasser schwer löslich, in Alkohol und Chloroform jedoch gut. Die *Digitalis-Glykoside* Digitoxin, Digoxin und Lanatosid C werden aus der Digitalis Lanata und teilweise aus der Digitalis purpurea isoliert. Aus dem Lanatosid C wird das Digoxin gewonnen. Es sind bereits mehr als 200 Digitalisverbindungen bekannt!

Da die Alterspyramide in der Bundesrepublik sehr ausgeprägt ist und das Altersherz häufig

Kupferstich von Digitalis-Arten um 1613.

einer muskulären Insuffizienz gleichgesetzt wird, versteht es sich von selbst, daß die Glykosid-Therapie stark zugenommen hat.

Was verstehen wir unter Glykosiden?

Natürlich in erster Linie Digitalis-Präparate (aus dem purpurroten und wolligen Fingerhut), früher die i.v.-Injektionen von Strophantin und schließlich die sogenannten Glykoside II. Ordnung: Convallaria, Scilla, Adonis und eventuell noch Oleander neben Helleborus. Die Glykosid-Therapie hat sich mächtig verändert – seit der Initiation von W. WITHERING im Jahre 1775. Die Wirkstoffe sind zunehmend isoliert und standardisiert worden.

Glykoside bewirken am Herzen:

1. Steigerung der Kraft und Schnelligkeit der Systole
2. Verlängerung und Vertiefung der Diastole
3. Erhöhung des Schlagvolumens
4. Verlangsamung der Reizleitung vom Vorhof zur Kammer
5. Verminderung der Schlagfrequenz.

Die wichtigste Eigenschaft ist summa summarum die Förderung der *Kontraktionskraft des Herzmuskels*.

Warum wirken Glykoside nur am insuffizienten Herzen und nicht als Prophylaktikum z. B. bei Hochleistungssportlern (Marathonläufern)?

Ein gut kontrahierter Muskel kann naturgemäß seine Kontraktions-Amplitude prozentual weniger steigern als ein Muskel, der primär eine verminderte Kontraktionsspannung aufweist. Nach wie vor bleibt aber der eigentliche Wirkungsmechanismus ungeklärt, der dem positiv inotropen Effekt (= die Schlagstärke oder Kontraktionskraft des Herzmuskels beeinflussend) zugrundeliegt.

Diskutiert werden Angriffspunkte im Herzstoffwechsel, am kontraktilen Protein und an der Kalium-Natrium-Verteilung. Sicher ist, daß sich eine Digitalis-Wirkung vorzugsweise an Organsystemen äußert, die einen ausgeprägten Natrium-Kalium-Transport besitzen.

Der Ausdruck der *Kumulation* darf in diesem Zusammenhang nicht fehlen. Man versteht darunter, daß im Organismus mehr von einer Substanz oder einem Medikament zugeführt als ausgeschieden wird. Dieser Faktor macht die Glykosid-Therapie nach wie vor zur ärztlichen Kunst, denn nicht nur, daß eben die bei jeder Dosis verbleibende Menge bei der neuen Dosis mitkalkuliert werden muß – auch die therapeutische Breite der Glykoside ist sehr gering, d. h., volle Wirkung und Toxizität liegen eng beisammen. Bereits bei Überschreiten der vollen Dosis (Sättigungsdosis) um das

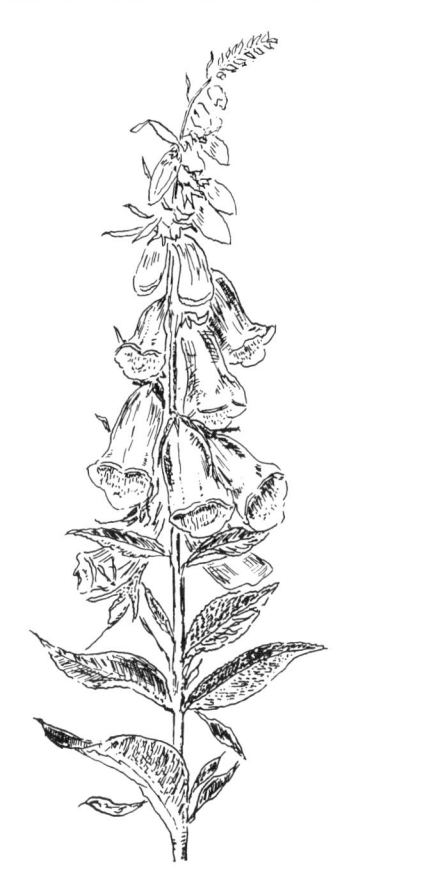

Roter Fingerhut, Digitalis purpurea.

1½–2fache kommt es zu Vergiftungserscheinungen:

Extrasystolen, Bigeminie (Doppel-Pulsschlag), Herzblock, Vorhofflimmern, Herzstillstand; auch starke Bradykardie ist ein Zeichen der Überdigitalisierung.

Herzglykoside sind angebracht: bei der muskelbedingten Herzinsuffizienz – wobei man sich im klaren sein muß, daß die Herzglykosid-Therapie keine kausale Therapie sein kann und in den meisten Fällen auch nicht zur »Heilung« führt. (Meist bleibt sie daher Dauertherapie bis zum Lebensende.) Notwendig ist folglich *neben der Glykosid-Therapie die Ursachen-Therapie*, z. B. der Myokarditis, der Hypertonie, der Hyperthyreose oder die operative Beseitigung eines Herzfehlers. Es macht wenig diagnostische Mühe, abzuklären, ob eine manifeste Herzinsuffizienz vorhanden ist, schwieriger festzustellen ist dagegen jedoch die sogenannte *latente Herzinsuffizienz*, die häufig nach Erkrankungen wie akutem rheumatischem Fieber, Diphtherie, Scharlach, Virusgrippe, Myokardinfarkt und Intoxikationen auftritt.

Auch eine chronische Bronchitis kann bekanntlich der Ausdruck einer latenten Herzinsuffizienz sein (Tumor, Tbc, Emphysem, Bronchiektasien und Asthma natürlich ausgeschlossen).

Eine relative Indikation zur Glykosid-Therapie sind auch Reizleitungsstörungen am Herzen.

Kontraindikationen für Digitalis und Digitaloide hingegen sind: Vorhoftachykardien, Überleitungsstörungen, Kammertachykardien, schwere ventrikuläre Extrasystolien, Elektrolytstörungen (Hyperkaliämie, Hyperkalzämie) und schließlich die Digitalis-Intoxikation.

Alle Digitalis-Präparate und Digitaloide sind gut oral applizierbar und resorbierbar. Es besteht hier kein Zwang zu Injektionen.

Als besonders glykosidempfindlich gilt das Cor pulmonale wegen der vorliegenden Azidose und dem hypoxämisch geschädigten Myokard.

Auch der Einsatz beim frischen Myokardinfarkt ist sehr eng zu stellen.

Übelkeit und Erbrechen sind wohl die am häufigsten berichteten Nebenwirkungen bei der Digitalis-Therapie: Pulsus bigeminus, Doppelsehen, Farbensehen (gelb und grün) und Schwindel können hinzukommen. Das Präparat ist vorübergehend abzusetzen und gegen ein anderes auszutauschen. Selbstverständlich muß auch bei Kumulationserscheinungen vorübergehend abgesetzt werden (Strophantin und die Glykoside II. Ordnung kumulieren wenig, letztere werden erfahrungsgemäß eher unter- als überdosiert).

Früher war man der Ansicht, durch hohe Initialgaben von Digitalis eine schnelle Sättigung zu erreichen und fuhr dann mit einer sogen. Erhaltungsdosis fort. In den USA hält man zum Teil heute noch an dieser »rapid Digitalizition« fest. Kardiologen empfehlen bei uns die mittelschnelle Sättigung, d. h., man solle in einem Zeitraum von 3–5 Tagen das Herz voll sättigen und dann sehen, mit welcher Dosis man fortfährt.

DER BESENGINSTER

Bei der Namensgebung wird es schon kompliziert: der Besenginster hat *mehrere identische Bezeichnungen:* Cytisus scoparius (L.), Sarothamnus scoparius (L.), Genista scoparia, Spartium scoparium. Er kommt in Mittel-, Süd- und Osteuropa vor; heute kommt die Droge aus Ostdeutschland und wird von Ex-Jugoslawien und Bulgarien exportiert.

Die *Pflanzenfamilie:* Papillonaceen-Leguminosen.

Die *Inhaltsstoffe* gibt M. WICHTL (»Teedrogen«, WVS Stuttgart. 2. Aufl. 1989) mit »Chinolizidin-Alkaloiden, vor allem Spartein« an, »daneben etwas Lupanin« – und in Spuren etwa weitere 20 Alkaloide. In der Monografie für die Standardzulassung ist ein Mindestgehalt berechnet als Spartein von 0,8% vorgeschrieben. Daneben dürften von Interesse sein: 0,2–0,6% Flavonoide (Spiraeosid, Isoquercitrin, Genitosid, Scoparosid) und weitere Kämpferol- und Quercitinderivate; auch Isoflavone wie Sarothamnosid.

Ferner enthält die Droge Cumarine, Kaffeesäurederivate und Spuren äth. Öls. In den Samen kommen schließlich Lectine vor – die in der neueren Mistelforschung eine Rolle spielen.

In der *Standardzulassung* ist als Anwendungsgebiet »zur Unterstützung der Therapie von Kreislaufregulationsstörungen und niedrigem Blutdruck« angegeben – in der Monografie der Komm. E lautet sie: »funktionelle Herz- und Kreislaufbeschwerden«.

Als *Gegenanzeigen* sind bei der Standardzulassung aufgeführt: »Besenginsterkrautzubereitungen sollen nicht bei Bluthochdruck sowie während der Schwangerschaft angewendet werden.« In der am 17. 1. 1991 im Bundesanzeiger veröffentlichten Monografie ist unter »Gegenanzeige« und »Nebenwirkungen« »nicht bekannt« vermerkt, jedoch heißt es bei »Wechselwirkungen mit anderen Mitteln«: »Wegen des Tyramingehalts bei gleichzeitigen MAO-Hemmern evtl. Blutdruckkrisen.« (Monooxydase-Hemmer sind Antidepressiva, die stark antriebsfördernd sind; Tyramin ist ein blutdrucksteigerndes Gewebshormon.)

Zur *Pharmakologie* wäre zu erwähnen, daß Spartein den Natrium-Ionentransport durch die Zellmembran hemmt und damit eine gesteigerte Erregbarkeit des Reizleitungssystems im Herzen reduziert; eine pathologisch veränderte (meist beschleunigte) Reizbildung im Vorhof wird normalisiert (M. WICHTL).

Die *Dosierung* wird mit 1–2 g feingeschnittenen Krauts angegeben – was in praxi 1 Teel. wäre. Infus – bis zu 4 Tassen täglich.

In der *Monografie* (Bundesanzeiger 17. 1. 1991) ist die Indikation dürftig mit »funktionelle Herz-Kreislaufbeschwerden« angegeben. Freilich ist dies kein Hindernis für jenen Einsatz, wo die Pflanze am besten wirkt.

Angaben aus dem *Altertum* und *Mittelalter* für den Besenginster sind nicht sehr üppig und treffen auch nicht unsere heutige Indikation (freilich mit der Einschränkung, daß man in alten Zeiten »Herzpflanzen« eigentlich nicht kannte: noch PARACELSUS kurierte mit der Herzglykosidpflanze Helleborus niger, der Christrose, die »Wassersucht«, sprich prätibiale Ödeme, nicht aber die Causa Herzinsuffizienz!). Die Angaben sind unübersichtlich und nicht unbedingt hilfreich: Der Besenginster wurde in der arabischen Medizin bei Blasenleiden verwendet, gegen Nierensteine, Podagra, Wasser- und Gelbsucht. Ferner soll später der Anatom Sydenham die Asche der Zweige in Wein und Wermut mit Erfolg bei Wassersucht verwendet haben. In der Barockzeit wurden teilweise – wie auch in Frankreich – die Knospen (wohl verschiedener Ginsterarten) in Essig eingelegt als »teutsche Cappern«.

Der bekannte LONICERUS schreibt den Samen purgierende Wirkung zu. Kurzum, die Angaben gehen querbeet und lassen keine einheitliche Tendenz erkennen.

Die *humoralen Eigenschaften* würden wohl mit »trocken und warm« angegeben werden; von der Symbolik würde die *gelbe, dichte Blütenfarbe* auf »Nerven« hindeuten – hier als Herznerven.

Im *vorigen Jahrhundert* schälte sich dann ein präzises Anwendungsgebiet heraus, das eine Zeitlang wichtig war: die *Gynäkologie.* Einerseits avancierte der Besenginster durch seine uteruskontraktionssteigende Eigenschaft zum Mittel für Geburtseinleitung und Wehenverstärkung; andererseits wurde er in der Volksmedizin als Tee bei schwacher Menstruation gebraucht.

Die *heutige Indikation* gilt dem *Reizleitungssystem:* Extrasystolen, Arrhythmien, Vorhof- und Kammerflimmern.

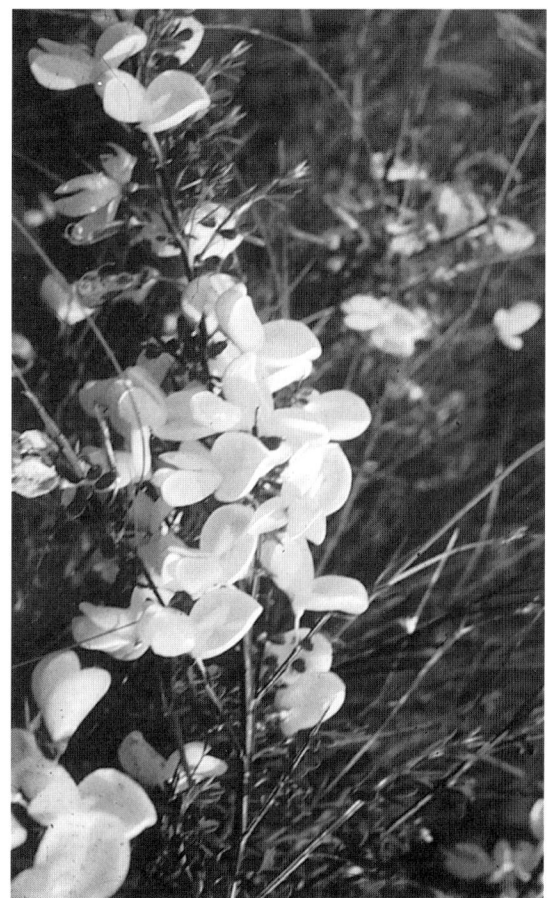

Besenginster, Spartium scoparium.

Werfen wir einen Blick auf *andere Pflanzen* bzw. Pflanzenstoffe, die den Rhythmus beeinflussen: Digitalis purpurea und lanata, Scilla maritima, das Alkaloid Chinidin aus der Chinarinde; sie wirken alle negativ chronotrop.

Und gehen wir noch etwas in die Breite: das verschreibungspflichtige Präparat Gilirytmal (Guilini) enthält den Stoff Ajmalin (ein Alkaloid aus der Rauwolfiawurzel), das Rhythmochin I + II Chinidin. Lidocain 2% i.v. ist ebenso in bestimmten Fällen rhythmusstabilisierend wie Xylocain langsam i.v. Alupent (ein Sympathikomimetikum) ist hier ebenso aufzuführen wie die heute wohl am meisten gebräuchlichen β-Rezeptorenblocker (z. B. Beloc).

Betablocker blockieren die Sympathikusreize vermittelnden beta-I- und -2-Rezeptoren der Zelle. Dadurch wird die herzerregende und frequenzsteigernde Wirkung abgeschwächt, das Herz gewissermaßen in einen Schongang versetzt; es verbraucht weniger Sauerstoff; pektanginöse Beschwerden lassen nach. (Pulskontrolle: er kann gefährlich absinken!)

Erwähnt werden muß, daß der Stoff Sparteinum sulfuricum seit 1.1. 1992 verschreibungspflichtig ist (und aus einigen Mischpräparaten, wie z. B. den Emocrat forte Herztropfen HEVERT und Ardeycordal von Ardeypharm herausgenommen wurde).

Ein vorzügliches Monopräparat, das seit Jahrzehnten auf dem Markt ist, haben wir in den *Spartiol-Dr. Klein-Tropfen*; Extraktum Herba, standardisiert auf Spartein. Mit der Dosierung 20–25 Tropfen 3–5 × tägl. kann man vorzüglich arbeiten. Erfahrungen liegen mir auch mit Mischungen vor, z. B. in erster Linie mit Weißdorn, da dieser ebenso eine – zwar leichte – negativ chronotrope Wirkung besitzt:

Rp. Spartiol Dr. Klein
Crataegutt Dr. Schwabe $\overline{aa}$ 50.0
M. S.: 30–40 gtt. mehrmals tägl. nach Bedarf

beim sog. nervösen Herzen (falls es solches wirklich gibt), beim leicht beschleunigten »Schilddrüsenherzen«:

Rp. Spartiol
Tct. Valerianae $\overline{aa}$ 50.0
M.: Dosierung wie vorher.

(Von den pflanzlichen Sedativa scheint nämlich der Baldrian die größte Affinität zu den Herznerven zu haben.)
Ein Tee, besonders abds. und mit 1 Teel. Honig gegeben, würde sich zusätzlich gut eignen:

Rp. Fol. Melissae 20.0
Fol. et Flor. Crataegi 40.0
Hb. Leonuri 20.0
Rad. Valerianae 20.0
M. f. spec. D. S.: 1–2 Teel./Infus

Eine Abwandlung in *Tropfen* wäre möglich – Tachykardien und Herzstolpern bei leichter Hyperthyreose:

Rp. Spartium ∅ 30.0
Leonurus ∅
Lycopus D 1 $\overline{aa}$ 10.0
M. S.: öfter nach Bedarf 25 gtt.

Aber natürlich gibt es diverse Möglichkeiten, Besenginster zu verordnen:

Rp. Hb Spartii: 1 Teel./Infus, 1–2 Ta
Tct. Spartii: 20–30 gtt. mehrmals tägl.
Spartium ∅ (Urtinktur nach HAB): 10–20 gtt.

Einige *Antihypertonika* sollen aufgeführt sein, die u. a. den Besenginster enthalten:
Cardiaminol, Hypolind, Hypotonin, Normotin (und auch die Herz-Kreislauftropfen Tinktura Justi Pascoe).

Eigene Erfahrungen haben gezeigt, daß Herzrhythmusstörungen leichterer Art gut mit drei Medikamenten therapierbar sind: mit Besenginster, Weißdorn und Magnesium in der Kombination.

Beispiel:

Rp. Spartiol Dr. Klein 50.0
S.: 20 gtt. nach Bedarf
zusammen mit
Cordapur Drag. N 2 (= Weißdornextrakt)
APS Starnberg
S.: 2 Drag. nach Bedarf zusammen mit Magnesium Tonil N 2 Kautabletten APS.
S.: früh und abds. 2 kauen

Schließlich – da ich persönlich Besenginster als Tee kaum verwende – seien *zwei Rezepte von Prof. H. SEEL*, seinerzeit Berlin, angegeben, entnommen seinem vorzüglichen Buch (s. Lit.-Verz.):

1. Indikation »Reizleitungsstörung, Arrhythmie, Extrasystolie«:

Rp. Rad. Valerianae 20.0
Hb. Millefolii 30.0
Hb. Genistae 30.0
M.: 1 Teel./Infus, 1–2 Ta

2. Indikation »Herzneurose, Hyperthyreose«:

Rp. Hb. Adonid.
Hb. Genistae
Fol. Rosmar.
Flor. Lavand.
M.: 1 Teel./Infus, 2 Ta (fr. u. abds.)

Die Erarbeitung einer Positiv-Monografie für den Besenginster stellte sich für die Kommission E als schwierig heraus. Man hatte einerseits Bedenken wegen des doch wirksamen und auch mit Nebenwirkungen behafteten Alkaloids Spartein als auch andererseits mit den Indikationen, die dieser Pflanze zugehören.
Eine wesentlich differenziertere Indikation läßt dieser Pflanze der Nestor der ärztlichen Phytotherapie, der verstorbene Prof. Dr. med. RUDOLF F. WEISS, angedeihen. Er spricht ihr

schon dadurch eine Sonderstellung zu, daß sie nicht zu den Digitalis- und digitalisähnlichen Pflanzen zählt. Vielmehr beruht die Heilwirkung des Besenginsters auf dem Spartein, einem Alkaloid, dem vasokonstriktorisch wirkenden Oxytyramin und Nebenalkaloiden. Diese Inhaltsstoffe, so schreibt WEISS in seinem »Lehrbuch der Phytotherapie«, würden »in ausgesprochenem Maße auf das Reizleitungssystem des Herzens« wirken und damit »die pathologisch beschleunigte Reizbildung im Vorhof hemmen, die gesteigerte Reiz- und Erregbarkeit im Reizleitungssystem dämpfen und die Herztätigkeit, offenbar unter gleichzeitiger Verbesserung des venösen Rückflusses, regulieren«. Ferner stellte WEISS fest, daß Vorhof- und Kammerflimmern beseitigt werden und sich bei längerdauernder Darreichung Extrasystolen verlieren. Seine »weitgehende Ungiftigkeit« sei dabei ein großer Vorteil. WEISS beschreibt ferner eine kontraktionsanregende Wirkung von Inhaltsstoffen des Besenginsters auf den Uterus, was seine Anwendung (ähnlich wie Chinin) in der Geburtshilfe angezeigt erscheinen lasse.

Aus wenig plausiblen Gründen wurde nach Jahrzehnten das Rein-Alkaloid Sparteinsulfat per 1. 1. 1992 verschreibungspflichtig. Die Bürokratie im Gesundheitswesen zeigt auch an diesem Beispiel wieder, daß sie immer undurchschaubarer zu werden droht. Die Tendenz zur Anreicherung von sog. Phytotherapeutika mit dem Hauptwirkstoff nimmt immer mehr zu. Handelt es sich hier aber noch um ein reines Phytotherapeutikum? Die Grenze zwischen einem allopathischen Arzneimittel (reiner chemisch definierter Inhaltsstoff) und einem standardisierten Pflanzenextrakt wird dadurch immer mehr verwischt. Diese Tendenz muß dem Phytotherapeuten ebenso mißfallen wie jene, daß immer mehr Pflanzen-Monopräparate auf den Arzneimittelmarkt drängen, bewährte Mischungen verschwinden.

Eine einzelne Pflanze ist zwar an sich schon ein Vielstoff-Gemisch. Man kann trotzdem nur hoffen, daß diese Monopräparate-Tendenz nicht in eine Monomanie ausartet, die der praktischen Phytotherapie zum Schaden gereichen würde.

HERZ-INFARKT: URSACHEN, RISIKOFAKTOREN UND BEHANDLUNG

Die Vorstellung, ein *Herzinfarkt* komme »wie ein Blitz aus heiterem Himmel« und der tödlich Getroffene sei – aus der Sicht der Angehörigen – »plötzlich und unerwartet« gestorben, trifft nicht ganz zu. Mehr denn je muß man davon ausgehen, daß es sich um ein Geschehen handelt, das die *Summe jahre- bzw. jahrzehntelanger Fehler* quittiert. Drei Risiko-Faktoren stehen nach Ansicht der Deutschen Herzstiftung im Vordergrund:
– *überhöhte Blutfettwerte*
– *Rauchen*
– *erhöhter Blutdruck.*
Streß ist noch nicht endgültig bewertet – die Sache mit der »Managerkrankheit«, wie man sich das früher dachte, funktionierte nicht.

Täglich sterben allein in Bayern 35 Menschen am Herzinfarkt. Im Bundesgebiet erlitten im letzten Jahr 160 000 Menschen den Tod durch Herzinfarkt oder Schlaganfall. Besonders betroffen sind noch immer die Männer. Aber die Frauen »holen auf«. 6848 Männer und 5210 Frauen wurden 1989 in Bayern Opfer eines tödlichen Herzinfarktes, berichtet Prof. PETER SCHWANDT (München) bei einem internationalen Kongreß über Fettstoffwechselstörungen als Ursache für Herzerkrankungen. Rauchen und bei Frauen die »Pille« kommen neben dem Blutdruck als Risikofaktoren zu einem Gesundheitsrisiko hinzu, das weitgehend *Folge üppiger Ernährung* ist: die *zu hohen Blutfettwerte*. Besonders zuviel vom Körper nicht benötigtes (LDL)-Cholesterin macht große Sorgen.

Er sei entsetzt, daß die Ernährung der Deutschen noch unter amerikanischem Standard liege, meint Prof. YECHEZKIEL STEIN (Jerusalem), der Präsident der Europäischen Arteriosklerosegesellschaft: »Noch nie habe ich in der ganzen Welt soviel Fett, Schmalz und Speck gesehen, wie in deutschen Geschäften.«

Im *Alkoholkonsum* ist die BRD nach der Wiedervereinigung von Platz drei an die Spitze Europas katapultiert worden (Prof. Dr. med. D. SAILER, Universität Erlangen–Nürnberg).

Viele sollten sich rechtzeitig entscheiden, was ihnen lieber ist – ihre *Zigarette* oder ihr Herz.

Hoher Kaffeeverbrauch ist übrigens ein *Indikator für einen Lebensstil*, der ein hohes Risiko für die Koronare Herzerkrankung darstellt. Bei einer großangelegten Studie (Tromso Herzstudie) zeigte sich, daß zwar nicht der Kaffee als solcher, vielmehr die Persönlichkeitsstruktur des Kaffeetrinkers auch mit anderen, für die Koronarien negativen Gewohnheiten in Verbindung steht, nämlich Rauchen und Bewegungsmangel. Der Zusammenhang Lebensstil – Ernährung – Infarkt zeigt sich auch am Beispiel China: Hier sind selbst in großen Industriestädten, wie z. B. Wuhan, Koronare Herzerkrankungen um ⅔ geringer als bei uns. Der Fettstoffwechselforscher Prof. SCHETTLER (Heidelberg) kam zu der Erkenntnis, daß unsere »Luxusernährung dem Infarkt das Feld bestellt«. Er verweist darauf, daß die Bevölkerung Chinas eine an Schlacken und pflanzlichem Eiweiß reiche, fettarme Kost zu sich nehme.

Jeder ca. fünfte Herzinfarkt verläuft übrigens *stumm*, d. h. ohne wesentliche subjektive und objektive Symptome.

Nach dem Infarkt gilt heute nicht mehr das Prinzip der Schonung, sondern das der *Früh-Mobilisierung*, bzw. *Früh-Rehabilitation mit aktiver Bewegungstherapie*. Diese Rehabilitation wird in drei Phasen gegliedert: die im Krankenhaus, die in der Konvaleszenz zu Hause und in die Postkonvaleszenz-Periode. Möglichst im Anschluß an den Krankenhausaufenthalt soll die Nachbehandlung in Form eines Anschluß-Heilverfahrens fortgesetzt werden.

Eine Wiederholung dieser Kur soll nach einem Jahr erfolgen – drei Kuren insgesamt wären wünschenswert. Gesundheitsbildung, Psychotherapie, aktive Bewegungsmaßnahmen, physikalische und balneologische Behandlung sind erforderlich – was wird nicht Geld verpulvert durch insuffiziente Kuren!

Auch in der Praxis bleibt einiges zu tun: *Beratung* bezüglich Urlaubsgestaltung (wohin?), Fahr- und Flugtauglichkeit, Sexualleben, Ernährung, Arbeitspensum. An Bewegungs- und Sportmaßnahmen ist später neben dosierter Gymnastik langsamer Dauerlauf möglich, danach folgen Bergaufgehen, Radfahren, Skiwandern und Skilanglauf, leichte Ballspiele – kein Tennis, Squash oder Volleyball.

Das Ziel soll sein, drei- bis viermal wöchentlich den Puls 30 bis 40 Minuten lang auf 130 bis 160 zu bringen, was meistens einer Gesamtlaufstrecke von 25 km entspricht. Aufwärm- und Nachklingphasen dürfen nicht vernachlässigt werden. Für die über 50jährigen gilt als

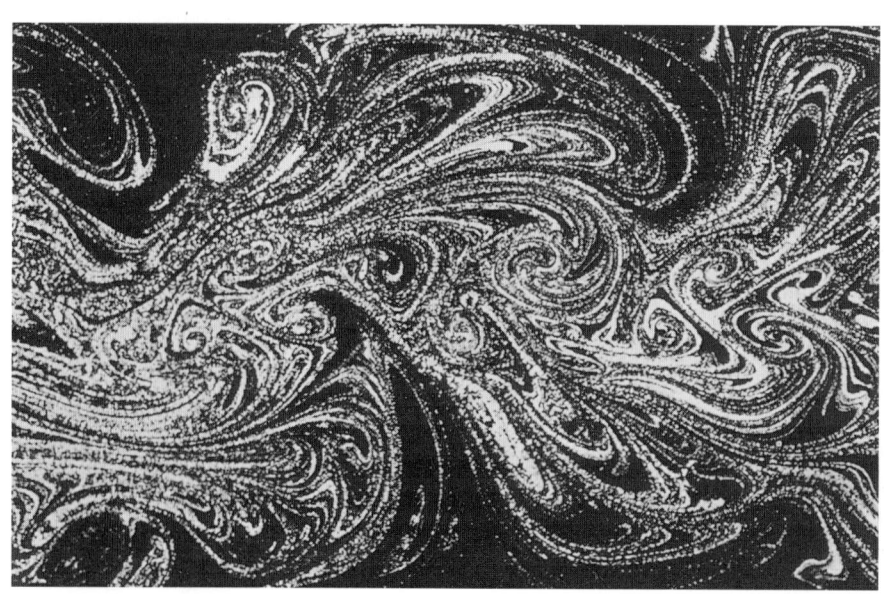

*«Fließchaos"
aus Schwenk.*

Pulsrichtwert: 180 minus Alter. Menschen, die sich im Alter selbständig durch Schwimmen oder Laufen um Ausgleich bemühen, sieht man im allgemeinen den Sport zu schnell ausüben. Vorteilhaft beim richtigen Anstrengen ist, daß nicht der diastolische, sondern der systolische Blutdruck ansteigt. Keine andere Sportart außer langsamem Dauerlauf erzielt den heilsamen Effekt bei gleichzeitig geringem Laktatanstieg. Patienten, die die Regeln beachten, erzielen bessere Werte als Sportstudenten. Bewegungstraining ist wegen seiner protektiven Wirkung wichtig: Abnahme der Schlagfrequenz, Verlängerung der Diastolendauer, Abnahme der Kontraktilität, Verbesserung der Fließeigenschaften, antithrombotischer Effekt durch Weichhalten der Erythrozytenmembranen, Senkung von LDL und VLDL.

Vorsichtig darf man **psychologische und physiognomische Hinweise** auf einen möglichen Infarkt nicht übersehen:
Der Pionier der medizinischen Psychologie, M. FRIEDMAN (San Francisco), beschreibt neben allgemeiner Ungeduld, leicht erregbarer Feindseligkeit, mühsam versteckter Unsicherheit, ständiger Eile, folgende *sichtbaren Anzeichen*: Pigmentierung der Augenregion (ein starker Indikator), erhobene Braue, Augenzwinkern, gespanntes feindseliges Gesicht, zurückgehaltene Oberlippe, Inhalationen beim Sprechen, Schmatzen mit den Lippen, eiliges Sprechen, kräftige Seufzer, eifriges Nicken beim Reden anderer, tonloses Summen, gespannte Gesamthaltung, Schweiß auf Stirn und Oberlippe (akuter Gefahrenhinweis!).

Eine *medikamentöse Vorbeugung* ist bei der Angina pectoris kaum möglich – Prävention beschränkt sich – es wurde eingangs bereits angesprochen – auf *Vermeidung der Risikofaktoren*. Und wurden zunächst die drei wichtigsten genannt, so sollen nochmal *alle Negativfaktoren für die Koronare Herzerkrankung* genannt werden:
– Hyperlipoproteinämie
  hohe Cholesterin-, Triglycerid-, LDL-, VLDL-, niedere HDL-Werte
– Hypertonie
– Rauchen

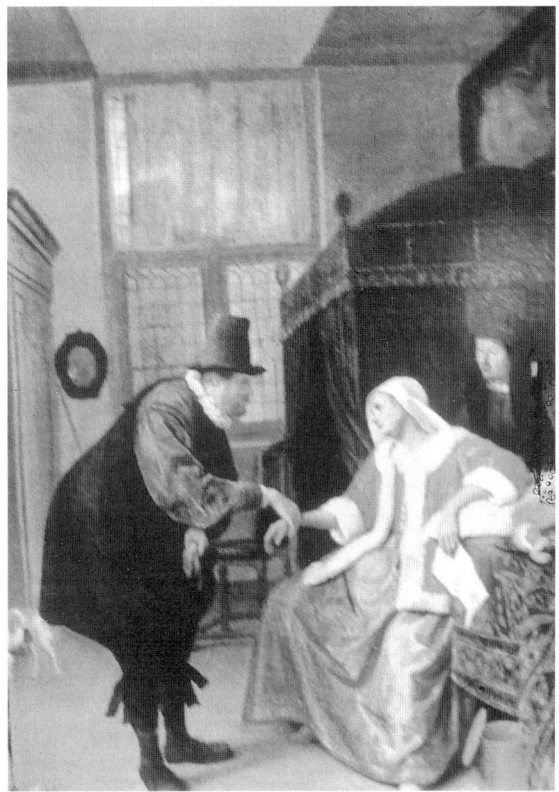

Pulsfühlen

– Diabetes (Zuckertoleranzstörung)
– Übergewicht
  über Hypertonie, Diabetes, Lipidstörung wirkend
– Magnesiummangel
– ungenügende Bewegung
– Streß
– Infekte (Allergien?)
– Umweltgifte?
Bei dieser Aufzählung fehlt noch die *genetische Disposition*; leider weiß man, daß Herzinfarkt familiär gehäuft auftreten kann.
Eine Korrelation, was die Progression der Okklusion (occludere = lat. verschließen) der Koronarien betrifft, besteht auch zum *Lebensalter*: Je jünger der Betroffene ist, desto schneller das Fortschreiten der Verschlüsse.
Leitsymptom der koronaren Herzerkrankungen ist die Angina pectoris. Es finden sich jedoch in 2–4% der Fälle im mittleren Lebensalter Myokardischämien, die asymptomatisch verlaufen. Signifikante koronare Gefäßstenosen verursachen also nicht durchwegs *Schmer-*

zen – über deren Entstehungsmechanismus überhaupt wenig bekannt ist.

Ischämische Myokardstörungen hängen von der *Sauerstoffzufuhr* ab (Blutzufuhr über die Koronarien) und dem *Sauerstoff-Verbrauch.* Letzterer hängt wiederum von der *Herzfrequenz* ab, weshalb die Senkung derselben ein therapeutisches Ziel ist (β-Rezeptorenblocker oder auch Besenginster!). Freilich wird es oft schwer abzuwägen sein, ob dies »immer sinnvoll« ist.

Sauerstoff-Verbrauch und koronare Durchblutung korrelieren also eng miteinander. Die Dominanten hierzu sind der *Zeitfaktor* (Tachykardie) und der *systolische Druck* (Hypertonus), die es zu senken gilt, wenn man die Sauerstoff-Bilanz und damit die koronare Durchblutung bessern will.

Biochemisch gesehen bildet sich im ischämischen Gebiet eine Azidose mit Laktatbildung und Kaliumverlust der Zelle.

Die koronaren Herzerkrankungen haben viele methodische und intellektuelle Irrwege hinter sich – man denke nur an die Einordnung als *sogenannte Managerkrankheit* in den 50er und 60er Jahren. Inzwischen wissen wir, daß der frustrierte und deprimierte Arbeitslose mehr gefährdet ist als der sog. Manager, der zwar viel arbeitet, aber durch sein hohes Einkommen und ein gutes Sozialprestige trotz Klagens zufrieden ist! So können sich massenhaft verbreitete Ansichten ändern.

Ich wäre im Augenblick auch vorsichtig bei der Beurteilung von *Bypass-Operation* und *Ballondilatation* in Hinsicht auf die Zukunft. Es tauchen immer wieder Berichte auf, daß viele Bypass-Operationen der medikamentösen Therapie nicht überlegen sind. Das Fatale auch im Wissenschaftsbetrieb ist, daß Zweifel zur Unzeit verpönt sind und Nachdenkliche als rückständig diffamiert werden. Was momentan alle empfehlen, scheint unantastbar – siehe auch die jahrzehntelang in Deutschland übertriebene Digitalisierung. Viele ähnliche Beispiele können offensichtlich nicht verhindern, daß *gegen den Zeitgeist,* der nicht selten fanatisch eine Richtung verfolgt, kaum anzukommen ist – obwohl uns die Historie die Augen öffnen müßte.

Die Klinik ist der Ansicht, daß *Kollateralenbildung nicht möglich* ist. Auch ist bis heute nicht klar, ob *körperliches Training* (Rehabilitation) solches bewirken kann – man geht davon aus, daß die subjektive Verbesserung auf eine *Ökonomisierung der Kreislaufperipherie und der Muskelarbeit* zurückzuführen ist. Und interessanterweise bekundet bereits der Erstbeschreiber der Angina pectoris, WILLIAM HEBERDEN, London 1802: »I knew one who set himself a task of sawing wood for half an hour every day, and was nearly cured.«

Prof. Dr. med. M. SCHLEPPER, Direktor der Kerckhoff-Klinik in Bad Nauheim spricht in einem Aufsatz »Aspekte der Pathophysiologie und Therapie der koronaren Herzerkrankung« in »Medicinale Iserlohn« XIV/1984 von den drei Säulen der Therapie: den Nitratverbindungen, den β-Blockern und den Kalziumantagonisten.

Hören wir, was er zu ersteren sagt: »Nitratverbindungen wirken hauptsächlich extrakardial. Sie führen zu einer Vasodilatation besonders im venösen System. Der durch »venöses pooling« bewirkte »unblutige Aderlaß« verringert die Vorlast des Herzens und senkt den enddiastolischen Druck. Da auch die Nachlast gesenkt wird, vermindert sich geringgradig auch die Herzarbeit und damit der Sauerstoffverbrauch.« Und später: »Nitrate sind also imstande, zusätzliche oder alleinige Koronarspasmen in der Pathogenese der Angina pectoris aufzuhalten oder zu verhindern.«

Das klingt sehr positiv – ob es immer so ist, steht auf einem anderen Blatt.

Der Kardiologe Dr. B. KERN hingegen spricht dem *Strophantin* eine *revaskularisierende Wirkung* zu, d. h. es fördert die Wiedereinsprossung von Kapillaren in infarziertes Gewebe durch Beeinflussung des Milchsäurestoffwechsels (in einem übersäuerten Gewebe ist dies kaum möglich). Strophantin oral ist nach Dr. KERN immer bereits nötig, wenn eine – zunächst noch harmlos scheinende *Symptomen-Trias* vorliegt:

1. Herzschmerz (oft als »nervös« abgetan)
2. schläft schlecht, besonders zwischen 2.00 und 4.00 Uhr
3. kann nicht gut auf der linken Seite liegen.

Gute Erfahrungen habe ich – besonders vor dem Schlafen – mit

Rp.	Cordapur APS	50.0
	D.	
	Strophactiv	50.0

D. S.: vom Weißdornpräparat 40, von Strophactiv 30 gtt. auf etwas Flüssigkeit.

Dazu können noch 2 Tabl. Magnesium Tonil APS kommen oder 2 Drag. Cardio-Longoral.

Die Phytotherapie vermag viel – aber niemand möchte behaupten: alles. Die **Homöopathie** geht nahezu nahtlos in sie über: Cactus ∅ – D 2; Convallaria D 1–D 3; Crataegus ∅, D 1; Aurum D 6; Ammi visnaga ∅ – D 2; Aconitum D 4–D 6; Spigelia D 1–D 3; Iberis amara D 1, D 2; Naja tripudians D 8; Glonoinum D 4, D 6; Strophantus D 4, D 6 – um nur einige wichtige Mittel zu nennen. Sie bewähren sich bei *Angina pectoris* auch jenem Therapeuten, der zu den Hochpotenzen keinen Zugang hat.

Beim sogenannten nervösen Herzen wären es Coffea D 4–D 6; Lycopus ∅ – D 2; Valeriana ∅ – D 2.

Aber auch bei der *Herzinsuffizienz* und *-dilatation* gibt es wichtige Mittel, die zumindest *adjuvant* eingesetzt werden können: Adonis ∅ – D 2; Apocynum D 1–D 3; Convallaria D 1–D 3; Digitalis D 4–D 6; Laurocerasus ∅ – D 2; Kalmia D 2–D 4; Oleander ∅ – D 3.

Zum Abschluß

Das Herz – kein Organ des Menschen ist so sehr mit Gefühlen besetzt wie gerade dieses! Einem anthroposophischen Blatt entnehme ich:

»Der Mensch steigt aus den Weiten des Weltalls durch die Tierkreis-Sternbilder erdenwärts. In der Region des Tierkreiszeichens Löwe wird das Herz angelegt. Hat der Mensch dieses Sternbild durchgemacht, wendet er sich zu den erdnäheren Regionen der Sonne, wo Kräfte entwickelt werden, die das Herz weiter vervollkommnen. Dann gelangt der Mensch in jenes Gebiet, was man Erdenwärme nennen kann. Dort ist die dritte Reifungsetappe des Herzens.«

Und man fügt an, daß der esoterische Name des Herzens für das Tierkreiszeichen Löwe und für die Sonne stehe.

Die alchemistischen Ärzte brachten Aurum, Gold, das »Metall der Sonne«, mit dem Herzen in Verbindung.

Bei kaum einem Dichter kommt das Herz so oft vor wie bei JOHANN WOLFGANG VON GOETHE. An CHARLOTTE VON STEIN 1787 aus Palermo: »Mein Herz ist bei Dir ...« und im selben Brief »... so brennt und leuchtet die schöne Flamme der Liebe, der Treue, des Andenkens wieder fröhlich in meinem Herzen.« (Aber eine Freundin der Frau VON STEIN meint, daß sie GOETHE nach dessen Rückkehr von seiner Italienreise »ohne Herz« aufnahm.)

Bekannt ist, daß GOETHE Arnika sehr gerne bei Herzspasmen nahm. 1823 erkrankte er offensichtlich an einer Angina pectoris, bekam »Pflaster« auf das Herz und er wurde von den Weimarer Hofärzten REHBEIN und HUSCHKE behandelt. VEIL bezeichnet diese Erkrankung als »unmittelbaren Vorboten zu der wiederum erst neun Jahre später, dann aber tödlich verlaufenden Herzgefäßerkrankung«.

WICHTIGE HERZMEDIKAMENTE IN DER SCHULMEDIZIN

Die **schulmedizinische Herztherapie** im kurzen Überblick – sie zu kennen ist eine Notwendigkeit.

Es kommen zum Einsatz:

1. *herzwirksame Glykoside* (Digitalis aus D. purpurea – und heute bevorzugt D. lanata: Digimerck, Novodigal, Lanicor, Lanitop)

2. *Diuretika* (Furosemide und Thiazide: bekanntere Firmenpräparate sind zu ersterem Lasix und Ödemase, zu zweiterem z. B. Lasix)

3. *Betarezeptorenblocker* (Beloc, Concor, Dociton, Prelis, Visken z. B.)

4. *Kalziumantagonisten* (Adalat, Nifedipin-Generika, Verapamil z. B.)

5. *Nitrate* (Nitroglyzerin: Nitrolingual-Kapseln und Spray, Nitro-Mack; Isosorbidnitrat [ISDN]: Isoket, Maycor z. B.)

6. *Vasodilatatoren* – siehe auch 5. Ansonsten Theophyllin-Derivate
7. *Antiarrhythmika* (Chinidin-Verbindungen, Aymalin, Lidocain)
8. *Antikoagulantien* (das Cumarinpräparat Markumar und in den letzten Jahren die gering dosierte Azetylsalizylsäure = ASS, z. B. Aspirin junior = 100 mg pro Tabl.).

Zu 1: siehe Glykosid-Aufsatz; positiv inotrop, negativ chronotrop – durch Kalzium-Ionen-Freisetzung bewirkt. Kalzium parenteral (i.v. z. B.) verstärkt die Glykosidwirkung – cave! Kalium-Verlust durch die Diurese beachten.

Zu 2: siehe Beitrag »Chemische Diuretika bei Herz- und Kreislauf-Erkrankungen«.

Zu 3: den Glykosiden entgegengesetzt wirkend: setzen die Herzarbeit herab, negativ inotrop, negativ chronotrop. Kontraindiziert bei Asthma bronchiale. Kann Hypoglykämie bewirken durch Glukose-Mobilisation. Bei Hypotonie Gefahr des orthostatischen Kollapses. Cave Betablocker *und* Kalziumantagonisten. Abruptes Absetzen verursacht evtl. Reboundeffekt = überschießende Sympathikus-Reaktion.

Zu 4: Unterscheiden sich in der Wirkung nicht sehr von den Betablockern: wirken negativ inotrop durch Blockierung des Kalzium-Ioneneinflusses in die Zellmembran (was die Kontraktilität bewirkt). Der negative Einfluß auf das Asthma etc. entfällt – sie haben vielmehr sogar einen spasmolytischen Effekt (– ist aber die Gefäßtonussenkung hämodynamisch immer sinnvoll?). Kalziumantagonisten greifen auch in das Reizleitungssystem ein – sind bei bradykarden Rhythmusstörungen indiziert. Kontraindikation Hypotonie; nicht zusammen mit Betablockern, Tranquilizern und Reserpin.

Zu 5: Nitrate greifen an der Gefäßmuskulatur an, wirken venendilatatorisch. Perlinguale Resorption zur Anfallskupierung. Retardpräparate fraglich. Nebenwirkung Kopfschmerzen.

Zu 6: Purinderivate wie Coffein, Thein, Theophyllin. Auch bei Asthma bronchiale. Leicht diuretisch. Die wasserlöslichen Theophyllin-Derivate Etophyllin und Diprophyllin sind besser verträglich (verschreibungsfreie Präparate z. B. Angifin NAM Ampullen und Diprophyllin NAM Tabl.).

Zu 7: Chinidin und Spartein setzen die Erregbarkeit des Herzens herab, kommen also nur für Überregbarkeitszustände wie Tachykardie, Flattern und Flimmern in Betracht. Siehe hierzu auch die Pflanzenmonografie Besenginster.

Zu 8: Aufklärung des Patienten dringend nötig – bei Marcumar ein Ausweis und eine Vit.-K-Ampulle. Viskosität wird nicht beeinflußt. Kontraindikation Hämophilie.
(Zu diesen Punkten bin ich Herrn H.-H. Jörgensen dankbar.)

CHEMISCHE DIURETIKA BEI HERZERKRANKUNGEN UND BLUTHOCHDRUCK

Diuretika – gemeint sind chemische Substanzen und nicht die pflanzlichen, die auch neuerdings als »Aquaretika« bezeichnet werden (H. Schilcher) – sind in der Herzmuskel-Insuffizienz-Therapie und bei der Behandlung der Hypertonie sehr in den Vordergrund gerückt.

Definition: Es handelt sich um Substanzen, die Wasser und Natrium gesteigert zur Ausscheidung bringen und damit pathologische Retentionen beseitigen bzw. normalisieren. Sie werden bei Ödemen neben den vorher erwähnten Indikationen eingesetzt. Da die Ödemflüssigkeit die gleiche Zusammensetzung hat wie die interstitielle Flüssigkeit, müßte z. B. ein »ideales Diuretikum« dem Organismus Natrium und Kalium im Verhältnis 35 : 1 entziehen. (Es liegt jedoch – um es philosophisch auszudrücken – im Wesen des Ideals, daß es nie erreicht wird und man sich ihm höchstens asymptotisch annähern kann.)

Bei *Dauerbehandlung* haben wir *Hypokaliämie*, die sich bekanntlich negativ bei der Herzinsuffizienz auswirkt.

Nochmal: das *ideale Diuretikum* wäre
1. initial rasch wirksam
2. protrahiert natriuretisch und
3. Kalium-Verlust verhindernd.

Der *Sammelbegriff Saluretika* (sal = lat. Salz) beinhaltet zwei größere Gruppen:

1. *Furosemide* (Schleifendiuretika) wie z. B. das bekannte Präparat Lasix und auch Ödemase. Wirkung: stark.
2. *Thiazide* wie z. B. das lange bekannte Esedrix. Wirkung: mäßig.
3. Eine weniger gebräuchliche Chlorverbindung ist das – im Gegensatz zu den vorhergehenden Mitteln – verschreibungsfreie Orpidan (HEUMANN). Aber auch das verschreibungspflichtige Hygroton – fast schon ein Oldtimer – gehört in diese Kategorie.

Saluretika definieren sich durch *vermehrte Natrium-Diurese*. Sie greifen in den Elektrolythaushalt positiv und negativ ein. Übrigens wird auch die Magnesium-Ausscheidung bei allen Saluretika vermehrt.

Die schnell wirkenden Diuretika bergen auch die Gefahr eines Kreislaufkollapses durch Volumenverlust, außerdem können sie eine Hämokonzentration bewirken sowie eine Thromboseneigung.

Eine eigene Gruppe – also *keine* Saluretika – sind die sog. Spirolactone, d. h. *Aldosteron-Antagonisten* (Präparat Aldactone z. B.). Sie finden ihren Einsatz bevorzugt bei Aszites, Bauchwassersucht und Leberzirrhose im fortgeschrittenen Stadium.

Osmo-Diuretika sind schwer resorbierbare Mannit- oder Sorbit-Zucker; sie werden als Infusion gegeben (Rote Liste!), scheiden Wasser und wenig Salz aus und finden heute kaum noch Anwendung.

Schließlich: bei den bekannten Präparaten wie Aquaretic, Dytide H und Moduretik handelt es sich um *Kombinationspräparate*.

Man vergegenwärtige sich die *Dringlichkeit einer Blutdrucksenkung* dadurch, daß man sich ins Gedächtnis ruft, daß Hypertonie der häufigste Auslöser von

– Schlaganfällen (hypertensive Enzephalopathie)
– Nephropathien
– Retinopathien und
– Herzerkrankungen

ist. Unter diesem Aspekt sollen im Folgenden die **chemischen Diuretika** nach modernsten gegenwärtigen Gesichtspunkten dargestellt werden.

Der Einsatz von Diuretika bei kardiovaskulären Erkrankungen ist in den letzten Jahren vermehrt diskutiert worden. Dabei scheint ihre Bedeutung in der Hypertonietherapie etwas abzunehmen, während der *Einsatz in der Herzinsuffizienztherapie deutlich zunimmt*. In jüngster Zeit mehren sich die Stimmen derjenigen, die die Berechtigung der Diuretika als Basistherapeutika bei der Hypertonie in Frage stellen. Als Argument werden Studien angeführt, die zeigen, daß die positiven Therapieerfolge mit Diuretika bei dieser Indikation durch Veränderungen (z. B. im Fettstoffwechsel) negativ kompensiert werden können. Niemand will den Teufel durch Beelzebub austreiben.

Im Gegensatz dazu sind Diuretika bei der Therapie der Herzinsuffizienz, bedingt durch die Digitalisdiskussion, in jüngster Zeit sehr stark in den Vordergrund getreten. Wir alle kennen Therapieempfehlungen, in denen bei verschiedenen Formen der Herzinsuffizienz *Digitalis nicht mehr an erster Stelle* steht, sondern entweder ein Diuretikum oder ein Vasodilatator. Diese Aufwertung der Diuretika wird zum Teil begründet mit der Praxis *in angelsächsischen Ländern*, wo den Diuretika nach allgemeiner Auffassung eine dominierende Rolle im Vergleich zu Digitalis zukommt. Man macht sich dort seit Jahren Gedanken, warum vor allem in Deutschland soviel digitalisiert wird. Bei Betrachtung der Zahlen über den Verbrauch verschiedener Substanzen zur Therapie der Herzinsuffizienz in den USA stellt sich jedoch heraus, daß dort nach wie vor Digitalis vor den Diuretika rangiert. Zu klären ist auch, ob es sinnvoll ist, eine Herzinsuffizienz NYHA II (New York Heart Association) überhaupt zu behandeln und wenn ja, sie zunächst mit Digitalis oder Diuretika zu behandeln oder gleich mit einer Kombination.

In naturheilkundlichen Kreisen war man immer im Zweifel, ob die leichteren Stadien I und II mit Lanicor, Lanitop, Novodigal oder Digimerck therapiert werden müssen – vor allem dauertherapiert – oder ob hier nicht vor allem Weißdorn (von dem jetzt zahlreiche Präparate auf den Markt gekommen sind) genügen würde. Ob nicht für die beiden ersten Stadien Digitaloide wie Scilla, Convallaria und Adonis nicht nur genug, sondern sogar günstiger wären.

Nach Dr. med. H. SCHNEIDER (Literaturverzeichnis) muß bei der Diuretikatherapie von Patienten mit Herzinsuffizienz grundsätzlich zwischen Akutstadien und Zuständen chronischer Herzinsuffizienz unterschieden werden, da die jeweils zur Wirkung kommenden therapeutischen Mechanismen sehr unterschiedlich sind: Bei der Therapie der akuten Linksinsuffizienz und des Lungenödems werden die sehr früh einsetzenden vaskulären Effekte der Schleifendiuretika neben Nitropräparaten dem Patienten am schnellsten helfen, wogegen die Behandlung des Patienten mit chronischer Herzinsuffizienz eine Verminderung des vergrößerten extrazellulären Volumens durch renale Elimination von Salz und Wasser zum Ziel hat.

Die Multiple Risk Intervention Trial (MRIT)-Studie und auch die Oslo-Studie stellten unerwartet den Nutzen der Hochdrucktherapie mit Diuretika in Frage und verunsicherten nicht wenige Ärzte in ihrem Behandlungsverhalten. So wurde bei der MRIT-Studie in der Gruppe der mit Diuretika Behandelten im Vergleich zur Kontrollgruppe eine eher etwas erhöhte als die erwartete niedrige Letalität beobachtet; bei der Oslo-Studie nahm *bei den Patienten, die Diuretika erhalten hatten, mit dem Anstieg der Triglyzerid- und der LDL-Plasmaspiegel ein bedeutsamer Risikofaktor* zu. Sucht man nun nach Gemeinsamkeiten in beiden Studien, so fallen die hohen, in den USA und in Skandinavien allerdings weithin üblichen Diuretikadosen von z. B. 100 mg pro die Hydrochlorothiazid auf; diese hohen Thiaziddosen erscheinen unverständlich, nachdem bereits bei den ersten Tierversuchen eine sehr flache Dosis-Wirkungs-Kurve gefunden wurde und auch beim Menschen sich dieses Verhalten gezeigt und zur Bezeichnung Low-ceiling-Diuretika für diese Gruppe geführt hatte.

Es fehlt nicht an Berichten, daß schon mit 12,5 mg Hydrochlorothiazid täglich eine deutliche Blutdrucksenkung erreicht werden kann und daß sich *diese durch Dosiserhöhung*

kaum noch steigern läßt. Kompetente Pharmakologen wie Prof. Dr. rer. nat. Dr. med. E. MUTSCHLER fordern folglich das »*Niedrigdosisprinzip bei Diuretika*«.

Untersuchungen machen deutlich, daß mit hohen Thiaziddosen kein besserer Behandlungserfolg als mit niedrigeren Dosen bei Hypertonikern zu erwarten ist, die Nebenwirkungen bei der hohen Dosierung aber deutlich zunehmen. Von diesen *Nebenwirkungen* ist vor allem der *Kalium- und Magnesiumverlust* mit der Gefahr unter Umständen *maligner Rhythmusstörungen* zu beachten, daneben sollten *Stoffwechselstörungen*, wie z. B. die Erniedrigung der Glukosetoleranz, die Erhöhung des Blutharnsäurespiegels und die Zunahme der Plasmalipide nicht vernachlässigt werden. Reduziert man die Nebenwirkungen dadurch, daß man im Verhältnis zu früher wesentlich niedriger dosiert, so wird die Therapie bei vergleichbarer Effektivität sicherer.

Auch für *Schleifendiuretika* hat sich das Niedrigdosierungsprinzip als sinnvoll erwiesen. Während eine hohe Einmaldosis unnötige gegenregulatorische Wirkungen hervorruft, kann durch *Aufteilung in kleinere Einzelgaben* ein höherer therapeutischer Effekt bei weniger unerwünschten Wirkungen erzielt werden. *Das Niedrigdosisprinzip* hat sich *für Thiazide und Schleifendiuretika* bewährt und sollte bei chronischen Erkrankungen im Sinne einer Therapieoptimierung konsequent durchgeführt werden – so sagen es die Kliniker.

Der *Mechanismus der Blutdrucksenkung durch Diuretika* ist nicht vollständig geklärt. Während zu Beginn der Behandlung eine Reduktion des zirkulierenden Blutvolumens durch die Entwässerung und dementsprechend auch des Schlagvolumens gezeigt werden kann, ist dieser Effekt bei der Langzeitbehandlung nicht mehr zu beobachten. Auf der anderen Seite wurde eine Abnahme des peripheren Widerstandes unter Diuretika beschrieben, die für die Langzeitblutdrucksenkung verantwortlich sein mag. Es ist allerdings unbekannt, wie Diuretika den Gefäßtonus beeinflussen; in diesem Zusammenhang wird ein direkter Einfluß der Diuretika auf die pathogenen Faktoren der essentiellen Hypertonie diskutiert. Dabei hat sich das Interesse in den letzten Jahren besonders auf das intrazelluläre freie Kalzium in den arteriellen Gefäßmuskelzellen und anderen Geweben konzentriert. Ein Anstieg des intrazellulären freien Kalziums, wie es in den Erythrozyten von Patienten mit essentieller Hypertonie gesehen wird, kann eine Vasokonstriktion und damit eine Erhöhung des Blutdruckes hervorrufen.

Heute stellen kritische Pharmakologen fest, daß auch *Betablocker oft zu hoch dosiert* werden.

Ebenso werden Hypertoniker häufig zu schnell mit zu hohen Dosen von Antihypertensiva behandelt. Es empfiehlt sich eindringlich, vor Beginn der medikamentösen Therapie den Patienten ausreichend lange zu beobachten und die Möglichkeit einer nichtmedikamentösen Basistherapie zu nutzen. Medikamente sollte man zunächst niedrig dosieren und bei nicht ausreichender antihypertensiver Wirkung schon frühzeitig niedrig dosiert *kombinieren*. Prof. Dr. med. H. Vetter gibt hier Diuretika-Betablocker-Kombinationen den Vorzug.

Für eine **Diuretikatherapie** stehen heute im wesentlichen *zwei verschiedene Substanzgruppen* zur Verfügung, die sich in ihren Angriffspunkten, ihrer Wirkungsdauer und -intensität deutlich voneinander unterscheiden. Auf der einen Seite sind es die altbewährten **Schleifendiuretika**, die im aufsteigenden Schenkel der Henle-Schleife angreifen, mit ihrer intensiven, rasch einsetzenden und nach vier bis sechs Stunden ebenso abrupt endenden Wirkung. Als Nebeneffekt wird einigen Schleifendiuretika eine diureseunabhängige Venendilatation im Sinne einer prädiuretischen Vorlastsenkung zugeschrieben.

Da alle Schleifendiuretika unabhängig von der Nierenfunktion wirken, können sie auch bei Patienten mit mehr oder weniger ausgeprägter Niereninsuffizienz eingesetzt werden. Dagegen haben Thiazide ab einer Serumkreatininkonzentration von 1,5–2,0 mg% keine Wirkung mehr, und kaliumsparende Kombinationen sind bei eingeschränkter Nierenfunktion kontraindiziert, da sie zu einer unerwünschten Hyperkaliämie führen können.

Bei Patienten mit normaler Nierenfunktion gibt man heute allgemein den **Thiaziden** oder bei einer diuretikainduzierten Hypokaliämie den kaliumsparenden Kombinationen den Vorzug, weil man annimmt, daß deren Wirkungsprofil im Vergleich zu den Schleifendiuretika eher der gewünschten langsamen, schonenden und letztlich doch effektiven Ödemausscheidung entspricht. Diesen *unterschiedlichen Wirkungsprofilen zwischen Schleifendiuretika und Thiaziden* kommt bei Patienten mit normaler Nierenfunktion und Herzinsuffizienz oder arterieller Hypertonie deshalb eine Bedeutung zu, weil der diuretikainduzierte Flüssigkeitsverlust zunächst aus dem Intravasalraum stammt und demzufolge eine rasche Diurese zwangsläufig zu einer mehr oder weniger ausgeprägten Hypovolämie führen muß. Die interstitiell liegende Ödemflüssigkeit fließt erst mit einer gewissen zeitlichen Verzögerung in den Intravasalraum nach, so daß sich dann zwischen diesen beiden Räumen ein neues Gleichgewicht einstellen kann. Diese vorübergehende Hypovolämie kann zu mehr oder weniger ausgeprägten subjektiven Beschwerden wie Müdigkeit, Schwindel oder kollapsähnlichen Zuständen führen. Es liegt nun nahe, die Patienten selbst über das Ausmaß dieser Beschwerden zu befragen und die subtilen Störungen des subjektiven Wohlbefindens gerade während der Wirkungszeit der diuretischen Substanzen miteinander zu vergleichen. Man weiß heute, daß vorwiegend die Medikamente, die das körperliche Wohlbefinden der Patienten beeinträchtigen, nur selten regelmäßig eingenommen werden.

Mit beiden untersuchten Substanzen gelingt es gleichermaßen, das mittlere Körpergewicht langsam in fünf Tagen um etwa ein Kilogramm zu senken.

Seit ärztliches Handeln sich dem Grundsatz des Hippokrates (primum nil nocere) verschrieben hat, sollte *die Kenntnis der Nebenwirkungen* eines Pharmakons ebenso wichtig sein wie dessen therapeutische Wirksamkeit. Die Aufdeckung etwaiger Nebenwirkungen ist jedoch meist schwieriger als die Beschreibung des pharmakodynamischen Effekts. Art und Häufigkeit unerwünschter Wirkungen lassen sich auf drei Wegen erfassen: Erstens durch *Beschreibung der Nebenwirkungen*, die im Rahmen klinischer Prüfungen auftreten; zweitens durch *Registrierung der Nebenwirkungen*, die von den Therapeuten spontan gemeldet werden, das sogenannte drug monitoring und drittens durch *Breitenprüfungen* in der Praxis und Prüfungen, die speziell zur Erkennung möglicher seltener Nebenwirkungen angelegt werden. Jedes dieser drei Erfassungssysteme hat seine Vor- und Nachteile, auf keine dieser Möglichkeiten kann aber verzichtet werden.

Kontrollierte klinische Studien sind wegen der Patientenselektion und der geringen Patientenzahl wenig geeignet, das allgemeine Nebenwirkungsprofil neuer Pharmaka herauszuarbeiten; sie sind natürlich die Methode der Wahl, gezielte Fragestellungen abzuklären, auch was unerwünschte Wirkungen betrifft, wie sie zum Beispiel als Einfluß auf den Kalium-Serumspiegel oder den Fettstoffwechsel auftreten.

Der zweite Weg, das sogenannte drug monitoring, ist sicher eine gute Methode, aber sie ist lückenhaft, d. h. seltene unerwünschte Wirkungen können längere Zeit unerkannt bleiben.

Die beste, leider aber auch kosten- und arbeitsintensivste Methode sind Breitenprüfungen an einer möglichst großen Patientenzahl. Hier liegt die Gefahr nicht darin, daß unerwünschte Wirkungen übersehen, wohl aber, daß zuviele genannt, d. h. echte Nebenwirkungen durch Pseudonebenwirkungen überdeckt werden. Schon seit langem weiß man um die Häufigkeit *plazeboinduzierter Nebenwirkungen*. Im Durchschnitt fühlen sich 10–20 % der Patienten unter einer Plazebotherapie – wenn man hier von einer Therapie sprechen darf – schlechter oder zeigen sogar unerwartete objektive Symptome.

Diuretika gehören zu den Arzneimitteln, die *bei alten Menschen am häufigsten* verwendet werden. Zwar liegen keine exakten Verbrauchszahlen vor, nach Prof. Dr. med. Rietbrock, einem Frankfurter Kardiologen und Pharmakologen, liegen jedoch in Geriatri-

schen Tageskliniken Diuretika mit 37 % an der Spitze der eingenommenen Medikamente. Die Zahlen beweisen, daß alte Patienten überproportional viel Diuretika einnehmen. Dieser Tatsache entspricht auch eine recht hohe Zahl unerwünschter Wirkungen durch Diuretika bei alten Patienten, die nach der erwähnten Untersuchung von Williamson nach Digitalisglykosiden und Psychotropika am dritthäufigsten vorkommen.

Die Pharmakokinetik und Pharmakodynamik von Diuretika wird bei alten Menschen erheblich beeinflußt durch die mit zunehmendem Lebensalter auftretenden normalen Veränderungen an der Niere. Die Kreatininclearance nimmt ab, wobei das Serumkreatinin bei geringerer Muskelmasse und weniger körperlicher Bewegung normal bleibt. Das Serumkreatinin ist daher bei alten Patienten wenig aussagekräftig im Hinblick auf die Nierenfunktion und sollte ersetzt werden durch die rechnerische Bestimmung der Kreatininclearance nach Dettli, die Alter und Gewicht mit berücksichtigen.

Unumstrittene *Indikationen der chemischen Diuretika* sind *Herzinsuffizienz und Hypertonie*. Bei der leichten und mittelschweren Hypertonie sind Diuretika bei alten Menschen nach wie vor das Mittel der Wahl auf der ersten Therapiestufe und als Kombination mit anderen Antihypertensiva. In der Therapie der Herzinsuffizienz werden Diuretika sehr häufig mit Digitalispräparaten kombiniert und seltener als Monotherapeutikum gegeben. Aszites, nephrotisches Syndrom oder chronische Niereninsuffizienz sind seltene Indikationen. Viel zu häufig werden Diuretika bei alten Menschen zur kosmetischen symptomatischen Therapie bei Unterschenkelödemen anderer Ätiologie eingesetzt, vor allem bei Stauungsödemen infolge Erkrankungen des venösen Systems, infolge Immobilisation oder als Folge der Therapie mit Kalziumantagonisten und anderen Vasodilatatoren. In diesen Fällen sollten Diuretika nur bei starken subjektiven Beschwerden kurzfristig und kontrolliert gegeben werden. Mechanische Ödemtherapien wie isometrisches Muskeltraining, Mobilisierung,

Kompressionsstrümpfe und Hochlagerung sind wesentlich sinnvoller.

Die »Bestsellerliste« der *Diuretika* von 1985 zeigt, daß fünf Kombinationen von Thiazid oder Furosemid mit kaliumsparenden Diuretika an der Spitze liegen und daher wohl auch bevorzugt alten Patienten verordnet werden.

Die häufigste Komplikation ist die *Hypotension mit orthostatischen Störungen*, die bei alten Menschen gelegentlich schlimme Folgen haben kann. Die Gefahr der *Hypokaliämie* durch Diuretika wird in aller Regel überschätzt.

Hypokaliämien werden bei alten Menschen viel häufiger durch Laxantienmißbrauch und / oder inadäquate Ernährung hervorgerufen als durch Diuretika. Dies zeigt auch eine Untersuchung von Lawson, der bei 64 alten Patienten, die wegen bedrohlicher Hypokaliämie (Werte unter 2 mmol/l) eingewiesen werden, nur vier Patienten fand, bei denen Diuretika für die Hypokaliämie verantwortlich waren.

Demgegenüber wird das Risiko, bei alten Patienten durch kaliumsparende Diuretika und / oder Kaliumsubstitution eine *Hyperkaliämie* zu induzieren, allgemein vernachlässigt. Die altersbedingt schon geminderte Nierenfunktion, die häufig noch durch Begleiterkrankungen wie Diabetes mellitus und / oder Hypertonie verschlechtert wird, begünstigt bei alten Menschen das Auftreten von Hyperkaliämien; diese *Elektrolytstörung* ist bei alten Menschen potentiell gefährlich. Es können AV-Überleitungsstörungen bis zum totalen AV-Block und maligne Rhythmusstörungen auftreten. Über die Häufigkeit der Hyperkaliämie bei alten Patienten ist bisher wenig bekannt; systematisch wurde dieses Problem nur vereinzelt untersucht.

DIURETIKA IM ALTER – 8 REGELN

(nach Dr. med. H.-J. WERNER)

Bei der Verschreibung von Diuretika für alte Patienten müssen einige Regeln beachtet werden, die nicht unbedingt wissenschaftlichen Charakter haben, die jedoch von eminenter praktischer Bedeutung sind.

[1] Der Wasser- und Elektrolytverlust muß ausgeglichen werden. Es muß berücksichtigt werden, daß das Durstgefühl im Alter physiologischerweise herabgesetzt ist. Der Getränkenachschub oder die Getränkezubereitung ist nicht immer gewährleistet; dadurch entsteht die Gefahr der Dehydratation.

[2] Die Diuretikatherapie darf den Patienten nicht sozial unfähig machen. Er muß dahingehend beraten werden, daß er die »Wassertablette« ohne Schaden weglassen kann, wenn er Veranstaltungen besuchen will.

[3] Der Mobilisationsgrad des Patienten muß berücksichtigt werden. Alten, immobilen Patienten ohne entsprechende Hilfe sollten keine Diuretika verordnet werden. Vor der Therapie muß nach den häuslichen Bedingungen gefragt werden. Die Toilette muß für den alten Menschen gut erreichbar, bequem und im Winter beheizt sein.

[4] Diuretika können eine bestehende Harninkontinenz verschlechtern oder (z. B. bei einem Patienten mit Prostata-Adenom) eine Harninkontinenz hervorrufen, wenn die dilatierte Blase die durch Diuretika hervorgerufene Harnflut nicht bewältigen kann.

[5] Der Patient muß vor Orthostasesymptomen gewarnt werden, die unter Diuretikagabe leicht auftreten können.

[6] Desorientierten und verwirrten Patienten sollten keine Diuretika verordnet werden.

[7] Unerwünschte Wirkungen treten meist als Folge unkontrollierter Langzeitverschreibung von Diuretika auf. Man sollte daran denken, daß man auch Diuretika, ebenso wie Digitalis, gelegentlich ohne Schaden für den Patienten absetzen kann.

[8] Die Diuretikadosis sollte im Alter so gering wie möglich gehalten werden.

Die kochsalzarme – auch natriumarme – Diät ist nach wie vor von Bedeutung, auch wenn in den letzten Jahren Berichte – insbesondere aus den USA – zu uns kamen, die dies bezweifeln. (Es mutet einen bisweilen solches wie ein schlechter Witz an: hunderttausende von Ärzten raten jahrzehntelang z. B. bei Bluthochdruck zu einer kochsalzarmen Diät – und dann soll dies plötzlich wieder alles ein Bluff gewesen sein!)

Bei **Bluthochdruck und Herz- und Nieren-ödemen** ist kochsalzarme Kost das Mittel der Wahl. Weder in der Küche noch bei Tisch soll Salz zugesetzt werden. Aufklären wird man Patienten müssen, daß Meer- und Kräutersalz *auch* Salz ist, in Kräutersalz ist (»Selleriesalz« z. B.) sicher etwas weniger enthalten.

Reistage sind einzuschalten, auch Reis-Obst-Tage. Bei *strenger* Diät muß wegbleiben: Schinken, Speck, Corned beef, Innereien, Gepökeltes und Geräuchertes, alle gesalzenen Wurstwaren, Fleischkonserven; die allermeisten Fische; auch gesalzene Käsesorten – vor allem Hartkäse; evtl. auch gesalzene Brotsorten.

Das ist zum Teil hart – aber jeder weiß, daß kaum etwas so sehr Gewohnheitssache ist wie das Salz. Wer einige Zeit salzarm gegessen hat, wird wissen, wie versalzen einem danach »normales« Essen vorkommt; auch ein Fastender weiß es.

Als ausführliche, kostenlose Diätzettel bieten sich an: »Diätanleitung für kochsalzarme (natriumarme) Kost« von der Förderungsgesellschaft der Reformwarenwirtschaft, Bad Homburg v. d. H.

Mit dem Harn werden nicht nur die meisten endogenen und exogenen Stoffwechselschlakken sowie eine Reihe ausscheidungspflichtiger, körperfremder Substanzen, die häufig schädlich sind, entfernt, sondern es wird auch der Wasser- und Elektrolythaushalt des Blutes und aller Gewebe durch entsprechende Ausscheidungen in einem physiologisch notwendigen Gleichgewicht gehalten. Eine besondere Bedeutung erhält die Ausscheidungsfunktion der Niere durch Eliminierung des Harnstoffes, eines Endprodukts des Stickstoff-Stoffwechsels, sowie der Harnsäure und des Kreatinins.

Kaliummangel-Syndrom, Kaliumintoxikation, Hypernatriämie-Syndrom und Hyponatriämie-Syndrome sind die wichtigsten Störungen des Wasser- und Elektrolyt-Haushaltes, die sich als klinisch gut definierte Syndrome manifestieren. Mehrere Mechanismen sind an der Regulation des Wasser- und Elektrolyt-Haushaltes beteiligt, die die Konstanterhaltung des Bestandes sowie die Wasser- und Elektrolyt-Verteilung im menschlichen Organismus gewährleisten.

Kaliummangel ist ein Begleitzustand bei einer Anzahl von Krankheiten. Eine verstärkte *renale* Kaliumausscheidung kommt vor bei der chronischen Nephritis, beim Aldosteronismus und beim Hyperkortizismus; *medikamentös* nach Saluretika und Herzglykosiden. Die *enteralen* Kaliumausscheidungen sind gesteigert bei Gastroenteritis, Pankreatitis, Pylorusstenose, Colitis ulcerosa, Ileus und Laxantienabusus.

Hauptsymptom des Kaliummangels ist die Adynamie mit Muskelschwäche bis zur Muskellähmung, hauptsächlich an den unteren Extremitäten. Die Stimmungslage kann apathisch sein. Der Herzmuskeltonus nimmt ab, die Digitalisempfindlichkeit zu. Bei den renalen Formen kommt es zu Polyurie und Polydipsie (krankhafter Durst).

Das Elektrokardiogramm (EKG) zeigt recht gut den Kaliummangel an. Es können Reizbildungs- und Reizleitungsstörungen auftreten. Therapeutisch ist die Verabreichung von Kaliumchlorid die Methode der Wahl; das bekannteste Präparat dürfte Kalinor sein. Nachteil ist der schlechte Geschmack des Kaliumchlorids. Durch Dragierung wird dies behoben.

Wenn man sich den bekannten Ausspruch vergegenwärtigt: »Eure Heilmittel sollen eure Nahrung und eure Nahrung soll euer Heilmittel sein«, so können hier die *Aprikosen* genannt werden. Diese haben – wie die Sojabohnen, die getrockneten Gartenbohnen und die Linsen – einen hohen *Kaliumgehalt.* Auch Champignons könnte man essen. Die Aprikosen haben den Vorteil, daß man sie während der ganzen Jahreszeit, nämlich auch getrocknet, geben kann, daß sie angenehm schmecken und auch relativ gut vertragen werden. Herzkranke ältere Menschen sollen getrocknete Aprikosen, möglichst ungeschwefelt, kauen. Und was die Sojabohne betrifft, so ist sie glücklicherweise in den letzten Jahren auch bei uns bekannter geworden und besonders im Reformhaussortiment durch die Firma Hensel in Magstadt bei Stuttgart in verschiedenen Aufbereitungen gut vertreten. Feinschmecker haben irgendwann in einem chinesischen Restaurant einen Sojasprossensalat gegessen, eine erfrischende Vorspeise – und kaum an die Kalium-Komponenten gedacht. Also nochmal: Aprikosen, Sojaprodukte, Hülsenfrüchte, Kartoffeln und Bananen zur K-Therapie und Prophylaxe. An Heilpflanzen sind es vor allem Orthosiphon Stamineus, Hopfen, Wermut und Löwenzahn; dies ist zu erwägen neben Kal. chlor., Kal. phos. und Kal. sulf. aus der Biochemie. *Kalium und Natrium*, das ist *ein Begriff*, ein Antagonismus, Kalium entquellt, Natrium hält Flüssigkeit zurück. Beide sind Alkalimetalle, deren physiologische Ausgewogenheit im Organismus mehr Beachtung finden sollte.

Ich muß immer wieder feststellen – was jeder Naturheilkundige längst auch täglich erlebt – daß der Wunsch des Patienten nach einer *wirksamen Alternative* zu einem chemischen (meist verschreibungspflichtigen) Diuretikum kaum erfüllt werden kann. Die üblichen Arzneipflanzen wie Solidago, Orthosiphon, Betula, Levisticum, Ononis, Urtica u. a. bezeichnet der Berliner Pharmazeut Prof. Dr. rer. nat. H. SCHILCHER zu Recht als *Aquaretika*, als Durchspülmittel, wesentlich milder, weniger effektiv diuretisch, natürlich dafür auch kaum mit Nebenwirkungen belastet. Sie greifen nicht – im Gegensatz zu den chemischen Diuretika, über die ich referierte –, in den Elektrolythaushalt (z. B. Kalium- und Magnesiumausschwemmung) ein. Da ich aber über den Trend, diese Mittel heute bei Herzinsuffizienz und bei Hypertonie einzusetzen, berichte, müssen die *verschreibungsfreien Digitaloide* (II. Ordnung), die gewissermaßen kardio-diuretisch wirken über eine Verbesserung der muskulären Herzleistung, herausgenommen werden. Es sind dies: Scilla maritima, Convallaria majalis und im geringeren Sinne Adonis vernalis, die alle eine positive Monografie von der Kommission für besondere Therapierichtung Phytotherapie erhalten haben. Allerdings haben wir die ausdrücklich erwähnte »Wechselwirkung mit anderen Mitteln«: Wirkungssteigerung bei gleichzeitiger Gabe von Saluretika ... und die Kaliummangelzustände sind eine Gegenanzeige. (Hinzu käme auch noch der Oleander, der leider negativ bewertet wurde. Und aus dem homöopathischen Arzneimittelschatz ist schließlich Helleborus niger, Schnee- oder Christrose als herz- *und* nierenwirksam zu erwähnen.)

Das ganze Kapitel ist schwierig – nichtsdestoweniger wichtig und das ständige Studium wert.

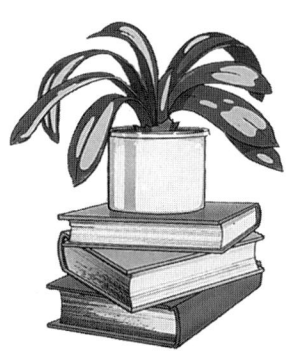

ARTERIELLE DURCHBLUTUNGSSTÖRUNGEN UND ARTERIOSKLEROSE

Durchblutungsstörungen sind ein häufiges und schwieriges Problem in der Praxis. An *eher arteriell wirksamen Phytotherapeutika* wären zu nennen:

- Arnika montana
- Ginkgo biloba
- Rosmarinus officinalis
- Allium sativum und
- Achillea millefolium.

Eine entsprechende Monografie hat keine dieser Pflanzen – was uns seltsam berühren mag. Geradezu als einen »Renner« kann man *Ginkgo* bezeichnen – ein teures Medikament, das vor Jahren als erste die Firma Schwabe als Tebonin herausbrachte. Hier wird es wohl zu einer positiven Bewertung kommen – wenngleich bis heute valide und eindeutig positive Arbeiten hinsichtlich nachhaltiger Verbesserung der zerebralen Durchblutung fehlen (»Hirnleistungsminderungssyndrom«). Es kamen dann eine ganze Anzahl von *Ginkgo-Präparaten* auf den Markt, mehr oder weniger gehaltvoll, teurer oder billiger. Achten muß man beim Preisvergleich ganz sicher darauf, wieviel an Blätterauszügen enthalten ist – und daß natürlich eine D 1 oder gar eine D 2 um die Hälfte billiger sein kann als 100 Filmtabletten Tebonin forte. (Im Grunde ist es für uns als Anwender nicht durchschaubar, wieviel an wirksamkeitsbestimmenden Inhaltsstoffen wirklich in einem Arzneimittel enthalten sind – das gilt nicht nur für Ginkgo-Präparate.)

Eine Empfehlung kann ich beim besten Willen nicht geben; am meisten verwende ich Tebonin Filmtabletten forte 3 × 1–2. *Bei Schwindel*, dessen Ursache (trotz aufwendiger Untersuchung) nicht zu ermitteln ist, injiziere ich in die Trapezius-Punkte (Kreislauf 15 der Meridianlehre) 2 ml Ginkgo-LOGES und 1 ml Vertigoheel; innerlich dasselbe – 3 × 1 und 5–6 × 1 – lutschen.

Ich muß leider die Vermutung äußern, daß nicht nur Ginkgo, vielmehr auch die chemischen Mittel wie Dusodril, Cinnarizin, Fludilat, Complamin und Vincamin nicht überschätzt werden dürfen. Man erlebt viele Enttäuschungen, wenn es darum geht, **zerebrale Durchblutungsstörungen** nachhaltig zu bessern, von beginnender Sklerose ganz zu schweigen.

Hören wir hierzu den Pharmazeuten Prof. R. Hänsel: »... können aus ein und demselben Pflanzenteil unterschiedlich zusammengesetzte Extrakte mit unterschiedlichen Inhaltsstoffen gewonnen werden. Das verwendete Lösungsmittel und die Verfahrensschritte der Extraktion entscheiden über Art und Menge der Inhaltsstoffe.« Und der Pharmakologe Dr. Shyam Sunder Chatterjee speziell zu Gingko: »Unterschiede im Herstellungsverfahren können – wie belegt – zu deutlichen Unterschieden im Wirkspektrum von Ginkgoextrakten führen.« Und auch der Pharmakologe Prof. W. Forth äußert sich prinzipiell zu diesem Komplex: »In der Vielzahl der für die Wirksamkeit in Frage kommenden Inhaltsstoffe von Phytopharmaka ist die Quelle der Distanz der experimentellen Pharmakologie zu diesen Präparaten zu sehen und nicht etwa in einer ›Arroganz‹ der Wissenschaftler gegen pflanzliche Arzneimittel.« – Eine nicht uninteressante Aussage und Formulierung. Und speziell zu Ginkgo und Tebonin: »Es darf dabei wohl nicht sein Bewenden damit haben, daß lediglich der Verweis auf die Pflanze als die gemeinsame Herkunft der verschiedenen Präparate genügt.« Ich denke, dies ist einmal prinzipiell wichtig.

Für die **peripheren Durchblutungsstörungen** sind Rosmarin und Arnika (innerlich und äußerlich angewendet) recht brauchbar:
Bei Rosmarin das ätherische Öl 3–5 gtt. pro Dosis, bei Arnika 10–15 gtt. von der Tinktur oder der homöopathischen Urtinktur mit reichlich Flüssigkeit nach dem Essen. (Bei Magenunverträglichkeit der Arnika oder Korbblütlerallergie – was nicht selten ist – muß man auf die Pflanze verzichten. Dies sind auch Gründe – neben den Zweifeln an der Wirksamkeit – daß eine so bewährte und große Heilpflanze (J. W. v. GOETHE nahm sie bei Koronarspasmen) nur für die äußerliche Anwendung monografiert wurde (Blutergüsse etc.).
Auch bei Rosmarin – brauchbar bei Menschen, die ständig kalte Hände und kalte Füße haben, unter niedrigem Blutdruck leiden – gab es für »Dyspepsie« eine Positiv-Bewertung und erstaunlicherweise innerlich auch zur »unterstützenden Therapie rheumatischer Erkrankungen«; »Kreislaufbeschwerden« lediglich als äußere Anwendung. Hier empfehlen sich also Rosmarinbäder (1 Teelöffel ätherisches Öl auf 1 Vollbad) oder entsprechende Badeextrakte. Rosmarinspiritus (z. B. von Weleda) ad us. ext.; Rosmarin als Teedroge ½ Teelöffel Infus. Ein guter Kreislauftee wäre:

Rp.	Fol. Rosmarini	20.0
	Hb. Millefolii	30.0
	Fol. et Flor. Crataegi ad	100.0
	M. S.: 1 Eßlöffel – 2 Tassen Infus.	

Nicht unerwähnt soll bleiben, daß in der Monografie bei Rosmarin unter »Wirkungen« u. a. steht: »positiv inotrop, steigert den Koronardurchfluß«.

Von der *Schafgarbe* sind Blüten und Kraut monografiert – erstere dürften wirksamer sein: 1 Teelöffel / Infus, ziemlich bitter. Ansonsten Tinktur, Fluidextrakt, Frischsäfte von KNEIPP und SCHOENENBERGER. Ein Rezept beim »Einschlafen« der Glieder, mangelhafter Durchblutung der Peripherie:

Rp.	Secale D 4	
	Arnica D 1	a̅a̅ 20.0
	Tct. Millefolii	50.0
	Ol. Rosmarini äth.	10.0
	M. S.: 3 × 30 gtt. p. c.	

Intradermi-Tropfen und Cefadybasin haben sich mir bewährt, letzteres als Tropfen und auch als Injektion. Spiraphan-Tropfen (KATTWIGA) haben ebenfalls viele Verordner gewonnen. Secale oplx. kann auch bei *Morbus Raynaud* versucht werden: 5 × 20 gtt. über den Tag verteilt.

Bei starken und langjährigen Rauchern und bei Diabetikern gibt die *Tastung der Fußpulse* und ein Seitenvergleich beider Beine Aufschluß, wie weit die Durchblutung schon gestört ist. Kniekehlen-, Fußrücken- und Fußknöchelpuls kontrollieren. (Es bleibt rätselhaft, warum manche sich in der schwierigen Sache der chinesischen Pulsdiagnostik versuchen und diese Dinge vernachlässigen.) Auch die einfache *Ratschow'sche Lagerungsprobe* soll bei allen modernen Diagnosemöglichkeiten nicht vergessen werden: Beide Beine des liegenden Patienten werden senkrecht erhoben und man läßt die Füße »rollen«. Der Gefäßgesunde kann dies 10 Minuten ohne Beschwerden; beim Durchblutungsgestörten aber ist die Nachröte verlangsamt oder bleibt aus, ebenso wie die Wiederauffüllung der Venen verzögert ist.

Bei **schweren arteriellen Durchblutungsstörungen der Beine – Füße** ist Ruhe indiziert; sie ist auch bei beginnendem Gangrän angesagt. Mit Kneipp'schen Maßnahmen muß man in diesem Stadium zurückhaltend sein: Am ehesten werden noch warme Fußdämpfe (mit Heublumen) vertragen. Einreibungen mit Kneipp-Arnika-Salbe (100.0) evtl. im Wechsel mit Kytta-Salbe (100.0).

Der *Patient* soll
- Wollsocken tragen
- schnürende Gummibänder meiden
- Nagelverletzungen vermeiden (schlechte Wundheilung)
- natürlich nicht rauchen – und zuviel tierisches Eiweiß weglassen.

Bei **arteriosklerotischen** Durchblutungsstörungen sind *homöopathische Jodverbindungen* ratsam. Auch *Jodbäder* wie Bad Wiessee, Bad Tölz oder Bad Heilbrunn im Oberbayerischen kann man jenen Patienten raten, die es sich leisten können oder von der Krankenkasse bezahlt bekommen. Auch zweimal wöchentlich ein Jodwannenbad mit dem Jodbad Dr. ATZINGER oder der Tölzer Jodlauge bzw. dem Jodquellsalz (Rote Liste) sind zu Hause ratsam – selbstverständlich unter Beachtung der Kontraindikationen wie Bluthochdruck und Myokardinsuffizienz.

Das Element Jod wurde auch als die »Milch des Alters« bezeichnet; noch ist nicht genau geklärt, auf welchem Weg Jod auf die Gefäße wirkt. Denkbar ist, daß es über die Schilddrüse – die wiederum in die komplizierte Steuerung des Cholesterinhaushalts eingreift – wirkt; insofern könnte man Jod geradezu als den Gegenspieler des Cholesterins bezeichnen, das letztlich die Gefäße »verkalkt«.

Auch ein Aufenthalt am Meer – sei es die sehr jodhaltige Nordsee, aber auch die Ostsee oder das Mittelmeer mit der ständigen Dispersion von Jod in der Luft »verjüngen« arteriosklerotische Menschen immer wieder erstaunlich, soweit der Prozeß noch nicht zuweit fortgeschritten ist.

Symptomatisch bewährt hat sich:

Acidum jodatum D 12: Koronarsklerose

Barium jod. D 3: generelle Sklerose

Barium carb. D 3: wie vorher

Kalium jod. D 4: Sklerose der Beingefäße (Dysbasia angiosklerotika)

Aurum jod. D 6: Gehirnsklerose versuchsweise.

Ansonsten ist Secale cornutum, das Mutterkorn, D 4–D 6, bei arteriellen peripheren Gefäßspasmen wichtig. (Gute Erfahrungen habe ich mit den Oligoplexen Kalium jod. und Secale – 15 Tropfen wechselweise gemacht.)

Wenn in diesem Zusammenhang *Wadenkrämpfe* auftreten:

> Cuprum D 4 Tabletten 20.0
> S.: mehrmals täglich 1 Tablette lutschen.

> Magnesium Tonil Kautabletten N 2
> S.: früh und abends 2 kauen.

Außerdem sind *nikotinsäurehaltige* Medikamente, die als harmlose Nebenwirkung einen vorübergehenden Flush verursachen, nützlich (z. B. Nicoplectal retard, Durascleral etc.) und Proxyphyllin (z. B. Apoplectal) sowie auch Diprophyllin (im Angifin z. B. und Diprophyllin Tabletten NAM = Neukönigsförder Arzneimittel).

Letztere beide Substanzen sind verschreibungsfreie Theophyllin-Derivate, gefäßerweiternd. (Diese letztlich aus dem schwarzen Tee – Thea sinensis – isolierten Substanzen gehören wie das Koffein chemisch zur Puringruppe – auch das verwandte Theobromin und Euphyllin.)

Nicht unbeachtet soll schließlich die *Acetylsalizylsäure (ASS)* zur Trombozyten-Aggregationshemmung und damit als Co-Medikament zur Apoplekt-Vermeidung bleiben. Wenn insbesondere vom Magen her keine Probleme dagegensprechen, ist sie in niedriger Dosierung prophylaktisch (z. B. Colfarit = 1 Tabl. 500 mg) mit reichlich Flüssigkeit 1 × täglich p.c. indiziert. (Es ist jedoch möglich, in der Dosierung bis auf 300–100 mg/die herunterzugehen; BAYER Leverkusen schreibt auch dieser geringen Menge nach neuen Studien Wirksamkeit zu.)

Durchblutungsstörungen des Gehirns stehen in der Mortalitätsstatistik der Bundesrepublik an dritter Stelle der Todesursachen älterer Menschen. Man unterscheidet drei Komplikationsformen:

1. die transitorisch-ischämische Attacke (TIA)
2. den Hirninfarkt und
3. die Hirnblutung.

Während Hirninfarkt und Hirnblutung ernstere Prognosen haben, lassen sich die **transitorisch-ischämischen Attacken** relativ gut beeinflussen. Sie gelten allerdings als typische Vorboten des zerebralen Insults und müssen ernstgenommen werden (Arnika, Venalot, Apoplectal, Angifin, Colfarit – um nur einige wichtige Medikamente zu nennen; Aderlaß dringend in Erwägung ziehen). Vom Arnika-Extrakt ist erwiesen (Prof. Dr. med. H. D. REUTER, Köln), daß er durch seine Flavonglykoside und Sesquiterpenlactone die Thrombozytenaggregation hemmt. Ich verweise auf das spagyrische Arnika nach KRAUSS von Iso – 3 × 5 Globuli, oder Arnika Urtinktur 3 × 10 gtt. mit Tee p. c. – Die *Risikofaktoren* Rauchen, Hypertonie, Hyperlipidämie, Diabetes mellitus, Hyperurikämie, körperliche Inaktivität und psychomotorischer Streß sind vorrangig anzugehen! (Umso überraschender kommt Ende 1991 die Nachricht, daß diese Appelle ungehört bleiben: Zwar zeigt die Sterblichkeit an Herz- und Gefäßkrankheiten während des letzten Jahrzehnts bei Männern einen leichten Rückgang, bei Frauen nimmt sie jedoch deutlich zu. Unter dem Strich bleibt es dabei, daß 50% aller Todesfälle hierzulande auf das Konto der Herz-Kreislauf-Erkrankungen zu verbuchen sind.)

Man denke natürlich an die *Senkung des Cholesterinspiegels* – er gilt bei Durchblutungsstörungen, insbesondere jenen des Gehirns, und der Apoplekt-Gefahr als zusätzliche Belastung. (Es ist nicht ganz korrekt, den Bluthochdruck, Diabetes mellitus und den erhöhten Blutfettspiegel als »Risikofaktoren« zu bezeichnen; sie sind bereits *Folgen einer Krankheit*, einer Dysregulation des Stoffwechsels.)

Hier spielen die *Soja-Proteine* eine Rolle und auch Fischöle. Bei ersteren denke man an Lipostabil NATTERMANN (EPL – essentielle Phospholipide aus Soja).

Zum zweiten bietet sich z. B. an Efamol bi-o-mer »DEGUSSA« – eine Kombination von Omega-6-Fettsäuren aus dem *Samenöl der Nachtkerze* und den Omega-3-Fettsäuren aus dem *Öl von Seefischen*, eine Diät-Kombination also von essentiellen Fettsäuren.

Nicht zu vergessen als eine Art Basismittel ist der *Knoblauch* in allen seinen Darreichungsformen!

Vom Knoblauch sind schließlich (nach Dr. med. G. TRUNZLER) folgende Wirkungen nachgewiesen: blutdrucksenkend, thrombozytenaggregationshemmend, die Fibrinogenaktivität steigernd, lipidsenkend, ferner karminative und antibiotische Eigenschaften. In der *Monografie des Knoblauch* heißt es: »Unterstützung diätetischer Maßnahmen bei Erhöhung der Blutfettwerte und Vorbeugung altersbedingter Gefäßveränderungen«.

Abschließend soll noch auf die verschreibungspflichtigen *Vinca-minor-Präparate* mit dem Wirkstoff Vincamin hingewiesen werden: Esberidin, Vincamin ratiopharm, Vincapront u. a.

(Indikation: »Stoffwechsel- und Durchblutungsstörungen des Gehirns, der Netzhaut und des Innenohrs«.)

Die **Arteriosklerose** ist ein Wegbereiter des Bluthochdruckes – aber auch vieler anderer Krankheits- und Befindenszustände. Sie erschwert das Älter- und Altwerden auf vielfältige Weise und auf jeden Fall.

Die *erbliche Disposition* hierzu kann man nicht aus der Welt schaffen, wohl aber die Zusatzfaktoren:

– Rauchen
– Überernährung (Fett und zuviel tierisches Eiweiß)
– Dauerstreß oder intellektuelle Unterforderung (»Beschäftigtsein mit nichts«)
– Bewegungsträgheit.

Äußerste Anstrengung in jeder Hinsicht bedarf es bei jenen Menschen, die schon um die Fünfzig einen Arcus lipoides corneae, besonders kranial (zerebral) entwickeln. (WILLY HAUSER: »Ein alter Mensch darf einen Greisenbogen haben – nicht aber jemand mit 45 oder 55.«)

Phytotherapeutisch wiederum:

Knoblauch, Zwiebel, Lezithin aus Sojabohne (= essentielle Phospholipide), Blasentang, Weißdorn, Mistel. *Jodhaltige Pflanzen* – und dies ist ein wichtiger Inhaltsstoff – sind neben den beiden ersteren alle Lauch- und Kressengewächse.

Am jodreichsten ist jedoch der Blasentang, Fucus vesiculosus, der mangels belegter Wirksamkeit eine Null-Monografie erhielt – gleichzeitig wird jedoch davor gewarnt, daß »oberhalb einer Dosierung von 150 µg Jod pro Tag die Gefahr einer Induktion und Verschlimmerung einer Hyperthyreose« besteht. Dies ist uns bekannt – und bei Schilddrüsenüberfunktion wird vernünftigerweise niemand Jod einsetzen.

Als Teedroge habe ich 1970 in meiner »Phytotherapie« bemerkt: »schmeckt nicht gut«, deutlicher ausgedrückt: er ist ungenießbar. Also wird man auf homöopathische Zubereitungen zurückgreifen. Von drei Möglichkeiten mache ich Gebrauch:
1. Fucus Oplx. »Madaus« OP 1–3 × 2 Tabl. lutschen
2. eine Kalium-Jod-Verbindung
3. oder Barium jodatum D 3 Tabl. 20.0 3 × 1 lutschen.

Eigenartigerweise tauchen in der Roten Liste wenige *jodhaltige Medikamente* auf:
– Multojod-Gastreu R 12 (RECKEWEG) homöopathische Tropfen mit u. a. Kal. jod. D 3
– Uwobletten (HEVERT) Drag. – homöop. Komplex mit u. a. Kal. jod. D 4.
Bekanntlich stehen in der Roten Liste nicht alle Medikamente, die auf dem Markt sind – und so gibt es eine Reihe von Komplexmitteln, die in homöopathischer Form Jod in einer Verbindung enthalten.

Viele *alte Frauen*, die zwischen dem 80. und 90. Lebensjahr noch recht vital und wenig »verkalkt« sind, haben *eher Untergewicht* und litten in jüngeren Jahren unter ihrer *lebhaften Schilddrüse*. Auch hierin zeigt sich, daß der Jodhaushalt entscheidend für die Arteriosklerose ist.
Pyknische Typen stellen einen hohen Prozentsatz der Aorten- und Koronarsklerose; der athletische Typus tendiert ebenfalls mehr zur Sklerose.

Ist ein *Apoplekt* abgelaufen, sollen versucht werden:
– Belladonna D 6: im akuten Fall des Apoplexes
– Causticum D 4–5: zur Rückbildung der Lähmungen

– Strychninum phos. D 6: bei Neigung zu Kontrakturen.
Auf Apoplektal und Theokal sei nochmals verwiesen, ebenso auf Angifin, alles Medikamente, die auch injiziert werden können und in solchen Fällen wohl auch müssen.

An den *Aderlaß* sei besonders erinnert: der Kliniker Prof. Dr. med. BERND FISCHER meint, daß zerebrale Durchblutungsmittel wie z. B. Tebonin nur wirken würden, wenn der *Hämatokrit-Wert* unter 49% liege. Viele Betroffene haben jedoch bis zu 56%.
Gesenkt werden kann er mit *kleinen Aderlässen* zu je 125 ml jeden 2. Tag, sechsmal insgesamt. Pro Aderlaß sinkt der Hämatokrit-Spiegel um etwa 1%.
Der Aderlaß spielt in meiner Praxis eine wichtige Rolle – wenn der Patient mitmacht und wegen seines Alters oder kontraindizierender Faktoren nicht mehr Blut spenden kann.

Als *Medikamente im Zusammenhang mit einem Apoplekt* sind auch Calendula und Belladonna Synergon von KATTWIGA bewährt, ebenso wie Rutinum-Tropfen NESTMANN.

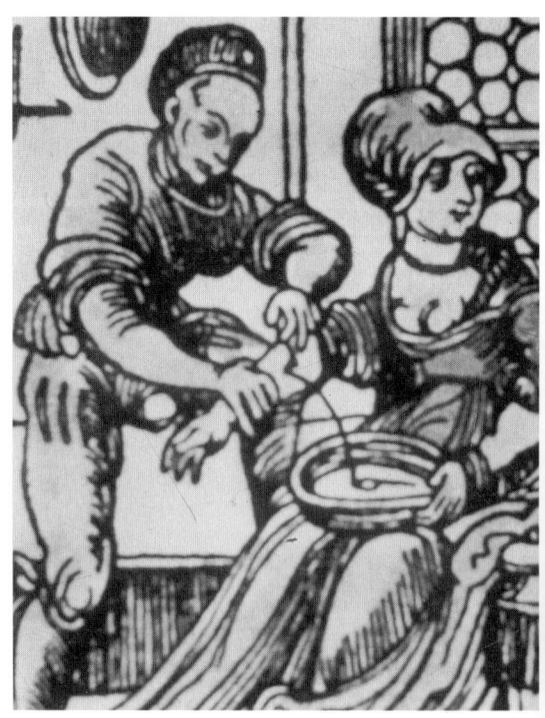

Um das schwierige *Senken des Blutfettspiegels* zu erreichen, kann LP Truw und Sedalipid von STEIGERWALD nützlich sein. Auch wenn die Mistel den RR nicht wesentlich meßbar zu senken vermag, scheint sie als Gefäßschutz zusammen (oder als Tee allein) mit Arnika unentbehrlich.

Teerezept-Vorschlag:

Rp. Fol. et Flor. Crataegi	30.0
Hb. Melissae	20.0
Rad Valerianae	50.0
Hb. Visci	50.0
M. S.: 2 Eßl. auf 3–4 Tassen Infus tagsüber schluckweise.	

Die sog. *Entsäuerung* scheint bei transitorischer Ischämie des Gehirns ebenso wichtig wie bei einer Herzinfarkt-Gefahr: darauf hinzuweisen ist der Stuttgarter Kardiologe Dr. med. B. KERN jahrzehntelang nicht müde geworden. Man kann seine Rezeptur eines alkalisierenden Pulvers anwenden, man kann 3×1 Teel. Natr. bicarb. geben oder Kaiser's Natrontabletten; ich selbst verwende auch gerne das Basica von KLOPFER: 2×1 Eßl. Freilich wäre alkalisierend, wenn man sich 8 oder 14 Tage von Gemüsesuppe ernährt.

Für denjenigen, der *die Augen betrachtet*, bieten sich zwei außerordentlich wichtige Felder der Beobachtung – auch wenn er die Irisdiagnose als solche ablehnen mag. Zum einen ist es die von R. SCHNABEL und J. ANGERER begründete *Pupillotonie-Lehre* und zum anderen die mit 10–20facher Vergrößerung gut darstellbare Situation der *Konjunktivalgefäße*. Während es zu den sicheren Zeichen an der Pupille gehört, daß Gefahr in Hinsicht auf Apoklekt droht, wenn diese sich entrunden, vertikale, horizontale Formen annehmen, auch somit oval kon- oder divergieren – so gibt es bei den Bindehautgefäßen die vielfältigsten Formen. J. ANGERER, G. JAROSZYK, Dr. med. A. MARKGRAF u.a. haben sie immer wieder ausführlich dargestellt. Ich kann hier nur einen kleinen pragmatischen Abriß zur Anregung geben – und nenne auch einige Therapiehinweise im direkten Zusammenhang; ansonsten steht dem Interessierten Literatur von den angeführten Autoren zur Verfügung.

1. »spastisch-atonische Gefäße«, »körnige Strömung«:
   Trockenbürsten, Kneipp; Johanniskraut, Kava-Kava; Magnesium, Vitamin E.
2. »Eckige Gefäße«:
   Hopfen, Baldrian; Magnesium, Vitamin E; Secale cornutum D 4, 6 (Cefadysbasin).
3. »Schlaffe Gefäße«:
   Venenmittel: Roßkastanie, Steinklee, Hamamelis.
4. »Pralle Gefäße«:
   Aderlaß oder Blutspenden, Diuretika, Knoblauch, Scilla, Mistel (Apocyn Diluplex Dr. MAUCH, Cardiavis C Tropf. Dr. MAUCH).
5. »Irrgarten-Gefäße:
   Nierenmittel: Goldrute (Solidagoren).

Wenn die lange bestehende Hypertonie zu Komplikationen zu führen droht, denke man rechtzeitig auch an folgende Mittel:

– Herzinfarkt
  – Crataegus, Cactus D 2, g-Strophantin D 4 (Strophactiv).
– Schlaganfall
  – Entsäuerungspulver nach Dr. KERN, Stuttgart.
– Nierenschädigung
  – Goldrute, Ind. Blasen- und Nierentee.

Es ist mir bekannt, daß die Schulmedizin von durchblutungsfördernden Medikamenten wenig hält; eigenartigerweise scheinen sich die praktischen Ärzte um die Hochschulmeinung wenig zu kümmern, was die Umsatzzahlen seit Jahrzehnten zeigen. Der Bedarf in der Praxis ist groß – und man mag nicht annehmen, daß über Jahrzehnte soviel Plazebo-Therapie betrieben wurde. Daß die Medikamente nicht immer die Wirkung erbringen, die man sich als Therapeut wünscht, ist mir natürlich nicht entgangen.

Vielleicht haben die restriktiven Maßnahmen, der Krankenkassen, solche Medikamente nicht mehr zu erstatten, auch ein Gutes: daß Aufklärung, prophylaktisch gesunde Lebensweise und die klassischen allgemeinen Maßnahmen der Naturheilkunde wieder mehr in den Vordergrund rücken werden!

HYPERTONIE

Der **Bluthochdruck** ist wie kaum eine andere Krankheit *eng mit der Lebensweise* verbunden und weniger ein »Schicksal«.

Unbedingt zu vermeiden sind:

✦ *Übergewicht* – von allem weniger(!), modifiziertes Fasten.

✦ *Bewegungsmangel* – Sport, Wandern, Gymnastik, körperliche Arbeit suchen (Garten z. B.).
Warum stehen alle Menschen auf den Rolltreppen herum, obwohl man da auch gehen kann? Lifts zwingen nicht zum Fahren! Und politisch wären Radwege durchzusetzen anstatt weiterer Autobahnen.

✦ *Fehlernährung* – hängt mit Übergewicht zusammen; hier aber speziell, weil gefäßschädigend:
Hyperlipidaemie
– fettarme Ernährung, Knoblauch, EPL-Substanz
Hyperproteinämie
– Reduzierung des tierischen Eiweißes
Hyperurikämie
– Reduzierung siehe Punkt 2, bes. Innereien und Alkohol; Brennessel, Birke, Wacholder, Colchicum D 4 (Restrukta forte, Uriginex)
Zuviel Süßigkeiten
Umstellung auf Vollwertkost
Zuviel Salz
– Kräutersalz.

✦ *Streß* – gute Arbeitsvorbereitung, rechtzeitige Planung und damit weniger Hetze (»Timing«). Bekanntlich ist es nicht in erster Linie die Fülle der Arbeit, sondern vielmehr Einteilung, Zusammenlegung, Organisation (auch Chaosverringerung). Manchen hilft autogenes Training, anderen Yoga; Urlaub kann man sich auf die Dauer nicht ungestraft ausbezahlen lassen und bei »very important persons« wäre das Unentbehrlichkeitsdenken abzubauen, ehe es zum Zusammenbruch kommt.
Kava-Kava, Hypericum, Passiorin (Simons), Melissendragees Kneipp – das ist alles auch als Tagessedativum zu gebrauchen. Zur Schlafverbesserung Hopfen und Baldrian, auch ein Glas warmer Milch mit Honig.

Die **indirekte Hypertonie-Behandlung** wäre idealer als jene mit den – leider oft unentbehrlichen – chemischen Medikamenten mit zahlreichen Nebenwirkungen. In den letzten Jahren hat sich die klinische Anti-Hypertonie-Therapie auf Rezeptoren-Blocker, Nifedipine, Verapamil und immer auch noch auf Reserpin-Alkaloide konzentriert. Diuretika (vom Typ der Thiazide) sind ebenfalls führend. Gegenanzeigen, Neben- und Wechselwirkungen müssen beachtet werden und der Patient sollte dringend erfahren, daß die Einnahme dieser Medikamente eine vernünftige Lebensweise niemals überflüssig macht.

Von der *Kneipp'schen Wasserheilkunde* können wir unterstützend hinzuziehen:
Alle kalten und wechselwarmen Anwendungen, wie Knie- und Schenkelgüsse, Armgüsse, Wechselarm- und Wechselfußbäder zur vorzüglichen Ableitung aus dem Brustkorb. Ferner Wassertreten, Tau- und Schneelaufen ebenso wie das kurze (eine halbe Minute) kalte Armbad. Heiße Bäder sind immer kontraindiziert, auch große Vollbäder (erlaubt höchstens ¾ Bad – bis zu den Brustwarzen –, Unterarme draußen lassen, z. B. mit Melissen- oder Baldrian-Extrakt).

Die *Atemheilkunde* leistet viel beim Bluthochdruck. Und, wenn die Ärzte und auch die Heilpraktiker immer mehr auf Eigenleistung beim Patienten gedrungen und es ihm nicht so bequem gemacht hätten, ihn allzusehr mit Medikamenten und Spritzen festgehalten und an sich gebunden hätten – ja, dann würde man weniger die ständigen Klagen hören, daß »ja doch niemand mitmacht« (Compliance!).

Eine kleine Geschichte zu »*Atemheilkunde und Bluthochdruck*«: U. a. assistierte ich beim Heilpraktiker JOSEF DIENER in Wiesbaden. Die vielen Patienten strengten auch den Assistenten an – und mittags erholte ich mich im Park. Ich sah dort Kurgäste schlendern, aber auch welche, die mit weit schwingenden Armen und ausholenden Schritten, sichtbar die Luft ausblasend, dahineilten. Einen Mann fragte ich – und er war erstaunt, daß ich von Prof. TIRALLA nichts wußte. Bei ihm sei er in Therapie wegen des hohen Blutdrucks und da müsse man eben gehen und atmen – und zwar im Rhythmus, also z. B. drei Schritte ein- und fünf Schritte ausatmen; oder, wenn man schnell gehe, fünf Schritte ein und sieben aus. Und nicht zu vergessen: Er habe schon großen Erfolg; sein Blutdruck sei von ständig 210 auf jetzt 170!

Ich besorgte mir natürlich TIRALLAS Büchlein »Heilatmung bei Blutdruck-, Herz- und Kreislaufkrankheiten« (Umschau-Verlag, Frankfurt/M. 1950) und kann jedem nur raten, sich damit zu befassen.
Freilich geht es auch mit anderen Atemmethoden. – Ich war dann sechs Wochen auf einem Atemtherapiekurs bei Frau PFISTER in Freu-

denstadt (1960) und habe mit anderer Methode ähnliches gesehen. Dr. med. LUDWIG J. SCHMITT lernte ich kennen und habe sein wunderbares Buch (»Die Atemheilkunst«) durchgearbeitet. Auch er erreichte über die Atmung sehr viel bei Bluthochdruck. Warum mir aber TIRALLAS Methode so besonders gefällt (ich konnte sie übrigens 3 Jahre lang in zwei Kneipp-Sanatorien intensiv betreiben), ist, daß sie die Bewegung mit Atmung stark verbindet.

Gute Atmung setzt nochmal voraus:
– Keinen Bauch – bei den meisten Erwachsenen ist leider mehr Masse unterhalb des Zwerchfelles als oberhalb!
– Damit verbunden: Kein Zwerchfellhochstand darf vorhanden sein. Es muß zur Grunduntersuchung gehören, durch einfaches Perkutieren links in der Mammilarlinie zu eruieren:
Normal = Rippenrand,
Mittelhoch = 2–3 Querfinger höher,
Hochstand = handbreit über dem unteren Rippenrand.

Wenn man dies konsequent eine zeitlang macht, wird man über das Resultat staunen.
Blähende Speisen meiden: 2 Tassen Vier-Winde-Tee pro Tag; Kümmel-Anis-Fenchelpulver zweimal einen gestrichenen Teel., Carminativum-Tropfen HETTERICH.

Mistel, Knoblauch, Weißdorn, Arnika, Ruta graveolens waren und sind wichtige Pflanzen zur adjuvanten Hypertoniebehandlung:

> Hb Visci – 1 Teel. Infus, 2–3 Tassen tägl.
> Extr. Visci fluid. – 30 gtt. mehrmals tägl.

Wenn schon **die Mistel** den Blutdruck nicht meßbar senkt, so gilt sie als Gefäßmittel und Antiarteriosklerotikum.

Ein interessantes Rezept gibt in seinem Buch »Klinische Pharmakologie der Herz- und Kreislaufkrankheiten« Prof. Dr. med. HANS SEEL, Berlin an – das Buch erschien im Hippokrates-Verlag, Stuttgart, ist längst vergriffen und auch überholt – aber immer noch eine Fundgrube an Rezepten (von dem Wort »klinisch« lasse man sich nicht abschrecken: es trifft nicht allzusehr zu!).

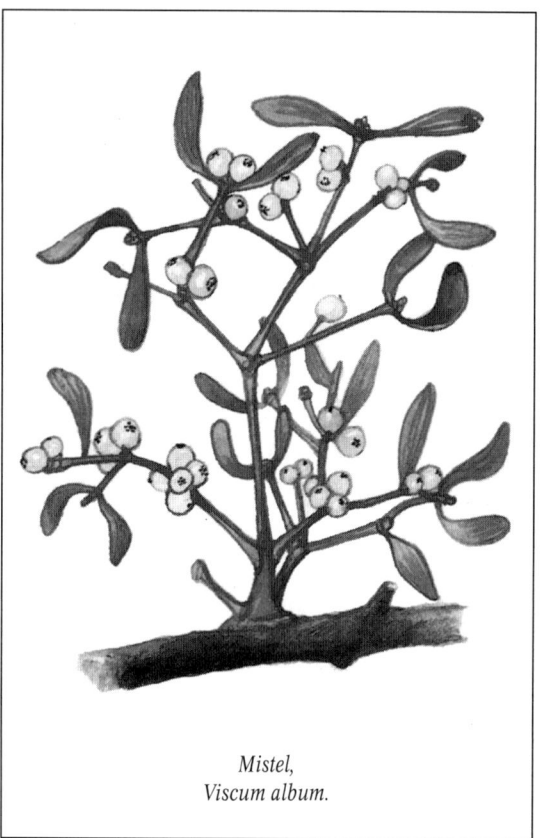

Mistel,
Viscum album.

Rp. Kalii jodati   1.0
     Extr. Visci albi fluid.
     Extr. Crataegi fluid.   a͞a 15.0
     Tincturae Allii sat.   ad 50.0
     M. D. S.: 3 × 20–30 gtt. in Wasser.

(Ich würde das Ganze verdoppeln und auf 100.0 gehen.)

Immerhin – nochmal zur Mistel – steht in der Monografie, veröffentlicht 1984: »Die blutdrucksenkenden Wirkungen und die therapeutische Wirksamkeit bei milden Formen der Hypertonie (›Grenzwerthypertonie‹) bedürfen einer Überprüfung.« Leider scheint es bis heute nicht geglückt, unternommen haben die pharmazeutischen Firmen einiges.

Verschreibungsfreie **Präparate mit Mistel** finden sich in der »Roten Liste 1992«: Hypercard (HOTZ), Kneipp-Mistel-Pflanzensaft (KNEIPP) – einen solchen gibt es auch von SCHOENENBERGER –; ein Monopräparat wie die beiden

vorhergehenden ist Viscysat BÜRGER; das von mir geschätzte Antihypertonikum Drag. (SCHUCK) enthält u. a. Olivenbaumblätter (Fol. Oleae europ.) und Alpenrosenblätter (Fol. Rhododendri), die beide empirisch seit langem adjuvant beim erhöhten Blutdruck eingesetzt werden. Beide Pflanzenbestandteile haben allerdings eine Null-Monografie bekommen: Olivenbaumblätter wegen mangelndem Wirksamkeitsnachweis – Alpenrosenblätter auch wegen *möglicher* Risiken: sie *können* »toxische Diterpene mit Andromedan-Grundgerüst enthalten« – gleichzeitig jedoch wird in der Monografie gesagt, daß »Berichte über schwere Vergiftungen nach der in der Volksmedizin früher üblichen Verwendung als Teeaufguß – Tagesdosis 5–6 g Droge – nicht vorliegen«.

Es handelt sich um die im Gebirge häufig vorkommende Rostrote Alpenrose (Rhododendron ferrugineum) – aber auch die goldgelb blühende Art wurde früher verwendet: sie ist jedoch selten (in meiner »Phytotherapie« habe ich sie aufgeführt).

Weitere Mistelkombinationen: Verus-Tropfen (OTW) – enthalten u. a. Arnikawurzel. Als »Homöopathika« finden sich bei den Antihypertonika: Antihypertonicum (MOLITOR), Antihypertonicum-Tropfen (SCHUCK), Coradol (CORADOL-PHARMA), Plantacard (GALMEDA), Rauwolsan (PFLÜGER) – letzteres auch als Injektion. Freilich muß man hier aufpassen, was man will: die einen homöopathischen Mischungen enthalten die Urtinktur und können somit weitgehend als Phytotherapeutika gelten, andere D 2–D 4.

Rezeptvorschlag:

Rp. Antihypertonikum Drag. »Schuck« CC
     S.: 3 × 2 p.c.
     Hb. Visci   100.0
     S.: 1 Eßl./2 Ta Infus.
     Alliocaps »Galmeda« OP
     S.: vor dem Schlafen 2.

(Knoblauchmonopräparat, vor dem Schlafen genommen, hat den Vorteil, daß man anderntags nicht unangenehm riecht.)

Ist ein *Diuretikum* nötig, dann:

Rp. Aqualibra »Medice« N 3
S.: vorm. und nachm. 2 Filmtabl. mit
Tee oder:

Pulvhydrops »Lomapharm« N 3
S.: vorm. und nachm. 1 Kps. mit Tee.

Besteht die *Gefahr einer Apoplexie* – trotz der ärztlichen Antihypertonika, die selbstverständlich weiterlaufen – dann zum Basisrezept:

Apoplectal retard »Klinge« N 2
S.: früh und abends 1 a.c.
(Roßkastanienpräparat)

Theokal »Schaper & Brümmer« N 3
S.: früh und abends 2 zum Essen.
(Cumarin aus Melilotus, Rutin und Proxyphyllin).

Auch Venotrulan »TRUW« eignet sich hier vorzüglich.

Der **Knoblauch** hat eine Monografie für die »Vorbeugung altersbedingter Gefäßveränderungen« (und »zur Unterstützung diätetischer Maßnahmen bei Erhöhung der Blutfettwerte«). Man wähle ein gut dosiertes Präparat: in der Monografie sind 4 g frische Zwiebeln als Tagesdosis angegeben – Zubereitungen entsprechend. Seine Wirkung ist u.a. »lipidsenkend, Hemmung der Thrombozytenaggregation, Verlängerung der Blutungs- und Gerinnungszeit, Steigerung der fibrinolytischen Aktivität«.
Erstaunlicherweise ist auch die **Küchenzwiebel** in den Rang eines Arzneimittels aufgerückt; ebenfalls – neben »Appetitlosigkeit«: »Vorbeugung altersbedingter Gefäßveränderungen« (50 g frische Zwiebel pro Tag, bzw. 20 g getrocknet in Präparaten)!

Zur **Gefäßabdichtung** gibt es eine Anzahl von *Rutinpräparaten*, nachdem die Pflanze Ruta graveolens (Garten- oder Weinraute) leider eine Null-Monografie erhielt:

Troxerutin »ratiopharm« N 2
S.: 3 × 1 zum Essen.

Preiswerter um DM 5,–: Troxeven »KREUSSLER«. (Beide enthalten 300 mg Troxerutin.) Ansonsten auch Venoruton-Präparate »Zyma« (= Rutosid).

Eine geringere Menge Rutin enthält auch der Fagorutin-Buchweizen-Tee, (2 Ta tgl.) »FINK« oder die Tabletten (3 × 2 a.c.).

Arte-Rutin Drag. Maurer enthalten neben Weißdorn und Baldrian 20 mg Rutosid.

Ein Rezept von JOSEF ANGERER, das er einsetzte bei entrundeten (elliptoiden) Pupillen – die ein Alarmzeichen erster Ordnung für drohenden Schlaganfall sind, das kann ich seit 30 Jahren nachprüfen:

Rp. Arnica D 1
Kal. jod. D 4
Ruta grav. ∅   a̅a̅ ad 30.0
M.S.: früh und abends 25 gtt.

Aderlaß (250 ml im Durchschnitt), *blutiges Schröpfen* im Trapeziusbereich.

Fasten: das kann aus der Gefahrenzone bringen.

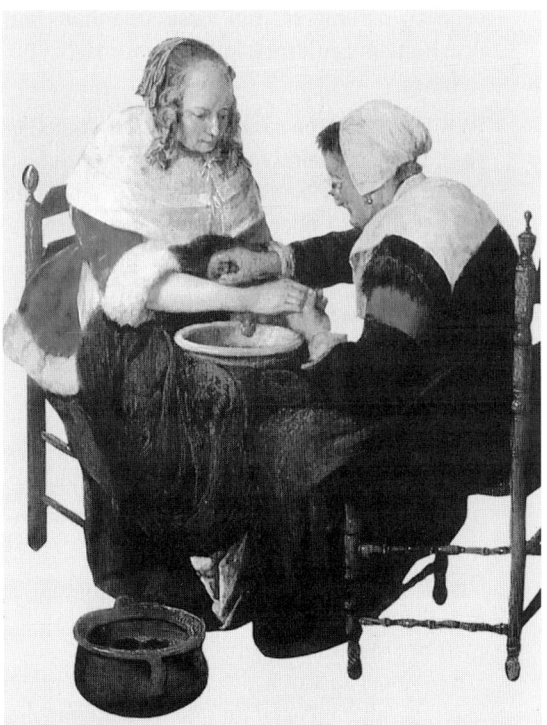

Im Mittelalter waren Aderlässe weit verbreitete Therapieformen.

Arnika Urtinktur: 3 × 15 gtt. auf 1 Glas Flüssigkeit nach dem Essen; evtl. Theokal oder Aplektal-Injektionen tägl. oder zweitägig.

Sonne, schweres Heben, längeres Bücken, Pressen, Schieben, *Streit (!)* vermeiden.

Ein *Beruhigungsmittel* darf nicht vergessen werden: Somnuvis Dr. MAUCH, früh und mittags 2, vor dem Schlafen 3–4.

Stärkung des Herzens kann den erhöhten Blutdruck indirekt senken. Hier verwende ich:

> Aurocard »Madaus«   500.0
> S.: 3 × 1 Eßl. a.c.

Auch wenn schon ein Digitalispräparat gegeben wird, ist das eine gute zusätzliche Unterstützung.
Oder:

> Cordapur »APS« N 3
> S.: 3 × 1–2 (= Weißdorndragees).

Ebenfalls von JOSEF ANGERER stammt der Hinweis, den **korrekten Sitz des dritten Halswirbels** zu überprüfen und notfalls chiropraktisch zu reponieren. Ein Zusammenhang mit überhöhtem Blutdruck kann – empirisch – bestehen.

Wenn die **Nieren am Hochdruck** beteiligt sind, muß man ein Nierenmittel mit Solidago virgaurea (Solidagoren, Neuphrologes finde ich vorzüglich) oder Orthosiphon stamineus, den Indischen Blasen- und Nierentee geben. Oft sind sie aber nicht sichtbar betroffen, meistens ist der Hochdruck »essentiell«, d. h. man kennt die Ursache nicht. Trotzdem sollte man eine *Nierentherapie* zumindest vorübergehend unternehmen, *Kochsalz einsparen* (auch wenn man neuerdings wieder liest, daß dies unerheblich sei – aber wer sich diesem permanenten Meinungswandel unterwirft, ist sowieso arm dran).

Die *Iris sollte als Diagnosemittel* hinzugezogen werden: Uroroseinpigmente (G. JAROSZYK) und Nierenzeichen.

Ein bis zwei Tassen Kaffee scheinen mir unerheblich – aber mehr ist für das Vegetativum des Hypertonikers nicht ratsam – oder er greift auf koffeinfreien zurück.

Augenmerk ist darauf zu legen, daß *der Blutdruck unter Medikamenten nicht zu sehr absackt.* Das kann man immer wieder feststellen – und die Patienten fühlen sich fast schlechter als mit ihrem Hochdruck. Wir kennen zwar den Begriff des »Erfordernishochdrucks«, wissen, daß ältere Menschen nicht mit aller Gewalt auf 140 kommen müssen (dürfen), – man setzt sich aber doch häufig über eine individuelle Senkung hinweg. Die Ursache kann zum einen beim Patienten liegen, der stur seine Dosis Moduretik nimmt, obwohl der Arzt ihm gesagt hat, er muß zur Kontrolle kommen. Oder der Arzt hat bei 200/100 seine Dosis verordnet und es zu lange dabei belassen. Die Fein-Einstellung kann auch das Messen in den Apotheken nicht leisten. (Zu diesem schwierigen Kapitel meine ich, daß es insgesamt positiv ist, daß man heute überall seinen Blutdruck messen lassen kann. Hysterisierung von Patienten durch zuvieles Messen, Fehlmessungen durch Unkenntnis bringen jedoch auch viel Verwirrung. Aber es gibt wenigstens heute in breiten Bevölkerungsschichten ein Bewußtsein für diese schleichende Gefahr, von der Millionen betroffen sind.)

Überhaupt das *Blutdruckmessen.* Viele denken: nichts leichter als dieses – aber kaum ist etwas falscher und oberflächlicher gedacht. Ich muß meine Ansicht begründen: In dreißig Praxisjahren habe ich über dreißig Assistenten gehabt, durchwegs hervorragende Schüler der Josef-Angerer-Schule. Dabei fällt mir bei hunderten von Messungen immer wieder auf, daß die Patienten nicht selten feststellen, daß ein so hoher Wert bei ihnen noch nie ermittelt wurde. (Dasselbe befürchte ich eben auch bei den Apotheken-Messungen, auch wenn sie noch so elektronisch sein mögen.) Unzweideutig drückt es der Kollege HANS-HEINRICH JÖRGENSEN aus: »Und noch ein Wort zum Blutdruck, der zielstrebig zum Schreckgespenst und Geßlerhut gemacht wurde. In jeder Apotheke kann man sich für eine Mark am Blutdruckautomaten verunsichern lassen, wie in der Geisterbahn.«

Die *Ursachen* falscher Messungen dürften sein: unkorrekte Armlagerung – aber vor allem, daß der Patient nicht zum Durchatmen aufgefordert wird und gar beim Messen spricht. Man kann das Experiment hundertfach wiederholen: mißt man nach, ändert sich der obere (nicht der untere, der ist bekanntlich kaum beeinflußbar) Wert um 10–20 nach unten, wenn der Patient gut durchatmet (wobei wir wieder bei Prof. TIRALLA wären) – und sein Wert »stimmt« wieder mit dem ihm bekannten überein. Kleine Fehler – aber eine Irritation sind sie allemal.

Schwieriger ist es, den *sog. Vorschlag* abzusetzen vom eigentlichen festen Einsetzen des Schlages. Nicht allzu häufig, aber doch immer wieder, setzt der obere Druck z. B. bei 190 ein – schwach und eher sich wieder »verlaufend« – dann deutlich und kräftiger bei z. B. 160 und bleibt bis z. B. 100. Damit diese Feinheiten einem nicht entgehen und auch andere Erkenntnisse noch gewonnen werden können, benütze ich ausschließlich die Oszillometer von Recklinghausen, die weder auf der Quecksilbersäule noch auf elektronischer Basis funktionieren, sondern mit einer Federmechanik. Sie sind etwa doppelt so teuer wie die anderen Apparate – die Anschaffung lohnt und ist für lange Zeit.

Beidseits messen – nicht selten gibt es Überraschungen! Routinemäßig wird man beim *erhöhten diastolischen Wert* (über 90 mm/Hg) vor allem nach venöser Insuffizienz fahnden und häufig fündig werden. Ein Venenmittel (Aesculus, Melilotus) kann dann unterstützend hilfreich sein, oft aber wird man nichts finden – die nervliche Anspannung meine ich, sie kann es zuweilen auch sein.

Prof. Dr. med. HANS BRUNNER (ZAF 64/1988) meint, daß die Hälfte der in Arztpraxen gemessenen Blutdruckwerte falsch, weil zu hoch, gemessen wird. Wörtlich: »Ich bin überzeugt, daß die meisten unserer Probleme dadurch auftauchen, daß wir den Blutdruck mit der klassischen Methode in der Praxis messen. Wir wissen aber schon seit Jahren, daß der Blutdruck bei Patienten ganz gewaltig ansteigt, wenn sie einen Arzt sehen. Blutdruckmessen in der Praxis produziert etwa 50% Hypertoniker, die keine Hypertonie haben. Meiner Meinung nach kommt daher die geringe Effizienz der Behandlung von milden Hypertonien: Wir behandeln Bluthochdruck-Kranke, die gar keine sind!«

Man geht heute davon aus, daß lediglich bei 10–20% von Hypertonie-Fällen die *Ursache* bekannt ist: Nierenfehlfunktion, hormonproduzierende Tumoren, Verengung und »Verkalkung« der Arterien z. B.

Bei 80–90% bleibt hingegen die Kausalität im Dunkeln – man spricht von **essentieller Hypertonie**. Man darf davon ausgehen, daß die erbliche Vorbelastung eine große Rolle spielt. Neuere Forschungen zielen auf eine Übererregbarkeit des ZNS (verstärkte Sympatikusaktivität) und sprechen von einer Fehlsteuerung des Zwischenhirns bzw. des limbischen Systems. Von diesem sollen die Impulse für das Herz- und Gefäßsystem ausgehen und die Arterien unter Spannungsdruck gesetzt werden. Dabei mißt man dem Streß eine besondere Rolle bei – befriedigen kann dies aber alles nicht: viele andere Menschen sind ebenfalls stark dem Streß ausgesetzt und reagieren nicht mit Hochdruck.

Unbestritten bleibt, daß *Hypertonie ein starker Risikofaktor* ist, was Krankheiten als solche betrifft. Die Weltgesundheitsbehörde (WHO) setzt die Werte fest:

  90– 94: sog. Grenzwerthypertonie
  95–104: milde Hypertonie
105–114: mittelschwere Hypertonie
  ab 115: schwere Hypertonie.

Dies also sind die diastolischen Werte. Bei den »oberen«, den systolischen, hat man sich geeinigt, daß sie nicht über 140 mm Hg sein sollen und man zwischen 140 bis 160 von einer Grenzwerthypertonie spricht, von einem echten Hochdruck ab 160 mm Hg – übrigens für alle Altersgruppen. Bluthochdruck ist eine *echte Volkskrankheit* geworden und muß als Gesundheitsproblem Nummer eins gelten. *Massive Aufklärung* muß jeder Therapie vorausgehen und sie begleiten; ohne Mitarbeit des Patienten geht gar nichts – er trägt ebensoviel Verantwortung wie der Therapeut. Man muß sich das Übergewicht vorstellen, den hohen Alkoholkonsum und den Salzverbrauch von ca. 8–15 g/Tag statt der erwünschten 5 Gramm Kochsalz als obere Grenze. (Zwar stellten auf der 3. Nationalen Blutdruck-Konferenz in Heidelberg Wissenschaftler eine Studie vor, nach welcher Bluthochdruck und Konsum von Kochsalz nicht so eng miteinander verknüpft seien wie bisher angenommen, dennoch rät man in dieser Studie für Hochdruckpatienten, sie sollen 3 g pro Tag nicht überschreiten). Die Hypertonie ist der Hauptauslöser für Herz- und Gefäßkrankheiten, die nach wie vor hierzulande Todesursache Nummer eins (noch vor Krebs) sind.

1991 wurde auf einem Seminar der Deutschen Liga zur Bekämpfung des hohen Blutdrucks in Hamburg gesagt, daß häufig Patienten mit leicht erhöhtem Blutdruck zu starke Medikamente bekämen. Dies verursache unnötig hohe Kosten für die Krankenkassen und schade den Betroffenen oft mehr, als es ihnen nütze. Es wurde noch weitere Selbstkritik geübt, die ich nicht aus Schadenfreude referiere, sondern natürlich deshalb, daß man Konsequenzen aus diesen neueren Erkenntnissen ziehen kann. Resümee:
Viel zu häufig verschreiben Ärzte, so Dr. med. MANFRED ANLAUF, ihren Patienten Arzneimittel aus der Gruppe der sogenannten ACE-Hemmer (ACE steht für *Angiotensin-Converting-Enzym*, ein an der Entstehung von Bluthochdruck beteiligter Eiweißstoff, der als Katalysator für chemische Reaktionen im Organismus dient). Für diese Medikamente ist jedoch bisher nicht erwiesen, daß sie bei »mildem« Bluthochdruck wirksam sind. Dies gilt ebenso für die häufig verordneten »Kalzium-Antagonisten«, also Substanzen, die die Wirkung des Minerals Kalzium im Körper hemmen.
Das liege unter anderem daran, daß zuwenig zwischen *Wirkung* und *Wirksamkeit* unterschieden werde, kritisierte ANLAUF. Die Wirkung bezeichne die Gesamtheit der durch einen Wirkstoff hervorgerufenen Veränderungen in einem biologischen System, während die Wirksamkeit die mit einem Arzneimittel zu erreichende Heilung, Besserung, Linderung oder Prophylaxe einer Krankheit beschreibe. Daß ACE-Hemmer den Blutdruck senken – also wirken –, hält ANLAUF für unbestreitbar.

Hingegen gebe es kaum Hinweise darauf, daß sie bei nur leicht erhöhtem Blutdruck auch wirksam seien. Die hohen Verordnungszahlen dieser Medikamente seien ein typisches Beispiel für die »unkritische Akzeptanz einer Arzneimittelgruppe« durch die Ärzte aufgrund aggressiver Arzneimittel-Werbung. Die Pharma-Firmen hätten kein Interesse daran, Marktanteile über Wirksamkeitsanalysen zu gewinnen. Das sei den meisten zu unsicher, zu aufwendig und zu teuer.
Die höheren Absatzzahlen für ACE-Hemmer gehen vor allem zu Lasten der bislang bei Grenzwert-Hypertonie (Bluthochdruck) häufig verschriebenen Beta-Blocker. Billiger wurde die Therapie dadurch nicht, im Gegenteil. Etwa 18 Millionen Mark jährlich geben die Kassen für Beta-Blocker weniger aus, dafür schlagen die ACE-Hemmer mit rund 100 Millionen zu Buche. »Die Kosten für die Hochdruck-Therapie sind enorm gestiegen, ohne daß ein Patient mehr behandelt wird«, sagte ANLAUF. Angesichts der vielen Nebenwirkungen, die ACE-Hemmer hervorrufen, sei es sehr wahrscheinlich, daß die hochpotenten Mittel den Patienten mit leichter Hypertonie eher schaden als nutzen.
ANLAUF plädiert dafür, diese Patienten erst einmal zum Abnehmen zu bewegen, falls sie Übergewicht haben. Allein dadurch pendle sich der Blutdruck oft wieder auf normale Werte ein. Gelingt das nicht, könnten entwässernde Medikamente oder auch Beta-Blocker helfen (Naturheilpraxis, 1991). Soweit diese kritische Studie.

Eine bedeutende Rolle bei der klinischen Hypertonietherapie spielen bekanntlich auch die *Kalzium-Antagonisten* (z. B. das Präparat Verapamil). Diese Arzneimittelgruppe beeinflußt die vermehrte zelluläre Aktivität bei der Entstehung arteriosklerotischer Veränderungen durch Verringerung des Kalzium-Einstroms in die Zelle. Sie erweitern die peripheren Gefäße und heben die muskelkontrahierende Wirkung des Kalziums auf. Dadurch verringern sie ebenso wie die Betablocker den Sauerstoffverbrauch und es wird ein günstigeres Verhältnis von O_2-Angebot und Verbrauch erreicht (Pschyrembel). Verapamil- und Nifedipin-Präparate werden z. Zt. ärztlicherseits viel verordnet.

Wenn man den Verbrauch tierischer Fette reduzieren kann, es gar schafft, das Rauchen aufzugeben und sich mehr Bewegung zu »gönnen« – dann wäre schon etwas geschafft. Das würde – zumindest der erste und der dritte Faktor – dem Gewicht nützen. Wer sich vor hohem Blutdruck schützen will, muß sich vor einem erhöhten Harnsäurespiegel ebenso in acht nehmen wie vor Diabetes: vieles hängt mit vielem zusammen. Streß (Hetze) ist allerdings abhängig von einer Grundeinstellung zum Leben und zur *Lebensweise*, von der Einschätzung der Wichtigkeit auch der eigenen Person – und folglich mit den vielen angebotenen Hilfen nur schwer vereinbar. Die medikamentöse Therapie reicht auch auf diesem Krankheitsgebiet keineswegs aus: mit »Blutdruckkosmetik« ist niemandem gedient. Nicht umsonst sagt der schon zitierte H.-H. Jörgensen: »Viele der Hypertoniker erleiden ihren Apoplekt jedoch nicht, wenn der Blutdruck hoch ist, sondern immer dann, wenn er unkontrolliert absinkt und nicht mehr ausreicht, um die verengten und an den hohen Druck gewöhnten Gefäße zu durchspülen. Diese hypotone Krise des Hypertonikers ist sein Verhängnis.«

Da wären wir dann zum Schluß beim sog. *Erfordernishochdruck* angelangt und bei der diagnostischen Kunst, um wieviel eine Hypertonie gesenkt werden *muß* – und um wieviel sie gesenkt werden *darf*. Der Herzzustand und das Alter, der Gefäßzustand und einiges mehr werden zu berücksichtigen sein. Ein dankbares – wenngleich schwieriges Gebiet.

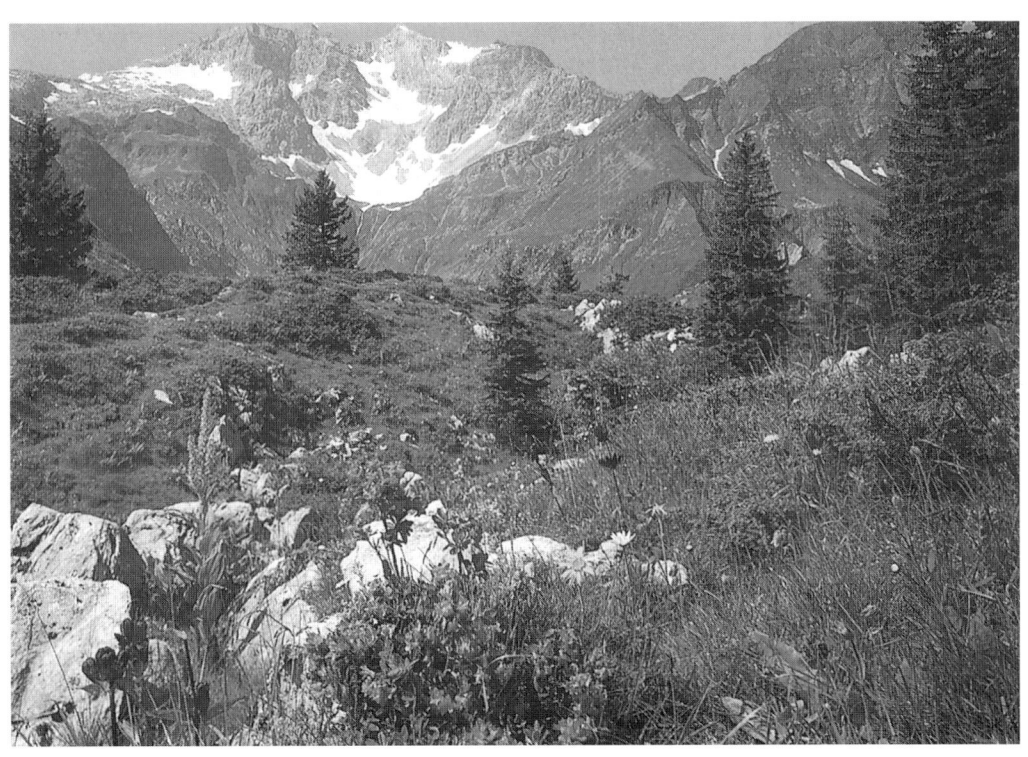

DAS VENÖSE SYSTEM

Mittel zur Förderung der Durchblutung sind, was ihre wissenschaftliche Reputation betrifft, nicht sonderlich hoch angesehen.

Eine Reihe von Kliniken kommt anscheinend den Sparmaßnahmen der Krankenkassen und dem Kostendämpfungsbestreben der Ende 1988 verabschiedeten Gesundheitsreform dadurch entgegen, daß sie sich geradezu ereifern in der Feststellung, gehirndurchblutungsfördernde Medikamente z. B. (auch verschreibungspflichtige »allopathische«) seien völlig nutzlos.

Sie stoßen dabei allerdings bei ihren praktisch arbeitenden ärztlichen Kollegen auf Widerspruch – weil diese erfahren haben, daß manche Patienten auf Mittel wie Cosaldon®, Trental® und ähnliches nicht verzichten können.

Es muß ja auch zu denken geben, daß das pflanzliche Tebonin® die letzten Jahre eines der am meisten verordneten Mittel überhaupt war – etwa gleich umsatzstark wie z. B. die »Renner« Adalat® oder Lanicor® – Lanitop®.

Eine Reihe von Venentherapeutika soll nicht mehr kassenerstattungsfähig sein, weil man deren Wirksamkeit ebenfalls anzweifelt – darunter fallen bedauerlicherweise vorwiegend pflanzliche; Heparin-Infusionen bei Thrombosen im Krankenhaus werden natürlich bleiben, auch Salizylsäure-Präparate (ASS z. B. mit Aescin kombiniert im Bayrovas® von Bayropharm).

Nun ist das Auf-dem-Markt-bleiben-Dürfen und die Kassen-Erstattungsfähigkeit von Arzneimitteln sowieso wieder ein eigenes Kapitel. Ich bin mangels Kompetenz nicht in der Lage, hierauf einzugehen.

Phytotherapie

Die Monografie der Roßkastanie, wie sie von der Kommission E für Phytotherapie erarbeitet worden ist, möchte ich hier im vollen Wortlaut wiedergeben, zitiert aus dem Bundesanzeiger Nummer 228 vom 5. 12. 1984:

»*Monographie:* Hippocastani-Semen (Roßkastaniensamen).

Bezeichnung des Arzneimittels: Hippocastani-Semen, Roßkastaniensamen.

Bestandteile des Arzneimittels: Roßkastaniensamen, bestehend aus den getrockneten Samen von Aesculus hippocastanum Linné sowie deren Zubereitungen in wirksamer Dosierung. Die Samen enthalten mindestens 3,0% Triterpenglykoside, berechnet als wasserfreies Aescin ($C_{54}H_{84}O_{23}$ MG 1101) bezogen auf die bei 100 bis 105 °C getrocknete Droge.

Anwendungsgebiete: Symptome der chronisch venösen Insuffizienz unterschiedlicher Genese wie: Ödeme, Wadenkrämpfe, Juckreiz sowie Schmerzen und Schweregefühl in den Beinen, Varikosis und postthrombotisches Syndrom. Trophische Veränderungen, z. B. Ulcus cruris. Posttraumatische und postoperative Weichteilschwellungen.

Gegenanzeigen: Keine bekannt.

Nebenwirkungen: Bei innerlicher Anwendung können in seltenen Fällen Schleimhautreizungen des Magen- und Darmtraktes auftreten.

Wechselwirkungen: Keine bekannt.

Dosierung: Soweit nicht anders verordnet: Mittlere Tagesdosis: Droge oder Drogenzubereitung, entsprechend 30–150 mg Aescin.

Art der Anwendung: Flüssige und feste Darreichungsformen zur oralen Anwendung.

Wirkungen: Antiexudativ und venentonisierend.«

Wir stellen also fest, daß *die Roßkastanie dem Therapieschatz erhalten bleibt.* Der Hauptwirkstoff Aescin bedarf einer komplizierten Aufbereitung; meines Wissens haben sich die Firmen NATTERMANN (Essaven®) und MADAUS (Proveno® und Reparil®) darum verdient gemacht, und die meisten Extrakt-Präparate sind auf Aescin standardisiert. Die Monografie schreibt dies nun verbindlich vor – so daß Präparate, die dies nicht erfüllen können, wohl den Indikationsanspruch nicht bekommen werden (die pharmazeutische Qualität ist nämlich eine der Forderungen des neuen AMG). Wir sehen, daß homöopathisch-pflanzliche Kombinationen, welche die Dosierung (Wirkstoffmenge) der Monografie nicht erreichen, den Anspruch »Venentherapeutikum« nicht erhalten und dann zum Teil ohne Indikation auf dem Markt bleiben können. Die meisten bewährten Präparate, auch wenn sie *kombiniert* sind *mit Bioflavonen* (z. B. Provenol® MADAUS) *oder Rutin* (u. a. Lindigoa® BRENNER) – Mischungen, die häufig sind, werden

mit geringen Einbußen die Hürden der Nachzulassung überwinden können. Es wird allerdings so sein, daß, wenn eine Kombination als »nicht sinnvoll« eingeschätzt wird, der eine oder andere Stoff herausgenommen werden muß.

Ob ein von mir persönlich sehr gern verordnetes Präparat Apoplectal® KLINGE (von derselben Firma, die das altbewährte Venostasin® herstellt), das auf 20 mg Aescin standardisiert ist, daneben aber noch Buphenin-HCl und Etofyllin enthält, mit solcher Mischung eine Nachzulassung bekommt, ist mir nicht bekannt. Ich erwähne dies nur, um dem Unkundigen die Situation aufzuzeigen, die besonders auf dem Kombinationsmittelsektor besteht. Nun ist dies selbstverständlich ein Problem der Firmen – sie müssen »kürzen«, wenn ein Mischpräparat die Anforderungen an Haltbarkeit, Ausfällung etc., also pharmazeutische Qualität, nicht erfüllen kann. Natürlich müssen sie auch einen Stoff herausnehmen, der eine Null- oder Negativ-Monografie erhalten hat, d. h. entweder keinen Wirksamkeitsnachweis erbringen konnte oder gar toxikologisch bedenklich ist.

Dem Verordner ist dies nicht gleichgültig – er hat inzwischen an Beispielen erleben müssen, daß ein Medikament drastisch (sagen wir von 6 auf 3 Inhaltsstoffe) gekürzt wurde und die Wirkung nicht mehr dieselbe ist!

Manche Firmen haben sich auf die neue Situation eingestellt, sie verzichten auf komplizierte Mischungen, halten sich an Monosubstanzen. So konnte ich in der letzten Zeit z. B. mit einem neuen Roßkastanienmittel, Rhenus®-Dragees von der Firma APS-Pharma, Starnberg, Erfahrungen sammeln. Ein Dragee enthält 15 mg Aescin, wenn man initial 3×2 gibt, kommt man auf 90 mg Tagesdosis und liegt gut mit der Forderung der Monografie. Im Beipackzettel steht bereits wortwörtlich unter »Nebenwirkungen«, was die Monografie verlangt. Man kann also annehmen, daß die Firma den Trend und die Forderungen erfüllt (den Trend übrigens bei Rhenus® z. B. auch dadurch, daß ein kleiner Patienten-Ratgeber, was man selbst bei Venenleiden machen kann, beigelegt ist).

Häufig wird es notwendig sein, bei venös be-

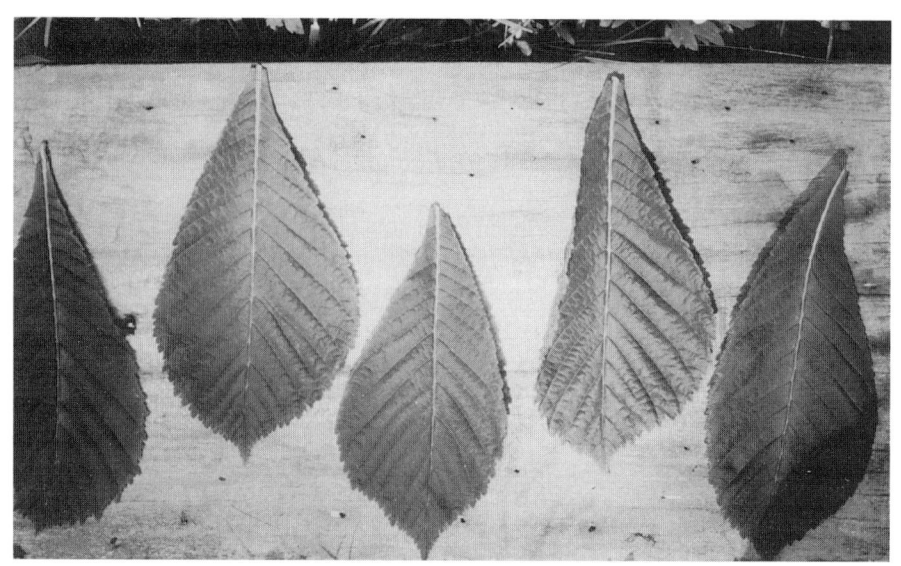

Verschiedene Kastanienblätter.

dingten Wadenkrämpfen – zumindest vorübergehend – Magnesium zu geben. Man könnte dann z. B. Magnesium Tonil®-Kautabletten von APS, Starnberg, geben, 2 Stück vor dem Schlafen, eventuell auch eine Tablette Cuprum D 4. Dies ist eine klare Therapie – man sieht aber auch einen Nachteil: Mehrere Monopräparate erhöhen bekanntlich nicht die Compliance des Patienten, er muß dann relativ viel einnehmen (was früher in einem einzigen Mittel vereint war).

Und weiter in der Venentherapie:

Nach der Roßkastanie wird man sofort an *Hamamelis virginiana* denken, weniger bekannt unter dem Namen Virginische Zaubernuß. Auch diese hat bereits eine Monografie. Lesen wir die *Anwendungsgebiete*: Leichte Hautverletzungen, lokale Entzündungen der Haut und Schleimhäute; Hämorrhoiden, Krampfaderbeschwerden. In vielen Tees und Kombinationspräparaten ist sie zur innerlichen und äußerlichen Anwendung zu finden, z. B. in: Jossathromb®, Pascovenol®, Rephastasan®, Salus-Venen-Dragees aus Kräutern®, Sklerovenol®, Vasesana-Vasoregulans®, Venacton®, Venalitan®, Aescuven®, Venotrulan®, Heweven®, Iatamansin® – ich habe die Rote Liste durchgesehen, und diese Aufzählung ist nicht vollständig. Hamamelis ist also *auch innerlich* ein beliebtes Mittel, das neben Aesculus seinen Platz behauptet. Unbestritten ist seine äußere

Wirksamkeit in Salben und Zäpfchen; man darf wohl sagen, daß die Firma Dr. WILMAR SCHWABE diese nordamerikanische Pflanze bei uns populär gemacht hat. Bei Hämorrhoidal-Blutungen gibt es wohl nichts besseres als die Hametum-Kombipackung® äußerlich (und nach meiner Erfahrung Hamamelis Oligoplex MADAUS innerlich 4–5 × 20 gtt. im Wechsel oder gleichzeitig mit Schafgarbensaft SCHOENENBERGER (ein Rezept, das der Phytotherapeut HEINRICH PUMPE schon vor 40 Jahren verwendete).

Daher finden getrocknete und frische Blätter, Zweige und Rinde Verwendung; letztere hat den höchsten Gerbstoffanteil.

Ein anderes Wirkprinzip als die saponinreiche Roßkastanie und die gerbstoffhaltige Hamamelis hat die dritte wichtige Venenpflanze, *Melilotus officinalis, der Steinklee.* Auch hier liegt eine Positiv-Monografie vor, die jener der Roßkastanie ähnlich ist, jedoch zusätzlich die »Lymphstauungen« beinhaltet. Zur äußeren Anwendung heißt es: »Prellungen, Verstauchungen und oberflächliche Blutergüsse«. Damit können alle, meine ich, zufrieden sein. Der Steinklee enthält Cumarin (auch Flavonoide wie die Roßkastanie), jenen Stoff, den man als »blutverdünnend« bezeichnet, ohne natürlich die Intensität des bekannten Marcumar®, das einer ständigen Gerinnungskontrolle (Quicktest) bedarf. Die Wirkung von Melilotus sieht man antiödematös durch die Zunahme des venösen Rückflusses und die Verbesserung der Lymphkinetik. Bei den Fertigpräparaten muß man hier die Firma SCHAPER & BRÜMMER nennen, welche früher die Melilotus-Tinktur Esberiven® herstellte. Seit einigen Jahren gibt es diese nicht mehr, sondern jetzt das Venalot®-Kapsel- und Ampullen-Präparat, ein Extrakt aus Herba Meliloti, standardisiert auf Cumaringehalt und Rutosid (Rutin). Wiederum etwas anders sind die Venalot-Depot-Dragees komponiert: Die Substanzen Cumarin und Troxerutin. Hier sollte man also die »Rote Liste« genau ansehen, wenn man etwas ganz Bestimmtes haben will (freilich gibt es auch einige andere – gar nicht so viele – melilotus- bzw. cumarinhaltige Mischpräparate, wesentlich geringer dosiert, wie z. B. im Dr. Grandel's Venen Tonikum®, Pascovenol®, Iatamansin®, Lopha-komp-Hamamelis®, Poikiven®, Veno-L-90® LOGES.

Bei einer Analyse von Venentherapeutika fällt auf, daß ausnehmend häufig *Rutin* in irgendeiner Form enthalten ist. Dazu wäre zu sagen: Die Stammpflanze, *Ruta graveolens, Garten- oder Weinraute*, hat eine Negativ-Monografie bekommen. Das bedauert der Phytotherapeut, für den die ganze Pflanze immer ebenso wichtig ist wie deren konzentrierte und isolierte Bestandteile, hier das Rutin. Es gab im wesentlichen zwei Gründe für diese Negativ-Monografie: Zum einen, weil man denkt, mit der Pflanze selbst keine genügende Rutin-Konzentration zu erreichen. Zum anderen werden – speziell beim ätherischen Ruta-Öl – toxikologische Bedenken laut: Stark überdosiert wurden auch Abtreibungsfälle bekannt. Jedenfalls fand diese alte und traditionsreiche Heilpflanze keine Gnade. Nicht verlorengehen wird der Wirkstoff Rutin und seine Verbindungen (Troxerutin, Rutosid-Schwefelsäureester etc.). Die gefäßabdichtende und damit ödemverhindernde Wirkung ist bei jeder Venentherapie unentbehrlich (pharmakologisch ist Rutin ein Flavonoid, ein gelber Pflanzenfarbstoff – früher sprach man in diesem Zusammenhang auch von Vitamin P = Permeabilitätsfaktor). Es gibt neben dem bekannten Monopräparat Rutinion® eine Reihe von Venentherapeutika,

die nur eine Rutinverbindung enthalten, z. B.: Troxerutin-Ratiopharm®, Vasoforte®, Venoruton®, Veno-SL-300®.

An diesem Punkt stellt sich die Frage, was an weiteren Pflanzenstoffen für die Venentherapie bleibt. Auch der Pythotherapeut Prof. Dr. med. R. F. WEISS führt nur diese 4 »Klassiker« an. In meiner Phytotherapie (1. Aufl. 1970) habe ich ebenfalls als die 3 wichtigsten Pflanzen Aesculus, Hamamelis und Melilotus angeführt, natürlich auch Ruta (mit umfangreicherer Indikation allerdings).

Wenn wir den augenblicklichen Arzneimittelmarkt in etwa analysieren, finden wir als *Kombinationspartner* noch ein paar andere Pflanzen, die man sicher nicht als essentiell bezeichnen kann, die aber besprochen werden sollen. Es handelt sich um:

1. Ruscus aculeatus, den Mäusedorn,
2. Fagopyrum esculentum, Buchweizen,
3. Nardostachys jatamansii,
4. Asperula odorata, Waldmeister.

Zu 1: Über den **Mäusedorn** ist in der Literatur nicht allzuviel zu finden – nicht einmal das dreibändige Standardwerk – »Lehrbuch der biologischen Heilmittel« von Dr. med. G. MADAUS erwähnt ihn sonderlich – ausgenommen, daß er in einem Diuretikum-Teerezept beigegeben ist:

Rp. Rad. Apii grav. (= Selleriewurzel)
Rad. Asparagi (= Spargelwurzel)
Rad. Petroselini (= Petersilienwurzel)
Rad. Rusci aculeati (= Mäusedornwurzelstock)
M. f. spec. D. S.: 3 Teelöffel auf 2 Glas Wasser.

Wir finden doch einige Kombinationspräparate in der »Roten Liste« (Maudor®, Phlebodril®, Tissan-veno®, Venobiase®). Als Wirkstoff wird Ruscogenin genannt.

Zu 2.: Der **Buchweizen** ist in erster Linie ein Nahrungsmittel (getreideähnliche Verwendung, aber zu den Knöterichgewächsen zählend), in Südtirol beispielsweise auf 800 bis 1200 m Höhe angebaut, dort, wo Getreide nicht mehr wächst.

(Vielleicht sind manchem Touristen auch

heute noch Buchweizenknödel, dort Plentenknödel genannt, werktags mit Salat, aber ohne Speck, sonntags mit Speck, bekannt.) Buchweizengrütze und -bratlinge sowie Pfannkuchen kamen auch bei uns in den letzten Jahren als sog. Alternativkost etwas auf den Speiseplan. GESSNER / ORZECHOWSKI gehen in dem Werk »Die Gift- und Arzneipflanzen von Mitteleuropa« vor allem auf die mögliche photosensibilisierende Wirkung ein, dem Hypericin ähnlich. Rutin ist der dominante Wirkstoff und Buchweizen wird hierzulande in der Heilkunde vorwiegend als Fagorutin Buchweizentee® FINK oder Tabletten (3 × 2) verwendet.

Der Pharmazeut Prof. Dr. H. SCHILCHER berichtet, daß es der Firma FINK gelang, ein Buchweizenkraut zu kultivieren und zu ernten, das einen Rutingehalt von 5–8% aufweist: »Ein derart hoher Rutingehalt kommt nur noch in ganz wenigen Arzneipflanzen vor.«

Die Blätter und Blüten haben daneben weitere Flavonoide als gefäßwandaktive Substanzen, die einer gesteigerten Kapillardurchlässigkeit entgegenwirken.

Zu 3: Hier haben wir gar keinen richtigen eingedeutschten Namen, die Wurzel ist als **Jatamansium** bekannt und gibt einem Präparat der Firma MEDICE den Namen. Auch finden wir eine Urtinktur im Gerner-Mixtura AT, einem Venenkombinationsmittel *der Gernerpharma.* (Meine Präparate-Nennung erhebt selbstverständlich nicht den Anspruch auf Vollständigkeit. Wer dies wünscht, müßte sich an BgVV in Berlin wenden, wo alle diese Daten computergespeichert sind.)

Zu 4: Der **Waldmeister** spielt ebenfalls eine geringe Rolle: Das Präparat Noricaven® enthält ihn zum Beispiel. Die Kommission E hat ihm aber leider eine Null-Monografie gegeben – in meinem Buch habe ich ihn als »venöses Mittel – bei Pfortaderstauung« aufgeführt – und ich wüßte nicht, was gegen 2 Tassen Kaltauszug mit einem Teelöffel Waldmeisterkraut pro Tag einzuwenden wäre. Wiederum haben die Toxikologen Bedenken, auch wird die Wirkung angezweifelt – und trotzdem ging vor einigen Jahren etwas über die »Gefährlichkeit« des Waldmeisters durch die Presse. Es ist immer das alte Lied: Man kann aus allem ein Gift

machen, wenn man nur genügend unwissend ist – aber ist dagegen ein Kraut gewachsen? Was jetzt noch kommt, ist nur mehr marginal – eine Randbemerkung:

Arnika ist nicht selten in Venen-Kombinationsmitteln enthalten, und wahrscheinlich sehr zu Recht. Ich kann bis heute nicht einsehen, warum die Monografie dieser Pflanze keine innere (Gefäß-)Wirkung, sondern lediglich eine äußere zugesprochen bekam. Hoffentlich kommt es zu keiner Tabula rasa, und man läßt in den Mitteln die Arnika doch wenigstens als »Beimittel« – anderes wäre für den Praktiker schwer verständlich.

Der *Besenginster* oder sein Alkaloid Spartein taucht bisweilen in Venenmedikamenten auf – neben seiner Herzrhythmus-Wirkung ist er ein Gefäßtonikum; wir kennen auch seine früher gebräuchliche Anwendung bei Uterusblutungen.

Die *Schafgarbe* als Gefäß-Adjuvans scheint mir sehr nützlich. Einen besonderen Nutzen haben wohl auch die sogenannten *Hesperidin*-Verbindungen. Sie zählen wie Citrin, Quercetrin und Rutin zu den Flavonoiden, den gelben Pflanzenpigmenten, mit – wie schon erwähnt – gefäßabdichtender Wirkung. Gewonnen werden sie vorwiegend aus Zitrusschalen.

Daß zuweilen **Mariendistel-Extrakt** vorzufinden ist, erklärt sich vielleicht mit der alten Forderung von Naturheilkundigen, bei allen Venenleiden ein Lebermittel zu geben. So könnte ein »rundes Venenrezept« aussehen – Indikation »chronische Thrombophlebitis«:

```
Rp.  Rhenus Drag N 3
     »APS, Starnberg«
     S.: fr. u. abds. 2 p.c.
     Hametum Supp. OP
     »Schwabe«
     S.: 1 × tägl. 1 nach dem Stuhlgang
     Lebertee »Jukunda« OP.
     S.: abds. 1 Tasse
     Fagorutin-Tee Fink OP.
     S.: früh 1 Tasse
     Venostasin-Salbe 100.0
     »Klinge«.
     S.: über Nacht Salbenverband.
```

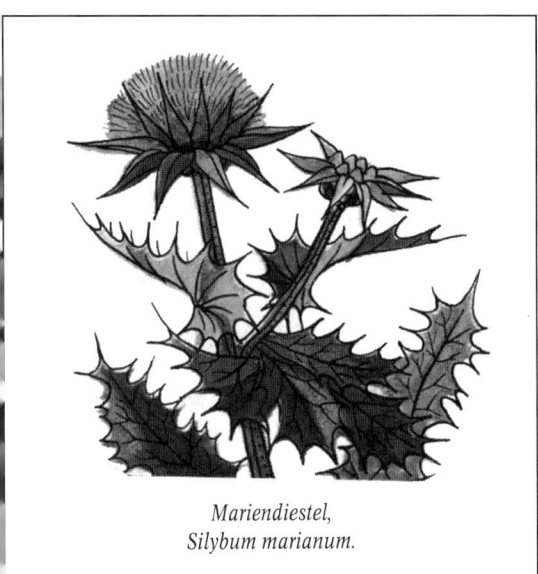

Mariendistel,
Silybum marianum.

Wie erwähnt, möchte ich keiner Monotherapie das Wort reden – sie kann auch in eine Monomanie ausarten. Es wäre ein Jammer, wenn bewährte Medikamente, die zum Beispiel Schafgarbe, Roßkastanie, Weißdorn, Bärlauch, Weinraute und Mistel enthalten (Kreislauftabletten von MAGNET AKTIV, die sich vorzüglich bewähren, wenn neben der venösen Komponente auch eine arterielle dabei ist), in ihrer Zusammensetzung wesentlich behindert werden würden. Man kann es sehen, wie man will: So wie der Einzelhomöopath einsehen muß (auch wenn ihm dies zuweilen schwerfällt), daß der Komplex-Homöopath auch Erfolge hat, so ist es genauso in der Phytotherapie. Symptomenkomplexe, und um solche handelt es sich vorwiegend in der täglichen Praxis, sind nicht mit einem Monopräparat zu therapieren – welche Schreibtischstrategen denken sich solches aus? Freilich ist die Kehrseite der Medaille, ein Präparat mit 10 oder 20 Inhaltsstoffen, auch wiederum problematisch. Wo ist die Mitte?

Es sei mir erlaubt, nach der teilweise sehr nüchternen Materie mit zwei Sätzen meines verehrten Lehrers HEINRICH PUMPE zu schließen. Diese finden sich in einem unscheinbaren Heftchen »Die 12 wichtigsten Heilkräuter in ihrer volkstümlichen Anwendung«, das 1957 im Heilkunst Verlag GmbH, München, erschienen ist:

»Auch auf dem Instrument Phytotherapie kann man Künstler werden und die Heilkunst um eine Symphonie beachtlichen Formats bereichern. Mögen diese Ausführungen Anregungen geben, sich mit diesem – wohl ältesten – Instrument der Menschheit zu befassen und ihm neue Melodien zu entlocken.«

Das mag etwas lyrisch in unserer nüchternen Wissenschaftswelt klingen. Tatsache bleibt, daß die Phytotherapie ein unverzichtbarer Bestandteil beim venösen Symptomenkomplex ist und bleiben wird.

PRAXISERFAHRUNGEN BEI VENENERKRANKUNGEN

✦ **Krampfadern** sind weitgehend angeboren und entziehen sich der Therapie; zum Verschwinden wird man sie durch konservative Behandlung nicht bringen. Bei jüngeren (weiblichen) Menschen wird man Verödung oder Operation nicht grundsätzlich ablehnen – bei ausgeprägten Varizen verbietet sich dies oft von selbst.

Pflege ja: Gewichtskontrolle, nicht zu süß, nicht fett, kurze kalte Kniegüsse, wenig sitzen und wenn schon, dann Beine hochlagern, Gymnastik (Hock- oder Schwangerschaftsgymnastik, wie sie DICK-READ empfahl), Stützstrümpfe.

Ich muß es sagen, obwohl in unseren Kreisen häufig und hoffnungsvoll praktiziert: Medikamentös sehe ich von sog. bindegewebsstärkenden Mitteln wenig oder garnichts, mit Abkochungen von Zinnkraut oder anderen kieselsäurehaltigen Drogen, Silicea D 6–D 12, Calcium fluoratum D 3, Acidum fluoricum D 3 – eine angeborene (konstitutionelle) Schwäche zu beheben, wird Wunschtraum bleiben. Richtig mit sich und seiner Situation umgehen und danach zu leben – siehe die Ratschläge vorher – scheint mir das Wichtigste.

✦ **Die Roßkastanie,** ein Baum, der sich bei uns heimisch fühlt – und in Bayern die Biergärten anheimelnd macht – stammt aus Griechenland. Als Tee hat die Kastanie keine Bedeutung. Immer noch setzt man auf dem Land Roßkastanien, zerkleinert, in Spiritus an und reibt sich damit die Beine ein. (Vielleicht darf

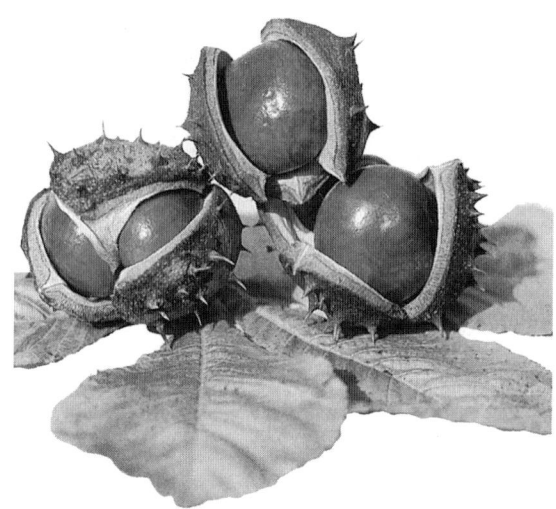

man sich die Wirkung ähnlich der des Franz-
branntweins vorstellen.)

✦ **Roßkastanienpräparate** *nach* dem Essen:
nicht sehr magenfreundlich. In der Praxis auch
geschätzt als Mittel bei *arteriellen* Gefäßstörungen: Durchblutungsstörungen bei Diabetikern, Rauchern; wichtig zur Apoplexie-Pro-
phylaxe (z. B. Apoplectal), auch bei Brachial-
gia paraesthetica nocturna.

✦ **Hamamelissträucher** (»virginische Zaubernuß«), unseren Haselnußbüschen nicht
unähnlich, haben den »Zauber« ihres Namens
darin, daß sie – unerwartet – im Winter (Februar) blühen. In wärmeren Lagen bei uns
durchaus kultivierbar.

Rp. Cort. Hamamelidis	100.0
S.: 1 Eßl./1 Tasse Dekokt	
zu kühlen Umschlägen.	
Ungt. Hamamel.	50.0/100.0
D.	
Supp. Hamamel. Nr. X	
D.S.: Salbe und Zäpfchen bei Hämor-	
rhoiden.	

(Alle als Wechselmittel zu den vorzüglichen
Präparaten der Fa. SCHWABE (Hametum), alternativ zur Hamamelis-Salbe hat sich Malvensalbe sehr gut bewährt.)

✦ **Vom Stein- oder Honigklee,** einer Schutt-
platz- und Bahndamm-Pflanze – haben wir
neben der Venen- auch eine Lymphwirkung zu
erwarten. Das ist insofern erwähnenswert, als

es Lymphagoga kaum gibt. Die Samen – man
kann es beim Sammeln feststellen – riechen
und schmecken stark nach Cumarin. Die
Firma SCHAPER & BRÜMMER ist hier der
Hauptanbieter.

(Venalot Kps., Drag.; Theokal Drag. und Amp.
– i.v. und i.m. positive Erfahrungen bei throm-
botischen Gefäßen. Nach Infarkten kann man
den Steinklee über langen Zeitraum, auch zur
Prophylaxe, einsetzen; unbedingt auch beim
Lymphödem versuchen.)

Enthalten ist die Pflanze in dem von mir häufig
eingesetzten Gerner-Lymphaticum-Tee; wechselweise kann ein Lymphtee so zusammengestellt werden:

Rp. Fol. Hamamel.	30.0
Hb. Meliloti	20.0
Hb. Asperulae odoratae	15.0
Hb. Equiseti	60.0
Fruct. Cynosbati	ad 150.0
M. f. spez. D.S.:	
pro Tag 1 Eßl./2 Ta Infus.	

Der Tee kann verstärkt werden mit Cefalym-
phat Tropfen (CEFAK): auf jede Tasse 30 gtt.
Es ist sicher, daß eine sog. Lymphtherapie
ohne Venenmittel nicht geht – und umgekehrt.
(Über die Wichtigkeit und die Möglichkeiten
habe ich ausführlich berichtet in dem Büchlein
»Das lymphatische System« – Pflaum-Verlag,
München 1988.)

✦ **Die Thrombophlebitis akuta** kann man
besser noch als mit dem üblichen Alkoholumschlag mit Retterspitzwasser äußerlich oder
Hamameliswasser behandeln; innerlich:

Rp. Veno-Kattwiga N	
S.: 3× 2 auf Venentee Salus oder Ju-	
kunda.	

Wenn keine Arnika-Allergie vorhanden ist,
wäre es ein vorzügliches Mittel äußerlich u.
innerlich (1 Teel. der Tinktur zum kalten Um-
schlagwasser und 10 gtt. der homöop. Urtinktur mehrmals tgl., reichlich verdünnt). Gleichzeitig kommt auf das Rezept Echinacea-Tinktur: Echinacin oder Ortitruw, erste Dosis
50 gtt., dann stdl. 20 gtt. einige Tage lang.
Symptomatisch bewährt:
– Lachesis D 12 (blaurötliche Verfärbung)

– Apis D 4 (teigige Schwellung)
– Belladonna D 6 (fiebrig-heißer Zustand).
Salbenverbände:

Rp. Arnikasalbe »Kneipp«   100.0
    im Wechsel mit
    Hirudoid-Salbe   100.0
    D.

✦ Im Anschluß an die akute Phase ist eine gute **Venen-Kompression** vonnöten. Hier gibt es verschiedene Möglichkeiten:

– den bewährten *Kornährenverband*; er ist nicht ganz einfach und die Compliance durch den Patienten erschwert. Nötig sind *zwei nichtelastische Trikotbinden*, 10–12 cm breit mit sog. »gerändeltem Rand«, damit sie nicht so schnell ausleiern (von Fa. HARTMANN oder Fa. LOHMANN). Die beiden Binden werden gegenläufig angelegt, z. B. nach der Methode von PÜTTER. Vom Vorderfuß bis unter das Knie wird in abnehmender Festigkeit gewickelt und an der Ferse darf kein sog. Ödemfenster entstehen – das ist der springende Punkt! Angelegt werden muß noch im Bett und nicht erst nach der Morgentoilette, wenn die Beine bereits »angelaufen« sind. Nachts muß er abgenommen werden.

– Einfacher ist der *elastische Kompressionsverband* mit *einer elastischen* Binde, z. B. Lohmann'sche Dauerbinde oder auch der Tubigripverband; beide ebenfalls vor dem Aufstehen anzulegen und nachts abzunehmen.

– Besonders jüngere Frauen werden beides nicht gerne machen, weil man in keinen eleganten oder modischen Schuh mehr hineinpaßt. Schon aus diesem Grund wird man – besonders in leichteren Fällen – auf *elastische Strümpfe* ausweichen. Da gibt es ein breites Angebot, die Fa. VARITEX z. B. stellt sie nach Maß her und ein gutes Sanitätshaus wird etwas haben.

– Je nach Schweregrad des venösen Beinleidens wird eine unterschiedlich starke Kompression benötigt; *Kompressionsstrümpfe sind daher in vier Kompressionsklassen erhältlich.* Moderne Technik und Materialien haben es möglich gemacht, daß sie in ihrer Funktion und Ästhetik patientenfreundlich hergestellt werden können. Die Vorurteile gegenüber dem klassischen Gummistrumpf waren berechtigt, treffen aber heute nicht mehr zu: man frage z. B. nach medi-Strümpfen.

Eine vorzügliche Broschüre »Ursache und Behandlung von offenen Beinen« wird man bei der Firma CONVATEC, München, Volkartstr. 83 erhalten.

✦ Und damit ein weiterer Punkt:
Nach vielem Experimentieren verwende ich beim **Ulcus cruris** nur mehr den **Varihesive-Wundverband** Hydroactive. Es gibt ihn in verschiedenen Größen (10 × 10 cm zu 5 Stück verpackt, 25 × 20, 20 × 20 und 20 × 30 zu je 3 Stück) und die eben erwähnte Broschüre gibt genaue Auskunft. Die Patienten – und damit der Therapeut – sind mit dem Verband, der tagelang liegen bleiben kann und mit dem sich der Patient wegen der wasserabstoßenden Oberfläche auch duschen kann, sehr zufrieden.

Der gute alte *Zinkleimverband* hat dank der modernen Kunstfaserstrümpfe abgedankt.

Jüngeren Menschen mit ausgeprägten Krampfadern, bei denen keine Erkrankung der tieferen Beinvenen vorliegt, kann man *Verödung oder Operation* empfehlen. Auf eine Berufsberatung und auf die Kneipp'schen »flankierenden Maßnahmen« darf man nicht verzichten. Normalgewicht ist zwingend; über geeignete und weniger zweckmäßige Sportarten sollte man Bescheid wissen.

✦ **Hämorrhoiden** sind ein Leiden, das »keinen Prestigewert« hat – man verdrängt sie eher, statt zum Proktologen zu gehen und eine Untersuchung (Rektoskopie) vornehmen zu lassen.

Hat falsche Scham manches Rektum-Karzinom verzögert zur Diagnose gebracht?
Die Therapie soll mehrschichtig sein:
– Salbe und Zäpfchen
– Venenmittel intern:

Rp. Aesculus oplx 100.0 »Madaus«
    D.
    Hamamelis oplx 100.0
    D. S.: im tägl. Wechsel 3–5 × 20 gtt.
    a.c.

Veno-Kattwiga N – N 2, 3 – 3 × 1–2 p.c.
(= Aescin plus Procain)
Paeonia oplx kommt ebenfalls in Frage.
– Lebertee
– kein Fett nach 17 Uhr
– tägl. weicher Stuhlgang (Leinsamen, Weizenkleie, Müsli, Vollkornbrot).

✦ **Hockgymnastik** – vereinfacht könnte man sagen, daß Völker, die nicht ständig auf Stühlen sitzen, auch weniger Hämorrhoiden haben.

Der irische Dramatiker G. B. Shaw, der Vegetarier war, gesund und bissig bis ins 10. Lebensjahrzehnt(!) und sich häufig über die Ärzte und die Medizinmoden lustig machte, meinte einmal: Der Stuhl sei die verhängnisvollste Erfindung des Menschen!

✦ Initial bei Phlebitis:

Wobemzym Granulat 100.0
S.: früh und abends 1 Meßl.
(auch Drag.: 3 × 5)

✦ Die **Sklerosierung** (»Verödung«) chronischer Hämorrhoidalleiden soll man nicht prinzipiell ablehnen. Ich habe in den langen Praxisjahren gelernt, daß der Patient schließlich von sich aus zur Verödung drängt, hinterher zufrieden ist – und einem etwas verärgert dies auch gelegentlich wissen läßt!

✦ **Information** hat heute einen hohen Stellenwert: wer nicht gegen das tägliche Vergessen angeht, fällt zurück und wer auf permanente Fortbildung verzichtet, wird dies in seiner Praxis bald spüren. Die Firma Febena-Pharma, Köln (stellt das Roßkastanien-Rutin-Präparat Sklerovenol-N-Kapseln her) gibt ebenfalls eine sehr informative Broschüre »Der Venen-Patient« ab.

Das gleiche gilt für die Firma Brenner-Efeka-Pharma in Münster, die das Präparat Lindigoa depot/S anbietet (Aescin plus Troxerutin): »Venensprechstunde«, ein Heft mit 30 Seiten. Diese Broschüren sind alle komprimiert und für den beschäftigten – abends müden – Therapeuten zumutbar.

Die **Ätiologie der Varizen** ist noch nicht eindeutig geklärt. Als ein wesentlicher Faktor für ihre Entstehung wird eine angeborene Bindegewebsschwäche angesehen: Es wird hierbei nicht das Merkmal Krampfadern vererbt, sondern die Schwäche des Bindegewebes. Sehr häufig wird das gleichzeitige Auftreten von Plattfüßen, Skoliose, Hernien, Hämorrhoiden und Varicocelen beobachtet. Stark erweiterte, aber gestreckte Venen sind noch nicht als Krampfadern anzusprechen; erst der Elastizitätsverlust, der Schlängelungen und knopfartige Vorsprünge des Gefäßes mit sich bringt, führt zum klinischen Bild der Varizen. Die häufigsten Komplikationen der Varizen sind die mehr oder weniger ödematösen Stauungserytheme im untersten Schenkeldrittel und Ulcera. Die Stauungserytheme können u. a. durch Traumen, chemische und bakterielle Reize sekundär ekzematisiert werden. Die häufigste Komplikation stellt wohl das Ulcus dar, jedoch muß betont werden, daß nicht jedes Ulcus cruris varikös bedingt ist. Therapeutisch werden in den meisten Fällen gute Erfolge durch Kombination von Phytotherapie und Kompressionsbehandlung erzielt. Die bekanntesten Verbände sind die von Fischer, Bisgaard und der Kreuzverband nach Pütter.

Es entbehrt übrigens nicht einer gewissen Pikanterie, daß seit 40 Jahren zahlreiche positive Arbeiten von renommierten Ärzten und Kliniken vorliegen – und in der jüngeren Zeit der Wert von Venenmitteln stark angezweifelt wird.

So *bestreitet* der Arzneimittel-Kritiker Prof. Dr. med. P. S. Schönhöfer (Bremen) *jeglichen Nutzen der Roßkastanie* und referiert, daß »im angelsächsischen Ausland die deutsche Vorliebe für derartige Venentherapeutika belächelt wird«. Er läßt bei der CVI (chronische venöse Insuffizienz) lediglich die »konsequente Kompressionsbehandlung unterstützt durch Bewegung zur Aktivierung der Muskelpumpe und durch häufiges Hochlagern des Beines zur Entleerung des Blutstaus in den Venen« gelten.

Den Kompressionsverband vor das Venenmedikament stellt Frau Prof. Dr. med. Holz-Slomczyk vom BGA, Berlin: »Arzneimittel zur Behandlung von Venenerkrankungen können keine Alternative zur Kompressionstherapie darstellen.« Sie stellt dabei fest, daß »der Kompressionsverband bei den Patienten selbst wenig beliebt ist. Demzufolge ist auch die Compliance nur sehr mäßig.« Dem kann man sicher zustimmen. Frau Prof. HOLZ-SLOMCZYK nimmt auch kurz Stellung zur medikamentösen Behandlung der CVI:

– Diuretika, die als wenig geeignet erscheinen.
– Venentonisierende Ergotalkaloide (z. B. Dihydroergotamin), die sowohl sie als auch Prof. P. S. SCHÖNHÖFER für wenig geeignet halten (weil »der entscheidende pathophysiologische Prozeß sich im Bereich der Mikrozirkulation abspielt«).
– Ödemprotektive Pharmaka, wozu die Venen-Arzneipflanzen zählen und deren Wirksamkeit als »umstritten« bezeichnet wird. Dafür nennt Prof. HOLZ-SLOMCZYK Gründe:
Überzogene Indikationsansprüche (z. B. Varikosis), Mangel an Methoden zum Nachweis der Wirksamkeit, keine genaue Indikationsstellung (diese sieht sie beim CVI Stadium I – von vier Stufen – und additiv zur Kompression bei allen IV Graden) sowie keine präzisen Studien zu Dosierung und Zeitdauer der Therapie.
Die Forderungen leiten sich aus den Mängeln ab – und es ist zu wünschen, daß neuere Arbeiten die Anregungen von Frau Prof. HOLZ-SLOMCZYK aufgreifen.

So negativ sieht der Praktiker auf Grund seiner Erfahrung dies nicht. Freilich weiß er, daß es mit »3 × 1 Tabl.« nicht getan ist – und was hindert ihn, die immer wieder betonte Kompression hinzuzunehmen? Als Naturheilkundiger hat er ohnehin ein wesentlich weiteres Panorama: traditionell appelliert er an die Mitarbeit und Eigenleistung des Patienten und wird es in den seltensten Fällen alleine beim Rezept belassen.

In der BRD West sind mehr als *15 Millionen Bürger* an venösen Beinleiden erkrankt. Dabei sind Frauen, meist als Folge von Mehrfachschwangerschaften und dabei verändertem Hormonhaushalt, doppelt so häufig als Männer betroffen.

Jeder achte Erwachsene leidet an einer fortgeschrittenen, chronischen Erkrankung der Beinvenen. Mehr als eine Million Bundesbürger haben ein offenes Bein (Ulcus cruris) als Folge von Venenerkrankungen.

Die erste umfassende Studie zu Venenerkrankungen in der Bundesrepublik Deutschland wurde 1981 von Professor FISCHER, dem ärztlichen Direktor der Universitätshautklinik in Tübingen durchgeführt, als *»Tübinger Studie«* bekannt. Demnach erhöhen hohe Blutfettwerte das Thrombose-Risiko. Allerdings hat die »Tübinger Studie« auch gezeigt, daß bei mehr als zwei Drittel der bestehenden Venenleiden eine erblich bedingte Grundlage gegeben ist.

Last but not least:

– Bei *Entzündungen* braucht man weder immer Kortisone, Penizilline, Salizylate, Diclofenac oder Indometazin – vielmehr sind sie zuweilen kontraindiziert. Wenn diese Medikamente nicht zwingend notwendig sind, kann man sich mit anderen Rezepten behelfen; man kann dies übrigens auch meistens neben und trotz dieser stark wirkenden Arzneimittel. (Oft wird es auch notwendig sein, dem Patienten zu sagen, daß er, trotzdem er chemische Arzneimittel nimmt, pflanzliche dazunehmen darf und soll. Die Erfahrung zeigt, daß der Patient nicht selten in Ausschließlichkeiten denkt, was verhängnisvoll sein kann.)
– Man muß nicht alle Bestandteile eines Rezeptes nehmen; man kann auswählen nach der vorliegenden individuellen Situation.
– Alle diese Rezepturen sind leider nicht billig. Dies ist – gerechtfertigt – bei vielen meiner Veröffentlichungen Gegenstand von Kritik. Tatsache ist, daß der Behandler an teuren Rezepturen nichts verdient, höchstens der Apotheker. Jeder versteht, daß vernünftigerweise ein billigerer Weg der bessere wäre. Die Wirklichkeit zeigt aber, daß das billigste Mittel bei weitem nicht ausreicht. Krankenkostendämpfungsgesetz ja, Billig-Medizin nein: Es ist keineswegs billiger, eine akute Krankheit in eine chronische übergehen zu lassen. Dies weiß jeder – und ist es nicht trotzdem aus Sparsamkeitsgründen oft eine große Gefahr (Kuren werden meistens zu spät verordnet und gebilligt z. B.)? *Chro-*

nizität ist meist auch mit Hoffnungslosigkeit verknüpft – dem muß entgegengewirkt werden, koste es, was es wolle. »An der Gesundheit soll nicht gespart werden« – viele Menschen sparen gerade an der Gesundheit am meisten. Andere sagen: »Ich habe mein ganzes Leben sparen müssen – soll ich jetzt, wo ich krank bin, auch noch an meiner Gesundheit sparen?« Es gibt ja auch die sprichwörtliche Bemerkung, daß man zunächst arbeite und dem Geld hinterherlaufe – um später, wenn dabei die Gesundheit verlorengegangen ist, dieser hinterherrennen und ein gut Teil des Geldes dafür wieder ausgeben zu müssen.

DIE BEHANDLUNG MIT BLUTEGELN

Die medizinische Anwendung der Blutegel scheint aus Persien nach Europa gekommen zu sein. NIKANDER VON KOLOFONT (200–130 v. Chr.) erwähnt ihren Gebrauch in seiner Theriaka. Er scheint der erste im alten Griechenland gewesen zu sein, der Blutegel zu therapeutischen Zwecken benutzte. Nach THEMISON VON LAODIKEA (1. Jahrhundert v. Chr.) waren Blutegel beim »Status strictus« indiziert, genauso wie der Aderlaß und Skarifikationen. AVICENNA wandte Blutegel bei bestimmten entzündlichen Zuständen an. Einen prominenten Staatsmann befreite er in wenigen Tagen von seiner schmerzhaften Orchitis durch das Anlegen von Blutegeln. GALEN beschreibt die Technik ihrer Anwendungen und einige besondere Indikationen für diese Methode. Bis zum 18. Jahrhundert wurden die Blutegel sinnvoll angewandt. Davon geben die Werke einiger bekannter Ärzte (RICHTER, HOFFMANN, PRIGLE, PLATTNER, HEISTER u. a.) Zeugnis. Die günstige Wirkung, die die Blutegelanwendung in geeigneten Fällen erzielte, machte die Methode so volkstümlich, daß in Frankreich um die Mitte des vorigen Jahrhunderts fast 100 000 Tiere im Jahr verbraucht wurden. Einen ausgesprochenen Mißbrauch mit Blutegeln trieben einige Kliniker (BROUSSAIS, BOUILLARD); diese Richtung wurde Vampyrismus genannt! Natürlich gab es auch viele Fehlschläge infolge falscher Indikationsstellung. Daraus folgte wiederum ein Absinken der Beliebtheit der Blutegeltherapie. Viele Jahre lang waren die Blutegel fast vergessen. Im 20. Jahrhundert tauchen sie in der Medizin wieder auf. Diesmal bei exakt abgegrenzten Indikationen.

Üblicherweise wird Hirudo medicinalis L. (Filum Vermes, Subfilum, Anelida, Classis Hirudinea, Ordo Gnathodelidea, Familia Hirudinidae) angewandt. Er lebt in den Flüssen von Süd- und Südost-Europa. Bis zu seinem dritten Lebensjahr ernährt er sich vom Blut von Kaltblütern. Erst nach dieser Zeit saugt der Blutegel warmes Blut. Nach der Einnahme von Blut fastet er mehrere Monate lang; solange dauert es, bis das gesamte Blut verdaut ist. Der Speichel des Blutegels enthält unter anderem zwei wichtige Bestandteile: Hyaluronidase und Hirudin. Hirudin, ein starkes Antikoagulans, wurde zuerst von HAYCRAFT isoliert. Chemisch ist es ein Polypeptid mit einem Molekulargewicht von ungefähr 20 000. Die biologische Wirkung basiert auf der Inaktivierung von Thrombin durch Bildung einer Komplexverbindung mit diesem; die Reaktion ist eine sofortige.

Der Paderborner Arzt K. S. KASS bemerkte in einer Abhandlung: »Die Venen gehören zu den Stiefkindern der modernen Medizin. Bei den meisten Ärzten scheinen sie direkt im ›blinden Fleck‹ zu liegen.«

In der kommenden Zeit wird sich unser Augenmerk mehr und mehr auf die Behandlung *beginnender* Krampfaderschäden richten müssen, besser auf die Vorbeugung und Verhütung überhaupt. Darum ist es notwendig, die generelle Untersuchung der Unterschenkelvenen – selbst wenn der Patient nicht wegen entsprechender Beschwerden darauf hinweist – vorzunehmen. Das Abtasten der an der Beininnenseite verlaufenden Vena saphena magna – der »großen verborgenen Vene« – gehört nicht nur zur örtlichen, sondern auch und vor allem zur *Herddiagnostik*. Von den Zähnen als Herdinfekt spricht jeder – die *latente Phlebitis am Unterschenkel* wird übersehen. Die Praxis zeigt jedoch, daß *jede dritte Frau* damit behaftet ist, von diesen wiederum betroffen hauptsächlich die jüngeren, bald schon nach Eintritt der ersten Menses oder während und nach der ersten Schwangerschaft.

Die Untersuchung wird am besten im Liegen vorgenommen, wobei die Beine locker ausgestreckt bleiben. Gut ist, wenn der Behandler um die Untersuchungsbank herumgehen kann.

Bereits die *Inspektion* gibt uns Auskunft: die Fesseln sind nicht mehr so schlank, hervorgerufen nicht nur durch Stauung des venösen Blutes, sondern auch durch Lymphe, die aus ihrer vorgezeichneten Bahn austritt und durch gestörte osmotische Verhältnisse in die umliegenden Gewebsspalten einsickert. Vor allem achte man – wenn nach dem ersten Stadium der Anschwellung das Krankheitsbild schon ins zweite Stadium vorgeschritten ist – auf die Färbung: grün-bläulich zeichnen sich die oberflächlichen Venen ab – ähnlich der Farbe, die eine Woche nach einem Bluterguß oder nach Ansetzen eines Schröpfkopfes auftritt! Finden sich nun gar braunfleckige Verfärbungen an der Unterschenkelinnenseite, so kann dies als drittes Stadium bezeichnet werden, weil hier bereits Entzündungsprozesse im Sinne einer beginnenden Nekrose vorliegen.

Immer schließt sich an die Betrachtung das *Ermitteln der Hauttemperatur* durch Handauflegen an; wir finden, welche Bezirke wärmer sind oder sich durch Hitze als Entzündung anzeigen. Das Befragen des Patienten ergibt: zunächst spürt er nur gelegentliches Ziehen im Unterschenkel und in den Waden; erhöhte Müdigkeit in den Beinen, besonders bei längerem Stehen das »Gefühl wie Blei«; beim Gehen meist Besserung; am Abend sind die Fesseln in vielen Fällen stärker angeschwollen.

Nun nimmt man die *Palpation* vor. Unten am Knöchel beginnend wird mit sanftem Strich und den flach aufliegenden Fingerkuppen in Richtung Kniekehle getastet, etwa zwei Finger breit einwärts der Schienbeinkante. Übt die andere Hand gleichzeitig einen leichten Gegendruck von der Außenseite her aus, so kann man in der Tiefe eventuelle Stauungen, Verhärtungen oder deutliche Knoten im Sinne von Thromben fühlen. Der Patient gibt dabei unterstützend die schmerzhaften Druckpunkte an.

Je nach Schwere des Befundes wird man nicht zu fest palpieren, um keinen Thrombus zu lösen, obwohl die Erfahrung zeigt, daß man nicht zu ängstlich zu sein braucht.

Auf die akute Phlebitis sei nur hingewiesen, sie äußert sich eindeutig im Unterschied von diesen Präsymptomen: Tumor – Rubor – Calor – Dolor als das klassische Symptomenquartett der Entzündung. Dazu kommt meist Fieber; selten fehlt die Mitbeteiligung der sog. Leistendrüsen.

Das Schwierigste an der **Blutegeltherapie** ist oft, den Patienten überhaupt für die in seinen Augen greuliche Prozedur zu gewinnen. Denn es gibt wenige Leute – und vor allem Frauen –, die sich vor Egeln nicht ekeln; diese Tiere scheinen wie Würmer, Schlangen, Frösche und anderes Kleingetier im Unterbewußtsein der meisten Menschen eine böse Rolle zu spielen. Es gilt also zunächst, diesen Widerwillen zu überwinden. Ist das gelungen, hören wir hinterher immer wieder: so schlimm war's gar nicht!

Ist also der Patient überzeugt, so lasse man ihn folgendes Rezept besorgen:

> Rp. Hirudines offic. Nr. VI–X.
> (= soviel Blutegel, wie man ansetzen will, evtl. zwei mehr als Reserve),
> Zellstoff 250.0,
> Verbandsmull ½ m,
> Hansaplast 25 × 4 cm.

Außerdem sollte der Patient an dem vorbestimmten Tag des Ansetzens zunächst nichts essen und trinken. Die Behandlung findet in der Wohnung des Patienten statt. Ich bin nicht sicher, ob es richtig ist, die Prozedur in der Praxis zu machen und anschließend den Patienten nach Hause zu schicken; ich habe es nie gemacht. Der Behandler muß sich zu Anfang mindestens 1–1½ Stunden Zeit nehmen, bis er eine gewisse Routine hat. Der Patient legt sich ins Bett; unter die Beine wird ein Gummi- oder Plastiktuch ausgebreitet, darauf kommt eine dicke Lage alter Zeitungen und wieder darauf kommen 2 Lagen Zellstoff. Ärger und Zeitnot können erst gar nicht aufkommen, wenn man es sich zur Regel macht, Egel nur an warmen Beinen anzusetzen. Sonst kann man oft verzweifeln, weil die Tiere nicht anbeißen wollen: es ist bekanntlich nicht leicht, die Wichtigkeit von Kleinigkeiten richtig einzuschätzen. Ein warmes Unterschenkelbad kann in den meisten Fällen sofortige Abhilfe bringen, gleichzeitig dient dies zur Reinigung von evtl. Salbenresten auf der Haut, die die Egel nicht gerne mögen. Sind also die Hautgefäße mit lebenswarmem Blut gefüllt, dann stürzen sich die Tiere förmlich darauf und das Ansetzen ist bald geschehen. Kann hingegen ein warmes Fußbad bei akut-entzündlichen Prozessen nicht riskiert werden, dann muß sich der Patient im Bett anwärmen, evtl. mit Wärmeflasche an den Füßen.

Es passiert auch manchmal, daß die ersten Egel sitzen, aber das Bein inzwischen ausgekühlt und die folgenden nicht mehr beißen wollen: dann lasse man sich einen Waschlappen geben, tauche diesen in heißes Wasser und mache eine Art Kompresse an Ort und Stelle, bis die Durchblutung wieder genügend stark ist. Erschwerend kommt hinzu, daß die Bißfreude der Egel, unserer Erfahrung nach, sehr vom Wetter abhängig ist. So kann z. B. im Sommer eine Gewitterfront mit Wettersturz dem Vorhaben ein plötzliches Ende setzen, weil die Egel nicht anbeißen; alle Mühe, sie dazu zu bringen, ist dann vergeblich, und man vertut nur Zeit. Da nützen auch die in der Literatur immer wieder empfohlenen Lockmittel wie Zuckerwasser nichts – und selbst der Einstich mit dem Schnepper kann den Egel nicht verleiten. Es ist besser, die ganze Behandlung auf einen anderen Tag zu verschieben.

Die Erfahrung hat außerdem gelehrt, daß es gut ist, immer einige Blutegel als Reserve mit zum Patienten zu nehmen. Denn von sechs Tieren, die wir ansetzen möchten und rezeptiert haben, beißen oft nur vier. Es ist entscheidend, von welcher Apotheke oder Blutegelzucht sie stammen. Ein Dutzend sollte man ständig in einem weithalsigen Glas bereit haben. Am besten eignen sich dafür Weckgläser ohne Deckel, die mit einer mehrfachen Gazeschicht zugebunden werden.

Zunächst aber: *wo und wie wird angesetzt?* Man soll versuchen, möglichst genau an den schmerzhaften Druckpunkten der Unterschenkelvenen die Egel zu bringen. Man hört öfter die Meinung, die Hauptsache sei, daß der Wirkstoff Hirudin durch den Egel in die Blutbahn komme, ganz gleich wo. Das ist nur teilweise richtig, denn es ist entschieden besser, die Ansatzstelle möglichst genau zu lokalisieren, nachdem wir durch die Neuraltherapie die Wichtigkeit des sog. Nervenpunktes erkannt haben. Daraus können wir schließen, daß nicht nur das »Was«, sondern auch das »Gewußt wo« entscheidend ist. Wenn wir beides verbinden, Wirkstoff Hirudin an den rechten Ort, am Verlauf der tiefliegenden Unterschenkelvenen, so muß dies zum besten Erfolg führen. Unbedingt sollte man vermeiden, direkt auf eine oberflächlich liegende Vene, eine sog. Krampfader, anzusetzen: wegen der zu starken Nachblutung. In diesem Fall kommt der Egel direkt *neben* die Vene; ebenso setzen wir ihn *nicht in* das Ulcus cruris, sondern unmittelbar *darum herum* in das noch intakte Hautgebiet.

Das Ansetzen wird mit einem möglichst enghalsigen Likör- oder Schnapsgläschen vorgenommen. Im Anfang nahm ich zunächst wie Heinrich Pumpe ein Tablettenröhrchen oder Reagenzglas. Ich bleibe auch dabei, wenn es wirklich um Millimeter geht. Diese Methode hat allerdings den Nachteil, daß der Egel sich häufig in dem engen Röhrchen verheddert, nicht herauskriecht und sich als einzelner zu lange besinnt, ehe er beißt. In das Likörgläschen gebe ich gleich drei Egel hinein, nehme dazu ein zweites mit wiederum dreien und stülpe beide auf die vorher festgelegten Stellen auf: einer in jedem Gläschen beißt sofort. Sogleich setzt man das Gläschen auf die nächste Stelle. Auf diese Weise kann man zügig arbeiten, denn – das muß deutlich herausgestellt werden – die Blutegeltherapie hat – außer der höchst seltenen Kontraindikation bei Blutern – ein Haupthindernis, nämlich den Zeitmangel beim Behandler und Patienten! Durch die Methode mit dem Gläschen können wir aber in 5–10 Minuten fertig sein, mit etwas Glück.

Die **Zahl der benötigten Egel** schwankt; oft genügen drei für ein Bein, aber manchmal werden auch mehr gebraucht, wie ein extremes

Beispiel aus der Praxis zeigt: bei einer Frau von 30 Jahren mit drei Kindern, nach deren Geburten die Krampfader-Veranlagung sich in eine Thrombophlebitis umwandelte, waren neun Egel am rechten Unterschenkel notwendig, um zu einem guten Erfolg zu kommen. Im Durchschnitt kommt man aber mit 3 oder 4 Egeln je Bein aus.

Die Egel saugen nun ¾ bis 1½ Stunden, der Patient spürt ein rhythmisches Ziehen, der Anbiß selbst wird nicht viel stärker als ein Nadelstich verspürt.

Im Grund genommen kann man gehen, sobald die Egel saugen. Mit Zellstoff und Gummituch werden die Beine leicht abgedeckt, damit sie warm bleiben. Durch regelmäßiges Nachsehen wird das Abfallen rechtzeitig bemerkt, auch spürt es der Patient. Findet sich niemand im Haus, der den Patienten während der Prozedur versorgt und kann sich auch dieser selbst nicht entschließen, die Egel nach dem Abfallen in ein bereitstehendes Glas mit frischem Wasser zu geben, so muß der Behandler während der ganzen Zeit dabeibleiben.

Das *Nachbluten* muß man individuell dauern lassen, es richtet sich nach der Stärke der Blutung und der Blutfülle des Patienten, im Durchschnitt 4–8 Stunden. Man kann kaum darauf warten, bis es von selbst aufhört, das dauert u. U. bis zu 16 Stunden. (Es versteht sich, daß Marcumar-Patienten nicht mit Blutegeln behandelt werden können.)

Die *Blutung wird völlig unkompliziert zum Stehen gebracht* mit kleinen Verbandmull-Kompressen und Leukoplaststreifen. Aus dem Mull werden Streifen geschnitten von 1½ cm Breite und ca. 7 cm Länge und daraus ein festes Röllchen geformt. Dieses wird fest auf die Bißstelle gedrückt, die Umgebung mit Zellstoff getrocknet und das Röllchen mit einem Leukoplaststreifen von ca. 7 cm Länge fixiert. Eine Lage Zellstoff um die ganzen Kompressen, eine Mullbinde zur Befestigung, alle Unterlagen aus dem Bett – und der Patient freut sich, daß er nun auch auf der Seite liegen darf. Ein Glas Traubensaft erfrischt ihn, er bleibt gerne im Bett, da die Hirudinwirkung ihn angenehm müde – entspannt macht. Diesem Zustand soll sich der Patient ganz hingeben: Lesen, Radio-

hören oder Fernsehen ist nicht erlaubt. Es passiert nur selten, daß eine Kompresse nicht exakt aufgelegt wurde; dann zeigt sich aber schon nach spätestens 10 Minuten die Rotfärbung des weißen Verbandes. Solange muß der Behandler sich noch Zeit lassen, um evtl. die Kompresse zu erneuern. Eisenchloridwatte oder Ätzstift wurden nie gebraucht. Aufstehen soll am ersten Tage vermieden werden – ein kleiner Gang zur Toilette, nicht mehr. Kreislaufreaktionen sind möglich – 10 Tropfen Korodin oder 25 Tropfen Diacard verbessern sofort.

Abends kann der Patient eine leichte Mahlzeit zu sich nehmen. Am nächsten Tag soll er möglichst am Vormittag noch liegen, dann ist er frei. Am 3. Tag nach dem Ansetzen der Egel kommt der Patient in die Sprechstunde, um die Kompressen durch Hansaplast oder leichte Mullbinden für eine Woche zu ersetzen, damit durch Kratzen oder Schmutz keine Infektion der kleinen Bißwunden verursacht wird.

Die Behandlung erfährt nun ihre Ergänzung und Zu-Ende-Führung durch Maßnahmen, die der Patient selbst vornehmen kann. Sobald die Kompressen am dritten Tag entfernt wurden, beginnt man mit Wadenwickeln, wie wir sie aus der Kneipp-Lehre kennen: in ½ l einer Abkochung von Zinnkraut werden 2 Eßlöffel Heilerde »äußerlich« verrührt; dazu kommt als besondere Essenz, wie von H. PUMPE immer wieder empfohlen, ca. ¼ l Egelwasser.

In wenigen akuten Fällen lasse man die *Wickel* abends vor dem Schlafengehen anlegen, etwa 10–14 Tage lang – bei akuter Venenentzündung zusätzlich auch noch tagsüber einmal zum Wärmeentzug ¼–½ Stunde. Gleichzeitig wird eine Venensalbe leicht eingerieben, morgens und abends über längere Zeit, möglichst eine hirudinhaltige Salbe. Sie kann evtl. auch tagsüber zur intensiveren Einwirkung als *Salbenverband* – messerrückendick auf ein Leinenläppchen aufgetragen – verwendet werden. Um die ganze Sache wirklich zum guten Ende zu führen, soll im Sinne der *Mehrschichten-Therapie* behandelt werden mit Aesculus, Hamamelis, Melilotus, zur Pfortaderentlastung mit spezifischen Lebermitteln wir Leptandra, Lycopodium, Sulfur, Taraxacum usw.: einzeln in tiefen Potenzen oder als Komplexmittel. Salbe und Venenmittel innerlich sind über Wochen anzuwenden und der veränderten Reaktion entsprechend auch evtl. zu wechseln! Gleichzeitig ist für eine *reizlose Stuhlregulierung* zu sorgen durch eine mindestens *vierwöchige Leinsamenkur*. Dazu werden abends 2 Eßl. *ganze* Leinsamenkerne in einer großen Tasse Wasser angesetzt; über Nacht quellen lassen, am nächsten Morgen kurz erwärmen, mit 1 Teelöffel Honig süßen und vor dem Frühstück trinken. Man kann auch den Leinsamen mit kochendem Wasser übergießen, 10 Minuten anquellen lassen und dann unzerkaut auslöffeln. Das hat den Vorteil, daß der Hauptquellvorgang im Verdauungstrakt vor sich geht und die Schleim- und Wirkstoffe im Darm zur größten Auswirkung kommen. Viele Patienten können diese Art leichter nehmen, da die noch nicht ganz ausgequollenen Leinsamen nicht so unangenehm gallertig-schleimig sind. In hartnäckigen Fällen kann man auch mehrmals am Tage 1 Eßl. Leinsamen auf diese Art zu sich nehmen.

Zuweilen *entzünden sich die Bißstellen* nach wenigen Tagen, dies geschieht infolge einer Infektion oder einer allergischen Reaktion. Retterspitzumschläge, auch Echinacea äußerlich und innerlich lassen dies aber bald überwinden, und nicht selten trägt ein heftiger entzündlicher Schub im Sinne der sich daran anschließenden »Ventilierung« zur Ausheilung wesentlich bei.

Später folgen dann: *Barfußlaufen, Taulaufen, kurzes Wassertreten und Schneelaufen* – nur mit warmen Füßen! – sowie *kalter Knieguß*. Sehr zu empfehlen sind *Fußgymnastiksandalen nach Berkemann*. Mittags müßte unbedingt eine kurze Liegepause mit *Hochlagern der Beine* eingehalten werden. Es ist für venenschwache Menschen unmöglich, den ganzen Tag »auf den Beinen zu sein«, Gehen dagegen ist vorzüglich. Hohe Schuhabsätze sind ungünstig; außerdem trägt im Winter das Ausfrieren in dünnen Nylonstrümpfen wesentlich dazu bei, die ganze spätere Misere heraufzubeschwören.

Indikationen für die Blutegeltherapie

Außer der **Thrombophlebitis** *als der klassischen Indikation für die Blutegeltherapie* sollen nun noch einige sehr bewährte Anzeigen für diese Therapieart genannt werden:

✦ Bei **Phlegmonen** hatte ich mehrmals Gelegenheit, die außerordentliche Wirkung der Blutegeltherapie zu erleben. Auch wenn heute mittels Penicillin dieses Krankheitsbild seinen Schrecken zumindest einigermaßen verloren hat, so hat wohl jeder schon gesehen, wie die Schwellung nur sehr zögernd zurückgeht und oft auch die notwendige Inzision nicht die schnell erwartete Erleichterung bringt. Ich sehe von mir aus keinen Grund, Penicillin und Blutegel nicht gleichzeitig anzuwenden. Daneben heiße Seifenwasserlösungen, Hirudin-Salbenwickel und innerliche Gaben von Echinacin »MADAUS« und Kyttaplasmapackungen als Wechseltherapie. Die Abschwellung in kurzer Zeit von luftkissenartig geschwollenen, livide verfärbten Armen oder Händen konnte ich wiederholt sehen und die unter Umständen trotz Blutegel nötige Inzision ist längst nicht in der ohne Egel nötigen Ausdehnung erforderlich. Die Heilung geht schneller vonstatten. So hatte ich Gelegenheit, bei einem Bauern mit Handphlegmonen durch Blutegel, die rings um das Zentrum der Entzündung in einer Anzahl von sechs Stück gesetzt wurden, innerhalb von zwei Tagen einen enormen Rückgang der Infiltration zu sehen. Die dann später durchgeführte chirurgische Inzision konnte sehr klein gehalten werden, eine Unmenge Eiter entleerte sich und die Befürchtungen, daß durch einen großen Schnitt evtl. die Hand in ihrem komplizierten Sehnen- und Nervenapparat leiden könnte, waren überflüssig.

✦ Eine weitere Indikation stellt der **Glaukomanfall** und die rheumatische **Iritis** dar. Während meiner Assistenzzeit in einem Naturheilsanatorium hatte ich einige Male Gelegenheit, bei beiden augenärztlichen Indikationen mit Blutegeln neben der spezifischen augenärztlichen Medikation zu arbeiten und bin durch die Resultate überzeugt worden. Ich möchte annehmen, daß mancher Augenarzt, der den eklatanten Besserungsumschwung einmal erlebt hätte, auf diese Therapie neben seiner fachärztlichen kaum mehr verzichten möchte! Daß heutzutage der chronisch gewordene Zeitmangel das schlimmste Hemmnis für die Egeltherapie ist, steht wohl außer Zweifel. Der bedrohliche Glaukomanfall wie auch die rheumatische Regenbogenhautentzündung lassen als besten Platz die Schläfenpartie erwägen. 3 bis 5 Egel auf die Schläfe der betroffenen Seite – und ausgiebig nachbluten lassen! Freilich sei zugegeben, daß minimale Narben, die ähnlich wie ein »Mercedesstern« aussehen, zurückbleiben – aber wer möchte nicht dieses kleine Übel in Kauf nehmen, wenn es »um die Augen geht«?

✦ Einen Fall von **Lymphdrüsenentzündung** bei einem neunjährigen Mädchen hatte ich zur Behandlung, die mit fast hühnereigroßer Schwellung am Kieferwinkel rechts im Anschluß an eine Angina aufgetreten war. Es sollte geschnitten werden – was die Eltern jedoch ablehnten, weil vor einem Jahr bereits auf der anderen Seite eine fast aufs Haar ähnliche Situation chirurgisch behandelt worden war, die sehr kompliziert und langwierig verlief. Auflagen mit Bockshornkleesamen brachten einen geringen Fortschritt; da aber die Zeit drängte, entschloß ich mich zum Ansetzen von drei Blutegeln über der Geschwulst mit dem Ergebnis, daß von der ganzen Sache innerhalb von fünf Tagen nichts mehr zu sehen war. Freilich gab ich Lymphmittel (Scrophularia nodosa D 3), steigerte die Körperabwehr (Echinacea Urtinktur) und setzte zeitweise noch Hepar sulf. D 6 ein.

✦ Jeder Behandler kann vermutlich ein wenig wohlstimmiges Lied von der **Ménièreschen Erkrankung** singen, die den armen Kranken jene fatalen Schwindelanfälle beschert, in denen der Lebenswille arg abzusinken beginnt. Wenn man mit Medikamenten keinen Erfolg hat, wenn die Herdsuche im Kopfbereich – insbesondere Zahnfoki im Oberkiefer – ergebnislos ist, wenn die Halswirbelsäule von C I–III reponiert ist und Quaddelungen des Warzenfortsatzes mit Impletol plus Cefadysbasin plus Verti-

goheel (nach Angaben von JOSEF ANGERER) – ja, wenn alles dies versagt hat, dann habe ich mich in einigen Fällen für die Blutegel entschieden und die Zeit dafür aufgewendet – teilweise mit Erfolg. Obwohl ein Mißerfolg nicht ausgeschlossen werden kann, sollte man es versuchen. Ich entsinne mich eines sozusagen hoffnungslosen Falles, bei dem wir mit je 3 Blutegeln an jeden Prozessus mastoideus nach einer Krankheitsdauer von 2 Jahren und schweren Anfällen schlagartig ein Verschwinden sahen, allerdings nach einem halben Jahr eine Wiederkehr, die mit erneuter Egeltherapie nicht wieder ebenso gelöst, sondern nur noch gebessert wurde.

✦ Bei **Schwindelattacken, insbesondere verbunden mit essentieller Hypertonie** sind Blutegel neben der Halswirbelsäule am Nacken angesetzt in einer Reihe von Fällen ein hervorragendes Mittel. Im übrigen ist die Antikoagulantientherapie mit dem Hirudin zur Prophylaxe eines Schlaganfalls besser als der Aderlaß – das ist bekannt. Ich habe einen 70jährigen Mann erlebt, der 5 Jahre an Schwindel infolge hohen Blutdrucks herumlaborierte, mit Antihypertonika behandelt wurde sowie mit Aderlaß: erst massive Therapie mit je 4 Egeln auf den hyperalgetischen Punkten, etwa neben den Querfortsätzen von C I–C VII, brachte anhaltende Schwindelbefreiung.

Leid und Freud liegen auch hier eng beisammen – überraschende Erfolge neben deprimierenden Mißerfolgen. Aber fast immer lohnt der hohe Zeitaufwand und die Geduld *auch des Patienten*. Die Versagerquote ist nach meinen Erfahrungen niedriger als bei vielen anderen Therapieformen.

Wir haben mit der Blutegelbehandlung ein altes Heilverfahren, das nicht vergessen werden sollte. Viele der augenblicklich groß herausgestellten Medikamente werden bald wieder untertauchen – einige wenige grundlegende Behandlungsmittel und -methoden werden bleiben. Zu diesen darf die Blutegelbehandlung zählen.

ATEMWEGSERKRANKUNGEN

ASTHMA BRONCHIALE

Mit dem Asthma leben können – oft genug muß man sich mit diesem Therapieziel zufrieden geben – das Wort heilen wagt man kaum zu benützen. Dazu kann die Naturheilkunde einen bescheidenen Beitrag leisten.

Ziel ist zunächst die Verringerung der Asthmaanfälle – weil jeder Lungengewebe zerstört und das Emphysem die Folge ist – was wiederum das Asthma erschwert; ein Circulus vitiosus.

Symptomatisch gebe ich immer einen Tee. – Viele Bronchialtees sind auf dem Markt; selbst bevorzuge ich den Gerner Bronchicum Tee – 2 Tassen täglich. Man kann auch einen zusammenstellen lassen:

Rp. Hb. Ephedrae
    Hb. Droserae
    Hb. Thymi   āā ad 30.0
    Rad. Liquiritiae   ad 70.0
    M. S.: 1 Teel. Infus, 2 Tassen täglich.

Dieses Rezept ist für die Spastik gedacht, wenn Schleim kaum da ist. Quält der Betroffene sich jedoch, braucht er auch Schleimdrogen zu Expektoration (und Spasmolytika) – das kann dann so aussehen:

Rp. Fol. Malvae
    Fol. Farfarae
    Rad. Liquiritiae
    Fruct. Anisi āā ad 150.0 (oder 100.0)
    M. S.: 1 Eßl./2 Tassen kalt ansetzen, ca.
    4 Stunden stehen lassen, erwärmen.

Zum Tee ein Medikament:

Rp. Grindelia ∅ 30.0
    Chelidonium ∅ 20.0
    M. S.: 3–5 × 25 gtt.

Das nordamerikanische *Grindelienkraut* ist eine bewährte Pflanze, hat auch eine bescheidene Monografie – Indikation (»Katarrhe der oberen Luftwege«), gilt aber ebenso wie Yerba santa als Asthma-Pflanze. (Im Asthmakhell von STEIGERWALD und Asthma-Bomin von PFLÜGER ist Grindelia enthalten.)

Chelidonium, *das Schöllkraut,* hat in der Monografie die Galle-Indikation; ich möchte sie aber als Mohngewächs (Papaveracee) als zusätzliches Spasmolytikum für die Atemwege nicht vermissen. Auch an das Monopräparat Panchelidon von Kanoldt sei erinnert: Tropfen oder Kapseln.

Ebenfalls keine »Asthma-Pflanze« im eigentlichen Sinne und doch wichtig ist die *Pestwurz.*

Mit Dosierungs- und Anwendungsdauer-Beschränkung ist sie nach der Aufregung mit den Pyrrolizidin-Alkaloiden nach wie vor zu verordnen: als Petadolex-Kps. WEBER & WEBER oder Pneumonium LA Wala (Tropfen); in beiden Fällen haben wir den Wurzel-Extrakt.
(Die Firma WEBER & WEBER hat inzwischen ein Verfahren entwickelt, das die Herstellung eines PA-freien Extrakts erlaubt; Petadolex ist damit von Einschränkungen nicht mehr betroffen.)

Ephedra sinica, *das chinesische Meerträubchen,* ist freilich nach wie vor die wichtigste Pflanze. Der Hauptwirkstoff, das Alkaloid Ephedrin, hat Gegenanzeigen und Nebenwirkungen, die zu beachten und im Beipackzettel aufgeführt sind und den Patienten evtl. irritieren können: nicht bei Bluthochdruck, Engwinkelglaukom etc.
Cefedrin Cefak-Tropfen haben sich in meiner Praxis über 30 Jahre immer wieder bewährt; sie enthalten neben Ephedra den Thymian und das Bischofskraut (Ammi visnaga). Häufig kombiniere ich es – einem viel praktizierten Vorschlag JOSEF ANGERERS folgend – mit Cefaspasmon: von jedem 15 Tropfen 5 × täglich.

Das **Bischofskraut,** auch ägyptische Zahnstocher-Ammei genannt, finden wir in den bronchospasmolytischen Kombinationen Asthma-Bomin PFLÜGER, Asthmakhell STEIGERWALD, Bomapect forte HEVERT, Michalon RORER, Cefedrin CEFAK (rote Liste).

Stechapfelkraut (Blätter), das früher neben Huflattichblättern zum Inhalieren und auch Rauchen (Asthmazigaretten) gelegentlich verwendet wurde, hat eine negative Monografie erhalten. In der homöopathischen D 4 finden wir es im Asthmavowen, ebenso wie die *nordamerikanische Lobelie* (D 4). Positive Erfahrungen liegen mir vor mit *Aralia racemosa,* eine Aralienart, ∅ – D 3; ferner *Yerba santa oder Santa herba* ∅ – D 1. Hier seien die bewährten Komplexe von Yerba santa oplex MADAUS und Santaflora GALMEDA erwähnt.
Neben dem verschreibungspflichtigen Stoff Theophyllin (ein Purinderivat, das im Tee in geringer Menge als Isomer des Theobromins

vorkommt und synthetisch hergestellt wird) ist das verwandte *Proxyphyllin* als Bronchospasmolytikum recht brauchbar. Man kann es als Proxy-Retardoral (Artesan) früh und mittags 1 Drag. verordnen. Bewährt ist ein weiterer wasserlöslicher Theophyllinabkömmling, das Diprophyllin; so heißen dann auch die Tabletten der Neukönigsförder Arzneimittel GmbH (NAM), 3 × 1–2 Tabl.
Das Injektionspräparat von derselben Firma wäre das *Angifin,* i.m./i.v. Neben Diprophyllin enthält es Etophyllin und Khellin. Da diese Derivate anregende Wirkung wie der schwarze Tee haben, ist abends wegen der möglichen Nebenwirkung der Schlaflosigkeit Vorsicht geboten; auch sind Gegenanzeigen (Rote Liste) zu beachten.

Eine *Desensibilisierung* mit Eigenblut scheint beim Asthma immer angebracht. Ansteigend dosieren (¼, ½, ¾, 1, 1½, 2–3 ml, 2 × wöchentlich oder auch nur einmal mit Zusatz von 1 Ampulle Formicain DHU oder Cupridium Galmeda). Dies ist natürlich eine unspezifische Maßnahme, die immer dann angebracht ist, wenn eine spezifische Desensibilisierung durch den Allergologen nicht möglich ist, weil die Testung nicht eindeutig war oder diese Methode ohne Erfolg blieb.

Eine *Herzstütze* dürfte unerläßlich sein. Häufig ist das Herz tachykard, oft ist bereits digitalisiert. – Auf die Mischung

Rp. Extr. Crataegi fluid.	30.0
Tct. Adonidis	20.0
M. S.: 3–4 × 25 gtt.	

möchte ich hinweisen, ein Crataegus-Präparat der Wahl ist immer günstig (Crataegutt, Esbericard, Cordapur etc.).
Atemtherapie und *Atemmassagen* sind unerläßlich – und werden merkwürdigerweise trotzdem oft nicht ernstgenommen. Weil es Mühe macht?
Kalzium scheint nahezu immer in ein Therapieschema zu passen. Persönlich favorisiere ich die
Mixtura antiallergica Gernerpharma 100/ 200 –
früh und abends 1 gestrichenen Teelöffel

»lutschen«, d. h. langsam im Munde zergehen lassen.

Bei *Kindern* ist an das *Konstitutionsmittel* Calcium carb. D 3–6–12 zu denken, 1–3 Tabletten pro Tag; oft verwende ich Calcium carb. oplx. MADAUS. Da wäre man auch gleich – besonders bei Kindern – bei der Wechselbeziehung Ekzem-Asthma. Hier wäre dann *Sulfur* unentbehrlich (D 12–D 30) – besonders auch, wenn ein Ekzem durch Salben »zugeschmiert« wurde. (Glücklicherweise verwenden Dermatologen heute doch weniger kortisonhaltige Salben als noch vor einigen Jahren: Traurigerweise scheint mir dies aber erst durch den immer massiveren Druck seitens aufgeklärter Patienten erfolgt zu sein.)

Das Asthma-Ekzem ist geläufig und deutet auch therapeutische Möglichkeiten an. So wird morgendliches Hautbürsten zur häufigen Hausaufgabe für den Patienten. Bäder mit Sole (auch Staßfurter Salz) oder Fichtennadeln bewähren sich, wenn man sie nicht zu häufig (1–2 × wöchentlich), nicht zu heiß (ansteigend von 35–37 °C) und nicht zu groß (Halb-Dreiviertelbad) machen läßt. Die klassischen Therapiemittel Luft und Sonne sind als tägliche Luftbäder und vorsichtige Heliotherapie mit eingebaut. Eventuell benütze ich im Winter eine Höhensonne (Rücken). Ein künstliches Exanthem kann mittels Baunscheidtieren gesetzt werden (hier zweckmäßig zwischen den Schulterblättern) und Einreibung danach mit GA 301 »Galmeda«. Watteeinpackung! Natürlich verwende ich auch Schröpfglocken, allerdings habe ich bei Asthma bronchiale nur mit Trockenschröpfung Erfahrung, zwischen den Schulterblättern und an den vorderen unteren Rippenrändern.

Schröpftherapie, Baunscheidtieren, Injektionstherapie, Akupunktur: Man wird auf gewisse Polypragmasie nicht verzichten können – es sei denn, es kommt jemand und sagt, er hätte *das* Asthmamittel. (Vor einigen Jahren kamen zwei Patienten, die ganz glücklich waren, eine Art Wundertee »aus Amerika« – zu einem deftigen Preis zwar – gefunden zu haben. Die Sache mußte einen stutzig machen: Kurze Zeit darauf warnte das Bundesgesundheitsamt vor mit Kortison besprühten Asthmatees, die aus dem Ausland kamen.)

Bei der *Injektionstherapie* hat sich von STEIGERWALD das AP V bewährt, paravertebral gequaddelt, Th III bis Th VIII, oder die Akupunkturpunkte, die die Firma in der Broschüre angibt.

Im Sinne der Neuraltherapie kann man Formicain quaddeln, auch mit Cefedrin (1 ml) und Cefaspasmon (1 ml) zusammen.

Dies alles hat sich über Jahrzehnte bewährt.

Die Hierarchie der **fokalen Belastungen** scheint hier zu sein:
1. Nebenhöhlen,   2. Tonsillen,   3. Darm,
4. Zähne.

✦ Manchmal tritt ein Asthma sogar nach operativen Eingriffen in **die Nebenhöhlen** stärker in den Vordergrund.

Von Nasenscheidewandbegradigungen habe ich merkwürdigerweise selten den erwarteten Erfolg gesehen. Sinupret, Luffa Loges, Sinuselect und Sinfrontal sind Medikamente, die sich mir bewährt haben, auch Sinapis und Jodum Oligoplex im Wechsel. Eine trockene Nase soll mit Coldastop (äth. Öle) – Nasentropfen und Luftbefeuchtung behandelt werden.

Auch eine Nasensalbe rezeptiere ich gerne: das »personotrope Rezept« habe ich in diesem Fall von dem früher in München sehr bekannten HNO-Arzt Dr. A. KUMPF übernommen:

Rp. Ol. Lavandulae	gtt. 1
Extr. Hamamelidis dest.	2.0
Ol. Arachid. (Erdnußöl)	
Glycerini	$\overline{aa}$ 5.0
Eucerini anhydrici	ad 20.0
M. D. S.: Nasensalbe.	

Diese Salbe eignet sich ebensogut zur Therapie der sog. *trockenen* Nase wie folgende Tropfen (nicht ständig verwenden):

Rp. Ephedrini hydrochlor.	0.2
Sol. natr. chlor. phys.	ad 20.0
(= physiologische Kochsalzlösung)	
M. D.: im. vitr. pipett. S. Nasentropfen.	

✦ **Die Tonsillen** sollen – wenn es irgendwie geht – konservativ behandelt werden. Seit langer Zeit setze ich mich für die Rödermethode ein (ich lernte sie bei dem Kneipparzt Dr. KARL SCHÖNER kennen – dieser wiederum war vom Fastenarzt Dr. OTTO BUCHINGER sen. inspiriert). In einem kleinen Buch habe ich das Wichtigste zusammengefaßt: »Das lymphatische System – Die Rödermethode«, Pflaum-Verlag, München 1989. Es ist mir ein Anliegen, daß diese Sache nicht der Vergessenheit anheimfällt.

✦ **Fokus Darm** – vielleicht stellen andere ihn an die erste Stelle und es ist sicher auch richtig. Aus der Fülle, die Dysbakterie wieder in eine Eubakterie zu bringen, sei nur ein Rezept herausgegriffen:

> Rp. Perenterol N 2/3
>   S.: morgens 2 Kapseln a.c.
>
>   Lympholact Pflüger 50.0
>   S.: mittags und abends 20 gtt.

Rohes Sauerkraut, milchsauer vergorene Säfte, Milchzucker eßlöffelweise mit Kamillentee, Sulfredox und Symbioflor I – das hilft alles gut weiter.

✦ Zwischen **Zähnen** und Asthma scheint mir der Zusammenhang nicht so eklatant. Hat ein Zahn ein Granulom, soll er sowieso entfernt werden. Aber ich und natürlich vor allen Dingen der arme Patient haben gerade hier viel Enttäuschung erlebt.

Ja, natürlich, die *Psyche*. Ohne die lapidaren Sätze, daß man ihr große Aufmerksamkeit und bevorzugte Zuwendung schenken muß, schließt kein Beitrag. Lebe ich in einer anderen Welt, daß ich mit diesem gutgemeinten Satz dann in der Praxis so wenig anfangen kann? Wohin denn mit den meisten Patienten und ihrer Psyche?

Wieviele können sich eine ausgiebige Therapie finanziell und zeitlich leisten? Wieviele sind überhaupt zu einer Psychotherapie bereit? Wieviele glauben an die »seelische Ursache« bei sich selbst? Wieviele schließlich haben eine »Therapie hinter sich« und haben nur eine mäßige oder gar keine Besserung erfahren?

Es besteht eine große Frustration auf diesem Sektor; Anspruch und Wirklichkeit klaffen meilenweit auseinander. Auf die Dutzende von verschiedenen Angeboten mag ich gar nicht eingehen – ich muß dem Therapeuten überlassen, ob er sich für autogenes Training, Alexandertherapie, Logotherapie, Gruppenarbeit oder eine klassische Analyse entscheidet. (Für einfache Menschen, Hausfrauen, Fließbandarbeiter, Rentner ist der Zugang gleich schwierig.)

Leichter ist es mit der *Klimatherapie* und einem *Kuraufenthalt am Meer oder im Hochgebirge*. Im Urlaub können heute viele mit einem asthmatischen Kind an die Nordsee oder ans Mittelmeer fahren, und mancher Kassenpatient kann sich mal zur Kur nach Davos schicken lassen oder nach Reichenhall. Die Frage ist natürlich auch hier, wie lange es anhält.

Man sagt, das *Asthma* würde neben dem Krebs und dem Rheuma zu jenen drei Geißeln der Menschheit zählen, für deren Erforschung und Therapie jährlich weltweit Millionen ausgegeben werden. Durchbrüche im eigentlichen Sinn sind in den letzten Jahrzehnten nicht erzielt worden. Sind alle diese drei den Menschen meist furchtbar psychisch und physisch deformierenden Leiden zu sehr mit dem Schicksal des einzelnen verbunden, hinter dessen Schleier der Mensch niemals ganz sehen wird? Fast sieht es so aus. –

Die sog. *Schulmedizin* geht weitgehend immer noch von der *Antigen-Antikörper-Reaktion (AAR)* aus: es setzt sich das *Gewebshormon Histamin* (eine Eiweißverbindung) frei, was zu einer Erweiterung der kleinsten Blutgefäße (Kapillaren) führt, deren Durchlässigkeit steigert und damit eine Ödembildung auslöst. *Sympathikomimetika* (= sympathikuserregende Arzneimittel) galten und gelten als Hilfsmittel: Adrenalin, Sympatol, Ephedrin. In neuerer Zeit zählen dazu auch die Beta-Sympathikomimetika vom Typ Orciprenalin (Fertigpräparat Alupent z. B.). Eine Gruppe von Arzneien, die als *Methyl-Xanthin-Derivate* umschrieben werden kann, ist ebenfalls seit Jahrzehnten im Einsatz: Aminophyllin (Präparat Euphyllin von BYK-GULDEN) und Theophyllin (z. B. im Ditenate). Beide Gruppen sind rezeptpflichtig. (Rezeptfrei ist hingegen Proxyphyllin, wie es im Theokal von SCHAPER und BRÜMMER enthalten ist.) Pharmakologisch grob vereinfachend kann man alle -phylline als Verwandte von Stoffen im schwarzen Tee vergleichen: gefäßaktive Substanzen (wie auch im Kaffee-Koffein und Thein sind ebenfalls verwandt).

Die Patienten, die uns aufsuchen, haben in den allermeisten Fällen *klinische Untersuchungen* hinter sich: IgE-Bestimmung im Serum, Radio-Allergo-Sorbet-Test (RAST-Test), mit dem allergenspezifische Antikörper der IgE-Klasse im Serum nachgewiesen werden, und natürlich die *Hauttests*. Die Hyperirritabilität der Bronchialschleimhaut wird durch Lungenfunktionsprüfungen unter Belastung mit Histamin und Azetylcholin konstatiert. Beim Hauttest wird vor allem Wert auf die mögliche Pathogenität von Hausstaub, Hausstaubmilbe, Schimmelpilzen und Tierepithelien gelegt.

Therapeutisch muß dann natürlich der Schlafraum nach den vorliegenden Ergebnissen saniert werden: Matratzen etc. auswechseln. Besonders im Winter ist für 55 bis 65% Luftfeuchtigkeit in den Räumen zu sorgen: die elektrischen Verdunster müssen selbstredend regelmäßig gereinigt werden, um wiederum Pilzsporenbelastung zu vermeiden. Manches Asthma-Syndrom ist allein durch Meidung des Kontakts mit Haustieren ausgeheilt. Eine vorübergehende Allergenenthaltung ist beim Hausstaubmilbenallergiker durch Verschickung in eine Klimazone oberhalb von 1500 m möglich, wo die Hausstaubmilbe nicht mehr vorkommt. Bei der Urlaubsberatung sollte man auch an die zeitlich verschobene Blüte im Hochgebirge denken.

Besonders bei Kindern denkt man an Helgoland z.B., wo sich schon eine Anzahl von Kinderheimen für Asthmatiker befindet.

Die *spezifische Hyposensibilisierung* hat sich in den letzten Jahren durchgesetzt: größere Kliniken haben bereits Spezialisten für Tests und Therapie. Der Erfolg hängt von der Qualität der Diagnose ab. Bei Kindern soll die Wirkung bei 50 bis sogar 75% liegen. Blütenpollen spielen eine wichtige Rolle.

Verantwortungsbewußte Kliniker sagen heute, *Kortikosteroide* seien nach Ausschöpfen aller anderen Möglichkeiten einzusetzen. Das ist ein vernünftiger Standpunkt, der die bisweilen leichtfertige Therapie mit diesen Stoffen in früheren Jahren auf ein Minimum reduziert. (Beim Status asthmatikus steht es ja sowieso außer der Diskussion, daß Prednison i.v. gegeben wird.)

Zusammenfassend kann man die momentane klinisch-ärztliche Therapie wie folgt umreißen:
 1. Hyposensibilisierung: allergologische Therapie
 2. Sekretolytika (Bromhexin = Bisolvon, Acetylcystein = Transbronchin)
 3. Betasympathikomimetika (Adrenalin, Ephedrin)
 4. Methyl-Xantin-Derivate (Theophyllin, Euphyllin) = Bronchodilatatoren
 5. Klimatherapie
 6. Atemtherapie und Krankengymnastik
 7. Sedierung (Barbiturate, Antihistaminika)
 8. Evtl. Digitalisierung
 9. Antibiotika (z. B. Bactrim)
10. Psychotherapie.

Der Kreis schließt sich – nicht. Atemtherapie als Via regia beim Asthma, Bindegewebsmassage und klassische Massage, Gymnastik, autogenes Training, Akupunktur, es ist eine Spirale und nichts wird vernachlässigt, weil es hier nicht angeführt ist.

Im einzelnen, einmaligen Fall aus der Fülle auszuwählen ist tägliche Kunst.

Im ganzen ein schwieriges, heikles und undankbares Gebiet, das viel Einsatz erfordert. Da möchte man dem Kollegen H.-H. JÖRGENSEN beistimmen, wenn er schreibt: »Wohl dem, der Asthma heilen kann! Aber wer kritisch nüchtern und ohne sich in die eigene Tasche zu lügen auf ein größeres Patientengut an Asthmatikern zurückblickt, wird sich eingestehen müssen, daß alle euphorischen Industrieversprechungen keineswegs bei jedem Patienten fruchten.«

BRONCHITIS

Krankheiten der Atmungsorgane nehmen ständig zu; dabei spielt nicht nur der *Lungenkrebs* eine Rolle, sondern auch die *chronische* Bronchitis und das *Bronchialasthma*. Einerseits wirkt sich das Rauchen der letzten 40–50 Jahre jetzt voll aus, andererseits hat der unaufhaltsame Boom eine enorme Qualitätsverschlechterung der Atemluft in allen Städten gebracht. Eine meiner Ansicht nach unterschätzte Bedeutung hat die Tatsache, daß unzählige Menschen in den Wintermonaten in geheizten Räumen sitzen, sog. Dampfheizung und Klimaanlage aber eine *chronische Austrocknung der Atemwegschleimhäute* und damit eine erhöhte Anfallsbereitschaft hervorrufen. Man muß sich vergegenwärtigen, daß die Schleimhäute für diese erst seit wenigen Jahrzehnten total veränderte Situation offensichtlich nicht »konstruiert« sind: jahrtausendelang hat der Mensch nicht *diese* Luftqualität, sondern eben eine ganz andere gehabt. In meiner Kindheit noch standen auf den Holz-Kohle-Öfen Wassertöpfe und Teekessel, man öffnete zwischendurch die Fenster und ließ die feuchtfrische Luft herein; die Schlafzimmer waren nicht geheizt. Man sollte sich nichts vormachen: Tongefäße mit Wasser an die Heizkörper zu hängen bringt wenig. Da müßte man schon ständig nasse Handtücher auflegen. Selbst die *Luftbefeuchtungsapparaturen* können die Situation nicht normalisieren (von den größeren Anlagen in den Museen einmal abgesehen); es ist eine Verbesserung, aber keine Ideallage zu erreichen, mehrmals energisches Fensteröffnen und Durchlüften bringt fast mehr.

So müssen wir von vornherein mit in Kauf nehmen, daß Grundursachen nicht immer beseitigt werden können, höchstens vielleicht verbessert. Wollte man wirklich wieder zu »normalen« Schleimhäuten im Nasen-Rachen-Bronchienraum kommen, müßte man wohl zurück zur Natur (Holzhaus im Wald!) und zu Großmutters Zeiten (Kachelofen mit Wasserkannen)! Daß auch das Asthma-Problem hier *Mit*ursachen hat, muß vermutet werden.

Die *Phytotherapie* spielte und spielt eine bedeutende Rolle in der Therapie der Bronchitis und des Hustens. Die Pflanzenheilkunde ist hier reich an Mitteln, und auch die sog. Schulmedizin bedient sich durchaus noch dieses Schatzes.

Zunächst zur *akuten Bronchitis*: Pfeifen und Giemen über den Lungen, trockene oder feuchte Rasselgeräusche, evtl. leichte Temperatur.

Wenn Fieber, natürlich Bettruhe. Dann auch die wunderbaren *kalten Brustwickel*, 1–2 × tgl., als wärmeverdunstende Wickel: kaltnasses Leinentuch, gut ausgewrungen, von Achselhöhlen bis zum Nabel. Trockenes Tuch (altes Bettlaken) drüber und dann Wolltuch. Liegen lassen bis zur dämpfenden, wohligen Erwärmung (¾–1¼ Std.). Einen Schuß Essigwasser kann man hinzugeben. Ist der Patient für solche Maßnahmen aus Ängstlichkeit nicht zu haben, *kühle Wadenwickel*, laufend erneuern (alle 10 bis 20 Min.). *Einlauf, Klistier, Saftfasten*, evtl. stündlich Oberkörper-Unterkörperwaschung, kalt, im Wechsel oder Ganzkörperwaschung.

Wenn kein Fieber, evtl. Wärmemaßnahmen: Ansteigende Fußbäder, ¾-Vollbad, Fichtennadelzusatz, *Oberdampf* (Oberkörper freimachen, Bettlaken, Wolldecke) mit 3 Liter Wasser und 1 Eßlöffel Eukalyptusöl oder Latschenkiefernöl. Evtl. auch *Senfmehl-Brustwickel* und überhaupt heiße Heublumenbrustwickel, wenn sich der Auswurf nicht lösen will. Man muß allerdings bei heißen Wickeln an die Verträglichkeit seitens des Herzens denken (ansonsten ansteigende Armbäder, Fichtennadel, 36–39°, 15 Min.) und geschickt sein, sie wirklich heiß an den Kranken heranzubringen. Senfmehl nicht zu drastisch dosieren! Bei sehr schmerzhaftem und insbesondere trockenem Husten *feucht-heiße Kamillenkompressen* auf die Brust – wirken sehr erleichternd. *Reichlich Hustentees* mit Honig oder Kandiszucker von Anfang an trinken lassen. Zwischendurch Getränk mit *Sanddornsaft* (Vitamin C). Bei trockenen Katarrhen ist vieles Trinken erforderlich, da sonst Spasmen auftreten können. (Wechselweise Cerola-Saft). Bei naßkaltem Wetter zunächst im Zimmer bleiben, Schalen mit Wasser, in das man Eukalyptus- oder Latschenkiefernöl gibt, aufstellen. Evtl. einige *Höhensonnenbestrahlungen*. Über Nacht unbedingt auch *Brustsalben und Brustbalsame* einreiben lassen: alle sind brauchbar, die Kampfer, Menthol (nicht bei Säuglingen), Thymian u. ä. enthalten. Frischer Meerrettichsaft eignet sich vorzüglich zum Einreiben des Brustkorbes.

Man unterschätze hier Salben nicht; eine lokale Hyperämisierung des Brustkorbes wird erreicht, auch eine Inhalation der Inhaltsstoffe während des Schlafes.

Der Divinal-Bronchial-Balsam, enthält z. B. neben Kampfer, Thymol (Thymianöl) Eukalyptus und Rosmarin das *Terpentin*. (Terebinthina – ein Sammelbegriff für die Harzbalsame der Koniferen, ein Gemisch aus Harzsäuren und Terpenen; letztere wiederum sind eine große Gruppe von Naturstoffen, aufgebaut aus Isopren-Einheiten. Als Isopren bezeichnet man ein Kohlenwasserstoffgerüst, das sich in vielen pflanzlichen und tierischen Produkten findet, z. B. in den Carotinoiden und Sterinen.) Auch findet sich Latschenkiefernöl (Oleum Pini Pumilionis) im Divinal-Balsam ebenso wie in vielen anderen. Man kann natürlich selbst ein Öl zusammenstellen lassen, mit dem Brust und Rücken eingerieben werden:

Rp. Ol. Thymi aeth.	
Ol. Rosmarini aeth.	
Ol. Eucalypti aeth.	aa 2.0
Ol. Camphorati	ad 50.0
M. f. ol. D. S.: ad us. ext.	

Dann zunächst ein *Teerezept* bei der *akuten Bronchitis*:

Rp. Rad. Althaeae	15.0
Fol. Farfarae	10.0
Flor. Tiliae	15.0
Lich. Islandici	10.0
Fruct. Anisi	
Fruct. Foeniculi	aa 20.0
M. D. S.: 2 Teel. kombiniertes Verfahren, 3–4 Tassen tgl. mit Honig oder Kandiszucker.	

Das *sog. kombinierte Verfahren zur Herstellung eines Tees* dürfte das beste sein: damit zerstört man einerseits nicht durch Hitze die empfindlichen Inhaltsstoffe, holt aber andererseits jene Stoffe heraus, die ohne Infus oder Dekokt nicht in Lösung übergehen:

Die Drogenmenge, die für 2 Tassen Wasser bestimmt ist, wird auf nur einer Tasse Wasser 6–8 Stunden (»über Nacht«) kalt ausgezogen (»angesetzt«). Dann abseihen und die schon benützte (»mazerierte«) Droge mit einer weiteren Tasse Wasser zum Aufguß (Infus) oder zur Abkochung (Dekokt) verwenden. Schließlich wird die Tasse Kaltauszug mit der abgekühlten Tasse Infus bzw. Dekokt zusammengeschüttet, und man hat zwei Tassen »kombiniertes Verfahren«. (Es hört sich komplizierter an, als es in Wirklichkeit ist!)

Zur evtl. *Fiebersenkung* verwende ich eine recht probate Mischung: je 40 Tropfen von Arnica und Eupatorium Oligoplex werden auf 1 Tasse Tee gegeben. Hinzu kommen 50 Tropfen Ortitruw (Echinacea-Tinktur Truw), davon ½stündl. einen Schluck, wirkt recht zuverlässig.

Man kann sagen, daß eine *individuelle* Phytotherapie, *differenziert*, bei Bronchialerkrankungen sehr viel »bringt«. Nicht umsonst ist eine auffallende Anzahl Drogen dieser Sparte auch heute noch offizinell. Ein dankbares Gebiet also.

Ehe die Homöopathie erwähnt werden soll, kurz noch ein klassisches Rezept der alten Ärzte, ein Hustensaft des guten Hausarztes aus der Zeit vor dem 2. Weltkrieg sozusagen:

Rp. Ammonii chlorat.	10.0
Kalii jod.	
Lig. Ammon. anis.	aa 3.0
Extr. Liquiritiae	30.0
Aqu. font.	ad 300.0
M. D. S.: stdl. 1 Kaffeelöffel.	

Neben den pflanzlichen Mitteln war das *Ammoniumchlorid* jahrzehntelang ein Hauptmittel – wie man aus dem vorhergehenden und dem folgenden Rezept ersehen kann. Als Expektorans war es in fast jeder Mischung enthalten (Mixtura solvens). H. HONEGGER gibt in seinem Buch ein Expektorans an, das bei drohender Pneumonie gegeben werden soll:

Rp. Ammon. chlorat.   10.0
     Succi Liquirit.   20.0
     Aq. Foenic.
     Aq. font.
     (= Quellwasser) $\overline{aa}$ 160.0
     Sir. Althaeae   30.0
     Sir. Liquirit.   10.0
     Dect. Lichen Island.   20.0
     Vin. Antimonii   60.0
     M. D. S.: stdl. 1 Eßl.

Homöopathisch wird man denken, wenn der tracheobronchiale Infekt frisch und fiebrig ist, an *Aconit D 4, D 6*. Ist die Sache jedoch schon veraltet und sehr viel Schleim da: *Antimon. sulfuratum aurantiacum Tabl. D 3, D 4*.
Bei rauhem und bellendem Grippehusten: *Bryonia D 3, D 2*.
Husten gleich beim Hinlegen: *Aralia racemosa D 3*.
Husten nachts im Liegen und bei Altersbronchitis: *Hyoscyamus D 4, D 6*.
Brechreiz beim Husten: *Ipecacuanha D 4, D 6*.
Husten sofort an kalter Luft: *Sticta pulmonaria D 2*.
Husten mit sehr viel zähem, fadenförmigem Schleim: *Coccus cacti D 3, D 4*.
Gute Erfahrungen liegen vor – abseits jeder Theorie (auch wenn die sog. Hochpotenzler das oft nicht wahrhaben wollen) – mit Drosera, Ipecacuanha und Cetraria oplx MADAUS.

PHYTOTHERAPIE

Es bietet sich folgende Einteilung an – mit dem Vorteil des präziseren Einsatzes von Heilpflanzen:
1. Muzilaginosa – »Schleimdrogen«
2. Expektorantien – auswurffördernde Pflanzen
3. Bronchospasmolytika
4. Hustensedativa (Antitussiva)
5. Bronchial-Desinfizienzien.
Nach dem gegenwärtigen Stand auch der »Aufbereitung der Pflanzen durch die Kommission E können die Einteilungen im einzelnen so aussehen:

✦ **Muzilaginosa**

Diese Pflanzen enthalten Schleim und fördern die Abhustbarkeit durch »Verflüssigung des Schleims«. Vergessen werden darf nicht eine entsprechende Flüssigkeitsmenge (bis zu drei Liter pro Tag) – wobei sich vor allem gut warme Bronchialtees anbieten.
Die brauchbarsten dürften sein:
– Eibisch – Rad. et Fol. Althaeae
– Isländisches Moos – Lichen islandicus
– Süßholz – Rad. Liquiritiae
– Malve – Fol. et Flor. Malvae
– Huflattich – Fol. Farfarae.

Alle diese Pflanzen haben eine Monografie – mit Ausnahme von der Malve sind sie auch im Deutschen Arzneibuch (DAB) Ausgabe 9 aufgeführt. Der »trockene Reizhusten« wird bei Isländisch Moos und Malve ausdrücklich erwähnt.
Bei *Süßholz* gibt es wegen der evtl. mineralkortikoiden Effekte Gegenanzeigen (u. a. Hypertonie und Schwangerschaft) und Nebenwirkungen (bei längerer Anwendung und höherer Dosierung Kaliumverlust mit Hochdruck, Ödeme) – nicht länger als vier bis sechs Wochen.
Huflattich ist zwar nach den Schwierigkeiten wegen der Pyrrolizidin-Alkaloide (PA) wieder in der Therapie – aber mit Beschränkungen: Zum einen sind die gelben Blüten herausgenommen worden (mangelnde Wirksamkeit), zum anderen ist die Anwendung auf vier bis sechs Wochen im Jahr begrenzt.

Gegenanzeigen: Schwangerschaft und Stillzeit.
Ein gutes *Rezept bei trockenem Husten* (der Patient klagt, daß »nichts herausgeht«) wäre:

     Sirup. Althaeae
     Sirup Liquiritiae $\overline{aa}$ ad 250.0
     M. S.tee – eßlöffelweise 4–5 × tgl.

Zwischendurch können
Isla-Moos-Pastillen N 2/3 gelutscht werden (4–6 × 2).
Der Tee von Isl. Moos schmeckt schlecht.

Als Tee empfiehlt sich die »Standardmischung Brusttee«:

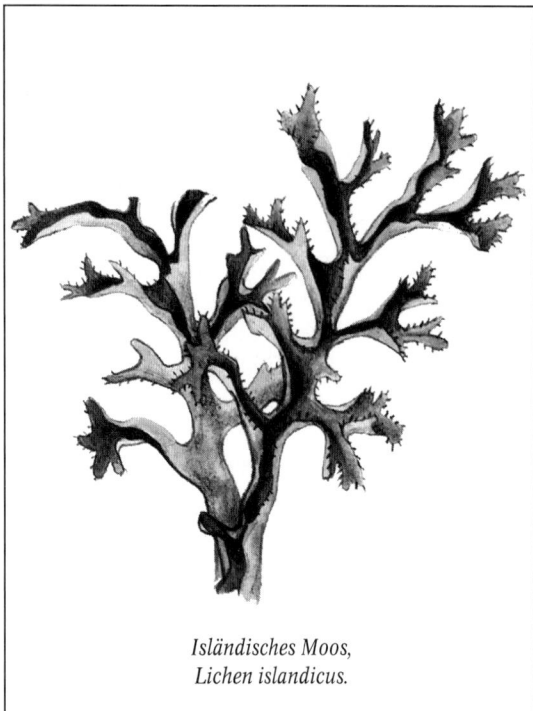

Isländisches Moos,
Lichen islandicus.

8. Kampfer – Lign. Camphorae, Ol. äth.
9. Anis – Fruct. Anisi et Ol. äth.
10. Sternanis – Fruct. Anisi stellati
11. Fenchel – Fruct. Foeniculi et Ol. äth.
12. Senegawurzel – Rad. Polygalae
13. Schwarzer Rettich – Rad. Raphani sativi
14. Ockergelber Hohlzahn – Hb. Galeopsidis
15. Andorn – Hb. Marrubii
16. Vogelknöterich – Hb. Polygoni avicularis
17. Sanikelkraut – Hb. Saniculae
18. Rote Seifenwurzel – Rad. Saponariae rubrae
19. Weiße Seifenwurzel – Rad. Gysophilae
20. Thymian – Hb. Thymi et Ol. äth.
21. Quendel – Hb. Serpylli
22. Grindelienkraut – Hb. Grindeliae
23. Weiße Taubnessel – Flor. Lamii alb.

Diese Pflanzen haben alle eine Positivmonografie. Die meisten allerdings mit der bescheidenen Indikation »Katarrhe der oberen Luftwege«.

Einige Anmerkungen sind zu dieser Gruppe 2 angezeigt:

Zu 1: Als Tee wenig verwendet, ist das *Eukalyptus-Öl* für die innerliche und äußerliche Anwendung geeignet (Monopräparat Cineol Kps. und Balsam von Casella).

Die Wirkung in der Monografie wird als »sekretomotorisch, expektorierend und schwach spasmolytisch« bezeichnet.

Gegenanzeigen (GA), Nebenwirkungen (NW) und Wechselwirkungen (WW) sind bei der Verwendung des Öls zu beachten:
– innerlich nicht bei entzündlichen Erkrankungen im Magen-Darm-Bereich, schweren Lebererkrankungen,
– äußerlich nicht bei Säuglingen und Kleinkindern im Bereich des Gesichtes, speziell der Nase, auftragen.

Zu 3: Die Wirkung von *Spitzwegerich* ist angegeben mit »reizmildernd, adstringierend und antibakteriell« – die Indikation mit »Katarrhe der oberen Luftwege« (wie meist).

Zu 4: Bei den Blüten ist GA »bekannte Allergie gegen Primeln«. Ansonsten ist zu beachten, daß die Pflanze unter Naturschutz steht (die hier medizinisch verwendete Primula veris und / oder elatior).

---

10 Teile Anis
10 Teile Süßholzwurzel
20 Teile Isländisches Moos
30 Teile Eibischwurzel
30 Teile Huflattichblätter.
Mischen: 1 Eßl. auf 1 große Tasse mit kochendem Wasser übergießen,
10 Min. ziehen lassen; früh und abends 1 Tasse.

✦ Expektorantien

Sind bei der ersten Gruppe die Muzine die schleimwirksamen Inhaltsstoffe, so bei der zweiten Saponine und ätherische Öle.

1. Eukalyptus – Fol. Eucalypti et Ol. äth.
2. Bibernell – Rad. Pimpinellae
3. Spitzwegerich – Hb. Plantaginis lanc.
4. Schlüsselblume – Rad. et Flor. Primula
5. Frische Fichtenspitzen und Fichtennadelöl – Turiones Piceae recentes et Ol. Piceae äth.
6. Kiefernsprossen und Kiefernnadelöl – Turiones Pini et Ol. Pini äth.
7. Königskerze – Flor. Verbasci

Sie ist saponinreich und ihre Wirkung als »sekretolytisch und expektorierend« monografiert.

Zu 5: Äußerlich und innerlich viel verwendet – man denke z. B. an die Bäder und Inhalationen in Luft- und Kneipp-Kurorten.
Sirupe sind beliebt.

Zu 6: Beide Nadelholzöle sollen (GA) nicht bei Asthma bronchiale und Keuchhusten angewendet werden, weil sie Bronchospasmen verstärken.

Zu 7: Könnte auch zu den Schleimdrogen gerechnet werden – die Übergänge sind fließend.
Wurde früher die *Königskerze* als Verbascum thapsiforme bezeichnet, so nennt man sie jetzt Verbascum densiflorum und / oder – auch diese Art wird verwendet – phlomoides. Beide Arten gelten als saponin- und schleimstoffhaltig.

Zu 8: Kampfer, der ja auch als Kreislaufmittel, das schnell wirkt, beliebt ist, wird in der Monografie als »atemanaleptisch, bronchospasmolytisch« bezeichnet.

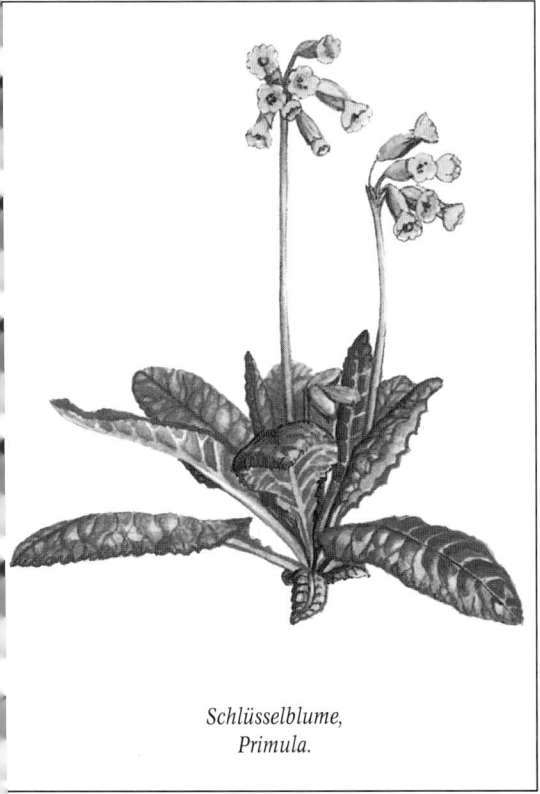

Schlüsselblume,
Primula.

Ungt. Camphoratum und das Kampferöl sind gängige Zubereitungsformen.

Zu 9: Hier wäre lediglich zu erwähnen, daß bei *Anis* auch die äußerliche Anwendung in der Monografie vorkommt mit dem Hinweis, daß sie »eine Inhalation des äth. Öls zum Ziel haben« muß (Salben also nicht in Betracht kommen).

Zu 11: Für den *Fenchel* kann das gleiche gelten wie bei Anis: Lediglich die Inhalation des äth. Öls ist hier sinnvoll. Auch ist – wie meist bei äth. Ölen – eine Anwendung bei Säuglingen und Kleinkindern nicht angezeigt.

Zu 12: Als NW ist vermerkt: »Magen-Darm-Reizung bei längerdauernder Anwendung«.

Zu 13: Der *Rettich* bietet sich als Preßsaft an: 50–100 ml pro die. Seine Wirkung ist laut Monografie antimikrobiell. Wer den Saft nicht selbst herstellen will, verwende die Säfte von Schoenenberger oder Kneipp-Heilmittelwerk.

Zu 14: Als Inhaltsstoffe dieser Teepflanze werden Gerbstoffe und Saponine genannt.

Zu 15: Der *Andorn* ist auch für Appetitlosigkeit und dyspeptische Beschwerden monografiert: Er ist eine Bitter- und Gerbstoffdroge.

Zu 18: und

Zu 19: Gelten als Saponindrogen.

Zu 20: Thymus vulgaris hat in der Monografie die Indikation: »Symptome der Bronchitis und des Keuchhustens. Katarrhe der oberen Luftwege.«
Dies würde ihn auch zur Gruppe 3 der Spasmolytika rechnen lassen.
Gut zu kombinieren ist er mit Drosera:

Rp. Extr. Thymi fluid.
Extr. Droserae fluid. āā ad 30.0
M. S.: 2stdl. 10–20 gtt., je nach Alter

Das Präparat Thymitussin ist bewährt. Das Präparat *Tussamag* ist ein Monopräparat aus Thymian – zuckerfrei – 175.0 ml teelöffelweise (ct-Arzneimittel, Berlin).

Zu 22: Die *Grindelia* aus Nordamerika gilt als Adjuvans bei Asthma – auch in der Homöopathie wird sie so verwendet. Diese Indikation wollte man ihr nicht zubilligen – es ist wenig Erfahrungsmaterial vorhanden (»Katarrhe der oberen Luftwege«).

Zu 23: Erstaunt wird man sein, daß die *Weiße Taubnessel* in dieser Reihe auftaucht: Sie hat aber neben der Anwendung äußerlich bei unspezifischem Fluor eine Indikation innerlich: »Katarrhe der oberen Luftwege« (Gerbstoffdroge).

Rezepturen vielfältiger Art sind möglich; z. B. eine Kombination von Muzilaginosa und Expektorantien – die Grenze kann sowieso nicht streng gezogen werden:

Rp. Rad. Althaeae 20.0
     Fruct. Foeniculi 10.0
     Lich. Islandici 10.0
     Hb. Plantaginis lanc. 15.0
     Rad. Liquiritiae 10.0
     Hb. Thymi 30.0
     M. f. spec. D. S.: 1 Eßl./Infus auf 1 große Tasse, 10 Min. ziehen lassen, mehrmals tgl.

E. WEISS gibt einen Tee an »bei dem einfachen, sich länger hinziehenden Husten mit ungenügendem Auswurf«:

Rp. Rad. Primulae 20.0
     Fruct. Anisi
     Fruct. Foeniculi
     Fol. Farfarae $\overline{aa}$ ad 50.0
     M. f. spec. S.: 2 Teelöffel auf 1 Tasse Wasser.

Ein Sirup könnte so zusammengesetzt sein:

Rp. Ol. Anisi äth. 2.0
     Tct. Pimpinellae 30.0
     Sir. Foeniculi ad 200.0
     M. S.: Vor Gebrauch schütteln, mehrmals tägl. 1 Teelöffel.

TH. KARTNIG schreibt: Auf die als besonders unangenehm empfundene, von einem »trockenen Husten« begleitete erste Phase der Bronchitis folgt im allgemeinen eine »Auswurfphase«, die durch reichliche Sekretabsonderung charakterisiert ist. Durch die Verabreichung von Secretolytica (= Expectorantia) kann die »trockene Phase« abgekürzt bzw. der Eintritt der »Auswurfphase« beschleunigt werden.

Man sieht, daß eine Reihe von Arzneipflanzen, die schon lange in der Therapie sind (Andorn

z. B. bereits bei HILDEGARD VON BINGEN, 12. Jh.), erhalten bleiben. Eine Reihe von ihnen ist auch im DAB 9 aufgeführt. Beachtet muß immer wieder werden, *welcher Drogenteil* zu verwenden ist und verordnet werden kann.

Schließlich: Muzilaginosa sind mit Expektorantien oder Bronchospasmolytika zu kombinieren, d. h. Maßnahmen zur Sekret*lockerung* sind stets mit Maßnahmen zur Sekret*entfernung* zu koppeln.

✦ **Bronchospasmolytika**

1. Sonnentau – Hb. Droserae
2. Bischofskraut – Fruct. Ammeos visnagae (= Khella)
3. Chinesisches Meerträubchen – Hb. Ephedrae
4. Pestwurz – Rhiz. Petasitidis.

Zu 1: Der »Krampf- und Reizhusten« ist monografiert. Die Wirkung ist mit »bronchospasmolytisch, antitussiv« beschrieben.

Zu 2: Die Früchte vom *Bischofskraut* (auch: Ägyptische Zahnstocherammei) sind als Teedroge nicht üblich; man muß auf Zubereitungen und Präparate zurückgreifen. U. a. die Indikation der Monografie: »Zur unterstützenden Behandlung leichter Formen obstruktiv bedingter Atemwegsbeschwerden«.

Zu 3: Wegen des Alkaloids Ephedrin gibt es Hinweise zur Beachtung in der Monografie: Eine Reihe von Gegenanzeigen (Bluthochdruck, Engwinkelglaukom u. a.), Nebenwirkungen (Schlaflosigkeit u. v. a.) und Wechselwirkungen mit anderen Medikamenten.

Dies alles taucht natürlich auch auf dem Beipackzettel auf!

Zu 4: Für die *Pestwurz* gilt ebenfalls, daß die Wurzel als Teedroge nicht üblich ist; als Monopräparat ist Petadolex von WEBER & WEBER bewährt (das inzwischen PA-frei ist!).

Für Petasites gilt – wie bei Huflattich – daß wegen der PA eine Begrenzungsdauer zu beachten ist:

Nicht länger als 4–6 Wochen pro Jahr.

Gegenanzeigen: Schwangerschaft, Stillzeit.

Die spasmolytische Wirkung ist nur für die Harnwege monografiert; erfahrungsgemäß wirkt die Pflanze jedoch auch auf die Bronchien.

Für die Praxis ist wichtig, daß alle Spasmolytika auch beim Asthma als Adjuvantien eingesetzt werden können.

An Grindelia sei in diesem Zusammenhang ebenfalls erinnert.

✦ Hustensedativa

1. Efeu – Fol. Hederae
2. Schöllkraut – Hb. Chelidonii.

Zu 1: Das Material zur Wirksamkeit des Efeus bezieht sich nahezu ausschließlich auf das Präparat *Prospan* (Fa. ENGELHARD, Frankfurt/M.).

Mit dessen verschiedenen Zubereitungen – nicht als Tee – liegen gute Erfahrungen vor.

Zu 2: Schöllkraut ist zwar positiv monografiert (Gallewirksamkeit u. a., Bitterstoffdroge), es findet sich aber nicht der hustensedierende Effekt. Dieser ist jedoch empirisch erprobt.

(Chelidonium majus gehört zur Familie der Mohngewächse; wenn man sieht, daß die verschreibungspflichtigen Codein-Präparate in dieser Gruppe der Hustensedativa eine erhebliche Bedeutung in der ärztlichen Rezeptur haben, kann man die Wirkung des Alkaloids Chelidonin als Alternative – mit Efeu – versuchen.)

Als Monopräparat bietet sich *Panchelidon* von KANOLDT an; in Kombinationen ist Schöllkraut als Hustensedativum ebenfalls zu finden.

✦ Atemwegs-Desinfizienzien

1. Kapuzinerkresse – Sem. Tropaeoli
2. Meerrettich – Rad. Armoraciae
3. Lärchenterpentin – Laricina Terebinthinae
4. Pfefferminzöl – Ol. Menthae pip. äth.
5. Minzöl – Ol. Menthae arvensis äth.
6. Tolubalsam – Balsamum tolutanum
7. Weiße Senfsamen – Sem. Sinapis albae
8. Brunnenkresse – Hb. Nasturtii
9. Schwarzer Rettich – Rad. Raphani sativi.

Zu 1: Hier wäre zu erwähnen, daß die Monografie dieser Pflanze nur mehr einen Nutzen zusammen mit anderen zuspricht. Das jahrzehntelang auf dem Markt befindliche *Tromacaps* von MADAUS (Benzylsenföl-Kapseln) wurde 1991 vom Markt genommen.

Es bietet sich das Präparat *Angocin* REPHA an,

das neben der Kapuzinerkresse den Meerrettich und Echinacea enthält.

Zu 2: Beim *Meerrettich* sind wegen der Senföle Gegenanzeigen (Magen-Darm-Ulcera, Nephritiden, nicht bei Kindern unter 4 Jahren anwenden) und Nebenwirkungen (selten Magen-Darm-Beschwerden bei Einnahme) zu beachten.

Zu 3: Lärchenterpentin in Salben und Ölen, sog. Brustbalsamen, ist geläufig. Daneben ist zur äußeren und inneren Anwendung das gereinigte Terpentinöl – Ol. Terebinthinae rectificati äth. monografiert.

Zu 4: Pfefferminzöl und *Minzöl* für äußerlich in Brust- und Nasensalben, zur Inhalation (3–4 gtt. in heißem Wasser) und innerlich 6–12 gtt. als mittlere Tagesdosis) darf nicht bei Säuglingen und Kleinkindern verwendet werden.

Auch Gallensteine sind eine Gegenanzeige.

Zu 6: Tolubalsam ist zur inneren Anwendung in entsprechenden Zubereitungen monografiert.

Zu 7: Senfsamen ad usum externum: Breiumschläge – 4 Eßlöffel Pulverdroge unmittel-

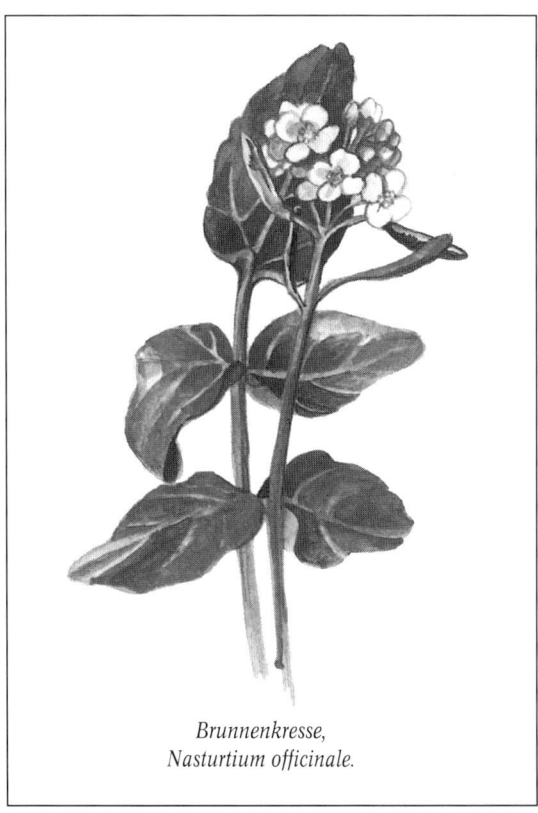

Brunnenkresse,
Nasturtium officinale.

bar vor der Anwendung mit warmem Wasser zu einer breiartigen Konsistenz anrühren.

Die Gefahr von Haut- und Nervenschäden bei zu langer Anwendung und ein Schutz der Schleimhäute sind zu beachten.

Bei Nierenerkrankungen nicht anwenden wegen der Resorption von Senföl.

Zu 8: Die *Brunnenkresse* enthält – wie der Meerrettich – Senfölglykoside und Senföl. Die Indikation lautet auf »Katarrhe der oberen Luftwege« – Gegenanzeigen und Nebenwirkungen wie beim Meerrettich.

Sie kann frisch oder getrocknet verwendet werden – wobei ich persönlich der frischen Droge oder einem Frischpreßsaft von SCHOENENBERGER den Vorzug gebe.

Zu 9: Gute Erfahrungen mit dem Frischsaft »Schwarzrettich« von SCHOENENBERGER.

Eine Anmerkung wäre zu machen:
– *Echinacea purpurea (Hb.)* hat in der Monografie ausdrücklich u. a. die Indikation: »Zur unterstützenden Behandlung rezidivierender Infekte im Bereich der Atemwege …«
– *Chamomilla* enthält für die Inhalation: »Entzündliche Erkrankungen und Reizzustände der Luftwege«.

Kamillenblüten (Flor. Chamomillae) können immer als unspezifisches Mittel dazugegeben werden, z. B. zu einem Inhalationstee; dasselbe gilt für Lindenblüten (»bei Erkältungskrankheiten«).

Ein solcher Tee könnte so aussehen:

```
Rp.  Flor. Chamomillae
     Flor. Tiliae
     Hb. Thymi
     Fol. Eukalypti āā ad 70.0
     M. S.: 1 Eßlöffel auf 3 Liter kochendes
     Wasser zur Inhalation – auch als sog.
     Kneippschen Oberdampf.
```

Eine Reihe von traditionell bei Husten und Bronchitis verwendeten Pflanzen erhielten eine *Null-Monografie*:
– Alantwurzel (Rad. Inulae)
– Eßkastanienblätter (Fol. Castaneae)
– Lungenkraut (Hb. Pulmonariae)
– Seifenkraut (Hb. Saponariae)
– Klatschmohn (Flor. Rhoeados)

– Ysopkraut (Hb. Hysopi)
– Stechapfel (Fol. et Sem. Stramonii) auch zum Räuchern.

Andere Pflanzen *werden – vermutlich – noch* bearbeitet:
– Quitte (Fruct. Cydoniae)
– Wohlriechendes Veilchen (Rad. Violae odoratae)
– Betonie (Hb. Betonicae)
– Echter Ehrenpreis (Hb. Veronicae)
– Piscidia (Cortex)
– Quebracho (Cortex)
– Schwertlilie (Rad. Iridis).

Ein weiterer Punkt:

Die *Lunge als Organ* kommt bei der Pflanzenaufbereitung nach dem Arzneimittelgesetz von 1976 in diesem Zusammenhang nicht vor. Es soll aus meiner Sicht der Dinge aber nicht unerwähnt bleiben, daß es sich bei Menschen, die eine Tbc durchgemacht haben, empfiehlt zu geben:

```
Rp.  Umckaloabo »Iso« 50.0
     S.: ansteigend dosieren nach Prospekt
     Scordal Kps. Kattwiga N 2/3
     S.: früh und abends 1 Kps.
```

»Kieseltee« nach KNEIPP-KROEBER:

```
     Schachtelhalm 100.0
     Ockergelber Hohlzahn 50.0
     Vogelknöterich 100.0
     M.: 2 Eßlöffel mit ½ Liter Wasser,
     3 Min. kochen und mind. 20 Min. ziehen lassen.
```

Phytotherapie geht also in dem Sinn nur an die »oberen Luftwege« – wie es in den Monografien immer wieder heißt. Diese wiederum gehen – nach Ansicht von Pulmologen – bis zu den Stammbronchien.

Allgemeine Hinweise

Vitamin-C-Stoß mit Sanddornsaft, Cerolasaft oder Acerola-Taler von Dr. GRANDEL; Hagebuttenmus.

»*Abwehrmittel*« von Echinacea, Thuja, Baptisia, Eupatorium – eigene Erfahrungen liegen vor mit *Cefasept, Echinacin, Pascotox, Scorotox, Gernasept* und *Toxi-Loges*.

Die *chronische Bronchitis* älterer Menschen

braucht neben den angeführten Mitteln Herzglykoside: *Cefascillan, Szillosan, Cor-Loges, Miroton.*

Um Mißverständnisse nicht aufkommen zu lassen: Bei drohender Lungenentzündung ist *Penizillin* nötig. Nachbehandlung aber mit dem ganzem Arsenal der Phytotherapie wird ebenso nötig sein.

Ein weiteres: *Hustensedativa* »unterdrücken« den Husten. Man wird sie nur *für die Nacht* geben. Tagsüber muß der Schleim heraus. Aber die Nachtruhe ist wichtig. *Antitussiva*, wie sie auch genannt werden, wirken zentral, indem sie die Reizschwelle im Hustenzentrum des Gehirns erhöhen. Angebracht sind sie nur bei quälendem Reizhusten ohne Sekretion (»unproduktiver Husten«): Schulmedizinisch sind hier die Codein-Präparate zu nennen.

Und noch mal: Freilich behandelt heute niemand mehr *Lungentuberkulose* mit Phytotherapie. Dafür gibt es die Tuberkulostatika. Aber *Nachbehandlung* mit Kieseltee, Umckaloabo und Scordal.

Bekannte ärztliche Hustenmittel sind das verschreibungsfreie *Bisolvon* und *Mucosolvan.* Man erinnert sich dabei kaum, daß diese Medikamente auf die Ayurveda-Pflanze Adhatoda vasica, ein in Indien wachsender, bis zu 2 m hoher immergrüner Strauch aus der Familie der Akanthusgewächse, zurückzuführen sind. Er wird seit langer Zeit als gutes Hustenmittel erwähnt.

1885 bereits wurde daraus das bittere und giftige Hauptalkaloid Vasicin (Peganin) isoliert. Dann ließ man die Sache auf sich beruhen. Erst in den sechziger Jahren nahm die Fa. THOMAE in Biberach den Stoff wieder auf. Dabei fand man das Bromhexin und das Mittel *Bisolvon* kam heraus. Später stieß man auf den Metaboliten des Bromhexins, das Ambroxol, und das Präparat *Mucosolvan*, zweifach stärker wirksam, erschien auf dem Markt.

Die *Haselwurz, Asarum europaeum,* gehört zu den Aristolochiagewächsen unserer heimischen Wälder und fällt durch ihre glänzenden nierenförmigen Blätter als auch durch die – seltene – Blütenfarbe braun auf.

In der älteren Medizin galt sie – Infus der Wurzeln – als Brechmittel. Nun ist bekannt,

daß diese, an Ipecacuanha erinnernd, hustenreizmildernd wirken können.

MÜLLER, Göppingen, brachte vor Jahren das Präparat *Escarol* Drag. heraus (expektorierende und bronchospasmolytische Wirkung) – es ist von den Inhaltsstoffen nur mehr schwer als Phytotherapeutikum zu erkennen: Phenylpropanderivate (trans-Isoasaron und trans-Isomethyleugenol).

Dies ist auch der Grund, daß die Haselwurz bei den vorstehenden Pflanzen nicht dabei ist – der isolierte Wirkstoff ist nicht mehr Gegenstand der Komm. E, vielmehr werden solche »Stoffgruppen« von einer speziellen Kommission behandelt (wie auch die isolierten Digitaliswirkstoffe Digoxin etc. oder Atropin aus der Belladonna). – Diese Tendenz der Phytotherapie sollte erwähnt sein.

Das *häufigste Symptom von sog. Erkältungskrankheiten ist der Husten* (gefolgt von Halsschmerzen, verstopfter Nase, Kratzen im Hals, Heiserkeit und Kopfschmerzen).

Akute Atemwegsinfekte werden von *Viren* ausgelöst und sind oft Wegbereiter für sekundäre *bakterielle* Infekte.

Die *chronische Bronchitis* ist jedoch meist die Folge von inhalativen Schädigungen (Rauchen einerseits, Staubinhalationen am Arbeitsplatz anderseits).

Definiert wird sie von der WHO so: Sind Beschwerden wie Husten und Auswurf in zwei aufeinanderfolgenden Jahren jeweils mindestens drei Monate lang vorhanden, nennt man die Bronchitis chronisch.

Die Probleme in ihrer ganzen Tragweite wird man jedoch u. a. nur politisch »in den Griff« bekommen.

MONIKA SCHUFFELS in »Gesundes Leben«: »Früher war es die Tuberkulose, heute sind es Bronchitis und Asthma bronchiale, die den Arzt in Trab halten. Krankheiten des Atemtrakts gehören zu den häufigsten Erkrankungen überhaupt und nehmen ständig zu. Obwohl es viele nicht wahrhaben wollen, mehren sich die Stimmen derer, die zunehmende Luftverschmutzung dafür verantwortlich machen. Als jüngsten Beweis können wir ansehen, daß Atemwegserkrankungen in den Ländern der ehemaligen DDR, in der sich um Luftreinheit niemand scherte, um ein Vielfaches höher liegen als bei uns.«

Der Autoverkehr muß eingeschränkt, die Abgaswerte müssen verringert werden. Durch falsche Rücksichtnahme der Politiker ist schon viel versäumt.

Können wir uns Zweitwagen (und gar Drittautos) ebenso wie Flüge von Frankfurt nach München (trotz guter Bahnverbindung!) heute wirklich noch leisten? Wollen wir wirklich warten, bis die Kinder keine Luft mehr bekommen?

Die Phytotherapie vermag viel; Ursachenbeseitigung sollte dazukommen.

DIE TUBERKULINISCHE DIATHESE UND IHRE BEHANDLUNG

»... meist starben Heldentenöre an Tuberkulose und nicht an der Liebesglut.« JOSSIF BRODSKIJ in »Venezianische Strophen«.

»In every family sometime was tuberculosis and everybody has tuberculism.«

Die *Symptomatik* und den Weg zur *Diagnose* dieser wichtigen Diathese möchte ich in einem Therapiebuch nicht näher beschreiben: hierüber gibt es Literatur. Hingewiesen soll sein auf Arbeiten der *Homöopathie*, wo dieser Begriff ebenso eine Rolle spielt wie in der *Iridologie* (R. SCHNABEL, A. MAUBACH, J. ANGERER). In der »Naturheilpraxis« 8/89 (S. 941–944) bin ich auf augendiagnostische Zeichen eingegangen.

Zunächst die Frage, *was es bedeutet*, eine **tuberkulinische Diathese** zu diagnostizieren bzw. davon betroffen zu sein:

✦ Wir können mit *bestimmten Reaktionsweisen des Betroffenen* rechnen, nämlich: häufige Schleimhautreaktionen, Katarrhe der Atemwege wie

– Sinusitis maxillaris (auch frontalis)
– Pharyngitis, Laryngitis
– Tonsillitis
– Bronchitis – bis hin zur Pneumonie und Tuberkulose.

✦ Ganz entscheidend ist, daß alle diese Symptome bei Menschen mit tuberkulinischer Diathese zur *Chronizität* führen können. Sie bleiben in der akuten Phase stecken oder überwinden sie zwar – um kurz darauf wieder mit denselben Beschwerden anzufangen. In neuerer Zeit subsumiert man dies ja häufig als Immunschwäche (früher nannte man es Abwehrschwäche).

Das prophylaktisch-therapeutische Konzept ist klar: Während Nichtbelastete bei einem simplen Schnupfen oder Katarrh im Frühjahr und im Spätherbst ganz gewiß keinen großen Therapie-Einsatz brauchen, stellt sich dies beim tuberkulinischen Menschen ganz anders dar. Nicht nur, daß er einer gründlichen Therapie bedarf – er muß auch darauf hingewiesen werden, Banalinfekte ernst und sich Zeit zum Auskurieren zu nehmen.

✦ Häufig gelangt die ganze Problematik über den zweiten Punkt zum dritten, nämlich zur Allergisierung – allerdings kann dies per se sich einstellen, ohne durch Punkt zwei sich zu bedingen. Häufig haben wir dann Asthma oder Ekzem – oder beides im Wechsel. Aber nicht nur dieses: alle allergischen Erkrankungen sind möglich – vom Heuschnupfen angefangen.

✦ Vorsichtig können wir auch die psychische Situation abschätzen – mit Vorbehalten ein Psychogramm der tuberkulinischen Diathese erstellen: introvertiert, melancholisch-euphorisch, künstlerisch, wenig Neigung zu Dauerfrustration, geringe Eitelkeit, wenig Haßgefühle, geringe Panzerung (nach W. REICH). Oft finden wir den leptosomen Typus (E. KRETSCHMER), der zum Empfindungsnaturell C. HUTERS Parallelen aufweist und gestaltphänomenologisch zu bestimmten psychischen Reaktionsweisen tendiert.

✦ Für die Berufsberatung ist es ebenfalls von Vorteil zu wissen, daß es sich um einen Menschen mit tuberkulinischer Diathese handelt. Der leptosome Typ ist häufig leicht rachitisch und nur der oberflächliche Betrachter kann meinen, daß diese Krankheit am Aussterben sei. (Wenn man alleine schon einmal auf einer belebten Fußgängerstraße hinter jungen Menschen hergeht und ihre Bein- und Beckensituation betrachtet – gar noch, wenn man sich mit Chiropraktik oder Osteopathie befaßt – wird man außerordentlich überrascht sein, was für eine unglaubliche Zahl von Fehlstellungen man feststellen muß!)

Für schwere körperliche Arbeit besteht also meistens wenig Eignung, in ein Bergwerk wird man solche Menschen nicht schicken – »lungengängige Feinstäube« –, das Malerhandwerk wird sich wegen der Farbausdünstungen ebensowenig eignen wie die Arbeit in einem chemischen Werk oder als Verkehrspolizist an einer belebten Kreuzung.

Nun wären direkte therapeutische Interventionen zu besprechen. Die folgende »Mittel-Liste« kann nur wiedergeben, was ich persönlich einigermaßen kenne – sie erhebt keinen Anspruch auf Vollständigkeit.

1. Tuberkulinum-Nosode
2. Spenglersan T
3. Utilin Sanum
4. Nosoden-Complex Medorrhinum comp. Pascoe
5. Metabiarex Fackler
6. Bronchial-Asthma magnet-activ
7. Umckaloabo Iso
8. Cefapulmon Cefak
9. Scordal Kattwiga
10. Gerner Mixtura Membranae Gernerpharma
11. Asclepias Hevertoplex Hevert
12. Spurapur I (Cu-Co-V-Mn) Wecoton
13. Equisetum arvense u. a. Pflanzen
14. Silicea D 12 biochemisch.

Auf einige Mittel möchte ich besonders eingehen:

Das **Zinnkraut oder der Ackerschachtelhalm** ist eine alte Pflanze im Sinne der Erdgeschichte. Wir können uns schwerlich die untergegangenen und kohlebildenden Schachtelhalmwälder in ihren riesigen Dimensionen vorstellen (im Tierreich vielleicht vergleichbar mit den Dinosauriern). Das Mineralisch-Metallische fühlt man schon beim Anfassen der Pflanze – man darf sie nicht verwechseln mit dem weichen und etwas labbrigen E. hiemale. Mit den Anthroposophen kann man wohl sagen, daß die Pflanze »den Kieselprozeß repräsentiert«. Dr. med. E. H. Schmeer schreibt in einem höchst lesenswerten Aufsatz »Silicea«

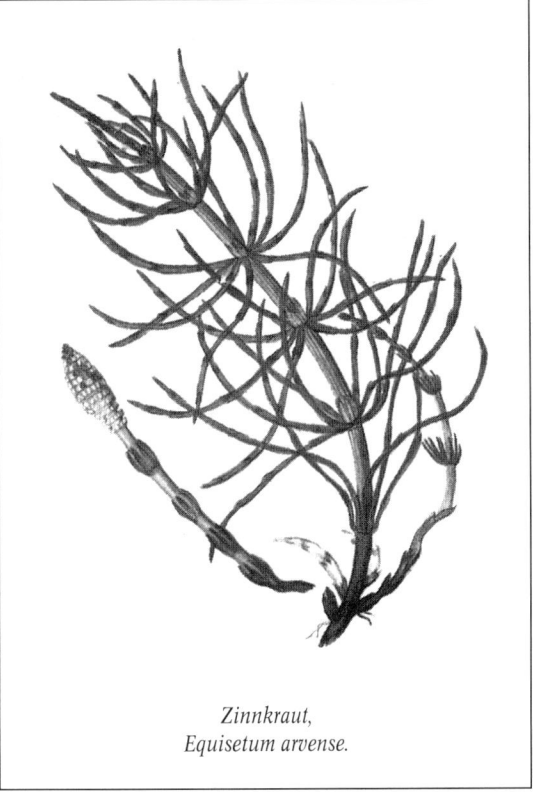

Zinnkraut,
Equisetum arvense.

in der Zeitschrift »Naturamed« (4/1988): »Zu den kieselsäurehaltigsten Pflanzen gehört der Schachtelhalm. Vegetabilische Kieselsäure findet sich bis zu 70 % in der Asche.«

Der *Schachtelhalm ist traditioneller Bestandteil des »Kieseltees«*: 75 Teile Schachtelhalm, 50 Teile Ockergelben Hohlzahn, 150 Teile Vogelknöterich. Sebastian Kneipp bezeichnete den Schachtelhalm als »einzig, unersetzbar und unschätzbar«. Die Pflanze hat auch von der Kommission E in Berlin eine Positiv-Monografie – allerdings kommt die alte Verwendung bei Lungenphthise nicht vor, sondern die Durchspülfunktion bei Nieren-Blasen-Leiden. In diesem Zusammenhang zu bemerken wäre, daß das Lungenkraut (Pulmonaria officinalis) hingegen eine Null-Monografie erhielt, weil eine Wirkung nicht nachgewiesen ist.

Ebenfalls dem Aufsatz von E. H. Schmeer entnehme ich die Angaben, daß die Gesteinsmassen der Erde zu 75 % aus Silizium-Verbindungen zusammengesetzt sind. Silizium kommt also rein nicht vor, vielmehr in Verbindungen als *Siliziumdioxyd* (»*Kieselsäure*«). Als Quarz oder Bergkristall ist es sehr hart. Und wörtlich der eben zitierte Autor: »Die positive Beziehung von Silicea zum Licht wird technisch in den Solarzellen genutzt.«

Ich bin hier nicht in der Lage, all das Wissenswerte und Interessante aufzuführen. Nicht auslassen möchte ich hingegen, was sich in J. W. GOETHES »*Dichtung und Wahrheit*« erstaunlicherweise *über Silicea* findet, und man möge mir diese Abschweifung vom Thema gestatten. Im Frühjahr 1768 – GOETHE war 19 – erlitt er einen Blutsturz, vermutlich infolge einer Lungen-Tbc. Wahrscheinlich war eine Diathese bei ihm da und es kamen andere Faktoren und Noxen hinzu. Er wohnte in Leipzig während seiner Studentenzeit im Hause BREITKOPF; nicht nur, daß sein Hausgenosse der Arzt Dr. REICHEL war (»... konsultierte ich von Zeit zu Zeit, da ich mich wo nicht krank, doch unmustern fühlte«) – den altmodischen Ausdruck »unmustern« müssen wir mit »unwohl« übersetzen, »unpäßlich« –, er logierte auch unter einem Dach mit dem Kupferstecher STOCK. Es scheint GOETHE großes Vergnügen gemacht zu haben, seine Technik zu erlernen; aber: »... ich hatte nicht Vorsicht genug, mich gegen die schädlichen Dünste zu verwahren, die sich bei solcher Gelegenheit zu entwickeln pflegen, und sie mögen wohl zu den Übeln beigetragen haben, die mich nachher eine Zeitlang quälten.« Kurz darauf berichtet er auch Genaueres über die »Übel« – sie trieben ihn wohl schließlich von Leipzig ins Frankfurter Elternhaus zurück. Und bei seiner Aussage »da ich mit einer Geschwulst am Halse sehr geplagt war ...« nehmen die Biographen eine Drüsentuberkulose an. Diese Krankheit zog sich hin – aber sie brachte auch die Bekanntschaft mit den Werken von PARACELSUS und BASILIUS VALENTINUS. Und GOETHE – auch hier zeigt sich sein genialer sechster Sinn – experimentierte mit Liquor Silicium, mit Kieselsaft, welcher entsteht, wenn man reine Quarzkiesel mit einem gehörigen Anteil Alkali schmilzt. – Die Schädigung durch das Ätzen von Kupferplatten taucht übrigens bald nochmal auf und führt zu einer heftigen Tonsillitis und Pharyngitis. GOETHE fühlte sich in Frankfurt als »Schiffsbrüchiger« und konstatiert sein »übles Aussehen«; ausführlich berichtet er schließlich davon, wie der Arzt und »Chirurgus« die von uns heute als Drüsentuberkulose angesehene Schwellung an den Halslymphdrüsen aufschnitt. Auch mußte der Frankfurter Arzt mitten in der Nacht – so brisant war der Zustand GOETHES – sein Geheimmittel holen – ein kristallines Salz mit stark alkalischem Geschmack – und der Patient erhielt eine Gabe:

»Das Salz war kaum genommen, so zeigte sich eine Erleichterung des Zustandes, und von dem Augenblick an nahm die Krankheit eine Wendung, die stufenweise zur Besserung führte.« Interessant ist schließlich noch, daß sich der junge GOETHE dann eine Art von alchimistischem Labor einrichtete und sich speziell mit dem Liquor Silicium befaßte – auch den Ausdruck »das Kieselhafte« benutzte er (den dann später RUDOLF STEINER in die Anthroposophie einbrachte).

(Erwähnt sei in diesem Zusammenhang noch, daß G. VITHOULKAS Siliceapatienten als »sensitiv, zartfühlend, ästhetisch, elitär und aristokratisch« bezeichnet.)

Umfangreiche Erfahrungen konnte ich im Laufe der Jahre mit *Umckaloabo der Firma* ISO sammeln; es handelt sich um eine Geraniaceen-Wurzel aus Südafrika. Als Inhaltsstoffe werden mehrere Cumarine angegeben sowie Phenolcarbonsäuren, Tannine, Kalzium und Kieselsäure. Die Droge kam über den Engländer STEVENS 1897 nach Deutschland (über England), nachdem dieser selbst während eines längeren Aufenthaltes bei den Zulus von einem eingeborenen Herbalisten damit geheilt wurde. Die Firma ISO gibt als Anwendungsgebiet »akute und chronische Infekte, eitrige Prozesse wie z. B. Angina tonsillaris, Sinusitis, Bronchitis; auch bei viralen und grippalen Infekten bewährt« an. Lediglich als Hinweis schließlich die Bemerkung: »die Anwendung als Umckaloabo-Stevens-Kur hat sich seit Jahrzehnten zur Unterstützungs- und Nachbehandlung der Tuberkulose bewährt.« (Über die positiven Erfahrungen, insbesondere bei Kindern, habe ich in der »Naturheilpraxis« Nr. 3, 1978 berichtet.)

Das Präparat Scordal der Firma KATTWIGA möchte ich ebenso als Basismittel besonders herausstellen. Es enthält (Kapseln N 2/N 3, 3 × 1) die pulverisierte Droge Teucrium scorodonia, den Salbeigamander, der auch in der Homöopathie als Tuberkulose-Mittel (und bei Nasenpolypen sowie chronischer Bronchitis) seit langem gilt. Es darf diese Pflanze nur nicht in Vergessenheit geraten – ihr Einsatz lohnt!

Die *Gabe der* **Tuberculinum-Nosode** ist bei Homöopathen sehr beliebt, sowohl aufgrund der Anamnese, der Symptomatik und aufgrund iridologischer Hinweise. Auch hat sich in neuerer Zeit der Berliner Heilpraktiker ANDREAS KRÜGER sehr intensiv mit dem Tuberculinum-Bild befaßt und anschaulich darüber gesprochen.

Immer aber wird es sich – im Sinne der *klassischen Naturheilkunde* – bei der Umstimmung einer Diathese um die Änderung der Lebensweise handeln. Naturgemäß kann auch damit nicht »wegtherapiert« werden, was man im biblischen Sinne »von den Vätern ererbt« und was demzufolge »bis ins siebte Glied« wirkt. Der Befund als solcher wird bleiben – das Befinden sich verbessern. *Licht – Luft – Sonne – Abhärtung im Kneippschen Sinn – Bewegung – vernünftige Ernährung:* Der Behandler wird anregen, aber auf die Eigenleistung des Patienten wird nicht verzichtet werden können. Alles, was wichtig ist, ist wahrscheinlich auch mit Mühe und Anstrengung verbunden. Und der bequemste Weg ist immer das Einnehmen eines Mittels und die Leistung des Therapeuten – aber ist er auch der sicherste? (Übrigens versuchen die Bad Wörishofener ihrer Kneipp-Therapie einen modernen Touch zu geben: »Kneipp is life« – und stellen die Naturheilklassiker so vor: 1. Wasserkraft, 2. Körpertraining, 3. Vitalkost, 4. Pflanzenkraft, 5. Lebensrhythmik!) Was den fünften Punkt, die Lebensrhythmik betrifft, so könnte man statt dessen auch »Ordnungstherapie« sagen.

Ihre große Bedeutung hat die *Tuberkulose* sicher verloren, keineswegs aber ist sie ausgestorben. Hygiene und Ernährung haben in den Wohlstandsländern – ganz im Gegensatz zu vielen »Entwicklungsländern« – das ihre dazu beigetragen. JOSEF EVERS, der sich zeitlebens mit Multipler Sklerose befaßte, beschrieb dieses Phänomen in einem Buch »Vom Wandel der Infektionskrankheiten«: Waren es im Mittelalter die Züge der Pest, welche die europäische Bevölkerung fast ausrotteten*, so sind es im vorigen und zu Beginn dieses Jahrhunderts Millionen Menschen gewesen, die der Tbc erlagen. Es leuchtet ein, daß noch unsere Generation völlig »durchseucht« ist mit dem Tuberkelbazillus. Haben die Herz-Kreislauf-Krankheiten, der Krebs im Augenblick Seuchencharakter? Wird Aids sich weiter ausbreiten oder vorher der Virus besiegt werden? Wir wissen auch noch wenig über eine Art von Gesetzmäßigkeit, mit der akute Krankheiten in chronische ausweichen. Wir kennen nicht ganz die Geheimnisse, warum *ein* Übel oft verschwindet, um einem anderen Platz zu machen.

Iridologische Tbc-Diathesezeichen sind keine Tuberkulosezeichen! JOSEF ANGERER führt in seinem »Handbuch der Augendiagnostik« Zeichen für beide Zustände reichlich auf – schließlich hat nach dem 2. Weltkrieg die Tbc noch eine größere Bedeutung gehabt (das Buch erschien 1953). – Auch gibt es keine Koinzidenz, daß der Träger von Tbc-Erbzeichen eine aktive Tuberkulose bekommen muß. Vielmehr könnte man sagen, daß zum einen der Betreffende die Tbc schon im Mutterleib durchgemacht hat – oder seine Vorfahren sie »für ihn durchgearbeitet haben«, zum anderen müssen eben die Umstände danach sein – und was an Ursachen möglicherweise alles zusammenkommen muß, sei hier dargestellt:

Causae

1. Erbsubstanz – Konstitution
2. Psyche
   - Daueraufregungen
   - Eigenwünsche unerfüllt
   - Eigenwollen unerkannt
   - Panzerung durch zuviel Ehrgeiz

---

* In den schlimmsten Jahren 1347–49 schätzt man in Europa 25 Millionen Opfer!

- Eitelkeit, die vorwärts treibt
- Lieblosigkeit und Haß
3. ständige Ernährungsfehler (auch zuviel Rauchen und Trinken)
4. Bewegungsarmut (Bequemlichkeit)
5. Fokus
   - Zähne
   - Tonsillen
   - HNO-Bereich
   - Darm.

(Der Kollege HUBERT SCHARL führt bei der Tbc im Psychogramm vor allem die *Enttäuschung* an, die sich m. E. im vorstehenden aus 2.2 ergeben würde.) Psyche und Soma – wie eng mag alles miteinander verknüpft sein? Das Religiöse im Menschen und sein Heilsein? URSULA VON HEIMENDAHL drückt es in einem Beitrag der »Naturheilpraxis« (9/87) einmal so aus: »Tritt der Mensch aus seiner Mitte, verläßt er, bewußt oder durch noch nicht genügende Festigung unbewußt, die Rückbindung, dann kann kein Deich mehr den drängenden Giftfluten Einhalt gebieten.«

Die **Tuberkulin-Proben** zeigen eine durchgemachte Tbc-Infektion an; als Folge einer vermehrten Frühdurchseuchung findet sich heute bei Jugendlichen bis zum 20. Lebensjahr noch etwa in 8–20% der Fälle die Reaktion *positiv*. – Die durchschnittliche Morbidität liegt bei uns immer noch bei ca. 50 jährlichen Neuerkrankungen, bezogen auf 100 000 Einwohner; in Afrika, Asien, Ozeanien ist die Inzidenz 300 zu 100 000, also sechsfach höher. Aber es ist festzuhalten, daß auch in Europa die Tbc immer noch zu den am häufigsten auftretenden Infektionskrankheiten gehört. Und schließlich: 90% aller Primärtuberkulosen laufen in unseren Breitengraden *pulmonal* ab. Letztlich: positive Tuberkulinreaktionen sagen nicht unbedingt etwas über die Aktivität der Tbc aus.

Das Erkennen und Diagnostizieren der Konstitution des Menschen, eine Art von Grunddiagnose mit großer Tradition, liegt augenblicklich nicht im *Trend der Medizin*. Und es ist mit dem natur- und ganzheitlichen Denken immer dasselbe: sich dem Trend zu widersetzen hat für viele Menschen den Beigeschmack des Vergeblichen, des Rückwärtsgewandten.

Aber hören wir vielleicht auch einmal einen Philosophen, den Münchner Prof. ROBERT SPAEMANN: »Wir müssen uns jedoch klarmachen, daß alles Humane in der Welt, alle Struktur, alles Recht dem Trend abgerungen ist. Der universelle Trend der Welt wird formuliert durch den zweiten Hauptsatz der Thermodynamik. Er besagt, daß der Automatismus jeder nicht bewußt gesteuerten Entwicklung auf Entstrukturierung, auf Unordnung, auf Nivellierung und am Ende auf Tod hinausläuft. Alles Organische, alles Leben, alles Humane geht in umgekehrte Richtung.« Und ich darf davon ausgehen, daß der Leser die Worte »Struktur« und »Entstrukturierung« im Zusammenhang mit meinem Thema verstehen mag. Und man mag es beklagen oder nicht, daß Iris- und Augendiagnose nach wie vor nicht im Trend liegen (im Gegensatz zu einigen anderen Verfahren der Heilpraktiker, die in den letzten Jahren eine gewisse Adaption von seiten der naturwissenschaftlichen Medizin erfahren haben). Im Grunde gilt noch, was der Mitbegründer der »Erfahrungsheilkunde« Dr. WILL RINK in einem Aufsatz 1951 (!) schrieb: »Seit 70 Jahren behauptet die Augendiagnostik, eine brauchbare Methode zum Nachweis krankhaft veränderter Reaktionslagen des Körperganzen im Spiegel eines Teiles dieser Ganzheit zu sein, ohne daß eine ernsthafte unvoreingenommene Nachprüfung dieser empirisch belegten Behauptung seitens der offiziellen Schulmedizin erfolgt wäre.«

Unsere Aufgabe wird es sein, unbeirrt an dieser diagnostischen Methode weiterzuarbeiten.

ERKRANKUNGEN DER NASENNEBENHÖHLEN

Der Mensch hat 8 Nasennebenhöhlen: 2 Kieferhöhlen, 2 Stirnhöhlen, 2 Siebbeinzellsysteme und 2 Keilbeinhöhlen. Diese Lufträume des Schädels faßt man als Nasennebenhöhlen zusammen und sie stehen entwicklungsgeschichtlich mit der Atmung in engem Zusammenhang: Sie werden – das ist interessant – bei der Ausatmung beatmet und es entsteht dann in ihnen Überdruck, bei der Einatmung hingegen Unterdruck.

Während die Oberkieferhöhlen bereits am Ende des ersten Lebensjahres ausgebildet, auch die Siebbeinzellen früh schon pneumatisiert sind, brauchen die Keilbeinhöhlen etwa 4–8 Jahre, die Stirnbeinhöhlen 10–12 Jahre, ehe sie voll »belüftet« sind. Die Ausbildung der Höhlen im Kopf und ihre Beatmung hängt mit der Umwandlung der anfänglich lymphatischen Konstitution in die Phase vertiefter Atmung zusammen.

Die Individualisierung des jungen Menschen hängt entscheidend von dieser Pneumatisation der Kopfhöhlen ab. Das kindliche Geöffnetsein der Umwelt gegenüber, die es staunend gleichsam mit offenem Mund wahrnimmt, geht mit zunehmender Nasenatmung mehr in eine kontrollierte Bewußtseinsphase über: Die Inder betonen die Nasenatmung (Pneumatisation der Kopfhöhlen!) für Bewußtheit und Konzentration (ind. Pranajama).

Kindhaftes Staunen geht mit zunehmender Ausbildung der Lufträume in konzentrativ-gesammelte Haltung gegenüber der Welt einher; subjektive Infantilität wandelt sich in objektive Individualität.

Erkranken Kinder an Sinusitiden, so kann es – analog der angedeuteten Ausbildung – schon beim Kleinkind die Siebbein- und Kieferhöhle sein. Mit der Stirnhöhlenentzündung muß man dann im Schulalter rechnen und die Komplikation ist wegen der dünnen Gesichtsknochen mit dem reichlichen Netz venöser Gefäße größer als beim Erwachsenen (eine Antibiotika-Therapie des HNO-Arztes verhindert heute weitgehend die Komplikationsgefahr einer Meningitis).

Zunächst sollen die *drei verschiedenen Erkrankungs-Typen* auseinandergehalten werden, weil sie für die Therapie eine Bedeutung haben.

1. Die exsudativ-lymphatische Diathese

Die Anfälligkeit der immer wiederkehrenden und chronischen Nasenkatarrhe, Mandelentzündungen, Entzündungen des Mittelohrs, der Siebbeinzellen und des Warzenfortsatzes im Kleinkindalter kann nach Dr. VOGEL (Wala – Eckwälden) als ein Versuch der Natur bezeichnet werden, das hypertrophe und über die nö-

tige Zeit hinaus fortbestehende lymphatische Gewebe im Kopfbereich auf dem Wege der Entzündung einzuschmelzen, um für die Beatmung Luftraum zu schaffen. Sowohl bei Jugendlichen als auch bei Erwachsenen führt daher die exsudativ-lymphatische Konstitution häufig zu chronisch verlaufenden Nasennebenhöhlen-Entzündungen.

2. Die hypertrophisch-dysplastische Diathese

Eine degenerative Hyperplasie der Schleimhäute kann zur Polypenbildung der Nasennebenhöhlen führen und in deren Gefolge zur chronischen Sinusitis. Es handelt sich dann um degenerativ-hypertroph-entzündliche Veränderungen vorwiegend der Kieferhöhlen und Siebbeinzellenschleimhaut, seltener auch der Nasenschleimhaut allein. Polypöse, glänzendglasige Schleimhautwucherungen treten vielfach unter der mittleren Nasenmuschel in den Nasenraum über und können bis in den Nasenrachenraum hinunterreichen. Der Praktiker sieht diese Wucherungen häufig auch bei tonsillektomierten Patienten, die mit Seitenstrang-Anginen zu tun haben.

Die chronisch-serös-polypöse Schleimhautentzündung bedarf im Unterschied zur Sinusitis auf exsudativ-lymphatischer Grundlage einer besonderen Behandlung.

3. Die degenerativ-hypoplastische Diathese

Sie geht auf die »trockene« lymphatische Konstitution zurück und es besteht hier die Neigung zur Schleimhaut-Atrophie. Es kommt zu reaktiven Entzündungen der Nasen- und Nasennebenhöhlenschleimhäute mit Neigung zu chronisch-rezidivierendem Verlauf. Verhärtete Lymphknoten, schlechte Nebenhöhlenbeatmung und häufig Mundatmung sind die Begleitsymptome.

Differentialdiagnostisch ist auf jeden Fall eine zahnbedingte Kieferhöhlenerkrankung auszuschließen. Es sei hier auf die Priorität der Herde hingewiesen, wobei am Kopf Zahn vor Mandeln und Nasennebenhöhlen geht (ANGERER, ADLER, SOLLMANN u. a.).

Es kann also vorläufig zusammenfassend gesagt werden, daß die Neigung zu Nasennebenhöhlenentzündungen im weiteren Sinne ein Problem der Atmung im Kopfbereich ist. Mit der Ausatmung werden die Nasennebenhöhlen beatmet. Primär-exsudativ-entzündliche Prozesse der Nasennebenhöhlen sind im Zusammenhang mit einem sich über die frühe Kindheit hinaus fortsetzenden Lymphbildungsprozeß zu sehen. Wenn in der persönlichen Entwicklung die betont infantile lymphatische Phase nicht rechtzeitig abgeschlossen ist, bzw. in den weiteren Entwicklungsprozeß übergehen kann (erbliche Belastung und / oder psychische Hemmung), kommt es zu chronischen Prozessen – bis eben die Persönlichkeitsentwicklung weiterschreiten kann. Unter diesem Betrachtungswinkel ist es auch fragwürdig, ob die klassisch-orthodoxe Lehrmeinung, chronische Sinusitiden würden sich fast ausschließlich aus nicht ausgeheilten akuten Nasennebenhöhlen-Affektionen entwickeln, nicht zu einseitig ist.

Homöopathisch

Cepa D 4 (Küchenzwiebel), wenn die Nase wäßrig läuft, Kal. chlor. D 4, wenn das Sekret dicker wird. Cinnabaris (Zinnober!) D 4, auch als Ptk. DHU 3–5 mal 2 Tabletten lutschen. Sinfrontal (Müller Göppingen) 4–6mal 2 lutschen, Sinupret 3mal 1 Teelöffel.
Die Auswahl ist groß; ich möchte jedoch nur angeben, womit ich selbst praktische Erfahrungen habe.
Luffa D 3, Sinapis oplx. Madaus.
Nach 5–8 Tagen muß das im wesentlichen ausgestanden sein. Wenn man einen Patienten vor sich hat, der dem Unentbehrlichkeitswahn, dieser schlimmen Zeitkrankheit, verfallen ist, der meint, er hätte keine Zeit, um sich einige Tage zurückzunehmen, kann es länger dauern.
Was die Nachbehandlung und überhaupt die Pflege der Nasennebenhöhlen betrifft, so wäre folgendes zu bedenken: Täglich mehrmals (besonders morgens) aufziehen von kaltem Wasser und sofortiges heftiges Herunterschneuzen. Dem Wasser kann man etwas Meersalz oder Emser Salz zugeben.
Bekanntlich »macht die Nase zu«, wenn man nachts in einem dampfheizungswarmen Zimmer schläft. Obwohl Dr. Jarvis in seinem Buch »5 × 20 Jahre leben« meint, das Schlafen bei geöffnetem Fenster wäre ungut und an die Hühner erinnert, die nachts Kopf und Schnabel ins warme Gefieder stecken, könnte man zunächst sagen, daß der Mensch direkt kein Huhn ist und Ableitungen von der Tierwelt oft genug falsch sind.
Das Schlafzimmer soll kühl sein und die Luftfeuchtigkeit nicht unter 60% sinken – wenn es sehr feucht und gar neblig ist, kann der Spalt von Tür oder Fenster ja kleiner werden!
Tagsüber trocknen die Schleimhäute erheblich in Büros aus – auch mit den Klimaanlagen ist es nicht viel besser. Wer in geschlossenen Räumen arbeitet, muß für eine Luftfeuchtigkeit von 55–65% sorgen. Hat man einen Ofen alten Zuschnitts, stellt man einen Hafen Wasser auf. An Heizkörper Verdunster hinhängen, nutzt nicht viel. Nasse Tücher auflegen, die man dann allerdings ständig erneuern muß, bringt mehr. Ansonsten käme ein Luftbefeuchter in Frage vom Typ Brune z. B., der mit Hilfe eines lautlos arbeitenden Motors eine relativ große Menge Wasser verdunstet. Es gibt allerdings auch die Meinung, daß mehrmaliges Öffnen des Fensters für einige Minuten die Luftbefeuchtung genauso gut reguliert – vorausgesetzt eben, man wohnt nicht an einer Hauptverkehrsstraße.

DIE CHRONISCHEN SINUSITIDEN UND IHRE BEHANDLUNG

Wenn man das größere Problem, die *chronischen Sinusitiden* betrachtet, sollte man sich nochmals vergegenwärtigen, daß hier das Fokalgeschehen aktuell wird: Nicht nur das lokale Krankheitsbild, sondern das Fernstörungsphänomen tritt häufig in Aktion.
Die Kopfherde stehen in ihrer Häufigkeit absolut an der Spitze. J. Angerer sprach auch einmal von der »Hierarchie der Herde«:
Zähne – Mandeln – Nebenhöhlen – d. h. die Reihenfolge stellt die Häufigkeit dar, damit auch die Wichtigkeit, die noch dadurch gefestigt wird, daß wir auch eine Hierarchie der Sanierungsmaßnahmen kennen (wieder An-

GERER: »Zahn vor Mandel« in der chirurgischen Reihenfolge).

Die Symptome der chronischen Sinusitis sind oft undeutlich: Schleimig-eitriger Sekretabfluß oder auch relativ trockene Nase, Behinderung der Nasenatmung, besonders morgens beim Aufwachen (»alles zu«), dumpfe Kopfschmerzen, Husten, Heiserkeit, Geruchsminderung (Anosmie).

Die Sinubronchitis hat als Krankheitsbild einen festen Platz in der Pathognostik. Druckschmerzhaftigkeit der Kieferhöhlen und / oder Stirnhöhlen gehen mit allgemeiner Anfälligkeit und Reizbarkeit einher.

Die röntgenologische Absicherung der Diagnose »chronische Sinusitis« ist oft frustrierend: Drei Röntgenanalysen von drei HNO-Ärzten zeigen häufig drei verschiedene Ansichten.

Wir dürfen also auch hier nicht nur auf das Röntgenbild als den vermeintlichen Schlüssel jeglicher Erkenntnis starren, sondern müssen neben den eben erwähnten Allgemeinsymptomen und neben dem Röntgenbild auch die Nasenendoskopie ebenso hinzunehmen wie die Biologische Funktions-Diagnostik (BFD – Hand- und Fuß-Akupunkturpunkte-Messung nach VOLL, SCHMIDT und SCHIMMEL)* und die Augendiagnose. Auch wenn SCHIMMEL auf dem Colloquium Internationale im Herbst 1976 in Wetzlar auf die Schwierigkeit hinweist, Oberkieferzähne, Oberkieferhöhle und Stirnhöhle differentialdiagnostisch auseinanderzuhalten (wobei ihm völlig zuzustimmen ist), müssen wir die Iris und vor allem Leitgefäße aus der Konjunktiva um 2^h re und 10^h li beachten. Faseraufflockerung, Abdunklung, Aufhellung, Vaskularisation, Faserderivation, evtl. sogar Pigmentanlagerung: all dies kann uns einen Hinweis geben.

Daß die chronischen Sinusitiden eine wahre Crux medicorum darstellen, weiß jeder. Die antibiotische Therapie läßt häufig im Stich und auch die thermophysikalische Behandlung reicht oft nicht aus. Hinzu kommt, daß die chirurgische Therapie anscheinend oft überzogen wird – bewiesen durch die häufige Konsultation Operierter beim Naturheilkundigen. Die radikale Operation auf diesem Gebiet bringt oft nicht das, was man sich wünschen würde. Das Problem scheint tiefer zu gehen: Patienten mit chronischer Sinusitis sind allgemein für Schleimhautaffektionen anfällig – siehe eingangs – und neigen ja nicht nur zu Sinusitiden, sondern zu Bronchitis und grippösen Erkrankungen, aber auch zu Gastritis und Fluor. Die konstitutionelle Schwäche der Schleimhäute müßte insgesamt zu therapieren versucht werden. Wichtig scheint auch der phylogenetische Zusammenhang zwischen der Schleimhaut der Nebenhöhle und jener des Respirationstraktes. Ist also bei einer Bronchitis als Symptom Kopfweh vorhanden, muß man an eine Sinubronchitis denken. Das Kopfweh fehlt bei Bronchopulmopathien.

Nun zur **Therapie der chronischen Sinusitiden**: Sie wird sich nach den Ursachen richten und polypragmatisch, d. h. vielschichtig sein – auch hier fehlt uns das Patentmittel.

✦ Liegt eine erhebliche Scheidenwandverkrümmung vor (Septumdeviation), muß chirurgisch begradigt werden. Häufig hat man es hier mit einer einseitigen Sinusitis maxillaris chronica zu tun. Der Praktiker erlebt allerdings häufig, daß nach der Operation der Patient nicht zufrieden ist. Nachbehandlung in Hinsicht auf Reinigung und Sekretolyse ist angebracht: Kal. chlor. oplx. MADAUS, Luffa D 3 Nasentropfen, Euphorbium-Nasentropfen-comp. HEEL, und zur Hebung der Abwehrkräfte der Schleimhäute generell das Meta-RES-Fackler (ein Gemisch von Nosoden mit pflanzlichen Mitteln zur Abwehrsteigerung) sowie Luffa-Tropfen Loges 100.0 5 × 15 gtt.

✦ Sind ein oder mehrere Zähne Ursache einer chronischen Sinusitis (besonders häufig natürlich der Kieferhöhle), so muß extrahiert und nicht der Herd konserviert werden (Wurzelresektion!). Meistens genügt es nicht, einfach den Zahn zu ziehen, sondern der Zahnarzt muß hier auch den ostitischen Prozeß und evtl. Zysten bereinigen. Ein konsequenter Zahnarzt erweist sich als der beste Partner eines Ganz-

---

* Siehe auch Dr. med. FRITZ KRAMER: »Lehrbuch der Elektroakupunktur«, Haug-Verlag 1976.

heitsbehandlers und die Pionierarbeiten von Ärzten und Zahnärzten setzen sich langsam durch: Es sei nur an die wegweisenden Arbeiten von Dr. med. A. SOLLMANN, München, Dr. med. dent. ALWIN MAYER, Germering bei München, Dr. med. und Dr. med. dent. HELMUT SCHIMMEL, Baden-Baden, und Dr. Dr. K. HEMMERICH, München, erinnert.

Das Buch des in Spanien lebenden Arztes, Dr. ERNESTO ADLER ist nach wie vor wichtig. Auch Dr. med. FUDALLA in Bad Harzburg kämpfte Jahrzehnte auf diesem Feld – und alle diese Protagonisten können für sich in Anspruch nehmen, die sog. Schulmedizin vor größerer Sterilität und Einseitigkeit bewahrt zu haben.

✦ Es kann zweifelsohne von einer chronischen Sinusitis gesprochen werden, die durch zu lange Anwendung von schleimhautaustrocknenden Nasentropfen oder -salben entstanden ist. Rhinologika für akuten Schnupfen mit vasokonstriktorischen Substanzen wie Menthol oder Xylometazolin-HCL (z. B. Otriven von CIBA) werden nicht rechtzeitig abgesetzt – obwohl in der »Roten Liste« steht, daß »bei chronischer Rhinitis die längere Anwendung von vasokonstriktorischen Mitteln nicht indiziert ist«.

Bei ausgetrockneten Schleimhäuten ist eine Operation meist sinnlos, sie verschlimmert eher das Übel. Wir müssen sekretionsfördernde Maßnahmen anwenden: Euphorbium-Nasentropfen-comp. HEEL; Luffa-D 3-Nasentropfen; Coldastop-Nasentropfen; Emser Salz; Eukalyptus- und Kamillendämpfe, Inhalation mit dem bewährten Tee von dem Münchner HNO-Arzt Dr. KUMPF:

> Rp. Strob. Lupuli
> Herb. Thymi
> Herb. Absinthii
> Flor. Lavandulae
> Fol. Rosmarini $\overline{aa}$ ad 100.0
> M. f. spec. »zur Inhalation« 2 Eßl. auf 3 Liter kochendes Wasser 5–10 Min. inhalieren.

Sauna! Meer oder Schwarzwald (in Bayern bietet sich Bad Reichenhall an), Zimmer-Luft-

befeuchter, Sinupret »Bionorica«, Kal. chlor. oplx »MADAUS« Sinfrontal »MÜLLER-Göppingen«, Cinnabaris Ptk »DHU«, Nosoden-Complex Sinusitis »Pascoe« – man muß wählen, auswählen.

Zur Umstimmung evtl. Eigenblut mit Zusatz von Formica D 12 oder 1 Amp. Cefasept »Cefak« oder 1 Amp. Formicain »DHU«.

✦ Wenn als Ursache eine chronische Tonsillitis und / oder eine chronische Entzündung der Rachenmandel angesehen werden muß, wäre die kausale Therapie bekannt (Folge: Seitenstranganginen). Lymphozil, Cefalymphat, Lymphdiaral, Meditonsin, Alymphon, Tonsiotren: Mit viel Geduld wird man alles durchgehen – immer ein allgemeines Abwehrmittel dazugeben.

ANGERER verdanke ich den Hinweis einer Injektion von je einer Ampulle Cefasept und Cefalymphat in den meist schmerzhaften oberen Trapeziusrand – den ja ADLER geradezu als pathognostisch bei chronischer Tonsillitis angibt. Man kann da noch ½ bis 1 ccm Eigenblut dazumischen.

Morgens und abends Einreibung von Lymphdiaral-Salbe »Pascoe« am Unterkieferwinkel. Zur Umstimmung des Lymphsystems eignet sich der meiner Kenntnis nach einzige auf dem Markt befindliche Lymphtee Gernerpharma: 2 Tassen tägl.

Nachdem die Kosmetik (»Verschönerung«!) und Konservierung der heutigen Zivilisationskost sowie die Umweltgifte aus Luft, Wasser und Erde das Lymphsystem tagtäglich überlasten, ist eine Entgiftungsaktion nötiger denn je. Die Tonsillen als exponierte Entgiftungsstationen sind ja meistens nur die sichtbare Spitze des Eisbergs: Man entfernt die Gaumenmandeln und erreicht nicht das lymphatische System (selbstverständlich sei auch bei diesem Punkt keiner konservativen Therapie um jeden Preis das Wort geredet; der Verfasser weiß, daß es Gaumenmandeln gibt, die nicht zu retten sind vor dem Chirurgen, und Herz-Gelenke-Nierenaffektionen absolute Operationsindikationen sind).

Echtrosept »WEBER & WEBER« und Meta RES-Fackler setze ich zur generellen »Entgiftung« als Basismittel ein.

✦ Man geht davon aus, daß ein Herd (Fokus) ein Störfeld für ein entferntes Organ (oder Gelenk etc.) ist. Chronische Sinusitiden als Verursacher rheumatischer Gelenkstörungen: Es ist nichts Neues, daß eine primär chronische Polyarthritis (PCP) einen Zahn, die Tonsillen oder die Nebenhöhlen im Hintergrund haben kann. Aber umgekehrt? Daß – worauf u. a. ANGERER und SCHIMMEL hinweisen – die

a) Stirnhöhlen mit dem Urogenitalsystem
b) Kieferhöhlen mit dem Magen
c) Siebbeinzellen mit dem Dickdarm

zusammenhängen und durch Störungen dieser Organe irritiert werden? Nasennebenhöhlentherapie also durch Therapie der korrespondierenden Organe mit Akupunktur über den a) Blasenmeridian, b) Magenmeridian und c) Dickdarmmeridian. Kausaltherapie bei b) und c): die Ernährung natürlich! Freilich auch entsprechende Organmittel.

✦ Die lymphatische Diathese (besonders die exsudativ-lymphatische) und die damit verbundene allgemeine Abwehrschwäche (siehe den ersten »Erkrankungstyp« am Anfang des Kapitels) bringen es mit sich, daß aus einer akuten Sinusitis eine chronische wird. Es ist folglich bei diesem Typus besonders wichtig, daß durch Intensivtherapie (unspezifische und spezifische) das akute Geschehen bald überwunden wird.
Schwitzmaßnahmen, Echinacin oder Esberitox 2 tg. i. m., Echtrosept und Metavirulent FACKLER, Toxi-Loges.
Operation bringt wenig – evtl. sollte man einem Penicillin-Stoß nicht abgeneigt sein: er ist u. U. das kleinere Übel (Strepto-Staphylokokken). Gleichzeitig Schutz der Darmflora (Rephalysin, Perenterol) und anschließende Symbioflor-I-Gaben.
Der Fokus mit seinen verschiedenen Herdstoffen unterhält eine Sensibilisierung des Organismus, die dieser mit verschieden gearteten Reaktionen beantwortet. Die Bakterientoxine im Fokus können zu Antigenen (Allergenen) werden, die zu allergischen Reaktionen führen können (Allergisierung), wenn durch eine Bereitschaft (Ermüdung) des vegetativen Systems eine Immunisierung nicht mehr glückt. Die

allergischen Sinusitiden und Heuschnupfen haben durch die Umweltbelastung (Luft) besonders in den Großstädten außerordentlich zugenommen. Hier entstehen große Probleme.
Auch bei der chronischen Sinusitis muß auf die Ernährung und die Psyche eingegangen werden, wenn die Ausheilung erreicht werden soll.
Die Ernährung muß nach Möglichkeit alles meiden, was vegetative Ermüdungswirkung hat. Dazu gehören vor allem:
Zucker- und Weißmehlprodukte (Kuchen, Schokolade), Wurstwaren aller Art, Schweinefleisch, fettes Fleisch, zuviel Fleisch, Hartkäse, Gebackenes und Gebratenes im Übermaß (Pommes frites), Eis, Mayonnaise, hochprozentige Alkoholika, Genußgifte wie Tabak, ferner chemische Düngemittel, Insektizide (Spritzgifte), Farb- und Konservierungsstoffe, Blei durch Gemüseanbau an Autobahnen, erhöhte Radioaktivität in Nahrungsmitteln, Hormone und Antibiotika im Fleisch. Oft müssen Kuhmilch und ihre Produkte ebenso wie Hühnereiweiß gänzlich wegbleiben.
Heilkunde ist die Kunst des Möglichen. Nur wer sein Blickfeld eingeengt hält, resigniert, wenn an einem Punkt der Hebel offensichtlich nicht ansetzbar ist. Wir werden vielmehr einen anderen Punkt suchen müssen.

Zur Vorbeugung sollte man auch an dieses denken:

1. Warum bloß sind selbst bei *schlechtem Wetter Kopfbedeckungen* aus der Mode gekommen? Wenn's regnet: ein Hut oder die gute alte Baskenmütze!

2. *Haare waschen*, den *Kopf* aber *keineswegs auskühlen* lassen. Durch die elektrischen Föhne mag dies zwar seltener geschehen – aber man muß darauf achten.

3. Im Schlafzimmer den Kopf – meist jahre- oder gar jahrzehntelang – dort, wo alle möglichen *Steckdosen* versammelt sind? Selbst wenn ich diesen Punkt nicht fanatisch sehe – möchte ich doch meinen, daß Radio, Nachttischlampe, Schalter, Steckdosen, die sich ausgerechnet dort konzentrieren, *ein Störfeld* bilden.

Seriöse Messungen sind heute möglich (Prof. KÖNIG, München) und sprechen, ebenso wie das Empfinden, dafür, dem »Kabelsalat« zu fliehen. (Freilich muß auch in Erwägung gezogen werden, daß ein terrestrisches – wie immer auch definiertes – Störfeld den Kopfbereich kreuzt. Hat man das Glück, jemanden zu finden, der es orten kann (mit der Wünschelrute z. B.), wäre nach heutigem Wissensstand kein »Abschirmgerät« zu kaufen, vielmehr allein die Lage zu verändern. (Hierauf, ebenso wie auf das Zahn-Fokus-Problem, verweist die Kollegin H. HARNACK, München, unermüdlich.)

4. Warme Füße – und den Kopf nicht überhitzt: das war eine Grundforderung von S. KNEIPP. Warme, ansteigende oder wechselwarme Fußbäder.
Ableitung auf die Füße: Barfußlaufen, Taulaufen wenn möglich, Schneelaufen kurz, Wassertreten in der Badewanne.

5. Die Automobilhersteller sollten Anregungen zu besserem Belüftungssystem aufgreifen. Daß einem meistens schlechte und staubreiche Luft mitten ins Gesicht bläst, wenn man »Frischluft« (!) braucht, kann noch nicht das letzte an Erfindungsgeist sein. Wiederholt las ich, daß es längst bessere Systeme gäbe.

6. Freilich scheitert alles Bemühen dort, wo Trägheit und mangelndes Umweltbewußtsein die Kausa, den Ursprung vielen Übels, nicht abstellen wollen (können). Wenn alle krank sein werden, wenn wir in den Städten buchstäblich ersticken – ja, dann wird es auch gehen: daß man nicht mehr täglich mit dem Auto als Einzelperson in die Stadt hinein- und wieder herausfährt. (Viele Argu-

mente kann ich auf diesem Gebiet nicht wirklich ernst nehmen – nachdem ich seit Jahren vorwiegend mit öffentlichen Verkehrsmitteln hin- und herfahre. Freilich weiß ich, daß es immer noch zeitraubender ist (man kann aber lesen) und auch anstrengender mit Gepäck. Was wird uns aber anderes übrig bleiben?)

7. *Chronische, eher trockene Sinusitis mit allergischer Tendenz:*

Rp. Luffa Tropfen Loges« 100.0
S.: 3–5 × 15 gtt. auf 1 Eßl. Flüssigkeit.

Regarsinum Amp. Nr. V
D.: (1–2 × wöchentl. mit ¼–½ ml Eigenblut – am besten mit 20er Nadel in die beiden Trapezius-Hauptpunkte rechts und links).

Sinfrontal »Müller Göppingen« OP
S.: 3–5 × 2 lutschen.

Emser Nasensalbe ohne Menthol OP
S.: mehrmals tägl. anwenden.

8. *akute Sinusitis* – Verhinderung des Übergangs in ein chronisches Stadium:

Rp. Nasulind »Steierl« OP (= Pfefferminz- und Thymianöl)
S.: 3–5 × tägl. anwenden.

Sinuselect Tropfen »Dreluso« 30.0 (100.0)
S.: 1–2stündl. 15 gtt. auf Flüssigkeit.

Fol. Salviae
Fol. Eucalypti $\overline{aa}$ ad 70.0
M. S.: 1 Eßl. zur Inhalation.

Echinacea Tabl. »Nestmann« OP
S.: 5 × 2 lutschen.

Eukalisan-Influex Amp. OP Nr. III
D.: (1–2-täg. i.m.).

DER FOKUS UND SEINE EINGLIEDERUNG IN PSYCHOSOMATISCHE ZUSAMMENHÄNGE

»Lebendiges verträgt sich nicht mit Totem«
(JOSEF ANGERER *auf die Frage nach dem Fokuswert eines pulpatoten Zahnes).*

DEFINITION DER FOKALINFEKTION

»Himmelhoch jauchzend – zu Tode betrübt« – bei kaum einem heilkundlichen Problem sind jene beiden Extreme so nahe beisammen, wie auf dem Gebiet der Fokallehre. Auch die Dogmatiker haben hier ein hervorragendes Turnierfeld: während für einige fast alle Krankheitsursachen im Herdinfekt liegen, halten andere wiederum gar nichts von dieser Sache. Die ersteren flüchten geradezu in die Diagnose »Herdinfekt« (besonders wenn ein verdächtiger Herd vorliegt) und sind sogar bereit, eine gleichzeitig vorliegende Krankheit zu ignorieren – die letzteren halten es für schlichten Unsinn, ein Zahngranulom zu entfernen, solange der Zahn nicht schmerzt. Nun aber scheint – wie es die Binsenweisheit will – auch auf diesem Sektor die *Wahrheit in der Mitte* zu liegen.

PARADE und GUTZEIT haben einen Fokalinfekt vor einiger Zeit so definiert: »Es handelt sich um ein Krankheits- und Störungsbild, das seine Entstehung dem Vorhandensein eines keimbeherbergenden, lokalisierten und abgegrenzten chronischen Entzündungsherdes verdankt, der selbst dauernd oder periodisch völlig im Hintergrund bleibt, während fern von diesem Herd, ohne mittelbare Verbindung mit ihm, im Organismus Reaktionen ablaufen, die durch funktionelle Störungen oder durch organisch faßbare Gewebsveränderungen charakterisiert sind.«

Heute hört man das Wort »keimbeherbergend« nicht mehr so gerne, die »bakterielle Streuung«, von der man auch häufig sprach, ist in vielen Fällen widerlegt worden und ich meine, daß man sich da (wie übrigens auf vielen anderen medizinischen Gebieten) einiges zu bakteriell-chemisch-materialistisch vorgestellt hat.

Dr. med. S. G. FUDALLA, ein hervorragender Kenner dieser Materie, meint: »Die wissenschaftlich-theoretische Erkenntnis von der Bedeutung des Nervensystems fand ihre praktisch-wertvolle Ergänzung in der Empirie der Gebrüder Huneke. *Der Fokus war damit als neuraler Störer entlarvt.* Gleichzeitig aber mußte der Begriff eines Herdes wesentlich weiter gefaßt werden, als es vordem der Fall war. ›Herd‹ war Folge eines Einbruchs der Außenwelt in die Innenwelt (Mesenchym) des Organismus, Herd war letztlich nicht abbaufähiges Material im Mesenchym (Pischinger, Kellner).«

Auch der Internist PÄSSLER, Pionier der Lehre vom Herdinfekt, hat betont, daß zum Wesen des Fokus seine Abgeschlossenheit gehört, seine relative Isolierung vom Organismus.

DAS BILD
DER FOKALINFEKTION

Ein Fokus kann
a) *funktionelle Beschwerden* und
b) *organische Krankheiten*

auslösen. a) kann in b) übergehen, b) kann allein auftreten und primär. Charakteristisch ist der *wellenförmige* Verlauf der Störungen; sie kommen und gehen, die *Klimaabhängigkeit* ist deutlich, auch jene von Belastungen (Streß). Unter a) finden wir vor allem: Müdigkeit ohne besonderen Grund, vermehrtes Schlafbedürfnis, mangelnde Frische und Nichtausgeschlafensein am Morgen; Unlust, herabgesetzter Lebensmut, Nachlassen der Arbeitsfreude, depressive Stimmung, Vasoneurosen (kalte Hände und Füße), unmotivierte Schweißausbrüche, Schwindel, Herzklopfen, Herzgefühl (»vegetative Dystonie«), rheumatische Beschwerden in Abhängigkeit vom Wetter, Dyspepsien – kurz: das Störungsbild ist schwer faßbar, diffus, wechselnd und schwankend, ein Chamäleon mit ständig anderer Farbe. Der Zahnarzt Dr. Hugo Batt hat nur allzu recht, wenn er (in seinem von Ärzten und Heilpraktikern viel zu wenig beachteten Buch »Die vegetative Ermüdung als pathogenetischer Faktor«) immer und immer wieder dieses eine betont: jeder Fokus schwächt zunächst das vegetative System. Und die oben angeführten funktionellen Symptome sind ja vegetative Symptome – die organische Krankheit oder der Zusammenbruch des Vegetativums erfolgt in dem Moment, wo zum Herdinfekt noch hinzukommen: langdauernd unpassende Ernährung und psychische Dauerbelastung. Das Unfixierte, das Herumziehende (»als stecke irgend etwas im Körper«) ist also bei a) das Charakteristische. Auch die BKS ist hier meistens normal und im Blutbild ist keinesfalls immer eine besondere Linksverschiebung oder Leukozytose zu eruieren.

Ganz anders sieht es nun bei b) – durch einen Fokus verursacht – aus. An der Spitze steht die fokale Infektion von Gelenken, Herz und Nieren. Zwar kann eine Monarthritis gonorrhoischen Ursprungs sein – aber gleichzeitig kann ein Fokus mitwirken und dann kann die go-

norrhoische Gelenkentzündung erst zur Abheilung kommen, wenn der Fokus beseitigt ist.

Ich entsinne mich deutlich eines Mannes von ca. dreißig Jahren, der im Anschluß an eine Gonorrhöe ein heftig-geschwollenes Kniegelenk bekam. Selbstverständlich wurde er fachärztlich behandelt (Penicillin). Die lokalen Go-Erscheinungen verschwanden – das Knie trotzte. Als ich bei der Erstuntersuchung mit Spatel und Lampe das Gebiß inspizierte, fiel mir eine Radix relicta, eine zurückgebliebene Wurzel, beim 4er unten auf derselben Seite wie das kranke Knie, auf. Ich bestand auf sofortiger Entfernung – und stieß, wie erwartet, auf wenig Verständnis. Wie wir es so oft erleben, kam auch dieser Patient mit dem scheinbar logischen Argument, daß die Ursache für das kranke Knie ja erwiesen sei (hier also die Go) und folglich nicht vom Zahn kommen könne; doch hier trat ein Glücksfall ein – die Wurzel wurde entfernt und das Knie war schmerzfrei. Die Erfahrung lehrt uns jedoch: wenn zu einer Primärschädigung noch ein Fokus *hinzu*kommt, verschwindet die Organläsion nicht unter der Behandlung der Primärursache. Erst die Ausschaltung auch des Fokusreizes kann zum endgültigen Erfolg führen.

Die Polyarthritis rheumatica ist häufig fokalbedingt, das wird auch von vielen »Herdgegnern« nicht mehr bestritten. Allerdings kommt es auch an diesem Exempel wieder insofern zu einem Trugschlußdenken, als es kein Beweis gegen die Herdursache einer Krankheit ist, wenn die Krankheit nicht mit der Herdbereinigung verschwindet. Wir haben inzwischen unsere Enttäuschungen reichlich erlebt und wissen, daß nach Herdsanierung der Organprozeß häufig schon selbständig geworden ist. So mutet es sich nicht allzu überraschend an, wenn statistische Gegenüberstellungen aus der Innsbrucker Klinik von Prof. Parade seinerzeit keine größeren Heilerfolge bei der akuten und chronischen Polyarthritis nach entfernten Foki konstatierten als nach belassenen. (Freilich haben die meisten Therapeuten sehr unterschiedliche Vorstellungen, was unter Herdsanierung zu verstehen ist! Dazu aber später.) Die Salicyl- und Pyramidonbehandlung leistete demnach dasselbe, ob ein Fokus elimi-niert wurde oder nicht …

Bei der Neuritis, Tendovaginitis etc. ist natür-lich Fokussuche ebenso unentbehrlich wie bei der Ischias. Seitdem man aber bei letzterer gesehen hat, wieviele durch einen Bandschei-benprolaps oder selbst durch mechanisch ge-ringfügig erscheinende Veränderungen im LWS- und Ileosakralbereich verursacht wer-den, sieht man nicht mehr jede Ischialgie als fokusbedingt an.

Hier muß auch die Forscher- und Praktikertä-tigkeit des verstorbenen Münchner Facharztes Dr. med. Arno H. Sollmann hervorgehoben werden. Sein Beitrag »Die Osteolyse des Kie-ferwinkels und ihre kausal-pathogenetische Bedeutung für wirbelsäulenbedingte Nerven-wurzelerkrankungen« (verfaßt zusammen mit M. Trappkolb) in der »Medizinischen Welt« Nr. 29, 1969) besagt, daß ein Zusammenhang bestehen kann zwischen der Wirbelsäule und *osteolytischen Herden im sog. retromolaren Raum,* jenem Gebiet beiderseits unten hinter den Weisheitszähnen, das außerhalb der Zahnleiste liegt und dem Knochenmark zuge-hörig ist. Die chirurgische Ausräumung be-wirkt bisweilen Besserung von vertebragen be-dingten Nervenwurzelstörungen, insbeson-dere bei Ischias, Kreuzschmerzen, aber auch bei Schmerzen der oberen Wirbelsäulenab-schnitte. Sollmann hat u. a. nachweisen kön-nen, daß bei frühgeschichtlichen Schädeln (bis zu 8000 Jahren zurück) die röntgenologisch sichtbare osteolytische Auflockerung umso seltener gefunden wird, je älter die Schädel sind. Sollmann: »Daraus ließ sich mit über-wiegender Wahrscheinlichkeit ableiten, daß der Unterkieferknochen des menschlichen Schädels im Laufe der Jahrtausende eine dege-nerative Veränderung erfahren hat.« Das läßt sich verstehen, wenn man entwicklungsge-schichtlich sieht, wie die Mandibula steiler, kürzer und rechtwinkliger geworden ist – ich konnte dies bei früherem Studium am Anthro-pologischen Institut München, seinerzeit un-ter Prof. Karl Saller, bei vielen Messungen ebenfalls beobachten.

Es entbehren aber all jene Fälle von Ischias nicht der Tragikomik, bei denen der praktische Arzt die Erkältung als Kausa nennt, der HNO-Arzt die Mandeln und der Orthopäde mit dem Röntgenbild die Wirbelsäule. Kommt der Pa-tient schließlich verwirrt zu einem Ganzheits-behandler, wird dieser womöglich das untere Wirbelsäulengefüge chiropraktisch ins Lot bringen, gleichzeitig die Mandelpole »absprit-zen«, ihm Heublumenhalbbäder zur Durch-blutungsverbesserung (»Erkältungs-Ursa-che«) raten und womöglich ein hochdosiertes Vitamin-B-Präparat rezeptieren, um die Neuri-tis lokal zu beheben. »Entweder–oder«-Denk-weise (Erkältung *oder* Fokalstörung *oder* Wirbelsäulenursache scheint weniger ange-bracht als vielmehr handeln im »Sowohl-Als-auch«.

Am Herzen kann ein Fokus organisch eine rheumatische Myo-, Endo-, Peri- und schließ-lich Pankarditis auslösen.

Die tonsillogene fokale Glomerulonephritis ist theoretisch relativ unbestritten (nicht aber im-mer die Praxis, bei jeder Tonsillitis im An-schluß den Harn auf Eiweiß zu untersu-chen).

Gegenüber den Gelenk-, Herz- und Nierenaf-fektionen durch einen Herdinfekt fallen alle anderen Krankheiten in der Häufigkeit sehr zurück: Enterokolitis, chron. rezidivierende Appendizitis, Cholangitis, Zystitis, Pyelitis, Hepatitis, Prostatitis, Phlebitis, Bronchitis, Erythem, Blutkrankheiten.

Generell also ist bei allen diesen Krankheiten ein Fokus als alleiniger auslösender Faktor oder zumindest als Mitursache nicht auszu-schließen – aber sicher auch wieder nicht so häufig, wie einige zuweilen annehmen.

Gewisse Erkrankungen des Auges müssen im Fokalzusammenhang noch besonders er-wähnt werden: die Iritis ist offenbar nicht im-mer rheumatisch bedingt und zumindest bei der Oberflächeniritis ist ein Zahnfokus wohl die häufigste Ursache. Bei der Retinitis hä-morrhagica und der Iridocyclitis sind überra-schende Heilerfolge durch Fokalsanierung er-zielt worden.

Bei allergischen Erkrankungen (Asthma, Ek-zem, Rhinitis vasomotorica) scheint der *Fo-kus ein Multiplikator* zu sein, ein Faktor also, der zu anderen Ursachen (man denke nur an die Erbtendenzen bei diesen Krankheiten!) hinzukommt.

Migräne, Hyperthyreose, Gefäßstörungen und Erkrankungen des Zentralnervensystems lassen an einen Herdinfekt ebenfalls denken – man reduziere aber allzu hochgestellte Erwartungen und kalkuliere von vornherein, daß nicht alle Opfer, die der Patient auf dem Altar der Herdinfekt-Götter darbringt, erhört werden!

PATHOLOGIE UND LOKALISATION DES FOKUS

Offene Wunden können also kein Fokus sein, nachdem definiert wurde, daß das *Abgeschlossensein vom übrigen Organismus* zu seinem Wesen gehört. Eine chronische Tonsillitis wird erst dann zum Fokus, wenn im Inneren oder in der Umgebung der Tonsille Entzündungsherde entstehen, *die keinen Abfluß nach außen haben,* die aber andererseits auch durch einen bindegewebig-zellulären Wall vom übrigen Organismus abgeschlossen sind. Letzteres bedeutet nicht, daß der Fokus nicht laufend oder zeitweise mit den Säften des übrigen Organismus in Beziehung steht; im Gegenteil – er muß es, wenn er in seiner Isolation erhalten werden soll. Folglich können auch Eiterherde unter der Oberfläche, die in das Lymph- oder Venensystem eingebrochen sind, keinen Fokus im eigentlichen Sinn darstellen, sondern gegebenenfalls einen septischen Herd.

Die Chancen zur Fokusentstehung sind an vielen Körperstellen gegeben, aber nur an wenigen treten Herde häufiger auf.

Die *Kopfherde* stehen in ihrer *Häufigkeit absolut an der Spitze.* Angerer sprach einmal von der »Hierarchie der Herde«: Zähne – Mandeln – Nebenhöhlen – d.h. die Reihenfolge stellt die Häufigkeit dar, damit die Wichtigkeit, die noch dadurch gefestigt wird, daß wir eine Hierarchie der Sanierungsmaßnahmen kennen müssen (wieder Angerer: »Zahn vor Mandel« in der chirurgischen Reihenfolge).

Zahnherde sind insbesondere ostitische und osteomyelitische Prozesse an der Wurzelspitze

(Granulome). Aber auch der tote Zahn mit seiner bakterieninfizierten Pulpa *kann* ein Fokus sein. Ebenso ein Wurzelrest, ein Fremdkörper, eine Knochentasche, eine Zyste, ein verbreiterter Peridontalspalt und ein verlagerter Zahn. Um einen bitteren Satz komme ich hier nicht herum: Oft sind die Zahnärzte *Hauptverursacher* solcher Herde, mit ihren bisherigen konservierenden Maßnahmen. Der letzte Grund liegt allerdings in der Volksseuche Karies und damit in der naturentfremdeten Ernährung.

Tonsillen. Der Kliniker Veil nannte sie einmal »offenliegendes Knochenmarksgewebe«. Die Gaumenmandeln sind auch Ausscheidungsorgane, und die Unfähigkeit der kranken Tonsille, Erreger und Herdstoffe zu eliminieren, macht sie – ebenso wie die infizierte, abgeschlossene Zahnpulpa – zu einem Reservoir im Sinne des Fokus. Vorwiegend werden Streptokokken gefunden – aber die Art der Erreger scheint weniger wichtig zu sein.

Eher der Umstand, daß es im Fokus sozusagen zu einer Symbiose zwischen Erregern und Organismus gekommen ist, derart, daß ein Modus vivendi zwischen beiden besteht, der auf der Seite des Erregers durch eine Virulenzherabsetzung, auf der Seite des Organismus zur Bildung eines Herdwalles und zur Entwicklung bestimmter Reaktionsvorgänge – *Allergie* – geführt hat. Wahrscheinlich sind neben den Erregern mit ihren Exo- und Endotoxinen auch körperfremd gewordene Eiweißzerfallsprodukte im Sinne eines chronischen Reizes tätig.

Die Nebenhöhlen sind schwer zu beeinflussende Foki, wenn auch seltener als die Zähne und Mandeln.

Mittelohr, Gallenblase, Prostata, Adnexe sind – besonders durch die Gebr. Huneke und deren Schüler Peter Dosch – als weitere mögliche (um jetzt in deren Terminus zu sprechen) *Störfelder* anzusehen. Überhaupt muß hier Dosch (»Lehrbuch der Neuraltherapie nach Huneke«, 3. Auflage, Haug-Verlag, Heidelberg) zitiert werden. Er schreibt auf Seite 37: »Wir verwenden bewußt nur noch den Begriff Störfeld für das wesentlich häufiger vorkommende neurale pathogene Geschehen, um der nun einmal eingeschliffenen Gedankenverbin-dung einer Abhängigkeit des ›Herdes‹ von Bakterien und Toxinen auszuweichen. Zähne und Tonsillen können zum Beispiel zu einem bakteriellen Fokus werden, der auf dem Blut-weg ›streuen‹ kann. Zweifellos werden sie aber wesentlich häufiger auf nervalem Wege zu Störfeldern, wenn sie im Sinne einer Krank-heitsursache aktiv werden.«

Soweit Dosch – und es ist überhaupt interes-sant, was er in seinem Buch darüber ausführt; manches wird einer späteren Medizin erst zur Klärung vorbehalten bleiben. Pischinger's Herddeutung jedenfalls stützt sich auf zwei Säulen, die *humorale* und die *nervale*.

LYMPHE, ALLERGIEPROBLEM UND REIZADDITION

Zahn- und Tonsillenfokus haben in der Regel ihre zugehörigen »Lymphabflußmetastasen«, in welchen Erreger oder Herdstoffe nach dem ersten Eindringen ihren Halt und ihre – meist vorläufige – Abriegelung erfahren. Unter ande-rem hat der Wiesbadener Arzt und Zahnarzt Prof. Hattemer auf die diagnostische Bedeu-tung in der Regel vergrößerter und indurierter Lymphknötchen im Abflußgebiet von Zähnen und Tonsillen zum Zweck des Herdnachwei-ses hingewiesen.

Der Fokus mit seinen verschiedenen Herdstof-fen unterhält eine Sensibilisierung des Orga-nismus, die dieser mit verschieden gearteten Reaktionen beantwortet. Die Bakterientoxine im Fokus können zu Antigenen (Allergenen) werden, die zu allergischen Reaktionen führen können (Allergisierung), wenn durch eine Be-reitschaft (Ermüdung) des vegetativen Systems eine Immunisierung nicht mehr glückt.

Nach langjähriger theoretischer Beschäftigung mit diesem Problem und täglicher Praxis bin ich zu dem – wohl immer vorläufig, nie endgül-tig zu verstehenden – Schluß gelangt, daß der vorangegangene Satz gleichsam ein Schlüssel zum Herdverständnis ist. Und wenn der von mir schon zitierte Zahnarzt Batt die im heuti-gen Krankheitsgeschehen »große Trias: Fehl-ernährung – Fokus – Psyche« nennt, so ist nach meiner Meinung die Frage zu klären, wann ein Fokus stumm ist und wann er ur-plötzlich tätig wird: wenn Fehlernährung und belastete Psyche das vegetative System derart ermüdet haben, daß der Organismus die Im-munisierung des Fokus nicht mehr schafft, sondern im Sinne der Hyperaktivität verändert auf spezifische Substanzen reagiert. Es kommt zur *Reizaddition* und damit zur Krankheit. Heilung könnte dann logischerweise eine *Reizsubstraktion* bewirken: Ausschaltung des Fokus, Umstellung der üppigen Mangeler-nährung, Änderung der psychischen Reaktio-nen.

»Es ist alles mit allem verbunden«: wenn wir uns diesen einfachen Satz nur immer wieder in praxi vor Augen führen wollten!

HERD-, NERVEN- UND ENDOKRINES SYSTEM

Seit Speranski (eigentlich schon seit Ricker) wissen wir, daß der Fokus gleichsam an das Nervensystem angeschlossen ist – insofern ha-ben ja Hunekes und Doschs Anhänger ihre Erfolge, weil die Umstimmung des Organismus eine Funktion des Nervensystems ist und ein-geleitet wird durch den Primärreiz des Fokus. Der vom Fokus gesetzte Nervenreiz bedingt einen dystrophischen Prozeß im Nervennetz-werk des Organismus, der sich verselbständigt und später unabhängig vom ausübenden Reiz wird. Das bedeutet, daß die Fernwirkung vom Herd in ein *bleibendes Engramm* des Ner-vensystems verwandelt wird. Dadurch erleben wir die Enttäuschungen bei der Herdsanie-rung. Und trotzdem weiß fast jeder, daß – auch wenn eine Restitutio ad integrum nicht mehr hergestellt werden kann – der Herd trotzdem aufgelöst werden muß, um ein Weiterschwelen zu verhindern und zumindest einen Stillstand am Organ der Herdauswirkung zu bekom-men.

Das vegetative Nervensystem bildet mit dem Endokrinium eine Einheit, eine vegetativ-en-dokrine Arbeitsgemeinschaft. Was also einen Eindruck (Engramm) im NS hinterläßt, gräbt sich auch im Endokrinum ein. Selye hat in seiner Adaptionslehre den Hypophysenvor-derlappen und die Nebennierenrinde besonders hervorgehoben und den Konnex mit dem Nervensystem betont. Die Stabilität beider Systeme wird durch Ernährungseinflüsse wesentlich erschüttert. Seelische Einflüsse können ins NS einstrahlen. Witterungsschwankungen, allgemeine und lokale thermische Einflüsse vermögen die nervalen Leitbahnen, ebenso wie den Antigen-Antikörperprozeß, in bestimmte Organe zu lenken.

Die Möglichkeiten sind differenziert, sie mögen kompliziert scheinen, simplifizieren sich aber wesentlich für jenen, der pathologisch-physiologische Prozesse umfassend und nicht durch das Schlüsselloch der jeweils herrschenden medizinischen Moderichtung zu betrachten sucht.

Man kann also mit SIEGMUND sagen: »Die allgemeinste Wirkung, die ein Herd ausübt, ist die eines Störungsfeldes im vegetativen System, das über den Hofbezirk hinaus die gesamte vegetative Erregbarkeit verändert und damit auf neuro-hormonalem Hintergrund Voraussetzung für Reaktionsweisen des Gesamtorganismus oder einzelner seiner Systeme schafft, die ihm üblicherweise nicht zukommen.«

DIE HERDTESTUNG

Bei diesem Kapitel mehren sich die Schwierigkeiten. Wie gründlich und womit einer testet, davon hängt weitgehend seine persönliche Herd-Häufigkeitsziffer ab. Noch 1971 hat HEUSER den Zahn-Kieferherden nur 5% Häufigkeit eingeräumt – 80% allen Herdgeschehens sieht er bei den Gaumenmandeln. SCHUH sah bei 1052 Patienten 77,3%, RAAB bei 500 Rheuma-Patienten 87,2%, FRÖHLICH bei Auswertung von 500 Röntgen-Staten 93,4% Zahn-Kieferherde. Dr. med. dent. ALWIN MAYER gibt bei 2421 Patienten 97,6% für eine Herdstörung im Zahn-Kiefer-Bereich an. Er zieht die *klinische, röntgenologische und biofunktionsdiagnostische (BFD) Untersuchung* zu Rate. Und er präzisiert: »... daß an der Spitze der möglichen Störfaktoren die wurzelbehandelten Zähne stehen, gefolgt von den überkronten Zähnen. Danach sind die vielen Rest-

ostitiden anzuführen, während Taschen- und Knochenerkrankungen, verlagerte Zähne, Wurzelreste und auch Fremdkörper sich in absteigender Folge feststellen lassen.«

Von A. MAYER haben wir also gehört: *klinische, röntgenologische und BFD-Testung.*

SOLLMANN schreibt von ca. 30(!) Möglichkeiten der Testung – eine »Einkreisung eines Herdes« versucht er schließlich mit

- *Röntgenaufnahme* der Zahnleisten und der Nebenhöhlen
- *Foco-spot* (Wolkewitz)
- *EHT bzw. Ionomodulator*
- *Infrarot-Diagnostik (Schwamm)*
- *Stahl-Wünschelrute.*

Er berichtet, daß er einige Methoden früher ebenfalls »getestet« habe: *Elektroakupunkturgerät Voll, Edelgas-Meßröhren, Wärmemessungen mit komplizierten Geräten, Neuro-Calorimeter, speziellen Geigerzählern.*

Von ANGERER weiß ich, daß er früher ebenfalls mit dem Voll'schen Gerät gearbeitet hat. Eine Reihe von Kollegen arbeitet mit dem *Theratestgerät.* Andere versuchen sich mit *Spenglersanen.* E. ADLER gibt in seinem Buch »Erkrankungen durch Störfelder im Trigeminusbereich« *Schmerzdruckpunkte* an:

- Oberkiefer: Querfortsätze des 2. Halswirbels
- Unterkiefer: Querfortsätze des 3. Halswirbels
- Kiefernhöhle: Unterer Rand des Os occipitale
- Tonsillen: Oberer Rand des Musc. trapezius.

Ich bin nicht in der Lage, hier eine vollständige Übersicht zu geben. Das würde ausufern. Eine mögliche – von mehreren – Kombinationen wäre:

- *Beachtung klinischer Hinweise* (Blutbild, Blutsenkung – oft frustrierend –, Inspektion, Palpation der zugehörigen Lymphbahnen, Anamnese, klinische Überlegung von empirischen Zusammenhängen (z.B. Sinusitis maxillaris; Zähne, die zur Oberkieferhöhle einen Kontakt haben; Trigeminus II).
- *Röntgenbild – Röntgenstatus* (Zähne, Kiefernhöhlen, evtl. Stirnhöhlen).

– *Augendiagnose:* Im Bereich zwischen 1.30 und 3 h rechts bzw. 9–10.30 h links finden sich relativ sicher in der *Iris* Reizfasern, Faserderivationen, evtl. sog. Substanzverlustzeichen (kleine, rautenförmige Lakunen), Vaskularisationen, Pigmente – auf der Konjunktiva Leitgefäße oder Traumagabeln, evtl. auch lokal begrenzte Limbusvaskularisation.

– *Wünschelrute* – da wäre darauf zu verweisen, daß die Firma NOZ in 71679 Asperg Ruten liefert.

– *Impletol-Testung* nach HUNEKE-DOSCH, wie letzterer sie in dem Buch »Neuraltherapie« ausführlich beschreibt und bebildert.

– *Testung der Nacken-Schulter-Punkte nach* ADLER.

Es ist zu sehen, daß ich auch hier *keine Patentlösung* habe. Anzufügen wäre, daß ich allein in 35 Jahren eine Menge »sicherer« Testmethoden angepriesen gesehen habe – und wieder verschwinden. Das Problem ist nach wie vor nicht befriedigend gelöst.

Die *Tonsillentestung* hat ebenfalls ihre Tükken; es besagt bekanntlich nicht immer viel, wenn ein Abstrich gemacht wird und dieser positiv ist – man könnte sagen: Wo sind keine Bakterien? Auch die Größe sagt wenig aus über Funktion und Zustand. Allein Krypten reichen nicht aus zur Funktionsdiagnose.

Das neuraltherapeutische Vorgehen (»Abspritzen« des oberen und unteren Mandelpols) ist immer empfehlenswert. Sind nach Operationen permanente Seitenstranganginen da oder besteht Herdverdacht der Narben: dann Injektion von 1 ccm eines Neuraltherapeutikums (Impletol, Sensiotin, von Weber & Weber, von Pascoe, von Loges, von Rödler etc.!) zusammen mit 1 ccm Cefasept hat sich bewährt; 1–2 × wchtl. – nicht meinen, es müßte gleich ein Sekundenphänomen auftreten.

KONKRETE BEZIEHUNG DER KOPFSTÖRFELDER ZUM ORGANISMUS

Auch hier ist längst nicht alles klar. Allein

✦ **bei den Zähnen** sieht man Divergenzen. Am Beispiel von ANGERER, BRÜCK und SOLLMANN kann ersehen werden, wo Übereinstimmungen und wo Abweichungen sind (inzwischen gibt es auch noch weitere Tabellen, die ich nicht alle berücksichtigen kann):

Oberkiefer

rechts links	ANGERER	BRÜCK	SOLLMANN
1	Dynamik, Vitalität, hormonelle Kapazität	–	Potenz, Frigidität, rationelle und psych. Dynamik
2	lymphatischer Regler des Blutes, Haematopoese, Haemophilie	Lunge rechts / links	Lymphsystem, Thymusdrüse, Tonus der Gefäße, der Sexualorgane, des Gemüts
3	Herz	Ellbogen	Schilddrüse, Angina pectoris, Augenerkrankungen
4	vegetative Tonuslage: Agrypnie, Dysthyreosen	Schultergebiet, evtl. zusätzlich Galle; 4er links: Herz	–
5	Galle	Mamma, Ovar	Venen-Arterienversorgung aller Organe, Kleinhirn, Leber-Galle
6	Kleinhirn (Nystagmus, Zephalgie)	6er rechts: Aorta ascendens	Niere, Leber, Magen
7	Blase-Niere, Schulter, Oberarm	–	Periarthritis humeroscapularis, Harnblase
8	Psychovegetativum, Wetterfühligkeit	–	vegetative Regulationen wie: schwitzen, Temperatur, zerebrale Spasmophilie (mit retromolarem Raum)

rechts links	ANGERER	BRÜCK	SOLLMANN
1	Urogenitaltrakt, Myomatose, Prostata, Blase	Genitale (Clitoris)	Bindegewebige Erkrankungen, Blase, Uterus, Prostata
2	Mesenchym, abdominelles Bindegewebe	Nieren	solche der Adnexen bzw. Hoden – Nebenhoden
3	Thrombosen	3er rechts: (fraglich) Leber	Schwäche der peripheren Gefäße, Lungenerkrankungen
4	Milz-Pankreas, Venenzeichnung	Hüften	Venenzeichnung Haut und Organe, Milz, Pankreas, Meteorismus u. a. m.
5	Hüft-Kniegelenke	Ovar bzw. Hoden, Nieren	Hüft-Knie-Fußgelenke, Leistenhernien
6	Myalgie Beine	6er rechts: Duodenum 6er links: Magen, Darm	Sakroiliakalgelenk, Lumbalgie, Systemschmerz Damm, Anus etc.
7	Lumbalgien mit Ausstrahlung Adnexen – Blase	Kniegelenk, möglich Gallenblase, (fraglich) Ovar	Systemschmerz Leiste, Becken, Adnexgegend, Knie-Innenbänder
8	periarterielle Spasmen (obere und untere Extremitäten)	–	neurotrophe und neuralgische Beschwerden der oberen und unteren Extremitäten

Ich glaube, daß ANGERER ebenso wie SOLLMANN durch sehr intensive Beobachtung der Bezüglichkeit sehr nahekommt. Freilich warnt SOLLMANN, solche Angaben als »Kochbuch für Numismatiker« benützen zu wollen – jede sture Schematisierung ist im Bereich des Lebendigen absurd!

✦ **Bei den Tonsillen** gilt wie bei den Zähnen (und bekanntlich diagnostisch bei der Iris): rechte Gaumenmandel = rechte Körperseite – links dann entsprechend. Übersprünge sind aber sowohl bei Zähnen als auch bei den Tonsillen möglich – man hüte sich vor dem Trugschluß, eine rechtsseitige Gonarthritis könne

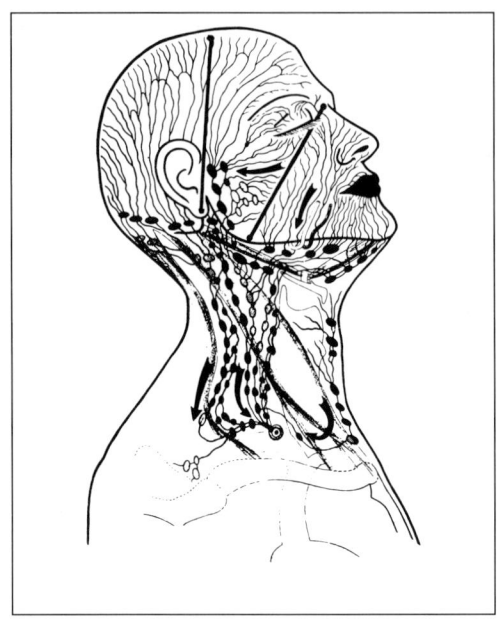

Die Tonsillen und das Lymphsystem des Kopf-Hals-Bereiches.

absolut nur mit der rechten Mandel zusammenhängen!

Die Gaumenmandeln sind vom Klinischen her gesehen seit Jahrzehnten als *Streuherde für Gelenke, Nieren und Herz* anerkannt. Damit ist auch das Wichtigste umrissen. Meiner Ansicht nach wäre hinzuzusetzen: *Lymphsystem* und besonders *unspezifischer Kreuz-Lendenschmerz* (wobei eben dieser indirekt natürlich wieder mit »Gelenken«, sprich LWS, zusammenhängen kann).

✦ *Die Nebenhöhlen,* wobei die *Oberkieferhöhlen* am häufigsten betroffen sind, stehen in Bezug zu *allergischen Sensationen der Haut und der Schleimhäute.* Da reicht das Spektrum von Asthma bronchiale bis zu *juckenden Ekzemen, Urticaria etc.* SOLLMANN gibt an, daß der *rechte* Sinus maxillaris mehr zur *äußeren Haut,* der *linke* hingegen bevorzugt zu den *Schleimhäuten* tendiert. Kopf- und Nackenschmerzen finden sich häufig.

Die *Stirnhöhle* kann Beziehung haben zum *Kopfschmerz* generell, bevorzugt eben *Stirn-Kopfschmerz.*

Schließlich sei auch der Pionier Prof. KÖTSCHAU aufgeführt, der in seinem Büchlein

»Frühtherapie durch Herdausschaltung« ein sehr beachtenswertes Kapitel anschneidet: »*Gelosentestung als Methode der Frühdiagnostik*«. Er schreibt darin, daß Störstellen mit Störwert bereits zu einer Zeit *in den Segmenten zur Gelosenbildung* führen, wo noch keine subjektiven Beschwerden wahrgenommen werden. Daraus kann gefolgert werden, welches Organ (z. B. Herz: im 2. und 3. Zwischenrippenraum Gelosen neben dem Brustbein) bereits »belastet« ist – und diese »Belastung« durch Gelosenauflösung (Procainquaddel, Akupunkturnadel, Massage) beseitigt wird. Fürwahr – ein endloses Kapitel!

WEITERE ANREGUNGEN

– Historisch wird berichtet von einem Assyrerkönig, der erfolglos gegen Rheuma behandelt wurde, seinem Arzt heftige Vorwürfe machte, so daß der Arzt gezwungen war zu sagen: »Die Zähne sind schuld an den Entzündungen der Gelenke meines Herrn.« Fokaldiagnose also vor einigen tausend Jahren ...

– Eigenartig ist, daß beim Auftreten einer Polyarthritis acuta in der Jugend fast nie Krebs im Alter beobachtet werden kann.

– Man kann sagen, daß die Pulpa eines Zahnes eine so verzweigte Struktur hat, daß Füllung derselben schwer die gewünschte Abschirmung Außenwelt – Mesenchym erreicht. Anhand von Modellen kann deutlich die komplizierte Verästelung von Pulpakanälen studiert werden. So wird auch in dieser Hinsicht das arabische Sprichwort: »Der Mund ist ein Eingangstor des Todes« verständlich. Der Arzt FUDALLA kritisiert, daß nicht wenige Ärzte bei der Untersuchung den Patienten nicht in den Mund sehen. Wie stark der Zahn in den Allgemeinorganismus eingreifen kann, wie sehr er unerwünschte Eingangspforte in die geschlossen in sich ruhende Ganzheit des Organismus werden kann, geht auch aus PISCHINGERS Forschungen hervor.

– Prof. Dr. Dr. K. THIELEMANN, Frankfurt, bemängelt, daß Studenten relativ wenig von Zahnheilkunde hören und wenig von den vielfältigen Möglichkeiten der Schadensetzung durch den Zahnarzt. Mit dem Ziehen allein ist es ja keineswegs immer getan. *Fast nie wird durch das bloße Herausziehen des betreffenden Zahnes die schon miterkrankte Umgebung eliminiert.* Darum ist z. B. die *Ausschabung* mit dem scharfen Löffel anschließend nötig, also kleine chirurgische Maßnahmen. An Erkrankungsmöglichkeiten nennt THIELEMANN solche an der harten und weichen Zahnsubstanz, der Zahnumgebung, der Mundschleimhaut und Kiefergelenkserkrankungen – sie alle können einen Fokus setzen.

Er erwähnt ferner die Bedeutung von Mutterbrust und Flasche für die Gebißentwicklung. Säugling oder Trinkling, richtiger oder falscher Lutscher: früher hat bereits Prof. BALTERS auf diese Fragen der Saugdynamik hingewiesen. Auch aus diesem Gesichtswinkel heraus wird die Frage des Stillens eine bedeutsame. Als Zeitpunkt für kieferchirurgische Maßnahmen nennt THIELEMANN das 9. Lebensjahr, ausgenommen bei Progenie (untere Frontalzähne gehen über den Oberkiefer) – hier so früh wie möglich (4.–5. Jahr). Daß raffinierter Zucker, Schokolade, Bonbons und Schleckwaren aller Art die Karies *exogen* beeinflussen, wurde erwähnt. (Von der eigentlich wichtigeren endogenen Seite haben wir deutliche Hinweise von Dr. BRUCKER und Dr. SCHNITZER.)

Nach dem Wiener Primarius Dr. L. ALTMANN besteht die Therapie der Herderkrankungen aus 1. der routinemäßigen und 2. der eigentlichen Fokaltherapie. Letztere gliedert sich wiederum in a) die Vorbehandlung (bakterielle Abschirmung), b) die meist chirurgische Herdentfernung und c) die desensibilisierende Nachbehandlung. Letztere war ALTMANNS eigentliches Thema. Zunächst: ein periapikales Zahngeschehen allein ist noch kein Herd; das anatomisch-pathologische Substrat aus und um den Zahn muß eine *Fern*wirkung haben, erst dann kann man von einem Fokus resp. Herd sprechen. Einen *potentiellen* Herd nennt ALTMANN, wenn zwar das sichtbare und nachzuweisende Substrat vorhanden ist, aber keine Fernwirkung. Heute werde, im Gegensatz zu früher, wo man in einem Herd vorwiegend einen bakteriellen Fokus sah, das Herdgeschehen als *Sensibilisierungskrankheit* angesehen. Schlüsselfigur sei in den Herderkrankungen nicht der Facharzt, sondern der praktische Arzt. ALTMANN wörtlich: »Man hört immer wieder: Was soll mer wegen am bisserl an geschwollenen Gelenk viel unternehmen! Nehm' mer halt die Mandeln 'raus, zieh'n mer halt den schlechtesten Zahn, den, der auf'm Bild'l den größten Fleck macht; no ja – dann san alle Beteiligten zufrieden: der Patient, weil er nicht so viel opfern mußte, der Arzt, weil er das Gefühl hat, was unternommen zu haben ...« Daß sich diese Situation in Wahrheit täglich *so* und nicht gelehrter abspielt, braucht dem Praktiker nicht gesagt zu werden.

Er versteht ALTMANN sofort und nur zu gut! Die Forderung: Zähne *vor* Mandeln und nicht umgekehrt, dieses Postulat sollte immer wieder erhoben werden (Und FUDALLA bezeichnet – wenn ich ihn recht verstanden habe – die umgekehrte Reihenfolge geradezu als einen Kunstfehler!) Primararzt ALTMANN verlangt die Teambildung in der Herddiagnose und -therapie und schlug die beherzigenswerte Verbrüderung Arzt-–Zahnarzt vor. Kritisch erwähnt er die immer noch sehr abweichende Kieferhöhlenbeurteilung; fest stehe jedoch die wichtige und vielfach primäre Bedeutung der Oberkieferzähne für die Kieferhöhle. Wie Prof. THIELEMANN, so auch Prim. Dr. ALTMANN: »Odontogene Fokaltherapie ist nicht Zahnreißerei oder -rupferei, sondern umfaßt die ganze zahnärztliche Kieferchirurgie – sonst haben wir wenig Freude!«

Bedauern darüber, daß der praktische Arzt so wenig Kenntnis in der Zahnheilkunde habe – er müsse sich unbedingt nach dem Studium aneignen, was auf der Hochschule versäumt werde. ALTMANN wendet die *Desensibilisierung als Nachbehandlung mit Autovakzinen* aus dem Bohrstaub kranker Zähne an (Eiweißdesensibilisierung). Die

Zusammenarbeit mit einem bakteriologischen Institut empfiehlt sich hierbei. Sein Schlußsatz: »Odontogener Fokus ist der Zahl und der Wichtigkeit nach *der* Fokus, er ist nicht selten, wie man immer wieder sagt.«

– Da die *Herdsuche nicht an das Ende, sondern an den Anfang gehört* (ANGERER, FUDALLA, KÖTSCHAU, SOLLMANN), ist es wichtig, mögliche Frühhinweise wie *Gelosen* und *Wetterfühligkeit* zu beachten. Dr. STIEFVATER gibt einen Praxishinweis für Herdverdacht: Teleektasien sollen daraufhin angesehen werden, auf welchen Meridianen sie liegen; daraus könne sich ein Tip auf das entsprechende Organ ergeben.

Weitere *Frühhinweise* auf Zahnherde: Taschenbildungen, Lockerungen von Zähnen, lokale Zahnfleischentzündungen sollen an Fokus denken lassen. ZULLA betont die Rangordnung der Herde: seiner Erfahrung nach habe eine chronische Sinusitis maxillaris nur Herdcharakter im Zusammenhang mit Oberkieferzähnen. Als eigentliche Herde würden nur Zähne und Mandeln bleiben, wobei im jugendlichen Alter die Mandeln, je älter der Mensch werde, desto mehr die Zähne die wichtigste Rolle spielen. Die Asthmaklinik Davos bestätigt die letztere Ansicht. Bei der Herdnephritis ist nach ZULLAS Ansicht der Zahn als Fokus entscheidend und die Tonsillektomie immer erfolglos. Dabei sei es völlig gleichgültig, wie groß oder klein die Mandeln seien: von dieser äußeren Inspektion könne die Herdfrage hier keineswegs geklärt werden. Bimanuelles Betasten wird empfohlen.

Weitere *Herdverdachtshinweise:* Auf Reisen und Flügen auftretende Zahnschmerzen, zircumskripte Schweiße, einseitige Pigmentflecken, Schmerzdruckpunkte am Muskulus sternokleidomastoideus und die verschiedenen Formen vorzeitigen Alterns (insbesondere welke Gesichtshaut).

DER HERD
UND DIE REIZADDITION

Um nochmal auf den Ausdruck der »großen Trias« zurückzukommen, die eine maßgebliche Rolle als pathogenetischer Faktor, als Krankheitsursache hat: Ein Fokus ist in seiner Latenz und Virulenz, in seiner Ruhe und Aktivität abhängig von zwei weiteren Faktoren, der *Ernährung* und der *Psyche*.

Die Ernährung muß nach Möglichkeit alles meiden, was vegetative Ermüdungswirkung hat. Dazu gehören vor allem: Zucker- und Weißmehlprodukte (Kuchen, Schokolade), Wurstwaren aller Art, Schweinefleisch, fettes Fleisch, zuviel Fleisch, Hartkäse, Gebackenes und Gebratenes im Übermaß (Pommes frites), Eis, Mayonnaise, hochprozentige Alkoholika, Genußgifte wie Tabak, ferner alle chemischen Düngemittel, Insektizide (»Spritzgifte«), Farb- und Konservierungsstoffe, Blei durch Gemüseanbau an Autobahnen, erhöhte Radioaktivität in Nahrungsmitteln, Hormone und Antibiotika im Fleisch.

Die Psyche ist, um das hier nur anzudeuten, geordnet, wenn der Mensch
– mit sich selbst
– mit seinen Mitmenschen und seiner Umwelt
– mit dem höheren Oben – Gott – »zurechtkommt«
wenn, wie es Graf DÜRCKHEIM einmal nannte, die *Ich-Du-Es*-Relation harmonisch ist.

Wenn »alles mit allem verbunden« ist, können wir folglich an allem therapeutisch ansetzen. Die Hierarchie, das heißt, die Reihenfolge des Vorgehens, ist freilich auch hier von Bedeutung.

Heilkunde ist aber auch die Kunst des Möglichen. Nur wer sein Blickfeld eingeengt hält, resigniert, wenn an einem Punkt der Hebel offensichtlich nicht ansetzbar ist, anstatt einen anderen Punkt zu suchen.

Am Schluß stehe ein Wort HIPPOKRATES':

»Der Arzt hat nur die Aufgabe zu heilen und wenn ihm das gelingt, ist es ganz gleichgültig, auf welchem Wege es ihm gelingt.«

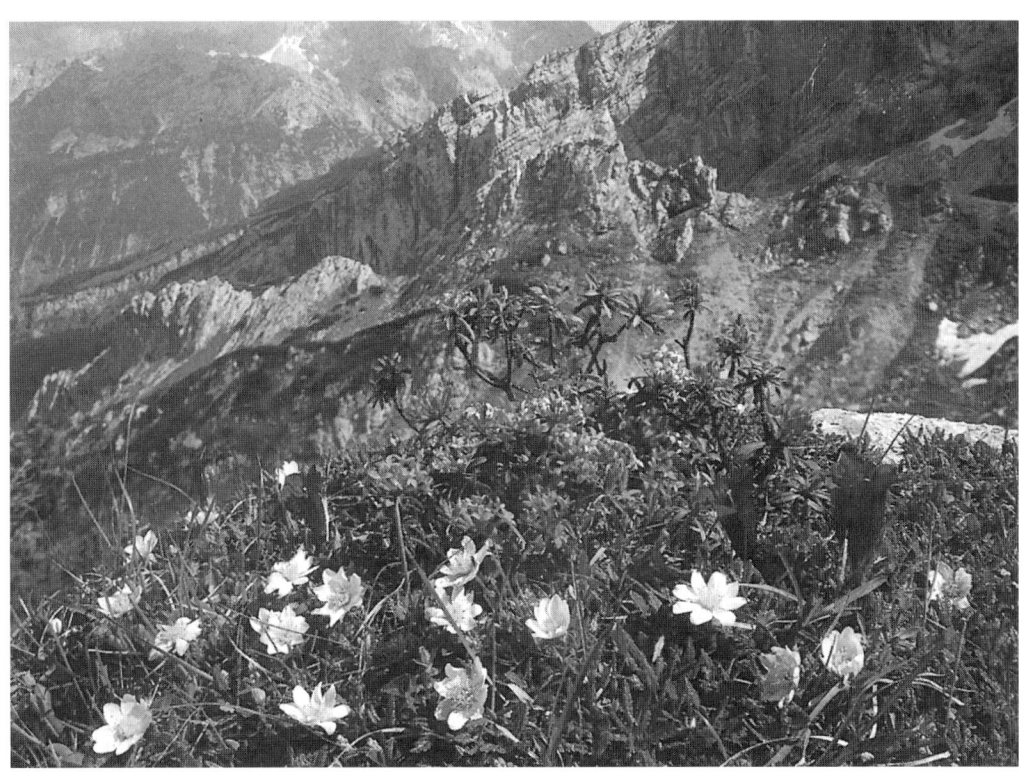

GERIATRISCHE THERAPIE

Eine erfolgreiche Arzneitherapie des alternden Menschen würde voraussetzen, daß
- kein starkes Übergewicht vorhanden ist,
- nicht geraucht wird,
- der Alkoholkonsum bescheiden bleibt,
- regelmäßig und kräftig genug sich bewegt wird.

Jeder ist sich selbst der beste Arzt – oder geht das Gespür für das, was einem gut tut oder schadet, durch Über-Zivilisation verloren?

Die *gesunde Langlebigkeit,* wenn man das einmal so nennen darf, hängt eindeutig von gewissen Faktoren ab, wobei es philosophischer Erkenntnis bedarf, um zu verstehen, daß ausgerechnet der *wichtigste Faktor,* die *genetische Disposition* (Erbveranlagung, Erbmasse, familiär bedingte Angeborenheit), von uns nicht beeinflußt werden kann. Man bekommt sie »mit«. Andere Bedingungen sind *zweitrangig:*

- Mäßigkeit
- Regelmäßigkeit
- Vorsicht
- Gleichmut und
- Bewegung.

Werfen wir zunächst einen Blick auf die *ärztlichen Verordnungen in der Gerontologie* – ihre Häufigkeit der Reihenfolge nach – des Jahres 1990 in der sog. alten BRD:

1. Novodigal ↓
2. Lanitop ↓
3. Isoket
4. Adumbran
5. Euglukon
6. Adalat
7. Voltaren
8. Tebonin ↑
9. Bisolvon, Mucosolvan
10. Dusodril
11. Lexotanil
12. Rohypnol
13. Briserin ↑
14. Aspirin junior
15. Diclo-Phlogont.

Wenn man dies kurz kommentieren darf:

1. und 2.: Die beiden *Digitalis-Präparate* für die Myokardtherapie stehen zwar noch an der Spitze, die Pfeile nach unten zeigen jedoch einen Verordnungsrückgang. Man kann davon ausgehen, daß die »große Zeit« der Digitalisverordnung zunächst vorüber ist – damit auch eine Ära. (Daß man in Frankreich und in den angelsächsischen Ländern nie soviel digitalisierte wie bei uns, ist jahrzehntelang irritiert von beiden Seiten kommentiert worden.)

3. und 6.: Mit einem *Nitratmittel* und einem *Kalziumantagonisten* stehen zwei Herzkranzgefäßmittel an exponierter Stelle, wobei selbstverständlich die Indikation von 7 noch erweitert ist (Hypertonie z. B.).

4., 11. und 12.: Adumbran *mehr* als »*Schlaf-mittel*« für leichtere *Fälle,* Lexotanil als Tages-sedativum *(Tranquilizer),* beide der Diaze-pam-Gruppe zugehörig, Rohypnol bei mittel-schweren Schlafstörungen zeigen die nervöse Irritierbarkeit und auch vielleicht die larvierte Depression vieler älterer Menschen.

5.: Der *Diabetes* ist weiter im Zunehmen und »verschafft« dem Euglukon einen Spitzen-platz.

7.: Das Rheuma-Schmerzmittel Voltaren, auf Platz 15 Diclo-Phlogont und schließlich mit

8 und 10.: zwei *durchblutungsfördernde Mit-tel.* Sie sollen dem weitverbreiteten Bedürfnis nach besserer Gehirndurchblutung entgegen-kommen. Nicht verschwiegen werden darf, daß von klinischer Seite weiter generell an der Wirksamkeit solcher Medikamente gezweifelt wird.

Der Verbreitung der *Altersbronchitis* tragen Sekretolytika Rechnung und ganz sicher ist das Bild von der *Hypertonie* etwas verzerrt, wenn wir Briserin erst an 13. Stelle finden. Adalat (6) und β-Rezeptorenblocker, die spä-ter auftauchen, spielen natürlich eine Mit-Rolle.

Wenden wir uns *naturheilkundlichen Thera-piekonzepten* zu. Im Folgenden Vorschläge, womit man beim alternden Menschen einset-zen kann, gegliedert nach häufig vorkommen-den Bedürfnissen.

DAS HERZ

Herztherapie – Präinsuffizienz – wo Digitalis-präparate vom Typ Lanicor-Lanitop-Novodi-gal noch nicht angezeigt sind bzw. zur Weiter-behandlung, wenn diese ersetzt werden kön-nen:

Rp. Tct. Crataegi	
Tct. Convallariae	a͞a 50.0
M. S.: 3–4 × 30–40 gtt. p.c. mit Tee	
Fol. e. Flor. Crataegi	40.0
Hb. Leonuri card.	
Hb. Melissae	a͞a 20.0
Fruct. Cynosbati	ad 100.0
M. f. spec. D. S.: 1 Eßl/2 Ta Infus.	

Glykoside II. Ordnung (= Digitaloide) in Mi-schungen wie Miroton, Cefascillan, Cor-Lo-ges, Scillaren (sie enthalten alle Convallaria und Scilla als Hauptmittel) haben sich sehr bewährt. Ist überhaupt kein Glykosid nötig, wäre der *Weißdorn* das Hauptmittel:

Rp. Cordapur Drag. N 3	
»APS Starnberg«	
S.: 3 × 2 Drag.	

Crataegus dürfte an der Nahtstelle zwischen Myokard und *Koronarien* stehen: für beide Indikationen ist es geeignet. Sind letztere von einer Insuffizienz bedroht, wäre die vorher an-gegebene Mischung mit Maiglöckchen abzu-wandeln in

Crataegutt	50.0
Tct. Arnicae	20.0
Ammi visnaga ∅	30.0
(= Khella)	
M. S.: 3–5 × 30 gtt./Flüss.	

Bewährt ist beim älteren Menschen eine Koro-narrezeptur mit dem *oralen Strophantin* (Dr. B. Kern):

Rp. Strophactiv	50.0
»Magnet-activ«	
S.: nach Bedarf mehrmals tgl.	
(evtl. ¼–½stdl.) 20–25 gtt. unverdünnt.	

Glücklicherweise erhielt der *Besenginster* eine Monographie und bleibt der Therapie erhal-ten. Bei *leichteren Arrhythmien,* wo β-Blok-ker noch nicht indiziert sind, stellt er das Hauptmittel dar. Empirisch habe ich gute Er-fahrungen mit der Mischung

Rp. Spartiol »Dr. Klein«	
Tct. Valerianae	a͞a 50.0
M. S.: 40 gtt. mehrmals tgl.	
je nach Bedarf.	

DIE GEFÄSSE

Der Satz »Der Mensch ist so alt wie seine Gefäße« ist bekannt. Unter Ausschöpfung der therapeutischen Vielfalt wird man etwas errei-chen. Ein Patentmittel gibt es natürlich auch hier nicht.

Günstige Erfahrungen liegen vor mit: Arnika, Roßkastanie, Ginkgo, Jod-Verbindungen, Mistel, Knoblauch, Rutin-Verbindungen.

Bei drohender Apoplexie-Gefahr:

Rp. Apoplectal retard Kps. N 2	
»Klinge«	
S.: fr. u. abds. 1 p.c.	
Rp. Arnica ∅	25.0
Rutin-Tropfen »Nestmann«	50.0
Kal. jod. oplx »Madaus«	25.0
M.S.: 3 × 3 gtt. p.c./Flüss.	

Mehrere Aderlässe (3–4) im 8–14täg. Abstand von 200–300 ml.
Diese Rezeptur ist auch nach einem leichten Apoplekt angezeigt – im Bewußtsein, daß eine Rezidiv-Gefahr nicht verdrängt werden darf.
Die *zerebrale Durchblutung* bleibt beim älteren Menschen eine Crux.

Rp. Cereginkgo »Pflüger«	50.0
S.: 3–5 × 25 gtt.	
nach ca. 4 Wochen Wechsel mit	
Spiraphan »Kattwiga«	50.0
S.: 3–5 × 25 gtt.	
und dies mindestens ¼ Jahr	
Alliocaps »Galmeda« OP	
S.: vor dem Schlafen 2 Kps.	
(ein gutdosiertes Knoblauchpräparat).	

Wie der *Zerebralsklerose* begegnen? Bestimmt nicht mit dem »Vorruhestand« ab 55, dem Absacken in Untätigkeit, Interesselosigkeit. Es werden heute viele Seniorenprogramme angeboten. Sie können eine Notlösung sein, wenn sinnvolle berufliche Tätigkeit nicht mehr möglich ist.

KH 3 (Procain) morgens 1 Kaps.,
Vasotonicum oplx im Wechsel
mit Kal. jod. oplx (3 × 20 gtt.),
Isoskleran 3 × 2 Tabl. lutschen.
Geriatric-Pharmaton 1–2 × 1 Kaps.

Die *Vermeidung hoher Blutfettwerte* ist natürlich unabdingbar. Frühzeitige Meidung tierischer Fette – man muß wohl dem Patienten

einschärfen, daß auch hier Vorbeugung besser, wenn nicht gar die einzige Möglichkeit ist!
Bei erhöhten Cholesterinwerten:

Rp. LP »Truw« OP	
S.: fr. u. abds. 2 Drag.	
Cariosano »Rödler« N 3	
S.: 2 × 1 Drag.	
Lipostabil OP	
»Nattermann«	
S.: nach Anweisung.	

Diese Kombination von einem hochdosierten Knoblauchpräparat (Alliocaps, Cariosana o. ä.) und der EPL-Substanz als Lipostabil (essentielle Phospholipide aus Soja) ist eine brauchbare Alternative zu manchen Lipidsenkern, die schlecht verträglich sind (Clofibrate-Reihe z. B.).

Das *»Gedächtnis stärken«*? Ein Wunsch nicht nur von Müttern mit Schulkindern – aber ist es realistisch, hier Hoffnung zu haben? Glutaminsäurepräparate und Lezithin versuchen wir – manche sind damit zufrieden:

Rp. Glutamin Verla Granulat	200.0
S.: fr. 1 Teel., evtl. noch abds.	
Lezithin von Firma Cormontapharm in Kleve.	
S.: abends 1 Teel., evtl. auch noch morgens.	

Nicht ersetzt werden Medikamente *mentales Training* (wie es heute heißt) oder *Auswendiglernen* (was früher üblich war). Ein Balladenbuch und täglich einen Vierzeiler memorieren? Auch der Gehirn-Computer scheint Wartung zu benötigen!

Von den *Sinnesorganen* lassen beim alten Menschen *Augen und Gehör* nach, letzteres oft verbunden mit sehr lästigem Tinnitus oder dem vielbeklagten *Schwindel*. Große therapeutische Versprechungen sind nirgends angezeigt – totale Resignation ebensowenig.

Bei den Augen empfiehlt sich bei beginnendem *grauen Star:*

Rp. Antikataraktikum
  Augentropfen Pos. OP
  S.: 3× tgl. einträufeln
  Antikataraktikum Tabl. N 3
  S.: fr. u. abds. 2
  A + E-Mulsin »Mucos«   100.0
  S.: fr. u. abds. 20 gtt.

Eine *notwendige Staroperation*, die heute fast ausnahmslos zufriedenstellend verläuft, soll man dem Patienten nicht zu spät empfehlen.

Einen *Glaukom*-Verdachtsfall so bald wie möglich dem Augenarzt zuzuführen, ist eine wichtige Aufgabe des Allgemeinpraktikers. Wenn der betroffene Patient dann die drucksenkenden Augentropfen hat, kann

Rp. Physostigma oplx   100.0
  S.: 3 × 20 gtt., a.c.

zusätzlich geraten werden.

Sehr schwer zu beeinflussen sind *Netzhauterkrankungen*. Auch hier kann neben fachärztlicher Obhut nur additiv empfohlen werden:

Rp. Tebonin Filmtabletten N 3
  S.: 3 × 1–2

  Posorutin retard Tabl. CCC
  S.: 3 × 2.

Sicher hängt das *Nachlassen des Gehörsinns* mit der Gesamtdurchblutung, speziell der zerebralen, zusammen. Vitamine (A + E), vorsichtige Chiropraktik der HWS, ein Kantharidenpflaster hinter das Ohr, Neuraltherapie an den Prozessus mastoideus und Medikamente – Rezept-Vorschlag könnte so aussehen:

Rp. Cosaldon A + E N 3
  S.: fr. u. abds. 1 p.c.

  Spiraphan   50.0
  »Kattwiga«
  Otovowen   50.0
  S.: von beiden Fläschchen je

  15–20 gtt. mischen,
  3–5× tgl. auf Flüss.

Bei *Ohrensausen und Schwindel:*

  Capsicum oplx   100.0
  D.
  Cimicifuga oplx   100.0
  D.S.: im tägl. Wechsel 3–5 × 20 gtt./
  Flüss.

  Vertigoheel Tabl. OP
  S.: 2–3 stdl. 2 lutschen evtl. im Wechsel
  mit Osteoheel Tabl. OP.
  D.

Auf *häusliche Kneipp-Therapie* kann bei allen durchblutungsbedingten Krankheiten nicht verzichtet werden. Entscheidend ist die Motivation des Patienten. Wer selbst keinen Bezug zum Wasser hat, wird sich natürlich schwer tun. Persönlich halte ich mehr davon, daß der Patient sein Programm zu Hause ganzjährig durchführt, statt alle 2 oder 3 Jahre 4 Wochen »in Kur zu gehen«. (Was macht er da schon gar und was wird meistens groß an ihm gemacht?!) Also:
– Morgens Trockenbürsten des ganzen Körpers.
– Anschließend – natürlich verbunden mit einem Luftbad – angepaßte Gymnastik. Preßübungen (Luftanhalten etc.), Kopfstand etc. vermeiden.
– Vormittags kurzes (dreimal tief ein- und ausatmen) kaltes Armbad (bis Mitte Oberarm), nicht abtrocknen, Arme warmschleudern.
– Am späteren Nachmittag, je nach Jahreszeit und Zustand, kurzen kalten oder wechselwarmen (warm-kalt-warm-kalt) Knieguß oder Wechsel-Fußbad (38 °C, 5 Min. warm, 30 Sek. kalt und wiederholen).

Lohnend in besonderen Fällen, ist die Anschaffung einer Schiele-Fußbadewanne. Der große Sebastian Kneipp empfahl bei Durchblutungsstörungen des Kopfs immer die Ableitung auf die Füße. Wer es machen kann, folglich auch Tautreten, Wassertreten, Schneelaufen.

DAS VERDAUUNGSSYSTEM

Das *Verdauungssystem* spielt eine ebenso wichtige Rolle wie das bisher Besprochene. Wenn ich aus der Fülle der Bedürfnisse und Möglichkeiten modellhaft weniges herausgreifen darf:

Sind es bei jüngeren Menschen oft das Übergewicht und der schwer zu zügelnde Appetit, die Probleme schaffen, haben die Alten häufig das Gegenteil; sie drohen, Substanz zu verlieren. Dem kann entgegenwirken:

> Rp. Mulgatol Tube Nr. III
> S.: ¼ Std. a.c. 1 Teel.
> (auch wahlweise als Drag. zum Lutschen–Kauen, a.c. – N 2, N 3)
>
> Rp. Tct. Amara DAB
> Papayasanit $\overline{aa}$ 100.0
> »Weber & Weber«
> M.S.: 2–3× 1 Teel. a.c.

wechselweise:

> Rp. Vini Absinthii
> Vini Condurango $\overline{aa}$ ad 500.0/oder 1000.0
> S.: Mitt. u. abds. 1 Likörglas a.c.

(natürlich nicht bei Leberkranken und Alkoholikern; hier empfiehlt sich dann ein Tee):

> Rp. Hb. Centaurii   15.0
> Rad. c. Hb. Taraxaci   25.0
> Cort. Aurantii   ad 100.0
> M.S.: 1 Teel./l Ta Infus
> tagsüber schluckweise oder ¼–½ Std. a.c.

Bitterstoffe, Karminativa, Fermente und Vitamine, auch einer Substitution soll und darf man beim alten Menschen nicht grundsätzlich ablehnend gegenüberstehen:

> Rp. Pankreaplex Drag. N 2/3
> S.: zu größeren Mahlzeiten 2
> oder
> Enzym-Harongan N 2/3
> S.: wie vorher.

DIE BEHANDLUNG DER CHRONISCHEN BRONCHITIS

Kurz angesprochen werden muß auch die *chronische Bronchitis* älterer Menschen. Oft ist sie Ergebnis jahrzehntelangen Rauchens, manchmal aber auch Zeichen einer Herzinsuffizienz. In vielen Fällen sind Antibiotika schon gegeben worden – nicht selten mit nur vorübergehendem Erfolg.

Das neben der Kapuzinerkresse auch Meerrettich und Echinacea enthaltende

> Rp. Angocin »Repha« N 3
> S.: 3–5 × 4, 3 × 3

ist bei bakterieller Bronchitis ebenfalls zur Initialbehandlung gut. Daneben Sekretolytika und Expektorantien, womit die Phytotherapie reichlich dienen kann. (Man mag sich schwer der Bemerkung enthalten, daß es ja auch ein Armutszeugnis ist und Vergessen eines reichen Therapieschatzes, wenn der Schulmedizin außer Bisolvon und Mucosolvan gar nichts mehr einfällt.)

> Rp. Sirup. Althaeae
> Sirup. Liquiritiae $\overline{aa}$ ad 500.0
> M.S.: 3–5 × 1 Tee-Eßl.
> (als Sekretolytikum)
> Ol. aeth. Eucalypti   50.0
> S.: 1 Teel./3 Liter Wasser zur Inhalation.
>
> Rp. Fol. Farfarae   30.0
> Hb. Thymi
> Hb. Grindeliae $\overline{aa}$ 20.0
> Fruct. Foeniculi cont.
> Fruct. Anisi cont. $\overline{aa}$ ad 150.0
> M.S.: 1 Eßl./2 Ta Infus (als Expectorans).

Als *Hustenspasmolytikum* empfiehlt sich Schöllkraut und Efeu:

> Rp. Panchelidon »Kanoldt«
> Prospan »Engelhardt« $\overline{aa}$ 50.0
> M.S.: stdl. 20–30 gtt./Tee.

Latschenkiefernöle oder Fichtennadelextrakte zu ansteigenden oder Wechselarmbädern dienen der gleichzeitigen Inhalation und Ableitung im Segment (Arme).

DER RHEUMATISCHE FORMENKREIS

Schließlich und endlich ist der *rheumatische Formenkreis* ein weites, wichtiges – wenngleich nicht sehr erfreuliches – Gebiet. Auch hier lediglich Anregungen.

Fußbäder (Moor), *Handbäder* (Heublumen – 10–15 Min., 38–39 °C, Finger im Bad bewegen, anschließend Hände mit Kytta-Salbe einreiben, Baumwollhandschuhe über Nacht anziehen), *¾-Bäder* (wenn es Herz-Kreislauf erlauben) mit Salhumin-Zusatz.

Salbenwickel über betroffene Gelenke (Knie, Ellbogen, Hand- und Fußgelenke) sind wesentlich effektiver als einfaches Einreiben. Freilich eignen sich dafür keine »scharfen« Salben mit Nikotinsäurederivaten und Kampfer.

Rp.	Kytta-Salbe	100.0
	D.	
	Arnika-Salbe »Kneipp«	100.0
	D.	

Diese beiden haben sich im Wechsel sehr bewährt. Auch Johanniskrautölwickel sollen nicht vergessen werden (Rotöl »Jukunda«); Schröpfbehandlung, Formicain mit Zeel gemischt zur Injektion. Innerlich

Rp.	Steirocall	100.0
	S.: 3 × 30–40 gtt.	
	bei Schmerzen auch	
	Phytodolor	100.0
	S.: 3–5 × 40–50 gtt.	

Alternativ, besonders bei Harnsäure:

Rp.	Restructa forte Kapseln »Fides« OP.	
	S.: 3–5 × 2–3–4 pro Tag auf Rheumatee »Gerner« OP.	
	im Wechsel mit	
	Rheumatee »Jukunda« OP	
	S.: 3 Ta pro Tag.	

Brennesselfrischpreßsaft im Frühjahr (2–5 Eßl. pro Tag mit der fünffachen Menge Buttermilch verdünnt)!

Berberis und Rhus als Oligoplex »Madaus« im täglichen Wechsel (siehe Verordnungsbuch) habe ich im Laufe der Jahre wohl einige hundert Male angewendet.

Einen Ernährungszettel bekommen alle betroffenen Rheumatiker mit. Er soll hier genau in dieser Form wiedergegeben werden. (Ohne mich selbst hervorheben zu wollen, möchte ich mir bei dieser Gelegenheit erlauben, alle erfahrenen Praktiker aufzufordern, aus ihrer Therapie kein Geheimnis zu machen:

Ist es nicht richtig, daß erstens alle Praktiker sich austauschen im Sinne des Patienten und zweitens, daß die junge Kollegenschaft Anregungen erhält und vor engstirniger Therapie bewahrt wird?)

ERNÄHRUNG IM SÄURE-BASEN-GLEICHGEWICHT

Viele von uns haben zuviel Säure im Körper: Nierensteine, Rheuma in vielen Formen, Entzündungen aller Art hängen häufig damit zusammen. Wir nehmen zu viele Nahrungsmittel mit zu vielen Säuren auf! Die basischen Stoffe kommen meistens zu kurz.

Spätestens nach dem 40. Lebensjahr müssen sowieso die Säuren eingeschränkt und die Basen erhöht werden: je älter der Mensch wird, desto schwerer bringt er die Säuren wieder aus dem Körper heraus.

Viele spülen sich auch zu wenig durch, bewegen sich und schwitzen zu wenig und schaffen auch dadurch die Säure nicht aus dem Körper. 1½ Liter sog. Neutralflüssigkeit pro Tag wären gut – darunter fällt aber nur Wasser (Mineralwasser: hier aber immer wieder wechseln und nicht ewig das gleiche) oder Kräutertees.

SÄUREN ENTHALTEN

Kaffee (auch der säurearme, weil alle Röstprodukte viel Säure enthalten!), schwarzer Tee (viel Gerbsäure!!), Alkohol in jeder Form ist ein starker Säurebildner (Sekt, Weißwein, Schnäpse in allererster Linie). Milch und Säfte sind Nahrungsmittel und keine Getränke!!

Basische Nahrungsmittel hingegen können Säuren binden, neutralisieren und scheiden sie aus. Darum ist ihre Zufuhr nötig.

Säurebildende Nahrungsmittel dürfen aber nicht einfach mit sauren Speisen gleichgesetzt werden: Essiggurken sind zwar sauer, enthalten aber nur wenig Säure (Essig!). Wenn man es verträgt, soll man ruhig sauer essen (»sauer macht lustig«!) – es ist meistens viel besser als Süßes (dieses enthält fast immer eine Menge Säurebildner).

Auch wenn es schwer zu verstehen ist – Süßigkeiten sind Säurebildner!!

Der Körper bildet in seinem Stoffwechsel an sich schon Säure. Es kommt daher darauf an, nicht von außen noch eine Menge zuzuführen. Zellabbauprodukte sind meistens Säuren. Auch wenn ein Mensch unter Gärungen leidet (er hat dann immer auch Blähungen), bildet er vermehrt Säure.

Leichtverdauliche Zucker (weißer und brauner Zucker), Pralinen, Schokolade, Süßigkeiten und Torten jeder Art sind hier ein Grundübel, weil Zuckerstoffe der Grundstoff für die Gärung sind, die wiederum zur Übersäuerung führt.

Wer stark übersäuert ist, der muß zunächst 3–5–7 Tage mit Gemüsebrühe fasten: er trinkt an diesen Tagen nur 2–3 Liter warme Gemüsebrühe. Einen Cenovis-Brühwürfel aus dem Reformhaus, biologisch gezogenes Gemüse wie Kartoffeln, gelbe und rote Rüben, Sellerie und ein kleines Stück Petersilienwurzel kochen.

Entweder nur die Brühe trinken und das Gemüse ißt jemand anderer, oder das Gemüse passieren, je nachdem. Wer's verträgt (Vorsicht Blähungen!) kann auch noch etwas Lauch und Zwiebeln hineinschneiden – auch diese scharfen Gemüse sind basisch.

BASISCHE NAHRUNGSMITTEL SIND

An 1. Stelle: alle Wurzelgemüse, Blattgemüse, Salate und Rohkost, Gemüsesuppen und Gemüsebrühen, alle Gewürzkräuter, frisch und getrocknet.

An 2. Stelle: (mit leichten Einschränkungen wegen der Fruchtsäuren, obwohl es sich grundsätzlich um basische Lebensmittel handelt) alles Obst und alle Früchte, Obstsäfte frisch und ungezuckert, ungezuckertes Kompott.

Die Sache mit den Obstsäuren muß aber kurz erklärt werden: Sie lagern sich im Körper nicht als Säure ab, werden aber trotzdem von Magen- und Gallenempfindlichen sowie von Allergikern (Haut vor allem) nicht immer gut vertragen, insbesondere Zitrusfrüchte. Grundsätzlich aber ist auch saures Obst für den Körperstoffwechsel basisch.

An 3. Stelle: Milchprodukte, mit Ausnahme aller Hartkäse, also: Frischmilch, Buttermilch, Joghurt, Kefir, Quark (Topfen), Rahm (Sahne).

An 4. Stelle: Eigelb (hier aber nicht zuviel des Guten, wegen des Cholesteringehalts!), Sojabohnen und alle Sojaprodukte.

IM UNGEFÄHREN SÄURE-BASEN-GLEICHGEWICHT SIND

frisch geerntete Nüsse, frische Hülsenfrüchte mit Schalen (z. B. grüne Bohnen, Zuckererbsen), Hirse und deren Produkte, Vollkorn und dessen Produkte (Vollkornbrot, Frischkornflocken, Vollkornteigwaren). Wichtig dabei ist, daß sie gut gekaut werden! Weizenkeime, frische Butter, unerhitzte Pflanzenöle.

SÄUREBILDENDE UND SÄURESPENDENDE NAHRUNGSMITTEL SIND

Fleisch (vor allem Mastfleisch, wie Schweinefleisch), Wurst, Innereien (enthalten viel Harnsäure: Leber, Milz, Nieren, Bries, Hirn), Wild, Geflügel, Fleischbrühe, Fische (besonders Ölsardinen, Sprotten, Sardellen); Eiweiß vom Ei;

alle Hartkäsesorten;

getrocknete Hülsenfrüchte wie Erbsen, Linsen, Bohnen – auch Erdnüsse gehören hierher;

Spargel, Rosenkohl, Spinat, Rhabarber und Tomaten werden wegen der Oxalsäure (evtl. bei Veranlagten nierensteinbildend!) angeführt, obwohl im Grunde basisch;

alles Geröstete, Gebratene, Geräucherte, Panierte, also alle Röstprodukte insgesamt;

gehärtete bzw. raffinierte Öle und Fette (auch wenn sie aus Pflanzen sind!);

weißer und brauner Zucker (nicht Milchzucker), auch Traubenzucker; Schokolade, Bonbons, Pralinen, Torten;
jegliches ausgemahlene Weißmehl und dessen Produkte: Weißbrot, Zwieback, Feingebäck und Kuchen, Teigwaren aus Weißmehl und Weizengrieß;
Genußmittel wie Kaffee (auch Malzkaffee), Schwarztee, Nikotin, Coca Cola, Bier, Schnäpse und Liköre, Rotwein etwas weniger als Weißwein.

Anschließend ein Satz von J. ANGERER: »Basisch ist das Leben – Sauer ist der Tod« – der uns in drastischer Weise die Bedeutung dieses Teilaspekts der Geriatrie vor Augen führt. (In seiner großen Praxis, die sich über ein halbes Jahrhundert erstreckte, betonte J. ANGERER immer wieder auch die Wichtigkeit, sich spätestens ab dem 40. Lebensjahr überwiegend basisch zu ernähren.)

Ein großes Problem beim Älterwerden ist die zunehmende *Übersäuerung / Azidose* mit ihren vielfältigen Auswirkungen. Wenn wir uns die Ursachen vor Augen führen, erkennen wir sofort, daß auch hier das *Medikament nicht im Vordergrund* steht, sondern die entsprechende Lebensweise (Auflistung nach Schwenk).

✦ *Mangel an Pufferbasen* – lebenslange Fehlernährung; zu viel Säure, zu wenig Basen.

✦ *Nierenausscheidungsstörung* – zu wenig Aufnahme von Neutralflüssigkeit, zuviel Alkohol, Kaffee (beides Säuren!), Verengung der Kapillaren durch Rauchen (Nikotin ist zwar ein Alkaloid, aber in seiner Auswirkung ebenfalls säurebildend).

✦ *Magen-Funktionsschwäche* – ebenfalls oft durch falsche Essensgewohnheiten: zu viel, zu oft (Rosendorf), zu schnell (Fletscher).

✦ *Atem-Funktionsschwäche* – zu wenig Bewegung durch sitzende Lebensweise und Trägheit in der Freizeit; »Auto-Kultur«, »Fernseh-Kultur«!

✦ *Hautfunktionsschwäche* – mangelnde »Hautatmung« durch zu wenig Bewegung, keine schweißtreibende Arbeit, kein Sport, fehlende Kneippsche Abhärtung.

Man erkennt sofort, daß wesentliche Gesunderhaltungs-Maßnahmen ohne Medikamente ablaufen, vielmehr allein durch sog. *gesunde Lebensführung*. Die Ausmaße der Folgekrankheiten der zunächst latenten Azidose (SANDER), später offensichtlichen, sind m. E. noch längst nicht erkannt: auch wenn man heute den rheumatischen Formenkreis als immunologisches und autoaggressives Phänomen ansieht: die Azidose ist beim zunehmenden Steiferwerden bis zur generellen Versteifung beim alten Menschen nicht zu übersehen. (Man beobachte nur einmal eine Viertelstunde lang das ganze Ausmaß der Bewegungsmisere auf einem U-Bahnhof: wie elend viele alte Menschen daherkommen, wie sie an den Treppengeländern hängen, wie schief und krumm sie sind, wie einseitig sie gehen, wie eingeschränkt Hüften, Knie und Becken sind!).

Auch wenn keineswegs bestritten wird, daß das Osteoporose-Problem bei Frauen ab dem Klimakterium vordergründig ein Hormondefizit ist, so muß auf den 1. Punkt trotzdem hingewiesen werden (Mangel an Pufferbasen), wo wir doch wissen, daß eine permanente Azidose die Basenlager (mit Kalzium) im Knochen entleert! Wissen – ja, aber danach handeln?

Freilich sind Medikamente nötig, wenn es spät und zu spät ist: Hormone, Tridin …
von naturheilkundlicher Sicht adjuvant:

Rp. Basica (Klopfer)
   S.: fr. u. abds. 1 Teel. / Flüss.

Osspulvit forte OP (= N 2)
   S.: mitt. 1 a.c.

Calcium fluor. D 3
   »Schüßler«   20.0
   S.: 3 × 2 Tabl. lutschen.

Der norddeutsche Kollege HEINZ PRAHM sieht den Komplex der Azidose über die Milchsäure, setzt sich mit großer Ausdauer für die Zufuhr der basenbildenden rechtsdrehenden Milchsäure (der Ausdruck »Säure« darf einen hier nicht irritieren, L+-Milchsäure) und für den Abbau der pathologischen R–Linksmilch-Säure ein. Auf einen wichtigen diagnostischen Hinweis J. ANGERERS (»Handbuch der Augendiagnostik« 1953) greift er in der Darstellung des sogenannten Milchsäurerings zurück. Sauerkraut und -saft als Lebensmittel zur Gesunderhaltung. Wenn dies nicht mehr ausreicht,

> Rp. Lympholact »Pflüger« 50.0
> S.: 2–3 × 40 gtt./Flüss.

An diesem ausführlichen Beispiel der Azidose sollte exemplarisch demonstriert werden, daß man zum *gesunden Altwerden* nicht primär Medikamente braucht, sondern (neben einer gesunden Erbveranlagung) eine naturgemäße Lebensweise. Ausgewählt habe ich dieses kleine Teilgebiet der Gesamtproblematik, weil sich an ihm besonders klassisch demonstrieren läßt, was der älterwerdende Mensch frühzeitig braucht. (Daß er ein umfangreiches Konzept der natürlichen Lebensweise haben kann, ist nicht zuletzt in zwei Büchern dargestellt: im fundamentalen Werk »Handbuch der Naturheilkunde« von K. F. LIEBAU und auch in meinem bescheidenen Taschenbuch »Gesund durch natürliche Lebensweise« im Heyne-Verlag.)

Ein klassisches *phytotherapeutisches Rezept* soll vorgestellt werden bei *rheumatischen Beschwerden* unspezifischer Art:

> Rp. Tct. Guajaci 30.0
> Bryonia ∅
> Dulcamara ∅ aa 10.0
> Löwenzahn-Tropfen
> 309 »Presselin« 100.0
> M.S.: 3 × 1 Teel. p.c./Rheumatee.

Eine mindestens drei Wochen dauernde *Pflanzensaftkur* würde so aussehen:
1 Woche Brennesselsaft
1 Woche Birkensaft
1 Woche Löwenzahnsaft
Es eignen sich sowohl jene von »Schoenenberger« als auch diese von »Kneipp«.

Die häufige *Osteoporose* soll noch herausgehoben werden. Besonders älteren Frauen macht sie zu schaffen und deformiert Wirbelsäule und besonders die Beine.
Zu den bekannten schulmedizinischen Maßnahmen geben wir in meiner Praxis zusätzlich:

> Rp. Osspulvit forte OP
> S.: Mitt. 1 a.c.
> Calcium fluor D 3 OP »Schüßler«
> S.: 3 × 2 lutschen
> evtl. ein »Phythormon«
> Remifemin 100.0
> S.: 3 × 30 gtt.

DEPRESSIONEN

Schließlich das schwierige Kapitel der *Depression* des alternden Menschen: Die Phytotherapie hat nicht allzuviel, die Homöopathie darf hier ebenfalls nicht überschätzt werden.
Hauptmittel sind »handfeste« Johanniskrautzubereitungen. Die meisten Erfahrungen habe ich mit

> Rp. Hyperforat Amp. Nr. X.
> S.: 2–3tägig 1–2 Amp. i.m.
> Hyperforat liqu. 100.0
> S.: früh u. mitt. 30 gtt.
> Zincum valerianicum »Hevert« 100.0
> S.: vor dem Schlafen 40–50 gtt. auf heißer Flüss.

Metaneuron, Psychatrin: auch hierauf wird man nicht verzichten wollen. Ein Gingseng-Präparat gebe ich gerne dazu:

> Rp. Ginsana »Weimer« Kps. N 2
> S.: früh u. mitt. 1 p.c.

AUFKLÄRUNG UND THERAPIE

Abschließend folgendes:
Freilich ist Alter zwar *genetisch vorprogrammiert*, in seinen Veränderungs- und Fortschreitungs-Prozessen jedoch beeinflußbar. Jeder einzelne hat es zu einem guten Teil selbst in der Hand, den Verlauf des Alterungsprozesses positiv zu beeinflussen. Vernünftige Lebensweise, Ausschaltung – und wenn dies nicht gelingt – Verringerung der Risikofaktoren stehen an erster Stelle.
Naturheilkunde im fundamentalen Sinn ist Aufklärung *und* Therapie – das erste soll nicht zu kurz kommen. Es wird heute von allen

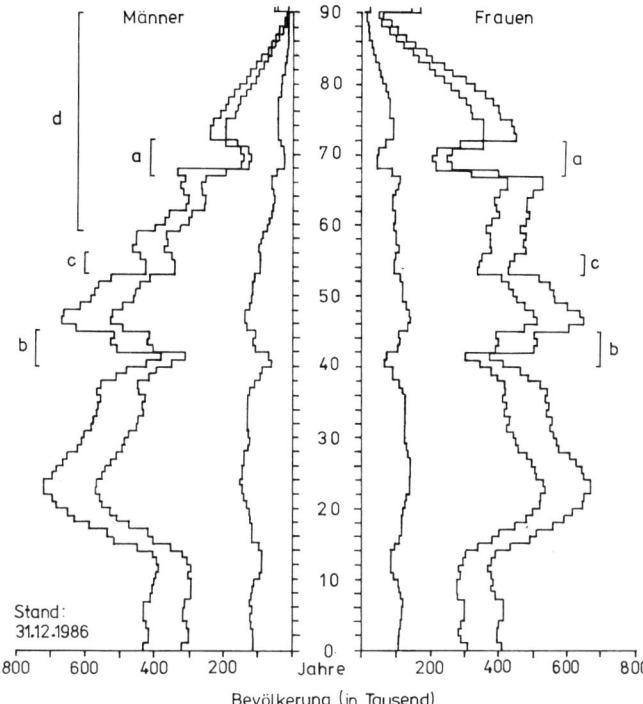

Lebensbaum der deutschen Wohnbevölkerung 1986. Eingezeichnet wurden sämtliche männlichen und weiblichen Bewohner der heute alten und neuen Bundesländer (äußere Kurve), der alten Bundesländer (mittlere Kurve) und der heute neuen Bundesländer (innere Kurve). a: Geburtenausfall während des 1. Weltkrieges; b: Geburtenausfall während des 2. Weltkrieges; c: Geburtenausfall während der Weltwirtschaftskrise; d: Reduktion durch Gefallene des 2. Weltkrieges.

Seiten gefordert und verlangt: der Staat, die Kommunen, die Behörden, soziale Einrichtungen, Gesundheitsämter und viele andere Institutionen sollen was tun: rechtzeitigen, gutbezahlten Ruhestand, Wohnungen, Pflege, Rehabilitation.

Jeder sozial eingestellte Mensch wird dies befürworten. Gleichzeitig ist der Sozialstaat an seine finanzielle (und personelle) Grenze gelangt. Der einzelne ist nun aufgerufen, *selbst etwas zu tun* für seine Gesundheit. Sein Behandler muß ihm dabei helfen.

Das Traumbild vom ewigen irdischen Leben ist prinzipiell unerfüllbar. Trotzdem erstaunt es, daß wir das, was wir *für ein langes und gesundes Leben tun können*, so wenig beachten: sparsame Nahrung, wenig Genußmittel, körperliche Arbeit (Bewegung) in Mäßigkeit, seelische Gelassenheit – das ist schon fast der Jungbrunnen der Menschheit. Alle möchten wir alt werden, aber möglichst wenig dafür tun. Der Sportler altert weniger rasch. Je mehr wir entbehren, desto länger leben wir (H. SCHÖ-FER). Die verweichlichte, gehfaule, überfütterte

jetzige Generation – und in noch stärkerem Maße die noch jüngere – wird es schwer haben.

Übergewichtige sind zu Kreislauferkrankungen disponiert, Menschen, die ständig *in Hetze leben* und dem *Geld allzusehr nachjagen* zu Herzkranzgefäßkomplikationen. *Fettüberernährung* führt zu Pathosklerose. Wer seine Lungen-Atem-Vitalkapazität nicht immer wieder durch körperliche Anstrengung (Sport, Arbeit) ausschöpft, verringert sie bereits ab dem 27. Lebensjahr.

Elastizitätsverlust des Lungengewebes ist nicht mehr reparabel! Durch Atemtraining aber können wir die Ventilationsreserven heben und bis ins hohe Alter erhalten und frühzeitige Ankylosierung der Rippengelenke verhindern (L. J. SCHMITT).

Schaltet man beim Menschen die exogene Cholesterinzufuhr weitgehend aus (fettarme Ernährung), so ist zwar die endogene Cholesterinzufuhr damit keineswegs gebremst (hormonelle Faktoren etc.). Der Ausfall der *exogenen Cholesterinzufuhr* allein wirkt sich aber

223

dennoch deutlich aus: eine statistisch signifikante Verminderung der Sterblichkeit an Koronarsklerose konnte nach einer längeren Beobachtungszeit bei Patienten, die eine fett- und cholesterinarme Kost erhielten, nachgewiesen werden (W. DOBERAUER). Warum dies alles zum Schluß? Weil sich immer wieder der Verdacht aufdrängt, daß in vielen Fällen eine ungeheure Medikamentengläubigkeit in der Gerontologie sowohl beim Patienten als auch beim Verordner besteht. Möglichst viel einnehmen, dann ist Gesundheit und langes Leben schon erkauft!

Das kann aber nicht das *primäre Anliegen der Naturheilkunde* sein: immer zielt sie auf Änderung schlechter Lebensgewohnheiten. Eine gewisse Tragik sehe ich darin, daß immer mehr Therapeuten selbst keineswegs nach den fundamentalen Prinzipien der klassischen Naturheilkunde leben (Luft – Licht – Bewegung – Wasser – Ernährung: aber auch Ordnungstherapie wie Lebensordnung im Schlafen, musische Pausen, Zeitnehmen für Lesen und Bildung, Kultur, Betrachtung, Abkehr von Auto und Fernsehen). Woher soll, wenn der Therapeut selbst all dies nicht lebt, die Kraft der Übertragung kommen?

Er wird zwangsläufig zum Rezeptblock greifen müssen und / oder ein oft fragwürdiges Arsenal an Pseudo-Therapien einsetzen (Frischzellenspritzen z. B. zu völlig überhöhten Preisen), die Illusionen wecken, den Geldbeutel plündern, die Eigeninitiative noch mehr lähmen, aber das Alter kaum erträglicher machen.

Wir sollten nicht zulassen, daß auf diese Weise die Sache der Naturheilkunde in Verruf gebracht wird.

GIBT ES EIGENTLICH GERIATRIKA?

*Oder: Welche Medikamente braucht
der alte Mensch wirklich?*

Wer meine geriatrischen Beiträge kennt – sie sind übrigens samt und sonders nicht am grünen Tisch, vielmehr in umfangreicher 30jähriger geriatrisch betonter Praxis entstanden –

wird viele Rezepte gelesen haben. Und nun wird er vielleicht einen Widerspruch sehen, wenn ich die Frage aufwerfe, ob der alte Mensch so viele Arzneien braucht.

Vorliegender Beitrag steht jedoch in keinem Widerspruch, vielmehr rundet er das ganze Thema ab. Es werden nämlich zwei Dinge unterschieden: bei Krankheiten oder / und Störungen braucht der alte Mensch – wie jeder Kranke selbstverständlich – Medikamente. Er braucht aber kaum Medizin, bloß weil er alt ist und ihm manche vorgaukeln, daß sie gar sein Leben verlängern würden. Auf diese Unterscheidung lege ich großen Wert.

Schließlich soll zu Beginn eine Geschichte erzählt werden, die aufzeigt, wie fragwürdig häufig unsere Vorstellungen sind, die wir uns von Alter, Lebensweise, Psyche, Streß und Medikamenten, die sie nehmen bzw. nicht nehmen, bei Uralten machen!

1990 wurde Rose Kennedy, die Mutter des mächtigen und schicksalhaft arg getroffenen Kennedy-Clans, 100 Jahre. Zugegeben: nicht bei bester Gesundheit – aber immerhin.

Sie verlor den ersten Sohn 1940, der Bomberpilot bei der US-Navy war. Eine Tochter kam bei einem Flugzeugabsturz ums Leben, dann war es der zweite Sohn, John F., der es gar zum Präsidenten der USA gebracht hatte und einem heimtückischen öffentlichen Mord zum Opfer fiel. Kurz danach geschah dem jüngeren Sohn Robert, Justizminister und nun Präsidentschaftskandidat, dasselbe Unglück.

Der nächste Sohn, Teddy, heute Senator, war in eine langwierige Affäre verwickelt, weil er seine Sekretärin nachts nicht aus dem mit beiden in den See gestürzten Auto rettete, sondern die Flucht ergriff.

Nicht genug der schweren Schläge, an denen man mehrmals an gebrochenem Herzen sterben könnte: ein Enkel starb an einer Überdosis Rauschgift. Ob es die alte Frau schließlich geschmerzt hat, daß Jacqueline, die Frau vom Präsidenten, später kurzerhand den reichen Reeder Onassis heiratete, bleibt verschwiegen. Ein weiterer Enkel war monatelang in einen Prozeß wegen angeblicher Vergewaltigung verwickelt und wurde durch die Regenbogenpresse gezogen.

Eigentlich meint man, so ein Mensch müßte längst an Kummer und vor Gram gestorben sein. Nein, sie lebt und ist über hundert. Und was sagt sie zu ihrer Lebensweise: angeblich hielt sie immer Diät, war katholisch-puritanisch streng (und tadelte durchaus ihren schon viel früher verstorbenen Mann, der sich nicht so kasteien wollte). Gesund ist sie jetzt nicht mehr: seit langem leidet sie an Rheuma, die Hände sind verkrüppelt und die letzten Jahre fährt sie im Rollstuhl. Es verbitterte sie auch zusehends, daß der Clan nicht nur vom Schicksal so schwer getroffen wurde, sie trieb ihre Familie zu permanentem Ehrgeiz und Erfolg an und war besessen von der Idee, daß die Kennedys die Mächtigsten werden müßten; Herausforderung des Schicksals? Aber auch der moralische Verfall der Sippe traf sie hart und deformierte offensichtlich nicht nur das Gesicht.

Ich stelle die Geschichte nicht zuletzt heraus, um all jenen Stoff zu geben, die – einem modischen Zeitgeist folgend – dem Seelischen zu sehr und dem Genetischen zu wenig Gewicht verleihen.

Die Frage nach Geriatrika scheint provokativ – sie wird aber immer wieder gestellt: nicht erst seit Minister Blüms zusammenstreichender Gesundheitsreform (der Ausdruck allein schon ist durch und durch falsch: hier wird beileibe keine »Gesundheit reformiert« – da werden mehr oder weniger berechtigt Krankheitskosten umgeschichtet, neu verteilt nach alten Prinzipien!). Schon immer zweifelten Geriatriker und Pharmakologen, ob die Einnahme mehrerer bis vieler Medikamente den Menschen älter werden und – um es drastisch zu sagen – später gesünder sterben läßt. Die Zweifel scheinen berechtigt. Wenn wir bei dieser Betrachtung die Notfall- und Intensivmedizin völlig weglassen, weil sich hier die Frage so nicht stellt (von einem Praktiker auch nicht beantwortet werden kann), vielmehr vom Intensivmediziner von Augenblick zu Augenblick entschieden werden muß; wenn wir die Frage für die ambulante allgemeingeriatrische Praxis stellen, müssen wir wohl sagen: der alte Mensch braucht weniger Medikamente als der Medizinbetrieb, die Apothekenschaufenster, die Reformwarenbranche und die Produzenten spezieller Geriatrika suggerieren.

Ob man das alles in einen Topf werfen kann? Natürlich für den Medizinbetrieb nur bedingt, weil im Krankenhaus oder im Altersheim und in der Ambulanz einfach Antibiotika, Antihypertonika, Herzmedikamente, Schmerzmittel etc. gebraucht werden. Aber auch hier stoßen wir auf heftige Kritik von Experten – die sich (um nur ein Beispiel vorwegzunehmen) darüber lustig machen, daß nirgendwo auf der Welt (!) soviel Digitalis von Ärzten verordnet wird wie in der BRD (s. Kapitel »Das Herz«). Auch hierauf werde ich zu sprechen kommen.

Geriatrikum im eigentlichen Sinn, was ist das? Ein Griff nach der Roten Liste (RL) bietet auf ganz wenigen Seiten (die RL 1991 wiegt 1,5 kg) ein Sammelsurium von ganzen 45 Medikamenten. Nimmt man die Rubrik »Arteriosklerosemittel« der RL von 31 Mitteln noch hinzu, kommt man auf 76 (zum Vergleich: »Analgetika / Antirheumatika« sind 580 Nennungen!). Wenn man von dieser kläglichen Zahl noch ca. 10 Knoblauchpräparate als *ein* Wirkstoffmedikament betrachtet, schrumpft die Zahl 76 auf 66. Nimmt man weiter Mittel weg, die wesentlich auf Knoblauch und Mistel definiert sind, bleibt noch die Zahl 50. Dies muß irritieren, wenn man jetzt einmal ganz andere Zahlen zwischenschaltet.

Spätestens jetzt muß der / die Fachmann / frau sich wundern und der Laie staunen: so viele alte Menschen und so wenige Medikamente für die Alten? Da möchte man jetzt nochmals die Frage im Untertitel des Aufsatzes aufwerfen: »Gibt es eigentlich Geriatrika?« – wenn es nach der RL, einer Arzneimittelbibel, fast keine gibt?

Gehen wir Schritt für Schritt vor. In der RL finden wir die Geriatrika aufgegliedert in 1. pflanzliche, 2. chemisch definierte, 3. Organpräparate und 4. Homöopathika. Die Gruppe 1 setzt sich im Groben aus Knoblauch-, Weizenkeim (Vitamin E)-, Mistel-, Weißdorn-, Rutin-, Ginseng-Bestandteilen zusammen. Bei Gruppe 2 mag der Ausdruck »chemisch definiert« etwas irritieren – tauchen hier doch vorwiegend Vitamine auf (A–E), Mineralstoffe

(Mg, K, Si u. a.), Spurenelemente (Ko, Cu, Zi etc.), aber auch häufig Procain-Verbindungen. Auf dieses soll eingegangen werden.

Das Procain nimmt überhaupt noch immer zahlenmäßig einen größeren Raum ein – obwohl in den letzten Jahren der eindeutige Eindruck entstand, daß die große Zeit der Aslan-Präparate (KH 3®, Gero-H3-Aslan® etc.) auch vorbei sei. Hängt es mit dem Tod (sie starb hochbetagt vor wenigen Jahren und führte es natürlich auf ihre »Erfindung« zurück!) ihrer Protagonistin, Frau Prof. A. ASLAN, zusammen? Ich entsinne mich der sechziger/siebziger Jahre, wo wir zahlreich diese Präparate anwandten, es einige Ärzte und Heilpraktiker gab (z. B. der verstorbene Kollege Rothley in München), die Procain-Kuren bei alten Menschen obligatorisch durchführten. Obwohl ich selbst einige hundert KH3- bzw. Gero-H3- + Aslan-Injektionen durchführte und Procain-Präparate auch oral gab, wage ich kein Urteil betreffs spezifischer geriatrischer Wirkung. Eindeutig dürfte hingegen eine momentan euphorisierende und allgemein leistungssteigernde Wirkung des Procains sein (wie man leicht an sich selbst ausprobieren kann), von der aber schlecht zu sagen ist, ob sie »tiefer« geht und so die »Lebensqualität« des alten Menschen auf Dauer verbessert. Bei den Organpräparaten handelt es sich um wenige Plazenta-, Hoden-, Hirn- und andere Tierorganzubereitungen.

Schließlich ist die Gruppe 4 Homöopathika mit einem einzigen Mittel besetzt (Seniovita®).

Nach dieser spärlichen Ausbeute wenden wir uns der Gruppe Arteriosklerosemittel der RL zu: auf ganzen vier Seiten finden sich 24 Medikamente, von denen – wie überhaupt von den Geriatrika – Professoren wie P. S. SCHÖNHÖFER, E. GREISER und der Berliner Arzt U. MÖBIUS (»Arzneitelegramm«) rein gar nichts halten. Dies kann aber – um kein Mißverständnis aufkommen zu lassen – kein alleiniges Kriterium für eine Medikamentenbeurteilung sein: alle diese Herren behandeln keine alten Menschen, sind weitgehend Theoretiker und nur bedingt kompetent, auch wenn sie momentan sehr viel Wind machen. Nur wenige Beispiele,

um meine Kritik zu belegen: Arnikacorin®, Crataegutt® u. a. Weißdornpräparaten wird z. B. beim »Altersherz« zwar »möglicherweise wirksam« zugestanden, die Bewertung in der Indikationsklasse ist aber »negativ« (»zweifelhafte therapeutische Wirksamkeit, unzureichende Standardisierung/chemische Definition«) – dies allein für zwei Pflanzen, welche in der Geriatrie eine große Rolle spielen. Und – um das Maß der Widersprüche voll zu machen – dann auf eingefügtem Beiblatt die folgende Notiz in der sog. Greiser-Liste: »Nach Drucklegung ist bekanntgeworden, daß eine Weißdorn-(Crataegus-)Monographie des Bundesgesundheitsamtes zur Veröffentlichung ansteht, in der u. a. folgende Anwendungsgebiete genannt werden: »Beginnende Herzinsuffizienz mit erhöhter Ermüdbarkeit, Tachykardie, Belastungsdyspnoe und leichteren Knöchelödemen, sofern keine klinische Notwendigkeit einer Glykosidbehandlung besteht«. Daß die Greiser-Liste, »Arzneimittel-Index – eine bewertende Arzneimittelklassifikation«, unter der Mitarbeit von 22 mehr oder weniger namhaften Ärzten und Professoren entstand, ist das eine; daß die Monographie der Komm. E. für Weißdorn in der gültigen Fassung ebenfalls von 22 Fachleuten (Pharmazeuten, Pharmakologen, Toxikologen, praktizierenden Ärzten und zwei Heilpraktikern) verabschiedet und vom BGA im Bundesanzeiger veröffentlicht wurde (»Nachlassende Leistungsfähigkeit des Herzens entsprechend Stadien I bis II nach NYHA, Druck- und Beklemmungsgefühl in der Herzgegend. Noch nicht digitalisierbedürftiges Altersherz. Leichte Formen von bradykarden Herzrhythmusstörungen«), ist das andere. Sogar Wirkungen wurden in die Monographie aufgenommen: »Positiv inotrop, positiv chronotrop und dromotrop sowie negativ bathmotrop. Zunahme der Koronar- und Myokarddurchblutung.« – Warum ich mich hier so gründlich auslasse: weil das vorhergehende Beispiel eklatant die gesamte Problematik auch der Geriatrika verdeutlicht: die eine Gruppe »hält« nichts davon – die andere sehr wohl. Und – dies setzt dem Ganzen noch eine Art von Krone auf – ein tiefer Graben zieht sich nicht nur zwischen Klinikern und Naturheilkundigen, zwischen Schulmedizinern und Ärzten für Naturheilverfahren, auch innerhalb aller Gruppen klafft die Meinung auseinander. Schon der Begriff »Altersherz« ist nicht unumstritten, viel mehr noch, ob es behandlungsbedürftig und vor allem, ob eine erfolgreiche Therapie überhaupt möglich ist. Zurück zu der RL und den Arteriosklerosemitteln. Was finden wir? Wieder – wie schon bei den Geriatrika – Knoblauch, Mistel, Rutin, Crataegus, Chlorophyll, wiederum ein paar wenige Organpräparate (z. B. Glanoide cerebrale) und Homöopathika, die mehr oder weniger Arsen jod., Arnika, Aurum. chlor., Barium jod., Silicea verschieden potenziert enthalten; einige Regenaplexe mit durchwegs 10 Bestandteilen in D 20 und D 30. Am Schluß wird noch Jodlauge und Jodquellsalz aus Bad Tölz erwähnt. Verwiesen wird, das darf nicht übersehen werden, auf eine Anzahl von Lipidsenkern (Clofibrate, Sedalipid®, Lipostabil® etc.), auch zwei Oxypangamsäurepräparate (= sog. Vitamin B_{15}), durchblutungsfördernde Medikamente wie Complamin®, Niconacid®: auch ein Venentherapeutikum hat sich hierher verirrt.

Was können wir also vorläufig **zusammenfassen**?

✦ Nach meiner Ansicht gibt es keine eigentlichen Geriatrika.
Jedem wird einleuchten, daß
– Vitamine
– Mineralstoffe
– Spurenelemente
in jedem Alter fehlen können – bei Kindern, Schwangeren, gestreßten Berufstätigen, Kranken jeglichen Lebensalters, oft häufiger und mehr als bei gesunden Alten. Man kann also eine Addition solcher – in der Ernährung am besten vorkommenden – Stoffe nicht als spezifisch für alte Menschen bezeichnen. Auch gibt es keine Logik, zu sagen: ja, aber die Alten haben häufiger Mängel, weil sie a) oft mangelernährt sind (Dosen statt Frisches), b) durch Krankheiten der Verdauungsorgane diese und jene Stoffe nicht mehr so gut aufnehmen und verwerten. Gut – dann sind sie selbstverständlich wie Kranke zu behandeln, weniger wie »Alte«. Und zu a) Schulkinder mit Fast food

ernährt, werden dieselben Probleme haben. Einwand c): aber im Alter ist der Bedarf größer an diesen Stoffen. Dies ist weder bewiesen noch ableitbar. Warum sollte er? Dann muß (und wird ja auch) der Leistungssportler, der Rekonvaleszente jeder Altersstufe, die Schwangere, die schnellwüchsigen Adoleszenten genauso mit Vitaminen, Mineralstoffen und Spurenelementen versorgt werden müssen.
Aufgeräumt werden soll beileibe nicht mit der Notwendigkeit dieser Stoffe – aber vielmehr mit der Meinung, daß der gesunde alte Mensch sie besonders bräuchte (»zur Vorbeugung«!) – vielmehr geht es im Ganzen darum, daß der Bedürftige (siehe vorher) diese Dinge braucht, das Alter an sich jedoch nicht.

✦ Punkt 1 wirkt einer weit verbreiteten Auffassung entgegen, von der die Hersteller, Apotheker, Reformhäuser, Gesundheitsläden aller Art, Ärzte und Heilpraktiker gewohnheitsgemäß profitieren. Ich bin mir bewußt, daß dies alle nicht gerne hören. Nützen diese Stoffe schon nicht – so schaden sie doch nicht. Und zuviel des Guten kann man selten tun (Vitamin A in hohen Dosen einmal ausgenommen); es ist auch interessant, festzustellen, daß mit einer einzigen Ausnahme – weder bei den Geriatrika noch den Arteriosklerosemitteln keines der Medikamente verschreibungspflichtig ist (Vit-Oz® von Voigt: Dragees mit Amfetaminil und Inositolnicotinat).

✦ Geriatrika als solche sind überflüssig. Und auch hier darf es zu keinem Mißverständnis kommen: nicht die Mittel, die darunter laufen, sind überflüssig (zumindest die meisten nicht, einige wohl), sondern die Bezeichnung, die Indikationsstellung. Sie impliziert, der alte Mensch (ich habe mich nie mit dem Ausdruck »Senioren« anfreunden können – er entstand offensichtlich etwas verlogen und verlegen in einer Gesellschaft, die sich geniert, alt zu werden!) bräuchte solches. Mit ein Beweis, daß nur der Kranke all dies evtl. braucht, nicht die Alten sui generis, ist schließlich, daß es heute Hunderttausende von Menschen gibt, die keineswegs Geriatrika, Antiarteriosklerosemittel oder sonstwie Vorbeugungs- oder Gesundheitsmittel eingenommen haben bzw. nehmen. Im Gegenteil: nicht wenige zetern über Medikamente jeglicher Art und meinen geradezu, so alt geworden zu sein, weil sie »das ganze Zeug« gemieden haben. Freilich nahmen sie irgendwann Penizilline bei einer Entzündung (und wären früher vermutlich an der Lungenentzündung gestorben, die sie gehabt haben), selbstverständlich nehmen sie bei einem Magengeschwür Ulcumeel®, Gelusil® oder Neoplex® – um es eher früher als später wieder abzusetzen, weil sie nicht »ewig was einnehmen wollen«. Selbstverständlich ist es richtig, wenn der Praktiker einem (jüngeren oder älteren) Menschen ein Roborans nach einer Operation verordnet, nach der er »nicht so recht auf die Füße kommt«. 56 sind in der RL angeführt, unterschiedlichster Zusammensetzung, solide Mittel wie das Weizenkeim-Vit.-E-Präparat Granoton® bis hin zu fragwürdigen sexualpotenzsteigernden Mitteln wie Yohimbe, Muira puama und Damiana, die übrigens alle von der Kommission E eine Null-Monographie wegen fehlendem Wirksamkeitsnachweis erhielten und Indikationen wie »Störungen der Potentia coeundi« oder »Verminderte sexuelle Leistungsfähigkeit« – siehe RL – bald nicht mehr werden beansprucht dürfen! Aber auch sehr brauchbare Mittel wie Floradix-Kräuterblut-Saft®, Aktivanad®, Lezithin- und Hefepräparate finden sich.

✦ Geriatrika, Arteriosklerosemittel und Tonika können falsche Vorstellungen wecken, manchem Geld aus der Tasche ziehen, das unnütz ausgegeben wird. Das wird sich nicht ändern lassen und ist bekanntlich mit vielem so! Daß die Krankenkassenkostendämpfungsverordnungen (!) auch darauf abzielen, ist nicht a priori verwerflich. Überflüssiges muß die Solidargemeinschaft nicht bezahlen. Geschäfte auf Kosten derer zu machen, die durch Vernunft und gesunde Lebensweise ihren Beitrag leisten, ist unseriös. Kritisch wird es wieder dort, wo im Grenzbereich gesund – krank (und der scheint leider größer zu sein, als die Gesundheits- besser: Krankheits-Bürokratie zugibt), wenn in dieser Grauzone der Verordner mit der Kasse Probleme bekommt, wenn er ein Vitamin-Mineralstoffmittel oder ein Hefe-

Lezithinroborans verordnet. (Man kann z. B. einen renommierten Forscher, zweifachen Nobelpreisträger, Linus Pauling auch nicht für verkalkt halten, bloß weil er über 90 war und hohe Vitamin-C-Dosen empfahl). Solange die Wissenschaft über den wirklichen Verbrauch so divergierende Meinungen hat, ist es interessant, gerade in jüngerer Zeit wieder zu hören, daß beispielsweise Raucher die 50fache Menge an Vitamin C verbrauchen, ausgerechnet also jene Gruppe, die es nachweislich mit Salat, Obst und Gemüse nicht hat, vielmehr Fleisch, Kaffee, Alkohol und Weißbrot eher bevorzugt. Gehen wir weiter und betrachten jetzt die Phytotherapie unter dem Aspekt Geriatrie.

Da werden wir gar nicht fündig. Nur bei den allerwenigsten Pflanzen wird das Wort »Alter« überhaupt in den von der E-Kommission erstellten Monographien erwähnt:

✦ Bei der Küchenzwiebel, Allium cepa, wird neben dem Anwendungsgebiet »Appetitlosigkeit« die Vorbeugung altersbedingter Gefäßveränderungen gebraucht. Dies muß man einstufen, weil es – wir sehen es gleich – selten ist! Unter »Wirkungen« (die aber nicht für »Indikationen« vom Hersteller verwendet werden dürfen) steht: »Lipid- und blutdrucksenkend; hemmt die Thrombozytenaggregation«.

✦ Knoblauch, Allium sativum, hat zwei Anwendungsgebiete erhalten – wenngleich sehr vorsichtig formuliert: »Zur Unterstützung diätischer Maßnahmen bei Erhöhung der Blutfettwerte. Zur Vorbeugung altersbedingter Gefäßveränderungen« (4 frische Knoblauchzehen als mittlere Tagesdosis oder entsprechende Zubereitungen). »Wirkung: u. a. lipidsenkend, Hemmung der Thrombozytenaggregation, Verlängerung der Blutungs- und Gerinnungszeit, Steigerung der fibrinolytischen Aktivität.« Damit ist wohl eines der wichtigsten Mittel auch für den alten Menschen gewürdigt – allerdings übersehe man weder bei der Zwiebel noch beim Knoblauch das Wörtchen »Vorbeugung«. Und damit sind es strenggenommen keine Geriatrika – das könnte gelten, wenn sie altersbedingte Gefäßveränderungen rückbilden. Es nutzt also leider nicht allzuviel (ich sage nicht: gar nichts), erst im Alter mit Zwiebeln und Knoblauch zu beginnen!

✦ Erst beim Weißdorn, Crataegus oxyacantha, taucht der Begriff Alter wieder auf; es heißt u. a. »noch nicht digitalisbedürftiges Altersherz«. Das dürfte vielen, um nicht zu sagen unzähligen, Erfahrungsberichten gerecht werden. Für die Praktiker ist es *das* Mittel beim Altersherzen – obwohl auch dieser Begriff umstritten ist (und viele alte Menschen ein intaktes Herz haben, kein Herzmittel nehmen und sich gut fühlen).

✦ Nicht ganz logisch ist meines Dafürhaltens, daß beim Maiglöckchen, Convallaria majalis, das »Altersherz« in der Monografie auftaucht. Müßte es dann – was aber nicht der Fall ist – auch bei Scilla, der Meerzwiebel, so sein? Es gibt für den Praktiker – im Gegensatz zu Crataegus – keine Bevorzugung von Convallaria beim alten Menschen gegenüber Scilla; mir persönlich fehlt hier die Logik.

✦ Ginseng, Arnika, Ruta, Mistel, Pflanzen auch, die ein langes Leben versprechen, wie die asiatische Wunderdroge Ginseng, haben – was auch niemand erwarten durfte – keine derartige Würdigung in der Monografie gefunden. Das Anwendungsgebiet ist schlicht: »Zur Tonisierung bei Befindlichkeitsstörungen wie Müdigkeits- und Schwächegefühl, nachlassende Konzentration, sowie in der Rekonvaleszenz« (für Ginseng).

Arnika fand überhaupt als innerliches Gefäßmittel keine Berücksichtigung (nur äußerlich bei Blutergüssen etc.). Es kann aber niemand gehindert werden, Arnika als Tinktur – oder auch, falls gewünscht als homöopathische Gabe – zu verordnen als Prophylaktikum und Therapeutikum bei Apoplexie.

Ruta graveolens, die Wein- oder Gartenraute, erhielt als Pflanze gar eine Null- (mangelnder Wirksamkeitsnachweis) und Negativ- (nicht ausschließbares Risiko des ätherischen Öls der Ruta) Monographie. Als Teedroge ist sie also ebenso wie in ihren galenischen Zubereitungen obsolet. Nicht davon betroffen ist der Stoff Rutin; als – gefäßabdichtendes Mittel bleibt er erhalten (permeabilitätsstabilisierender Faktor).

Auch die Mistel erhielt – mangels Wirksamkeitsnachweis – eine Null-Monographie als Gefäßmittel; sie wurde und wird als Adjuvans

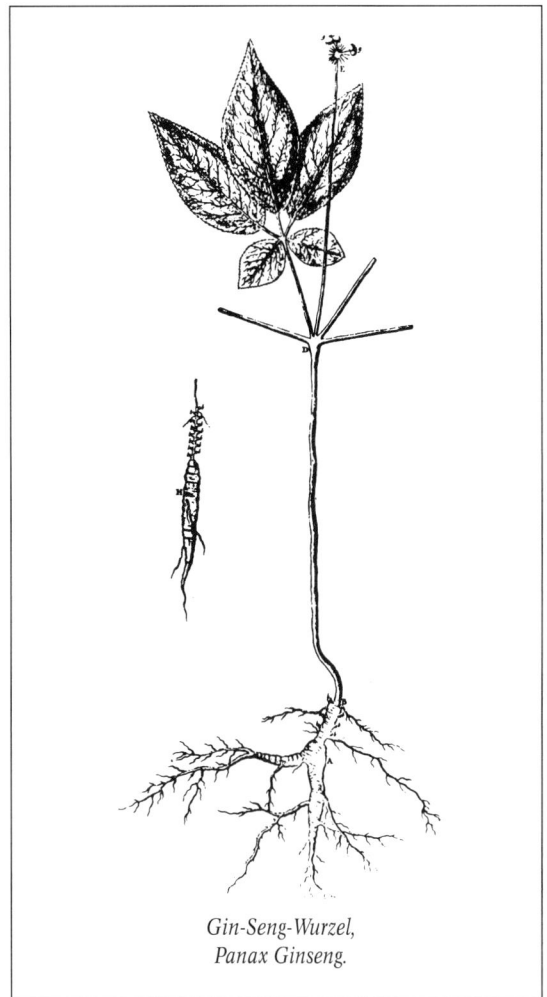

Gin-Seng-Wurzel,
Panax Ginseng.

bei Hypertonie viel verwendet. Diesen Anspruch darf sie also – es sei denn, es kämen Studien, die eine Wirkung belegen – nicht mehr stellen.

Viele sind sich heute darüber einig, daß es zwar Mittel gegen Krankheiten im Alter gibt – nicht aber Arzneien gegen das Alter.
Prof. E. Sprecher, Lehrstuhlinhaber für Pharmakognosie in Hamburg, führt in einem Aufsatz »Pflanzliche ›Geriatrika‹« (er setzt es also der Fraglichkeit halber bereits in Anführungszeichen!) eine Reihe von Experten an, die das so sehen. Sein erster Satz heißt: »Für die Wirksamkeit von ›Geriatrika‹ als Arzneimittel gegen das Altern (nicht: gegen Krankheiten im Alter!) gibt es keinen wissenschaftlich allge-

mein akzeptierten Beweis.« Was er an Pflanzen anführt, beschränkt sich auf Crataegus, Knoblauch, Ginkgo, Ginseng, Eleutherokokk – wobei er bei Ginkgo gleich die Einschränkung macht, daß seine Wirkstoffe eine Indikation bei zentraler und peripherer Mangeldurchblutung hätten, man ihn deshalb aber nicht den Geriatrika zuordnen dürfe.

Selbstredend möchte auch er die Ginseng und die verwandte Eleutherokokk (»Taigawurzel«) nicht als Wunderdroge gesehen haben. In eine sehr ähnliche Richtung geht der Beitrag von Dr. med. Gösta Trunzler, Karlsruhe: »Phytopharmaka in der Geriatrie«. Er schlägt in dieselbe Kerbe: »Zur Vermeidung von Mißverständnissen ist es angebracht, von Phytopharmaka in der Geriatrie und nicht von pflanzlichen Geriatrika zu sprechen. Der Begriff ›Geriatrika‹ kann bei betagten Patienten und Bürgern Hoffnungen wecken, die Medikamente mit einem solchen Prädikatssiegel nicht erfüllen können.« Allgemein brauche der alte Mensch substituierende und stimulierende Arzneimittel: Multivitaminpräparate, Enzyme, lipotrope Stoffe, Geschlechtshormone. Anabolika und mineralische Substanzen, Phytopharmaka mit adaptogener Wirkung, Organotherapeutika und Procain. Sie sollen beitragen, die körperliche und geistige Leistungsfähigkeit des alten Menschen zu verbessern.

An Pflanzen nennt Trunzler Ginkgo, Knoblauch, Weißdorn, Amara-Stomachika, Karminativa, Prostatika (Sabal, Cucurbita, Populus-Arten, Urtica), Sedativa (Valeriana, Humulus lupulus, Kava-Kava, Passiflora) und die sog. Adaptogene: Ginseng und Eleutherokokkus. Ich verstehe aber Trunzler so, daß dies eben keine »Geriatrika« sind, sondern Mittel, die man in der Phytogeriatrie häufiger braucht als andere. Der bekannteste und prominenteste Phytotherapeut der Gegenwart dürfte Prof. R. F. Weiss gewesen sein. Ich hatte Gelegenheit, ihn anläßlich einer Kommission-E-Sitzung beim BGA in Berlin mittags beim Essen in der Kantine zu fragen, was er selbst nähme, um so rüstig alt geworden zu sein (93 Jahre!). Ich denke, es ist nicht indiskret, wenn ich seine lehrreiche (und für viele Alten typische) Antwort wiedergebe: »So gut wie nichts; ich habe

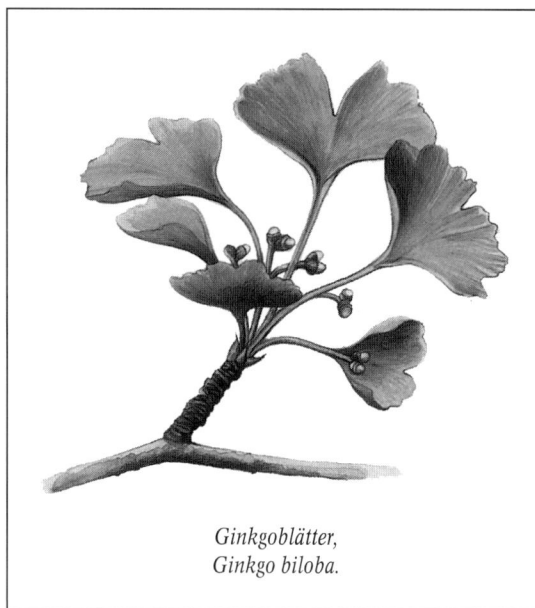

Ginkgoblätter, Ginkgo biloba.

nie viel genommen«. In seinem »Lehrbuch der Phytotherapie« nennt er: Weißdorn, Knoblauch, Ginseng und Rosmarin. Mehr marginal führt er noch Digitalis, Convallaria, Arnika an.

Es sind unglaublich viele »Geriatrika« auf- und wieder untergetaucht. Allein was ich selbst auf diesem Sektor in einer Zeitspanne von 35 Jahren kommen und gehen sah, ist eine ungeheure Zahl von Medikamenten. Ich kann jedem nur raten, der seine Blauäugigkeit verlieren möchte, er solle alte Arzneibücher von pharmazeutischen Firmen hervorkramen. Anhand von drei bedeutenden Firmen der chem.-pharm. Industrie, die nach wie vor existieren, haben wir dies überprüft: nach 30 Jahren blieben im Durchschnitt lediglich 10% übrig.

In der biologischen Branche (Phyto- und Homöopathie) ist das Bild günstiger. Aber auch hier verschwanden – und dies nicht erst seit dem Inkrafttreten des neuen Arzneimittelgesetzes (AMG) – viele Mittel, z. B. das Geriatrikum A 66 der Togalwerke München. Es enthielt einen Extrakt der Pflanze Hunteria eburnea, medizinische Hefe (Faex medicinalis), Rutin, Vitamin A und E. Auch wer die Pflanze Hunteria nicht kennt, darf von den übrigen Bestandteilen annehmen, daß sie beim älteren Menschen nur positiv sein können: Hefe ist appetitanregend, roborierend und hat als solche nach dem neuen AMG eine Positiv-Monografie. Rutin als kapillarabdichtendes Mittel scheint beim alten Menschen sinnvoll; die Vitamine A und E sind gut dokumentiert in ihrer Wirkung auf viele Funktionen des Organismus.

Hören wir, was der Chefarzt, Dr. med. G. LAST, 1969 in der »Münchner Medizinischen Wochenschrift« dazu schreibt:

»Es wurde bei 200 Patienten zwischen 45 und 80 Jahren geprüft. Dabei zeigte sich ein breites Wirkungsspektrum. Die körperliche und geistige Leistungsfähigkeit wurde gesteigert. Herz, Kreislauf, Atmung und Stoffwechsel konnten positiv beeinflußt werden. Außerdem fand sich eine Steigerung von Libido und Potenz im Sinne einer Rückkehr zur physiologischen Altersnorm. A 66 erwies in den Versuchen seine Eignung zur Prophylaxe des Alterns im Sinne einer gesteuerten natürlichen Biomorphose.«

Wie in der Krebstherapie tauchten auch in der Gerontologie immer Präparate auf, die gewisse Wunder versprachen: z. B. gehörte das Bogomoletz-Serum dazu, das ich vor 35 Jahren im Auftrag meines damaligen Chefs, Dr. med. K. SCHÖNER, im Kneipp-Sanatorium kurmäßig injizierte. Wie manche dieser Mittel stammte es von einem russischen Professor, ALEXANDER BOGOMOLETZ.

Ein alter Prospekt liegt noch vor mir: »– das hochwertige deutsche B-Serum – zur tiefgreifenden Aktivierung des RES und umfassenden Normalisierung der biol. Organfunktionen nach dem Prinzip des spezifischen Reizes; stand. hergestellt aus menschlichen retikuloendothelialen Zellen von Sternalmark und Milz über das Kaninchen.« Es folgt eine selbstbewußte Indikationsliste – heute würde man sagen: »Indikationslyrik« – von »vorzeitigen Alterserscheinungen« bis hin zu »Klimakterium virile« und »beginnendem Altersstar« – aber, es muß betont werden: das Medikament stand in den fünfziger und beginnenden sechziger Jahren in gutem Ansehen und namhafte Mediziner fanden sich für sehr positive Erfahrungsberichte. Viele Patienten, denen ich es damals injizierte, lobten es.

Die Frischzellen-Therapie nach Dr. PAUL NIEHANS wird meiner Ansicht nach ihrem Ruf als Wunder- und Verjüngungsmittel nicht gerecht. Auch wenn man immer wieder werbend ADENAUER, CHAPLIN, PAPST PIUS XII., CHURCHILL und den HERZOG VON WINDSOR anführte, die von NIEHANS behandelt wurden: von vielen wird immer wieder angezweifelt, ob die Präparate ihr teures Geld wert waren. Auch gibt es nicht jedem ein gutes Gefühl, daß man trächtige Schafe schlachten muß, um die Zellen von Leber und Milz der ungeborenen Lämmer für die Frischzellenspritzen zu gewinnen. Der Aufwand und der Preis dürfte kaum in einem Verhältnis stehen. Die zellanregende Wirkung kann nach meiner Erfahrung z. B. mit Injektionen von Eigenblut und dem Zusatz eines Pflanzenmittels genauso erreicht werden: man entnimmt der Vene eine geringe Menge Blut, gibt 1 Ampulle Echinacea purpurea (Sonnenhut) dazu und spritzt die Mischung in den Gesäßmuskel ein.

Nach dem Ersten Weltkrieg machte in Frankreich der aus Rußland emigrierte Arzt SERGEJ WORONOW ein großes Vermögen dadurch, daß er alten vermögenden Männern als Verjüngungsmittel Affenhoden einpflanzte. Glücklicherweise hat sich auch dieser Unsinn wieder gegeben.

Die *Multimorbidität* bedingt, daß der alte Mensch häufig mehrere Arzneimittel gleichzeitig nehmen muß. Dies aber zieht *Probleme der Interaktion* nach sich: Vertragen die Mittel sich alle untereinander oder stören sie sich mehr; heben sie sich evtl. gegenseitig auf? Diese Reaktionen sind selbst für Spezialisten nur schwer voraussagbar, wenn man sich vergegenwärtigt, wieviele Präparate ältere Menschen nehmen:

Anzahl der Präparate:	Frauen %	Männer %
0	8	22
mind. 1	91	77
mind. 2	76	62
mind. 3	58	43
mind. 4	42	26
mind. 5	30	18
mind. 6	16	11

Weitere Fragen sind: Ist die *Resorption* gewährleistet? Verträgt der Magen soviel? Ist die Resorption verzögert (was fast immer zu berücksichtigen ist)? Und die schwerwiegende Überlegung der *Elimination: Leber und Niere* werden meistens be- und oft überbeansprucht. Beide Organe schränken ihre Arbeit ganz normal schon ein – oft sind sie aber vorgeschädigt und dann doppelt in ihrer Leistung eingeschränkt.

Dies alles wäre zu berücksichtigen – wenn wir zu den drei oder vier chemischen Medikamenten noch zwei oder drei biologische Mittel dazugeben. Ein schwieriges Terrain!

Die Kollegin FELICITAS REGLIN weist in einem wichtigen Aufsatz im Jossa-Forum 10/1992 noch besonders auf die *Zurückhaltung in der Dosierung* von *Psychopharmaka und Diuretika* hin: Das Wachbewußtsein kann sich durch erstere reduzieren und damit die Persönlichkeit; die Diuretika stören häufig den Elektrolyt- und Wasserhaushalt (Kalium, Magnesiumverluste sowie Dehydration). Überhaupt, schreibt sie sicher sehr zu recht, brauche der alte Mensch eine niedrige Dosierung.

Werden die Bulgaren so alt, weil sie andauernd Knoblauch und Kefir essen? Oder leben sie in einer anderen Luft und bewegen sich mehr?

Macht ein langes Leben bei den vom Mythos umrankten Hunzas im fernen Nepal nur, daß sie sich gesünder ernähren?

Warum haben es die Therapeuten in der BRD auf das Herz der Alten abgesehen und in Frankreich die Ärzte auf die Leber – etwas seriöser ausgedrückt: warum bekommt bei uns nahezu jeder alte Mensch ein Lanicor, Novodigal oder Lanitop – viel häufiger als anderswo auf der Welt? Und in Frankreich meistens ein Leberpräparat?

Wurde KONRAD ADENAUER wirklich so alt, weil ihm Prof. P. NIEHANS Frischzellen gespritzt hat? (Bei einem Papst klappte es dann nicht ganz so – wenn ich das locker ausdrücken darf!)

Apropos Frischzellen: ein alter Menschheitstraum(-wahn): Kannibalen aßen das Gehirn ihrer Feinde, in der Hoffnung, ihr eigenes zu verbessern. Heute spritzt man Hoden, Gehirn und alle möglichen Tierorgane, potenziert und unpotenziert – immer in der Hoffnung: Hoden zu Hoden, Hirn zu Hirn ... Was wird man später davon halten? Magie oder Therapie? Magische Therapie?

Ist KONRAD ADENAUER – ich muß ihn nocheinmal nennen – so alt geworden, weil er viel arbeitete und sicher, als er mit 72 das Bundeskanzleramt annahm, auch Eu-Streß, also den »guten«, hatte?

Ist es wirklich vernünftiger, sich rechtzeitig zu schonen und auf die Ratschläge der gutmeinenden Enkel zu hören, die den Großmüttern in den nachmittäglichen Radioglückwunschkonzerten immer raten, die »Oma sollte sich mehr Ruhe gönnen«?

Es müssen – wie meist – viele Fragen offen bleiben.

Um älter zu werden – so könnte man etwas salopp sagen – braucht man:
– »Gesundheit«!
– Eine gebührende Portion Vorsicht.
– Möglichst wenig Weltgeschichte (Weltkriege Nr. I, Nr. II etc.!).
– Etwas Glück.

Um aber alt zu werden, muß da noch etwas dazukommen. Man benötigt:
– Langlebige Vorfahren.
– Einen gewissen Gleichmut, das Leben so zu nehmen, wie es ist und sich nicht ständig dagegen aufzulehnen.
– Evtl. gute Diagnostiker und Therapeuten (J. W. VON GOETHE: »... vermögen viel«).

PRÄKANZEROSE UND KREBS

DIE PROBLEMATIK DER KREBSTHERAPIE

Jede Zeit hat ihre Krankheiten, sagt man. Früher waren es bei uns Pest, Cholera, Typhus, Lepra: dramatische Krankheiten, die urplötzlich den Menschen überfielen und ihn oft innerhalb weniger Stunden mit hohem Fieber zu Boden zwangen und den Tod in Tagen heraufbeschworen. Diese heftigen Seuchen gingen mit dem Vordringen der Hygiene zurück.

Der Mensch scheint aber einen schlechten Tausch zu machen. Langsam und seiner Einflußnahme sich entziehend, wird heute der Zivilisierte der westlichen Hemisphäre von bösartigen Geschwülsten (Krebs und Sarkom) befallen. Die Anthroposophie hat nicht unrecht, wenn sie darauf hinweist, daß sicher ein Zusammenhang besteht zwischen der Besiegung der hochfieberhaft-dramatischen Krankheiten und dem Heraufziehen der kalten und dunklen zerstörerischen Macht der Karzinome. Bei letzteren bleibt nach Vorstellung von RUDOLF STEINER das Geistig-Seelische nicht gelockert, sondern wird verstärkt in den Leib hineingepreßt und verkrampft. Statt des gedämpften Bewußtseinszustandes der Ergebenheit in das Schicksal bei schweren Fieberkrankheiten, sind die Krebskranken häufig mit unbändigem Lebenswillen versehen, verbunden mit stärksten Kämpfen gegen das Schicksal. Die Ära der Sulfonamide, Antibiotika, Pyrazolone etc. nahm – bei aller Begeisterung für die Erfolge dieser Mittel – dem Menschen ein essentielles Naturgeschenk: das *Fieber*.

Es ist statistisch erwiesen, daß Menschen, die jahrelang kein Fieber bekommen können, krebsanfälliger sind. Dr. med. JOSEF EVERS, der unvergessene Multiple-Sklerose-Forscher und Therapeut, weist in einem Buch auf diesen bedeutsamen Tatbestand hin.

Die Suche nach der *einen* Krebsursache muß heute als in einer Sackgasse gelandet betrachtet werden. Nicht *eine* Ursache – *viele* und immer mehr Ursachen werden laufend erkannt. Der Traum, ein Virus – und dadurch den Schlüssel zu einer Therapie zu finden, dürfte ausgeträumt sein. Der Summation von Ursachen wird folglich eine *polypragmatische Therapie* gegenüberstehen. Operation und Bestrahlung *allein* haben sich als schwache Behandlungsmethode in leider Millionen von Fällen erwiesen.

Das Krebsdrama ist nun aber in einen entscheidenden Akt getreten: Wurde es bisher als Kunstfehler geahndet, Messer und Kobaltkanone nicht rechtzeitig aufgefahren zu haben, so dürfte eine revolutionäre Zukunft es ebenfalls als einen Kunstfehler ansehen, Vor- und Nach- sowie Zusatzbehandlung zu unterlassen. Die Zeit wird kommen, wo die Außenseiter unter den Ärzten und Heilpraktikern rehabilitiert werden.

ZABEL, ISSELS, SEEGER, KUHL, BUDWIG, JUNG u. a. haben vor Jahren trotz Verfemung ihre Wege abgesteckt.

Als vor einigen Jahren tragischerweise die Präsidentin der Krebshilfe, Frau Dr. med. MILDRED SCHEEL, in mittlerem Alter an Krebs verstarb, waren viele in der Bundesrepublik irritiert, weil sonst Verdrängung vorherrscht: nämlich darüber, daß im allgemeinen Millionen von DM nichts nutzen können, Milliarden gar, die in Forschung und Therapie gesteckt werden, daß nämlich dann, wenn einen diese furchtbare Krankheit »erwischt«, plötzlich alle gleich sind, die Krebsspezialisten, die Reichen und die Armen. Die Ohnmacht wurde offenbar – aber auch ein Stück jener Lüge entlarvt, wie groß die Erfolge heute schon wären und was man schon alles machen könne.

Ich sage – weil das Selbstverständliche laut BERTOLT BRECHT durchaus nicht selbstverständlich ist – der Vorsicht halber: Schadenfreude, daß die allmächtige Schulmedizin der Pest des 20. Jahrhunderts so hilflos gegenübersteht, obwohl sie oft so gewaltige Sprüche losläßt, wäre dumm und sarkastisch. Jeder würde eine Hilfe herbeiwünschen – das wäre schon im eigenen Interesse –, käme sie, von wo sie wolle. Und auch gleich dieses: Die Naturheilkunde ist so ohnmächtig wie die Schulmedizin (auf die vielen »Ja – aber« wird später eingegangen!) – und das ist traurig genug.

Ehe über das wenige, das getan werden kann, gesprochen wird, vorab einige Fakten.

»Trotz der zunehmenden privatwirtschaftlichen und staatlichen Förderung der Krebsforschung hat die Krebssterblichkeit in den letzten Jahrzehnten stetig zugenommen.« So das Resümee einer Arbeit der Harvard School of Public Health aus dem Jahr 1986. Wenn man die relative Zunahme der Personen höheren Alters bereits berücksichtigt, sind es die letzten 25 Jahre 8,7% gewesen. Wie gesagt, *diese Zahl ist »alterskorrigiert«*, und man kann hier folglich nicht mehr sagen »Ja – aber die Menschen werden heute viel älter, deshalb sterben mehr an Krebs«. Das ist die *erste Verlustmeldung.*

Die zweite Zahl sieht nach Sieg aus – aber sie sieht wirklich nur so aus: Die 5-Jahres-Überlebensrate der Patienten aller Krebsformen wird in o. g. Arbeit mit 49,2% gegenüber 46,8% vor 25 Jahren angegeben, das sind also spärliche 2,4% mehr in einem Zeitraum immenser Forschung unter unglaublichem Einsatz weltweit. Aber – und dies ist das Bittere an der Hoffnungsziffer – was ist das in den allermeisten Fällen für ein Überleben! Manche von ihnen hätten sich des grausamen Überlebens oft ein Ende gewünscht. (Und wenn zufällig gleichzeitig eine Arbeit »Selbstmord im Alter« von J. DEMLING aus der psychiatrischen Klinik Erlangen aus dem Jahr 1986 vorliegt, sieht man sofort, daß bei den Ursachen für *Suizid Malignome* an bedeutsamer Stelle stehen.)

Weitere Fakten: Die Mortalitätsrate der Mammakarzinome hat sich in den Jahren 1950 bis 1982 kaum verändert. Bei Lungenkrebs findet sich ein steiler Anstieg der Sterblichkeitsrate, seit Ende der 60er Jahre auch bei den Frauen. Magenkrebs scheint etwas zurückzugehen, Dickdarm-Ca bleibt in etwa gleich, bei Prostata-Krebs hat sich die Sterblichkeitsrate kaum verbessert.

Es bleibt festzustellen, daß es in diesem Jahrhundert keine Krankheit gab, wo mit so hohem Aufwand so wenig erreicht wurde. (Die Krankheit Aids allerdings muß ausgeklammert werden: Sie läßt sich noch nicht abschätzen.) Hören wir den Bericht der Autoren J. C. BAILAR und E. M. SMITH: »Da die alterskorrigierte Mortalität in den letzten Jahrzehnten tatsächlich stetig ansteigt, ohne daß gegenwärtig die Perspektive einer Trendumkehr besteht, *scheinen wir den Kampf gegen den Krebs tatsächlich zu verlieren.*« Die Autoren meinen, ihre Überlegungen sollten nicht zur Resignation oder gar zu Nihilismus, sondern zu einem *Überdenken der bisherigen*, teils sehr kostenintensiven, *Bemühungen* führen.

Aber die entscheidende Frage ist dann: Wie und wodurch soll dies geschehen?

NATURHEILKUNDLICHE THERAPIEANSÄTZE

Im folgenden wird nun präsentiert, was sich in kurzer Zeit an Vorschlägen ansammelte:

✦ Eine Studie aus den USA kam 1986 zu dem »Ergebnis«, daß es »möglicherweise« eine negative Assoziation »zwischen dem Serumspiegel an *Vitamin E, Provitamin A (β-Karotin)* und dem Spurenelement *Selen* geben könnte.

Auf der anderen Seite wird wiederum Positives von der Kombination Vitamin E mit dem Spurenelement Selen berichtet, u. a. von dem praxiserfahrenen Kollegen WILLY HAUSER (Heimsheim): In der »Zeitschrift für Naturheilkunde« 10/86 berichtet er über die E-Selen-Verbindung »Protecton« (Sanopharm GmbH, Hannover), auch als Zusatztherapeutikum bei Ca – und überschreibt seinen interessanten Artikel mit »Treibende Kraft im Immunsystem – Selen«. (Auch ich selbst würde hier mit aller Vorsicht bei der Wirksamkeitsbeurteilung von positiven Erfahrungen mit dem Präparat »Protecton« sprechen: Ich habe es systematisch mit Nachprüfung beim allgemeinen Abbau, verbunden mit sog. konsumierenden Krankheiten, eingesetzt. Auffällig war das Symptom »Sich-frischer-Fühlen«, eine kräftigere Rekonvaleszenz.)

Diese Vitamine bzw. Spurenelemente liegen gewiß im augenblicklichen Trend: Aber es gelte, nach der Studie, »abzuwarten, inwieweit durch bewußte Vitaminzufuhr eine Schutzwirkung oder gar eine therapeutische Wirkung« zu erwarten sei. Und: Die Untersuchung gilt nur für Squamosa-Zell-Karzinome in der Lunge – nicht für andere Lungenkrebsarten.

✦ Einem Sonderdruck aus »Raum & Zeit« mit der Überschrift »Für eine biologische Krebstherapie« ist ein Hohelied auf »*die Heilkraft des Pilzes Kombucha*« zu entnehmen. Um was geht es? »Dem Arzt Dr. RUDOLF SKLENAR kommt das Verdienst zu, eine wirksame biologische Krebstherapie entwickelt zu haben, in welcher der Pilz ›Kombucha‹ eine wesentliche Rolle spielt.« 1964 veröffentlichte bereits Dr. SKLENAR darüber. Ich darf zitieren:

»Der aus einer gelatinösen und zähen Pilzgeflecht-Membran bestehende Teepilz Kombucha stellt eine Symbiose von Hefezellen mit verschiedenen Bakterien dar. Identifiziert wurden das Bacterium xylinum, Bacterium gluconicum, Acetobacter ketogenum, Pichia fermentans und Hefen verschiedener Art. Der Pilz lebt in einer Nährlösung aus Tee und Zukker und vermehrt sich darin ständig, zunächst durch Ausbreitung an der gesamten Oberfläche des Nährsubstrates und danach durch Verdickung der Membran. Die Vermehrung erfolgt nicht durch Sporen wie bei echten Hefen, sondern nur vegetativ durch Sprossung. Ein ›echter‹ und gesunder Kombucha-Pilz zeichnet sich dadurch aus, daß er sich ständig vermehrt.«

Und – was man befürchten mußte, weil man es kennt, wenn man über Jahrzehnte *die Wundermittel für den Krebs* näher unter die Lupe nimmt: »Trotz etlicher Analysen konnte das eigentliche Geheimnis dieses ›göttlichen Tsche‹ – des Kombucha-Pilzes – nicht vollständig offengelegt werden.« Der Prospekt flüchtet sich dann – auch solche Allgemeinsprüche kennen wir zur Genüge – ins Mystische. Nochmal ein Zitat: »Es trifft aber nicht den Kern der Sache, aus dem Kombucha-Pilz einige Inhaltsstoffe isolieren zu wollen und davon dann die wohltuenden Wirkungen auf den Organismus zu erwarten. Tatsächlich handelt es sich bei diesem Mittel um ein nicht kopierbares, echtes Kompositum für den Menschen; deshalb ist es so universell und vielfältig in seiner Heilkraft.«

Ich möchte dem Pilz nicht zu nahe treten und würde auch nicht bezweifeln, daß er eine Heilwirkung hat, vielleicht ähnlich jener der Milchsäure auf die Darmflora – aber: Der Anspruch ist einfach zu gewaltig, der immer wieder für ein Steinchen im Mosaik des gesamttherapeutischen Konzepts erhoben wird.

✦ »*Die Stellung der Milchsäure im Krebsgeschehen und in der alternativen Krebstherapie*« wird vom Kollegen W. KLEINER in der »Volksheilkunde« dargelegt. Es wird auf die bekannte WARBURGsche Erkenntnis Bezug genommen, die von Dr. Dr. P. G. SEEGER gestützt wird, daß Zellatmung das Normale und die Gärung (Glykolyse) der Krebszelle eigen sei. Diese These ist wissenschaftlich nicht mehr ganz unumstritten. Man unterstellt nämlich inzwischen WARBURG Simplifizierung.

Koll. KLEINER zielt auf das Medikament Petrasch Anthozym; es enthält Extr. Betae vulgaris, Rechtsmilchsäure, Eisen und Kalzium-L(+)-Lactat, Vitamin C, mono-Kalium- und Magnesiumaspartat sowie Cholinorotat; und sicher ist das Medikament vielen von uns bekannt. Der Autor berichtet seriöserweise keine großen Heilerfolge, referiert und bezieht sich auf SEEGER, der übrigens selbst weder Arzt noch Heilpraktiker ist und ein Buch »Biologische Krebsbekämpfung« geschrieben hat. Hingegen finden sich in einem Sonderdruck der Firma PETRASCH drei Berichte aus der österreichischen Zeitschrift für Allgemeinmedizin »Der praktische Arzt«. H. PETERSON hat das Mittel bei 50 Fällen von Bronchialkarzinomen verwendet: er meint, daß die »Strahlenbehandlung vom Patienten besser vertragen werde« und sagt: »... in der Tat bringt Anthozym zumindest subjektiv für den Patienten eine deutlich erkennbare Besserung; der Appetit bessert sich, die allgemeine Leistungsfähigkeit nimmt zu, die lokalen Beschwerden gehen zurück, und der Patient beginnt wieder, Hoffnung zu schöpfen. Hier möchte ich noch auf die Erfolge beim fortschreitenden therapieresistenten Mammakarzinom mit seinen lokalen und allgemeinen Strahlenschäden hinweisen.«

Dr. med. G. BUSSEK schildert in kurzer Form 11 weibliche Krebsfälle und bleibt vorsichtig bei Aussagen wie »Besserung des Allgemeinzustands«.

Seit zwei Jahren gibt MR Dr. R. LIES Anthozym Petrasch, schildert zwei Mamma-Ca-Fälle und beurteilt ebenfalls das Allgemeinbefinden positiv.

✦ Kommen wir nochmals auf SEEGER zu sprechen, der ein wirklich positiver Propagandist für eine biologische Krebstherapie ist; nach ihm kann das Krebswachstum durch *Aktivierung der Zellatmung* gestoppt werden.

Das *Ferment Zytochromoxydase* aus der *Atmungskette* kann allein den Sauerstoff auf den Wasserstoff des Nahrungssubstrates übertra-

gen. Die Akzeption von Wasserstoff ist nämlich nach der WIELANDschen Theorie einer Oxydation gleichzusetzen. Mit natürlichen *Wasserstoffakzeptoren aus Pflanzen*, die den Wasserstoffüberdruck wegnehmen, kann die bösartige Wucherung gestoppt und eine Normalisierung des Zellstoffwechsels erreicht werden.

Wasserstoffakzeptoren sind (vereinfacht nach SEEGER):

– Anthozyane
– Flavone
– Quercetin (Quercus, die Eiche)
– Rutin (Ruta graveolens)
– Calendula = carotinoide Farbstoffe, Lymphentgiftung
– Chelidonium = Carotinoide, Leberentgiftung
– Hypericum = Hypericin, Photosensibilisierung.

✦ Gehen wir im Zusammenhang mit dem Thema Krebs auf die untrennbar damit verbundene Frage nach der »Körpereigenen Immunabwehr« (so der Buchtitel) vom Kollegen ERICH VETTER ein, so kommen wir auf folgende Empfehlung:

– Thymus-Injektionen
– Echinacea oral und pro injectionem
– proteolytische Enzyme (Wobemugos)
– Elpimed nach Prof. PISCHINGER (Pferdeserum)
– Spenglersan G.

✦ Aber gehen wir weiter den Weg durch eine Fülle von Vorschlägen, und wir stoßen auf das Buch von K. SCHMIDT und W. BAYER (Hrsg.): »Mineralstoffwechsel und Abwehrsystem.« Hier werden uns vor allen Dingen drei Spurenelemente nahegelegt:

(1) *Zink* für die granulozytäre Abwehr
(2) *Kupfer* generell für die Abwehr (bei Arthritis und Krebs)
(3) *Magnesium*, das nach Ansicht der Autoren für eine humorale und zelluläre Immunantwort unerläßlich ist.
(Merkwürdigerweise fehlt Selen, das andernorts wiederum hoch gepriesen wird.)

✦ 1985 erschien schließlich im T. MARCZELL-Verlag, München, ein Buch des Heilpraktikers

WALTER RAUSCHER »Erfolgreiche Krebstherapie aus neuer biologischer Sicht«. Nach dem HÖLDERLIN-Zitat »Wo aber Gefahr ist, wächst das Rettende auch ...«, stellt der Kollege sein Therapie-Programm bei Krebs vor:

1) *Nosodentherapie,* z. B. Carcinosinum D 200
2) *Bitterstofftherapie* des Magens wegen der Subazidität (Tct. Amara)
3) *Sanierung der Darmflora* durch Implantation von gesunder Flora
4) *Anti-Glykolyse-Therapie* mit Fermenten, die den Gärungsstoffwechsel beeinflussen (Polyerga)
5) *Enzymsubstitution,* z. B. mit Wobe-Mugos, mit Carzodelan
6) *Vitamin-Therapie,* insbesondere mit A, E und C
7) *Therapie des hormonellen Gleichgewichts* mit Agnus castus und Cimicifuga racemosa, z. B.

Insgesamt, wie mir scheint, ein recht vernünftiges Programm. Es entbehrt nicht einer Logik, daß eine Krankheit, die wie der Krebs meistens nicht *eine* einzige Ursache hat, von mehreren Seiten therapiert wird.

(Einen interessanten Hinweis in diesem Zusammenhang verdanke ich Herrn Dr. rer. nat. habil. HERMANN LOTTER: Besonders in Amerika sieht man die Karzinogenese mehr und mehr in drei Faktoren, die untereinander wiederum eine gegenseitige Abhängigkeit haben:
1. den Promotor-Faktor
2. das Co-Carzinogen
3. den Progressor-Faktor.
Erbdisposition, Karzinogen, zusätzliche Karzinogene und als Progressor-Faktor das höhere Lebensalter oder ein körperlicher bzw. seelischer Dys-Streß »schaukeln« sich gegenseitig hoch.)

✦ Mehr als Kuriosität darf in diesem ganzen Panorama ein Buch nicht vergessen werden mit dem provokativen Titel »*Lachen heilt Krebs*«. Da zuckt natürlich jeder Kenner des Milieus zusammen und denkt sich: Oh je! Nicht daß der Autor SIGMUND FEUERABENDT etwas Dummes geschrieben hätte (vom Titel abgesehen). Er erteilt durchaus gutgemeinte

und positive Psychoratschläge, versucht ganz sicher, eine »Lebenshilfe« zu geben. Nur wenn man eben gleichzeitig die – wie könnte es anders sein – aus Amerika kommenden Tendenzen des Psychologisierens mit gebührender Skepsis betrachtet, wird man auch meine persönliche Reserve verstehen. Ich bin, wie viele andere auch, davon überzeugt, daß der Krebs tiefer geht: Daß *lustige und traurige Menschen* von ihm überrascht und überfallen werden: und niemals ist es bisher geglückt, verläßliches Zahlenmaterial in die eine oder andere Richtung herbeizubringen.

Damit soll – und man muß es bei uns ja immer wieder sagen – nichts gegen die Wichtigkeit einer psychischen Stütze des Krebskranken gesagt sein. Nur: So einfach ist es nicht, und den Autor beneidet man irgendwie ob seiner Einfalt (Verlag W. ERNNSTHALER, A-4400 Steyr, erschienen 1984).

Überhaupt: *Krebs und Psyche.* Es ist naheliegend, daß man nach einer »Krebspersönlichkeit« – ähnlich wie man die Ulkus-Psychostruktur zu kennen meint – sucht. Ich weiß aber nicht, ob es als signifikant gelten kann, wenn schließlich das Untersuchungsergebnis lautet: »Tendenz des Individuums, Krankheitszeichen nicht zu beachten, mangelnde Bereitschaft, sich auszuruhen und zu erholen sowie die Neigung, sich ungünstigen Umweltfaktoren auszusetzen.« Hat man nicht genauso irgendwann einmal die Herzinfarkt-Persönlichkeitsstruktur charakterisiert? Die umstrittene Analyse von GROSSARTH-MATICEK fährt fort, daß Krebskranke »überwiegend lieblose, kalte, abweisende Eltern hatten, die von den Betroffenen hohe Leistungen und Normenkonformität erwarteten«.

✦ Vor einigen Jahren schon berichtete Dr. med. habil. HERBERT GEIGER in »Beiträge zu einer Organotherapie des Krebses« u. a. über die positive Wirkung des *Dunaris-Brunnens aus Daun in der Eifel.* Dieses Mineralwasser enthält neben anderem Germanium – eben auf dieses führt der Autor die hauptsächliche Wirkung zurück. Dieses Element ist dem Silizium nahe verwandt und im System direkt benachbart. GOLDSTEIN fiel anhand einer demoskopischen Untersuchung über Krebserkrankungen vor dem 1. Weltkrieg auf, daß in Europa und dem ehemaligen Deutschen Reich die wenigsten Erkrankungen auf den Landkreis Daun in der Eifel fielen. Geiger hebt in der »Dunaris-Quelle« auch das *Lithium* hervor, betont aber letztlich die Fülle der gesamten Mineral- und Spurenstoffe.

✦ Licht auf die Entstehung des Krebses haben die Forscher OTTO WARBURG und K. H. BAUER geworfen. Letzterer zeigte, daß Krebs durch die Zerstörung der Nukleinsäuren, den Bauplänen der Zelle, hervorgerufen wird; WARBURG, daß die Vergiftung der sauerstoffübertragenden Fermente eine Hauptursache ist … wer oder was aber zerstört und vergiftet?

Es unterscheidet sich die hochdifferenzierte menschliche Zelle vom primitivsten Lebewesen, dem anaeroben Einzeller, durch den Umfang der Nukleinsäuren und durch die sauerstoffübertragenden Fermente. Offenbar ist die Krebsentstehung der Ausdruck dafür, daß die hochdifferenzierte Zelle durch Vergiftung ihrer spezifischen Organellen zum primitiven, anaeroben, ständig wuchernden Einzeller zurückgebildet wird.

Diese bekannten Tatsachen dienen Dr. med. JEAN PETER KNAUS als Ausgangsmaterial für seine Ausführungen in dem Buch: »Umwelt als Krankheitsursache« (K. F. HAUG-Verlag, Heidelberg 1980). Hier finden wir außerordentlich wichtige Zusammenhänge. So macht z. B. KNAUS die *Räucherung von Nahrungsmitteln* als eine wichtige Ursache für Magen-Ca verantwortlich, das *Rauchen* für Bronchus-Ca und die *Fremdstoffe (Spritz-, Dünge-, Konservierungs- und Farbstoffe)* für Dickdarm- und Rektum-Ca. Was mir an diesem Buch besonders gefiel ist der Umstand, daß der Autor nie einseitig ist. So meint er z. B., daß ein bestimmter Grad an Depression, ein Mangel chronischer Art an Vitaminen (besonders A und B) mit einem Spezifikum wie angeführt (ständiger Genuß von Geräuchertem, exzessives Rauchen und/oder besonders viel und häufige Aufnahmen von chemischen Stoffen) zusammenkommen müssen. Und wenn in Punkt 8

Simplifizierungen und »Alles-auf-die-Psyche-schieben« abgelehnt werden müssen, so muß man KNAUS zustimmen, wenn er die *Depressionen* (auch die larvierte) für eine Krebsursache hält. Er vermutet nämlich in der Persönlichkeit des Krebspatienten eine *Wechselwirkung zwischen Depression und Inaktivität:* Depression disponiert zu Inaktivität, Traurigkeit lähmt. Inaktivität führt dazu, daß deprimierende Zustände häufiger erreicht und seltener verlassen werden – ein echter Circulus vitiosus!

Das Injektionspräparat *Iscador* von WELEDA stellt er als eines der möglichen Heilmittel besonders heraus.

✦ In Kürze soll auch ein Schlaglicht auf die Diät bei der KOCHschen Molekulartherapie geworfen werden. Manche von uns kennen das RÖDLER-Programm Rhodizinsäure Comp.-Ampullen, Carbonylgruppen comp. SSR-Ampullen, Carbonylgruppen-Ampullen, para-Benzochinon-Ampullen, Carbonylgruppen-Aerosol. Persönlich habe ich damit keine Erfahrung, erlaube mir aber, Herrn Dr. med. REINSTORFF aus der Zeitschrift »Gesundes Leben« zu zitieren:

»Übrigens, die Gewichtsabnahme bei Krebspatienten kann durch diätetische Maßnahmen höchstens gebremst werden, da es sich um eine Eiweiß-Synthese-Störung der Leber handelt. Pflanzliche Nahrungsmittel scheinen in jedem Fall günstiger zu sein. Die Sojabohne z. B. enthält gleichzeitig auch einen Stoff, der gegen Dickdarmkrebs wirksam ist. Feigen, Hagebutten, Johannisbeeren, Knoblauch, Grün- und Weißkohl, Möhren, rote Bete und Paprikaschoten gelten in der Volksmedizin sogar als ausgesprochene »Krebsheilpflanzen«, nicht zuletzt wegen ihrer hohen Anteile von Vitaminen, Mineralstoffen und enzymartigen Verbindungen.«

✦ Eines der umfassendsten therapeutischen Konzepte, wie sie gegenwärtig angeboten werden, stammt von dem Internisten und Leiter der Hufeland-Klinik *für ganzheitliche immunbiologische Therapie* in Bad Mergentheim, Dr. med. WOLFGANG WÖPPEL. Es ist veröffentlicht in einem Acta biologica – Heft

der Firma PASCOE in Gießen, 1987. Er nennt 4 Hauptkomponenten:
- Basistherapie
- Psychotherapie
- Immuntherapie
- Konventionelle Therapie.

Allein das Basistherapieprogramm ist dreiteilig, an erster Stelle steht die Beseitigung störender Einflüsse, an zweiter die Beseitigung von Zweitschäden und an dritter Stelle die Beseitigung des Tumormilieus und der Reaktionsstarre. Kommen wir aber nochmal auf den *ersten Basispunkt* zurück: *Biologische Vollwertkost, Symbiose-Lenkung, Herdsanierung, Therapie von Resttoxikosen, Neuraltherapie nach* HUNEKE, *Ausschaltung belastender Umwelteinflüsse ebenso wie negativer seelischer Einflüsse.* Ich denke, daß man dem schwerlich etwas hinzufügen kann. Die Zweitschäden werden mit *Mesenchym-Therapie* (Mes-Acton, Elpimed etc.), *Fermentsubstitution* (z. B. Pascoe-Pankreat), *Vitamin-, Mineralien- und Spurenelementen-Substitution* sowie *Entgiftung* (Sauna oder andere Schwitzmethoden), Nieren-, Lymph-, Leber-Mittel behandelt. Auch die *Autohormontherapie nach Schliephake* (Kurzwellendurchflutung der Hypophyse) gehört zum zweiten Punkt. Schließlich umfaßt der dritte Punkt *Ozontherapie, aktive Fiebertherapie* und die Gabe *proteolytischer Enzyme* (Wobe-Mugos; Bromelain und Carzodelan. Auch die *Homöopathie* fällt unter diesen dritten Punkt. Neben der Basistherapie, die schon sehr ausführlich ist, also die *Psychotherapie und Immuntherapie* (Thymushormone, Interferon, Interleukine, Pflanzenextrakte wie Mistel). Die konventionelle Therapie schließlich mit *Stahl, Strahl und Chemie* (auch Hormontherapie) ist hinlänglich bekannt. WÖPPEL hat natürlich in der Klinik mehr Möglichkeiten als der Praktiker in der ambulanten Praxis.

✦ Das Buch des bereits heute zur historischen Persönlichkeit gewordenen Dr. med. JOSEF ISSELS »Mehr Heilungen von Krebs« (Helfer-Verlag E. SCHWABE, Bad Homburg) ist nach wie vor Basislektüre. Nur verkürzt sei nochmal an Grundforderungen von ISSELS erinnert:

- Entstörung von Kopfherden
- Sanierung der Darmflora
- Chemiefreie Vollwerternährung
- Beachtung der Biosphäre und Ausschaltung geopathischer Reize
- Vermeidung von Streß und Aufbau der Psyche.
- Desensibilisierung durch Injektionen von Vakzinen aus beherdeten Zähnen, Tonsillen und pathogenen Kolikeimen.
- Behandlung der Zweitschäden, der Stoffwechselstörungen, der gestörten Kanalisation, der daraus entstehenden Abwehrschwäche durch allgemeine Maßnahmen wie: Überwärmung, Sauerstoff-Ozon-, Enzym-, Neural- und Organtherapie, den individuellen Bedürfnissen angemessen.

Auch Dr. med. et. Dr. med. dent. H. SCHIMMEL schlägt ein Therapieprogramm zur *Behandlung chronischer Erkrankungen, wozu Krebs* zählt, vor:
- Fokuseliminierung
  - chirurg. / ausleitend
  - immunologisch
- Multiple Nosodenapplikation (»Nosoden lösen Toxine«)
- Humorale Drainage bzw. Entgiftung (Similiaplex-Pascoe)
- Enzymsubstitution (Pascopankreat Tabl. und Tropfen, Wobenzym)
- Enzyminduktion (Redox-Injektopas-Pascoe)
- Toxinausschwemmung über die Nieren (Spec. Urolog. Nr. 3 Schlüter)
- Dysbiosetherapie (Markalakt, Symbioflor I und II)
- Balneologische Zusatztherapie (Arzneibäder SCHLÜTER)
- Stufenweise Regeneration geschädigter Organe
- Elektromagnetische Zellmembranstabilisierung (Ca, Mg, Vit. C)
- Ernährung und Lebensweise.

Dr. med. WILHELM MISGELD nennt: Cytochrom C, Iscador, Ozonosan, Spenglersane, Carzodelan forte, Galium-Heel, Lymphomyosot, Psorinoheel, Traumeel, Engystol, Organ-Präparate, Coenzyme compositum, Ubichinon comp., Nosoden.

Dr. med. RECKEWEG führt auf: Carzodelan forte Gaschler, Coenzyme comp. und Ubichinon comp., Viscum comp., Galium: alles Heel-Präparate.

Dr. med. EUGEN ZOUBEK erwähnt die Injectio lymphatica (EKF-Labor, Marienapotheke, Prien am Chiemsee), Ca-Nosoden (Fa. HEEL und Fa. MÜLLER, Göppingen), Revitorgan-Präparate, Polyerga, Wobe-Mugos, Ozontherapie, Acidum-L-lacticum Injeel, Glyoxal und Ubichinon comp., Heel u. a.

Dr. Dr. P. G. SEEGER erwähnt besonders das Gelum rd oral von Dreluso als »neuen Weg zur Aktivierung und Regeneration des Zellstoffwechsels«.

Dr. med. S. SCHMIDT empfahl immer wieder Hypophysenkurzwellendurchflutung nach Schliephake, Lanthasol, Kolisubstitution, Plenosol, Iscador, Eigenserumkuren, Gelee Royale, Faktor AF 2, Wobe-Mugos, Lactisol, Rote-Beete-Saft u. a.

✦ Leider scheinen die *Überwärmungsbäder nach* MARIA SCHLENZ (modifiziert nach Prof. Dr. med. H. LAMPERT) mehr und mehr in Vergessenheit zu geraten. In einer ambulanten Praxis sind sie kaum durchführbar und doch wären sie sehr nützlich.

Der Kneipparzt, Dr. med. KARL SCHÖNER, bei dem ich 1958/1959 assistierte, führte sie viel durch – und ich meine mit Erfolg. Wir praktizierten, was auch Prof. ZABEL seinerzeit angab: ca. 1½ Std. vor dem Bad (in großen, speziellen, abdeckbaren Eichenwannen!) wurde i.v. Echinacin Madaus injiziert (Vorsicht – gibt es heute nur noch für i.m.!). Dann nach Vorschrift, zweimal (einmal) wöchentlich, später einmal im Monat.

Der Patient erlebt so wieder – um es humoralpathologisch auszudrücken – das Element Feuer, sprich Fieber, von dem im Altertum PRAXENIDES den Satz prägte: »Gebt mir die Möglichkeit, Fieber zu erzeugen und ich heile jede Krankheit«.

In der ehemaligen DDR versuchte der Physiker Manfred v. ARDENNE dieses Prinzip zu modifizieren und als apparativ aufwendige Therapie der Teil-Hyperthermie zu installieren. Die von ihm gewonnenen Ergebnisse werden in drei mathematischen Gleichungen zusammengefaßt. Sie ermöglichen die Berechnung des Tumor-Glukosespiegels, der Tumor-Malignität und der Tumor-Übersäuerung. Ihre Grundlage haben die Gleichungen in dem zuerst von WARBURG nachgewiesenen unterschiedlichen Stoffwechsel der gesunden und der entarteten Zellen. Die Krebszelle baut den Nährstoff Glukose, den sie aus dem Blut aufnimmt, nicht nur auf dem normalen, als Atmung bezeichneten, Weg unter Sauerstoffverbrauch zur Brenztraubensäure ab, sondern teilweise auch ohne Sauerstoff, aber gleichfalls mit Energiegewinn zu Milchsäure. Dieser Gärungsstoffwechsel führt infolge der verstärkten Milchsäurebildung zu einer Übersäuerung der Krebszellen. Der Anteil der Gärung am gesamten Glukosestoffwechsel schwankt je nach Art der Krebszellen und liegt durchschnittlich bei 80%.

Zunächst fand ARDENNE, daß die Glukosekonzentration in den Tumorzellen weit unter derjenigen des Blutes selbst liegt, solange nicht in den Bereich des normalen Blutzuckerspiegels eingedrungen wird, Gärungsstoffwechsel und Wachstum proportional mit dem der Zelle angebotenen Zucker steigen. Die Tumor-Malignität hängt mit der Wachstumsrate zusammen. Tumoren, die wegen ihrer Größe eine geringere Blutversorgung aufweisen, haben eine lange Verdopplungszeit. Was die Übersäuerung betrifft, besteht ein einfacher mathematischer Zusammenhang zwischen Blutzuckergehalt und den beiden seitabhängigen Größen, Glukoseverbrauch und Glukoseangebot.

Die Extremüberwärmung (Hyperthermie) löst nach ARDENNE eine irreversible Schädigung der Krebszellen bei einer Minimaltemperatur von 42,5–43° aus. Für die Abtötung der Krebszellen scheint die Übersäuerung verantwortlich zu sein. Es wäre denkbar, daß ein Enzym, das die noch vorhandene Restatmung ermöglicht, durch die Hitzeeinwirkung denaturiert wird, und zwar auf Grund des zusätzlichen Säureeinflusses. Darauf deuten Experimente hin, die zeigen, daß nach 20minütiger Erhitzung auf 44° die Restatmung nur bei Tumorzellen ganz unterbunden wird. Die bei der Überwärmung auftretenden Störungen des Blutkreislaufs hofft man durch die schon in der

Gynäkologie erfolgreich verwendete Bandagierung des Patienten herabmindern zu können. Die festen Wickel sollen das Blut gewissermaßen aus den Kapillaren, wo es sich sonst ansammelt, heraushalten.

✦ Ich war 1987 im Frühjahr auf dem Kongreß über energetische Medizin in Monte Carlo und habe dort den Arzt Dr. LEFEVRE über Krebs sprechen hören. Er sagt: Krebs nimmt zu, alle fünf Minuten stirbt jemand an Krebs; er ist ein Vertreter der *Multikausalität*, also jener Ansicht, daß viele Faktoren zusammen letztlich die auslösende Komponente sind. Er nannte *Viren, Intoxikationen, Immunsuppressiva, Genußmittel* und *psychischen Dauerstreß*. Inbesondere ging er auf die Prävention ein: Danach müssen Alkohol, Tabak und Kaffee ebenso wie tierische Fette eingeschränkt werden, und die Nahrung soll faserreich, mehr aus rohen und weniger aus gekochten Bestandteilen zusammengesetzt sein. Der Anbau soll biologisch sein, und die Ernährung solle umgestellt werden nach dem Motto, daß man einen Brunnen nicht erst bohren soll, wenn man verdurstet ist. Scharf ging er mit der nach seiner Ansicht im Jahr 1968 vor allen Dingen *verlorengegangenen Moral* ins Gericht. Die seinerzeitigen Studentenunruhen in Frankreich hätten auch das negative Faktum der Gleichberechtigung ausgelöst, nämlich, daß Frauen heute fast mehr als die Männer rauchen. Er rechnet hoch, daß eine Zigarette 5½ Minuten an Lebenserwartung kosten würde und die Behandlung der Raucherschäden von der Beinamputation bis zum Bronchialkrebs den Staat letztlich mehr kosten würde als der Tabak an Steuern einbringe. Die *sog. Vorbeugeuntersuchung* ist ihm zu wenig. Es müsse folglich das Terrain mit einbezogen werden: *Psyche, Umwelt und geologische Strahlung*.

Auf diesem Kongreß ging ein zweiter Arzt, Dr. LAGARDE, ebenfalls scharf mit der momentan üblichen Krebsvorsorge und -therapie ins Gericht. »Waren 30 Jahre Anstrengung im Kampf gegen den Krebs umsonst?« Tatsache ist, daß die Sterblichkeitsrate trotz Vorsorge und Therapie ansteige. Seine Forderung stellt sich in drei Punkten dar:

– Karzinogene ausschalten, z. B. Alkohol
– Stärkung der natürlichen Abwehrkräfte
– Bessere Ausscheidung der »Abfälle« im Körper, wobei er besonders darauf hinwies, daß nicht alle von ihnen wasserlöslich seien.

Bemängelt wurde von ihm, daß man zwar über Tschernobyl spreche, die bewußte Bestrahlung einer Reihe von Nahrungsmitteln (z. B. Kartoffeln und Knoblauch, damit sie nicht keimen) aber verdränge.

Speziell im Zusammenhang mit dem Brustkrebs wies er auf die Wichtigkeit der A- und E-Vitamine hin, auf Magnesium, Selen, Zink und Kupfer. Farb- und Konservierungsstoffe müßten unbedingt wegbleiben. Die Immunabwehr werde vorwiegend blockiert durch

– Medikamente wie Kortikoide und Antibiotika
– Streß
– Jedwede Krankheiten
– Das Fehlen von Vitaminen und Spurenelementen.

Dr. KUSHI hatte in Monte Carlo wirklich einen großen Auftritt. Der quicklebendige Japaner traf – man mag dies bedauern oder bejubeln – voll die Herzen der Zuhörer, als er auf eine fast an die Grenzen des Erlaubten gehende Art *den Krebs mit der Ernährung in Zusammenhang* brachte. Und ich betone: Es kann nicht im geringsten davon die Rede sein, daß wir, wie die Schulmedizin, der Ernährung bis zum heutigen Tag eine derart geringe Rolle zugestehen. Mir aber war es zu einseitig, daß – um es überspitzt zu formulieren – man nur das Richtige essen müsse, um vom Krebs frei zu bleiben. In vielem aber mag ich KUSHI zustimmen: Wir essen zuviel, wir essen das Falsche, wir essen zuwenig das Richtige, wir nehmen zuviel an Energie auf und entgiften uns zuwenig. Wir kommen in die Starre durch »Verstopfung des Organismus«, körperlich und geistig gesehen. Wir machen zuwenig Körperübungen, und einer der Sätze von KUSHI gipfelte darin, daß wir schließlich ein Huhn werden, wenn wir zuviele Hühner essen, d. h., dieselben unbeweglichen Gelenke bekommen, wie es dieses Geflügel hat. Aber was sollen wir essen? Wir sollen uns natürlich an der *Makrobiotik* orientieren: Getreide, pflanzliche Proteine wie Soja und Hülsenfrüchte, ungesättigte Fettsäuren durch pflanzliche Öle, viel Gemüse, viel Fisch, viele Früchte – aber keine exotischen. Die Bohne aus der Kategorie der Hülsenfrüchte wurde eigens als sehr empfehlenswert hervorgehoben. KUSHI: *Ein Drittel der Krebsfälle kann Makrobiotik heilen. Und: Wir müssen auch unser Bewußtsein ändern, müssen bescheidener werden und dankbarer* – auch gegenüber unseren Ahnen. Das klingt sicher nicht sehr europäisch – aber wer mag ihm im Grunde widersprechen?

Für mich war es nicht uninteressant, daß im Anschluß an KUSHIS Vortrag der uns allen bekannte Ohrakupunkteur Dr. NOGIER die Frage stellte, wie man denn den Menschen wieder zum »Instinkt für die richtige Nahrung« bringe. Darauf konnte natürlich KUSHI keine plausible Antwort geben. Er schlug Schulen und Lehrstätten vor, wo man wieder richtiges Essen und die rechte Lebensweise lernen könne.

✦ Große Hoffnungen wurden in den letzten Jahren in den **Arzt Dr. med.** H. KELLER **und sein Medikament »Carnivora«** gesetzt. Haben Veröffentlichungen in der »Bild-Zeitung« und in einigen Regenbogenblättchen mitgeholfen, das Mittel frühzeitig sterben zu lassen? Am 25.10.1983 wurde der Pflanzenpreßsaft aus Dionaea muscipula unter dem Warenzeichen »Carnivora« in Tropfen- und Ampullenform vom Bundesgesundheitsamt zur Behandlung maligner Erkrankungen zugelassen – unter der Einschränkung, den Wirkungsnachweis an mit konventieller Therapie austherapierten Patienten zu erbringen. Ein schwerer Start also! Ab Mitte 1985 trat eine bis dahin in dieser Häufigkeit noch nicht registrierte Anzahl Nebenwirkungen auf, die sich nachträglich durch den erhöhten Endotoxingehalt erklären ließen.

Im Sinne der Arzneimittelsicherheit mußte *das BGA im Januar 1986 das Ruhen der Zulassung* für das Medikament aussprechen. Das Präparat ist inzwischen, wie H. KELLER mitteilt, pyrogenfrei und gut verträglich. Er arbeitet ganz sicher darauf hin, das Präparat wieder zur Zulassung zu bringen.

Sicherlich ist es sehr schwer oder fast unmöglich, am klinisch austherapierten Patienten Wirkungsnachweise zu erbringen. H. KELLER sagt jedoch, daß vor allem in der Frühbehandlung eindeutige Erfolge bei einer Reihe von Krebsarten erzielt werden konnten (Sarkome sprechen auf die Behandlung nicht an).

Da ich selbst Mitglied der Kommission E bin und eben diese Kommission mit Zulassung und Widerruf von Carnivora befaßt war, kann ich bezeugen, daß die Mitglieder es sich keineswegs leicht gemacht haben, dem Amt Widerruf vorzuschlagen. Alle waren sich bewußt, daß selbst bei Fehlen von eindeutigen Erfolgsmeldungen jedem Mittel eine Chance gegeben werden muß. Aber zu der damaligen Zeit war das *Nutzen-Risiko-Verhältnis* nicht gewährleistet.

Die *Pflanze Dionaea muscipula* hat den deutschen Namen *Venusfliegenfalle*, sieht ganz ähnlich wie verschiedene *Drosera-Gewächse* aus, also *Sonnentau-Gewächse*, die bekanntlich das Protein von Insekten brauchen und sie mit einem proteolytischen Ferment auflösen.

✦ Es muß nochmal gesagt werden, daß *die Schulmedizin den alternativen Krebstherapien* nach wie vor *skeptisch* gegenübersteht. Dr. med. R. HARTENSTEIN aus der medizinischen Abteilung des Städtischen Krankenhauses München-Harlaching nimmt 1986 *Stellung zu den alternativen Methoden*, führt zelltherapeutische Verfahren, Mistelpräparate, Homöopathie und Krebsdiäten an. Bei letzteren meint er, daß lediglich eine ausgewogene, vorwiegend laktovegetabile Vollwertkost als begleitende Therapie in Frage käme. Die vielfach gepriesene hochdosierte Vitamin-C-Therapie habe sich nach seiner Ansicht mittlerweile als unwirksam erwiesen und der cytoprotektive Effekt von Vitamin A und E sei bisher *reine Spekulation*. Die Hyperthermie finde auch in der konventionellen Onkologie zunehmendes Interesse, man scheint sie also vereinnahmen zu wollen. Abschließend sagte er: Man solle nichtschädigende alternative Maßnahmen bei gleichzeitiger konventioneller Therapie tolerieren, um dem *großen Patientenbedürfnis* entgegenzukommen. Das ist ja immerhin recht freundlich!

Aus der *onkologischen Abteilung des Kantonsspitals Basel,* Schweiz, erreicht uns ein Bericht über »Verwendung paramedizinischer Behandlungsmethoden«. Demnach nimmt eine »unbekannte Anzahl« von Tumorpatienten therapeutische Mittel, deren Wirksamkeit nicht erwiesen ist. Genau waren es 32% der befragten Patienten, nur in acht Fällen wurde der behandelnde Arzt darüber informiert (das spricht m. E. nicht gerade für das oft so stolz präsentierte Vertrauensverhältnis Arzt–Patient!).

Rote-Rüben-Saft, Vitamin C und Fruchtsäfte, milchsaure Produkte, Kräutermittel und Vitamin A standen an erster Stelle, es folgte *Iscador, Geistheiler-Versuche, Meditation und Massagen von Reflexzonen,* welch letztere drei nur in Einzelfällen Anwendung fanden. Zwölf der 32 Patienten gaben eine Besserung ihres Allgemeinbefindens an. Die Kliniker in Basel nehmen natürlich *Placebo-Effekt* an – das kennen wir ja. Was soll man auch dazu immer wieder sagen?

✦ Aber wie sieht es mit der *klinischen Therapie* aus – also mit den Zytostatika? Fest steht, daß sie unphysiologisch sind, weil sie nicht nur die Tumorzelle, sondern auch gesunde Körperzellen schädigen.

Zytostatika werden eingeteilt in Antimetaboliten, Alkylantien, Antibiotika und Medikamente mit verschiedenen Angriffspunkten auf den Zellstoffwechsel – allen gemeinsam ist die Wirkung auf den DNS-Stoffwechsel.

Am positivsten dürfte noch ihre Wirkung bei generalisierten Erkrankungen des *lymphatischen und haemopoetischen Systems* sein – hingegen sind die Ergebnisse bei den meisten soliden Karzinomen dürftig. Es ist bekannt, daß am Beispiel des Endoxans die Frage diskutiert wurde, ob der Schaden nicht größer als der Nutzen ist. Prof. W. WILMANNS, München-Großhadern, meint, daß man im höheren Lebensalter, etwa ab 60 Jahren, ganz besonders sorgfältig den Einsatz von Zytostatika prüfen soll – weil eine Verschlechterung des Gesamtzustandes hervorgerufen werden kann.

Dr. J. HOLTHANS, früher Schloßberg-Klinik Oberstaufen, sagt: »Die Chemotherapie ist bei den Tumoren des Gastrointestinal-Traktes aufgrund der relativ niedrigen Proliferationsrate nicht sehr erfolgreich.«

Dr. M. LOCHAR, Chefarzt der Schloßberg-Klinig in Oberstaufen, bezeichnet die zytostatische Therapie als »schwierigstes Problem der Medizin«. Knochenmarksschädigungen sind typisch; Appetitlosigkeit, Brechreiz, Durchfälle und Haarausfall kommen hinzu.

Prof. E. KROKOWSKI stellt fest, daß sich »die Krebsbekämpfung in einer Sackgasse befindet«, weil sie
– die Krebsnoxen überschätzt,
– die sog. Vorsorgeuntersuchungen nur auf 4–5 von insgesamt 70 Krebsarten sich erstrecke,
– die Diagnostik bisher nicht in Phasen vordrang, wo der Krebs noch keine Beschwerden oder Symptome verursacht,
– die Tumortherapie seit 25 Jahren (Operation, Bestrahlung, Zytostatika) auf der Stelle tritt – Ausnahme Morbus Hodgkin und Leukämien.

Es geht weiter. Die vielen Auseinandersetzungen auf diesem Sektor werden das Positivum haben, daß neue Aspekte auftauchen: vergeht doch kaum ein Tag, an dem nicht die Medien sich des Krebs-Themas mehr oder weniger kompetent annehmen. Lese ich dieser Tage: »Übergewicht begünstigt Krebs – Zusammenhang zwischen Fettverzehr und Gebärmutter- sowie Brustkrebs bei Frauen« – »Krebs durch falsche Ernährung. – Zusammenhang zwischen Dickdarmtumor und schlackenarmer Nahrung« – »Krebs, weil die Seele krank ist?«

✦ Unter dem Datum vom 4. Mai 1987 berichtet die »Süddeutsche Zeitung« über *Erfolge bei der Behandlung von Blasenkrebs«.* Die *Tagung der Urologen in Hamburg* ließ erkennen, daß man jetzt mehr und mehr tumorzerstörende Medikamente *direkt* in die Blase leitet und dadurch die operative Entfernung der Blase nur noch bei wenigen Patienten notwendig werde. Interessant ist, daß neben *Zytostatika auch ein Tuberkulose-Impfstoff* geprüft wird: Der Impfstoff verursacht in der Blase eine »dramatische Entzündung«, worauf es zur Rückbildung des Ca kommen könne (das ist der Naturheilkunde seit Jahrzehnten kein unvertrauter Gedankengang!). Im selben Bericht wird auch erwähnt, daß neuerdings immer mehr Blasentumore bis zur Kirschgröße mit Laserstrahlen zerstört werden könnten. Alle diese Fortschritte der klinischen Medizin sind wichtig – schließlich sterben in der Bundesrepublik jährlich rund 3200 Männer und ca. 1300 Frauen an Blasenkrebs. Vor allem durch das Rauchen scheint dieser Krebs zuzunehmen, meinen die Experten.

✦ Ein heikler Punkt, weil doch sehr theoretisch und schwer verständlich, soll trotzdem angesprochen werden. Es handelt sich um die immer mehr in der Diskussion im Zusammenhang mit Krebs auftauchenden »Freien Radikale«. Was dürfen wir uns darunter vorstellen? Es handelt sich um hochreaktive chemische Substanzen, bei denen ein *ungepaartes Elektron um ein aktives O_2-Atom wirbelt.* Sie greifen Membranen, die DNS und andere Teile des Gewebes an. *Freie Radikale führen zur Autooxydation,* einer *potentiellen autoaggressiven Reaktion. Oxydationshemmer, wie z. B. Vitamin C und E sowie Selen hemmen die Freien Radikale.*

Der japanische Krebs- und Virusforscher KIICHIRO HASUMI sagt: »Die Lösung des Problems vom Freien Radikal ist nicht nur der Schlüssel, das Rätsel Krebs zu lösen, sondern es ist auch ein sehr wichtiger Schlüssel, das Gebiet der Pathologie neu aufzuschließen und das Mysterium des Lebens selbst herauszufordern.«

Das Atom-Modell hat in der Mitte den Kern mit der positiven Ladung, der aus Proton und Neutron besteht. Um den Kern laufen die Elektronen auf ihren spezifischen Bahnen. Sie sind in »geraden Zahlen« stabilisiert. Es kommt vor, daß Elektronen in ungeraden Zahlen auftreten: Dies bezeichnet man als *Freies Radikal.* Es ist nicht stabil – um seine Stabilität wieder herzustellen, nähert es sich einem anderen Freien Radikal, um sich mit diesem zu verbinden. Diese zwangsläufige Tendenz wird die *Reaktion des Freien Radikals* genannt.

✦ Um bei der schwierigen Theorie noch kurz zu verweilen, um klarzumachen, wo im Augenblick theoretische Forschungsansätze zum Verständnis Krebs hinzielen, muß über die *monoklonalen Antikörper* gesprochen werden. Was sind diese?

Bekanntlich hat das Immunsystem die Aufgabe, körperfremde Strukturen – sog. Antigene – im Organismus aufzuspüren und unschädlich zu machen. Seine wichtigsten Werkzeuge hierfür sind Lymphozyten, weiße Blutzellen, die zunächst ein Antigen als solches erkennen und dann, auf den Fremdkontakt hin, sich zu vermehren beginnen. Zugleich erzeugen diese »gereizten« Lymphozyten auch Antikörper, Abwehrmoleküle, die sich an das Antigen binden, es gewissermaßen »dingfest machen«, und im Verein mit anderen Zellen auflösen.

Diesen Vorgang kann man als hochspezifisch bezeichnen, er funktioniert nach dem *Schlüssel-Schloß-Prinzip,* d. h. nur wenn »alles paßt«. Man schätzt die Zahl der Lymphozyten auf ca. eine Billion – mit mehreren Millionen unterschiedlicher Spezifitäten. *Die Gesamtheit von Lymphozyten mit jeweils gleicher Spezifität bezeichnet man als »Klon«* – entsprechend heißen die von den Lymphozyten eines solchen Klons erzeugten Antikörper »monoklonal« oder auch »monospezifisch«.

✦ Im Frühjahr 1987 sprach ich bei dem schon erwähnten Kongreß in Monte Carlo über »Phythotherapie als wirkungsvolle Zusatztherapie bei malignen Erkrankungen«. Natürlich konnte es sich dabei nicht um zwei klinisch verwendete Zytostatika handeln, die aus isolierten pflanzlichen Alkaloiden von einer Immergrün-Art (Vinca rosea), nämlich »Velbe« von der Firma Lilly und »Vincristin« von den Firmen Bristol, Lilly und Rhone-Poulenc. Vielmehr sprach ich über die *Injektionstherapie mit Mistelpräparaten als Punkt Nr. 1,* zweitens über *die Zusatztherapie mit Anthozyan-Farbstoffen (rote Beete, Holunder- und Heidelbeersaft),* drittens über die *Immunstimulation mit Echinacea-Präparaten.* Ich denke, dieses Dreipunkteprogramm kann man vertreten. Ob die beiden nächsten Faktoren dazugenommen werden können, darüber kann man sicher divergierender Ansicht sein. Es handelt sich um den Einsatz der beiden adaptogenen Drogen Ginseng und Eleutherococcus. Profes-

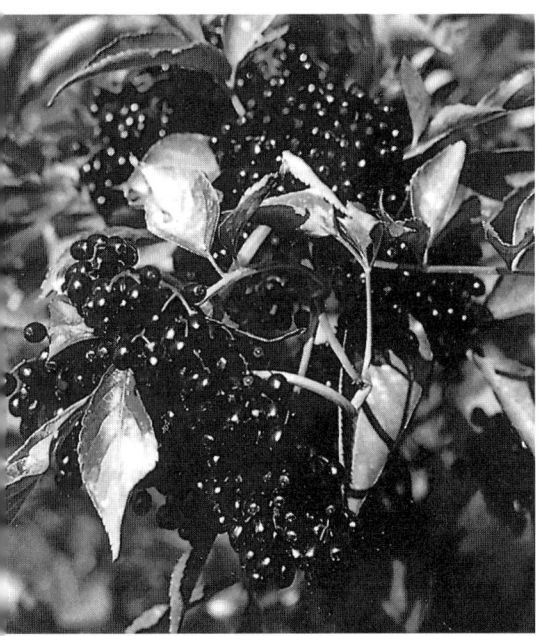

*Schwarzer Hollunder,
Sambucus nigra.*

sor Dr. R. HÄNSEL, Berlin, definiert diese Drogen derart, daß sie die Adaptation, die Anpassung an Streß, erhöhen.

Letzten Endes berufe ich mich indirekt auf den Nestor der ärztlichen Phythotherapie, Professor Dr. med. R. F. WEISS, wenn ich grundsätzlich eine zusätzliche Bitterstofftherapie empfehle, sei es ein Tee oder eine Tinctura Amara. Gedacht sind jedenfalls Mischungen mit Wermut, Enzian, Kalmus, Tausengüldenkraut, Artischocke u. a.

EIN BEHANDLUNGS-PROGRAMM

Zum Schluß darf ich mein eigenes Programm vorstellen:

⚊1⚊ Die **Fokalsanierung** steht bei fast allen, die Krebs biologisch behandeln, am Anfang (ANGERER, DOSCH, FUDALLA, HERGET, SCHIMMEL, SOLLMANN u. v. a.). Es gilt nach wie vor: Zähne vor Mandeln – vor allem übrigen. Testungsmethoden ausschöpfen – auch hier scheint das *Optimum in der Kombination* zu liegen. Der Herdidee geschadet hat, daß

schließlich willkürlich und mehr oder weniger blind »Zähne und Mandeln gerupft« wurden. Die Neuraltherapie kann in der Herdausschaltung hilfreich sein.

⚊2⚊ Ein zweiter Weg ist die **Desensibilisierung**. Diese wird durchgeführt mittels Schlangengift (Horvi-Chemie) oder Ameisensäure (Formicain, Fa. DHU) Formisoton (MÜLLER, Göppingen) oder Acirufan (GALMEDA). Die Injektionen müssen wöchentlich ein- bis zweimal vorgenommen werden und die Behandlungsprozedur muß sich über vier bis acht Wochen erstrecken.

Die *Eigenblut-Therapie*, evtl. kombiniert mit den Tiergiften, zählt ebenfalls zur Desensibilisierung.

⚊3⚊ Die **Entgiftung des reticulo-endothelialen Systems** ist sowohl bei der Präkanzerose als auch beim eigentlichen Krebs von eminenter Bedeutung. Sie wird durchgeführt mit RES-Stimulantien, wie Esberitox (SCHAPER & BRÜMMER), Echinacin (Madaus), Meta-RES Fackler, Toxi-Loges u. a.

Die *Leberentgiftung* kann durchgeführt werden mit schwefelhaltigen Aminosäuren, wie Cystin und Methionin-Cholin. Ich selbst verwende gerne das Präparat Hepargutt (Firma ENGELHARDT, Frankfurt / Main). Dreimal ein bis zwei Dragées während des Essens. Aber auch Chelizyn (Galmeda), die Leber-Galle-Tropfen von Jukunda werden verwendet und leisten fast alle gleich viel. Die Präparate enthalten u. a. Mariendistel, die Hauptpflanze für die hepatogene Entgiftung (auch Hepa-Loges N 3:3 × 1–2 Drag.).

Homöopathisch ist es durchaus möglich, Thuja D 12 einzusetzen. Von JOSEF ANGERER habe ich die Injektions-Kombination Cefalymphat mit Cefaktivon, je 1 ccm einmal wöchentlich i.m., i.v. übernommen.

Der Krebskranke geht bekanntlich nicht an seiner Geschwulst, sondern an deren Stoffwechseltoxinen zugrunde, an einer Autointoxikation also.

Schließlich die *Nierenentgiftung*: Hier sollte vor allen Dingen an die Phythotherapie und deren Möglichkeiten erinnert werden. Bewährt haben sich das Präparat »Solidago-Spezial« (NESTMANN) ebenso wie Uro-Loges oder Solidagoren (Dr. KLEIN). Daneben reichlich Nierentees!

4 **Sanierung der Darmflora** gehört zu jeder Präkanzerose- und Ca-Behandlung. Die Protheus-Bakterien sind nach dem Meergreis der griechischen Sage benannt, der viele Gestalten annehmen konnte. Bei entarteter Darmflora wird zunächst Substitution erforderlich sein. Am besten macht man einige i.m.-Injektionen mit Colibiogen (Laves), läßt dann morgens einen Teelöffel Colibiogen nehmen, kann aber auch Colivit, Floracit, Hylak-Forte oder Symbioflor II nehmen lassen. Auch das Rephalysin (Repha) ist bewährt. Ist die Darmflora einigermaßen in Ordnung, wäre es günstig, Milchzukker (zwei Eßlöffel auf eine Tasse Kamillentee) und Knoblauch (auch in Pillenform) zu geben. Mein Lieblingsmittel allerdings ist das Hefepräparat Perenterol (2–4 Kapseln pro die).

5 Die **Milchsäure-Therapie** hat an Bedeutung gewonnen. Hier muß des verstorbenen Dr. Dr. JOHANNES KUHL und seiner Bücher gedacht werden. (»Schach dem Krebs« u. a.) Rohes Sauerkraut (milchsaures, biologisches, am besten selbst gemacht) oder Sauerkrautsaft, Dickmilch, Quark, milchsaures Gemüse (Fa. EDEN), Bioghurt, milchsaure Gurken sorgen für ausreichende Zufuhr. Man muß für Abwechslung sorgen, sonst überißt sich der Kranke. An Präparaten wäre zu nennen die rechtsdrehende Milchsäure als »RMS-Petrasch«. Die linksdrehende Milchsäure wird im Organismus als Toxin bewertet, ein Krebskranker hat Mangel an rechtsdrehender Milchsäure. Der organische Sanoghurt ist hier gut als Diätetikum verwendbar. Der Münchner Prof. BAUMGÄRTEL warnte ja bekanntlich vor übermäßigem Joghurtgenuß, weil dieser seiner Ansicht nach die Darmfäulnis unterstützt oder die Entwicklung der Darmflora hemmt. Wir geben das von ihm entwickelte Azidophilus-Zyma: 100.0 / 200.0 3–5× 1 gestrichenen Teel. unabhängig von den Mahlzeiten. Koll. H. PRAHM setzt sich sehr für das Lympholact (PFLÜGER) ein.

6 **Stärkung der Körperabwehr:** Hierfür kommen in erster Linie die Mistel-Präparate

Iscador (WELEDA) oder Plenosol (MADAUS) in Frage. Von ersterem gibt es verschiedene Arten; Misteln, die auf Äpfelbäumen, Eichen oder Föhren gewachsen sind. Das Präparat wird subcutan gespritzt, was geübten Patienten ermöglicht, es sich selbst zu injizieren. Plenosol hingegen muß i.v. angewendet werden, siehe hierfür Sonderprospekt. Es gibt genügend Ärzte, die eines dieser beiden Präparate heute schon selbstverständlich in die Therapie der Krebskranken einbezogen haben. Wenn ich andere Mistel-Präparate (Helixor, Iscucin z. B.) nicht erwähne, dann lediglich, weil mir eigene Erfahrungen fehlen.

7 Als **Enzymtherapie** rückte in letzter Zeit die Anwendung proteolytischer Enzyme aus fraktionierten Hydrolysaten in den Vordergrund. Die Fa. MUCOS stellt hier Injektionen, Zäpfchen und Dragées her, die Applikation richtet sich nach der Lokalisation des Tumors.

Mucos gibt die Indikation an mit: »Langzeitbehandlung aller malignen Tumoren oder malignen Systemerkrankungen, Metastasen- und Rezidivprophylaxe nach Operationen, Strahlenbehandlung und Chemotherapie, zur Konsolidierung der Remission.« Ferner: »Zusatzbehandlung während der Strahlentherapie, zur Dämpfung der Strahleneinwirkungen und zur Verhütung radiogener Spätschäden, insbesondere der Strahlenfibrose.

Palliativbehandlung von Tumorkranken im Generalisations- oder Endstadium ihres Leidens.«

Es empfiehlt sich ein Behandlungsbeginn mit Klistieren 1–2 × tägl. für 7–14 Tage. Dann:

Rp. Wobe-Mugos Tabl. XX (XL, C)
S: 3 × 3, 3 × 2, 3 × 1, 2 × 1,
Erhaltungsdosis tägl. 1.

Ich wende sie grundsätzlich an – auch wenn es eine teure Therapie ist. RANDSBERGER und Dr. med. INDERST von Mucos sind bereit, auch in speziellen Fällen Auskunft zu geben.

Injiziert wird – an diesem Tage geben wir kein Wobe-Mugos – Polyerga Amp. Nr. X, i.m., 1–2 × wöchentl., möglichst über einen Zeitraum von 6 Wochen bis zu einem viertel Jahr. (Es handelt sich hier um ein Polypeptid mit gärungssenkender Wirkung). Auch diese Ampullen sind teuer (s. Rote Liste).

Bekanntlich kann man Enzyme als hochmolekulare Proteine bezeichnen, die nahezu alle in unserem Körper sich abspielenden Reaktionen ermöglichen. Es wurde die Hypothese aufgestellt, daß Krebszellen gegen proteolytische Enzyme weniger geschützt sind als normale Zellen. Enzyme können auch als Entzündungshemmer gelten, sie spielen eine wichtige Rolle bei der Gerinnung und Fibrinolyse. GASCHLER, der Initiator des Carzodelan, gibt vier Punkte an, infolge derer maligne Tumoren entstehen:

- durch Einwirkung kanzerogener Stoffe oder Tumorviren
- durch Einwirkung physikalischer Noxen (radioaktive Strahlung, ultraviolettes Licht, mechanische Reizungen)
- auf dem Boden chronisch verlaufender Entzündungen
- auf dem Boden von sog. Präkanzerosen.

(Carzodelan gibt es nun schon einige Jahrzehnte, und Prof. Dr. med. WERNER ZABEL schrieb bereits 1966: »Es besteht gar kein Zweifel darüber, daß das Carzodelan zusammen mit den Mistel-Mitteln, dem Elpimed und dem Polyerga zu den wirklich zuverlässigen Mitteln einer zusätzlichen Therapie beim Karzinom gehört.«)

ZABEL betont übrigens, daß er an seiner Klinik *kein* sog. Krebsspezifikum gefunden hätte, vielmehr die *Kombination*, eine »umfassende Therapie«, zu der er eine optimale Kost ebenso zählt wie Überwärmungsbäder und eine »Durchvitaminisierung«. JOSEF ISSELS, damals in der Ringbergklinik in Rottach-Egern (Obb.), sagt in etwa das Gleiche.

8 Die **Aktivierung der Zellatmung** ist seit eh und je ein wichtiger Punkt der Zusatzbehandlung beim Krebs. Der ungarische Arzt Dr. FERENCZI darf hier als Pionier gelten.

Der sauerstoffbindende rote Farbstoff Anthozyan, wie er in der roten Rübe, im rotgefärbten Weinlaub und im Holunder vorkommt, kann zwar nicht – wie kein einzelnes Mittel – in dem Sinne heilen, die Gesamtlage jedoch mit verbessern. Ein Problem ist die über lange Zeit erforderliche Verabreichung der roten Rüben. Am besten wären natürlich biologisch-dynamisch gezogene Rüben – täglich frischer Saft daraus gepreßt; verdünnt 1:3 bis 1:5 mit Buttermilch. Der sehr eigenartige Geschmack setzt dem Unternehmen Grenzen (½ bis 1 Liter sollte die tägliche Ration sein). Nun, wenn das nicht mehr geht, wechselt man am besten zu Anthozym Petrasch oder zum Rote-Beete-Eden-Most über. Pausen sind einzuschieben, ehe der Patient bei roten Rüben »rot« zu sehen beginnt. (Alternativ: Red Beet Instant Pulverkonzentrat (Haus KROHLOW, PF 1113, 73441-Bopfingen).

Anthozyanhaltige Säfte wären auch roter Traubensaft (von mancher Seite wird auch Rotwein empfohlen – da man aber relativ viel trinken müßte, steht hier natürlich der Alkohol im Weg), Holundersaft, Heidelbeersaft Donath, Saft von schwarzen Johannisbeeren.

Dr. med. SIEGMUND SCHMIDT empfiehlt diese Kuren (»Was kann man zur Vorbeugung und zur Unterstützung der Bekämpfung von Geschwulstkrankheiten tun?« – »Erfahrungsheilkunde« Heft 6/1966) ebenso wie Dr. SEEGER und Dr. BARTSCH.

Zur *Aktivierung der Zellatmung* sei an die *Ozontherapie* gedacht.

Außerdem geben wir *Zell-Oxygen*, ein Hefepräparat.

Wahrscheinlich gehört auch HEINRICH PUMPE's, erster Lehrer nach dem 2. Weltkrieg für Phythotherapie an der Fachschule der Deutschen Heilpraktikerschaft, Landesverband Bayern, *Brennesselfrischsaft-Kur* zu den Sauerstoff-Donatoren. Sie waren in seinem Programm an hervorragender Stelle: Sie sind beschrieben im Kapitel »Frischsaftkuren mit Wildkräutern«.

9 Die **Verdauungsfermente-, Mineral- und Vitaminsubstitution** darf nicht vergessen werden. Daß Krebskranke einen Magensalzsäuremangel haben, merkt man schon am katastrophalen Nachlassen des Appetits. Mit Acidum hydrochloricum tropfenweise auf Wasser vor dem Essen, Vinum Condurango, den Präpara-

ten, Cefarobit (CEFAK), Natrumin (GAL-MEDA), wird der Achylie wirkungsvoll begegnet.

> Rp. Tct. Amara nach DAB 100.0
> S.: ¼ Std. vor dem Essen 20–30 gtt.
>
> Mulgatol Lutschdrag. N 3
> S.: bei Appetitlosigkeit 2 Stück ¼ Std. vor dem Essen lutschen.

An Mineralstoffen bereitet insbesondere ein Magnesiummangel den gefährlichen Boden, auf dem im Laufe der Zeit Krebs entsteht. Reich an diesem Element sind Nüsse, Vollkornprodukte, Gemüse und die fast vergessene Hirse. An Magnesium-Präparaten besteht wirklich kein Mangel; ich selbst bevorzuge Magnesium-Tonil-Kautabl. (APS Starnberg), 2 × 2.

Besonders das Vitamin C scheint bei Krebserkrankungen zu fehlen. Hier müssen hohe Gaben von Sanddornsaft (am besten selbstgemachter, oder auch von WALA, WELEDA oder DONATH) sowie auch die karibische Kirsche in Form von Cerolasaft (DONATH) gegeben werden. Vit.-C-Taler von Keimdiät Dr. GRANDEL: 1–2 pro Tag. Am billigsten: Acid. Ascorbin. 150.0.

[10] **Die Diät**: ein schwieriges und immer wieder umfangreiches Kapitel! Es sollte aber zu denken geben, daß es längst Diätanleitungen nach Erfahrungen des Strahleninstitutes der 1. Universitäts-Frauenklinik in München gibt, zusammengestellt von dessen ehemaligen Leitern Prof. Dr. I. RIES und Dr. med. BLASIUS. Ich glaube, daß es am besten ist, wenn sich der Therapeut die von Prof. ZABEL in seinem Buch »Die intensive Krebstherapie und die Ernährung des Krebskranken« (BIRCHER-BENNER-Verlag, Bad Homburg) geäußerten Vorschläge noch einmal ins Bewußtsein führt. Kleine und öftere Mahlzeiten (vier bis sechs pro Tag)! Auf Fleischeiweiß ist für ein viertel bis ein Jahr ganz zu verzichten wegen der Fäulnisprodukte; es ist zu ersetzen durch Hefe, Soja und Milcheiweiß. Erinnert sei vor allen Dingen an die gesäuerte Milch mit ihrem Lab-Ferment, an Magermilch, Quark etc. Bei den Kohlenhydraten kommt es entschieden darauf an, sogenannte isolierte Kohlenhydrate zu vermeiden, das sind vor allem Zucker, Schokolade, Weißmehlprodukte und der so beliebte Traubenzucker, der sich als Glukose geradezu verheerend auswirkt. Der Krebskranke muß eine diabetikerähnliche Diät erhalten. Lactulose (Lactofalk, Lactulose Neda z. B.) ist erlaubt, Honig nicht mehr als 10 g pro Tag. Lactulose wird unter Umgehung des Insulinmechanismus abgebaut und kann als sogenannter Zündstoff-Zucker bezeichnet werden. 20 bis 40 gr pro Tag sind genehmigt. Milchzucker hat ebenfalls sein Plazet, 3 bis 4 Teel., er süßt zwar kaum – ist aber für die Darmflora günstig.

Die Fettfrage: Vor allem keine erhitzten Fette! Das Verhältnis Cholesterin zu den hochungesättigten Fettsäuren und zum Cholin ist von entscheidender Bedeutung. Von Dr. GRANDEL, Augsburg, stammt der Terminus »Zündstoff-Fette«, das sind kaltgepreßte Pflanzenöle mit hochungesättigten Fettsäuren. Praktisch dürfen auch nicht mehr als 10 g Butter pro Tag oder andere Fette zum Streichen (EDEN, Vitaquell) für ¼ bis 1 Jahr gegeben werden. Später sind wieder bis 20 g Tagesmenge erlaubt, wobei 40 bis 60 g als sogenannte verborgene Fette gerechnet werden müssen.

Das schlesische Nationalgericht Quark und Leinöl ist eine ideale Kombination. Sonnenblumenöle, Distelöle, GRANDELsche Weizenkeimöle wären hier angebracht. Frau Dr. BUDWIG setzte sich viele Jahre mit Ausdauer für die Lösung der Fettfrage ein. Auch Dr. ANEMÜLLERS Buch »Gesundheit durch sinnvolle Ernährung und Diät« aus dem Paracelsus-Verlag, Stuttgart, halte ich für aufschlußreich. BIRCHER-BENNERS Diät-Bücher kann man seinen Patienten mit gutem Gewissen empfehlen.

Gelingt es mittels Ernährung nicht rasch genug, das Säure-Basen-Gleichgewicht herzustellen, so sei auf das Präparat Gelum-oral (Dreluso) hingewiesen, das den gestörten pH-Wert regulieren hilft. Auch Sulfredox bewährt sich vorzüglich.

Mit diesen Darstellungen soll der Versuch gemacht sein, vorzustellen, »was sich beim Krebs tut«. Diese Aufzählung ist – um Kritikern Wind aus den Segeln zu nehmen – natürlich nicht vollständig.

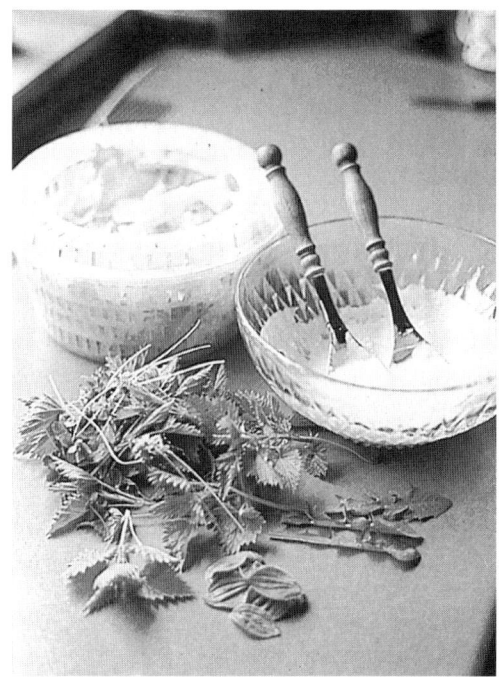

rung der Erde für Straßen und Pisten, die ständige Angst, überholt zu werden
– der Wärmetod des Gefühls
– der genetische Verfall der Menschheit
– das Abreißen der Tradition
– die Indoktrinierbarkeit (Gruppen von Menschen – oder auch einzelne – stellen eine Doktrin auf, der sich die Masse suggestiv unterwirft; die Manipulierbarkeit des Menschen als Zeichen von Persönlichkeitsverlust)
– die Kernwaffen; auch die sog. friedliche Nutzung der Kernenergie.

Und schließlich noch ein Wort von Dr. med. A. KUMPF, einem bedeutenden Vorkämpfer für die »lymphatische Abwehr« – er rückt die vielen Einzelteile wieder zu einem Ganzen im Denken und Handeln zurecht:
»Es fällt auf, daß die Reize, die unterschwellig einwirken oder den Schwellenwert nur wenig überschreiten, seien sie physikalischer oder medikamentöser Natur, das lymphatische System optimal beeinflussen, d. h. ohne »Schattenseiten« verlaufen. Da man weiß, daß das lymphatische System überaus reaktionsbereit ist, mag dies nicht überraschen. Und gerade diese geringen Reize, die zu Streßreaktionen führen, werden in der Erfahrungsheilkunde mit Erfolg zur Behandlung und zur Gesundheitsvorsorge angewandt. Die Notwendigkeit hierzu nimmt zu, je ärmer unser Leben an physiologischem Streß wird. Auf diese Weise wird der Organismus in die Lage versetzt, sich auch in Notfällen der Reserven zu bedienen, die ihm das lymphatische System bereithält, ohne daß das Hormon- und Nervensystem in Verwirrung gerät.«

Ist der Krebs bereits voll ausgebrochen und auch zu spät diagnostiziert, kommt in den meisten Fällen auch unsere Hilfe im Sinne einer Restitutio ad integrum zu spät.

Ist nicht schon viel erreicht, wenn in manchen Fällen Leid und Schmerz gemindert werden, der Kranke eines menschenwürdigen Todes sterben kann und der Forderung des Neuen Testamentes genüge getan wird, die verlangt, Trauernde zu trösten und Kranke zu pflegen?

Auch ist sie subjektiv in der Bewertung und persönlich in der Auswahl. Wie kann eine Einzelperson es auch anders machen? Gemeint kann es immer nur sein als Anregung, Hinweis und Aufforderung zu eigenen Studien. Ich las dieser Tage in einem Zeitungsinserat in einem völlig anderen Zusammenhang den Satz: »Wer auf Bildung verzichtet, wird sich auch im Berufsleben bescheiden müssen.« Damit ist sicher auch permanente Fortbildung gemeint.
Wir können uns weniger denn je dieser Tatsache entziehen.
Zum Schluß soll an den Nobel-Preisträger Prof. KONRAD LORENZ, den berühmten Verhaltensforscher, mit der Aufzählung seiner »acht Todsünden der zivilisierten Gesellschaft« erinnert werden – einige davon hängen ganz sicher mit dem Krebsproblem eng zusammen:
– die Verwüstung des Lebensraumes (Irrglaube, »die Natur« sei unerschöpflich – Meere, Pflanzen, Tiere, Pilze)
– der Wettlauf mit sich selbst: »Zeit ist Geld«, schnellere Verkehrsmittel und Zubetonie-

DAS NERVENSYSTEM UNTER BESONDERER BERÜCKSICHTIGUNG DES VEGETATIVUMS

Betrachtet man die Liste der meistverordneten ärztlichen Arzneimittel nach Altersgruppen aufgeschlüsselt, so taucht in der Spanne vom 21.–30. Lebensjahr zunächst einmal L-Thyroxin unter den ersten fünf auf. Viel deutlicher wird die Situation aber erst im nächsten Lebensjahrzehnt (31–40): 1. L-Thyroxin, 2. Euthyrox und 3. Lexotanil. Zwischen den 41.–50. Lebensjahren bleiben Lexotanil und L-Thyroxin Spitzenreiter; das zweite Schilddrüsenhormon entfällt (an dritter bis fünfter Stelle stehen hier übrigens das Rheuma-Schmerzmittel Voltaren, das Kopfweh-Migräne-Medikament Ergo-Lonarid und das Antazidum für den Magen Maloxan). Schließlich – und damit soll die Liste, 1989 in der »Selecta« veröffentlicht, geschlossen werden – ist auch im folgenden Jahrzehnt der chemische Tranquilizer Lexotanil (ein Bromazepam) noch an erster Stelle (dann folgen drei Herz- und Blutdruckmedikamente) und verschwindet schließlich ebenso wie schon vorher die Thyreo-Hormone. Erst im hohen Alter (über 80) taucht ein Oxazepam auf, das bekannte Adumbran, das als Schlafmittel hier Verwendung findet.

Was können wir nun daraus ableiten? Nach meiner Meinung folgendes:
Die **Schilddrüse** als Organ, das sozusagen *in der Mitte zwischen dem Nervensystem und dem Hormonhaushalt – ganz besonders beim weiblichen Geschlecht –* wie kaum ein anderes *die allgemeine Überforderung* anzeigt, spielt eine entsprechende Rolle. Sie muß hormon-substituiert (und auch mit anderen Maßnahmen therapiert) werden, wenn sie sich in vielen Fällen nicht so vergrößern soll, daß nur noch die Operation bleibt. Die latente und massive Überfunktion ist bei Frauen zwischen 20 und 50 heute ein alltägliches großes Praxisproblem. Eine Menge scheint hier zusammenzukommen: berufliche und familiäre Überforderung; Doppel- und Dreifachrolle der Frau: Beruf, Ehefrau, Mutter; falsch verstandener Emanzipations-Ehrgeiz (»muß das gleiche leisten wie der Mann«), Überforderung neben der beruflichen Arbeit durch den häufig bequemen und nicht emanzipierten Mann, der eine gewisse Pascharolle noch lange nicht abgelegt hat, möglicherweise Überforderung durch Kinder, die man über Gebühr verwöhnt, weil die Mutter durch den Beruf sowieso häufig abwesend ist, und vielleicht ein daraus resultierendes »schlechtes Gewissen« mit übermäßiger

Bedienung des Kindes kompensieren möchte; Konflikte mit dem Partner und »Beziehungskistenprobleme« bis hin zur Trennung bzw. Scheidung, auch häufige Dreierbeziehungen – was eben alles beim weiblichen Menschen stark auf die Schilddrüse schlägt, beim Mann entschieden mehr auf Herz und Magen – um es psychosomatisch zu sehen. Schließlich soll der Kompensationsversuch seelischer Nöte mit Nikotin und Alkohol bei Frauen, der sich in den letzten Jahrzehnten stark an den der Männer angleicht, als weiterer Störfaktor nicht übersehen werden.

✦ Die **generelle Überforderung** und die **zunehmende Angst**, das Leben und den beruflichen Alltag nicht zu bewältigen, läßt zu einem *Tranquilizer* greifen (Lexotanil – früher waren es häufiger Valium, Librium, Nobrium etc., auch Tavor); eine »Sonnenbrille für die Seele«, wie manche diese Mittelgruppe nennen.

✦ Was wir schließlich weiter aus dieser Liste entnehmen: die *Schilddrüse* bedarf der Therapie beim weiblichen Geschlecht in der »hormonaktiven« Zeit zwischen dem 15. und 50. Lebensjahr, also bis zum ungefähren Beginn des Klimakteriums.
Das Nervensystem verlangt am stärksten nach Hilfe zwischen dem 30. und 60. Lebensjahr, also jenem Zeitraum, in welchem die *beruflichen Anforderungen* am größten sind.

»Der Mangel an positiven physiologischen Umweltreizen einerseits und die streßbedingte, hochgradig vegetativ-nervöse Spannungssituation des ›modernen‹ Menschen auf der anderen Seite sind häufig nicht nur die Ursachen verschiedener pathologisch-anatomischer Veränderungen, sondern auch vielfach der Grund für psycho-physische Fehlleistungen und Versagenszustände. Da eine wirksame Beeinflussung oder Ausschaltung der schädlichen Umweltnoxen praktisch nicht möglich ist, erscheint der Versuch einer medikamentösen Normalisierung dieser problematischen Situation gerechtfertigt« (PROKOP, zitiert nach einer Broschüre über KAVAÏN – HARRAS).
Die *Phytotherapie des Nervensystems* könnte sich so darstellen:

beruhigend	ausgleichend	anregend
Sedativa	Tranquilizer	Stimulantien
– Valeriana offic.	– Valeriana mexicana (= walichii)	– Hypericum perforatum
– Humulus lupulus	– Kava-Kava	(Cola acuminata)
– Passiflora incarnata	(Panax Ginseng)	(Coffea arabica,
– Melissa offic.	(Eleutherococcus senticosus)	Thea sinensis,
– Lavandula offic.		Mate paraguariensis)
(Avena sativa)		(Mandragora officinarum)
(Citrus aurantium)		

Pflanzen, die in Klammer gesetzt sind, dürften nach meiner Ansicht zu den schwächeren, damit mehr adjuvanten, gerechnet werden; sie können *nicht als essentiell* gesehen werden.

SEDIERENDE PFLANZEN

Als beruhigende, sedierende, auch schlaffördernde Arzneipflanzen dürfen wir in erster Linie Baldrian und Hopfen – in etwa gleichwertig – nennen.

Beim *offizinellen* **Baldrian** muß beachtet werden, daß er sich vom *mexikanischen* – der bei den tranquilierenden Pflanzen zu finden ist – unterscheidet; es geht hier um die Inhaltsstoffe, die *Valepotriate*, die in den üblichen Zubereitungen wie Infus, Extrakten und Tinktur im offizinellen Baldrian nicht mehr enthalten sind. Die Inhaltsstoffe sind ätherisches Öl mit Valerensäuren; die Wurzel ist der angewandte Pflanzenteil. Als *Anwendungsgebiet* gab die Monographie der Kommission E (Phytotherapie) beim Bundesgesundheitsamt (BGA) in Berlin, veröffentlicht bereits 1985 im Bundesanzeiger, an: *Unruhezustände, nervös bedingte Einschlafstörungen*; unter *Wirkungen: beruhigend, die Schlafbereitschaft fördernd.* Unter Gegenanzeigen (GA), Nebenwirkungen (NW) und Wechselwirkung mit anderen Arzneimitteln (WW) finden wir erfreulicherweise nichts.
Verordnen können wir
– Tinct. Valerianae teelöffelweise (!)
– Extr. Valerianae bei Arzneimischungen und

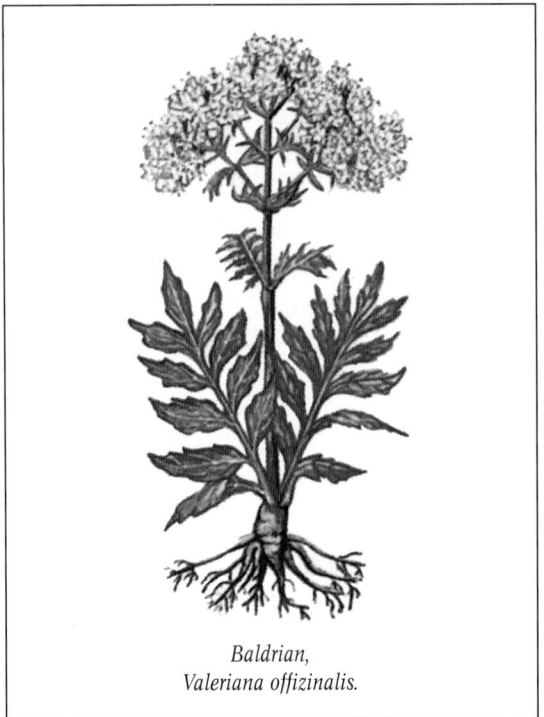

Baldrian,
Valeriana offizinalis.

hauptsächlich von der pharmazeutischen Industrie zu Präparaten verarbeitet.

– Pflanzenpreßsäfte, wie sie von den Firmen SCHOENENBERGER und KNEIPP angeboten werden (vom KNEIPP-Heilmittelwerk in Würzburg mit dem etwas poetischen Namen »Nerventrost«, eßlöffelweise)

– Vinum Valerianae schließlich (likörglasweise).

Die »Rote Liste 1990« gibt über eine Reihe von Mono-Baldrianpräparaten Auskunft:

– Baldrian-Phyton Dragees und Tropfen
– Baldrian-Wein »Blücher Schering«
– Valdispert-Dragees
– Recvalysat Bürger Tropfen
– Zirkulin rote Baldrian-Dragees extra stark,

um nur jene aufzuführen, die Baldrian-Extrakt enthalten und nicht solche der mexikanischen Art bzw. auf Valepotriate ausgerichtete.

Nicht vergessen werden sollen *Baldrian-Badezusätze,* die von verschiedenen Firmen, z. B. von PINO (Freudenstadt), angeboten werden (»Silvapin Baldrianwurzel-Extrakt naturrein«). Daß abendliche Bäder, sollen sie beruhigend wirken, nicht heiß – was erregen

würde –, sondern 35–36 Grad milde sein sollen, versteht sich.

So zahlreich, daß eine Aufführung in diesem Rahmen nicht möglich ist (siehe Rote Liste!), sind die *Kombinationspräparate* mit Baldrian. Erwähnt werden sollen hingegen die Kombinationen nur mit *Hopfen,* wie sie vorliegen: Ardeysedon, Hopfen-Baldrian-Kapseln Roleca, Hovaletten, Hova-Zäpfchen für Kinder, Luvased, Medizina Natura Baldrian-Hopfen-Dragees, Nervenruh forte, Seda KNEIPP.

Es soll betont werden, daß sich Hopfen und Baldrian besonders gut »zu vertragen« scheinen, vielleicht sich in der Wirkung gar potenzieren und nicht nur addieren.

Die Baldrian*beschreibungen* sind zahlreich; es gibt umfangreiche Untersuchungen. Man könnte ein Baldrian-Buch füllen. Auf folgende Aspekte aber sei kurz hingewiesen:

Der »Altmeister« der Phytotherapie, Prof. Dr. med. R. F. WEISS, betont wiederholt, daß man dem Baldrian nicht Genüge tue, wenn man ihn nicht kräftig dosiere. Das deckt sich auch mit meiner eigenen Erfahrung: »Klotzen und nicht kleckern« – 20 Tropfen mögen für Kinder genügen, für Erwachsene aber dürfen es ein (oder auch zwei) Teelöffel der Tinktur sein. Trotzdem müssen wir immer wieder hören, daß das Schlafen damit nicht funktioniere und auf das Adumbran nicht verzichtet werden könne. Baldrian ist eben ein Mite-Phyto-Mittel (WEISS).

Um nur *eine neuere Arbeit,* die mir wichtig und interessant erscheint, herauszugreifen: Prof. Dr. rer. nat. R. HÄNSEL aus dem Institut für Pharmakognosie und Phytochemie der FU Berlin schreibt (s. Literaturverzeichnis) 1989 folgendes:

»Der Phytotherapie mangelt es nach wie vor an wissenschaftlichen Grundlagen. Solange diese Grundlagen fehlen, sollte man sich möglichst eng an die Erfahrung halten. Dies impliziert, daß auch Dosierung und Anwendungsart der Tradition beibehalten werden müssen. Die bloße ›Umarbeitung‹ eines traditionellen Teeaufgusses in Dragee und Kapsel bricht mit der Erfahrung; sie führt zu einer erheblichen Dosisreduktion und die sensorischen Wirkungen kommen nicht mehr zur Geltung.

Neuere Ergebnisse aus der Psychoendokrinologie führen zu der informierten Vermutung, daß die sensorischen Wirkungen an der Wirksamkeit der pflanzlichen Sedativa beteiligt sind.«

HÄNSEL geht dann ausführlich auf den Baldrian ein, und schnell wird klar, daß dieses Zitat sich vorwiegend auf ihn bezieht: was der Praktiker vermutete, wird hier zur »informierten Vermutung«, nämlich, daß Teeaufgüsse und Tinktur von Valeriana *anders* wirken als Dragees und Kapseln. Der Geruch muß eine Rolle spielen – das dürfte auch beim Bad ein wichtiger Faktor sein. Nicht ganz ohne Grund konnte die *Aromatherapie* in den letzten Jahren zahlreiche Anhänger gewinnen. Schließlich hat A. KRÜMM-HELLER bereits 1955 in ihrem Werk »Osmologie« eingehend über die Zusammenhänge von Riechhirn (Nervus olfactorius) und dem limbischen System berichtet. Es scheint also begründet, wenn wir bei *traditionellen Rezepturen* bleiben:

Schlaftee

Rp.	Rad. Valerianae	50.0
	Strob. Lupuli	15.0
	Fol. Melissae	
	Flor. et Fol. Crataegi	aa 20.0
	Cort. Aurantii	ad 150.0
	M. S.: 1 knapper Eßl. Infus auf 1 größere Tasse Wasser – evtl. mit Honig süßen.	

Schlaftropfen

Rp.	Tct. Valerianae	60.0
	Passiflora Ø	
	Avena Ø	aa 20.0
	Crataegutt	50.0
	M. S.: ¼ Std. vor dem Schlafen 1 Eßl. (evtl. auf heißem Wasser).	

Oder, was ältere Menschen gerne nehmen, weil ihnen die weinige Zubereitung schmeckt und dem Magen guttut, kleine Mengen Alkohol, die zusätzlich noch eine milde, entspannende Wirkung haben:

Rp.	Extr. Crataegi fluid.	50.0
	Vini Valerianae	ad 500.0
	M. S.: 1–2 Likörgläschen ¼ Stunde vor dem Schlafen.	

(Beim Weißdornzusatz soll der Satz, den viele Praktiker kennen, nämlich, daß ein »kleines Herzmittel« oft das beste Schlafmittel ist, verwirklicht sein.)

✦ *Humulus lupulus, der* **Hopfen**, ein wichtiges Sedativum – auch er hat eine Monographie (»Befindensstörungen wie Unruhe und Angstzustände; Schlafstörungen«), auch bei ihm sind »GA, NW und WW keine bekannt«. Würde er nicht diese spezielle Indikation haben, gälte er sicher als Bittermittel mit ätherischen Ölen bei entsprechender Dyspepsie-Indikation. Die Hopfenzapfen sind die Fruchtstände dieser Kletterpflanze, die in Niederbayern (Hollertau) besonders viel für das Bier angepflanzt wird.

Monopräparate werden in der Roten Liste keine angeboten, dafür reichlich *Kombinationen* – siehe beim Baldrian – angeführt. (Im übrigen findet sich in der Hopfen-Monographie der ausdrückliche Hinweis: »Kombinationen mit anderen sedativ wirkenden Drogen können sinnvoll sein«.)

Trotz starker Wirkähnlichkeit *unterscheidet sich der Hopfen* vom Baldrian: er scheint einen *Einfluß auf die Sexualsphäre* zu haben. Dafür sprechen einige Punkte: Neben der be-

Hopfen, Humulus lupulus.

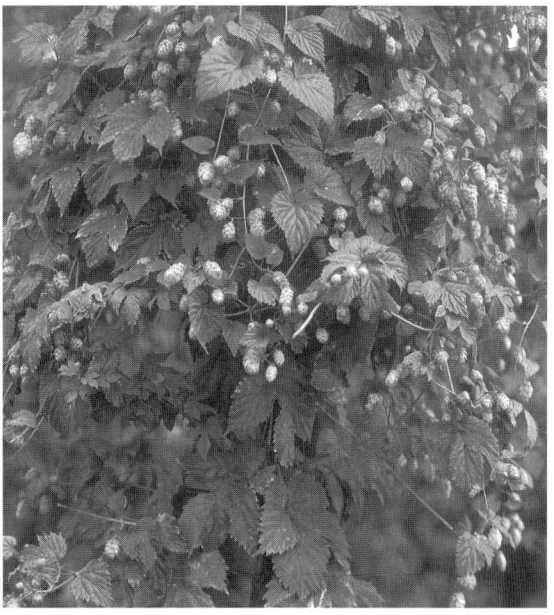

kannten Schlafsucht der Hopfenpflücker (WOHLFART, 1982) wurde und wird immer auch beobachtet, daß bei Frauen Regelstörungen auftreten bzw. die Menstruation vorübergehend ganz ausbleibt. (Diese Geruchswirkung bestätigt übrigens Prof. HÄNSELS Arbeit.) Zum anderen dürfte der Hopfen im Bier – natürlich neben der leberenzymstörenden Wirkung des Alkohols – beim Abusus über Jahre die Impotenz fördern; es gibt genügend eindeutige Stammtischwitze, die bezeugen, daß man »im Volk« darüber Bescheid weiß!

Ein mildes Anaphrodisiakum für Knaben, wenn sich die Mütter Sorgen wegen der Onanie machen, wäre dieser Tee:

Rp. Strob. Lupuli
     Herb. Origani $\overline{aa}$ ad 50.0
     M. S.: 1 Teel. Infus abends 1 Tasse.
     (Zusätzlich kann man 3 Globuli Staphisagria D 12 lutschen lassen.)

Hopfentee schmeckt also bitter: 1 Teel. Infus (Strobuli Lupuli). Extraktionen verarbeitet die pharmazeutische Industrie.

Ein *Nervinum*, mild sedierend, aber nicht ermüdend (Tagessedativum), wäre folgender Tee:

Rp. Strob. Lupuli   20.0
     Fol. Lavandulae   20.0
     Herb. Hyperici   30.0
     Fol. Melissae   30.0
     Cort. Aurantii   ad 150.0
     M. S.: 1 Eßl./2 Ta. Infus, tagsüber schluckweise.

Beim **Passionsblumenkraut** (von Passiflora incarnata mit ihren schönen Blüten) ist zu den beiden vorhergehenden Drogen insofern eine Zäsur, als die Schlafförderung in der Monographie nicht erwähnt ist, lediglich als *Anwendungsgebiet* »nervöse Unruhezustände«. Interessant ist vielleicht noch unter »Wirkungen: In tierexperimentellen Untersuchungen wurde mehrfach eine motilitätshemmende Wirkung beschrieben«. An *Inhaltsstoffen* werden als *wirksamkeitsbestimmend* Flavonoide (Vitexin), Maltol, Cumarinderivate und eine geringe Menge ätherischen Öls aufgeführt, und

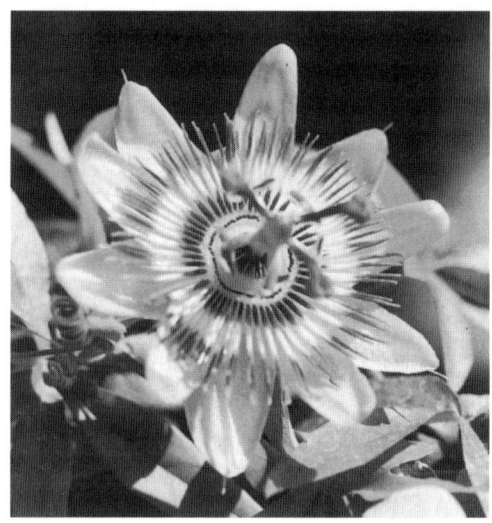

Passionsblume, Passiflora incarnata.

schließlich: »Der Gehalt an Harmala-Alkaloiden schwankt, er darf 0,01% nicht überschreiten«. GA, NW und WW keine bekannt.

Die Droge eignet sich als *Tagessedativum* 1 Teel./Infus von Herb. Passiflorae. Passiflora-Tropfen Curarina 50.0 (1–3 × 20–30 gtt.) bieten sich als Monopräparat an. In einer Reihe von Kombinationen stoßen wir auf die Pflanze: vom Passiorin über Bunetten, Gutnacht-Kräuter-Dragees, Kytta-Sedativum, Moradorm S, Plantival, Seda-Pasc-N, Sedalint, Sedaselect, Sedinfant, Somnuvis, Valobonin, Visinal, Biral, Hevert-Val, Phytonoxon, Eupronerv, Neuro-Presselin bis zum Somnium!

Es sei mir erlaubt, einmal ausnahmsweise einfach aus der Roten Liste abzuschreiben, lediglich um an diesem Beispiel zu zeigen, daß ein Mangel auch nach dem neuen Arzneimittelgesetz, in dem viele sogar das Aus für die Phytotherapie sahen, nicht besteht.

✦ **Melissa officinalis** ist eine ätherische Öl-Droge (Citronellal, Citral a und b, sowie weitere Mono- und Sesquiterpene). Des weiteren sind lt. Monographie in den Blättern Lamiaceen-Gerbstoffe, Triterpensäuren, Bitterstoffe und Flavonoide enthalten; eine pharmakologisch gut untersuchte Droge.

Anwendungsgebiete: »Nervös bedingte Einschlafstörungen. Funktionelle Magen-Darm-Beschwerden.« Und ein Hinweis: »Kombinationen mit anderen beruhigend und/oder karminativ wirksamen Drogen können sinnvoll sein.« Es war sicher auch eine gewisse Absicht der Kommission E, Arzneipflanzen, die für sich alleine etwas schwach sind, in bewährten Kombinationen (soweit die Anzahl der Kombinations-Partner nicht ins Uferlose geht) zusammenzuführen.

Als »Wirkung« wird zusammengefaßt: beruhigend, karminativ. *Verwendung* finden Fol. Melissae / 1 Teel. auf 1 Ta Infus, Extrakte zur Präparate-Verarbeitung und das ätherische Öl neben dem Spiritus. Von den Firmen KNEIPP und SCHOENENBERGER werden Pflanzenpreßsäfte angeboten (eßlöffelweise). Melissentee kann bei Kindern – falls sie den leicht seifigen Geschmack mögen – vielleicht am besten mit Kamille gemischt und Honig gesüßt werden. Eine Reihe von Präparaten enthält u. a. Melissenblätterextrakt (Sedatrum, Valeriana-Strath, Exberi-Nervin z. B., natürlich auch der beliebte Klosterfrau-Melissengeist). Melissenölbäder sind ebenfalls beliebt und wirken nach unseren heutigen Erkenntnissen ebenso über die Haut-

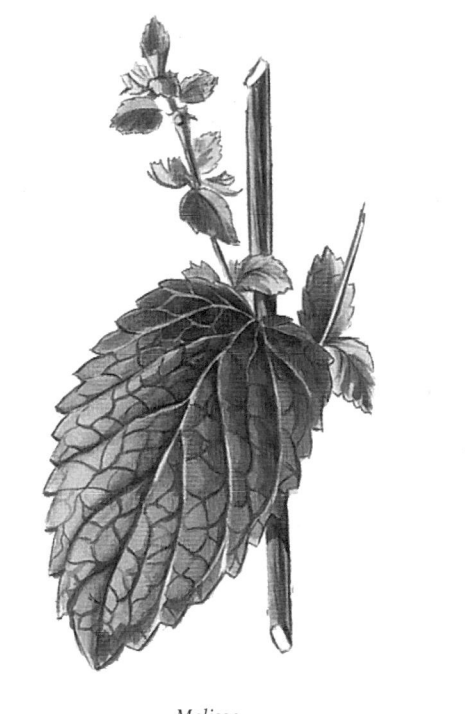

Melisse,
Melissa officinalis.

resorption als über das olfaktorische System (Aromatherapie).

Nur muß hier angefügt werden, daß ätherisches Öl der Melisse außerordentlich teuer ist, für Bäder unbezahlbar wäre und es sich deshalb bei Melissenöl fast immer um *Zitronellöl* handelt (Cympogon-Arten = Citronellgras, Lemongras, vorwiegend aus Westindien). An sich hat diese Droge eine Null-Monographie erhalten wegen mangelndem Wirknachweis (intern) – jedoch: »Gegen die Anwendung citralarmer Drogen bzw. ätherischer Öle als Geruchs- oder Geschmackskorrigens bestehen keine Bedenken.«

Vielleicht an dieser Stelle ein grundsätzlicher kurzer Exkurs, was ätherische Öle und Nervensystem betrifft: Ätherische Öle – die Würze der Gewürze, der Duft der Kosmetika – dienten schon vor Jahrtausenden den fernöstlichen Priestern als Weihopfer: im religiösen Kult gegen die Dämonen und im Dienst der Götter. Ihre Gewinnung über die Destillation, ebenso wie ihre Anwendung bei Wunden, Infektionen und organischen Erkrankungen, waren den ältesten kultivierten Völkerstämmen, den Indern und Chinesen, aber auch manchen primitiven Völkern bekannt. In der Ayur-Veda, dem ältesten Buch des Wissens der »Lehre vom langen Leben« der Inder, waren bereits einzelne destillierte ätherische Öle wie das Rosen-, eben auch das Lemongras- und Kalmusöl, beschrieben. *Wir wissen heute, daß ätherische Öle ein sehr breites Wirkungsspektrum besitzen. Sie finden Anwendung als hautreizende Mittel, Expektorantien, Stomachika, Carminativa, Diuretika, Nervina und infolge ihrer antibakteriellen und antifungiziden Wirkung als Mittel gegen Infektionserreger und Parasiten.* Ihre Wirkung als Aromatherapeutika und damit als Nervina findet zunehmend Beachtung.

Bei ätherischen Ölen stellt sich auch die Frage: natürlich oder synthetisch; der Naturheilkundige neigt eher zu ersterem, obwohl ihm der Chemiker sagt, Formel sei Formel. (Ein vorzügliches »Wildkräuteröl« ist das von »ST. JOHANSER Naturmittelvertrieb GmbH, 82131 Gauting«: es ist ein Gemisch aus vielen ätherischen Ölen und kann eine breite innerliche und äußerliche Anwendung finden, natürlich auch zur Inhalation.)

✦ **Lavendel,** mit seinen vielfältigen ätherischen Ölen monographiert, hat wie die vorhergegangene Melisse bei den Anwendungsgebieten ebenfalls die *beiden Wirkrichtungen* »Befindensstörungen wie Unruhezustände, Einschlafstörungen« einerseits und die hier weniger interessierenden »funktionellen Oberbauchbeschwerden« – eigens aufgeführt sind für die Balneotherapie noch die funktionellen Kreislaufstörungen. 1–2 Teel. / Infus, das ätherische Öl 1–4 gtt. z. B. auf 1 Stück Würfelzukker.

Ich meine, daß damit einer traditionsreichen Arzneipflanze Genüge getan ist.

Die beiden folgenden Pflanzen, die ich jetzt anführe wegen ihrer traditionellen Verwendung als *milde Sedativa* (unterstützend und in der Kinderpraxis), haben – so der *Hafer* – entweder eine Null-Monographie oder – die *Pomeranze* – zwar eine Monographie, jedoch ohne sedierende Indikation (sie lautet auf Appetitlosigkeit und dyspeptische Beschwerden).

Lesen wir, was bei »Haferkraut« steht: »Zubereitungen werden bei akuten und chronischen Angst-, Spannungs- und Erregungszuständen, neurasthenischem und pseudoneurasthenischem Syndrom … angewendet.« Und: »Da die Wirksamkeit nicht belegt ist, kann eine therapeutische Anwendung nicht befürwortet werden.«

Davon ausgehend, daß die Droge im HAB erhalten bleibt, werden wir diese bewährten Schlaftropfen weiter verwenden können:

Rp. Tct. Valerianae	30.0
Passiflora ∅	10.0
Avena ∅	10.0
M. S.: 1 Teel. ¼ Stunde vor dem Schlafen.	

Wenngleich die Haferfrüchte als Arzneimittel (man denke an den unentbehrlichen Haferschleim, der ein wichtiges Diätetikum ist!) ebenfalls eine Null-Monographie erhielten, kann man einen Haferbrei – wie ihn schon SEBASTIAN KNEIPP in »So sollt ihr leben« vor

über 100 Jahren dringend für Kinder als Frühstück empfahl – nicht genug als Schulfrühstück zur Nerven- und Konzentrationsstärkung anraten! (Auch Hafer-Pflanzensaft SCHOENENBERGER nicht zu vergessen.)

Citrus aurantium subspecies amara – die Pomeranze – ist zumindest für Kinder ein gutes und wohlschmeckendes Nervinum.

Rp. Avena ∅	
Passiflora ∅	āā 10.0
Sirup Aurantii	ad 250.0
M. zum Schlafen 1–2 Teel.	

Orangenblüten mit ihrem Duft haben meiner Meinung nach dieselbe Indikation – zwar keine Monographie, aber es gibt keinen Grund, sie nicht zu verwenden.

(Zur Information: nicht nur die Pomeranzenschalen haben, wie ausgeführt, eine Positiv-Monographie, sondern auch die *Orangenschalen – Pericarpium Citri sinensis* (»Appetitlosigkeit«). Beide, die Pomeranze und die Orange, enthalten ätherische Öle und Bitterstoffe und dürften ähnlich wirken. Natürlich sind auch die ätherischen Öle von Pomeranze und Orange feine Aroma-Therapeutika.

AUSGLEICHENDE, TRANQUILIERENDE PFLANZEN

»Gegenüber chemisch gewonnenen Medikamenten besitzen biologische Mittel das Charakteristikum, daß sie nicht nur schwächer, sondern auch anders wirken. Ihre Aufgabe ist mehr darin zu sehen, die Selbstheilungsvorgänge im Körper anzusprechen.« (Prof. H. WAGNER)

Ein ausgeglichenes Vegetativum als Wunschtraum? Flucht aus der harschen Wirklichkeit, die meist nicht geändert werden kann, mittels »Glückspillen«, Vorstellung des gestreßten modernen Menschen? Wir sollten nochmal einen Blick auf eine Tabelle von den ärztlich am meisten verordneten Medikamenten werfen, gegliedert nach Altersgruppen (»Selecta« 1989, s. nächste Seite):

Lebensjahre	Medikament ®	Stellenwert
21–30	L-Thyroxin	1.
31–40	L-Thyroxin	1.
	Euthyrox	2.
	Lexotanil	3.
41–50	Lexotanil	1.
	L-Thyroxin	2.
51–60	Lexotanil	1.
über 80	Adumbran	4.

Was die beiden Schilddrüsenmittel betrifft, zeigt es – was ich eingangs ansprach – nämlich die Überforderung besonders jüngerer Frauen und solcher bis zur Lebensmitte mit starker Auswirkung des *Vegetativums auf den Hormonhaushalt.*

Daß dann vom 30.–60. Lebensjahr ein typischer Tranquilizer der Benzodiazepin-Gruppe (zu der Adumbran ebenso gehört wie Praxiten, Tavor, Demetrin, Frisium, Librium, Nobrium, Tranxilium und Valium – um nur die bekanntesten zu nennen) eingenommen wird, ist wohl ein deutliches Zeichen, daß sich viele Menschen dieser aktiven Altersgruppe den Anforderungen nicht gewachsen fühlen.

Bei den *Psychopharmaka* bilden die *Tranquilanzien*, die auch als *Anxiolytika* (weil sie auf die Angstsymptomatik Einfluß nehmen) bezeichnet werden, eine eigene Gruppe. Im klinischen Wörterbuch, dem Pschyrembel, heißt es – da diese Gruppe hauptsächlich aus den Benzodiazepinen besteht: »Selbstverständlich lösen auch Benzodiazepine keine Konflikte.« Und: »Ihre Gefahr liegt in der sehr langsamen Elimination und der Entwicklung psychischer Abhängigkeit bei chron. Gabe.«

Vorausschicken möchte ich, daß auf

– 1. Valeriana mexicana (= walichii) und
– 2. Kava-Kava

alle Vergleiche mit den chemischen Mitteln schlecht passen und man sich des Satzes von H. WAGNER von eben erinnern muß. Ich erlebe in der Praxis immer wieder Enttäuschungen, wenn statt Lexotanil oder Valium ein pflanzliches Präparat gegeben wird, weil es dieses nun schon bekannte Gefühl des Ruhig-,

Angstarm- oder gar Wurstigseins nicht vermitteln kann. Oft muß man den Kompromißweg gehen: Dosisreduzierung der Benzodiazepine und gleichzeitige Gaben von pflanzlichen Präparaten.

Zu 1. **Valeriana mexicana** *(= walichii),* auch indischer und pakistanischer Baldrian genannt, enthält die lipophilen und chemisch instabilen *Valepotriate,* denen tranquilierende Wirkung zukommt. Auch im Valeriana offic. finden sie sich – geringer zwar –, jedoch kaum in den traditionellen Tee- und Tinkturen-Zubereitungen. R. HÄNSEL moniert in seiner Arbeit »Pflanzliche Sedativa« (1989), daß »Wirksamkeit und Unbedenklichkeit der Valepotriatpräparate nicht durch die Erfahrung der traditionellen europäischen Medizin abgestützt« seien. Er zitiert dafür Belege. Toxische lokale Reizungen im Peritonealraum werden beschrieben. Diese Problematik ist sicher der Grund, daß eine *Monographie noch aussteht.* Ich führe diese Pflanze trotzdem auf, da es eine Reihe von Präparaten gibt, denen man empirisch eine Wirksamkeit schwer absprechen kann – und deren Nebenwirkungen bisher nicht deutlich hervortraten –, in welch letzterem Fall das BGA sicher eingegriffen hätte.

Baldrisedon (»Innere Unruhe, vegetative Fehlsteuerung und klimakterische Beschwerden, Streßbeschwerden«), Orasedon (»Vegetative Fehlregulationen, Streßbelastungen, gestörter Schlafrhythmus, Konzentrationsschwäche«) und Valmane sind auf Valepotreate standardisierte Monospezialitäten. Man wird also noch warten müssen, bis man ein abschließendes Urteil abgeben kann.

Zu 2. **Kava-Kava-Piper methysticum** *(Rhizoma), polynesischer Rauschpfeffer.*

Diese Droge, beheimatet in Polynesien, Neuguinea und den Hawaiinseln, strauchförmig, kam über die dortige Volksmedizin nach Europa. Von den Einheimischen wurde (wird?) in einem großen Topf ein konzentrierter Wurzelabsud gekocht und davon, meist verbunden mit Tänzen, getrunken. Die Kommission E befürwortete zunächst eine Positiv-Monografie der Wurzel, die Kava-Pyrone wurden als Hauptträger der Wirkung angemerkt –

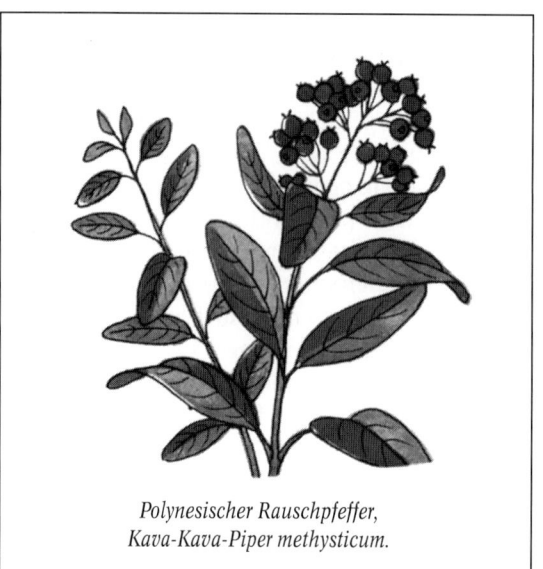

Polynesischer Rauschpfeffer,
Kava-Kava-Piper methysticum.

»Nervöse Angst-, Spannungs- und Unruhezustände« als Anwendungsgebiet ausgewiesen. Die Anwendung der Droge als solcher, z. B. auch als Wurzeltee, wurde später wieder zurückgenommen, weil man erkannte, daß nur die besonders extrahierten Inhaltsstoffe eine effektive Wirkung erbringen. Die Firmen haben sich darauf eingestellt und bringen eine Reihe korrekt dosierter Präparate auf den Markt: Kavain Harras plus (HARRAS-Pharma-Curina, München) enthält als Einzeldosis 30 mg Kavain und Extr. Kava-Kava 250 mg aus der Wurzel; Kavasedon von der gleichen Firma (Kapseln und Tropfen) enthalten 50 mg Kavapyrone (Methysticin, Dihydro-Methysticin, Kavain, Dihydro-Kavain, Yangonin) und kann als rein pflanzlicher Kavapyron-Wirkstoffkomplex bezeichnet werden (1–3 × tgl. 1 Kps. p.c. bzw. 30 gtt.).

Andere Firmen weisen die Inhaltsstoffe in ihren Präparaten wie folgt aus: Kavasporal-forte von Müller-Göppingen mit 150 mg Trockenextrakt aus der Wurzel, stand. auf 30 mg Kavapyrone; Antares von Krewel: 133 mg Wurzel-Trockenextrakt, entspricht 40 mg Kava-Lactone; Laitan 50 und 100 mg von Schwabe: 50 bzw. 100 mg Trockenextrakt aus der Wurzel, stand. auf 35 bzw. 70 mg Kava-Lactone; Neuronika von Klinge entfernt sich etwas von der Phytotherapie: 1 Kps. enthält 5,6 Dihydro-4-methoxy-6-styryl-2-pyron (D, L-Kavain) 200 mg.

Über den Daumen gepeilt kann man sagen, daß die heute auf dem Markt befindlichen Präparate den Vorgaben der Kommission E nach Wirksamkeit und Qualität entsprechen.

Wie wirkt die Kava-Kava-Droge? SHULGIN schreibt darüber: »... serves the same role as coffee in the Kaffeeklatsch, or the alkohol in the cocktail-party ...«.

Noch ein wichtiger Faktor, auf den HÄNSEL in der angeführten Arbeit nachdrücklich hinweist, ist der Zeitverlauf der Wirksamkeit: erst nach einer Latenzzeit von ca. 10 Tagen beginnt eine Wirkung sicher zu werden. Eine *Latenzzeit* ist also vorhanden, und darauf soll der Patient hingewiesen werden, sonst ist er enttäuscht (bei den Benzodiazepinen spürt er den Effekt eine halbe Stunde nach Einnahme!).

HÄNSEL: »Am psychiatrischen Krankenhaus der Universität Düsseldorf wurde vor kurzem eine Doppelblindstudie mit racemischem Kavaïn durchgeführt (A. KLINKE et al. 1988). Die neurotische Symptomatik besserte sich; Angst und ihre muskulären und sensorischen Symptome wurden günstig beeinflußt.«

Die *leichte muskelentspannende* Wirkung wird erwähnt. Man kann, wenn jemand Muskel-Trancopal (verschreibungspflichtig) nicht verträgt, einen Versuch machen:

Rp. Kavaïn Harras N 2
D.
Petadolex-Kps. N 2
D. S.: 3-, 4-, 5 × je 1 Kps. mit Flüssigkeit.

Man verbindet dann das Kavaïn mit Pestwurz-Extrakt, der spasmolytisch wirkt. (Vielleicht Magnesium noch zusätzlich.) Wer also eine Tagessedierung braucht, ohne zu ermüden, wer ruhiger werden möchte, ohne die Konzentration zu verlieren, soll mit Valeriana mexicana und Kava-Kava einen Versuch machen. Meines Erachtens erfolgt eine präzisere Differenzierung noch viel zu selten: es wird halt ein Sedativum gegeben. Wer aber eine Prüfung zu bestehen hat, dem ist mit ermüdenden Hopfen-Baldrian-Dragees wenig geholfen. Eine Rezeptur, die Kava-Kava-Extrakt und jenen von Hypericum kombiniert (je 100 mg) wäre

Rp. Hewepsychon duo »Hevert« 100/200
(evtl. auch 50) ml
S: 3–4 × 20–30 gtt.

Nicht ganz korrekt und nicht genau passen **Ginseng** und **Eleutherococcus** in diese Gruppe; sie setzen sich doch in manchem von den vorherigen beiden Drogen ab. Und doch – lesen wir das *Anwendungsgebiet der Monographie*: »Zur Tonisierung bei Befindlichkeitsstörungen wie Müdigkeits- und Schwächegefühl, nachlassende Konzentration sowie in der Rekonvaleszenz.« Es ist bei beiden Drogen identisch; mit ihrem *ähnlichen Wirkprofil gehören sie auch derselben Familie an* (Araliaceae). Lediglich unter NW heißt es: »In Einzelfällen allergische Hautreaktionen. Dauer der Anwendung: In der Regel bis zu drei Monaten. Nach einer Anwendungspause ist die erneute Anwendung möglich.«

Die Hersteller werben fleißig mit dem Begriff »Immunstimulans«. Das ist wohl überzogen. Auch ist von den Wundern auf sexuellem Gebiet, die mit Ginseng seit Jahrhunderten traditionell erhofft werden, keine Rede. Ungezählte Publikationen gibt es für Ginseng. Höchste Zeit war es, daß das AMG auch die *pharmazeutische Qualität* als Zulassungskriterium eingeführt hat: wohl bei wenigen Arzneien wurde der Verbraucher immer wieder so betrogen wie bei Ginseng. Keine Rede ist auch von den Werbesprüchen in der Monographie, welcher Ginseng nun der beste sei: roter koreanischer oder weißer chinesischer. Der Verordner muß überhaupt lernen, auf die Konzentration dessen, was in der Verpackung ist, mehr als bisher zu achten. (Am Beispiel von Kavaïn-Präparaten könnte das andeutungsweise klar geworden sein: von 10 mg in Kombinationsmitteln bis zu 200 mg Kavaïn im Monopräparat Neuronika.) Man achte bei Ginseng streng auf die Menge; als Tagesdosis schreibt die Monographie »1–2 g Droge, Zubereitungen entsprechend« vor. Allerdings haben verschiedene Versuche gezeigt, daß eine weitere Dosiserhöhung nichts bringt (nach dem Motto »viel hilft

nicht immer viel«). Eine in diesem Zusammenhang wichtige Arbeit scheint mir auch hier die von Prof. R. HÄNSEL über die adaptogenen Eigenschaften von Ginseng und Eleutherococcus zu sein. Ein Zitat sei mir erlaubt: »Bekanntlich hat sich die Lehre vom allgemeinen Adaptationssyndrom für die moderne Medizin als sehr fruchtbar erwiesen. SELYE, aber früher schon CANNON, HESS und HOFF haben bewirkt, das Wesen der Krankheit verstärkt von der Seite der Reaktivität des Organismus zu sehen: nicht das primär schädigende Agens ist wichtig, sondern die Art, wie der Organismus darauf reagiert. Die körpereigene Abwehr zu steigern, gehört somit zu den wesentlichen Aufgaben des Arztes: vor allem auch in der KNEIPP-Therapie wird darauf das Hauptgewicht gelegt. Durch roborierende Maßnahmen, Diätetik und physikalische Methoden wird versucht, die körpereigenen Abwehrkräfte zu steigern und Selbstheilungsprozesse zu begünstigen.«

HÄNSELS Arbeit zeigt, daß Anpassung (Adaptation) an Streß mit diesen Mitteln besser gelingt. Für den Praktiker (und auch häufig – wie ich höre – für Pharmazeuten) ist es schwer, sich für das »gehaltvollere« Präparat zu entscheiden:

– Bei Kumsan Ginseng Scheurich enthält eine Kapsel 350 mg Wurzel-Pulver
– Bei Ginsana Ginseng Weimer enthält eine Kapsel 100 mg Wurzel-Extrakt.

(Von beiden gibt es auch Liquida-Ginseng-Tonika.) Auch gibt es »Roten Ginseng« von Scarabaeus.

Die das Präparat intensiv bewerbende Firma gibt sehr zahlreiche Indikationen an und weist auf Wirkungen beim Diabetes ebenso hin wie beim Lipid- und Proteinstoffwechsel.

Vergleiche wird man auch mit den diversen Ginseng-Tees anstellen müssen, wieviel sie enthalten und was sie kosten. Die homöopathische Urtinktur kann ebenfalls verwendet werden.

Ohne die überzogenen Indikationen der Ginseng-Pflanze allzu ernst zu nehmen, muß man gelegentlich ein Rezept bei Schwäche der sexuellen Potenz haben; jeder weiß auch, daß dies psychologisch eine Wirkung haben kann:

```
Rp.  Ginseng ⊘                        30.0
     Damiana D 1
     Muira puama ⊘              ‾a‾a 10.0
     MDS: abds. 40 gtt. auf 1 Tasse Ginseng-
     Tee.
```

Alternativ – neben phyto-homöopathischen Bestandteilen – enthält Ginseng:

```
Rp.  Gerner Tonicum M oder F          OP
     S: früh und abends 1 Teel. a.c.
```

(Gernerpharma; [M steht für Mann, F für Frau] – man hat hier ein gutes Tonikum generale mit hormonell unterstützendem Aspekt.)

Von der *sibirischen Taigawurzel, Eleutherococcus senticosus*, stehen uns ebenfalls Monopräparate mit Wirkstoffkonzentrat zur Verfügung von den Firmen Dr. HEBERER in Stuttgart und dem THOMAE-Konzern.

Bessere Anpassung an den heute so häufig beklagten *Streß*; man kann das Wort auch schwer noch hören: jeder leidet darunter. Wieviel Streß ist »hausgemacht« durch *schlechte Zeiteinteilung* (»Timing« – die Sportler wissen alle, was das ist!), *Vernachlässigung der Prioritäten* (viele von uns tun nicht das Wichtigste zuerst, sondern erledigen die Bagatellen und laufen mit dem immer stärker werdenden Druck von unerledigtem Wichtigem herum).

Die *üble Eigenschaft, alles vor sich herzuschieben*, erzeugt den schlimmsten (»Dis«)-Streß. Mit viel Arbeit an sich hat er wenig zu tun: das beweisen Menschen, die viel arbeiten und locker sind. Es ist mehr eine *Mentalitätssache*. Und natürlich beruht er auf der *falschen Vorstellung*, auch *in der Freizeit »aktiv«* sein zu müssen (Freizeitstreß). Fast schon lustig ist auch, wie die Experten den Streß eingeschätzt haben und einschätzen: zuerst war er eine Managerkrankheit; jetzt lese ich plötzlich folgendes: »Daß gerade über diese Zusammenhänge weit verbreitete Irrtümer und Fehlinterpretationen bestehen, macht Prof. MICHAEL FRESE deutlich, wenn er einige der bisher gewonnenen grundsätzlichen Erkenntnisse ganz allgemein zusammenfaßt: »Nicht die höheren sozialen Schichten, etwa die Manager, leiden am meisten unter Streß – diese Annahme ist falsch –, sondern die unteren sozialen Schichten, insbesondere die ungelernten Arbeiter.« Und »… daß bei einem hohen Handlungsspielraum des einzelnen die Streßbedingungen nicht zu psychischen Störungen führen, während bei niedrigem Handlungsspielraum deutliche Zusammenhänge zwischen Streß und Störungen bestehen.«

Eine immer größer werdende Belästigung des Nervensystems stellt der *Lärm* dar; in seinen schlimmen Auswirkungen längst noch nicht erkannt, längst noch nicht in aller Munde wie inzwischen andere Umweltnoxen. Ob an der Arbeitsstelle oder im Straßenverkehr – auch im Freizeitbereich hat er längst die Grenze des Erträglichen überschritten.

Es wundert einen im hohen Grade, daß der Mensch den unsäglichen Krach, den er produziert, noch aushält – vor allem, wo feststeht, daß man sich kaum je daran gewöhnen kann. Wahrscheinlich wird man sich später – für viele zu spät – einmal wundern, daß die Autos derart laut sein durften und eine Minorität mit den Motorrädern eine Mehrheit terrorisieren durfte.

Es gibt aber eine Arbeit aus dem Institut für Wasser-, Boden- und Lufthygiene des Bundesgesundheitsamts Berlin (1982), wo *Magnesiumverschleiß durch Lärmeinwirkung* nachgewiesen ist. Der Lärm steigt ständig, die Magnesiumzufuhr geht immer mehr zurück (zuviel Fleisch, zuwenig Getreide und Nüsse), weil auch die Böden immer ärmer an diesem Mineral werden. Die Bevölkerung in den Industrienationen ist heute nicht mehr optimal mit Magnesium versorgt – und der Lärmpegel steigt: ein Teufelskreis. Und zu allem Überfluß: die Mg-Ausscheidung steigt bei Streß wie z.B. Dauerlärm.

Um dieser nervlichen Belastung gewachsen zu sein – nachdem die Ursache nicht immer abgestellt werden kann –, bietet sich das Adaptionsmittel Ginseng neben Magnesium an. Ein bewährtes Rezept ist:

```
Ginsana Kps. (s. Rote Liste!) N 3
S.: morgens 2, mittags 1.
Magnesium Tonil »APS« N 2
S.: früh und abends 2 lutschen.
```

PSYCHOTROPE STIMULANTIEN

hat die Phytotherapie wenige. Mit den klinischen *Psychopharmaka* kann sie nicht konkurrieren. Das einzige Mittel, das man m. E. überhaupt in diese Kategorie geben kann, ist das **Johanniskraut,** *Hypericum perforatium* – und dabei dürfte es wohl auch bleiben. Ihm allein wurde in der Monographie u. a. das Anwendungsgebiet »depressive Verstimmungszustände« zugesprochen. Hyperforat Tropfen, Dragees und Ampullen zur i.m. Injektion, Psychatrin (mit Vit. C), Psychotonin Tropfen und die Rotölkapseln sowie das bewährte Rotöl-Jukunda sind uns als unentbehrlich geläufig. (Das ebenfalls beliebte Phytogran der Keimdiät ist eine Kombination von Hypericum mit Hopfen.) Nicht zu vergessen Lophakomp-Hypericum Amp.

Ein Rezept-Vorschlag könnte so aussehen:

Rp. 1. Hyperforat Dr. Klein Amp. Nr. X
     D. S.: 2 × wchtl. initial 1 Amp. i.m.
    2. Rotöl-Kapseln Jukunda ¹⁄₁ OP
     S.: früh und mittags 2
    3. Phytogran Keimdiät N 2
     S.: ½ Std. vor dem Schlafen 2.

Und ein »**Nerventee**«

Rp. Hb. Hyperici   40.0
    Cort. Cinnamomi
    Fol. Rosmarini
    Flor. Lavandulae   a̅a̅ 10.0
    Rad. Zingiberis   30.0
    MS: 1 Teel. Infus – vorm. u. nachm. 1 Ta
    mit Honig gesüßt.

Eine in praxi sehr bewährte Mischung bei klimakterischen Depressionen ist jene mit Cimicifuga und Hypericum:

Tct. Hyperici
Remifemin   a̅a̅ 100.0
(Schaper & Brümmer)
MS: 3 × 1 Teel.

Dabei scheint sich auszuwirken, daß es drei Regelkreise gibt – einen *hormonalen, einen*

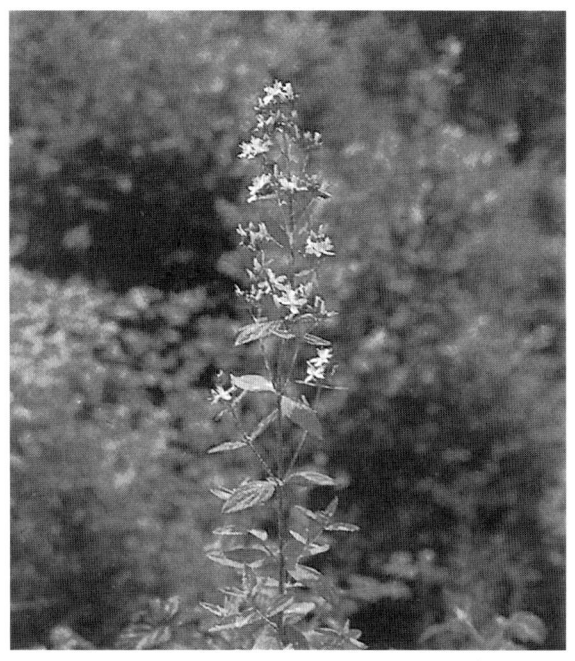

Johanniskraut, Hypericum perforatum.

vegetativen und einen psychischen, jeder kann das eine System bzw. beide positiv oder negativ beeinflussen.

Eine interessante Idee, Phytotherapie mit Homöopathie zu verbinden, scheint in dem Präparat Hypericum Syxyl zu stecken: neben der Urtinktur mit ausreichend 60 g sind 20 g der D 2 und ebensoviel der 3. Dezimalpotenz enthalten. Beim Prinzip des sog. Potenzakkords sollen wohl mehrere Schichten der zu behandelnden Störungen angesprochen werden.

Rp. Hypericum Syxyl   50.0
    S.: bei depressiven Verstimmungen, Angstzuständen, innerer Unruhe, Schlafstörungen, Antriebsarmut und / oder veget. Erschöpfungszuständen abends 18, 20 und 21 Uhr jeweils 20 gtt. / Wasser.

Man muß leider davon ausgehen, daß bei der Mehrzahl der Bevölkerung in den letzten hundert Jahren die *physische Leistungsfähigkeit* abgenommen hat. Hat sich in den letzten fünfzig Jahren auch die *psychische Belastbarkeit* reduziert? Hat nicht der katastrophale Zweite Weltkrieg unzählige Menschen seelisch gebrochen, derart, daß sie sich nie mehr davon erholt haben? Ist die Nachkriegsgeneration verwöhnt, wehleidig, gibt sie bei psychischen Anforderungen zu schnell auf, ermüdet sie vorschnell (Scheidungsrate z. B.), ist sie resignativ und würde sie das nicht durchstehen können, was ihre Eltern und vor allem ihre Großeltern durchstehen mußten? Dies ist eine Frage.

Das **Hypericin**, *der rote Farbstoff*, ist der Hauptwirkstoff des Krauts – man kann es erleben, wenn man selbst das berühmte Öl ansetzt: eine *helle* Glasflasche (das UV-Licht der Sonne muß durchgehen können) gut mit Blüten und auch etwas Blättern füllen, dann kaltgepreßtes Öl (z. B. Sonnenblumenöl) voll darübergeben und sechs Wochen an die Sonne stellen. Zusehen, daß kein Wasser hinzukommt! (Wasser und Öl: dann wird es ranzig!) Evtl. Gärspund, denn die Flasche darf wegen der Tag/Nacht-Temperaturschwankungen nicht fest verschlossen werden. Abseihen, abpressen, in dunkler Flasche aufbewahren; man hat ein hervorragendes Wund- und Brandöl, kann es bei Neuralgien und Neuritiden äußerlich anwenden. Die antiphlogistische Wirkung hat Eingang in die Monographie gefunden. In der Homöopathie spricht man bei Hypericum von der »Arnika der Nerven«, also angezeigt bei Verletzungen von Nerven. Und *Paracelsus*: »Kein Kraut ist in ganz Deutschland zu finden, das in Heilung der Wunden, Quetschungen, Verrenkungen, alten faulen Schäden diesem beykomme.«

Anwendungsgebiete:
»Innerlich: Psychovegetative Störungen, depresse Verstimmungszustände, Angst und/oder nervöse Unruhe. Ölige Hypericumzubereitungen bei dyspeptischen Beschwerden.«
»Äußerlich: Ölige Hypericumzubereitungen zur Behandlung und Nachbehandlung von scharfen und stumpfen Verletzungen, Myalgien und Verbrennungen 1. Grades.«
GA und WW sind keine bekannt; bei *NW* aber, was man schon wissen dürfte: »Photosensibilisierung ist möglich, insbesondere bei hellhäutigen Personen.«

Der Praktiker verordnet z. B. bei *Galleflußstörungen* gerne

Rp. Rotöl Jukunda	150.0
S: bei Bedarf 1 Teel. p.c.	

Auch als leichtes *Emmenagogum* ist Hypericum geschätzt; ein Rezept, das sich bewährt hat:

Rp. Rosmarinus oplx	
Hyperforat Dr. Klein	a͞a͞ 100.0
MS: früh und abends 1 Teel. p.c.	

Es mag verständlich sein, daß eine adjuvante hormonelle Wirkung – da nicht eindeutig nachgewiesen – nicht in die Monographie einging; es gibt jedoch keinen Grund, die Empirie zu vergessen. Herba Hyperici als Tee schmeckt nicht schlecht; 1–2 Teel. Infus, 2–3 Ta tgl.

Bei *Enuresis nocturna* von Kindern versuche man

Rp. Hypericum ⌀	30.0
S: vor dem Schlafen 10 gtt.	
Plantago major D 2 Tabl.	10.0
S: vor dem Schlafen 1 Tabl. lutschen.	

Frischpflanzensaft von KNEIPP und SCHOENENBERGER steht ebenfalls zur Verfügung.

Werfen wir nochmal einen Blick auf die *Monographie*. Man findet u. a. unter *Wirkungen*: »Für die Droge und daraus hergestellte Zubereitungen liegen zahlreiche ärztliche Erfahrungsberichte vor, die für eine milde antidepressive Wirkung sprechen. Nach experimentellen Befunden ist Hypericin den Monoamino-Oxydasehemmern zuzurechnen.«

Die chemischen Psychopharmaka sind in ständiger Weiterentwicklung – somit können heute Neurosen, Depressionen und Psychosen oft recht erfolgreich und gezielt behandelt werden. Trotz der Nebenwirkungen und Vorbehalte muß der Phytotherapeut sehen, daß er kaum eine Alternative hat: Die verschreibungspflichtigen Reserpin-Derivate werden kaum noch verwendet (Antidepressivum). Auch die psychedelischen Drogen aus Pflanzen wie Meskalin (Kakteenart), Wirkstoffe aus dem Peyotl-Pilz und vor allem der Mutterkorn-(Secale-)-Abkömmling LSD (Lysergsäurediäthylamid) haben sicher nicht die hochgesteckten Erwartungen erfüllen können (»bewußtseinserweiternd«).

Zwar hoffte man, mittels dieser Halluzinogene die Überkontrolle des neurotischen Menschen aufzuheben und den Zugang zum Unterbewußtsein zu erleichtern; davon hörte man jedoch in den letzten Jahren nur mehr wenig.

Sicher wird das Wort *Depression* heute etwas inflationistisch gebraucht – eine Phase von schlechter Laune ist noch kein depressiver Schub –, die Diagnose selbst bei Fachärzten ist zuweilen widersprüchlich, besonders der Unterschied zwischen endo- bzw. exogener Form nicht einfach, zuweilen fließend ineinandergehend.

Der Baseler Psychiater Prof. W. PÖLDINGER meint, daß etwa ein Drittel aller Menschen im Laufe des Lebens eine Depression durchleidet und nennt sie eine Volkskrankheit. Die Veranlagung zur endogenen Depression, die aus heiterem Himmel ohne Vorwarnung auftreten kann, ist erblich. Die Frage, ob man depressiv sei, beantwortete PÖLDINGER so: »Beantworten Sie sich folgende Fragen: Können Sie sich überhaupt nicht mehr freuen? Haben sie dauernd Schwierigkeiten, sich zu entscheiden? Haben Sie schon früher längere Phasen der Niedergeschlagenheit erlitten? Fühlen Sie sich besonders am Morgen elend? Ist jemand aus Ihrer Verwandtschaft depressiv? Wenn Sie sämtliche Fragen mit ›Ja‹ beantworten, ist das ein deutliches Alarmzeichen.« Er meint, daß dann ein Behandlungsgrund vorhanden sei.

Der bekannte Schweizer Psychiater PAUL KIELHOLZ: »Die Depression ist die qualvollste Krankheit, die man sich vorstellen kann.« Eindringlich beschrieb der deutsche Psychiater EMIL KRAEPELIN die Symptome einer Depression: »Dem Kranken wird das Denken schwer; er vermag nichts mehr aufzufassen, dem Gedankengang eines Buches, eines Gesprächs zu folgen, fühlt sich müde, abgespannt, verdummt, innerlich leer; er beherrscht die ihm sonst geläufigen Kenntnisse nicht mehr, muß sich auf einfache Dinge lange besinnen, findet keine Worte, kann die Sätze nicht richtig zusammenfügen. Die Stimmung ist eine trübe, hoffnungslose. Nichts vermag sein Interesse dauernd anzuregen; nichts macht ihm Freude; er ist unzufrieden mit sich selbst, gleichgültig geworden gegenüber seinen Angehörigen und dem, was ihm früher das Liebste war.«

Dr. JÖRG WANNER, Forscher beim Pharma-Konzern HOFFMANN-LA ROCHE, über die ausweglose Situation eines Depressiven: »Abgeschnitten von wahren Gefühlen, unfähig, wirklich zu trauern, stürzt er in schwarze Hoffnungslosigkeit, bis ein letzter Wunsch stärker und stärker wird: sich auszulöschen, Selbstmord zu begehen.«

Die Weltgesundheitsorganisation (WHO) schätzt, daß 3% bis 5% der Weltbevölkerung, also über 100 Mio. Menschen, zur Zeit an der einen oder anderen Form einer klinisch erkennbaren Depression leiden. Für die westlichen Industrienationen sind die Zahlen noch alarmierender. Dort erkranken 13% aller Männer und 20% aller Frauen einmal im Leben an einer Depression.

In der letzten Zeit häuften sich Berichte über ein **neues Antidepressivum** mit dem Wirkstoff Fluoxetin, in den USA ein Bestseller als Prozac. Wie oft, so hören wir auch diesmal wahre Wunderdinge: »Glückspille, Fröhlichmacher, auch Schlankmacher« und vieles mehr. Seriös betrachtet *vermehrt* das jetzt als Fluctin (Eli-Lilly-Pharma, verschreibungspflichtig) auch auf den Arzneimarkt der BRD gekommene Mittel an den Nervenschaltstellen die Verfügbarkeit des Botenstoffs **Serotonin**. (Daß dieser körpereigene Stoff auch durch das L-Tryptophan aktiviert wurde, war die Wirkung dieses später aus dem Handel genommenen Medikaments.) Es gibt seit längerem deutliche Hinweise, daß eine gewisse Konzentration dieses Botenstoffs Depressionen auslöst. Und für uns eine wichtige Nachricht: neuerdings diskutiert man auch eine Serotonin-Neurotransmitter-Wirkung im Johanniskraut (Kraut und Öl vor allem).

Zu den Neurotransmittern gehören bekanntlich daneben auch Acetylcholin, Noradrenalin und Dopamin. Wird eine Nervenfaser erregt, so erfolgt eine Freisetzung von diesen Stoffen, und die Nervenzelle kann den Impuls aufnehmen.

J. HÖLZL spricht in einer neuen Arbeit, daß der Inhaltsstoff Xanthone eine MAO-Hemmung hat und damit eine antidepressive Wirkung (MAOH-Monoaminooxydase-Hemmer): »Depressionen stehen, wie man heute weiß, auch im Zusammenhang mit der unterschiedlichen Lichtintensität und der Tageslänge. Im Herbst, wenn die Tage kürzer werden, leidet jeder vierte Mensch unter depressiver Verstimmung.« Und: »Da das Hypericin nachgewiesenermaßen gegen Licht sensibilisiert, kann die Stimmungsaufhellung durch eine erhöhte Utilisation des Lichts zustandekommen, das heißt, graue, sonnenarme Tage werden durch das Hypericin zu Sonnentagen.« Interessant ist, wie sich therapeutische Wirkungen ähneln, wenn man an die Arbeiten von P. MANDEL denkt, der Farbtherapie von außen (Bestrahlungen) durchführt, während wir in der Phytotherapie gewissermaßen »Farbe von innen« geben!

Tonisierend, anregend wirken auf die Psyche nur wenige Pflanzen, es sei denn, man würde die sog. Rauschdrogen hier hinzuzählen, was man nicht kann. Cola, Kaffee, Schwarztee, Mate: sie sind – vorwiegend über das Koffein – leicht anregend, wirken mehr als **Kreislaufstimulanten**. (Daß sie, man denke an Kaffee, gesprächig und angeregt machen bis hin zu aufgeregt, ist wohl zu wenig, um sie als Psychotonika zu bezeichnen.) So müssen wir es – bis etwas Neues gefunden wird – wohl vorderhand so belassen. (Die Rauwolfia sei nur am Rande erwähnt! Sie hat zwar in der Monographie unter Anwendungsgebiet »Leichte, essentielle Hypertonie (Grenzwerthypertonie), besonders bei erhöhtem Sympathikotonus mit zum Beispiel Sinustachykardie, Angst und Spannungszuständen und psychomotorischer Unruhe, sofern diätetische Maßnahmen allein nicht ausreichen« – aber diese psychischen Symptome sind an die Hypertonie gebunden –, und unter GA findet sich u. a. »Depressionen«.)

Es wäre noch manches in der Praxis Bewährte vorzustellen, z. B. die Blütenpollen, deren Umsatz in der BRD nicht gering ist und die auch eine Monographie bekamen.

Viele, insbesondere ältere Menschen, wünschen und brauchen ein »Aufbaumittel«. Das muß dann eben kein Spezifikum sein. Hier bieten sich bewährte Präparate an wie Regazell Energen (Kurpackung für 3 oder 6 Wochen) von Bio-Naturkraft, 85586 Poing; Gelee Royale, Ginseng, Weißdorn und Weizenkeim-Extrakt sind neben Kapseln mit Blütenpollen die Inhaltsstoffe. Es liegen überraschend positive Studien aus Kliniken vor.

Ebenso kann man den »Nervenaufbau« mit »St. Johanser Königinnentrank« unterstützen (Fa. ST. JOHANSER, 82131 Gauting): neben Gelee Royale und Blütenpollen findet man den interessanten Wirkstoff Propolis (Bienenkittharz, sehr aromatisch, reich an ätherischen Ölen!).

Bewährt im Sinne der olfaktorischen Therapie hat sich das St. Johanser Beruhigungsbad – man schläft hervorragend danach!

Es soll die Phytotherapie nicht überschätzt und als Allheilmittel dargestellt werden. Auch hilft sie keineswegs bei allen Krankheiten – sie hat neben Stärken selbstverständlich Schwächen: Psychosen und schwerere Depressionen wird man klinisch und mit Einsatz chemischer Psychopharmaka (leider mit Nebenwirkungen) behandeln müssen.

Ich habe mich bemüht, die Indikationen nicht zu überziehen und mich weitgehend an die Vorgaben der Monografien gehalten. Die Phytotherapie darf als wichtige Stütze bei psychovegetativen Erkrankungen gelten.

Jedoch gerade auf diesem Gebiet kann auch der Phythotherapeut auf die Homöotherapie nicht verzichten: Beide zusammen sind stärker! Als ein Beispiel möchte ich das Präparat Dystophan von Kattwiga nennen, ein homöopathischer Komplex, der neben Hypericum u. a. Palladium D 12 und Phosphorus D 10 enthält.

Die Einzelhomöopathie hat hier eine Reihe von Mitteln – es sei nur an Aurum, Cimicifuga, Ignatia, Sepia oder Platinum erinnert.

PSYCHOSOMATISCHE STÖRUNGEN UND VEGETATIVES SYSTEM

Die *Psychosomatik* (der Begründer war der Kliniker Viktor von Weizsäcker) ist ein heute viel bemühtes Gebiet, und des Psychologisierens ist kein Ende. Trotzdem seien noch einige Aspekte angesprochen, um das Bild abzurunden:

Unglückliche werden nicht öfter krank – sie klagen lediglich mehr über ihren Gesundheitszustand. Dies meinen die amerikanischen Psychologen im »Psychological Review« Bd. 96, S. 234 – David Watson und James W. Pennebaker – und stellen damit die ganze Psychosomatik wieder auf den Kopf.

Die gängige Meinung, daß Streß, belastende Lebensereignisse und eine negativistische Gefühlsstruktur den Ausbruch von Krankheiten begünstige, passe der Psychologie nach Ansicht dieser Autoren »publikumswirksam zum antiken Motto ›vom gesunden Geist im gesunden Körper‹«.

Die Unsicherheit auf dem Gebiet des Psychischen wird auch durch folgendes Beispiel unterstrichen: In Amsterdam betreibt ein früherer Opernsänger namens Leonard del Ferro ein Institut für Stimmpädagogik, speziell zur Therapie des Stotterns. Er hat großen Zulauf durch seine Heilerfolge (zur Information: ca. 600 000 Bundesbürger stottern). Er bezeichnet schlichtweg die Meinung, stottern sei rein psychisch – eine weit verbreitete Ansicht – als »Seelenqualm der Psychologen« und zeigt den armen Betroffenen lediglich, wie sie ihr Zwerchfell benützen müssen. Den frühkindlichen Knacks in der Psyche verweist er ins Reich der Märchen und hilft manchem Patienten durch diese Zwerchfellkontrolle – auch solchen, die schon 25 000 DM für Psychoanalyse ausgegeben haben!

An einem weiteren Beispiel sei zumindest beleuchtet, wie schwierig es mit »*Psyche und Soma*« ist. In letzter Zeit wird mehr und mehr an der Meinung gezweifelt, daß nachlassende männliche Potenz nahezu ausschließlich ein partnerschaftliches Problem sei – was bei manchen Psychologen den »einfachsten« Therapievorschlag nach sich zog, nämlich »die Partnerin zu wechseln«! Dem widersprechen in neuerer Zeit immer mehr Ärzte. *Organische Ursachen* (Diabetes, Alkoholismus z. B.) und nicht zuletzt diverse Medikamente werden in den Vordergrund gerückt. Die »Ärztliche Praxis« nennt in diesem Zusammenhang als *potenzschwächende Arzneimittel*:

– Blutdrucksenker
– dämpfende Psychopharmaka
– Gichtmittel
– Magensäureblocker (Rezeptorenblocker)
– Betablocker für die Herzrhythmusstörungen.

Nach Schätzung der erwähnten Zeitschrift leiden ca. 10% der »sexuell aktiven« deutschen Männer an Potenzstörungen, in den USA, dem »Land der Marilyn Monroe« seien es noch mehr!

Freilich haben die Ärzte nach jahrzehntelangen Versuchen auch einsehen müssen, daß ihre verabreichten Sexualhormone in den meisten Fällen nicht nur nichts nutzten, vielmehr den Weg in die Katastrophe vollends ebneten.

Und nochmal ein Zeitzeuge: der Bonner Urologe Hartmut Horst meint, daß 50–85% der Erektionsstörungen eine primär organische Ursache hätten (Diabetes, Nervenschäden, Hormonstörungen). Trotzdem darf man in vielen Fällen nach wie vor von der psychogenen Ursache ausgehen: die Erwartungsangst, nach einem »Versagen« die negative Autosuggestion und schließlich eine Art von Selbstaufgabe – die wiederum das hormonelle System schwächt; der Kreis schließt sich. Dazu kommt noch, daß der neurotische Mensch ein »Meister der Selbstbeobachtung« ist – es ist aber kein Geheimnis, daß, wer selbst die sexuelle Vereinigung »unter Kontrolle haben« will, ein Versagen vorprogrammiert.

»Als Gott die Welt erschuf, sah er, daß alles gut war – was würde er jetzt dazu sagen?«

Geht der Mensch gegen Ende des zweiten Jahrtausends davon aus, daß er zum *permanenten Glück* erschaffen sei? Sigmund Freud meinte dazu entschieden: nein. Die Psychopharma-Industrie suggeriert ein Ja – obwohl die Valium-Euphorie verflogen ist und man vor Suchtgefahr warnt (nachdem man es jahrzehntelang bedenkenlos verschrieb und La Roche Pharma sich mehr als eine goldene Nase verdiente).

Das Gegenteil scheint der Fall zu sein: der Mensch mit seinen zwischenmenschlichen Beziehungen ist zum Leiden geradezu prädestiniert. Gleichzeitig nahm in den letzten Jahrzehnten die *Leidensbereitschaft* ab – die eklatante Zunahme des Schmerzmittelkonsums, die dramatisch erhöhten Zahlen der Suchtkranken und Rauschgifttoten sprechen es mehr als deutlich aus. Dieser Tage höre ich, daß es *im vereinten Deutschland 3,5 Millionen Suchtkranke* gibt!

Im Alkoholkonsum stehen wir weltweit an dritter Stelle – und dies alles unter dem Aspekt eines überbordenden Wohlstandes. Das verstehe wer will und kann. Psychotechniken zur Reparatur der leidenden Psyche werden en masse angeboten – von Rebirthingkursen über Selbsterfahrungsseminare hin zu indischen Isolationsseminaren. Wie paradox: S. FREUD liegt nicht mehr im Trend (und wie haben sich noch vor wenigen Jahren seine Jünger in all den ödipalen, oralen und analen Phantasien endlos redend ergangen!) – aber die Lehre von der alltäglichen und allgegenwärtigen Verdrängung scheint doch zu bleiben, sie ist als Faktum nicht zu leugnen. Paradox deshalb, weil gerade hier die Pharmaindustrie mit Lexotanil, Tranxilium und Tavor durch Pseudoentspannung neue Verdrängungen schafft – wie es alle Suchtmittel machen. Den Kern von FREUDS Lehre hat man wohl also vor lauter Explorieren der frühkindlichen Sexualität nicht fassen können. Ruhigstellung durch Verdrängung ist aber auch Hemmung weiterer Entwicklung. Und so konstatiert URSULA SUTTER VON HEIMENDAHL in einem Beitrag »Psychosomatische Aspekte bei Erkrankungen des Verdauungstraktes« hierzu: »Der Mensch wird krank, wenn ihm die Möglichkeit der Entfaltung genommen wird, und er wird zum anderen krank, wenn er seinem Wesen, d. h. seiner vom Schöpfer zugeteilten inneren Struktur, untreu wird.« Es muß ernsthaft befürchtet werden, daß viele Psychopillen und

manche Seelenreparateure Steigbügelhalter zu diesem Krankwerden sind.

Die Definition des Begriffs »vegetative Dystonie« ist nicht einfach: da hat man in den letzten Jahrzehnten zuviel hineingepackt: nervöse Erschöpfungszustände, Übermüdung, Tendenzen zu leichten Schilddrüsenstörungen (insbesondere Überfunktion), gesteigerte Libido und verminderte Potenz, depressive Verstimmung, Genußmittelmißbrauch – um nur einige Bilder zu nennen. Es hat sich eingebürgert, überall dort, wo trotz klinischen Einsatzes keine »rechte« Diagnose erarbeitet werden konnte, diesen verschwommenen Begriff anzuwenden. Auch schwankt die Auffassung von »Seelisch« und »Körperlich« seit Jahrzehnten sehr. Ob man nicht überhaupt beide Bezeichnungen vergessen und eine neue finden soll? Viele empfehlen – ehe man »alles auf die Nerven schiebt« – eine gründliche körperliche Untersuchung: der Patient soll überzeugt werden, daß er an keiner »organischen« Krankheit leidet (weil er diese im Grunde immer noch am meisten fürchtet, weil er weiß, daß man daran sterben kann, während man an einer seelischen oder nervlichen Erkrankung »nur« leidet). A. JORES meint, der Patient müsse dann darüber aufgeklärt werden, daß es sich bei seinen Beschwerden zwar durchaus um eine Krankheit handle, er aber gleichwohl keine Befürchtungen zu haben brauche. Zunächst fühlen sich Behandler und Patient sehr zufrieden mit dieser Feststellung – im weiteren Verlauf ist aber der Patient doch nicht so recht überzeugt und sucht schließlich einen weiteren Therapeuten auf, weil er seine Beschwerden so heftig wie eh und je hat.

Bei der medikamentösen Therapie der vegetativen Dystonie ist es die Regel, nie ein Medikament zu geben, das sich auf das betreffende Organ bezieht, also *bei Herzbeschwerden keine Herzmittel, bei Magenbeschwerden keine Magenmittel zu verordnen.* Dadurch werde, so meinen die Psychosomatiker, der Patient mißtrauisch, nachdem man ihm ja soeben erklärt habe, es fehle ihm organisch nichts. Dem ist nicht grundsätzlich zu widersprechen – logisch im Sinne der Ganzheitsbehandlung scheint es mir trotzdem nicht.

Viele pflanzlich-homöopathischen Kombinationen haben (hatten? – das neue AMG »bereinigte« leider viele dieser bewährten Mischungen) ein psychogenes Mittel mit einem Organ-Mittel vereint.

Schwierig sind auch Trennungen im vegetativen System selbst, wenn es darum geht, festzustellen: wer ist vorwiegend sympathikoton und wer überwiegend vagoton gesteuert?

...mpathikotoniker	Vagotoniker
...ndenz zu:	Tendenz zu:
Tachykardie	– Bradykardie
Mydriasis	– Miosis
pyknischer Figur	– leptosomer Figur
Hyperglukaemie	– Hypoglukaemie
manisch-depressivem Verhalten	– schizothymem Verhalten

...e Behandlung soll folglich gegensätzlich sein:

...gustonisierend	Sympathikussteigernd
...ine Überreizung	kräftigend
...hle Anwendungen	warm bzw. wechselwarm
...mphdrainage, Bindegewebs-...assage	Muskelmassage
...hkost, Fasten	gemischte Kost, gewürzreich
...chonklima	Reizklima
...tspannungsübungen (Auto-...nes Training)	Gymnastik
...ruhigende Medikamente	stimulierende Medikamente
...u Vitaminen A und B	an Vitaminen C, D, E
...der Akupunktur Silber-...deln	in der Akupunktur Gold-...nadeln

Sehr wichtig ist beim vegetativ sensiblen Menschen folglich auch der *Rhythmus seines Lebens* – und auch jener der therapeutischen Maßnahmen. Keiner muß mehr *mit der Natur leben* als er – und nicht gegen die Harmonie.

Die vegetativen Bilder lassen sich einteilen in:

– *Gestörte Allgemeinempfindungen:* allgemeines Unbehagen – das oft nicht näher vom Patienten beschrieben werden kann: Kribbelparästhesien, Kälte-Wärme-Störungen, Druck- und Spannungssteigerung.

– *Körperliche Manifestationen:* schnelle Ermüdbarkeit, Mattigkeit, Hitzewallungen, unmotiviertes Frieren, Kopf- und Herzschmerzen, Magenbeschwerden, Kreuz- und Nackenschmerzen.

– *Emotionelle Störungen:* Ängstlichkeit, Verdrießlichkeit, Selbstunzufriedenheit, vermehrte Reizbarkeit.

– *Nichtpsychotische Störungen der Fundamentalfunktionen:* die emotionelle Ansprechbarkeit ist eingeschränkt, das Denken verarmt, die Aufmerksamkeit schwindet.

– *Körperliche Befunde* treten nun massiv auf – es seien nur die vasomotorischen Reaktionen genannt (Schwindel, kalte oder feuchte Hände oder Füße, schnelles Erröten und Erblassen; Hypo- oder Hypertonie); Tremor evtl. und Dermographismus verstärkt.

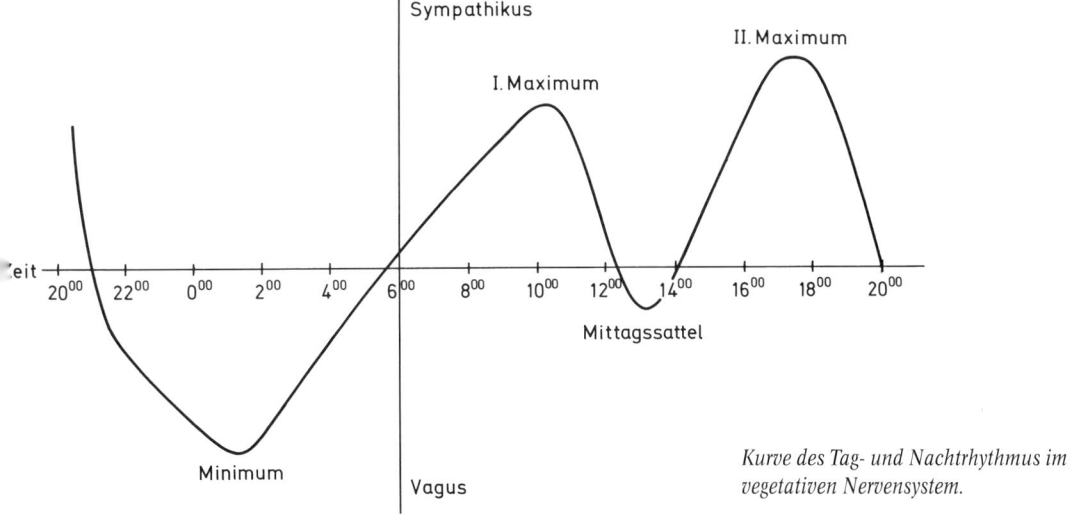

Kurve des Tag- und Nachtrhythmus im vegetativen Nervensystem.

Nach dieser Klassifizierung von *Allgemeinstörungen* muß erwähnt werden, daß daneben immer wieder *besondere psychovegetative Teilstörungen* vorherrschen können – mit Einteilungen und Schubladendenken tut man sich hier bekanntermaßen schwer:

– Konfliktsituationen
– Schlafstörungen
– Überforderung oder Übungsverlust
– Myogelosen und Myotendinosen
– Arzneimittelintoxikationen (Mißbrauch) und Genuß- oder Rauschmittelmißbrauch
– psychosexuelle Störungen
– depressive Erschöpfungszustände.

Eine kurze Anmerkung zu den eben angeführten *Myogelosen und Myotendinosen*: beim psychovegetativ Gestörten ist die Muskulatur gegenüber körperlichen Anstrengungen empfindlicher als normal. Es bilden sich leicht Muskelverhärtungen aus, die nicht selten während der Nacht Schmerzen verursachen und damit die Schlafstörungen verstärken. Hier hat

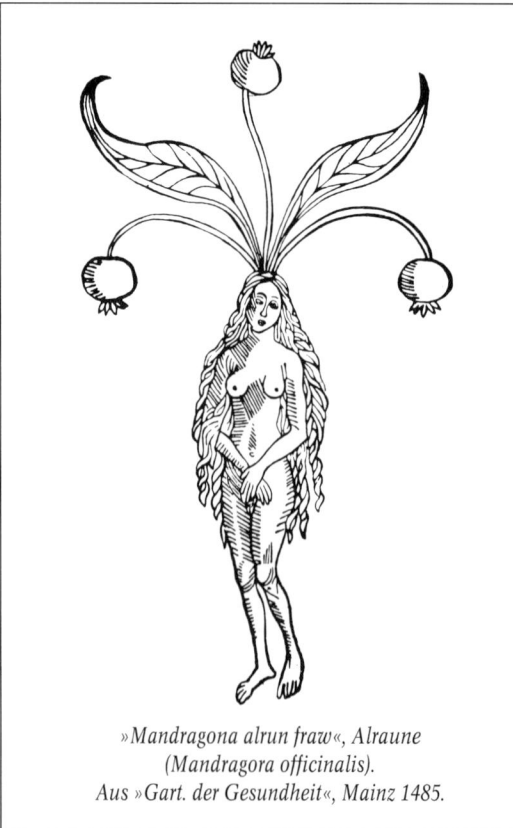

*»Mandragona alrun fraw«, Alraune
(Mandragora officinalis).
Aus »Gart. der Gesundheit«, Mainz 1485.*

z. B. auch Prof. Kötschau allzurecht, wenn er auf die fokale Bedeutung von Myogelosen hinweist (Literaturverzeichnis). Diese Verspannungen und Verhärtungen setzen dann wieder – Circulus vitiosus – den psychovegetativen Störkreis in Bewegung.

Auf die Tranquilizer (Psychosedativa) soll noch eingegangen werden: chemisch gehören sie zu den *Benzodiazepinen*, vergleichsweise sehr ähnlich wirkenden Einzelsubstanzen. Bekannte Firmenpräparate und ihre Verbindungen wären:

– Valium (Diazepam)
– Lexotanil (Bromazepam)
– Tranxilium (Nordazepam)
– Frisium (Clobazam)
– Tavor (Lorazepam)
– Adumbran (Oxazepam)
– Librium (Chlordiazepoxid)
– Demetrin (Prazepam).

Tranquilizer nehmen vorwiegend auf die *Angstsymptomatik* Einfluß und sind weniger sedierend als die eigentlichen Hypnotika (»Sedierung ohne Minderung der Erlebnisfähigkeit«); die *muskelrelaxierende Wirkung* ist bekannt. Betont werden muß, daß sie keine eigentliche antipsychotische Wirkung besitzen und somit zur alleinigen Behandlung endogener Depressionen ungeeignet sind. Nach dem »Pschyrembel« liegt ihre Gefahr in der »sehr langsamen Elimination und der Entwicklung psychischer Abhängigkeit bei chronischer Gabe«. Da hört es sich dann wie ein Hohn an, wenn man von einem Nervenarzt Sätze wie diese liest: »Das Erleben und damit auch das Denken des Menschen wird von störenden Einflüssen befreit, ohne daß Inhalt oder Zuständigkeit im einzelnen festgelegt wird. Die innere Freiheit des Individuums wird somit erhöht.« Schöne heile Welt!

Der Direktor der Universitäts-Nervenklinik schließlich stellt einen »kombinationstherapeutischen Gesamtplan« auf (Prof. Dr. H. H. Wicke, Erlangen). Sein Leitgedanke ist: *Klares Behandlungsziel – sichere Führung – keine ungezielte Verordnung.*

Und sein Fünf-Punkte-Programm:

1. Behandlung des jeweiligen Grundprozesses (falls möglich)

2. Krankengymnastische und physikalische Maßnahmen
3. Gestaltung der Lebensgewohnheiten
4. Allgemeine psychotherapeutische Maßnahmen
5. Soziotherapeutische Maßnahmen.

SIEGMUND FREUD hat in einer bemerkenswerten Abhandlung über »Einige Schwierigkeiten der Psychoanalyse« darauf aufmerksam gemacht, daß der Mensch nichts schlechter erträgt, als wenn er aus dem Zentrum der Welt verbannt wird.

Nur der Mensch – und nicht das Medikament oder was sonst auch immer – kann dem Menschen folglich Beistand leisten. Der Münchner Heilpraktiker FERDINAND LINDER trifft mit seiner Bemerkung den Kern: »Ich bin nach wie vor der Meinung, daß gerade bei den vegetativen Erkrankungen die Persönlichkeit des Behandlers ein nicht zu unterschätzendes therapeutisches Agens darstellt.«

Es wäre aber ein Mißverständnis, wenn man nicht auf WESTAKE hören wollte: »… daß die moderne Medizin wieder den Anschluß an Religion und Philosophie finden muß.« Wird schließlich doch nur Gläubigkeit zur Quies animi, zur »Ruhe des Gemüts«, von der THOMAS VON AQUIN spricht, führen? Und wenn

JOSEF PIEPER in seinen Büchern von der »Temperantia«, vom Maß, von der Mäßigung und von der Mäßigkeit schreibt: »*Der Zielsinn der Temperantia ist die innere Ordnung des Menschen, aus der allein diese – Ruhe des Gemütes – erfließt.*
Zucht heißt: in sich selber Ordnung verwirklichen.«

Daraus kann man klar erkennen, daß dieser Teil der vegetativen Therapie in ein größeres Ganzes eingeordnet ist.

ZUM THEMA STRESS

Zum *Streß*, der heute in aller Munde ist, soll etwas gesagt werden: *Eustreß*, »*der gute*«, *Disstreß*, »*der schlechte*«, da ist die letzten Jahrzehnte viel (zuviel?) geredet und geschrieben worden. Jetzt hört man neuerdings in diesem Zusammenhang von »Psycho-Neuro-Endokrino-Immunologie« – eine relativ banale Erkenntnis, daß alles mit allem zusammenhängt! Und man möchte sich schon die Freiheit nehmen, etwas zu lachen, wenn man unter dieser Überschrift mit solchem Wortungeheuer die Empfehlung erhält: »Ursachen behandeln, nicht nur Symptome« (von Frau Dr. med. E. SOMMER, München, in Sondernummer Therapiewoche 40, 1990). Wo und wie will

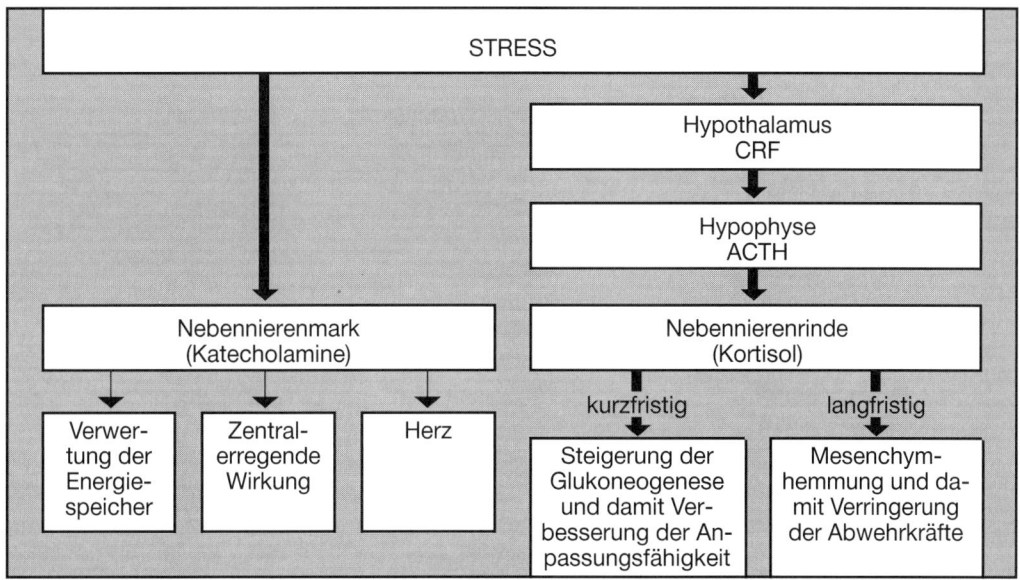

(Aus einer Broschüre über das Ginseng-Präparat Kira von Schreiber-Heilmittel, Berlin.)

man – als einfacher Praktiker – eine psycho-neuro-endokrine-immunologische Therapie betreiben? Hat man sich dabei schon übernommen, ehe man beginnt? Es folgen dann Vit-Organ-Präparate wie z. B. Nr. 11 Gehirnrinde-Großhirn – oh sancta simplicitas: Gehirn (vom Schwein) zu Gehirn des Menschen. Ähnliches zu Ähnlichem? Es fällt einem schwer, hier nicht satirisch zu werden!

Streß wird man sicher nicht mit Vit-Organ Nr. 11 und auch nicht mit pflanzlichen Mitteln behandeln können, wahrscheinlich (einen zugänglichen Patienten vorausgesetzt) mit *Beratung – sprich Streßabbau in der Lebensführung.* Wer nicht begreift, daß der Mensch keine Maschine ist, der bekommt die Quittung, mit und ohne Präparat.

Trotzdem möchte ich *als Hilfsmittel den Ginseng und die Taigawurzel* nennen. Beide dürfen nach Prof. Dr. med. rer. nat. R. Häusel als *sogenannte Adaptogene* gelten; Mittel, welche die Belastbarkeit des Organismus verbessern, sich Streßsituationen, die man nicht ändern kann, besser anzupassen.

Einfache Stressoren können sein – um nur wenige zu nennen: Kälte, Hitze, UV-ionisierende Strahlen, Chemikalien (Blei, Insekti-zide, Herbizide und viele andere mehr); aber auch Viren, Bakterien, Tumorgifte etc. Die Liste ist endlos.

Streß kann eine *sinnvolle Vorsichtsmaßnahme* des Körpers auslösen, um schnell auf gefährliche Situationen reagieren zu können. Die sogenannten »Streßhormone« bringen den Körper in kürzester Zeit in Alarmbereitschaft, damit er sich gegen drohende Gefahr besser schützen kann.

Streß befähigt uns zu *Höchstleistungen.* Energiereserven des Körpers werden mobilisiert und nach außen gerichtet. Der Herzschlag wird schneller, der Blutdruck steigt, die Muskeln werden stärker durchblutet, das Schwitzen nimmt zu, die Atmung beschleunigt, man sieht und hört besser und ist wacher. Gleichzeitig wird die Blut- und Energiezufuhr für – in dem Moment – unwichtigere Körperfunktionen wie z. B. Verdauung gebremst. Kann der Körper sich nach der Bewältigung der Gefahrensituation wieder entspannen, bleiben keine organischen Schäden zurück.

In unserer Zeit funktioniert dieser *Anspannungs- und Entspannungsmechanismus* oft nicht mehr. Wir werden von zu vielen Stressoren in zu kurzen Abständen überflutet. Die

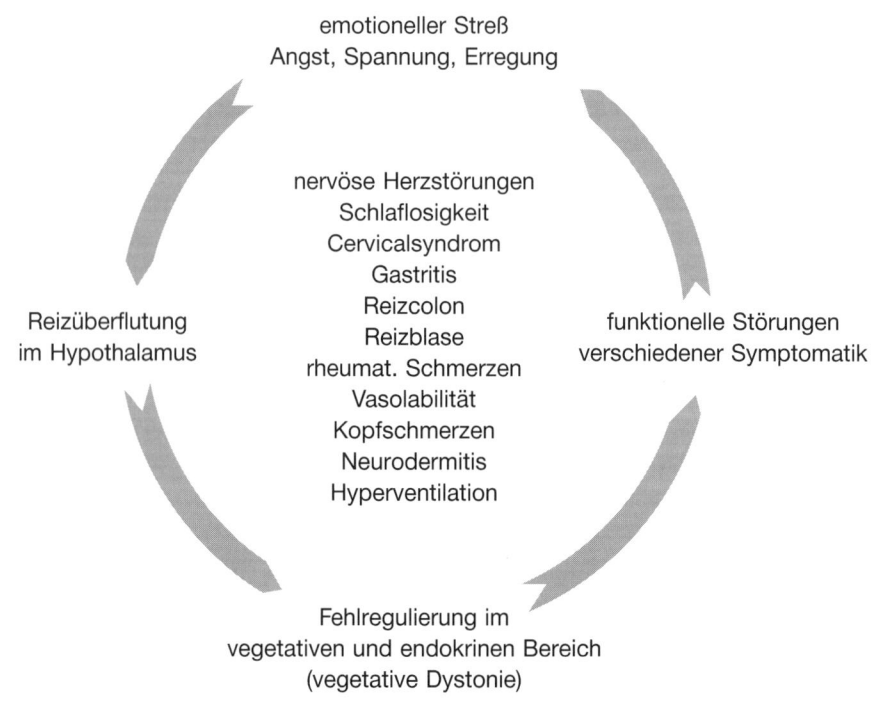

emotioneller Streß
Angst, Spannung, Erregung

nervöse Herzstörungen
Schlaflosigkeit
Cervicalsyndrom
Gastritis
Reizcolon
Reizblase
rheumat. Schmerzen
Vasolabilität
Kopfschmerzen
Neurodermitis
Hyperventilation

Reizüberflutung
im Hypothalamus

funktionelle Störungen
verschiedener Symptomatik

Fehlregulierung im
vegetativen und endokrinen Bereich
(vegetative Dystonie)

Circulus vitiosus der vegetativen Dystonie.

Folge ist: Wir stehen ständig unter Druck; die Energiereserven werden aufgebraucht, wir ermüden und werden anfällig für Krankheiten. Der Körper verliert seine Elastizität wie ein Gummiband, das ständig überdehnt wird; es entsteht der gefürchtete »Dauerstreß«.

Manche Situationen betrachtet unser Körper als »Gefahr« und reagiert darauf mit Streß. Hauptursachen sind Angstgefühle sowie seelische und körperliche Überforderung. (Bei vielen auch, daß sie körperlich total unterfordert sind.)

Frustration in Beruf und Partnerschaft, Aggressionen beim Autofahren (lächerlicherweise) – noch *völlig unterschätzt ist der Lärm als Streßfaktor*, ebenso wie die *Dauerbelastung des Organismus durch die Abgasluft in den Städten!* Eine spätere Generation wird uns vermutlich als Barbaren, als Menschen ohne Gehör und Nase bezeichnen, daß wir dies hinnahmen!

Ein weiteres Streßmodell kann man einer Produktbeschreibung von Kavosporal S, Müller, Göppingen entnehmen (s. Abb. S. 270).

Als *Adaptagene* gelten also in der Phytotherapie vorwiegend *Ginseng* und *Eleutherokokus*. Beide haben eine Positiv-Monografie mit demselben Anwendungsgebiet: »*Als Tonikum zur Stärkung und Kräftigung bei Müdigkeits- und Schwächegefühl, nachlassender Leistungs- und Konzentrationsfähigkeit, sowie in der Rekonvaleszenz.*« Auch wenn beide Drogen somit gleichzeitig klassifiziert wurden, dürfte doch Ginseng die ältere, bekanntere, häufiger untersuchte und mehr verwendete sein. Ich kann in diesem Rahmen nicht auf die große Historie in China eingehen (darüber sind viele Bücher geschrieben worden) und auch nicht auf ein Ginseng-Symposium, das vor einigen Jahren im Pharmazeutisch-biologischen Institut des bekannten Prof. Dr. rer. nat. Hildebert Wagner in München veranstaltet wurde und wo ich erstaunt das Heer von Ginseng-Experten aus Korea erlebte, die tagelang über die Inhaltsstoffe Ginsenoide referierten! Die mögliche Blutdruckerhöhung wird *als Nebenwirkung diskutiert* – ich weiß nicht, ob man das ernst nehmen muß, weil ich soviel Widersprüchliches gehört und gelesen habe.

Wenn viel über das neue Arzneimittelgesetz geschimpft wurde und wird – aber hier zeigt es auch seine *positive* Seite. Konnte man früher keineswegs sicher sein, für sein (teures) Geld auch wirklich gute Ginsengpräparate zu erhalten, die genügend an Wirkstoffen enthielten, so dürfte dies heute anders sein: Eine der drei Forderungen des Arzneimittelgesetzes (neben Wirksamkeit und Unbedenklichkeit) ist die Forderung nach der *Qualität des Arzneimittels.* In der Monografie heißt es hierzu: »Tagesdosis 1–2 g Droge, Zubereitungen entsprechend«. Die Ginseng-Kneipp-Dragees mit 250 mg / Drag. würden bei 4 Drag. pro die der Mindestdosis entsprechen: »1 Dragee enthält Ginsengwurzel 250 mg«; das ist einsehbar. Schwierig wird es – solange die pharmazeutische Industrie nicht »transparente« Angaben macht, bei den Präparaten Ardeyaktiv Ardeypharm, Ginsana Ginseng Weimer und Kneipp-Ginseng Tonic (siehe hierzu die Rote Liste).

Die *Dauer der Anwendung* soll 3 Monate nicht überschreiten; eine neuerliche spätere Einnahme ist aber möglich.

An Menschen fehlen trotz der ungeheuren Ginseng-Literatur effektive, zuverlässige (»valide«) Studien: In der Monografie heißt es folglich am Schluß unter »Wirkungen«: »In verschiedenen Streßmodellen z. B. Immobilisationstest, Kältetest wird die Belastbarkeit von Nagern erhöht«. Nun – das ist auch nicht gerade erhebend, solches Wissen.

Interessant ist auch der *Zusammenhang von Streß und Einkommen*! Man will herausgefunden haben, daß Menschen mit Streß und hohem Einkommen mehr zu psychischen Erkrankungen tendieren, solche mit Streß und niedrigem Einkommen mehr zu körperlichen Krankheitssymptomen.

Der »gute« und der »schlechte« Streß, Eu- und Disstreß – Volker Müller, Bayrischzell, meint einmal: Streß fördert auch die Widerstandskraft – und wer ihm immer mehr aus dem Weg gehe, stolpere am Schluß über die kleinste Schwelle. Das wird man beachten müssen.

In Therapeutenkreisen besteht auch Verunsicherung betreffs des sogenannten normalen weißen und des nochmals mythisch überhöten roten Ginseng. Letzterer stellt jedoch in Wirklichkeit *keine* Variation zum weißen dar – das DAB 9 unterscheidet nicht, ebensowenig die Monografie. Preisaufschläge beim »roten, echten, koreanischen« sind wohl ebenso wenig gerechtfertigt wie die Darstellung als Wundermittel (z. B. gegen die gefürchtete Impotenz!) Vermutlich entsteht die rote Farbe (!) durch eine besondere Hitzebehandlung der frisch geernteten Wurzel.

Eleutherokokkus senticosus, auch Taigawurzel genannt, wurde in den letzten Jahren leider wie Ginseng als Art Wunderdroge dargestellt, die sie nicht ist. In der Roten Liste finden sich Präparate wie Kaukafin Medopharm, 50 Drag. DM 24.90 – und da wird empfohlen, 3–4 × 3 pro Tag zu nehmen; die Milchmädchenrechnung ergibt: nach 5 (fünf!) Tagen aufgebraucht – ein Monat würde an Einnahmekosten ca. DM 150,– allein für ein Arzneimittel verursachen. Dies ist mir unrealistisch: Ich habe keine Patienten, denen ich das zumuten kann (die auch noch anderes Geld in die Apotheke tragen müssen). Was tun? Vital-Kapseln-ratiopharm 100 Stück DM 42,– (3 × 1–2) scheinen günstiger; aber ich frage nochmal (und beklage es wieder, wie schon in anderen Veröffentlichungen bei der Schar der Knoblauch-, Weißdorn- und Ginseng-Präparate), daß kaum jemand mit der Deklaration des Inhaltes etwas konkret und genau anfangen kann. Hier: Kaukafin Drag.: Extr. Rad. E. (2:1) 100 mg für 1 Drag; Vital-Kapseln-ratiopharm: Extr. sicc. 50 mg – wer weiß, wo der Hase im Pfeffer liegt, falls er nicht oberflächlich 100 und 50 sieht, nur sieht!

Rezeptvorschlag – trotz allem (empirisch):

Rp. KNEIPP Ginseng Drag. N 3
    S: 2 Drag. 3 × tägl. p.c.

Erstaunlicherweise bringt jetzt auch eine Firma, die bisher mehr mit Chemie als mit Phytotherapie hervorgetreten ist, nämlich Dr. KARL THOMAE in Biberach (Thomapyrin!) ein »Eleutherokokk« heraus: 1 Drag. enthält 65 mg Extr. rhiz., »Max. spir. sicc. c. äthanal. parat. (38% V/V; 15:1)«. Ja, auch damit

weiß jeder Verordner – falls er gleichzeitig Arzneimittelhersteller ist – genau Bescheid! (N 3 = 100 Drag. = DM 49,75, Dosis 3 × 1–2).

Streßfaktoren wirken über das Gehirn (Hypophyse) auf die *Schilddrüse und das Nebennierenrinden-Hormonsystem*: beide reagieren mit Überproduktion, im einen Fall von Thyroxin, im anderen von Kortikoiden.

Streßsituation
↓
Hypophyse
↓
Botenstoff Hormon ACTH
↓
stimuliert NNR ⟶ Cortisol
↓
Streßanpassung plus Hemmung
Immuna-Hormon Interleukin I.

Damit mag zusammenhängen, daß wir eine *aggressive und eine depressive Streßreaktion* kennen. Auch dürfte es so sein, daß beim Sensibilisierten die Symptome der Alarmphasen schon früher und stärker auftreten, selbst bei nur geringfügigem Streß. JOACHIM BROY, München, hält die beiden Baldrianarten (V. officinalis und V. wallichii) für die wichtigsten

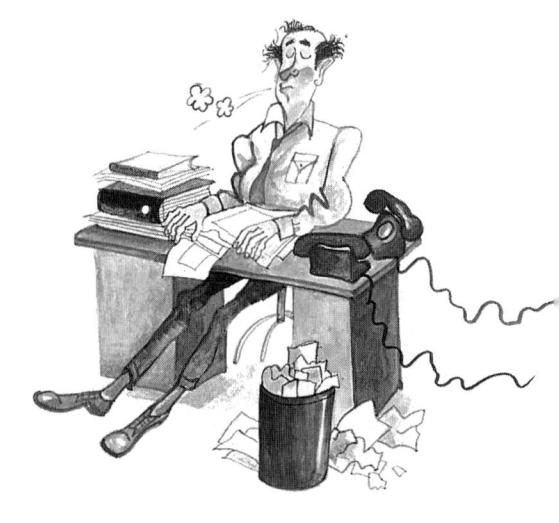

Streßdrogen, in der Biochemie nach SCHÜSS-LER das Mittel Kalium phos. (D 6 z. B.). Beim Überforderungssyndrom der Kinder empfiehlt er letzteres im Wechsel mit Calcium phos. D 6 – im stdl. Wechsel je 2 Tabletten, später dann 3×2.

Nun erreicht uns eine Dissertation von FRIED-RICH W. KEMMER aus dem Jahre 1988 mit dem Titel: »*Einflüsse von Streßhormonen und psychischen Belastungen auf die diabetische Stoffwechsellage*« (Verlag URBAN & SCHWARZENBERG, München).

Der Verfasser ging der Frage nach, inwieweit psychische Belastungen oder Erregungszustände als Auslöser von Stoffwechselstörungen bei Diabetikern eine Rolle spielen und er meint, daß diese Ansicht bei Patienten und Ärzten sich bis heute hartnäckig gehalten habe und sogar Bestandteil medizinischer Lehrbücher geworden sei. Er kommt jedoch zu dem überraschenden Schluß, daß diese Meinung lediglich auf Spekulationen und Indizien gründet, eindeutige Beweise für den Zusammenhang von psychischen Belastungen und Stoffwechselstörungen bisher nicht erbracht wurden. Unter anderem führt er einen Versuch mit Katzen an, die, an einem Halsband festgehalten, von Hunden angebellt wurden. Dies führte bei den Katzen nicht nur zu äußerlich sichtbaren Zeichen psychischer Erregung, sondern auch zum Auftreten einer Glukosurie. Im selben Experiment konnte auch gezeigt werden, daß die Erregung der Tiere mit einer Steigerung der Sekretion von Adrenalin aus der Nebenniere einherging. Ebenfalls führt er eine Untersuchung an, bei welcher sich vor und nach einem Examen bei Studenten Spuren von Zucker im Urin nachweisen ließen – jedoch nur bei 6–18% der Betroffenen; auch war dieser Versuch nicht reproduzierbar.

Meiner Meinung nach zeigen beide Untersuchungen die **äußerste Labilität der psychosomatischen Reaktionen**, auch – und wie wichtig sollte man dies nehmen! – daß Tierversuche, insbesondere, wenn es in den emotionalen Bereich geht, nur schwer auf den Menschen übertragbar sind. In diesem Zusammenhang sei schließlich auch erinnert, daß der sogenannte Begründer der Streß-Lehre, Prof.

HANS SELYE seine wesentlichen Versuche an Ratten vorgenommen hat! Freilich sind Beobachtungen wie diese folgenden nicht aus der Luft gegriffen – aber man wird die Ursache / Wirkung nicht zu simpel interpretieren dürfen. Also nur drei kurze Fallberichte:

In einem Fall trat der Diabetes bei einem Mann auf, der kurz zuvor den Ehebruch seiner Frau entdeckt hatte, der zweite bei einer Frau nach einem Bombenangriff in München im Jahr 1944 und der dritte Fall bei einer Frau, deren Kind kurz zuvor schwer verunglückte. Ursache? Auslösefaktoren? Manifestwerden einer latenten Erkrankung nach einem psychischen Streß ? Viele offene Fragen. –

Hören wir schließlich noch speziell im Fall des Diabetes die Meinung von F. W. KEMMER: »Nach der heute allgemein verbreiteten Lehrmeinung führen psychische Streßsituationen bei Diabetikern häufig zur Verschlechterung der Stoffwechsellage. Nicht selten wird ein hoher Blutzuckerwert von Patienten und Ärzten einfach mit der Feststellung begründet: »das ist der Streß«. Die vorliegende Arbeit verdeutlicht mit tierexperimentellen Untersuchungen die Wirkungsmechanismen bei der Regulation der Glukosehomöostase des Diabetikers, vor allem der Katecholamine. Anschließend wird in einer kontrollierten und standardisierten Studie an Typ-I-Diabetikern nachgewiesen, daß akute und zeitlich begrenzte psychische Belastungen keinen Einfluß auf die Stoffwechsellage haben.«

Streß scheint ein omnipotenter Belastungsfaktor zu sein – umso wichtiger ist seine »Unter-die-Kontrolle-Bringung«. Daß dies mit vielen *psychotherapeutischen Maßnahmen* mehr oder weniger gut und schnell gelingt (z. B. Autogenes Training) ist bekannt. Gegenstand der Erörterung ist hier jedoch die Phythotherapie. *Adjuvante Pflanzen* aus der sog. Tranquilizer-Gruppe (Kava-Kava, mexikanischer Baldrian) sind selbstredend nützlich, evtl. sedierende Drogen wie Hopfen, Baldrian, Passionsblume, Melisse.

Ein großes Problem ist heute die weitverbreitete **seelische Müdigkeit**: Blutarmut, allzu niedriger Blutdruck und Anämie sind oft schon lange – neben vielem anderen – ausgeschlossen: aber das Erschöpfungsgefühl chronischer Art bleibt.

Die *Müdigkeit* vor Kummer, Betrübnis, vor Trostlosigkeit – ist sie doch ebenso offensichtlich wie jene nach körperlicher Erschöpfung. Müdigkeit als larvierte Depression, sie erscheint wie eine unendlich große Last, die nicht mehr zu tragen ist; Müdigkeit wie Lähmung, wenn man sich wie erschlagen fühlt: immer ist es wichtig, daß der Patient und der Therapeut ihren Ursachen nachspüren. Irritierend ist, daß dem permanent gehetzten, »gestreßten« Großstädter in weiten Bereichen ein Körpergefühl abhanden kommt, ebenso solches für chronische, psychische Übermüdung. (Auf Urlaub drängen, auf Stillhalten, wenn möglich – darauf folgt evtl. die Erfahrung, *wie müde man ist!) Und daraus ein Lernprozeß?*

Was wichtig ist zur **Streßminderung**:
Die Vorbereitung lange vor einem Termin.
Das hat zwei Vorteile:

1. In dem Moment, wo man nicht unter Zeitdruck steht, ist das Gehirn frei und nicht blockiert. Es hat Abstand und sieht die Sache klarer. Der Überblick ist umso besser, je weiter man vom Ziel weg ist. Der erste Ideen-Schwung ist groß. Diesen Anfangsschub nutze man.
2. Wenn man dann das Thema im Grundgerüst weglegt, ist man frei für Ergänzungen. Jetzt fügt sich ein Mosaiksteinchen zum anderen. Nur ein freier Kopf ist kreativ. Zusätzliche Einfälle kommen jetzt. Streß hat immer mit

Zeitdruck zu tun. Das Herz ist ein Rhythmus-Organ, das wissen nicht nur die Anthroposophen. Hetze und Hektik stören Ruhe und Rhythmik – Tempo allein, ohne Hektik, kann durchaus rhythmisch sein.

Abschließend eine kurze Notiz zu einem heute ebenso häufigen Krankheitsbild: den **überhöhten Blutfettwerten**. Immer häufiger werden die Meldungen, daß die seelische Situation, der *Streß*, ein wesentlicher Co-Faktor ist. Wie oft findet man bei vernünftig lebenden Patienten keine Ursache! Wird man mehr auf das Seelische zurückgreifen müssen (neben – meist unbekannten – Erbfaktoren)? Zahlreiche Beobachtungen sprechen dafür.

»Die Seele ist ein weites Land« – wie recht hat (Dr. med.!) ARTHUR SCHNITZLER, der Wiener Schriftsteller der Jahrhundertwende!

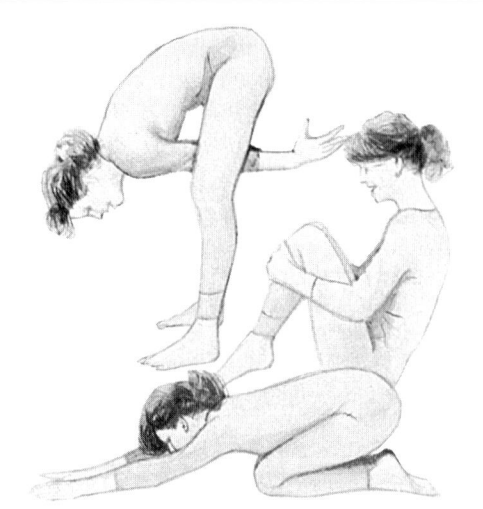

DIE SCHILDDRÜSE

PSYCHOSOMATISCHE ZUSAMMENHÄNGE

Die Schilddrüse bringt in der Praxis täglich Schwierigkeiten, die man oft nicht lösen kann. Es muß unbefriedigend bleiben, daß man der am häufigsten betroffenen Gruppe, Frauen zwischen 20 und 40 Jahre, medikamentös nicht helfen kann, weil sie existentielle Probleme haben. Es ist bei kaum einem Leiden das Wort *psychosomatisch* so angebracht wie hier. Das Psychogramm der betroffenen Frauen kann man umreißen mit:
Überforderung durch andere, aber auch durch sich selbst.
Typisches Beispiel: geschieden, 1 Kind, berufstätig.
Oder: halbtags berufstätig, 2 Kinder, Mann, Haushalt.
Oder: alleinstehend, berufstätig, Partnerschaftsprobleme, beruflich unzufrieden.
Häufig scheint ein Anspruchsdenken vorhanden: Schöne Wohnung, schönes Auto, schöner Urlaub sollte sein – die andern haben es auch!
Immer wieder kommt die Sprache auf die Enttäuschung über die anderen, die einem nicht das geben können oder wollen, wovon man denkt, es würde einem zustehen.
Die Psychologie nennt es das »Märchenprinzessinnen-Syndrom«: Fühlt sich ständig unter Wert behandelt, denkt immer, die anderen müßten mehr tun, der Prinz müßte längst kommen und sie auf Händen ins Schloß tragen. Aus dieser fixen Idee heraus führt sie das Gespräch auch gern auf die anderen, die an allem Schuld sind – daß die »Selbstverwirklichung nicht läuft«, daß »die Arbeit frustriert« und der Partner »zu wenig bringt«. Häufig läßt sodann die Unzufriedenheit mit der realen Situation in der zweiten, späteren Phase die Flucht in die Traumwelt antreten: Wie könnte sonst die Regenbogenpresse und über weite Strecken das Kino und das Fernsehen existieren!
Gravierend ist auch die Frustration auf dem erotisch-sexuellen Gebiet, das heißt, die Partnerschaft ist zu einer »Beziehungskiste« entartet, man ist zusammen, kann aber im Grunde nicht miteinander leben. Schließlich werden Dreiecksgeschichten durchgangen – es ist klar, daß dann bei dieser Altersgruppe von Frauen der neurohormonelle Regelkreis »voll anspringt«. Man hat sich vom Leben und seiner Umgebung mehr erwartet, will sich aber nicht eingestehen, daß man dafür auch mehr tun müßte – oder sich besser hätte vorbereiten müssen (dies Letztere scheint mir enorm wichtig).
Ob man den Frauen dieser Alterskategorie nicht schließlich Unrecht tut, wenn man sie

»geradezu problem- und konfliktsüchtig« nennt, mag dahingestellt sein. Haben viele das Wort »Emanzipation« in den »falschen Hals« bekommen? Möchten sie manches und können sie vieles nicht? Müssen sie phänomenologisch gesehen wirklich »zuviel schlukken«?

Überforderung, Unzufriedenheit und Frustration führen schließlich zur Enttäuschung, und wenn sie zulange dauern, zur Resignation.

Dann »geht garnichts mehr«. Wünsche werden aufgegeben, man findet sich ab, hat resigniert. Hier wird auch die Therapie ziemlich aussichtslos.

Reizt es den Praktiker nicht zum Lachen, wenn ihm dann in hochtrabenden Fachartikeln oder auf Sonntags-Kongressen prompt das Wort »Psychotherapie« serviert wird? Wer soll sie denn machen? Wer soll sie denn »richtig« machen – nicht mit Lexotanil und Adumbran? Wer bezahlt sie? Die Kasse? Wie lange ist die Wartezeit? Kann der Patient sie überhaupt machen, rein zeitlich und örtlich? Und nochmal die Hauptfrage, um nicht im Unklaren zu bleiben: Wo sind die Psychotherapeuten für den Alltag? (Einige für Bestverdiener, die nicht auf ihre Kasse angewiesen sind, weiß ich in München auch. Aber wo sind die Therapeuten für die berufstätige Hausfrau in den Vororten und auf dem flachen Land?)

Hier wäre allerorts ein stärkerer Wirklichkeitssinn angebracht und das Wort von ALEXANDER VON HUMBOLDT »Es gibt keine gefährlichere Weltanschauung als die von Leuten, welche die Welt nie angeschaut haben« hat wohl allzusehr seine Gültigkeit.

Viele Fragen bleiben unbeantwortet.

DIE FUNKTION DER SCHILDDRÜSE UND IHRE STÖRUNGEN

Ungefähr bei 9 Millionen Bundesbürgern ist die Schilddrüse mehr oder weniger gestört: während es aber in Hamburg und in Schleswig-Holstein nur 4% der Bevölkerung sind, steigt diese Zahl auf 20% in Baden-Württemberg und gar auf 30% im Bundesland Bayern an. Freilich sind viele der Betroffenen nicht eigent-

lich krank und eine Reihe von ihnen findet sich mit einer kleinen Struma als dem einzigen Störzeichen ab (die beschwerdefrei, »bland« ist).

Das Nord-Süd-Gefälle ist kaum irgendwo deutlicher als hier – die Nordsee mit ihrem hohen Jodgehalt im krassen Gegensatz zu den jodarmen Alpenländern. (In manchen Gegenden der Schweiz und des Allgäus war der Kropf – charmant »Satthals« genannt – geradezu üblich und charakteristisch, das bortenähnliche, bestickte »Kropfbandl« noch heute ein fester Bestandteil der alpenländischen Tracht!)

Schilddrüsenerkrankungen sind die häufigsten Störungen des *hormonellen Systems*. Gleichzeitig wird von den Betroffenen die Erkrankung wenig empfunden, sie klagen kaum über die Schilddrüse, dissimulieren eher.

Aus dem Blut nehmen die Schilddrüsenzellen aktiv anorganisches Jod und oxydieren es zu organischem Jod. In einem weiteren Prozeß lagern sich an das im Körper vorhandene Tyrosin ein oder zwei dieser Jodatome an – es entsteht Mono- oder Dijodtyrosin. Es geht der chemische Prozeß weiter zu den Hormonen Thyroxin (T 4), Trijodthyronin (T 3) und Calcitonin. T 3 und T 4 wird in einem Verhältnis 1 : 9 sezerniert, jedoch wird T 4 in der Peripherie in das wesentlich stärker wirksame T 3 umgewandelt. Beide Hormone werden fast vollständig an Proteine gebunden, was ihre lange Halbwertzeit erklärt, da nur frei vorliegendes Hormon physiologisch verwertet und abgebaut werden kann.

Die *Schilddrüse ist kein autonomes Organ*, sondern wird bekanntlich durch das thyreotrope Hormon (TSH) des Hypophysenvorderlappens in einem Regelkreis (Feedback-Mechanismus) gesteuert, welches selbst wieder durch das hypothalamische Hormon Thyroliberin beeinflußt wird. Die Thyroliberin-Ausschüttung wird durch freies T 3/T 4 gehemmt und durch T 3/T 4-Mangel gefördert. Der periphere Schilddrüsenhormonspiegel beeinflußt seinerseits wieder die Bildung von TSH im Hypophysenvorderlappen.

Nach Dr. med. WALTRAUT WEIGEL, Fachärztin für innere Medizin, Fachgebiet Nuklearmedizin, haben die Schilddrüsenhormone »eine fördernde Wirkung auf Wachstum und Reifung des Skeletts und der Genitalorgane, auf Oxydation und Wärmeproduktion, auf den O_2-Verbrauch, den Abbau von Cholesterin, die Synthese freier Fettsäuren, den Calcium- und Phosphatumsatz und wirken hemmend auf die Glykogen- und Proteinsynthese. Ferner haben sie einen Einfluß auf ZNS, Muskelkontraktion, Reizbarkeit der Herzmuskelfaser und Herzfrequenz.«.

Als die *häufigste Art der Schilddrüsenstörung* muß die *blande Struma* bezeichnet werden, jene Vergrößerung, die keine funktionellen, entzündlichen oder malignen Veränderungen aufweist. Sie kann parenchymatös oder nodös (knotig) sein; man spricht bei der blanden Struma ohne Symptomatik auch von der *euthyreoten Struma*. Die Entstehung dieser Struma ist nicht restlos geklärt: Jodmangel, familiäre Veranlagung, strumigene Noxen (z. B. die übermäßige Ernährung in den Jahren 1945 bis 1949 mit Kohl), besondere Lebensphasen wie Pubertät, Schwangerschaft, Wechseljahre, belastende Konfliktsituationen werden beobachtet.

Zum diagnostischen *Minimalprogramm der Hyperthyreose* werden der klinische Befund und die Laborwerte gezählt. Der Radiojod-Test soll der weiterführenden Diagnostik zugerechnet bleiben.

Immer noch gilt *klinisch*

– die Merseburger Trias (K. AD. VON BASE-DOW, 1799–1854 in Merseburg) für die Morbus-Basedow-Diagnose: Exophthalmus, Tachykardie und Struma
– Gewichtsverlust bei eher erhöhter Nahrungsaufnahme
– motorische Unruhe mit feinschlägigem Tremor: der Patient streckt die Arme aus, spreizt die Finger und schließt die Augen
– Nervosität und Affektlabilität
– möglicherweise verstärktes Schwitzen (Hyperhidrosis) und Haarausfall (auch nach eigenen Beobachtungen ist Haarausfall bei jüngeren Frauen fast immer auf die Schilddrüse zurückzuführen)
– das »Glanzauge« bei relativ weit geöffneten Lidern (das eine »Feurigkeit« vorgibt, die sich als Strohfeuer erweisen kann)

– das GRAEFE'sche Zeichen: bei Augenbewegung nach unten geht das obere Lid nicht mit, die Sklera bleibt sichtbar
– das MÖBIUS'sche Zeichen: eines der beiden Augen macht Konvergenzbewegungen nicht mit, sondern weicht nach außen ab
– das STELLWAG'sche Zeichen: der Lidschlag erfolgt verlangsamt und seltener.

An *Laborwerten* wären zu testen:

1. die *Serumspiegel von Trijodthyronin (T3-RIA = Radio-Immuno-Assay) und Thyroxin (T4-RIA)*. Mit dem T3-RIA lassen sich Rückschlüsse auf die Intensität der aus dem Gleichgewicht geratenen Hormonproduktion ziehen – er soll bei 90% der Hyperthyreotiker deutlich höher liegen als bei Gesunden. Hingegen ist der T4-RIA nicht ganz so eindeutig: seine Sicherheitsquote liegt bei 85%.

2. Im *TRH-Test* gibt man dem Patienten das thyreotropine relaesing hormone (= TRH) und bestimmt vor- und nachher den TSH-Spiegel im Serum. Steigt dieser an, so ist der Test normal ausgefallen – es liegt mit Sicherheit keine Hyperthyreose vor.

3. Der *Radiojod-Test* ist unerläßlich, wenn entschieden werden soll, ob eine Radiojod-Therapie durchgeführt werden soll.

4. Die Frage, ob die Beziehung Hypophysenvorderlappen und Schilddrüse normal bzw. gestört ist, läßt sich mit einem *Suppressions-Test* wie z. B. dem Thybon-Test klären: Nach 4- bis 8tägiger Gabe von Thybon forte (Liothyronin) wird der Radiojod-Test wiederholt. Normalerweise müßte die maximale Jodaufnahme dann um ca. 1/3 zurückgehen; sie bleibt jedoch gleich hoch, wenn eine von der hypophysären Steuerung unabhängige Hyperthyreose vorliegt.

Nicht unbedingt zum klinischen Minimalprogramm gehört indes die *Szintigrafie*. (Erinnern wir uns, worum es geht: Die Verteilung des intratumoral injizierten Radio-Gold wird zu verschiedenen Zeiten nach der Verabreichung gemessen.)

Es gibt eine Anzahl von Kritikern, die sagen, daß auch ohne das relativ belastende Szintigramm eine Morbus-Basedow-Diagnose möglich ist. Den Befürwortern ist es jedoch unentbehrlich bei einer knotigen Struma: Ob sich darin ein »kalter« oder ein »heißer« Knoten verberge, lasse sich mittels anderer Parameter nicht klären.

Kontraindikation für das Szintigramm ist natürlich die Schwangerschaft. Differentialdiagnostisch kann andererseits die Szintigrafie klären, ob es sich bei einem »heißen« Knoten um ein autonomes Adenom handelt oder ob ein »kalter« Knoten den Verdacht auf entzündlich oder bösartig (keine Radionuklidspeicherung) lenken muß – dieser Verdacht müßte nun allerdings den nächsten Schritt der Diagnose nach sich ziehen, nämlich eine Punktion (sog. Feinnadel-Aspirationspunktion) mit anschließender zytologischer Untersuchung. Die Szintigrafie wird übrigens zu der *Lokalisations*diagnose gerechnet – im Gegensatz zu den Labortests, die zur *Funktions*diagnose zählen.

Vergegenwärtigen wir uns jetzt: Hyperthyreosen werden heute in drei größere Gruppen eingeteilt:
1. in eine Hauptgruppe *mit* endokriner Ophthalmo- und / oder Dermopathie. Dazu zählen Überfunktionen
– ohne Struma,
– mit Struma diffusa und
– mit Struma nodosa.
2. Die zweite Hauptgruppe umfaßt Hyperthyreosen *ohne* endokrine Ophthalmo- und Dermopathie, entstanden durch
– ein solitäres, autonomes Adenom (auch: toxisches Adenom)
– ein Adenokarzinom der Schilddrüse (Primärtumor oder Metastase)
– eine Thyreoiditis, eine Entzündung der Schilddrüse.
3. In dieser Gruppe faßt man Hyperthyreosen zusammen, die durch TSH-Aktivitäten (= thyreo-stimulating-hormone) entstanden sind, also vornehmlich durch Hypophysenvorderlappen-Adenome und der daraus resultierenden Fehlsteuerung.

DIE OPERATIVE THERAPIE

Wir besprechen im nachfolgenden die 3 Möglichkeiten der *Therapie*:

Die *Operation der Hyperthyreose* sollte nach Ansicht des Chirurgen Prof. Dr. med. VOLKER BAY (Hamburg–Harburg) durchgeführt werden:
– bei Kindern, Jugendlichen und Erwachsenen unter 35 Jahren, die ohne Erfolg mit Thyreostatika behandelt wurden – und zwar deshalb, weil bei ihnen eine Radiotherapie nicht in Frage kommt;
– wenn die Hyperthyreose mit einer großen Struma kombiniert ist und allein schon wegen mechanischer Komponenten die Operation notwendig wird; auch in der Gravidität und Laktation sollte seiner Ansicht nach die chirurgische Therapie an erster Stelle stehen;
– »kalte« Knoten sind medikamentös und mit Radiojodtherapie kaum zu therapieren und folglich eine Operationsindikation;
– Prof. Dr. H.-D. RÖHER, Duisburg, spricht sich auch für die Operation kleinerer und mittelgroßer Kröpfe aus, weil die medikamentöse Therapie von vornherein schwierig ist – individuelle optimale »Einstellung« einerseits und mangelnde Kooperation des Patienten andererseits, der häufig nicht einsieht, daß er das Schilddrüsenhormon lange, wenn nicht sogar für immer, einnehmen muß.

Als *Operations-Kontraindikationen* gelten:
– ältere Patienten in schlechtem Allgemeinzustand
– nicht zu beseitigende Thyreokardiopathien
– Hyperthyreose ohne Struma
– phasenhafte Hyperthyreosen (Pubertät und Klimakterium)
– Rezidivhyperthyreosen nach Operation
– Hyperthyreosis factitia (»künstliche«), häufig iatrogen durch zu hohe Dosen von Schilddrüsenhormon oder Medikamenten mit Schilddrüsenhormon zur Gewichtsabnahme (hier genügt meistens das Absetzen der Medikamente).

2 bis 3% einer Basedowifizierung gehen allerdings auf das Konto von jodhaltigen Kontrastmitteln.

Alle Chirurgen sind sich über eine **präoperative Behandlung** zwecks Vermeidung hyperthyreotischer Krisen einig. Der Patient soll ca. 1 Woche stationär »euthyreot« eingestellt werden: hochdosiertes Jod (z. B. Endojodin i.v.), auch Betablocker zur Inhibition (= Hemmung) der peripheren Hormonwirkung (was auf eine Pulsverlangsamung hinausläuft).

Am häufigsten wird doppelseitig reseziert; die verbleibende Menge sollte ca. 3 bis 15 g Schilddrüsengewebe auf jeder Seite sein (was man in OP-Berichten als »subtotal« benennt). An den Ziffern 3 bis 15 g kann man erkennen, daß die Ansichten auseinandergehen: Prof. H.-D. RÖHER, Duisburg, z. B. plädiert für eine möglichst radikale Operation – Prof. V. BAY schlägt etwa 15 g Restparenchym vor. Die Argumentation: Eine postoperative Rest-Hyperthyreose ist unbedingt als Mißerfolg zu werten – lieber also zuviel als zuwenig entfernen und dann anschließend (lebenslang!) medikamentös substituieren. Auch der Münchener Spezialist Prof. P. C. SCRIBA vertritt letzteres Postulat: »Es ist einfacher, den strumaresezierten Patienten an die regelmäßige Einnahme einer kleinen Schilddrüsenhormon-Dosis zu gewöhnen; dies tun wir ja im Sinne der Rezidiv-Prophylaxe nach Resektion einer einfachen blanden Struma auch.« Der Innsbrucker Professor G. RICCABONA hingegen spricht sich für eine Resektion auf Normalgröße aus, also weniger.

Auch optimistische Chirurgen (sie sprechen von 90% Erfolg) dürfen die *Nachteile einer Operation* nicht verschweigen:
– die Letalität beträgt derzeit 0–1%
– die postoperative Tetanie ist mit 1% zu erwarten und kann erhebliche Symptome verursachen
– eine verbleibende (permanente) Nervus-Rekurrens-Parese in ca. 1–1,5% (die vorübergehende Rekurrensparese ist etwas höher und bildet sich in ⅔ der Fälle nach spätestens 6 Monaten wieder zurück)
– die postoperative Hypothyreose in ca. 5–10%
– schließlich die Rezidivhyperthyreose mit 5%.

Sorgen bereiten die *Rezidivstruma*. Kein wirklich guter Chirurg scheint hier operationsfreudig. Warum?
– Das Operationsrisiko liegt wesentlich höher als bei der ersten OP
– Die Rekurrensschädigung steigt auf 10%.
– Die Tetanie steigt dreifach an.

Beim *Schilddrüsenkarzinom* schließlich wird eine totale Entfernung beider Schilddrüsenlappen vorgeschlagen. Die postoperative Prognose richtet sich nach der Art des Karzinoms (papillär – follikulär – entdifferenziert).

Alle Experten sind sich einig, daß wegen des Hypothyreose-Risikos unbedingt **Operations-Nachsorge** betrieben werden muß: Die Laborwerte sollen entscheiden, ob oder in welchem Ausmaß eine *L-Thyroxin-Substitution* eingeleitet werden soll. Andere Autoren allerdings raten wieder grundsätzlich zur medikamentösen Rezidivprophylaxe. Prof. V. BAY ist für einen »Auslaßversuch« nach 2 Jahren – Prof. F. A. HORSTER, Düsseldorf, schon 1 Jahr nach der Operation, d. h. die Medikamente für die Schilddrüse sollen versuchsweise abgesetzt werden. Im Zweifelsfall scheint im Augenblick eher die Tendenz zur permanenten Weiterverordnung zu dominieren.

Anzumerken ist, daß nicht alle Hyperthyreosen solche mit Basedow-Zeichen sind (siehe II.-Diagnostik). Sogar die meisten der in Struma-Endemiegebieten vorkommenden Überfunktionen sind das autonome Adenom und eine Struma nodosa. Anders als beim Morbus Basedow sind vor allem Frauen nach dem Klimakterium betroffen – häufig ist auch Jodsalzprophylaxe oder eine exogene Jodzufuhr ein Auslösefaktor.

Im Gegensatz zu früher, wo das autonome Adenom mit Hyperthyreose radiojod-therapiert wurde, schlägt man die Operation heute häufiger vor.

Zusammenfassend kann man sagen: Zunehmend öfter geht die Therapie der hyperthyreoten Struma in die Hände des Operateurs über; man schneidet nicht nur große Kröpfe, die auf die Trachea drücken oder eine Einflußstauung verursachen, sondern auch bereits den kleineren oder mittelgroßen Morbus-Basedow-

Kropf. Gründe dafür boten vor allem die Internisten an: Die medikamentöse Therapie ist zum einen zeitlich sehr aufwendig, zum anderen auf Dauer oft unbefriedigend, da nach einem Absetzversuch in 30 bis 50% der Fälle sich rasch Rezidive einstellen; darüber hinaus ist es schwierig, den Patienten (vor allem, wenn er nicht sehr kooperativ ist) individuell gut »einzustellen«.

Die früher gefürchteten Risiken der Strumaresektion, insbesondere die krisenartige Entgleisung, lassen sich heute durch verfeinerte Methoden der Operationsvorbereitung bannen. Uneins ist man noch darüber, wieviel Restparenchym der Schilddrüse belassen werden sollte: Resektion auf Normalgröße oder radikaleres Vorgehen?

DIE SCHULMEDIZINISCHE THERAPIE

✦ Indikationen für **die Radiojodtherapie** sind demgemäß:
– Hyperthyreosen mit oder ohne *diffuse* Struma
– Hyperthyreosen mit Exophthalmus
– postoperative Rezidive
– inoperable Tumoren.

Kontraindiziert ist sie eindeutig bei Kindern und Jugendlichen und meist auch bei Menschen im fortpflanzungsfähigen Alter.

Nebenwirkungen können sein: Myxödem in 2 bis 10% der Fälle und eine Thyreoiditis.

Man muß sich darüber im klaren sein, daß es sich bei dieser Behandlung um eine Strahlentherapie mit radioaktivem Jod handelt (J^{131}): Durch die Jodaffinität der Schilddrüse wird eine Kleinvolumenbestrahlung der Thyreoidea möglich.

Eine kritische Stimme, was schließlich diese Therapieform im Klimakterium betrifft, muß in Prof. P. FREYSCHMIDT, Berlin-W., gehört werden: »Die häufig noch bevorzugte Radiojodtherapie im Klimakterium muß infolge ihrer parenchymzerstörenden Wirkung nach Abklingen der auslösenden Störung letztlich zur Hypothyreose führen (siehe hierzu auch kurz vorher unter ›Nebenwirkungen‹!).«

Die medikamentöse Therapie umfaßt Schilddrüsenhormonpräparate und antithyreoidale Substanzen , d. s. Thyreostatika (Thioharnstoff, Diaethylthioharnstoff, Methylthiourazil, Propylthiourazil, Diaethylthiobarbitursäure, Ergothionein u. a. – lt. PSCHYREMBEL).

– Die sog. *blande Struma* ist mit 15% Betroffener auf die Gesamtbevölkerung die häufigste endokrine Störung. Sie ist auf Jodmangel zurückzuführen. Jod hat aber nur vorbeugend eine Wirkung – so zumindest die Ansicht von Prof. F. A. HORSTER – es müssen Schilddrüsenhormone gegeben werden (Novothyral, Euthyrox, Thyroxin u. a.).

– Für *Hypothyreosen* ohne sicht- oder tastbare Struma gilt dieselbe Ansicht der Therapie. Das Myxödem ist ein sehr seltenes Krankheitsbild – aber larvierte Unterfunktionen sind häufig und werden wegen der fehlenden Schilddrüsensymptome nicht immer erkannt. Einschleichende Hormongaben, am besten morgens.

– Auch *adenomatöse Kröpfe*, die man nicht operieren will oder kann, sollten mit diesen Medikamenten behandelt werden – obwohl wenig Hoffnung auf Rückbildung besteht.

✦ **Die Hyperthyreose** wird heute medikamentös mit Thyreostatika, z. B. Favistan, Carbimazol, therapiert. Wegen der strumafördernden Wirkung (der Exophthalmus kann möglicherweise auch zunehmen) werden gleichzeitig Schilddrüsenhormone, z. B. Thyroxin, gegeben.

Gehen wir auf einige Allgemeinfragen ein:

Zunächst: Kraut (Kohl) muß als strumigen angesehen werden. Eine einseitige Ernährung, wie sie in den Notzeiten nach den beiden Weltkriegen war (»Mir graut vor Kraut«) ist im Augenblick nicht gegeben; trotzdem sollte bei Strumatendenz von übermäßigem Krautgenuß abgeraten werden.

Die sog. Pille kann kropffördernd sein. Wenn diese Thematik nicht so mit Gefühlen überfrachtet wäre, könnte man vom therapeutischen Standpunkt ganz einfach sagen, daß es ungünstig ist, wenn 14-, 15- oder auch 17jährige Mädchen Antikonzeptiva nehmen. Aber, wie gesagt, das bekommen zu viele gleich in den »falschen Hals« und unterstellen einem mangelnde Liberalität, Prüderie usw. Selbstverständlich sehen wir, daß nicht jedes Mädchen und jede Frau, welche die Pille nimmt, einen Kropf bekommt. Der hereditäre Faktor kommt aber dann zur Geltung (ebenso wie dies in der Schwangerschaft häufig zu beobachten ist) – so Prof. F. A. HORSTER, Düsseldorf.

Daß allerdings derselbe Spezialist meint, alle jungen Leute mit einer pubertären Vergrößerung des Halses müsse man mit Schilddrüsenhormon behandeln, scheint problematisch. Hier bieten häufig naturheilkundliche Maßnahmen eine Alternative. Aber seine Meinung sei wiedergegeben: F. A. HORSTER sagt, daß die frühe Pubertät, heute mit 12, 13 Jahren, bereits eine Vergrößerung des Halses nach sich ziehen könne. Wörtlich: »Jede Abweichung von der Norm, wenn Sie eine persistierende Abweichung sehen und fühlen, ist Ausdruck eines Hormonmangels.« Er kommt dann auf die Unterschiede von Intelligenz-Tests bei diesen jungen Menschen und bei jenen mit normalem Halsumfang zu sprechen, ebenso wie auf das retardierte bzw. nicht voll zu Ende geführte Knochenwachstum. Man könne sich seiner Ansicht nach nicht dauernd darauf berufen, daß sich das immer »auswachse«, also nach Beendigung der Pubertät von selbst gäbe.

Wie ist es mit der Fortsetzung einer Schilddrüsenmedikation während der *Schwangerschaft*? Die Mehrzahl der Experten ist der Ansicht: *unbedingt fortsetzen*. Eine durch die Substitution beobachtete Inaktivitätsatrophie der fetalen Schilddrüse wurde nicht beobachtet. Teratogene Schäden, also Mißbildungen, werden nicht mit Schilddrüsenhormonen in Zusammenhang gebracht, wohl aber mit einer Unterfunktion (die womöglich durch Absetzen der Schilddrüsenpräparate verursacht wurde).

Für eine Behandlung »so konservativ wie möglich, also mit Thioharnstoffderivaten (ein Thyreostatikum) und zusätzlicher Gabe von Schilddrüsenhormon« spricht sich der Berliner Professor P. FREISCHMIDT aus. Kollege F. LINDER meint, daß wir die leichteren Fälle von *Hypothyreose*, die nicht mit Schilddrüsen-

hormon substituiert werden müssen, gut mit Calc. jod. D 3–4, Kal. jod. D 2–4 und Thyreoidinum D 4–6 behandeln können (Reaktionen, wie reaktive Tachykardien, müssen seiner Ansicht nach Beachtung finden). Und weiter: »Jodhaltige Nahrung essen, z. B. Seefisch 2–3 × wöchentlich oder 1 Glas frischen Gemüsesaft mit 1 Teelöffel Trockenleber trinken.«

Und damit wären wir bei der Therapie aus unserer Sicht.

DIE NATURHEILKUNDLICHE THERAPIE

DIE HYPERTHYREOSEN

Es gibt bisher nur *eine* Pflanze, der man spezielle antithyreoide Wirkung zusprechen kann, nämlich *Lycopus virginicus*, der *virginische Wolfsfuß oder Wolfstrapp*. Ebenso verwendet wird und wirksam ist aber auch der europäische *L. europaeus*, der hier auf feuchten moorigen Wiesen, die nur einmal im Jahr oder gar nicht gemäht werden, zwar selten, aber doch zu finden ist (z. B. im Moorseengebiet zwischen Starnberger- und Kochelsee, bei den Osterseen). Die Pflanze gehört zu den unscheinbaren kleinblütigen Lippenblütlern, 20 bis 30 cm hoch, mit deutlich gezähnten Blättern.

Die Monografie stellt sich wie folgt dar:

Inhaltsstoffe: Hydroxyzimt- und Kaffeesäurederivate, Lithospermsäure und Flavonoide.

Anwendungsgebiete: Leichte Schilddrüsenüberfunktion mit vegetativ-nervösen Störungen, Spannungsgefühl und Schmerzen in der Brustdrüse (Mastodynie).

Gegenanzeigen: Unterfunktion der Schilddrüse, Schilddrüsenvergrößerung ohne Funktionsstörung.

Nebenwirkungen: Bei Langzeittherapie und sehr hoch dosierter Lycopus-Medikation sind in seltenen Fällen Vergrößerungen der Schilddrüse möglich. Plötzliches Absetzen von Lycopus-Zubereitungen kann zu einer Verstärkung des Beschwerdekomplexes führen.

Wechselwirkungen mit anderen Mitteln: nicht bekannt.

Keine gleichzeitige Gabe von Schilddrüsen-hormon-Präparaten.

Hinweis: Eine Anwendung von Lycopus-Zu-bereitungen stört die Durchführung einer Schilddrüsendiagnostik mit Radio-Isotopen.

Dosierung: Die Dosierung liegt zwischen einer Tagesdosis von 1 bis 2 g Droge für Teeaufgüsse und wäßrig-äthanolischem Extrakt entspre-chend 20 mg Droge.

Hinweis: Jeder Patient besitzt seinen eigenen optimalen Schilddrüsen-Hormonspiegel. Es sind allenfalls grobe Anhaltspunkte für die Do-sierung bei Schilddrüsenerkrankungen mög-lich, wobei Lebensalter und Körpergewicht zu berücksichtigen sind.

Art der Anwendung: Zerkleinerte Droge, Frischpflanzenpreßsaft sowie andere galeni-sche Zubereitungen zum Einnehmen.

Wirkungen: Antigonadotrop, antithyreotrop, Hemmung der peripheren Dejodierung von T 4, Senkung des Prolaktinspiegels.

Lycopus ist grundsätzlich nur geeignet, auf die hyperthyreotischen Symptome Einfluß zu neh-men, nicht aber auf den »Kropf« als solchen.

Das Homöopathische Arzneibuch (HAB) weist L. virginicus *und* europaeus aus. Die Do-sierung ist problematisch: 3 × 5 Tropfen.

Selbst dem Wohnort (Klima) wird dabei Rech-nung getragen: »Seeklima niedrige Dosen, Ge-birgsklima höhere Dosen.« Auch beim Thyreo-gutt SCHWABE – das allerdings kein Monopra-parat ist, weil Tropfen und Tabletten Leonurus beigegeben ist – wird auf die sorgfältige Dosie-rung aufmerksam gemacht.

Eigene Erfahrungen bestätigen es: Gleich 10 oder 20 Tropfen zu Anfang führen zu Rekla-mationen (»noch nervöser, Herzklopfen, Druck am Hals«). Also einschleichend dosie-ren. Und lange genug geben! Schilddrüsenthe-rapie ist keine schnelle Therapie (die schulme-dizinische Medikation ist ja hier genauso lang-fristig), und Lycopus kein »schnelles Mittel«. Geduld – MADAUS spricht von einem Viertel-jahr und zur Sicherung des Erfolgs noch einige Monate darüber hinaus.

Zusammenfassend: Leichtere bis mittlere Hy-perthyreosen sind mit Lycopus durchaus an-gehbar; vorsichtige ansteigende Dosierung und über Monate verabreichen.

Der Wirkungsmechanismus von Lycopus scheint noch nicht ganz geklärt. Die Firma Schwabe spricht in ihrem Indikationsver-zeichnis bei »Eigenschaften« von »Aufhebung der Labilität der Korrelation zwischen Hypo-physe und Thyreoidea. Hemmung der Thyreo-tropinstimulierung auf die Schilddrüse bei ver-stärkter Thyreotropinsekretion. Senkung der erhöhten Jodspeicherungsfähigkeit der Schild-drüse bei leichten Hyperthyreosen.«

Das sog. *Schilddrüsenherz*, das tachykarde Herz, ist wohl am häufigsten zu behandeln – neben der allgemeinen Nervosität. Hierfür hat sich folgende Mischung bewährt:

> Lycopus virginicus ∅
> Leonurus cardiaca ∅ āā 10.0
> Tct. Valerianae 30.0
> M. S.: 3–5 × 25 gtt.

Überhaupt ist der Wolfstrapp gut mit dem Bal-drian kombinierbar; und Leonurus ist beim »nervösen Herzen« bewährt.

Das Präparat *Cefathyreon* CEFAK enthält ne-ben Lycopus und Valeriana noch Crataegus; *Mutellon* Dr. KLEIN Lycopus, Valeriana und Leonurus. Die Komponenten zur Sedierung allgemein und für das Herz speziell finden wir in fast allen pflanzlich-homöopathischen Hy-perthyreose-Mitteln: Lycoaktin Steigerwald, Lycovowen WEBER & WEBER, Lycopus-Syn-drom RÖDLER, Thyreo-Loges, um nur einige wenige zu nennen.

An Rezepturen haben sich mir bewährt:

> 1. Cefathyreon
>   Diacard āā 50.0
>   M. S.: 4 × 30 gtt. über den Tag ver-teilt, unverdünnt.
>
>   Hopfen-Elixier-Jukunda OP
>   S.: 3 × 1 Teel. p. c.
>
>   Gerner Nervinum Tee OP
>   D. S.: tagsüber 2–3 × 1 Ta mit Honig.
>   oder:
>
> 2. Thyreogutt Tabl. OP
>   S.: 2–3 × 1 lutschen.
>
>   Nerventonikum »B« Nestmann 500.0
>   S.: 2–3 × 1 Eßl. a. c.

Spartiol Dr. Klein 50.0
S.: 3 × 20–25 gtt. p.c.
(Besenginster zur Herzberuhigung)

Zincum valerianicum comp. Drag.
»Hevert«
S.: vor dem Schlafen 2–3.
oder:

3. Lycovowen »Weber & Weber« 100.0
S.: 3 × 25 gtt. a.c.

Tct. Melissae
Tct. Valerianae aa 25.0
Cordapur APS 50.0
M.S.: 3 × 30 gtt. p.c.

Gerner Tonicum F »Gerner
Pharma« OP
S.: morgens beim Aufstehen 1 Teel.
oder:

4. Vespa Liqu. oplx 100.0
Badiaga Tabl. oplx OP
S.: im täglichen Wechsel mit Vespa
3 × 1 Tabl. bzw. 3 × 20 gtt. a.c. lutschen bzw. auf 1 Eßl. Flüssigkeit.

Praefeminon 50.0
S.: 3 × 25 gtt. p.c.
(bei jungen Mädchen mit sog. juveni-
ler Struma).

Die beiden Mittel Thyreo- und Dysto-Loges
bewähren sich sehr und decken die hyperthy-
reotisch-nervöse Symptomatik gut ab. Von
Thyro-Loges nicht mehr als 8–10 gtt.
Wer es nicht machen mag, neuraltherapeutisch
in die beiden Schilddrüsenlappen zu injizieren
(Lehrbuch Dosch nach HUNECKE) – obwohl
es bei Beachtung der Kautelen – ungefährlich
ist – der kann subkutan über den Lappen
rechts und links injizieren.
Steht die Hyperhidrosis im Vordergrund, gebe
ich Salvia oplx oder Salvysat »BÜRGER«.
Ist das Klimakterium wesentlich mitbeteiligt,
dann GERNER Tonicum F und Cimicifuga oplx
bzw. Remifemin SCHAPER & BRÜMMER«. Äußerlich kann Ungt. Quercus 5%ig »WELEDA«
gute Dienste leisten.

Haarausfall:

Die Betroffenen haben schon Geld für äußere
Mittel ausgegeben – ohne Erfolg – und ich

verschreibe folglich solche auch kaum. (Ausnahme: Es ist Wert zu legen auf ein gutes alka-
lifreies Schampoo von sog. biologisch orientierten Herstellern, WELEDA oder Dr. KLOP-
FER, z.B.). Innerlich Priorin, das Hirseextrakt
enthält – wichtig für Haare und Nägel. Leider
ißt ja niemand mehr Hirsebrei.
Cocculus oplx 4 × 15 Gtt. hilft bisweilen, wenn
nach einer Radio-Jod-Therapie *Übelkeit* auftritt.
Einzelhomöopathisch liegen Erfahrungen mit
Chininum arsenicosum D 4–6, Thyreoidinum
D 4–6 und Jodum D 30–200 (letzteres sine con-
fect. – ohne Etikett – weil der Laie meistens bei
Jod erschrickt: Er weiß bereits, daß er solches
nicht bekommen darf. Daß es sich hier um
homöopathisches Jod handelt, welches in diesem Sinne ungefährlich ist, kann man ihm nur
mühsam bzw. gar nicht klarmachen.) Im übrigen sei auf einen umfassenden Aufsatz des
Kollegen WERNER THEEGARTEN in der »Naturheilpraxis« Nr. 7/1976 hingewiesen, in welchem er eine erschöpfende Auswahl von
schilddrüsenbezogenen Einzelmitteln bringt!

Diätetisch rate man von jodiertem Kochsalz
ab, von zuviel Meeresfisch (was in Bayern illu-
sorisch ist, aber vielleicht an der Küste in Frage
kommt), rate zu einer vitaminreichen Kost unter besonderer Berücksichtigung von Vitamin A (Rohkost, Salate, Gelbe-Rüben-Saft
mit etwas Milch oder Rahm). Vitamin A ist
auch in Lebertran, Eigelb und in Milchprodukten vorhanden. Zuviel tierisches Eiweiß in
Form von Wurst und Fleisch ist generell einzuschränken: Wir haben bekanntlich in diesen
Produkten tierische Hormone, selbst wenn sie
nicht noch zusätzlich durch Östrogene über
das Futter oder vom Tierarzt gegeben wurden.
In der informativen RÖDLER-Broschüre liest
sich dies so: »Die azidotische Stoffwechsellage
des Hyperthyreotikers, infolge der erhöhten
Oxydationsvorgänge und des gesteigerten Ei-
weißzerfalls, ist durch reizlose, basenreiche
laktovegetabile Kost günstig zu beeinflussen.«
Es wird dort auch darauf hingewiesen, daß die
Nahrung cholesterinreich sein soll (Eigelb), da
Cholesterin die Thyroxinwirkung hemme.

Die Nordsee und das Hochgebirge empfehlen sich nicht als Urlaubsorte. Stundenlanges Sonnengrillen kann eine latente Hyperthyreose in eine evidente überführen. Zuviel Kaffee putscht auf, alle jodhaltigen Medikamente (manchmal sogar Augentropfen) sind verpönt. Auf ausreichenden Schlaf ist zu achten.

Immer wieder ein kalter Waschlappen auf die Schilddrüse beruhigt.

Bei den *Strumen*, die mit *Hypothyreose-Neigung* verbunden sind, ist natürlich alles ganz anders. Jod und jodhaltige Stoffe sind indiziert. Fucus vesiculosus ist das phytotherapeutische Hauptmittel, ∅, D 1, D 2, 3 × 10 Tropfen. Gute Erfahrungen habe ich mit Fucus oplx MA-DAUS, 3 × 1–2 Tabl. – häufig spricht auch das Übergewicht positiv an.

Leider hat die Arzneipflanze Blasentang selbst eine Null-Monografie erhalten – wir können uns aber mit den homöopathischen Zubereitungen helfen.

Die Begründung und die Beurteilung dieser negativen Bewertung soll vorgestellt werden:

»*Anwendungsgebiete:*

Zubereitungen aus Tang werden bei Schilddrüsenerkrankungen, Fettsucht, Übergewicht, Arterienverkalkung und Verdauungsstörungen sowie zur ›Blutreinigung‹ angewendet.

Die Wirksamkeit bei den beanspruchten Anwendungsgebieten ist nicht belegt.

Risiken:

Zubereitungen mit einer Tagesdosis bis zu 150 µg Jod: keine bekannt. Oberhalb einer Dosierung von 150 µg Jod / die besteht die Gefahr einer Induktion und Verschlimmerung einer Hyperthyreose. In seltenen Fällen kann es zu Überempfindlichkeitsreaktionen unter dem Bild einer schweren Allgemeinreaktion kommen.

Beurteilung:

Da die Wirksamkeit bei den beanspruchten Anwendungsgebieten für eine Dosierung unterhalb von 150 µg Jod / die nicht belegt ist, kann eine therapeutische Anwendung nicht befürwortet werden.

Oberhalb einer Dosierung von 150 µg Jod / die kann eine therapeutische Anwendung auf Grund fehlender Wirksamkeit und angesichts der Risiken nicht vertreten werden.«

✦ Die Abgrenzung der leichten Hyperthyreose zu Diagnosen wie »vegetative Dystonie«, »Nervosität«, ist nötig. Ich denke, daß hier Probleme entstehen – bei jedem Praktiker. Einiges wird unter »vegetative Dystonie« laufen, was in Wirklichkeit eine leichte Hyperthyreose ist und umgekehrt. Deshalb nochmal: Bei nervösen und vegetativen Störungen trifft man *nicht*:

– Exophthalmus
– dauernde Tachykardien
– Struma
– das GRAEFE'sche Zeichen
– das MÖBIUS'sche Zeichen
– das STELLWAG'sche Zeichen.

Im Habitus mager können vegetativ gestörte Menschen auch sein, nervös sowieso, Herzklopfen gelegentlich auch haben, Schwitzen ebenso. Auch wäre zu beachten, daß die Hände beim Hyperthyreotiker trocken und warm, beim vegetativ Gestörten feucht und kühl sein sollen – beim Literaturstudium fand ich aber bereits erheblich widersprechende Angaben!

Und etwas Wichtiges, was bei vegetativen Störungen typisch ist: Schnell ermüdbar, schlaff, energielos und antriebsarm einerseits – aufgekratzt, schlaflos und innerlich unruhig andererseits. Im Gegensatz hierzu finden wir bei Hyperthyreosen fast ständig das Gefühl von Getriebensein; viele der Betroffenen kommen sich vor »wie ein Motor, der ständig auf Hochtouren läuft«.

✦ Im Alter endlich hat eine leichte Hyperthyreose Vorteile! Es fällt an zahlreichen Menschen auf, daß zarte und quirlige ältere Frauen, die mit über 80 Jahren noch keine Verkalkungszeichen haben und »voll da« sind, durch ihre jahrzehntelange lebhafte Schilddrüsenaktivität wenig altern. Nach Professor SCHULZ (Greifswald) ist Jod das wichtigste Element für den Organismus des alten Menschen: Wir geben ja auch in der Homöopathie Kalium jodatum und Barium jodatum, um den Sklerosierungsprozeß der Gefäße zu bremsen. Also wiederum: Nichts Negatives, das nicht auch seine positive Seite hätte!

Schließlich **zusammenfassende Ratschläge**, alternative Rezepturen und Empfehlungen für die Patienten:

Rp. Lycopus ∅
    Leonurus ∅ $\overline{\overline{aa}}$ 10.0
    Tct. Valerianae   30.0
    M. S.: 3 × 20–25 gtt.

oder:

    Thyreo-Loges Tabl. OP
    S.: früh und abends 1 Tabl.
    Dysto-Loges   50.0
    S.: 3 × 10 gtt.

ferner zur Entspannung:

Rp. Magnerot N 3
    S.: 2 × 2.

evtl. als Tagessedativum:

Rp. Somnuvis »Mauch« N 3
    S.: früh und mittags 2, vor dem Schlafen 3.

evtl. zusätzlich:

Rp. Lycoaktin Amp. »Steigerwald«
    S.: 2 × wöchentl. 1 Amp. Nr. X s.c. über beiden Schilddrüsenlappen (20er Nadel).

evtl. zusätzlich:

Rp. A-Mulsin forte »Mucos«   100.0
    S.: früh und abends 20 gtt.

An allgemeinen Ratschlägen darf nicht übersehen werden:

Hyperthyreose

– immer wieder kalten Waschlappen auf den Hals
– keine Sonne oder UV-Bestrahlung auf den Hals
– keine Jodtinktur extern
– Vorsicht Meer oder Hochgebirge (besonders die Nordsee ist jodreich). Man beachte an der See die jodhaltige Luft – Aerosoltherapie – aber auch die besondere UV-Strahlung; diese spielt im Gebirge vor allem ab 1200 m eine Rolle
– keine Eiweißmast mit Fleisch und Wurst; cave Hormone, gar, wenn die Kälber noch mit künstlichen Hormonen versetzt sind

– reichlich Vitamin A: vielleicht ¼ l Gelbe-Rüben-Saft (mit etwas Milch oder Sahne)

Es seien nochmal folgende Hinweise angeführt:

1. Die früher häufig anzutreffenden Kröpfe – jene gutmütigen Unterfunktions-Strumen, sind in den Großstädten sehr zurückgegangen. Sie waren mit Jod, Fucus und Spongia gut angehbar.

2. Statt dessen haben in den Großstädten die therapie-resistenten leichten Strumen mit Hyperthyreose-Symptomen vor allem bei Frauen zwischen 20 und 45 Jahren erheblich zugenommen. Da die Ursache meist psychisch-hormonell ist (Streß, Unterleibsoperationen), mit Pille und Schilddrüsenhormonen schon monate- bis jahrelang vom Arzt behandelt ist, beißt man sich hier Zähne aus. Die nervösen Symptome kann man zuweilen bessern, die Struma wird nach Absetzversuchen des Novothyrals, Thyroxin, Euthyrox etc. sofort wieder größer, Alternativ-Präparate naturheilkundlicher Art schlagen schwer an.

3. Ich empfehle nach wie vor, sich auch der READ'schen Formel zu bedienen. Sie gibt zumindest eine Orientierungshilfe und sollte nicht als völlig veraltet betrachtet werden.

Nicht selten erlebt man die Diskrepanz zwischen Befund und Befinden: Angeblich ist die Schilddrüse in Ordnung, die Patientin aber zeigt eindeutig Symptome einer leichten Überfunktion, hat auch eine leichte Struma.

4. Es ist leicht gesagt, nicht dauernd ein Schilddrüsenhormon zu nehmen. Man muß sich aber darüber im klaren sein, daß es vor allem nach Operationen keine Alternative zu dieser Substitution gibt.

Unterfunktion

– Sonne, Höhensonne
– Fastenkur
– jodreiche Ernährung:
    a) alle Zwiebel- und Lauchgemüse
    b) alle Kressen (Zucht- und Brunnenkresse)
– jodiertes Kochsalz (z. B. gelbes Bad Reichenhaller)

– Kuren z. B. in Bad Tölz und trinken der Bad Tölzer Adelheidquelle.

Bei der Unterfunktion ist, wie schon betont, der Blasentang, Fucus vesiculosus, das Hauptmittel.

Von Bedeutung in der Homöopathie sind außerdem:
– Spongia, der Badeschwamm, gebräuchliche Potenzen: D 3, D 2, D 12
– Thyreoidinum D 4.

Der Blasentang aus der Nordsee enthält mehr Jod als jener der Ostsee. Tee von Fucus vesic. gibt man des schlechten Geschmacks halber besser nicht.

Drüsensalbe Fides, früh und abends den Hals einreiben, Strumeel Tabl. und forte Tropfen, Spongiosal Tabletten und Salbe, Strumex Robugen und Rö-Strumal RÖDLER sind ganz sicher bewährte Medikamente. Auch die Kropfkur nach OTTINGER gibt es seit vielen Jahren.

Von JOSEF ANGERER habe ich übernommen:

Cefaglandol 50.0
M. S.: 3 × 30 gtt. p. c.

Gewicht erhöht, Grundumsatz verlangsamt: das sind die Kriterien für das Rezept.

Ein Aufenthalt an der Nordsee kann sich positiv *aus*wirken. Jodiertes Kochsalz ist anzuraten.

Basisrezepturen, alternativ bei Unterfunktion

Rp. Drüsen-Stoffwechsel-Tabl. OP
       »Magnet-activ«
       S.: 3 × 2.

oder:

       Fucus oplx »Madaus« OP
       S.: 3 × 2 lutschen.

oder:

       Krophan-Tabl. »Repha«
       S.: 3 × 1–2.

oder:

       Ungt. Quercus 5%ig »Weleda« OP
       S.: vor dem Schlafen erbsengroßes Stück am Hals einreiben.

Allgemein

Bei jeder Vergrößerung der Schilddrüse ganz gleich, ob es sich um eine hyper-, hypo- oder euthyreotische Struma handelt, ist die Frage nach der Antikonzeptionspille zu stellen. Es ist verständlich, daß der Regelkreis des weiblichen Hormonhaushaltes als Ganzes gesehen werden soll; auf den engen Konex Schilddrüse-Ovarien sei hingewiesen.

Schilddrüsenstörungen stehen an der *Spitze der endokrinen Krankheiten* und die Hauptursache liegt in der *unzureichenden Jodzufuhr.* Während die WHO 150–300 μg täglich für notwendig erachtet, nimmt ein Erwachsener in der BRD nur ca. 70 μg auf. (Der menschliche Organismus enthält ungefähr 50 mg Jod – ein Drittel davon befindet sich in der Schilddrüse.)

Die Schilddrüse benötigt Jod zur Herstellung ihrer Hormone Thyroxin (T 4) und Trijodthyronin (T 3). Diese steuern wiederum wesentliche Verbrennungsmechanismen. Die Jodaufnahme des Körpers wird gehemmt durch z. B. einseitige Ernährung mit Kraut und Wirsing – was heute, im Gegensatz zu den Jahren nach den Kriegen, kaum mehr eine Rolle spielt (im Weißkohl ist es das Thioglykosid, im Wirsing zyanogene Glykoside).

Gefährlich scheint *Trinkwasser-Nitrat* zu sein, das Neugeborene gefährdet, wie der Bund für Umwelt und Naturschutz Deutschlands feststellte. Auch Fluorid wirkt, wie die Nitrate, thyreostatisch, d. h. diese Stoffe hemmen den notwendigen Jodeinbau.

Angeblich ist die BRD dasjenige Industrieland mit den meisten Schilddrüsen-Vergrößerungen (geschätzt 30%).

Schilddrüsenbezirke, welche die Hormonproduktion eingestellt haben, bilden »kalte« Knoten (funktionslos), andere Zellen, die außer der Kontrolle der Hypophyse geraten, produzieren Hormone ohne Rücksicht auf Bedarf, werden autonom (»heiß«).

Wenn man bedenkt, daß jährlich ca. 88 000 *Strumaoperationen* in Deutschland (West) durchgeführt werden, mag man auch den volkswirtschaftlichen Faktor verstehen.

Einer gewissen Pikanterie entbehrt nicht der

Umstand, daß vor wenigen Jahren in einer Großaktion die österreichischen Gesundheitsbehörden große Mengen Kalium-Jodid-Tabletten an alle Apotheken des Landes verteilten, um eine *Minimalvorsorge für mögliche Atomkraft-Unfälle* im Ausland zu gewährleisten. An »Risikogruppen« wie Kinder, Schwangere und stillende Mütter werden die Jodpillen kostenlos abgegeben. Das sich an der Schilddrüse festsetzende Jod soll die Anreicherung mit gefährlichen Strahlenisotopen im Falle eines Unfalls (»GAU«) wie jenem von Tschernobyl herabsetzen.

Und schließlich auch noch diese Meldung: im Süden der früheren DDR lag die Häufigkeit eines *angeborenen Kropfs bei Neugeborenen* um die 12%. Dem Jodmangel der Mütter wurde durch Jodierung des gesamten Paketsalzes begegnet – worauf das Problem behoben wurde. In der BRD (West) kommen noch immer bis zu 6% angeborene Schilddrüsenvergrößerungen vor. Ein wichtiges Thema, das nach wie vor unserer Aufmerksamkeit bedarf.

DIE EUTHYREOSE MIT STRUMA

Die Struma läßt sich häufig leider ohne Schilddrüsenhormon nicht verkleinern. Die Dosis allerdings ist bisweilen zu hoch.

Besonders bei Struma parenchymatosa versuche man:

Rp. Vespa oplx 100.0
D.:

Badiaga oplx Tabl. OP
D.S.: im tägl. Wechsel 3 × 15–20 gtt. bzw. 3 × 1 Tbl. a.c.

Ungt. Quercus 5%ig »Weleda« OP
S.: vor dem Schlafen erbsengroßes Stück am Hals einreiben.

Neuraltherapie:

jeweils ½ ml eines Neuraltherapeutikums in beide Schilddrüsenlappen (20er Nadel) – vorher unbedingt aspirieren – Cave Gefäß. Ist aber erlernbar – siehe Lehrbuch Dosch.

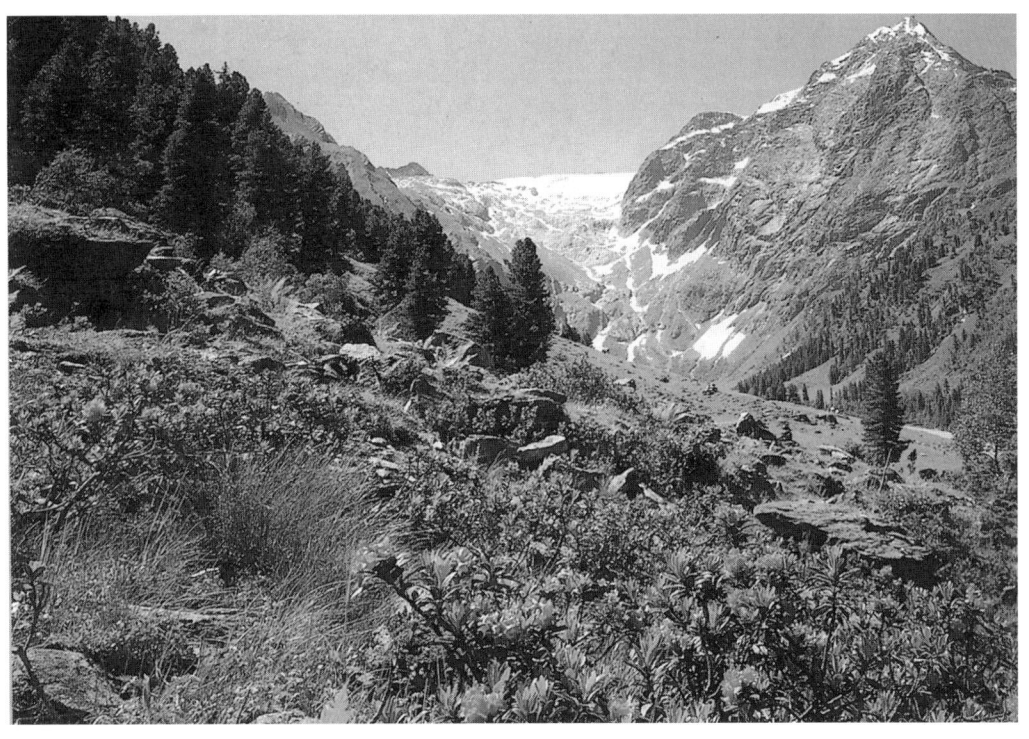

DIE HAUT

Man kann das Thema *historisch* angehen, aus Geschichtsbüchern wiederholen, was wir wissen: im alten Ägypten gab es einen hohen Stand der Körper-Haut-Pflege; zahlreiche schöne Salben- und Bäderrezepte berichten uns davon. Auf die alten Griechen und Römer kann man sich ebenfalls zu Recht berufen: das Ölen des Körpers in den Gymnasien (gymnos = griech. nackt), Schulen, wo neben der Geistesbildung eine höhere Körperkultur als heute vorhanden war, ist uns überliefert. Aus zahlreichen Ausgrabungen, auch in der Bundesrepublik, wissen wir vom Stand des Badewesens der Römer vor zweitausend Jahren und bekommen berechtigte Skrupel, wenn wir das Bad in einer sogenannten modernen 2½-Zimmer-Neubauwohnung in unseren Schlaf-Vororten ansehen. (Allein, daß meistens nur luxuriösere Bäder in Villen ein Bidet haben, stimmt unsere französischen Nachbarn bedenklich und der Praktiker könnte ein befremdliches Lied von der Pflege der »unteren« Körperregionen singen, wenn ihm danach wäre!)

Man könnte das Thema *physiologisch* angehen, von Anatomiebüchern übernehmen und staunen:

– daß die Haut allein ⅓ der gesamten Blutmenge aufzunehmen vermag,

– daß sie ca. 5 Mio. Haarfollikel und ungefähr 2 Mio. Schweißdrüsen hat, letztere pro Tag über einen halben Liter Flüssigkeit verdunsten und beim Schwitzen sich diese Menge auf 2–3 Liter steigern kann usw. usw.

Das Thema – und jetzt wird es *praxisnäher* – müssen wir wohl kurz von der *pathogenetischen* Seite betrachten, die *Ursachen von Hautkrankheiten* repetieren, um sie eventuell ausschalten zu können.

BELASTENDE FAKTOREN

✦ *Säurebildende Nahrung:* zuviel Fleisch, Wurst, Innereien – *Schweinefleisch speziell fördert die Abszeßbildung* – zu viele Eier, fetter Käse, erhitzte Fette; die Haut mag ferner nicht die *Kombination von süß und fett*: Schokolade, Pralinen, Torten (*sie unterstützen die Akne*); sie schätzt häufig nicht – auch wenn es sonst noch so gesund sein mag – Obst mit sehr viel *Fruchtsäuren*: Zitrusfrüchte, Johannis- und Stachelbeeren, Kiwi etc. – *sie fördern den Pruritus und das Ekzem*; bekannt ist, daß zuviel *Kaffee Afterjuckreiz fördert*; wer dem *Alkohol* zu sehr zuspricht, dem sieht man es irgendwann im Gesicht an, daß seine Haut im ersten (jahrelang dauernden) Stadium *aufgeschwemmt* wirkt und eigenartig glänzt, im späteren zweiten Stadium *welk, schlaff und blaurot* (Nase und Backen) wird: *Cognac* speziell fördert *Skrotalpruritus*.

✦ *Rauchen verengt* die *Kapillaren* – auch wenn man es noch so verdrängt; starke Raucher – und die Frauen haben gewaltig aufgeholt – sehen nach Jahren *welk und grau* aus.

✦ *Kunstfaserkleidung* (Nylon, Perlon und alle ihre Derivate) *stören das elektrische Hautpotential, reizen* die *Hautnerven* und fördern Pilze. Es erstaunt, daß augenblicklich viele junge Mädchen die engen schwarzen Kunststoffhosen lieben.

✦ Langer *Aufenthalt in geheizten und klimatisierten Räumen trocknet die Haut aus* und macht sie *pruritusbereit.*

✦ *Übermäßiges Sonnengrillen,* zuviel *UV- und Solarien-Bestrahlung reizt und entzündet* die Haut, kann *Hautkrebs* auslösen, *dörrt* die Haut aus und beschert eine *faltige, gegerbte Haut.*

✦ *Zuviel Waschen* der Haut mit *alkalischen und chemiereichen Seifen* und *detergentienreichen Schaumbädern reizt die Haut, fördert Juckreiz und Ekzeme.*

✦ Häufiger oder berufsmäßiger Umgang mit *Chemikalien* (Farben, Lösungen, Schmierstoffen, Lacken etc.) verursacht *Dermatitiden* und *Dermatosen* bis hin zum Hautkrebs.

✦ **Haut und Psyche** – darüber sind ganze Bücher geschrieben. Tatsache ist, daß es eine ständige Wechselwirkung gibt und man nicht immer wird feststellen können, wo Ursache und Auswirkung sind. Anders ausgedrückt: Jeder Laie kann mehr oder weniger schon am Aussehen, an der Strahlung, Färbung, Fülle (»beodet oder entodet« nach Frh. v. REICHENBACH) der Gesichtshaut des anderen feststellen, ob es ihm gut oder schlecht geht. Ein wichtiges Barometer! Und umgekehrt: ein stark mit Pickeln behafteter Jüngling wird seelisch unter seinem Aussehen leiden, Minderwertigkeitskomplexe entwickeln und sich gar zurückziehen.

STÄRKENDE FAKTOREN

✦ **Fasten** nach BUCHINGER, FAHRNER, LÜTZNER, DITSCHUNEIT u.a. Selbst propagiere ich in der Praxis nicht unbedingt das totale Wasser- oder Teefasten, sondern das Gemüsebrühefasten, ähnlich wie es auch ARE WAERLAND mit seinem Basentrunk empfahl. Gemüse – alles, was man gerade zur Hand hat: Kartoffeln, rote und gelbe Rüben, Sellerie, eventuell Lauch und Zwiebeln (wer's verträgt), ein Stück Petersilienwurzel wird mit einem Cenovis-Brühwürfel gekocht. Es können 2–3 Liter pro Tag davon schön warm getrunken werden. Und wer dies nicht durchzuhalten meint – meistens kann man dabei gut weiterarbeiten, wenn es nicht gerade körperliche Schwerarbeit ist – der soll mittags oder abends etwas vom Gemüse essen, vielleicht mit einem kleinen Stückchen Butter. Das wäre dann eine gemäßigte Form (ansonsten sollen das Gemüse die Familienmitglieder essen). Das kann der Patient (und der Therapeut!) 5, 7 oder 12 Tage ohne weiteres im Beruf durchhalten. Für einen längeren Zeitraum sollte man lieber ein Fasten-Sanatorium empfehlen. Ein großer Vorteil ist die Basenüberflutung, die sich auf viele Dermatosen (chronisches Ekzem, Neurodermitis z. B.) äußerst positiv auswirkt. Selbstverständlich muß man mit Klistier, Einlauf, pflanzlichen Laxantien (z. B. Mediolax von MEDICE) oder mineralischen Bittersalzen (z. B. Glaubersalz oder F. S. Passagesalz von VIRGIL MAYER) vorher und nebenher abführen.

✦ **Rohkost** (nach BIRCHER-BENNER z. B.) für einige Zeit kann ebenfalls zum Ziel führen. Aus der BIRCHER-BENNER-Handbuch-Reihe (Reformhaus) wäre jenes für Hautkranke dem Patienten zu empfehlen, preiswert und verständlich.

✦ **Luftbäder** täglich, d. h. ganz einfach nackt für kürzere oder längere Zeit zu bleiben. »Luft an die Haut zu lassen.« Ob man dann da eine »Nacktkörperkultur« daraus macht, sich nach deutscher Art in Vereinen organisiert (»FKK«), muß natürlich jedem einzelnen überlassen sein.

✦ Mit dem vorigen Ideal zu verbinden ist die *Gymnastik* und das für die Haut wunderbare *Trockenbürsten.* Keine Nylonbürsten, sondern Sisal – man kann sie als Handschuh und Rückengurtband überall kaufen.

✦ Trotz aller Warnungen und Vorsicht ist die *Sonne* nach wie vor ein großes Heilmittel. Die *Heliotherapie*, wie sie der Schweizer Naturheilkundige (A. RIKLI) seinerzeit begründete, hat ja auch wenig mit dem stundenlangen Grillen an den Stränden und Anlagen zu tun. Dosiert, ansteigend, Kopf und Schilddrüse schützend, so wäre es vernünftig. K. F. LIEBAU beschreibt auch diese Maßnahme in seinem grundlegenden Werk »Handbuch der Naturheilkunde« (Pflaum Verlag München 1988).

✦ **Hydrotherapie,** d. h. Wasser für die Haut, ist meist unentbehrlich für dieses Organ. Wechselgüsse, warm – kalt und wiederholen, sind wohl das Wichtigste: sie erweitern und kontrahieren die Hautgefäße, trainieren sie also. S. KNEIPP hat es uns in seiner Wasserheilkunde vor über 100 Jahren empirisch aufgezeigt, was heute physikalisch-wissenschaftlich gemessen werden kann (Prof. H.-D. HENTSCHEL u. a.).

✦ Selbstverständlich hat bei der Haut die *Balneotherapie* einen festen Vorbeuge- und Therapieplatz. Die Tradition ist hier mehrtausendjährig; wir müssen uns sogar fragen, ob die alten Römer nicht eine Badekultur hatten, die bei uns trotz aller gründlichen Sauberkeit eben keine »Kultur« ist. Dazu sind unsere heutigen Wohnungen, wo das Bad aus Platzgründen auch Abstellkammer ist, nicht angemessen.

✦ **Baumwolle, Wolle und die teure Seide** wären hautfreundlich. Viele Menschen haben in den letzten Jahren – nach der verständlichen Begeisterung für die pflegeleichten Kunstfaserstoffe – das Angenehme und »Natürliche der Natur« auch hier wieder entdeckt. Den alten Naturheilkundigen ist noch der sogenannte Prof. »Woll-JAEGER« in Erinnerung, der sich ein halbes Leben lang für die Wollkleidung als das einzig Wahre engagierte.

✦ Die Haut wird schöner durch reichlich *Schlaf*; das wissen die Mannequins. (Das Problem für einen Menschen, dessen zentrales Anliegen vielleicht weniger eine makellose Gesichtshaut als vielmehr sein Wunsch nach Bildung und Wissen ist, liegt darin, daß er auf Kosten der schönen Haut abends zu lange lesen wird!) Wer unausgeschlafen ist, sieht et-

was zerknittert aus. Wer nachts zuviel unterwegs ist oder sich gar in rauchigen Lokalen aufhält, wird für schöne Fotos seines Gesichts immer ungeeigneter!

Zum Abschluß sei vermerkt, was angeblich HELENA RUBINSTEIN, die ein Vermögen anhäufen konnte, dadurch, daß sie den Frauen teure Salben verkaufte, im Alter auf die Frage, was sie für das Wichtigste für eine schöne Gesichtshaut ansehe, gesagt hat:

– Viel kaltes Wasser zum Straffen, viel frische Luft, ja nicht rauchen
– Spazierengehen im Regen (hautbefeuchtend)
– Vorsicht mit der Sonne (hautaustrocknend)
– Reichlich Obst und Salat
– Viel Schlaf.

Man hört, daß von Salben nicht die Rede war (obwohl wir sie keineswegs verschmähen). Von den zahlreichen Kosmetikprogrammen ist mir persönlich das von der Firma Dr. GRANDEL in Augsburg (Dr. GRANDELS Naturkosmetik) am liebsten: es sind viele Präparate auf Weizenölbasis, sauber und gut verträglich.

DIE INNERLICHE BEHANDLUNG VON HAUTKRANKHEITEN MIT PHYTOTHERAPIE

Von ca. 500 Arzneipflanzen, die eine Monografie erhalten sollen, sind ca. 300 aufbereitet, damit schon weitgehend die wichtigeren. Die Kommission E in Berlin gab bisher kaum einer Pflanze eine *interne* Hautindikation. Man kann eigentlich nur von zweien sprechen:

– **Dulcamara Solanum,** *der bittersüße Nachtschatten* (Stipites – die Zweigspitzen, die verwendet werden), hat in der Monografie das Anwendungsgebiet: »Zur unterstützenden Behandlung bei chronischem Ekzem«.

– **Faex medicinalis,** *die medizinische Hefe,* die bekanntlich zu den Pflanzen gerechnet wird: »als Adjuvans bei chronischen Formen von Akne und Furunkulose«.

Angesichts dessen stellt sich natürlich die

Frage, was mit all den traditionellen Pflanzen ist, die seit Jahrhunderten oder Jahrzehnten innerlich bei Dermatosen verwendet wurden und werden? Ich nenne einen Teil davon und erläutere wie folgt:

✦ **Carex arenaria,** *die Sandsegge,* zumindest als Teedroge in Mischungen, erhielt eine Null-Monografie mangels Wirkungs-Nachweis. Es waren dafür keine Berichte da. Dasselbe gilt für

✦ **Arctium lappa (Radix Bardanae),** *die große Klette.* Sie galt als Antidyskratikum der alten Humoralmedizin, ein Begriff, der in der heutigen Medizin überhaupt nicht mehr auftaucht. Die Zeit der »Blutreinigungsmittel« scheint vorüber; auch dieser Ausdruck ist der wissenschaftlichen Denkrichtung obsolet. Meiner Ansicht nach geht dies an der Praxis vorbei. Es kann doch kaum sein, daß, nachdem Ärzte und Heilpraktiker eine lange Zeit damit erfolgreich therapieren, dies heute alles Unsinn sein soll! Einer der letzten Praktiker – neben B. ASCHNER –, der dieser Tradition

folgte und einen wahren Schatz an alten Rezepten in seinem Buch »Die antidyskratische Behandlung als Basistherapie chronischer Krankheiten« (Haug-Verlag, Heidelberg 1959) hinterließ, war Dr. med. HEINRICH HONEGGER aus Esslingen. Ein Beispiel eines antidyskratischen Pulvers, das sich vorzüglich zur unterstützenden Behandlung von Hautkrankheiten eignet und in dem die Klettenwurzel enthalten ist, sei interessehalber aufgeführt:

Rp. Rad. Bardanae
    Fruct. Anisi
    Rhiz. Graminis $\overline{aa}$ 5.0
    Lign. Guajaci
    Rad. Imperatoriae $\overline{aa}$ 20.0
    Cort. Lign. Sassafras
    Fruct Juniperi
    Rad. Helenii
    Tub. Jalapae $\overline{aa}$ 10.0
    Fol. Sennae 15.0
    M. f. pulv. D. S.: 3 × tgl. 1 Messerspitze in Wasser.
    Indik.: Allgemeine Dyskrasie.

(Bemerkt sei, daß Tub. Jalapae verschreibungspflichtig sind, früher als drastisches Purgans verwendet wurden. Ich bin jedoch sicher, daß das Rezept auch ohne dieses sehr gut wirksam ist.)

✦ Betroffen macht mich die 0-Monografie von *Sarsaparilla:* ist doch das Monopräparat Sarsapsor BÜRGER bei Psoriasis und chron. Hautleiden wichtig. Es lagen auch hier nicht genügend Belege für die Wirksamkeit vor. Freilich habe ich selbst in den sehr wechselvollen Schuppenflechten-Behandlungen erfahren müssen, daß es *das* Mittel nicht gibt. Und sicher ist verständlich, daß augenblicklich die Lichttherapie (mit entsprechender Unterstützung) das Mittel der Wahl ist.
Nach diesen drei 0-Monografien müssen wir im Rahmen der sogenannten Aufbereitung der Pflanzen für die Monografie zur Kenntnis nehmen, daß bei einigen Heilpflanzen zwar eine *positive äußere Anwendung* nachgewiesen ist, jedoch keine innerliche, wie sie ebenfalls empirisch gesehen wird, aber eben nicht dokumentiert ist.

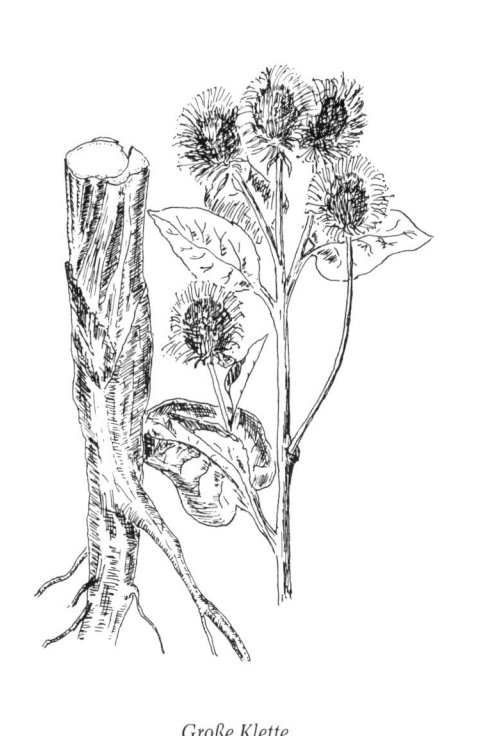

Große Klette,
Arctium Lappa.

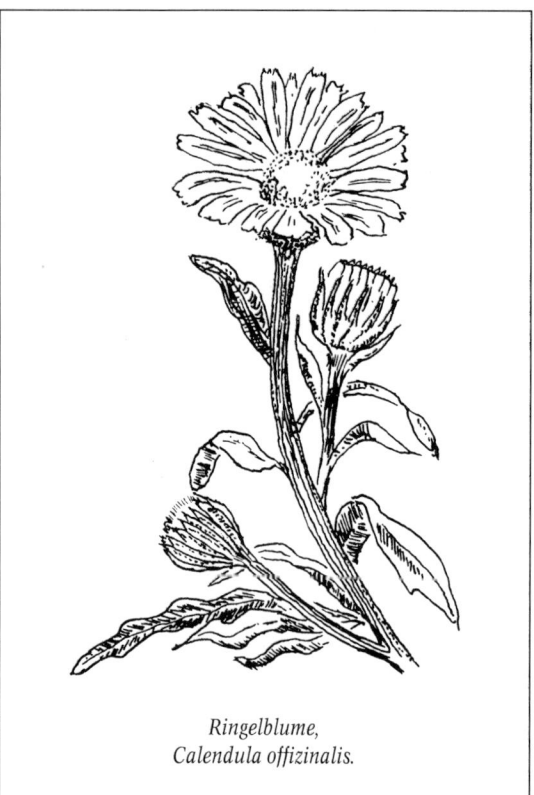

Ringelblume,
Calendula offizinalis.

✦ **Viola tricoloris** zu, *das Acker-Stiefmütter-chen*. Äußerlich »leichte seborrhoische Hauterkrankungen, Milchschorf der Kinder«. Innerlich bei Dermatosen (als Tee) ist die Wirksamkeit nicht nachgewiesen.

✦ *Haferfrüchte und Kraut* erhielten eine 0-Monografie als innerlich verwendetes mildes Sedativum. Äußerlich jedoch – von S. Kneipp in die Badetherapie eingeführt – haben wir für **A. Stramentum, Haferstroh**, zu Bädern (auch Sitzbädern) ein Anwendungsgebiet: »entzündliche und seborrhoische Hauterkrankungen, speziell mit Juckreiz«.

In einer weiteren Gruppe folgen Pflanzen, die zwar eine Positiv-Monografie haben, wo jedoch die Haut nicht einbezogen ist. Es steht auch hier dem einzelnen frei, »seine« Indikation zu bestimmen: er muß sich jedoch im klaren sein, *daß die Kommission E trotz ener-*

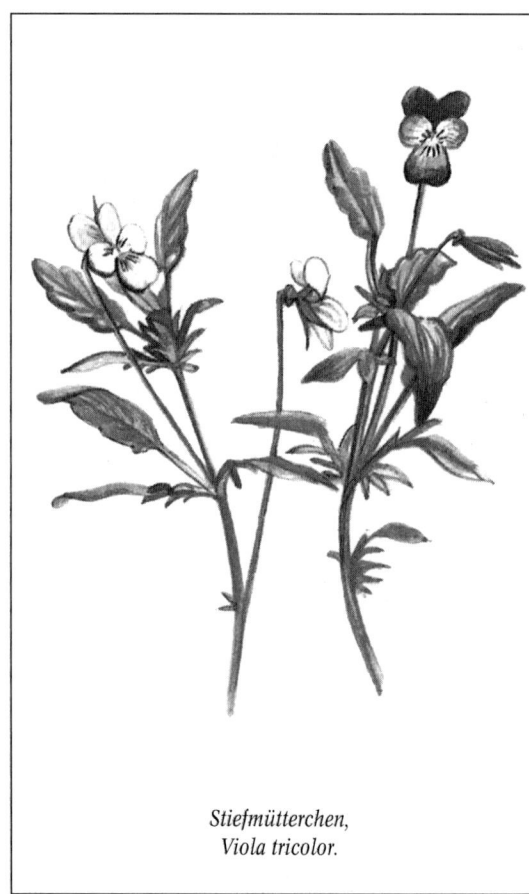

Stiefmütterchen,
Viola tricolor.

✦ **Calendula officinalis,** *die Ringelblume,* gehört hierzu: für äußerlich als Haut- und Wund mittel (Salbe, Umschläge feucht) eine Positiv-Monografie, keine innerliche Wirkung, z. B. als Lymphmittel (Blutreinigung); in Tees wird sie heute lediglich als Korrigens angesehen (schönes Orange und Gelb). Nun sei aber zum Trost gesagt, daß eine monografierte (und im Bundesanzeiger veröffentlichte) Pflanze dem Therapieschatz auf jeden Fall erhalten bleibt und es den Behandlern auch überlassen ist, wie und bei was er sie auch innerlich einsetzt. Dasselbe gilt für

✦ **Juglans regia,** *Walnuß,* deren Blätter (nicht die Fruchtschalen) eine äußerliche Hautwirkung (»Leichte oberflächliche Entzündungen der Haut, übermäßige Schweißabsonderungen, z. B. die Hände und Füße«) attestiert erhielten (Gerbstoffwirkung!), keine interne. Wir gaben und geben sie auch als Tee bei Lymphatismus und Skrofulose. Ähnliches trifft dann noch auf

gischer Literaturrecherchen eine interne Hautwirkung nicht nachweisen konnte. Es sind folgende Pflanzen, die traditionell als blutreinigend, antidyskratisch und damit hautreinigend gelten:

1. Fumaria offic., Erdrauch (Magen-Darm-Galle-Ind.)
2. Juniperus communis, Wacholder (»Roborans«)
3. Nasturtium offic., Brunnenkresse (»Katarrhe der oberen Luftwege«)
4. Triticum repens, Quecke (siehe vorher)
5. Urtica dioica. Große Brennessel (diuretisches Anwendungsgebiet).

Die Liste kann nicht vollständig sein, weil seit eh und je die Ansichten, was hier an Pflanzen in Frage käme, divergierten. Die Auswahl ist also individuell.

Schließlich und letztlich fehlen beim augenblicklichen Stand der Aufbereitung noch einige klassische »Hautmittel« und es muß angenommen werden, daß sie als solche – zumindest innerlich – kaum mit dieser Indikation versehen werden:

1. Anagallis arvensis, Ackergauchheil
2. Berberis aquifolium, Zierberberitze oder Mahonie
3. Clematis recta, Waldrebe
4. Geranium Robertianum, der Ruprechts-Storchschnabel
5. Gratiola offic., Gottesgnadenkraut.

Lediglich zwei Pflanzen – eine höhere (Blütenpflanze) und eine niedere (Hefebakterien), haben in ihrer Monografie ausdrücklich zur innerlichen Anwendung die Haut, wie schon erwähnt: Dulcamara und die Hefe.

Mein persönliches **allgemein naturheilkundliches Rezept** erlaube ich mir in sieben Punkten wie folgt vorzustellen:

1. Hauptfokus Darm sanieren
2. Immunstimulierung, Eigenblutinjektionen mit Echinacea-Präparat
3. Teerezepte
4. Säftekur
5. Hauttinktur innerlich
6. Salbe
7. Bad.

Zu 1: Da über **Darmsanierung** und Symbioselenkung viel geschrieben ist, nur kurze praktische Hinweise, wie ich selbst vorgehe:

a) Fasten mit Gemüsebrühe, um den Stoffwechsel basisch zu befluten.

b) Eine große Rolle spielt nicht nur die chron. Obstipation, sondern in einem hohen Maße der beständig eher weiche, wenn nicht gar durchfallartige Stuhl. Es ist physiologisch klar, daß mit jeder – auch geringen – Flüssigkeit, die der Dickdarm aufgabengemäß nicht resorbiert, lebensnotwendige Mineralien und Vitamine verlorengehen: die Haut ist »bei vollen Schüsseln unterernährt«, leidet Mangel, hat eine Mesotrophie (Prof. W. KOLLATH); das Organ Haut wird durch den Basenverlust übersäuert. Mein Vorschlag wäre, daß, nachdem man jahrhundertelang die Obstipation – zu Recht – so aufmerksam therapiert hat, jetzt ebenso sorgfältig den weichen Stuhl beachtet, sich den Satz von Dr. med. F. X. MAYR klarmacht, daß ein Darm so lange nicht gesund ist, wie der Mensch Toilettenpapier benötigt! Präparate wie Sulfredox, Perenterol, Prosymbioflor und Symbioflor II, Aplona (Apfelschalenpulver), die basische und entgiftende Heilerde u. a. m. bewähren sich täglich. Initial injizieren wir gelegentlich Colibiogen i.m.

Zu 2: Auf die **Eigenblutbehandlung** soll nur kurz eingegangen sein. Viele haben ihre Methode gefunden, mit Aktivierung bzw. Anreicherung ohne und mit apparativer Unterstützung. Das Buch hierzu, der Klassiker von Dr. med. H. HAFERKAMP (Haug-Verlag), darf als bekannt vorausgesetzt gelten. Auch in der Dosierung soll keine Dogmatik stur *eine* Meinung durchsetzen wollen. Ich selbst beginne mit ¼ ml, 1–2mal wöchentlich und steigere jedesmal um ¼ ml; 5–7mal soll eine Kur umfassen. Zuweilen reichen wir mit kurzer UV-Bestrahlung (Hanauer Höhensonne) das Blut ½ Min. an. Ob dies besonders viel bringt, muß ich offen lassen. (Ich habe es vom Kneipparzt Dr. med. KARL SCHÖNER vor 30 Jahren übernommen.)

1 Ampulle Cefasept oder Esberitox oder Toxi-Loges wird zugegeben und i.m. (Glutaeus) injiziert. Bei Reaktionen Pause bis zum Abklingen.

Zu 3: Ein »**Hauttee**« könnte etwa so aussehen:

> Rp. Hb. Fumariae 10.0
> Stip. Dulcamarae
> Rad. Tritici rep. $\overline{aa}$ 20.0
> Flor. Tiliae
> Hb. Urticae $\overline{aa}$ ad 100.0
> M. f. spec.: 2 Eßl./2 Ta Infus
> mit 1 Teel. Honig evtl. bis 3 Wochen
> lang. Dann wechseln mit dem Lymphtee Gerner-Pharma.

Zu 4: Die **Frischpreßsaft-Wildkräuterkur** nach H. PUMPE hat in meinen Therapiekonzepten einen hohen Stellenwert. Sie wird im Frühjahr durchgeführt und dient der Entschlackung. Alle jungen Blätter und Triebe von Heilpflanzen können prinzipiell verwendet werden, die Menge aber machen Brennesseln, Löwenzahn und Giersch (= Geißfuß – Aegopodium podagraria – ein weitverbreitetes Garten-»Unkraut«). Eine Saftpresse haben viele Haushalte; verdünnt wird grundsätzlich 1:5, d.h. 1 Eßl. Kräutersaft :5 Eßl. Wasser oder, noch besser, Buttermilch (keine Obstsäfte). Ungefähres Dosierungsschema ansteigend:

– 2 Tage 1 Eßl. (plus 5 Eßl. Verdünnung)
– 2 Tage 2 + 10
– 2 Tage 3 + 15
  usw. bis auf 7–10–12 Eßl. mit entsprechender Verdünnungsmenge.

Der Patient soll sich während der Kurzeit, wenn das nicht zuviel verlangt ist, vernünftig und reduziert ernähren. Wenn er den durchschlagenden Erfolg sieht, hält er 14 Tage bis 4 Wochen durch.
Reaktionen im Sinne der Verschlechterung des Hautleidens (Vikariation nach H. RECKEWEG) sind nicht auszuschließen: einige Tage pausieren. Evtl. die »homöopathische Brennessel« Urtica urens, die kleine, in der D 2–4 geben, 3 × 1 Tabl. (besonders bei Urtikaria).
Nicht so energisch und durchschlagend wie diese täglich frisch zu pressenden Säfte (ohne Konservierungsmittel jeglicher Art) aber doch geeignet für Menschen, die aus örtlichen oder zeitlichen Gründen selbst nicht frisch pressen

können, sind die Säfte der Firmen SCHOENENBERGER (Magstadt bei Stuttgart) oder KNEIPP (Heilmittelwerk Würzburg).
Dann gehe ich so vor:

– 1 Woche Löwenzahn
– 1 Woche Birke
– 1 Woche Brennessel –
  wer noch weitermachen mag – kann:
– 1 Woche Bärlauch
– 1 Woche Wacholderextrakt von Dr. RITTER (Reformhaus) nehmen.

Die Säfte sind ebenfalls zu verdünnen und angebrochen im Kühlschrank aufzubewahren.

Zu 5: Ein individuelles **innerlich** zu nehmendes Rp. für eine **Hauttinktur** wird ebenfalls ausgestellt. Das folgende soll lediglich ein Beispiel sein:

> Clematis $\oslash$ 20.0
> Tct. Echinaceae 50.0
> Tct. Guajaci 30.0
> M. f. Tct. D. S.: 3 × 30 gtt. p.c. auf Tee

oder

> Cefabene »Cefak« (= Dulcamaratkt.) 50.0
> Berberis aquifolium $\oslash$ 20.0
> Tct. Fumariae 30.0
> M. D. S.: 3 × 25 gtt./Tee.

Auch kann man verordnen:

> Rp. Succ. inspiss. Juniperi 250.0
> S.: 2–3 × 1 Teel.
> (das ist eingetrockneter Wacholdersaft)..

Zu 6: Auf *Salben* möchte ich nicht allzusehr eingehen: An ihnen fehlt es am wenigsten und die Mehrzahl der Patienten kommt mit einer Plastiktüte voll und frägt, welche die beste sei. Nun, in diesem Fall wird es schon gut sein, wenn man kortisonhaltige Salben ins zweite Glied stellen kann – ansonsten wird dem Hautarzt die äußere Therapie gelassen, er versteht davon viel (und hält bekanntlich von der inneren wenig). Nicht immer müssen es Mischungen sein und nicht immer muß es ein Fertigpräparat sein, obgleich viele gute auf dem Markt sind. Die Apotheke hat aber meistens:

Ungt. Hamamelidis 50.0
D.: zur Hautpflege bei gereizter, zerkratzter, wunder Haut –

vielleicht im Wechsel mit

Ungt. Chamomillae 50.0
D.: besonders für Kinder auch.

Wenn eine gerbstoffreiche Salbe (wie auch Hamamelis) erwünscht ist, dann

Rp. Ungt. Quercus 5%ig, »Weleda« OP
D.: oder – dies ist dann kein Monopräparat, sondern ein Dreistoffgemisch:
Ungt. Quercus comp. »Wala« OP
D.

Vergessen soll man den Perubalsam nicht bei Schrunden, Frostbeulen, Afterekzem (Wechselmittel Ekzevowen von WEBER & WEBER):

Ungt. Balsami peruviani 30.0
D.

Am bekanntesten ist – dank MARIA TREBEN – die Ringelblumensalbe:
Ungt. Calendulae 50.0
Von vielen Laien wird sie falsch eingesetzt (als Venen-Rheuma-Salbe etc.), wobei sie natürlich überfordert wird.
Qualitätsunterschiede dürften gewaltig sein, und ich weiß nicht, was ich von den selbstgemachten (mit Schweineschmalz) halten soll: ob da die Farbstoffe u. a. auch reinkommen?
– *Cardiospermum-Salbe* DHU bei allergischen Hautreizungen
– *Mandelöl* (Amygdalum Oleum) bei trockener Haut
– *Echinacin-Salbe* bei schlechtheilenden Wunden
– *Aloe-Salbe* (z. B. von Fa. JUKUNDA) bei Verbrennungen – hier ebenso Johanniskrautöl (Rotöl JUKUNDA)
– *Malvensalbe* (Ungt. ex. fol. Malvae) bei Pruritus vulvae et ani
– *Arnikasalbe* bei Blutergüssen der Haut.
Wenn *der Haut der Schutzmantel fehlt* – Trias: trockene Haut, die sich kleieförmig schuppt, spröde Fingernägel und brüchiges Haar – ist äußerlich die fettreiche Vitamin-F-

Salbe von CEFAK, das Haaröl von WELEDA und innerlich Silicea D 12, 3 × 2 Tabl. oder Silicea oplx. ebensoviel oder Silicea-Balsam aus dem Reformhaus günstig. A-Mulsin forte von Mucos sollte nicht fehlen.
Wenn wir *die Haut* berechtigtermaßen als *das Ausleitungssystem* neben Niere und Darm (die drei »großen Ventile«) ansehen, gilt immer wieder der Satz von E. AUSMEIER »mehr raus als rein« als therapeutisches Grundprinzip. Und ferner: »therapeutisch nicht stimulieren ohne Ausleitung« – also ist Stuhlregulation (mehr Ballaststoffe) und Anregung der Nierenfunktion (mehr Neutralflüssigkeit) das A und O der Behandlung. Entlastung statt Belastung. Die schulmedizinische Dermatologie der Gegenwart mit dem »Zuschmieren der Haut« kann nicht der Weisheit letzter Schluß sein. Man sehe allein in der Roten Liste die Anzahl der aufgeführten Salben! Warum sollen denn die Gesetze der humoralen Fließsysteme heute nicht mehr gelten?

Voll- und Teilbäder mit
– Weizenkleie: hautreizmildernd
– Kamille: antiphlogistisch
– Haferstroh: günstig bei Skrotum-Ekzem und Pruritus vulvae
– Zinnkraut: hautgewebefestigend (Kieselsäurewirkung)
– Eichenrinde: Gerbstoffwirkung, Afterekzem,
kämen aus dem Phytoschatz für die Haut in Betracht. Das Wunderbad gibt es natürlich nicht: aber viele Firmen stellen vorzügliche Produkte her. Ich kann nur nennen, womit ich eigene Erfahrungen habe:
– PINO, Freudenstadt
– Dr. SCHUPP, Freudenstadt
– JUKUNDA, Planegg (nach Rezepturen von LUDWIG JOHANNES SCHMITT, genannt »Atem-Schmitt«).

Bei der Crux der Neurodermitis und Psoriasis hat sich in neuerer Zeit besonders das Kamillenbad der Firma APS, Starnberg, bewährt. Vorzüglich zu kombinieren ist dieses Bad mit der internen Therapie mittels AZ 8 BERIS, Drag. – dem Blauöl (Azulen) der Kamille (Ekzeme, Dermatiden) von der Fa. »BIOLOGISCHE UNION«. Es soll die Histaminfreisetzung im Organismus fördern und trägt damit zur Überwindung der chronischen Hautentzündung bei.

DAS EKZEM

Ernährungsumstellung und -ordnung sind die Hauptsache. Fett und Milch müssen oft weggelassen werden: Mandelmilch, Sojaprodukte, Töpfer-Produkte. Dauer ca. 4 Wochen – dann Versuch mit Sauermilchprodukten. Auch Wechsel der Mehlart ist evtl. wichtig: statt Weizenmehl Maisstärke. Zur kalorischen Anreicherung Honig, Sojaöl, Vitamin A: A-Mulsin jedoch cave Überdosierung. Medikamentös liegen Erfahrungen vor mit Calcarea carbonica oplx im Wechsel mit Aurum oplx: 1–2 Tabl. pro Tag. Töpfer-Kleiebäder, Kamillenbäder und -salbe. Sojaöl äußerlich oder

> Ol. Sojae
> Zinc. oxyd. $\overline{aa}$ 25.0
> M. f. ungt. D.

Das Ekzem ist ein »Kreuz der Medizin«. Die *Disposition mancher Menschen dazu ist weitgehend ungeklärt.* Allergische Tendenz scheint in vielen Fällen vorhanden – aber solche Erklärung befriedigt ja letztlich auch wieder nicht, sie ist nicht kausal. Bei der **akuten Form** zur Beruhigung feuchte Umschläge: eine Wohltat für die hochentzündete Haut. Kamille ist hier nicht immer geeignet (wie auch bei der Bindehautentzündung kann sie reizen), dafür Flor. und Fol. Malvae = Malve und Cortex Quercus = Eichenrinde. Auch Luvos-Heilerde als kühler Brei oder Quarkwickel. Vorsicht Puder: evtl. Bolus alba verwenden, Calendulasalbe.

Diät: 2–3 Apfel- oder Rohkosttage: entsäuern!
– Belladonna D 4 bei hochakuter Dermatitis mit brennend-heißer Haut, hochrot: 2stdl. 5 gtt.
– Rhus tox. D 4–6 (Bläschen, stark juckend)
– Arsen. alb. D 6 (scharfe, brennende Absonderungen)
– Fast immer gebe ich als Reaktionsmittel Sulfur oplx – 3 × 1–2 Tabl.

Noch schwieriger wird es mit dem **chronischen Ekzem**. Familiäre Disposition (evtl. Asthma!) häufig. Man sagt natürlich, der Stoff-wechsel sei gestört – das mag schon sein; man sagt, eine Übersäuerung wäre vorhanden – das stimmt sicher auch. Letztlich logisch ist es trotzdem kaum: unzählige andere sind ebenfalls stoffwechselgestört und haben eine harnsaure Diathese – aber deswegen kein Ekzem. Dann natürlich psychisch. Haben nicht unzählige Menschen eine »gestörte Psyche«? Wer hat eine »normale«? Wer ist hier der Beckmesser, der die Grenzen zieht? Wäre es nicht das ehrlichste, wir würden sagen: wir kennen die hintergründige Kausalität auch beim Ekzem nicht?

Umstimmungstherapie, auch Ernährungsumstellung unerläßlich. Täglich morgens *Ganzwaschungen, evtl. mit Zusatz von Obstessig; Kleiebäder, Kamillebäder, Zinnkrautzusatz, Eichenrinde. Tägliche Luftbäder* sind unentbehrlich. Im Gegensatz zum akuten Ekzem hier *Sonnen- und Höhensonnenkuren.* Keine Zerstörung des Säuremantels durch alkalische Seifen, Borax, Soda. *Medizinische Seifen* wie Satina etc. verwenden, Kamillenseifen.

Innerlich ein »*Stoffwechseltee*«:

Rp. Stipit. Dulcamarae	20.0
Rad. Taraxaci c. Herb.	30.0
Hb. Urticae	50.0
Rhiz. Graminis	20.0
Fruct. Cynosbati	30.0
M. D. S.: 1 Eßl. 2 Ta Infus.	

An weiterer Arznei kann eine bewährte Mischung gegeben werden (JOSEF ANGERER):

Rp. Cefasept	
Cefabene	$\overline{aa}$ ad 100.0
M. D. S.: 3 × 30 gtt. p. c.	

Bei *trockenem chronischem Ekzem*:

Euphorbia oplx	100.0
3–5 × 20 gtt. a.c./Flüss.	

Beim *nässenden Ekzem*:

Scabiosa oplx	100.0
3–5 × 20 gtt. a.c./Flüss.	

An Sulfur muß natürlich gedacht werden – D 6 bis D 12 mehr die trockene Form; Graphites D 6–4 bei pastös-dicken Menschen und trocken-schuppender Haut; Silicea D 6, D 3 bei nässendem Handekzem (Betonarbeiter, Maurer); Sepia D 6 bei Ekzem im Klimakterium; Viola tricolor ∅ – D 2 bei Gesichtsausschlag und hinter den Ohren, bes. bei Kindern.

Bei Ekzem, das vor allem bei dicken Menschen, die leicht schwitzen, an den Achseln und der Oberschenkelinnenseite auftritt (dyshidrotisches, intertriginöses Ekzem), ist Puder kaum zu entbehren:

Rp.	Acid. salizyl.	1.5
	Amyl. trit.	5.0
	Talc. venet.	ad 50.0
	M. D. S.: Körperpuder.	

Vorsicht Achselsprays (Desodorantien)!

Schweißhemmende Tees können wichtig sein, weil man mit ihnen nicht im negativen Sinne etwas unterdrückt, sondern vielmehr umleitet (Darm – Niere):

Rp.	Fol. Salviae	
	Hb. Hyssopi	
	Fol. Juglandis	
	Fruct. Cynosbati	$\overline{aa}$ ad 100.0
	M. D. S.: 1 Teel. Infus/2 Ta tgl.	

Sambucus nigra D 2 bei postinfektiösen Schweißen; Jaborandi D 4 bei vegetativen Schweißen (latente Hyperthyreose); Acid. sulf. D 6–4 bei klimakterischen Schweißen. Symptomatisch schließlich auch Salvysat BÜRGER, ein Salbeikonzentrat, 3 × 2 Tabl. oder Salvia oplx, auch Salbeitee alleine.

Der **Juckreiz** kann eine böse Sache sein – viele sagen, er sei schlimmer als Schmerz. Oft gibt man alles, was man nur kennt, und kann den Patienten nicht zufriedenstellen: er kratzt sich blutig. Positive Erfahrungen liegen vor mit:

Rp.	1.	Calcium Sandoz forte Brausetabletten OP X oder XX
		D. S.: früh und abends 1, auch bis zu 5 Stck. pro Tag
	2.	Cistus canad. oplx OP (25.0 oder 100.0)
		D. S.: 3–5 × 20 gtt. 1 Eßl. Flüssigkeit
	3.	Ekzemsalbe Warondo OP
		D. –
	4.	Schwefelbäder »Klopfer« OP
		D. –

Pruritus vulvae bedarf bisweilen hormonell-stimulierender Therapie: Cimicifuga, vielleicht in Form von Cimisan T 2 × 20 Tropfen; Caladium Seguinum D 2–1, 5 × 10 gtt.; Antimonium crud. Tabl. D 4, D 6, 5 × 1 Tabl. lutschen.

Wenn der *Pruritus leberbedingt* ist, wirkt Dolichos pruriens (die Juckbohne) D 3, 2 als Tabl. oder Oligoplex 3–6 × 15 gtt.

Bei **Analekzem**: Venenmittel, Hamamelissalbe und -zäpfchen. Paeonie offic., die Pfingstrose, D 3 oder Oligoplex, Ekzevowen-Salbe, DUOFORM, Drag.

Bei Kindern natürlich an Madenwürmer denken. Feuchtes, kühles KNEIPP'sches Dreieckstuch, mit Eichenrindenabsud getränkt.

Die Akne (vulgaris, necrotica), die Pubertierende befällt, Gesicht und häufig auch Rücken; die »fette Haut«, die sog. Seborrhoe, damit verbunden: Trockenbürsten, Hefetabletten. Als Rezeptbeispiel könnte gelten:

Rp.	Hefetabletten »Fides«
	D. S.: 2–3 × 7 p.c.
	D. –
	Euphorbia oplx OP
	D. S.: 5 × 15 gtt. a.c./1 Teel. Wasser im täglichen Wechsel mit Sulfur oplx 3 × 2 Tabl.

Vermeiden sollte man unter allen Umständen, daß die Narben zu groß werden, damit später kein pockennarbiges Gesicht zurückbleibt (Eigenblutinjektionen!).

Bei Mädchen und Frauen wird bisweilen die sog. Pille wegen der Akne verordnet. Da hier aber eine Nutzen-Schaden-Abwägung erfolgen muß, wäre an Agnolyt MADAUS, morgens 40 gtt. zu denken: Der Agnus-castus-Extrakt kann eine *Normalisierung des Sexualhormonhaushalts über die Hypophyse* bewirken; das Praemenstruum kann bekanntlich eine bestehende Akne verschlechtern. Man nimmt an, daß die Akne ihre Ursache im Überwiegen der Östrogene gegenüber den Östrogengegenspielern hat (Hyperfollikulinie).

Schwefel-Diasporal-Creme »Protina« äußerlich versuchen. Das Ausdrücken bereits entzündeter »Mitesser« vermeide man: Neuinfektion ist die Folge.

Freilich ist es deprimierend, daß man gerade dann die Akne bekommt, wenn man am meisten »gefallen« möchte, und insofern stellt sie ein psychisches Problem dar, das zu Isolation führen kann.

Ob allerdings die Empfehlung in der Wochenzeitschrift »Die Zeit« (Autor W. E. J. SCHNEIDRZIK) eine generelle Lösung darstellt, muß jeder selbst beurteilen:

»Bemerkenswerte Erfolge hat man durch eine innerliche Behandlung mit dem Antibiotikum Tetrazyklin erzielt. Die Patienten schlucken täglich 0,25 bis 1,0 g pro Tag. Eine Großuntersuchung in den USA zeigte die gute Wirkung des Mittels. Die seltenen Nebenwirkungen äußerten sich im wesentlichen als Verdauungsstörungen. Tetrazyklin darf allerdings nicht vor der Pubertät gegeben werden, da es zu bleibenden Verfärbungen der Zähne führen kann. Auch Schwangere dürfen es wegen der Gefahr für das ungeborene Kind nicht nehmen. Wie das Antibiotikum wirkt, weiß man nicht genau. Wahrscheinlich vermindert es die Mikroflora im Talg der Haarwurzel und verringert damit die Tätigkeit des Enzyms Lipase, das aus dem Talg freie Fettsäuren herausspaltet.«

HAARE UND NÄGEL

Bei Störungen des Haarwuchses oder beim Haarausfall ohne sichtbaren Anlaß gebe ich zunächst morgens 2 Tabl. Calcium fluor. D 12, abends 2 Tabl. Silicea D 12.

Da vom Haarausfall sehr häufig junge Frauen mit einer leichten Schilddrüsenstörung betroffen sind, wäre diese unbedingt mitzubehandeln: Thyreogutt 3 × 1 Tabl. lutschen oder Thyreovalun früh und abends 20 gtt., Thyreologes Tabl. oder Tropfen.

Ist der Patient damit nicht so recht zufrieden, wechseln:

Rp. Priorin Kaps. 1/1 OP
    D. S.: früh und abends 2 p.c.
    Silicea oplx Madaus OP
    D. S.: mittags 2 a.c. lutschen.

Auf die äußere Behandlung lege ich keinen allzu großen Wert – hat man doch zu oft gesehen, daß die Patienten alles Mögliche versuchen, der Erfolg aber spärlich ist. Ich lasse selbstverständlich weitermachen, was er bisher schon gemacht hat, wenn er (sie) sich etwas davon verspricht.

Eine Ausnahme wäre vielleicht die Triaktin-Kur, von der immer wieder Positives berichtet wird.

Auch Dr. GRANDELS Weizenkeim-Vollextrakt-Kapseln (3 × 1) sind innerlich nützlich. Anzumerken wäre, daß im Priorin Hirseextrakt enthalten ist und der Rat, die mineralstoffreiche Hirse zu essen, gegeben werden sollte. (Der Hirsebrei im Märchen hat vielleicht eine tiefere Bedeutung: längst hat man darauf hingewiesen, daß jene Völker, bei denen die Hirse noch im Mittelpunkt der Breiernährung steht, weniger für Krebs disponiert sind. Auch wird der magnesiumhaltigen Hirse ein Effekt zur Verringerung der Herzinfarktquote zugewiesen.)

Bei Störungen des Nagelwachstums kann man im Grunde wie vorher verfahren, denke aber auch an die Kytta-Nagelsalbe.

Wenn es sich um **Pilzbefall** handelt, muß versucht werden, diesen zu beseitigen: Usneaderm von WEBER & WEBER äußerlich hat sich bewährt. Leider enthält es die Usninsäure, einen Stoff aus der Bartflechte, der antibakteriell wirkt, nicht mehr.

Zu den Haaren noch ein kleiner Nachtrag: Erstaunlich gut sind die *Holz-Haarkämme.* Sie vermeiden eine elektrostatische Aufladung, kratzen die Kopfhaut nicht auf und verringern die Zahl der ausgekämmten Haare erheblich (Prospekt beim Kammacher M. GROETSCH, 91235 Enzendorf oder Naturkostläden. Sie halten länger als man denkt!)

Am Beispiel der *Haarfärbemittel* ließe sich auch das traurige Kapitel demonstrieren, mit welchem Enthusiasmus neue Mittel immer wieder hoch gepriesen werden – und schließlich wegen Kanzerogenitätsverdacht verschwinden! Man muß nach wie vor zur Vorsicht raten.

Dasselbe gilt für »den Sonnenschein aus der Pille«: eine französische Firma versprach eine »aprikosenfarbene Haut ohne Sonne, ohne Solarium oder Cremes« – und nahm das Medikament, das auch in der BRD beliebt war, als leberschädigend vom Markt.

Auf solche Experimente lasse man sich nicht ein.

HERPES ZOSTER

Die Gürtelrose, soweit man diese Viruserkrankung mit Einwirkung auf die Haut hier aufführen muß, scheint nicht undankbar in der Therapie:

a) 1–2tägige Vitamin-B-Injektionen (Medivitan, Milgamma, Neurobion), später 1–2 × wöchentlich.

b) An den injektionsfreien Tagen 3 × 2 Kps. Milgamma oder Medivitan-Neuro-Drag. 3 × 2.

c) eine Mischung von

> Gelsemium D 4
> Rhus tox. D 4
> Mezereum D 4   aa ad 30.0
> M. D. S.: 3 × 20 gtt. a.c./Flüssigkeit.

d) Nosode

> Herpes zoster D 1000
> Staufen-Pharma Göppingen
> 1–2 × 1 Gabe von 5 Glob.

e) Äußerlich Einreibung mit Johanniskrautöl (Rotöl JUKUNDA)

f) Gute Erfahrungen liegen vor mit dem antiphlogistisch wirkenden

> Wobenzym, hochdosiert, möglichst aber sofort
> 6–15 Drag. pro Tag oder das Granulat.

g) die Wirbelsäule sollte chiropraktisch behandelt werden, sobald das akute Stadium abgeklungen ist (Segment-Therapie).

h) Ist das Auge mitbetroffen (Hornhaut), ist selbstverständlich der Augenarzt hinzuzuziehen.

i) Fokalsanierung – Zähne! – sonst kann ein Rezidiv nicht ausgeschlossen bleiben.

k) Gelsemium oplx 4 × 20 gtt. zur Neuralgie-Nachbehandlung.

DIE NEURODERMITIS

Die Münchner Naturheilärztin S. FLADE schreibt in der »Naturheilpraxis« 3/91: »Die Zunahme der Neurodermitis-Fälle an Zahl und Schwere gibt Anlaß zur Besorgnis und stellt den Therapeuten häufig vor nicht geringe Schwierigkeiten. Die Behandlungsversuche der konventionellen Medizin führen – sieht man von einer vorübergehenden Unterdrückung der Symptome durch kortisonhaltige oder andere Salben ab – zu keiner echten und anhaltenden Besserung der für den Patienten so quälenden Symptomatik.« Sie spricht dann von der atopischen Erbanlage, warnt vor Kuhmilch in der Säuglingsernährung, empfiehlt langes Stillen (wir leben ganz offensichtlich in einer Zeit, wo Selbstverständliches immer wieder hervorgehoben werden muß!), rät von Hühnereiweiß, Nüssen, Zitrusfrüchten, Zucker und Süßigkeiten ab. Der mühsame Weg, alle Nahrungs-Allergene auszuschließen, läßt sich also nicht vermeiden. Die Kinesiologie zum Austesten erwähnt die Autorin als »erstaunlich zuverlässig«. Ansonsten: Aufbau der Darmflora mit den uns bekannten Medikamenten, evtl. Bekämpfung von Candida albicans, Klimakur, Homöopathie, Eigenblutbehandlung, Mineraliensubstitution, Bioresonanztherapie und das Lycotronic-Gerät.

Die *Neurodermitis* – N. constitutionalis, N. disseminata, endogenes Ekzem, Asthma-Prurigo, früh- und spätexudatives Ekzematoid, atopische Dermatitis – allein schon die zahlreichen Namen zeugen von einer Verunsicherung, einer unklaren Diagnose. Für eine Basisbehandlung mittels Naturheilkunde ist dies jedoch nicht von ausschlaggebender Bedeutung. Diese erblich prädisponierte Erkrankung hat als Hauptsymptom den *quälenden Juckreiz, besonders nachts*. Da Kinder vor allem betroffen sind, schreibt Prof. H. SCHILCHER (»Phytotherapie in der Kinderheilkunde«, Wissenschaftliche Verlagsgesellschaft, Stuttgart 1991): »... kann die Phytotherapie bei der Linderung der lästigen bzw. häufig quälenden Symptome Hilfe leisten.« Er führt Kamillenöl (für die trockenen Areale) und/oder Kamillen-Creme an, bei nässenden Stellen Kamillen-

Zinksalbe. Außerdem Haferstrohvollbäder oder Kleiebäder sowie »Minzöl-Wasser-Waschungen« mit 5–10 Tropfen Pfefferminzöl auf 1 Liter Wasser (kräftig schütteln) zur Juckreizlinderung.

Ohne **interne Therapie** geht es auch hier nicht – und Erfahrungen positiver Art liegen mir mit folgenden Oligoplexen vor:
Als Basismittel Bellis oplx. 3–4 × 1–2 Tabl. (zusätzlich juckreizmildernd); Dolichos oplx 3–5 × 10–15–20 gtt. (juckreizlindernd) im Wechsel mit Scabiosa oplx (mehr bei nässendem Ekzem), dieselbe Dosierung.

An Einzelmitteln versuche man:
– Antimonium crudum D 4–D 6 Tabl. (chron. Ekzem)
– Arsenicum album D 12 Tabl. oder Dil. (Dermatitiden, Ekzeme)
– Graphites D 4, D 12 Tabl. (trockene und rissige Haut)
– Hydrocotyle asiatica ein (subtropischer Doldenblütler) D 2, D 3 Dil. (Juckreiz)
– Calcium carbonicum D 6, D 12 als Tabl. (Konstitutionsmittel).

Wie immer habe ich die von mir seit 30 Jahren bevorzugten Potenzierungen angegeben. Extern sei an das medizinische APS-Hautbad auf Kamillenölbasis erinnert, das vorzügliche unterstützende Dienste leistet.

Bei der **Diät** muß man darauf gefaßt sein, daß es ein langwieriger Weg wird: Milch und ihre Produkte sowie Hühnereiweiß müssen strikt vermieden werden. Auch Getreideprodukte können allergisierende Wirkung haben. Auf umfangreiches Ausprobieren (Auswahl- bzw. Ausschlußdiät) oder auch Austesten wird man meistens nicht verzichten können.
Zu Recht sagt der Heilpraktiker GERHARD GLAS aus Augsburg: »Kein Ekzem und keine Neurodermitis kann man heilen, solange Milch und ihre Produkte genommen werden.«
Was ist im übrigen schon alles bei Juckreiz empfohlen worden! Während dies geschrieben wird, fällt mir ein Aufsatz in die Hände aus der Medizinischen Monatsschrift von 1950, worin ein Hautarzt über Strontium-Brominjektionen als »vorzügliches und gefahrloses Mittel zur Behandlung akuter, juckender und nässender Hautkrankheiten« berichtet. Heute ist man darüber verwundert bis entsetzt!

Ein **Basis-Rezept bei Neurodermitis**:

> Gerner Mixtura Antiallergica 200.0
> S.: früh und abds. ½–1 gestrichenen Teelöffel langsam im Mund zergehen lassen.
>
> Cefabene »Cefak« 100.0
> (∅ = Dulcamara – Bittersüßer Nachtschatten-Pflanzenextrakt)
> S.: 3–5 × 20–40 gtt.
>
> im tägl. Wechsel dazu:
> Cefasulfon 2 × 50.0
>
> S.: 3–4 × 20–30 gtt.
> Xeroderm-Lotion OP
> S.: 2 × tgl. einreiben.
>
> im Wechsel Leber- und Nierentee
> (z. B. Lebertee JUKUNDA und GERNER Urologicum – mindestens 2 Tassen tgl.)
> (Eigenblutinjektionen im Herbst und im Frühjahr, 5–7mal, ansteigend dosiert unter Zusatz von jeweils 1 Ampulle (= 1 ml) Cefasulfon oder Acirufan Galmeda).

Die Neurodermitis nimmt nach wie vor zu. Die Symptome verringern sich durch die drei »S«: Sommer, Sonne, Sorgenfreiheit. Oft unterhalten die Negativreaktionen einen Teufelskreis, aus dem Neurodermitiker und ihre engsten Bezugspersonen nur schwer herauskommen: blutendes Ekzem – Vorwürfe – Frustration – Juckreiz – erneutes Kratzen – Entzündung.
Milch, Milben und Streß auf der einen Seite, Entlastung der Haut durch eine säurearme, vorwiegend vegetarische Ernährung andererseits: leider gibt es nicht *eine* Ursache und auch kein Patentrezept.
1991 liest man in der Presse, daß in den *neuen Bundesländern*, gemessen an der Bevölkerungszahl, rund viermal soviele Menschen an der juckenden Hautkrankheit Neurodermitis leiden als im Westen. Der Grund für die hohe Krankheitsrate im Osten soll die ungleich höhere Belastung der Umwelt mit Schadstoffen sein, die gewissermaßen die biologische Abwehr des Menschen »durchlöchere«.

Nach Angaben des »*Bundesverbandes Neurodermitis-Kranker in Deutschland*« (Boppard am Rhein) leiden 3 Millionen in ganz Deutschland an Neurodermitis. Rund die Hälfte davon sind Kinder im Alter bis 12 Jahren. In der früheren DDR sei die Neurodermitis, die dort korrekterweise immer als »endogenes Ekzem« bezeichnet wurde, vor allem mit Kortison behandelt worden, Kinder nicht ausgenommen. Der Bundesverband plädiert aber dafür, Kortison nur »im Notfall als letztes Mittel« einzusetzen. Gut bewährt hätten sich nach seiner Meinung, und das ist doch erstaunlich, homöopathische und naturheilkundliche Therapie, die in Verbindung mit einer Ernährungsumstellung und einem positiven, psychischen Aufbautraining stehen sollten. Bei der Ernährung soll alles vermieden werden was Schadstoffe enthält und so das Immunsystem des Körpers schwächt; man empfiehlt viel Obst und Gemüse, keine Konserven, wenn Tiefkühlkost, dann nur selbsteingefrorene, und viel Bewegung in frischer Luft.

Diesen guten Ratschlägen kann man eigentlich nichts hinzufügen.

Die *Atopie bei der Neurodermitis* scheint auffällig: wie ich es beim *Wechsel Ekzem – Asthma* erwähne, kann man auch hier das Überwechseln in die spastische Bronchitis immer wieder beobachten. Wir haben es ohne Zweifel mit einem klassischen *Vikariationsprozeß* zu tun *im Sinne* RECKEWEGS.

Manche Psychologen meinen, daß bei *neurodermitischen Kindern* ein Fehlverhalten der Mutter vorliege: grob gezeichnet würde die Mutter alles reglementieren, das Kind seine eigene Persönlichkeit nicht entfalten können, im Juckreiz und Kratzen zeige sich die Autoaggression des Kindes. Gesprächstherapie – wenn die Mutter das annehmen kann.

Versuchsweise auch die Hautplus-Tabl. Dr. HAGEDORN: sie enthalten u.a. Viola tric. D 2, Antimon. crud. D 3, Bellis D 1, Arctium lappa und Cistus can. D 2 (Hagemed Naturarznei-Vertriebs-GmbH, München).

Prosymbioflor, Symbioflor II, Echinacea-Präparate, Cardiospermum- und Calendula-Salbe, adstringierende Bäder (Eichenrinde), Aurum oplx. im Wechsel mit Calc. carb. oplx. neben Bellis oplx. und Cistus can. oplx.

In den letzten Jahren rückte auch die Gabe von essentiellen Fettsäuren (Linol- bzw. Gamma-Linolensäure) in den Vordergrund. Speziell wäre das Öl der Nachtkerze (Oenothera biennis) zu erwähnen: Efamol 500, Dosierung der Kapseln nach Schema! Bewährt hat sich in meiner Praxis das Nachtkerzenöl zusammen mit der GERNER Mixtura Antiallergica 100.0 oder 200.0 zu geben: 2mal täglich einen gestrichenen Teelöffel im Mund langsam auflösen lassen.

Bemerken möchte ich, daß es vom Kollegen H. PORTOFOÉ in Wunsiedel eine vorzügliche Arbeit »Die atopische Diathese« in der Zeitschrift »Das Seminar« 1/90 (Hessisches Winterseminar Wiesbaden) gibt.

Interessant ist in diesem Zusammenhang: Der *Allergiebegriff* wurde erst 1906 von dem Wiener Kinderarzt CLEMENS VON PIRQUET begründet. Er subsumierte darunter zunächst alle Formen von Überempfindlichkeitsreaktionen. Mit der Entdeckung des Immunglobulins E als Mittler allergischer Reaktionen wurde der Begriff 1966 dann sehr viel enger gefaßt und nurmehr Reaktionen verstanden, die immunglobulinvermittelt sind.

Und schließlich: Die **Wechselwirkung Ekzem – Asthma** habe ich gleich zu Anfang meiner Praxis erfahren: Ein Hausmeister kam mit einem hartnäckigen Handekzem. Mit Sulfur oplx., Silicea D 12 Tabl., Hauttee, Ekzevowen-Salbe und Eichenrindenbädern verschwand das Ekzem fast völlig – dann aber kam der Patient und klagte, daß sein altes Asthma jetzt wieder aufgeflackert sei – und, wenn er die Wahl hätte, würde er fast lieber das Ekzem an der Hand wiederhaben!

In jüngster Zeit war es ein Mann, der eine asthmatische Erbanlage hat. Mit Bronchial-Asthma-Tabletten von Magnet-activ, Santaflora-Galmeda und Eigenblutinjektionen mit Zusatz einer Ampulle Regarsinum kamen wir gut voran. Ein Prüfungsstreß während des Studiums ließ dann ein Ekzem aufflackern.

DIE PSORIASIS

Die Schuppenflechte kann neuerdings einer speziellen Lichttherapie zugeführt werden und hat dadurch in den letzten Jahren einen Teil ihres Schreckens verloren. Dies ist, wie gesagt, relativ neu; jahrzehntelang hatte man damit viel und oft vergebliche Mühe: dachte man, es wäre endlich eine Besserung – so kam unvermittelt ein neuer Schub. Im Laufe der Jahrzehnte konnte ich – teilweise zusammen mit meinen damaligen Mitarbeitern, THOMAS REST (heute Bad Tölz) und HEINZ BLEY (Wuppertal-Elberfeld) viele Erfahrungen sammeln. Wir hatten einige Erfolge bei Menschen, die stark kortisonabhängig waren, und es sammelte sich daraufhin eine Anzahl von Betroffenen in der Praxis. Es waren sehr wechselvolle Erfahrungen, die wir machten; wie gesagt: ehe es die heutige Lichttherapie gab. Das Grundkonzept möchte ich beschreiben.

✦ Zunächst bekam jeder Patient die *Brennessel saftkur mit Buttermilch*. Dies ist natürlich nur im Frühjahr möglich. Es wurden zwar auch die Säfte von SCHOENENBERGER und KNEIPP-Heilmittelwerk verwendet, aber mit Einschränkung, weil man doch sehen kann, daß die Frischsäfte intensiver wirken. Diese Kuren sind im Buch beschrieben und ich brauche folglich nicht weiter darauf einzugehen.

✦ *Sulfur* wurde in jedem Fall gegeben, entweder Sulfur Oligoplex MADAUS 3×1–2 Tabl. lutschen oder als Einzelmittel in D 6, D 12, 3×1 Tabl. – Äußerlich Schwefelbäder von KLOPFER (Protina) 1–2mal wöchentlich. Und schließlich steht zur Darmsanierung das vorzügliche Präparat Sulfredox zur Verfügung, das ebenfalls eine Schwefelkomponente enthält.

✦ Als Reiztherapeutikum ist daneben die *Eigenblutbehandlung* unentbehrlich. Beginn mit ¼ ml, dann ½, ¾ und schließlich 1 ml – es kann gesteigert werden auf 2–3 ml; ideal wäre wöchentlich 1–2mal und zusetzen kann man 1 ml Cefasulfon oder 1 ml Sulfur D 12 oder 1 Ampulle Formicain oder Cupridium von GALMEDA.

✦ Ein *Echinaceapräparat zur Abwehrstärkung* wurde immer gegeben – hier ist die Auswahl so groß, daß ich mich nicht wiederholen muß. Die Tropfen oder Tabletten wurden über einen Zeitraum von 14 Tagen verabreicht.

✦ Ein Spezifikum der Homöopathie ist Berberis aquifolium ∅ oder D 1, 3×15 gtt., die *Mahonie oder Zierberberitze*, die man auch bei uns in den Städten als hübschen Strauch mit gelben Blüten antrifft.

✦ Ein *Lebermittel* wird immer gegeben: die Mariendistel ist neben der Artischocke das Hauptmedikament; Legalon oder Silibene (MERCKLE) oder Cynara Aar oder ein anderes Artischockenpräparat, die Auswahl ist heute recht gut. Unter sechs Wochen sollte man aber keine Leberbehandlung beginnen – und das ist dann keine billige Therapie.

Preiswerter ist natürlich ein Lebertee, z. B. der von der Firma JUKUNDA nach Dr. JOHANNES LUDWIG SCHMITT, genannt Atem-Schmitt: 2 Tassen täglich.

Wurde ärztlicherseits vielleicht Essentiale NATTERMANN mit der EPL-Substanz (Sojalezithin) gegeben, ließen wir es natürlich dabei.

✦ Wenn wir erfahren mußten, daß der Patient nicht ansprach, wechselten wir Punkt zwei und vier aus:

Euphorbia oplx Madaus 100.0
4×20 gtt. a.c.

im täglichen Wechsel mit

Psorinoheel
5×15 gtt. auf Flüssigkeit.

✦ Gelegentlich – wenn wir Anzeigen für einen Mangel finden konnten – gaben wir *Vitamin A*: Von diesem ist bekannt, daß es als Epithelschutz-Vitamin wirkt. Nachdem seine biologische Vorstufe die Carotine sind, empfahlen wir auch Gelbe-Rüben-Saft mit ein wenig Milch oder Rahm (fettlösliches Vitamin! daran soll man denken) oder auch A-Mulsin forte 2×20 gtt. (Fa. MUCOS). Hyperkeratose der Psoriasis kann günstig darauf ansprechen.

✦ Bei *Frauen*, welche uns berichteten, daß es z. B. während der Schwangerschaft viel besser mit der Flechte war (und nach der Geburt meistens wieder schlechter), gaben wir Agnolyt Madaus, morgens 40 gtt. Dieser Agnus-castus-Extrakt (Keuschlamm der deutsche Pflanzenname – weil man diese Phytohormon-Wirkung früher bei Mönchen als libido-sedierend einsetzte) soll regulierend auf den hormonellen Haushalt wirken.

✦ Wenn uns die bereits in Punkt 1 erwähnte Buttermilch nicht ausreichte, um genügend *Milchsäure* zuzuführen, gaben wir zusätzlich Stropheupas Pascoe, 3 × 20 gtt. Gute Erfahrungen wurden auch gemacht mit RMS Petrasch. Auch ließen wir, wenn Buttermilch abgelehnt wurde, das Milchsäurewasser ›Lorell‹ (Reformhaus) trinken. Lympholact Pflüger ebenfalls vorzüglich.

✦ Da die früher gegebenen Arsenpräparate oft – zumindest vorübergehend – eine durchschlagende Wirkung hatten (das wurde uns häufig berichtet), gaben wir in solchen Fällen in *homöopathischer Form Arsenicum album* D 8, D 12, D 30. (Vor 30 Jahren habe ich gerade noch erlebt, daß Ärzte Arsenpräparate gaben – dann lernte man aber die Leberkarzinogenität kennen und verzichtete darauf. Bekanntlich macht ja die chronische Arsenvergiftung – wie man sie bei Weinbauern sehen konnte – eine Hyperkeratose an den Händen und Füßen.)

Wenn der *Juckreiz* unerträglich war, gaben wir Cistus oplx und Calcium Brausetabletten Sandoz forte. Auch Allerg-Jurat half uns in solchen Fällen.

✦ Wenn wir mit Punkt 2 und 4 nicht weiterkamen als Basismedikamente, wechselten wir aus:

a) Sarsapsor ›Bürger‹ 1/1 OP
    3 × 2–3 Tabl.

Sarsaparilla gilt als altes Blutreinigungs- und Umstimmungsmittel. Aus der Wurzel kann auch Tee gemacht werden:

Radix Sarsaparillae
1–2 Teel. Kaltauszug.

Der Strauch aus Mittelamerika enthält Saponine und Phytosterin. Leider erhielt diese Pflanze eine Nullmonografie (»mangelnder Wirknachweis«).

b) Psoriasyn I und II ›Warondo‹.

✦ Und *äußerlich*? Mit Salben waren und sind die Patienten ja fast immer reichlich versorgt – da kann man sich keine großen Sporen verdienen! Die beliebte Volon- (= Cortison-)Salbe abzusetzen, war oft mit Widerstand des Patienten verbunden. Es ist klar, daß – was die Wirkung betrifft – man da kein Äquivalent hat. (Dasselbe gilt für die Ultralan-Salbe Schering: = Fluormethyldehydrocorticosteron.) Versuche haben wir gemacht mit
– Warondo-Psoriasis-Salbe
– Poloris-Salbe
– Rotöl Jukunda (= Johanniskrautöl)
– Lebertransalbe, die wegen des Geruchs nicht jeder verkraftet
– Leinöl
– Eine Salizyl-Salbe kann man – wenn sie für wichtig erachtet wird – leicht anfertigen lassen:

Rp. Acid. salicyl.	0.2
Lanolin	
Vaselin	aa ad 100.0
M. F. ungt. D. –	

Einige Patienten berichteten über relative Erfolge mit Rizinusöl-Packungen des Kopfes (30 g Öl fest einmassieren und über Nacht lassen – am anderen Tag mit Praecutan waschen. Diese Prozedur einmal wöchentlich).

Man sieht: Wir ließen fast nichts unversucht – diesen Vorwurf kann man uns ganz bestimmt nicht machen.

✦ Einigen half die **Sonne** jeweils für die Sommerzeit, anderen gab Höhensonne auch im Winter Erleichterung. Nordsee und Mittelmeer wurden von manchen Patienten gelobt, Solebäder zu Hause, Kleiebäder Töpfer wurden als angenehm empfunden. Ich würde heute sagen, man solle, wenn es zeitlich und finanziell möglich ist, eine **Meerwasser-Sonnenkur** immer versuchen. Der Kollege Gerhard Vogelsang in Bordighera an der italienischen Riviera, Hotel Elisa (Via Romana 62), hat die Möglichkeit der Betreuung und kann außerdem im Wechsel mit Meerwasser Naturschwefelbäder im 10 km entfernten Pignia durchführen lassen. Zusammen mit einer Obstkur (ohne Zitrusfrüchte) oder Rohkosttagen (was einem in der Wärme leichter fällt als im kühlen Norden!) ist ein Erfolg – selbst wenn er nicht für dauernd ist – sehr wahrscheinlich. Am Toten Meer, Israel, haben sich einige Sanatorien auf die Psoriasis-Behandlung spezialisiert.

✦ Die **Diät** überhaupt. Eine Spezialdiät konnten wir nicht finden. Was auf jeden Fall gut tut, ist eine **Leberdiät**: Alkohol und tierische Fette sind ungünstig – Pflanzenöle und pflanzliche Margarine sind zu bevorzugen. Schweinefleisch und Mastfleische überhaupt müssen wegbleiben, Zitrusfrüchte sind zu meiden, und auch mit fetthaltigen Süßigkeiten wie Schokolade, Pralinen, Torten (süß und fett) sieht es nicht gut aus.

Zu empfehlen ist das BIRCHER-BENNER Handbüchlein für Hautkranke (Bircher-Benner-Verlag, Bad Homburg v. d. H.).

Eine Leberdiät findet sich bestätigt, wenn man liest, daß »Psoriasis häufig mit Störungen im Lipidstoffwechsel korreliert«. Ein Kliniker namens ZIERZ erhielt bei Psoriatikern und anderen Hautkranken zu 70% pathologische Leberfunktionsproben. Der bekannte Leberspezialist WILDHIRT fand ebenfalls häufig eine Lebermitbeteiligung.

Es wird geschätzt, daß weit über eine Million Bundesbürger an Psoriasis leiden. Da sie eine Erbkrankheit ist – der dänische Dermatologe G. LOMHOLT fand bei 311 Psoriatikern in 91% familiäre Belastung – (man hat eine Genanormalität festgestellt), man ansonsten keinerlei Krankheitssymptome im Zusammenhang mit der Flechte festgestellt hat, könnte man die Psoriasis als eine ›Hautkrankheit der Gesunden‹ bezeichnen. An dieser Flechte stirbt man nicht – statistisch ist keine Lebensverkürzung nachzuweisen und man beobachtet oft eine besonders gute Gesundheit (Ableitung Haut?!) – man leidet an ihr. Die Diagnose stellen die Hautärzte blumenreich: Sie bezeichnen die silberglänzende Schuppenhaut als ›Kerzenfleckzeichen‹ und sprechen vom ›Phänomen des blutigen Taus‹. Die Diagnose ist jedenfalls wesentlich einfacher als die Therapie. Prof. GERHARD WEBER, Chefarzt der

städtischen Hautklinik Nürnberg: »Eine psoriasisspezifische Behandlung ist nicht bekannt.« Jahreszeitliche Gipfel im Herbst und Frühjahr sind üblich. Viele Therapien sind versucht und verworfen worden. Die schulmedizinischen Maßnahmen sind meistens mit Nebenwirkungen verbunden. Von der Volon-A-Behandlung bis zur DHEA (Dehydroepiandrosteron) ist einfach zu sagen, was für alle Kortikoide gilt: problematisch. Von der Kombinations-Therapie mit Meladinine intern (Tabletten verschreibungspflichtig) mit Lichtbestrahlung (UV) extern hört man nicht mehr allzu viel. Langfristige Nebenwirkungen? Wie das geht, kennen wir ja: Heute hoch gepriesen, morgen verdammt. (Die Arsenbehandlung wurde z. B. auf dem Dermatologenkongreß in Freiburg 1965 scharf verurteilt – trotzdem verordneten lt. einer Fragebogenaktion zur selben Zeit noch zwei Drittel der Dermatologen das kanzerogene Mittel.)

Hingegen bestätigen einige Allgemein- und Hautärzte die angegebene Echinacea-Behandlung: KORTING und RAPS geben Erfolge mit Echinacin MADAUS an, und zwar mit der intravenösen Kur, die heute ebenfalls schon wieder nicht mehr üblich ist.

Die Verfasser berichten (Literatur von MADAUS anfordern), daß besonders bei der Psoriasis arthropathica Erfolge erzielt wurden. Dies läßt sie zu einer interessanten Vermutung kommen:

»(…) Echinacin (ist) als ein Kortisonoid zu kennzeichnen, womit nicht zuletzt auch die u. U. zeitlich beschränkte Dauer des antipsoriatischen Echinacin-Effekts verständlich würde. Mit dieser Einordnung des Echinacin als ein Kortisonoid wäre ferner auch die vereinzelt beobachtete euphorisierende Nebenwirkung, die SCHUSTER nach Echinacin ebenfalls beobachten konnte, und ferner die besondere Wirksamkeit des Echinacin bei Psoriasis arthropathica ohne weiteres in Einklang zu bringen.«

Dr. med. W. GAERTNER berichtete bei 200 Psoriasis-Kranken den Einsatz von Echinacin intern, 3 × 30–50 gtt. Allerdings: »In der Mehrzahl der Fälle ist eine Langzeittherapie von 9–18 Monaten bis zur Erscheinungsfreiheit erforderlich.« Auch dies wird heute als problematisch abgelehnt!

Die Hautärzte Dr. med. H. WALTHER und Dr. med. R. SEDLMAIER berichten von Erfolgen mit einer Kombinationstherapie von Hepaticum-Medice, Medivitan (Vitamin B 12 und Folsäure) und äußerlich Dermaethyl-forte-Spray.

Nicht zuletzt sei noch auf die Arbeit meines damaligen Mitarbeiters HEINZ BLEY in der ›Naturheilpraxis‹ 1967, Heft 10, hingewiesen. Er redet ebenfalls einer Mehrschritt-Therapie das Wort und spricht von der ›Ganzheit‹. Er rät:

a) Neben den diätetischen Maßnahmen als Reiztherapie Eigenblutinjektionen
b) Spezifische Reiztherapie Homöopathie
c) Lebertherapie
d) Ausschaltung evtl. Erbgifte durch Nosoden
e) Beseitigung hormoneller Funktionsstörungen
f) evtl. äußere, lokale Behandlung mit einem Absud von Tee (Stiefmütterchen, Eichenrinde, Walnußblätter usw.), Salben oder Bäder, auch Öle oder Fette, wie Palmin.

Eine kurze Bemerkung vielleicht noch zur Arthritis psoriatica, die wir relativ selten sahen. Sie wird als chronische Systemerkrankung bezeichnet; eine Polyarthritis befällt vorzugsweise die Fingergelenke, dann auch die Iliosakralgelenke. Die Prognose ist günstiger als bei der primär chronischen Polyarthritis.

Klinisch therapiert man mit steroidfreien Antirheumatika, z. B. Salicylaten, Ibuprofen, Diclofenac. Mit Kortison sei man – nach W. MIEHLE – noch zurückhaltender als bei der PCP: seine Wirkung scheint sich an der Haut noch schneller zu erschöpfen als an den Gelenken.

Eine Unterdrückung der **Psoriasis** mit starken Medikamenten wie z. B. Cortison kann nach E. AUSMEIER sogar Krebs auslösen. Dr. H. HONNEGGER spricht in seinem erwähnten Buch bei der Psoriasis sogar von einer Präkanzerose. Nach meinen eigenen Erfahrungen ist auf der anderen Seite der Psoriatiker, wenn er keine gewaltsame Unterdrückung macht, vielmehr natürliche Linderungsmittel anwendet, oft »innerlich« erstaunlich gesund und kann –

ich habe zahlreiche Menschen so kennengelernt – ein hohes Alter erreichen.

Es gilt heute als wahrscheinlich, daß die Psoriasis autosomal dominant vererbt wird, manifest allerdings durch Auslöser wie Infekte (Grippe, Angina), physische (Unfälle z. B.) und psychische Traumen (Partnertrennung etc.), auch Arzneimittelreaktionen. Trotzdem hat die moderne Lichttherapie (unter gleichzeitiger Einnahme bestimmter Medikamente) zweifellos einen Fortschritt in der Therapie dieses Leidens gebracht. Auch das Eichotherm-Gerät sei hier erwähnt.

ABSCHLIESSENDE BEMERKUNGEN ZUR HAUTTHERAPIE

Häufig kommt es an der Haut zu unerwünschter *Kortikosteroidwirkung*. Oral und parenteral werden Kortikosteroide meist wegen ihrer unspezifisch antiphlogistischen, antiödematösen, antiallergischen und immunsuppressiven Wirkung verordnet. Infektionen der Haut mit Bakterien, Pilzen und Viren bzw. deren Exazerbation sind häufige Folgen. Intramuskuläre Injektionen von Kortikoidkristallsuspensionen werden bei chronischen, allergischen Erkrankungen angewendet. Umschriebene Fettgewebsatrophien finden sich gelegentlich an den Injektionsstellen: Striae rubrae, Purpura und sternförmige Pseudonarben, Atrophie der Epidermis und schwerste Schädigung des kollagenen Bindegewebes können die Folgen sein. Häufig werden Teleangiektasien und eine Hypertrichose beobachtet. Die Störung der Follikelverhornung bewirkt die bekannte Steroid-Akne. Die Injektion von Kortikoidkristallen kann zu Haut- und Muskelnekrosen und zum gefürchteten Hoigné-Syndrom durch arterielle Mikroembolien führen. Wie für die lokale Kortikoidtherapie gilt auch für die systemische, daß das Risiko unerwünschter Kortikoidwirkungen durch eine exakte Diagnose und möglichst kurzfristige Behandlung verringert wird. Besondere Vorsicht ist bei Kindern und älteren Menschen angezeigt.

Was schließlich das riesige Gebiet der **Kosme-**

tika betrifft, so empfehle man hier die Naturpräparate (z. B. WALA, WELEDA, Dr. GRANDELS Hautdiät, SHOYNEAR etc.). Es haben sich bei den – häufig überteuerten – chemischen Kosmetika in den letzten 40 Jahren allzuviele Kohlenstoffderivate als gesundheitsschädigend erwiesen, als daß man der Illusion anhängen dürfte, daß alle momentan auf dem Markt befindlichen in Ordnung wären! Viele Frauen sind auf manche Kosmetika inzwischen allergisch. Die Angst vor Falten ist in einer Zeit, wo »Outfit« – Aussehen – mehr bedeutet als manche anderen Werte, riesig. Im Fernsehen sieht man in der Hauptsache »zugekleisterte« Gesichter – selbst Männer lassen sich zu Masken deformieren; ein »geformtes Gesicht« (H. R. GABLER-ALMOSLECHNER), das eben auch Falten hat, ist nicht im Trend. Dem Bedürfnis besonders des weiblichen Geschlechts nach »Schönheit« soll nicht allzu ironisch begegnet werden, obwohl es oft groteske Auswüchse treibt.

Einer *trockenen Haut Fett und Feuchtigkeit* zuzuführen, ist sicher richtig; im Winter die ganze Körperhaut mehr zu ölen und zu fetten als im Sommer ist allein schon deshalb wichtig, weil die Haut sonst schuppt und juckt; eine dem Wind und Wetter ausgesetzte Haut zu schützen, ist sinnvoll; Reinigungsmittel zu verwenden, die vielleicht über Wasser und Seife hinausgehen, ist angebracht, wenn man daran denkt, wie verschmutzt Stadtluft ist (man sieht es am besten, wenn man sein Auto drei Tage im Freien stehen hat; wen graust es nicht, wenn er sich vorstellt, daß er soviel Dreck auch in sein Gesicht bekommt!); beim heutigen Drang, sich möglichst unbekleidet der Sonne auszusetzen, braucht die Haut naturgemäß mehr Salben, Cremes, Lotionen und Sonnenschutzmittel. Eine gute, nicht allergiesierende Kosmetik mit Naturstoffen und möglichst wenig Chemie ist notwendig. Was man sich darunter vorstellen darf, sei – um nur *ein* Beispiel von sicher mehreren herauszugreifen – an der Dr. GRANDEL Hautdiät aufgezeigt: Allantoin, Aloe-Pflanzenextrakt, Avocado-Öl, Azuleen aus der Kamille, Epigran – ein Extrakt aus Weizenkeimen und Weizenkleie – Getreidekeimöle, Johanniskrautöl, Jojoba-Öl aus einer tropischen Nuß

und Vitamin E, das man ebenfalls in Weizenkeimöl besonders konzentriert vorfindet.

Meine »Therapiekonzepte« sind kein Reklameheft, aber so könnte sich auch ein Skeptiker gegenüber vielen Kosmetika und ein Phytotherapeut »Naturkosmetik« vorstellen.

Bei dieser Gelegenheit auch noch ein Wort zu den **neuen Seifen**: Neuerdings tauchen Zweifel an den sehr gängigen »synthetischen Detergenzien« (Syndets) auf: Es handelt sich mehr und mehr nicht um gewöhnliche Seife, womit wir uns waschen, sondern um diverse »waschaktive Substanzen« (Tenside) – eingestellt auf »pH-Neutralität bis leicht sauren pH-Hautwert«. Sie sollen – dies ist wohl das Wesentliche – den Säureschutzmantel der Körperhaut nicht angreifen.

Tatsächlich gleicht der Säureschutzmantel – ein Gemisch aus Fettsubstanzen, Schweiß und abgestorbenen Zellen – keineswegs einer starren Rüstung, er wird vielmehr kontinuierlich erneuert; in der Keimschicht der Haut wachsen ständig Zellverbände nach, welche die obere Hornschicht im 28-Tage-Rhythmus komplett ersetzen!.

Diese dynamische Schutzschicht, die den Körper vor Infektionen bewahren soll, besitzt zudem keinen gleichförmigen Säuregrad. Der pH-Wert schwankt von Mensch zu Mensch und hängt auch von Körperregionen oder Tageszeit ab. Es wird neuerdings in Frage gestellt, ob die auf sauer getrimmten synthetischen Schmutzentferner nicht zu sehr zur Austrocknung führen. Rückkehr zu »pflanzlichen« Seifen, wie z. B. die von WELEDA – die ich seit 30 Jahren empfehle und verwende.

Einigkeit scheint unter den Dermatologen auch darin zu bestehen, daß sich die Bundesbürger zu oft waschen bzw. duschen und baden. Berücksichtigt man auch noch den dabei entstehenden hohen Wasserverbrauch, den wir uns immer weniger leisten können, empfiehlt sich die Rückkehr zur täglichen »Katzenwäsche« mit dem guten, alten Waschlappen vor dem Waschbecken – Achselhöhlen, Genitalbereich – und was vernachlässigt wird: Analbereich (hier sieht es schlecht aus). Nebeneffekt: wer nicht ständig duscht oder badet, muß nicht so viele Hautcremes und Lotionen kaufen (die dazu noch überteuert sind), um die austrocknende Haut ständig wieder einzufetten.

Es wird berichtet, daß sich die Hautkrankheiten in den letzten 10 Jahren verdoppelt hätten. Das wäre ungeheuerlich! Angeblich sind ¼ der Bundesbürger mehr oder weniger »Hautbetroffene« – also mit den neuen Bundesländern 20 Mio. Menschen. Umweltbelastung, Streß, Sonnenexploration (die Melanome haben beim Krebs die höchste Zuwachsrate) u. a. Faktoren werden in absehbarer Zeit nicht geringer werden, auch wenn Politiker immer das Gegenteil behaupten. Hauttherapie hat – leider – Zukunft; vor allem auch, weil die Dermatologen merkwürdig und hartnäckig nicht über ihr »Schmieren und Salben hilft allenthalben« hinauskommen.

Zusammenfassung

Die Prinzipien der Naturheilkunde gelten selbstverständlich auch für die Behandlung von Hautkrankheiten; das sieht so aus:

1. Zufuhrstopp von »Giftstoffen« durch falsches Essen, zuviel Alkohol, Rauchen, chemische Stoffe und andere Noxen

2. Entgiftung und Ausleitung über die sogenannten klassischen Ventile Darm und Niere, wenn es über die Haut, weil schon überlastet, nicht geht

3. Ernährungsumstellung und Aufbau einer gesunden Darmflora

4. Psychische Stabilisierungsmaßnahmen wie Autogenes Training, Entspannungsübungen, Gesprächstherapie etc.

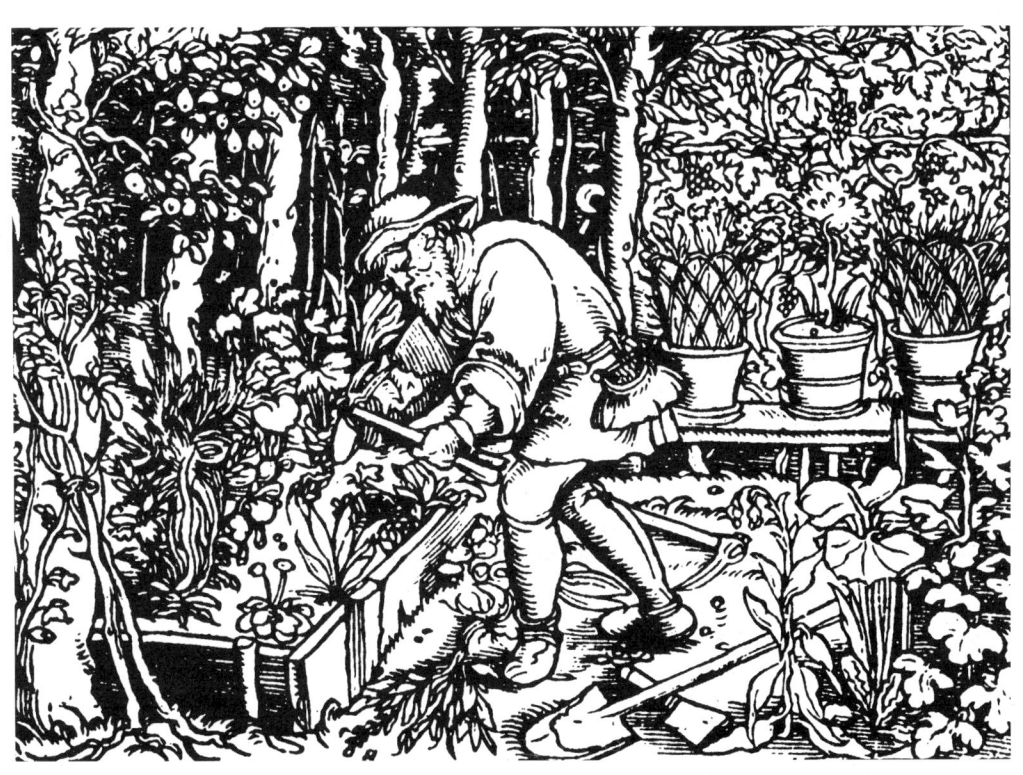

RHEUMA

Es gibt momentan drei Krankheits-Großgruppen, bei denen die Medizin relativ hilflos ist: Krebs, Rheuma und Allergien. Zwar werden weltweit Milliarden für die Forschung ausgegeben, aber die Ergebnisse sind – wie die Forscher notgedrungen zugeben – mehr als bescheiden. An Krebs stirbt man häufig – an Rheuma und an Allergien leidet man, oft jahrzehntelang. (Die größte Mortalität haben im Augenblick fünf Gruppen, die mehr oder weniger alle auf falsches Konsumverhalten und Streß zurückzuführen sind: Herzinfarkt, Bronchialkarzinom, Bronchitis, Leberzirrhose und Verkehrsunfälle.)

»Die therapeutische Not auf dem Rheumagebiet ist groß. Das Bestreben, neue Mittel zu schaffen, hat wohl da und dort kleine Lücken gefüllt, im Grunde aber nur enttäuscht.« Das schrieb der naturheilkundlich eingestellte Arzt DIETRICH BRÜCK bereits 1952 in seinem Buch »Die Behandlung rheumatischer Erkrankungen«. Prof. Dr. R. F. WEISS schreibt dann 1960 in seinem »Lehrbuch der Phytotherapie« über die Behandlung der chronischen Polyarthritis mit Kortison und Prednison sowie ihren neuesten Derivaten u. a.: »Für die Praxis hat also die Kortisontherapie, trotz ihrer sicherlich überragenden Wirkungen, doch nur einen recht begrenzten Wert.« Und wenige Zeilen später: »Aber insgesamt betrachtet hat die Kortisontherapie nicht diejenigen Erfolge gebracht, die man sich anfangs davon versprach. Sie macht jedenfalls die übrigen Behandlungen und somit auch die Phytotherapie keineswegs entbehrlich.«
An diesen Bemerkungen hat sich nach 40 bzw. über 30 Jahren nicht viel geändert. Das Rheuma gehört neben dem Krebs und den Allergien zu den schwierigsten, unergründlichsten, gefürchtetsten und chamäleonhaft wechselnden Krankheiten.

Werfen wir zunächst einen Blick auf die große Anzahl **chemisch definierter Antirheumatika**, die in der Roten Liste mit der Gruppe Analgetika gemeinsam aufgeführt sind und 1992 – Salben ausgenommen – ca. 400 Positionen ausmachen.

Verschreibungsfrei sind folgende Stoffe (in der Klammer jeweils bekannte Markenpräparate):
– Acetylsalizylsäure (Aspirin)
– Ibuprofen (bis 200 mg frei – Aktren)
– Paracetamol (ben-u-ron)
– Phenazon (Optalidon).

Verschreibungspflichtig sind:
– Metamizol-Natrium (Novalgin)
– Butazon (Butazolidin, Ambene)
– Diclofenac (Voltaren)

- Indometacin (Amuno)
- Piroxicam (Felden)
- Chloroquin (Resochin)
- Penicillamin
- Gold (Tauredon).

Dabei ist noch zu berücksichtigen, daß *viele Stoffe* untereinander *kombiniert* sind. Daß alle – auch die verschreibungsfreien – aufgeführten Mittel mit teilweise erheblichen *Nebenwirkungen* versehen sind, ist bekannt und muß nicht mehr betont werden.

EINE BEGRIFFSBESTIMMUNG

Das Wort Rheuma stammt bekanntlich aus dem Griechischen und heißt eigentlich Fluß. (Man erinnere sich an den Ausspruch »panta rhei« – alles fließt.) Man hatte die Vorstellung des *Herumfließens* der Krankheitsstoffe im Körper. Das trifft für die Symptome zu:
Viele Rheumatiker klagen heute über Schmerzen im Nacken-Schulter-Gebiet, morgen über lumbalgische Beschwerden.
Ferner meinte man früher – und bis in die neuere Zeit –: Rheuma habe immer etwas mit *Harnsäure und Übersäuerung* zu tun.
Heute denkt man, daß es sich um eine *infektionsallergische – hyperergische Reaktion des Organismus* (der evtl. von einem akuten oder chronischen Infektionsherd empfindlich geworden ist) handelt.
Die rheumatischen Krankheitsgruppen werden als *Autoaggressions-Reaktionen* angesehen, als Sensibilisierung des Organismus gegenüber verschiedenen Faktoren, die letztendlich nicht alle überschaut werden können (seelischen Einflüssen räumt man ebenso einen breiten Raum ein).
Schwierigkeiten bereitet auch jeder Versuch, den sog. rheumatischen Formenkreis genau zu bestimmen und zu klassifizieren. Freilich gibt es einige Einteilungen – sie befriedigen nicht alle. KLINKE differenziert drei Typen:
1. *den polyarthritischen Typ* (akuter Gelenkrheumatismus, primär-chronische Polyarthritis, Arthrosen)
2. *den viszeralen Typ* (Eingeweide, Brust, Bauch, Herz, Serosa) – Eingeweide-Rheumatismus

3. *den peripheren Typ* (Erkrankungen der Gliedmaßen, Gelenke, Sehnen, Muskeln und Nerven).

In der Praxis scheint folgende Einteilung brauchbar:
- primär-chronische Polyarthritis
- Arthritiden verschiedener Lokalisation
- Arthrosen verschiedener Lokalisation
- Muskelrheuma, Sehnenscheiden- u. Gelenkbeutelerkrankungen.

Die *Nomenklatur der internationalen Rheumaliga* soll noch aufgeführt werden:
1. *Entzündlicher Rheumatismus*
- Rheumatisches Fieber
- Primär-chronische Polyarthritis (PCP-)Polyarthritis chronica progressiva
- Spondylarthritis – Morbus Bechterew
2. *Degenerativer Rheumatismus*
- Arthrosen – Arthrosis deformans
- Spondylosen – Bandscheibendegeneration
- Osteochondrose.
3. *Extraartikulärer Rheumatismus*
- Muskelrheumatismus
- Pannikulitis
- Periarthritis humeroscapularis
- Epikondylitis humeri (Tennisellenbogen)
- Periarthritis coxae
- Bursitis, Tendovaginitis, Tendoperiostitis
- Neuritis
- Generalisierte Fibrositis.

Als **Ursache rheumatischer Erkrankungen** sieht man heute eine Reihe von Faktoren an:

- **Allergische Komponente:** hyperergische Gewebsreaktion auf Grund der Einwirkung verschiedenster Allergene. Der Streuung von Bakterien und ihren Toxinen aus einem akuten oder chronischen Entzündungsherd im Sinne der Fokalinfektion kommt große Bedeutung zu (PÄSSLER). Es kommt also zu einer Über-Reaktion, zu einer Allergisierung des Gewebes durch permanenten Reiz – z. B. durch Tonsillentoxine. Dazu STURM: »Der Rheumatismus ist begründet in einer spezifischen allergischen Reaktion gegen körpereigene Gewebsantigene nach vorheriger Fokaltoxikose.« – Zwar hat sich ein spezifischer Erreger nicht nachweisen lassen, aber beim rheumatischen Fieber z. B. gilt ein Streptokokkeninfekt als sicher.

– **Rheuma-Virus:** wird als Erreger des rheumatischen Fiebers angenommen.
– **Neuralpathologische Faktoren:** möglicherweise sind diese nach Speransky und Veil bei der Entstehung der hyperergischen Reaktion beteiligt.
– **Hormonelle Regulationsstörungen:** sind nach amerikanischen Untersuchungen in das Betrachtungsfeld gerückt: sie machen insbesondere das Hypophysen-Nebennierenrindensystem für die Entstehung des Rheumatismus mitverantwortlich. Den entzündungsbegünstigenden Mineralkortikoiden und dem übergeordneten Hypophysenhormon stehen die entzündungshemmenden Glukokortikoide (besonders das Kortison) und das ACTH gegenüber. Nach dem kanadischen Streßforscher Selye gehört der Rheumatismus zu den sog. Anpassungskrankheiten, die nach der 1. Phase der Alarmreaktion und der 2., dem Widerstandsstadium, in das 3. Stadium, das der Erschöpfung, treten (dann eben, wenn das Widerstandsstadium entgleist, d. h. in diesem Heilung nicht eintritt).

Es scheint auch in der Pathogenese »alles in Fluß« – und die Theorien füllen Bände.

PHYTOTHERAPIE UND HOMÖOPATHIE

Die *Phytotherapie und Homöopathie* sollen an den Anfang gestellt werden. Ich habe es häufig gesagt und wiederhole es: Pflanzen allein vermögen hier wenig – kaum gibt es ein therapeutisches Feld, wo man überhaupt so wenig mit einer einzigen Therapieart ausrichtet. Mehrere Therapiesysteme müssen einander unterstützen (»Complexia complexis curantur – Zusammengesetztes wird mit Zusammengesetztem geheilt«).

Beim rheumatischen Formenkreis wird sich die Phytotherapie vielfach den physikalischen Maßnahmen unterordnen müssen, die hier dominierend scheinen.

Als **Antiphlogistica** kommen in Betracht:

✦ **Arnica montana** – *Arnika*

eine große Pflanze für den inneren und vor allem äußeren Einsatz: ist sie doch das wichtigste Resorptionsmittel bei *akuter* Gelenkentzündung, beim Hämatom, bei Distorsionen und Kontusionen, bei Bursitis.

Je eher man sie einsetzt, desto besser wirkt sie: Innerlich gebe man – nachdem sie in der Monografie dafür keine Indikation hat und auch schlecht magenverträglich ist: Arnika spag. nach Krauss »Iso« OP – akut stündl. 5 Globuli, sonst 3 × 5.

Von der homöopathischen Urtinktur kann man 10–15 Tropfen mehrmals täglich einsetzen, gut verdünnt.

Äußerlich kühle Umschläge: von den Blüten 1 Teelöffel auf 1 Tasse Infus, oder von der Tinktur 1 Eßlöffel auf ½ l Wasser. Vorzüglich als sogenannte wärmeentziehende Wickel nach Kneipp, d. h. mit innerem feuchten Leinentuch und äußerem trockenen Wolltuch. Erneuern *ehe* er sich zu erwärmen beginnt, d. h. alle ¼–½ Stunde. Dem reinen Alkoholumschlag überlegen!

✦ **Bryonia alba et dioica** – *die weiße oder rote Zaunrübe*

eine außerordentlich wichtige entzündungswidrige Pflanze für die *serösen* Gelenkhäute: Knie-, Ellenbogen-, Hüft- und Schultergelenkserkrankungen. Auch die Phytotherapie hat – ähnlich der Homöopathie – in gewisser Weise Modalitäten: ist Arnika ein akutes Mittel, so wirkt Bryonia beim *subakuten* und *chronischen* Zustand am besten.

Auch Bryonia kann als *Resorptionsmittel* bezeichnet werden.

✦ **Echinacea purpurea** – *der purpurrote Sonnenhut oder Kegelblume*, ist kein rheumaspezifisches Antiphlogisticum, wohl aber wird sie bei entzündlichen oder gar fieberhaften Rheumaschüben als »Abwehrpflanze« unentbehrlich sein. Überhaupt: wenn therapeutisch »nichts voran geht«, wenn eine Stagnation in Folge von allgemeiner Abwehrschwäche vorhanden ist, wird man sich an Echinacea erinnern müssen.

Das neue Arzneimittelgesetz (AMG), das die Monografierung der Arzneipflanzen mit ihrer

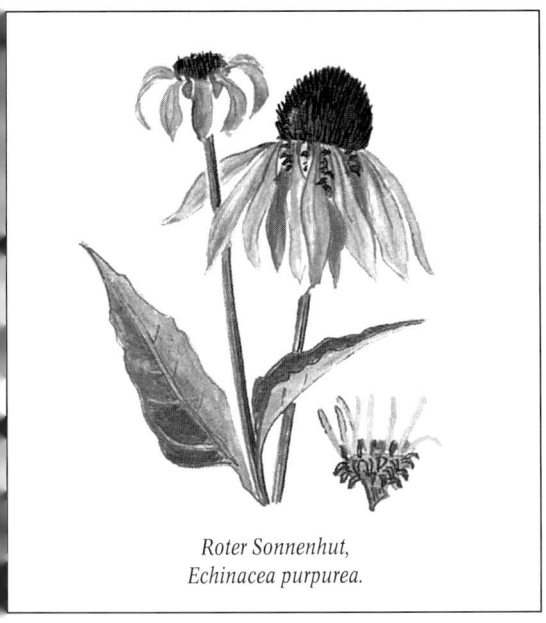

Roter Sonnenhut,
Echinacea purpurea.

Die Frage, warum ich hier – exemplarisch – diese genauen Differenzierungen vornehme, soll beantwortet werden:
- Präparate-Vergleiche sind sehr schwierig, weil diese eben nicht gleich sind. Wenn man jetzt noch die Galenik (Frischpflanzenauszug, Trockenextrakt, Preßsaft) und gar die Mengen und die Standardisierwerte hinzunimmt, entspricht fast kein pflanzliches Medikament einem anderen.
- Echinacea angustifolia radix hat in der Homöopathie eine Positiv-Monografie – nicht aber in der Phytotherapie, wie schon gesagt.
- Für die Erstattung von Phytopharmaka ist es maßgeblich, ob sie positiv, negativ oder gar nicht bewertet sind. Dies trifft für die gesetzlichen Krankenversicherungen (GKV) zu – ich möchte nicht darüber spekulieren, ob nicht auch die privaten Versicherungsträger später dazu übergehen.

Man muß genau hinschauen, wenn man ein Präparat wählt.

Zurück zur Praxis:

Stoßtherapie bei Echinacea!

1 Teel. der Tinktur als Eröffnungsmenge, dann zunächst stündl. 20–30 gtt.

Selbst handhabe ich es so, einige intramuskuläre Injektionen zu verabreichen, 2tägig. Mit leichten Fieberreaktionen ist zu rechnen; eine allergische Diathese muß man als Kontraindikation ansehen. Die neuen Echinacin-Capsetten von MADAUS, die gelutscht werden, scheinen gut perlingual-buccal aufgenommen zu werden:

Echinacea-Präparate dauernd geben, nutzt wenig, auch ist es nicht unproblematisch. Und: je früher es in einem Prozeß eingesetzt wird, desto besser die Wirkung. 1–2 Wochen genügen, vielleicht später wiederholen. Bei Kindern nur kurzfristig: einige Tage, eine Woche als »Anstoß«.

Symphytum officinale – der Beinwell ist leider durch die Pyrrolizidin (PA-)Angelegenheit ins Abseits geraten. Auch hat er, noch dazu, *intern keine positive* Bewertung in der Monografie erfahren, lediglich eine äußerliche Anwendung: »Prellungen, Zerrungen, Verstauchungen« und selbst da Einschränkungen:

Bewertung verlangt, soll hier kurz erwähnt sein. Es wird unterschieden zwischen der positiv bewerteten E. purpurea (HERBA) und der negativ bewerteten E. angustofolia (Radix). Letztlich war genügend Material nur für die erst erwähnte Art (durch das Standard-Präparat Echinacin MADAUS, Preßsaft) vorhanden, das für einen Wirknachweis als ausreichend angesehen wurde.

Die in der Roten Liste 1992 aufgeführten diversen Echinacea-Monopräparate können also nicht unbedingt miteinander verglichen werden. Der Monografie entsprechen lediglich Echinacin MADAUS, Contra Infekt RENSCHLER und Echinacea purpurea forte HEVERT. Werfen wir aber auch einen Blick auf die anderen Monopräparate – die vielen Mischungen, mit einem Echinacea-Bestandteil können hier sowieso nicht berücksichtigt werden.

Echinacea ratiopharm Tabl./Tropf.: Radix, angustifolia.
HEVERT Echinacea Liqu.: Radix, angustifolia.
Imunaps »APS«: angustifolia, keine Pflanzenteilangabe.
Pascotox Tabl. und Tropfen »Pascoe«: Echinacea-Radix keine Art-Angabe.
Pascotox forte Injektopas: Radix angustifolia.
Salus Echinacea Tropfen: Radix angustifolia.

»Anwendung nur auf intakter Haut; während der Schwangerschaft nur nach Rücksprache mit dem Behandler und nicht länger als 4–6 Wochen pro Jahr.« Den Herstellern ist außerdem noch vorgeschrieben, daß sie eine bestimmte Menge nicht überschreiten dürfen. Interessant ist immerhin, daß unter »Wirkungen« u.a. die Förderung der Kallus-Bildung vermerkt ist.

In der Komplex-Homöopathie steht eine Anzahl Präparate zur Verfügung, die ihn in einer D 3 (Arthrodynat-Tropfen »Ziehten« z. B.) bis zu D 6–D 8 (Chirofossat, Cefossin, Chiroplexan, Araniforce, Steirocall, Sponwiga) enthalten. Die Firmen sind bereits auf höhere Potenzierungen bei ihren Mischungen übergegangen, um restriktiven Maßnahmen (Warnhinweise im Beipackzettel) zu entgehen. Damit ist natürlich dem Phytotherapeuten nicht geholfen; er hat mit Extrakt oder Urtinktur gearbeitet.

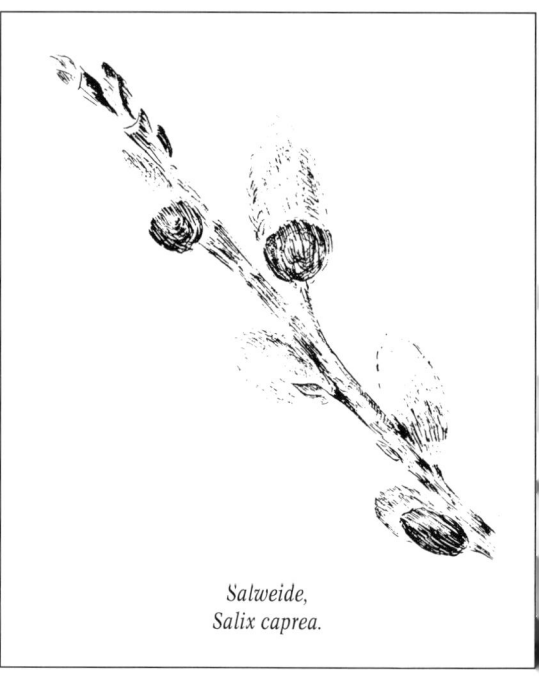

Salweide, Salix caprea.

ANTIPYRETIKA

Hier kommen zwei Pflanzen in Betracht, die als Rheumatherapeutika schlechthin gelten:

1 **Salix alba, fragilis und purpurea** – verschiedene Weidenarten. Die Forderung, die oft an ein Antirheumatikum gestellt wird, nämlich, daß es antiphlogistisch, antipyretisch und analgetisch wirken soll, erfüllen sich hier in vorzüglicher Weise. Die Weidenrinde, heute kaum mehr verwendet, hat immerhin die Synthese der Salizylsäure ermöglicht und den »Siegeszug« der Aspirintabletten. Nun wäre es falsch, die Acetylsalizylsäure zu verdammen: Es ist nicht das giftigste und unverträglichste Schmerz-, Rheuma- und Fiebermittel, und auch eine Reihe von Kliniken haben sich in den letzten Jahren wieder zu dieser überschaubaren Substanz bekannt und kundgetan, daß die Drastika (von Amuno über Butazolidin zu Voltaren und Kortisonen) vielfach beim Rheuma nicht viel mehr als eben die Salizylsäure »bringen«.

Die Monografie gibt als Anwendungsgebiet »fieberhafte Erkrankungen, rheumatische Beschwerden, Kopfschmerzen« an.

Cortex Salicis soll also in keiner Rheumaarznei fehlen: 1 Teelöffel Kaltauszug auf 1 Tasse Wasser – der Geschmack und der Geruch sind nicht berühmt und man sollte mit Honig süßen – soweit man eben nicht Mischungen bevorzugt – oder Salix als homöopathische Urtinktur. Die Rinde mit ihren Gerbstoffen und sonstigen sogenannten »Ballaststoffen« ist sicher günstiger als die magenproblematischen Salizylsäure-Tabletten, jedoch weniger stark wirksam.

Ein Monopräparat, das 500 mg Weidenrindenpulver enthält, wäre

> Tarmanybosan »Salus« OP (nur 14 Stück)
> S.: 3 × 2 Tabl. nach dem Essen.

Ein Acetylsalizylsäure-Präparat: *Boxacin plus C* Tabl., 20 Stück, 2–4 × 1 auflösen.

Ein Rheumatee:

> Rp. Cort. Salicis
> Stipit. Dulcamarae
> Hb. Urticae dioicae
> Fol. Betulae
> Fruct. Berberidis
> Fruct. Cynosbati   āā ad 100.0

M. f. s. D. S.: 1 Eßl. kombiniertes Verfahren (auf 2 Ta Wasser) früh und abends 1 Tasse p.c.

(Auch im Kneipp-Rheumatee ist Weidenrinde enthalten.)

Betont werden soll, daß Salizylsäure hochdosiert werden muß, besonders im akuten, entzündlichen Fall: 2–5(!) Gramm pro die. Magenprobleme setzen meistens die Grenze.

2 **Spiraea ulmaria** = *Filipendula ulmaria* = *Mädesüß, Wiesenspiere*, auf feuchten Wiesen und Gräben häufig vorkommend. Neben der schweißtreibenden Wirkung finden wir die antipyretisch-antiphlogistische, die auch von den Inhaltsstoffen der Weidenrinde am nächsten kommt.

Die Anwendungsgebiete in der Monografie sind lapidar mit »zur unterstützenden Behandlung von Erkältungskrankheiten« angegeben.

Die Droge enthält Flavonoide und hauptsächlich in den Blüten Phenolglykoside sowie ätherisches Öl. Die Blüten enthalten aber auch

Mädesüß, Spiraea ulmaria.

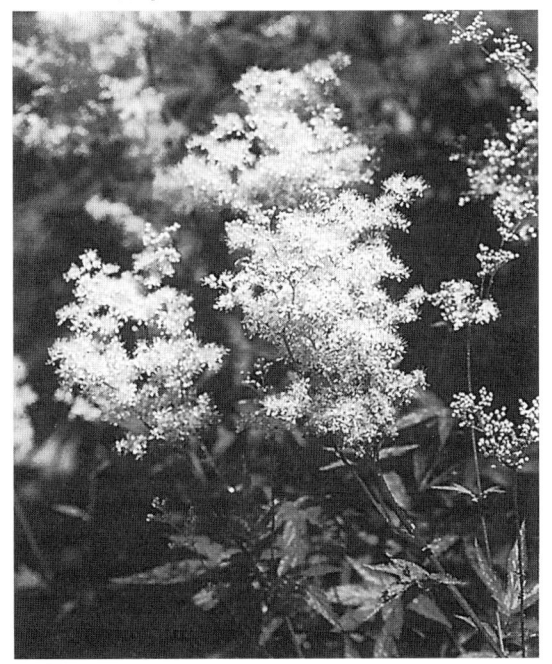

Salicylate und sollten daher bei Überempfindlichkeit gegen diesen Stoff nicht angewendet werden.

1 Teel. Infus, 2 Tassen tägl. und in Mischungen.

Die Pflanze hat einen typischen Phenol-Karbol-Geruch, der an die alten Krankenhausflure erinnert! (Man kann Pfefferminze dazumischen, auch Lindenblüten.)

Das Phytopharmakum Uriginex »Repha«, das ich seit langer Zeit als eine Art Basismittel einsetze (250.0/500.0 – 2 × 1 Eßl. auf Rheumatee), enthält u. a. Spiraea.

ANALGETIKA

Man kennt die Probleme der chemischen analgetisch wirkenden Antirheumatica und muß sagen, daß die Phyto-Homöopathie kein absolut wirkendes Schmerzmittel hat. Bei bemühter Differenzierung gibt es trotzdem einige Möglichkeiten:

✦ **Aconitum napellus** – *der blaue Eisen- oder Sturmhut*, eine schöne und stolze Giftpflanze, die hier genannt werden soll; als Tinktur verschreibungspflichtig.

Aconit sei hier weniger als das wichtige Fiebermittel der Homöopathie betrachtet, als vielmehr das *Antineuralgikum*, das es in tiefen Potenzen ist – Trigeminusneuralgie ebenso wie *Ischialgie*, letztere in erster Linie. Aber auch bei Gelenkentzündungen, die schmerzhaft sind, wäre es mit einzusetzen, z. B.:

Rp. Aconitum D 4   30.0
     Colchicum D 4   20.0
     M. D. S.: 4–5 × 20 gtt. bei Gelenk- und Gichtschmerzen.

Neuerdings bringt die Firma Iso eine spagyrische Reihe nach Krauss:

Rp. Aconit spag. nach Krauß »Iso« OP
     S.: akut ½–1stündl., sonst 3 × 5 Glob.

✦ **Cicuta virosa** – der ebenfalls stark toxische Wasserschierling, angezeigt bei rheumatischer Ischialgie, auch zusammen mit Gelsemium (= Jasmin) und Gnaphalium (dem *Ruhr- oder Wollkraut*).

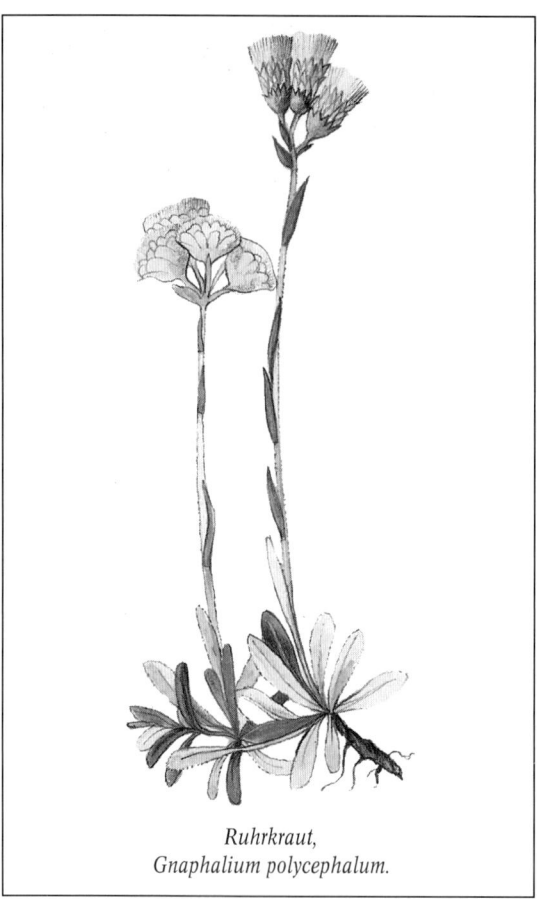

Ruhrkraut,
Gnaphalium polycephalum.

Rp. Cicuta virosa D 4
     Gelsemium D 4 $\overline{aa}$ 20.0
     Gnaphalium D 2   10.0
     M. D. S.: 4–5 × 25–30 gtt.

✦ Auf eine interessante und früher geheimnisumwitterte Droge soll in diesem Zusammenhang hingewiesen werden auf die
Alraune = Mandragora officinarum.
Ich lasse der Konzentration wegen, die das vorliegende Thema erfordert, alle anderen Indikationen beiseite und erwähne hier lediglich *Schmerzen bei Arthrosis deformans*. Eine Messerspitze der pulverisierten Wurzel auf eine Tasse Wasser (Radix Mandragorae pulv.) oder von der homöopathischen Urtinktur 20 gtt. mehrmals täglich. Eines der wenigen einschlägigen Präparate, die diese Pflanze noch enthalten, ist das *Metaossylen* »Fack-ler« (Indikation: Arthrosis deformans).

(Ein betrübliches Kapitel ist der teilweise geradezu verstümmelnde Effekt, den das neue AMG auf die Komplex-Mittel-Zusammensetzung hat. Nicht nur, daß die Zahl der Kombinationspartner oft willkürlich nummerisch verringert wurde, auch die Potenzierungen wurden verändert. Durch völlig unverständliche EG-Anpassungs-Normen wurde eine Reihe von homöopathischen Tiefpotenzen »einheitlich« auf D 6 umgeändert – eine D 2 und eine D 5 sind aber bekanntlich nicht dasselbe. So war z. B. vor dem Inkrafttreten dieses Gesetzes im Metaossyl »Fackler« (so hieß es früher) von Mandragora eine D 2 enthalten).

✦ **Petasites officinalis** kann hier ebenfalls versucht werden. In der nötigen Konzentration, in welcher es die Firma Weber & Weber als Petadolex herstellt, sieht man durchaus analgetische Wirkungen bei muskulären Spannungsschmerzen: 3 × 1 Kapsel pro die.

✦ **Rhus toxicodendron,** der *amerikanische Giftsumach,* ist ebenfalls eine giftige Pflanze, verschreibungsfrei ab D 4.
Bei Gelenkentzündungen und muskelrheumatischen Beschwerden, die insbesondere nach Durchnässung und Auskühlung entstanden sind, sich womöglich noch bei Bewegung und Wärme bessern, ist Rhus tox. angezeigt. Gute Erfahrungen habe ich mit dem *Madausschen Oligoplex* oder mit der folgenden Mischung:

Rp. Rhus tox. D 4
     Dulcamara D 2 $\overline{aa}$ ad 50.0
     M. D. S.: 3–5 × tgl. 20–25 gtt.

ANTIRHEUMATIKA MIT HARNSÄURE-LÖSENDER WIRKUNG

(antiurämisch) – eine dankbare Aufgabe für die Phytotherapie. Aus der Fülle seien die Wichtigsten genannt:

✦ **Aegopodium podagraria** – *Geißfuß oder Giersch,* ein Frühlings-Doldenblütler, von vielen als unausrottbares Unkraut verwunschen! Die Schwierigkeit in der Anwendung besteht darin, daß diese Pflanze nur als Frischsaft wirkt: man entsaftet soviel der jungen Blätter und Stengel (März, April, Mai) bis man 1–5 Eßlöffel hat, die man mit der fünffachen Menge

Mineralwasser oder Buttermilch verdünnt. Ansteigende Dosierung läßt Erstverschlimmerung und Durchfälle vermeiden. Ideal wäre, eine weitere wichtige Pflanze dazuzumischen:

✦ **Urtica dioica** – *die große Brennessel*, die man am besten um die Frühjahrszeit mit dem Geißfuß zusammen verwendet: 1–5 Eßl. wie vorher. Daß Obstsäfte nicht zur Verdünnung geeignet sind, hat HEINRICH PUMPE schon betont.

Die Brennessel gilt als Uragogum, als ein Mittel, das Harnsäure ausfiltern hilft bei rheumatisch-gichtischen Erkrankungen (uratische Diathese) – früher sagte man blutreinigend –, und noch früher nannte man die Brennessel ein Mittel gegen Dyskrasie. Als Tee kräftig dosieren: 1–3 Teel. Infus – am besten in Mischung mit

✦ **Betula alba (= pubescens) oder pendula (= verrucosa)** – *die Birke*

> Rp. Fol Urticae
> Fol. Betulae aa ad 100.0
> M. D. S.: 2 Eßl. Infus mehrmals tgl.

oder ein Rezept, das G. LINDEMANN angibt zur Diurese, das man aber sicher auch gut bei Harnsäureüberschuß einsetzen kann:

> Rp. Fol. Betulae 30.0
> Hb. Urticae 30.0
> Hb. Equiseti 20.0
> Hb. Virgaureae 20.0
> M. f. spec. D. S.: 1 Eßl.
> Infus mehrere Tassen tgl.
> Nicht bei akuter Nierenentzündung.

Erfahrungen persönlicher Art liegen bei der Birke mit dem Blätteraufguß vor: 1–2 Eßlöffel Infus – also wie bei der Brennessel nicht zu zaghaft dosieren. (Homöopathische Urtinktur ist möglich: 10 gtt. mehrmals tgl.) Empfehlenswert der Pflanzen-Frischpreßsaft von SCHOENENBERGER.

✦ **Clematis recta** – *die aufrechte Waldrebe* in unseren Wäldern verbreitet, hat die Indikation Gicht und Rheuma (neben nicht nässenden, pustulösen Ekzemen – ähnlich also wie Rhus tox., das ja auch die rheumatische *und* dermatologische Beziehung hat). Als Tee so

gut wie nie gegeben (1 Teel. Infus – evtl. selber sammeln), kann die homöopathische Urtinktur eingesetzt werden.

✦ **Colchicum autumnale** – *Herbstzeitlose*, eine giftige Pflanze unserer Wiesen (das Alkaloid Colchicin gilt als Mitosegift, d. h. es stört die Zellteilung). Verschiedene Zubereitungen waren früher offizinell (Samen, Tinktur, Acetum = Essig); noch immer ist das Colchicin (Max.-Dosis 0.0002 g pro dosi und 0.0005 g pro die) offizinell. Auch sind Gichtmittel mit Colchicin im Handel.
Colchicum Dispert »KALI-CHEMIE« und *Colchysat Bürger* »YSATFABRIK«, verschreibungspflichtig beide, und ab der D4 ist es in einigen Komplexmitteln enthalten, mit denen eigene Erfahrungen vorliegen: *Colchicum* »Strath« 50.0/100.0, *Restrukta forte* Harnsäurelöser-Kapseln »Fides« und Harnsäuretropfen »Syxyl« 50.0/100.0 – Ersteres ein spagyrisches Komplexmittel, letzteres homöopathische Kombinationen.

✦ **Dulcamara (= Solanum dulcamara)** – *der bittersüße Nachtschatten* – ein einheimisches Nachtschattengewächs, das auch entsprechend die Alkaloide Solacein, Solanain enthält (wie übrigens die grünen Früchte der Kartoffel und Tomate auch).
Hier liegt eine Monografie vor: Allerdings hat sie im Anwendungsgebiet keine rheumatische Indikation, vielmehr lediglich »zur unterstützenden Therapie bei chronischem Ekzem« – was uns nicht zu hindern braucht, sie beim Rheuma adjuvant einzusetzen. (Interessanterweise enthält die Droge neben Gerbstoffen: Steroidalkaloide und Steroidsaponine – womit wir Dulcamara zu den Phythormonpflanzen rechnen dürfen). Monopräparat: Cefabene.
Stipites Dulcamarae 1–2 Teel. Dekokt oder Dulcamara Urtinktur 5 × 10–15 gtt. – Die Zweige sind Bestandteil einer Reihe von Rheuma-Kombinationspräparaten (z. B. Kneipp-Rheuma-Tee).

✦ **Juniperus communis** – *Wacholder* muß auch hier genannt werden: gelten die Beeren doch als ein altes Antarthroticum und Blutreinigungsmittel.
Fructus Juniperi 1 Teel. Infus, nicht mehr als

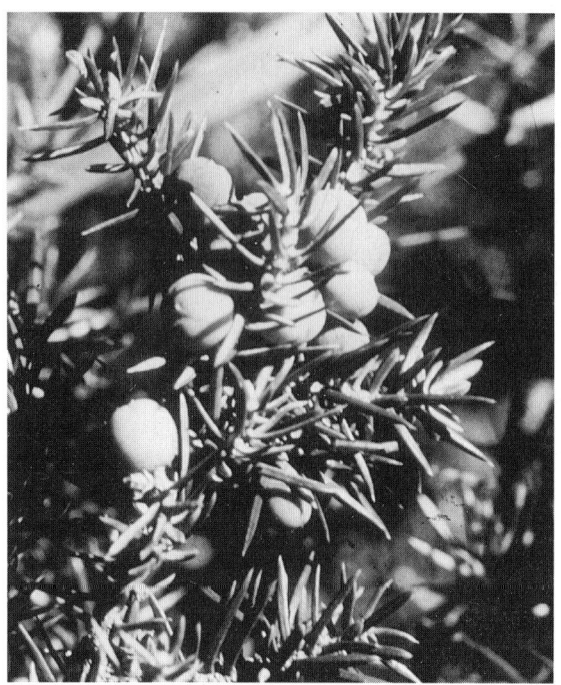

Wacholder, Juniperus communis.

2 Tassen tgl. – cave Nierenreizung und natürlich nicht bei Nierenentzündung.

Das ätherische Öl tropfenweise, besonders wenn *Rheuma und Nierensteine* vorliegen auf Grund einer *harnsauren Diathese* (Iridologisch weiße Wattebäuschchen, vorwiegend auf den Nierensektoren!).

✦ **Harpagophytum procumbens** – *Teufelskralle*; erst in der jüngsten Zeit in die Therapie eingeführt, scheint sich zu bewähren. Sie gehört zu den Sesamgewächsen und hat ihren Namen von den krallenartigen Früchten, die sich gerne an der Wolle von Schafen und zwischen den Klauen von Rindern festhalten. In ihrer Heimat Westafrika wird sie seit längerem als Heilmittel benützt.

Ein Mitteilungsblatt der WALA, Eckwälden, umreißt ihre Indikation wie folgt:

»rheumatischer Formenkreis, primär chronisch deformierende Polyarthritis, Morbus Bechterew, Arthrosis deformans im reaktiventzündlichen Stadium.«

In der Monografie werden neben der Appetitlosigkeit und den dyspeptischen Beschwerden (Bitterstoffmittel) genannt: Unterstützende Therapie degenerativer Erkrankungen des Bewegungsapparates.

Gegenanzeigen sind hier aufgeführt: Magen- und Zwölffingerdarmgeschwüre, Gallensteinleiden nur nach Rücksprache mit dem Therapeuten. Die Pflanze kann als Bereicherung unseres einheimischen Arzneischatzes gelten.

Verordnet wird:

Radix Harpagophyti, 1 Teelöffel Dekokt, nicht mehr als 2 Tassen täglich, da – wie ich öfter höre – sie nicht sehr magenfreundlich zu sein scheint. Die *DHU* stellt ebenso wie die *Wala* Ampullen her: mit der D 2 und D 3 liegen Erfahrungen bei Kniegelenksarthrosen vor, die positiv sind.

Mehrere Tees sind im Handel, die nur Teufelskrallenwurzel enthalten; einer davon ist der Romigal-Rheumatee. Auch zwei Mono-Tabletten-Präparate seien erwähnt: *Defencid-Teufelskralle-Extrakt*-Tabl. »Duopharm« OP 3 × 2 a.c. und *Doloteffin »Ardeypharm«* N 2 2–3 × 1 (N 2 = 60 Tabletten kosten DM 40,–, N 3 = 100 Stück = DM 62,–, also ein teures Arzneimittel).

✦ **Fraxinus excelsior** – *Esche*

Folia Fraxini: 1–2 Teel. Infus, besser scheint allerdings noch Cortex zu wirken. Ein Teerezept für einen Rheumatee mit entwässernder Komponente:

Rp. Cort. Fraxini	
Fol. Betulae	
Stip. Dulcamarae	$\overline{aa}$ 20.0
Rad. Levistici	
Rad. Ononidis	
Fruct. Cynosbati	$\overline{aa}$ ad 150.0
M. D. S.: 1 Eßl. auf 2 Ta Wasser kombiniertes Verfahren; tagsüber schluckweise	

Zwar hat der Eschenbaum mit Rinde und Blättern eine Null-Monografie, dies aber wegen nicht nachgewiesener Wirksamkeit beim Menschen. Unter Wirkungen jedoch ist in der Monografie vermerkt: »Zubereitungen aus frischer Eschenrinde wirken im Tierversuch analgetisch und antiexsudativ-antiphlogistisch.«

Es ist jedoch in der Monografie offengelassen,

inwieweit aufgrund der Wirkungen ein Beitrag zur positiven Bewertung der Wirksamkeit von Kombinationen gegeben ist. Das *Phytodolor N* »STEIGERWALD« enthält neben Solidago und Zitterpappelblättern die Eschenrinde.

✦ **Rosmarinus officinalis** – *Folium – Rosmarinblätter* haben – überraschend – als inneres Anwendungsgebiet neben dyspeptischen Beschwerden eine positive Bewertung »Zur unterstützenden Therapie rheumatischer Erkrankungen« gefunden. Hier scheint sich der Kreis wieder zu schließen: Rosmarin, den ich eigentlich als durchblutungsförderndes Mittel sehe, würde dem Grundsatz der Rheumatherapie entsprechen, nämlich, daß immer die Durchblutungsstörung am Anfang steht und therapiert werden muß.

✦ **Guajacum officinale** – *Pockholzbaum* ist eine der ganz wenigen Pflanzen, bei denen das Anwendungsgebiet in der Monografie einzig auf die »unterstützende Behandlung rheumatischer Beschwerden« zielt.
Wenn die Monografie Harz und Saponine als Inhaltsstoffe nennt, so bleibt gewiß die Frage nach dem eigentlichen Wirkprinzip offen.
1 Teel. des zerkleinerten Holzes (Lignum Guajaci) mit 2 Tassen Wasser als Abkochung. Persönlich ziehe ich die Tinktur vor: 20–30 gtt. mehrmals pro die.

✦ **Gemma populi** – *Pappelknospen* von verschiedenen Pappelarten, zu den Weidengewächsen gehörend, haben ebenfalls eine gewisse Tradition als sogenanntes Rheumamittel. Auch wenn die Monografie »oberflächliche Hautverletzungen, äußere Hämorrhoiden, Frostbeulen und Sonnenbrand« angibt, so läßt sich von den Inhaltsstoffen durchaus eine Wirksamkeit, adjuvant, beim Rheuma ableiten: ätherisches Öl, Flavonoide und Phenolglykoside.
1 Teel. Infus – oder als Beimittel in einigen Präparaten wie dem schon erwähnten *Phytodolor*.

✦ **Taraxacum officinale** – *der Löwenzahn* hat eine positive Bewertung – zwar nicht zur Rheumatherapie, jedoch werden wir ihn weiter als wertvolles, unterstützendes Mittel verwenden (Rad. c. Hb.).

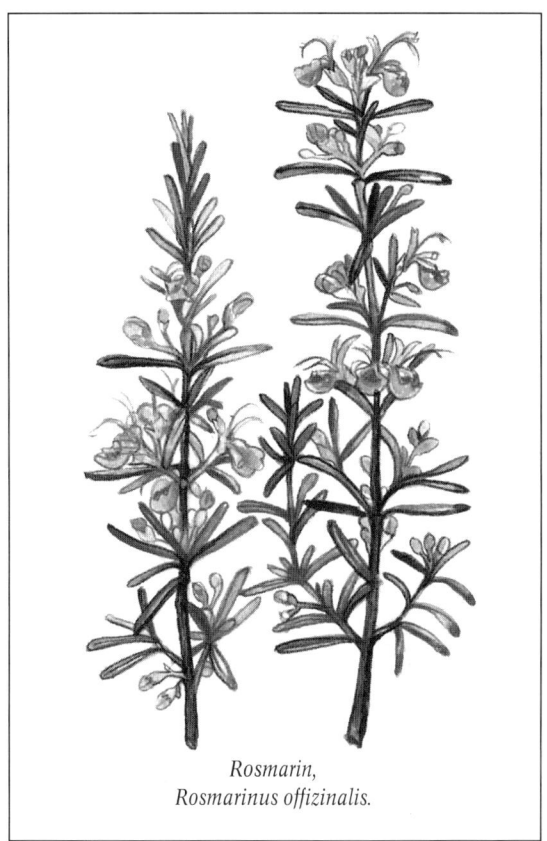

Rosmarin,
Rosmarinus offizinalis.

✦ **Agropyron repens, auch Rhizoma Graminis** – *der Queckenwurzelstock*, monografiert als Nierendurchspülmittel, jedoch ebenfalls traditionell als Blutreinigungs- und Rheumamittel geläufig: 1 Teel. Dekokt, Kaltauszug möglich.

✦ **Rhododendron ferrugineum** – *die Rostrote Alpenrose* hat wegen toxischer Nebenwirkungen eine Negativ-Monografie erhalten, und unwahrscheinlich dürfte es sein, daß ihre Verwandte, die goldgelbe Alpenrose (Rhododendron chrysanthum) eine positive Bewertung für das Rheuma erhält. Hinweisen möchte ich jedoch, daß die Verordnung von *Rhododendron* Oplx. »MADAUS« möglich ist – wenngleich die Zusammensetzung auf eine zweite wichtige Indikation der Alpenrosen hinzielt: Prostatitis, Epididymitis, Orchitis.

✦ **Berberis vulgaris** – *die Berberitze* hat zwar eine Null-Monografie wegen des fehlenden Wirknachweises; wenn wir die Früchte jedoch bekommen können, steht einer Verordnung im Tee nichts entgegen: 1 Teel. Infus nach althergebrachter Weise oder aber die homöopathische Urtinktur.

✦ **Carex arenaria** – *die Sandsegge*, ebenfalls eine traditionelle Rheuma- und Blutreinigungs-Pflanze, bisher noch ohne Monografie, könnte als Tee, 1 Eßl. auf 2 Tassen Wasser kurzer Dekokt, mit einbezogen werden. Oder in einer Mischung:

Rp. Rhiz. Caricis	
Rhiz. Graminis	
Flor. Spiraeae	
Stip. Dulcamarae	a͞a 20.0
Fruct. Juniperi	10.0
Fruct. Cynosbati	ad 100.0
M. D. S.: 1 Eßl., kurz aufkochen auf 2 Tassen.	

WEITERE NATURHEILKUNDLICHE THERAPIEMÖGLICHKEITEN

Beim rheumatischen Formenkreis wird man neben der Phytotherapie die *Homöopathie, Neuraltherapie, Akupunktur, Eigenblutbehandlung* und die *physikalischen Maßnahmen wie Schröpfglockenbehandlung, Baunscheidtismus, Massage, Hydrotherapie, Wärme- und evtl. Elektrotherapie* hinzunehmen. Ich möchte nur einige Punkte ansatzweise erwähnen:

✦ **Die Quaddelung** mit Plenosol (= Viscum album) hat sich gut bewährt. Die Reaktionen sollen nicht zu schwach und nicht zu stark sein.
Wöchentlich einmal – über 2–3 Monate. Am besten sprechen bekanntermaßen Hüftgelenksarthrosen an; wichtig ist die Differential-Diagnose: Der Koxarthrose-Patient kann sowohl Charakter wie Lokalisation des Schmerzes oft nur ungenau beschreiben; meist strahlt er in die Leiste ein.

In etwa 75% der Fälle wird ein Anlaufschmerz angegeben, der als typisch für die Koxarthrose angesehen werden muß (Abgrenzung zur Ischialgie und Claudicatio). Ein Belastungsschmerz tritt erst bei zunehmender – dann auch im Röntgenbild erkennbarer – Veränderung des Gelenks auf. Zum Ruhe- oder Nachtschmerz (nur in etwa 10% der Fälle) kommt es mit weiterem Fortschreiten der Degeneration durch Dauerkontraktion der das Hüftgelenk umgebenden Muskulatur.

Alternative: 1 Ampulle Zeel mit 1 Ampulle Formicain und Traumeel mischen, 20er Nadel, zuerst eine große Quaddel und dann an die höchste Erhebung des Trochanters. Am Kniegelenk 2–3 Quaddeln am Gelenkspalt der Knieinnenseite (Leber 9 und Milz-Pankreas 9!). An der Wirbelsäule Quaddeln paravertebral. Hier Wechselmittel: Disci-Präparate von WALA oder PLENOSOL.

✦ *Bei aller Rheuma- und Gelenktherapie soll die* **Fokusausschaltung** *oberstes Prinzip sein. Hierarchie: Zähne, Mandeln, Nebenhöhlen*, dann alles übrige. (Ich weiß übrigens nicht, warum die Narben als Fokus so hochgespielt wurden: ich kann da nicht allzuviel sehen. Wohl, weil das so einfach ist, sie abzuquaddeln, viel einfacher als Zähne ziehen, Mandeln zu entfernen und »abzuspritzen« und die geduldraubende Prozedur der Nebenhöhlensanierung?)
Vielen hat man die Zähne gezogen, die Mandeln und den Blinddarm entfernt – Besserung oder gar Heilung blieben aus. Der Zeitpunkt der Herdtherapie ist folglich wichtig: darauf muß der sog. gesunde Herdträger aufmerksam gemacht werden! Hat die Herdirritation bereits die Gelenke bzw. das Gewebe längere Zeit erreicht, sich die Störung gewissermaßen verselbständigt, wird es schwierig. Deshalb auch nach der Herdentfernung nach Möglichkeit eine 3–4wöchige Badekur (Kneippkur).
(Man erinnere sich in diesem Zusammenhang auch immer an einen Satz von KARL-F. LIEBAU: »Das Lokalistische spielt beim Fokus eine untergeordnete Rolle.«)
Summa summarum ein Wort von G. JAROSZYK:

»Im Sinne der Klinik gilt der Rheumatismus als gefürchtete Zweiterkrankung nach vorausgegangener primärer Streptokokkeninfektion und Allergisierung des Organismus.«

✦ Vielleicht kann man sagen: *jede Krankheit beginnt als* **Durchblutungsstörung**. Folglich wird jede Therapie günstig sein, die hier angreift – ich denke vor allem an die **Kneippsche Hydrotherapie** als die subtilste und dem Konstitutionstyp am besten anzupassende Maßnahme mit ihren *120 verschiedenen Anwendungsformen*. Es muß also nicht unbedingt – obwohl gut und günstig – Iontophorese, Diathermie, Ultrakurzwelle oder Mikrowelle sein, die zwar alle eine Erwärmung in der Tiefe bringen, mehr aber auch nicht. Mir scheint, daß ein *Heublumensack* bei Arthrose der Knie-, Hüft- oder Schultergelenke oder auf die Wirbelsäule bei Spondylose genauso viel bringt – wenn nicht mehr, weil neben der Wärme noch die ätherischen Öle der Heublumen wirken. (Auch vom »Krankenkassen-Kostendämpfungsgesetz« her sollte man so etwas sehen: der Patient macht das zu Hause selbst – statt 10 oder 12mal in die Arztpraxis zu laufen, um sich für eine Viertelstunde bestrahlen zu lassen.)

Heublumenhandbäder bei Schwellung und Knotenbildung der Hände: kräftige Handvoll Heublumen mit 2–3 Liter kochendem Wasser überbrühen, 20 Min. ziehen lassen und bei 39–40–41° die Hände 10 Min. baden und mit den Fingern Bewegungsübungen machen. Anschließend Kytta-Salbe 100.0 reichlich einreiben und Baumwollhandschuhe anziehen, gut über Nacht.

Ansteigende Halb- oder Vollbäder mit Heublumen

Moor, Schwefel oder Sole (Staßfurter Salz). Schwitzprozeduren (auch Sauna selbstredend) sind bei Rheuma seit eh und je gemacht worden – und man kann sich auch hier – wie immer – schon auf die alten Römer beziehen. (In Regensburg konnte man anläßlich der Jubiläumsausstellung »Castra Regina« sehen, daß demgegenüber unsere heutige Badekultur geradezu kläglich ist.)
Beginn mild, 35°, im Laufe von 20 Min. steigern auf 38(–39)°. Vorher 1–3 Tassen schweißtreibenden Tee:

> Rp. Flor. Tiliae
> Flor. Sambuci
> Flor. Spiraeae āā ad 50.0 oder 80.0
> M. D. S.: 1–2 Teel./Infus.

gut warm trinken. Als Kreislaufstütze Sympatol, Diacard, Korodin, evtl. alle 10 Minuten. Anschließend nachschwitzen im vorgewärmten Bett; nach 1–2 Std. lauwarme Ganzwaschung oder Dusche. Dies zweimal die Woche – leider ist für Berufstätige die beste Zeit nicht abends. (Die wäre morgens und vormittags – evtl. ausweichen aufs Wochenende.) Hypertoniker und Herzkranke können dies selbstredend nicht machen.

Mit **Schwefelbädern** habe ich seit Jahren gute Erfahrungen mit *Protina Dr. Klopfer, München*: da riecht man noch einen Tag nach Schwefel, und das soll so sein! *Neydhartinger Moor* ist erwähnenswert. Im bayerischen Raum gehen viele nach Füssen-Faulenbach, Bad Aibling und Bad Abbach. Herzkranke und Hypertoniker sind auch hier ausgeschlossen – nicht aber »Kreislaufschwache«, wie oft angenommen wird.

Eine der durchgreifendsten therapeutischen Maßnahmen überhaupt (siehe Dr. JOSEF ISSELS und Prof. ZABEL bei der Krebstherapie) in das *Schlenz- oder Überwärmungsbad* nach der Innsbruckerin MARIA SCHLENZ. Das Überwärmungsbad erfordert eine große Badewanne und kundige Überwachung – das ist nichts für den Hausgebrauch. Im Kneipp-Sanatorium bei Dr. med. KARL SCHÖNER in Burgbernheim/Mfr. sah ich Hervorragendes mit dieser Methode. (Das Prinzip ist, daß man durch Ins-Wasser-Legen des ganzen Körpers *einschließlich des Kopfes*, so daß nur Auge, Mund und Nase noch heraussehen, dem Körper die Möglichkeit zum Schwitzen und damit zur Temperaturentlastung nimmt. Es wird somit zwangsläufig ein Wärmestau produziert und künstliches Fieber provoziert. Die Körpertemperatur steigt um 1–2° und dies hält mehrere Stunden bis zu einem oder zwei Tagen an. Die Abwehrkraft wird mobilisiert, die Nebennierenfunktion (Kortison!) stimuliert. Was kann man sich überhaupt noch mehr wünschen? Damit erstens das Überwärmungsbad wirklich deutlich und zweitens weniger anstrengend die Körpertemperatur anhebt, empfiehlt es sich, 2–3 Stunden vor dem Bad eine Ampulle Echinacin MADAUS oder Esberitox (SCHAPER & BRÜMMER) zu injizieren.

Dieser Absatz kann nicht abgeschlossen werden, ohne auf die Hautpflege (will sagen: intensive Durchblutung) durch tägliches Trockenbürsten und Ölen (besonders nach Bädern) mit Weleda-Hautfunktionsöl oder Rotöl JUKUNDA (= Johanniskrautöl) hinzuweisen. Die Einwände »keine Zeit« oder »zu umständlich, zu anstrengend« hört man natürlich gelegentlich – aber viele wissen inzwischen, daß es mit der Einnahme von 2×1 Voltaren und $1 \times$ Resochin nicht getan ist.

✦ Interessant und wichtig scheint die Beobachtung, daß »*Rheuma, Asthma, Ekzem und Migräne Geschwister*« sind (Prof. H. STORCK). Nur unschwer erkennt man an dieser Reihe **die allergische Diathese**. Nicht von ungefähr sprechen wir in der ophthalmotropen Phänomenologie von der *neurolymphatischen Iris* – häufig erkrankt der Lymphatiker später an Rheuma (oder Asthma, Ekzem bzw. Migräne)! Wie oft wird man bei diesen Überlegungen an den banalen Satz »es hängt alles miteinander zusammen« erinnert! Und wenn man andernorts liest, Rheuma wäre eine Mesenchymerkrankung und die Reaktion eines sensibilisierten Körpers auf verschiedene Reize – abhängig von der Reaktionslage – so paßt dies ebenfalls ins Bild. Es ist folglich eine Desensibilisierung zu erwägen mit Tiergiften und / oder Eigenblut.

Es bieten sich an:

a) Bienengift (Apis D 3 z. B.)
b) Ameisensäure (Formicain DHU, Acirufan Galmeda)
c) Schlangengift (Horvi-Chemie)
d) das Kombinationspräparat Regarsinum Amp.

$1–2 \times$ wöchentl. injizieren.

✦ Sehr viele Rheumatiker behandele ich mit **Schröpfglocken**, habe allerdings mehr Erfah-

rungen mit der trockenen Variante dieser Therapie und muß sagen, daß der Effekt unterschiedlich ist. Aber darüber ist bei Dr. B. Aschner und J. BROY mehr zu erfahren, auch die Fibel von Dr. BACHMANN ist wichtig. – Vorher reiben wir die *Schröpfsalbe* nach BROY von GALMEDA ein.

Zwei kleine Schröpfglocken bringen mehr als eine große. Bei Diabetikern soll man es nicht versuchen, auch nicht – natürlich – bei Patienten, die Marcumar nehmen.

Das **Baunscheidtverfahren** wende ich momentan seltener an als früher. Wenn ich es mache, versuche ich einen kräftigen Ausschlag zu erzeugen. Störend ist u. U. eine leichte bleibende Pigmentierung der Haut – Vorsicht also bei jüngeren Menschen an sichtbaren Stellen.

Ein **Kantharidenpflaster** ist eine Roßkur – aber bisweilen von unübertroffener Wirkung über einem Gelenk. Nicht zu groß machen! Cave auch hier Hyperpigmentierung. Cave Nierenreizung!

Die oft überforderte **Akupunktur** leistet beim rheumatischen Formenkreis sicher mehr als bei so manchen anderen Indikationen, besonders zur Schmerzdämpfung und bei neuralgischen Beschwerden. Ich bin selbst kein Akupunkteur, versuche mich seit Jahren auch mit Ohrakupunktur (wechselhafte Ergebnisse) und seit ca. 20 Jahren mit symptomatischer Nadelung ausgewählter Fälle. Dabei sehe ich Positives beim langwierigen Schulter-Arm-Syndrom und bei der Ischias. Beim ersteren halte ich mich an die wichtigen Angaben von

Schröpfen in Afrika.

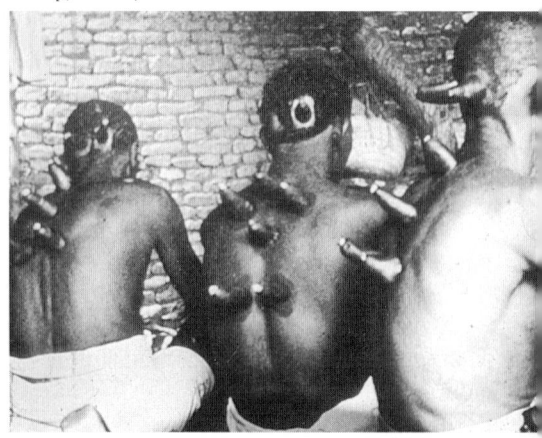

Prof. HERGET, die er verschiedentlich in Acta-biologica-Heften Pascoe veröffentlicht hat, im zweiten Fall an STIEFVATER's Standardwerk »Akupunktur als Neuraltherapie«.

Massagen und Übungen sind unentbehrlich. Dem Patienten empfehle ich das Büchlein »Ratschläge für Hüftgelenkkranke«, ebenfalls von Dr. med. E. W. STIEFVATER (Haug-Verlag), unbedingt Gymnastik.

Schwimmen ist eine ganz wichtige Maßnahme und ein Urlaub oder eine Kur am warmen Mittelmeer kann viel Lockerung und Verbesserung bringen.

Auch scheint eine unterschwellige Radium-Emanations-Therapie, wie wir sie von den Stollen in Bad Gastein/Österreich kennen, positive Wirkung zu haben.

Abano oder Grado, berühmte Fango-Kurorte in Italien, können empfohlen werden.

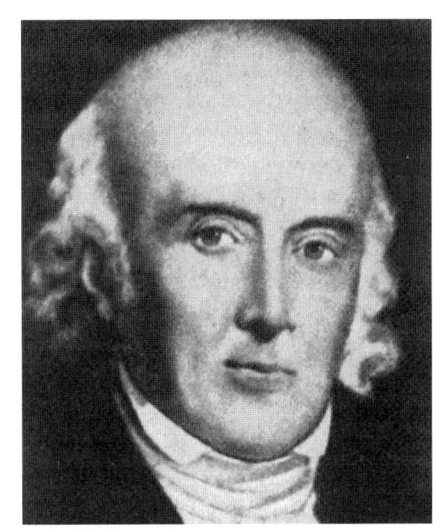

Samuel Hahnemann (1755–1843).

✦ Sicher ist, daß **die Homöopathie nach Hahnemann** z. B. andere Wege geht. Erfahrungen mit Niedrig-Potenz-*Homöopathie* sollen deshalb nicht verworfen werden:

- Ferrum phos. D 6: beim Schulter-Arm-Syndrom (Delta-Muskel Oberarm)
- Kalium chlor. D 6 und Apis D 3: Bursitis (Ellbogen, Knie)
- Bryonia D 3, Ruta D 2, Symphytum D 3, Arnica D 2: Epicondylitis, Tendinitis
- Rhus tox. D 12 und Dulcamara D 4: Rheuma von Erkältung und Durchnässung.

Von *Komplexmitteln* liegen Erfahrungen vor: Rhus tox. Oligoplex im täglichen Wechsel mit Berberis Oligoplex. Auch Urtica und Natrium carb. oplx sind angezeigt.

✦ **Rezeptbeispiele**

Rp. Metaossylen 100.0 »Fackler«
D. S.: 3 × 25–30 gtt. p.c. auf Tee

Gerner Rheumatee OP
D. S.: 3 Ta tägl.

Araniforce 100.0 »Weber & Weber«
D. S.: 3 × 20–30 gtt. p.c. auf Tee

HASSO LIMBACH (Aurich) berichtet aus einer großen Praxis von guten Erfolgen mit den Injektionen von Araniforce.

Rheumatee Junkunda OP
D. S.: 3 Ta tägl.

Dazu auf jede Tasse 30 gtt.
Steirocall, Steierl 100.0.

Arthosetten Drag. 1/1 OP (bei starken Schmerzen Dolo-A) »Efeka-Brenner«
D. S.: 3 × 2 p.c.

Arthrosenexsalbe 1/1 OP (100.0)
D. S.: Gelenke 2 × tägl. einreiben, auch Umschläge.

Harpogophytum-Tee OP
D. S.: 1–2 Ta tgl.

Rp. Gernertransit OP »Gerner-Pharma«
D. S.: vor dem Frühstück 1 Teel. (ein Bitterstoff-Brennessel-Gemisch).
Cefarheumin 50.0, Cefossin 50.0
M. D. S.: 3 × 30 gtt. p.c.

und ein Arthrose-Salben-Rezept nach TH. REST, Bad Tölz:

Guajacum 1.0
Jodum 0.5
Kal. jod. 5.0
Vaselinum alb. 50.0 M. f. ungt.
D. S.: Stelle vorher mit Alkohol abreiben, messerrückendick auftragen und den Salbenverband 3–4 Tage am Gelenk lassen.

Bei stärkeren Schmerzen und Abnutzungen:

Rp. Zeel Amp. Nr. V und Traumeel Amp.
Nr. V
D. S.: 1–2–3 × wöchentl. je 1 Amp. in
die Nähe der Problemstelle.

Phytodolor 100.0 »Steigerwald«
D. S.: 3–5 × 30 gtt. (evtl. auch 40 gtt.).

Rheuma-Loges-Tropfen 100.0
S.: 3 × 30 gtt.

Prof. H. Storck gibt nicht von ungefähr eine Kette von Symptomen bei der PCP an, die häufig genug auch bei Wechseljahrsbeschwerden anzutreffen sind: Frieren, Schwitzen, kalte Füße, Schleimhaut, Rachen, Bronchien, Blase, Obstipation, Regelstörungen, Durchblutungsstörungen. Es gilt auch der Grundsatz, daß die PCP von *endokrinen Faktoren* abhängig ist und vorwiegend die kleinen Gelenke betrifft, das sekundär-chronische Gelenkrheuma als Folge einer akuten Polyarthritis mehr die großen Gelenke befällt.

Das Kortison hätte nach seiner Einführung ca. 1950 nicht so enorme Hoffnungen wecken können, wenn dieser Komplex nicht bestünde. (Rezeptorisches Adaptionszentrum – Hypophysenvorderlappen – Adrenokortikotropes Hormon – Hydrokortison [Kortisol] – Eierstöcke [Oestrogen]).

Die naturheilkundlich adjuvante Konsequenz wäre:

Rp. Cefakliman »Cefak« 100.0
D. S.: fr. u. abds. 25–30 gtt.

Remifemin Drag. 1/1 OP »Schaper &
Brümmer«
D. S.: mitt. 2
oder:

Cimicifuga oplx 100.0 »Madaus«
D. S.: mitt. u. abds. 15 gtt. auf Tonikum

Frauentonikum »Nestmann« 500.0
D. S.: mitt. u. abds. 1 Eßl.

Gernertonikum »F« OP »Gerner
Pharma«
D. S.: morgens 1 Teel.

Gut bewährt hat sich das relativ neue Cimicifuga-Präparat Cimisan 50.0 »APS«: es genügen früh und abends 20 gtt.

✦ **Die Ernährung des Rheumatikers** soll eine Basis der Therapie sein, so, wie man sich nicht oft genug die *5 Säulen der Naturheilkunde* vergegenwärtigen kann: *Licht – Luft – Wasser – Bewegung – Ernährung.* Ich finde es grotesk-komisch, daß heute so viele Diäten herumgeistern: der Therapeut ist irritiert und der Patient verwirrt. Es soll in der BRD inzwischen 140 verschiedene Diäten geben – da kann etwas nicht stimmen.

Es wäre eine Vollwertkost, aufgebaut auf biologischen Lebensmitteln, als Grundlage zu empfehlen, Bircher-Benner, Kollath, Issels, Zabel, Schnitzer und unzählige andere haben sich darum bemüht. Die Zettel für die Patienten von der Gesellschaft der Reformwarenindustrie in Bad Homburg v. d. H. mitgeben. Nicht nur bei der Gicht, vielmehr bei allen Rheumaformen scheint eine vorwiegend basische Ernährung unerläßlich. Zusätzlich Basica Dr. Klopfer als Basenpulver, 2 × 1 Eßl./ Flüss.

J. Angerer wiederholt immer wieder: »Alkalisch ist das Leben, sauer ist der Tod!« Das klingt zwar dramatisch, scheint aber den Kern zu treffen.

Nicht zuviel Fleisch und Wurst, keine Masttiere, keine Innereien, wenig Hülsenfrüchte (dazu zählen Erdnüsse), wenig Alkohol (Alkohol vermindert die renale Harnsäureausscheidung und ist selbst eine Säure). Beim Gichtiker (mehr Männer als Frauen) sind diese Vorschriften besonders wichtig. Reduzierung von Übergewicht kann entscheidend sein.

✦ Auf **die Chiropraktik** kann bei vielen rheumatischen Gelenkerkrankungen nicht verzichtet werden. Freilich werden hier die Kontraindikationen bei entzündlichen und versteiften Gelenken Beachtung finden müssen. Man führe sich immer wieder auch den Satz von Friedrich Heinze (Wuppertal) vor Augen: »Befaßt man sich in der Praxis mit der Behandlung von Knochen- und Gelenkerkrankungen, so stellt man bei der Betrachtung entsprechender Röntgenaufnahmen fest, daß es bei vielen Verschleiß- und Abnutzungserkrankungen, die sich röntgenologisch als geringfügig darstellen, zu heftigeren Beschwerden kommt als bei großen umfangreichen De-

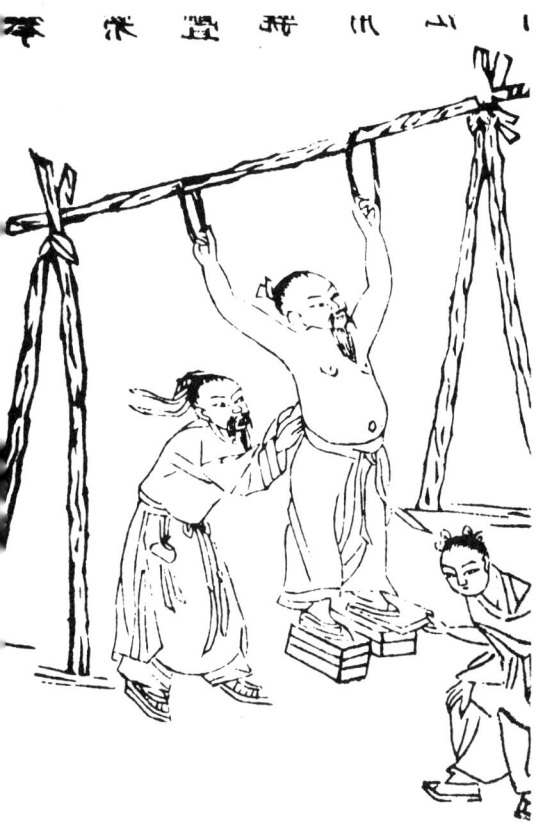

Alte chinesische Chiropraktik.

formationen.« So kommt es auch oft, daß man schon resignieren möchte, weil die Diagnose »Abnützung« dem Patienten jede Hoffnung genommen hat – und man durch kunst- und gefühlvolle Griffe doch eine Wendung zum besseren erreicht. Bei VINZENZ und ROSA SCHMID (Eresing/Obb.) konnte ich sehen, was mit vorsichtiger Osteopathie, Heublumensäckchen und Johanniskrautöl erreicht werden kann. Nicht nur auf WERNER PEPER sei hier hingewiesen, sondern auch auf die konzentrierte Zusammenfassung chiropraktischer Griffe in der Broschüre von NORBERT SEIDL »Kennen Sie den?«.

✦ **Die Gicht** ist in der Wohlstands-Bundesrepublik (auch in den neuen Bundesländern Ost) seit den späten 50er Jahren stets im Zunehmen begriffen – und während sie in den Jahren nach dem zweiten Weltkrieg selten anzutreffen war, muß heute bereits jeder 30. Mann im Laufe seines Lebens mit einem Gichtanfall rechnen. Neu ist dieses Leiden trotzdem nicht: Mit spitzer Feder und schadenfroh sagte es WILHELM BUSCH: »Prassen bringt Gicht.« Viele Karikaturen – besonders der Barockzeit – machen sich über das Podagra lustig – und die Ärzte konnten selbst bei FRIEDRICH DEM ZWEITEN, DEM GROẞEN, die schmerzhaften Anfälle und Versteifungen nicht verhindern: er hielt sich an keine Diät, aß gerne Geflügel und Innereien, soll angeblich bis zu 40 Tassen Kaffee am Tag getrunken haben, den er paradoxerweise mit viel Pfeffer zu würzen pflegte. So gilt die Gicht über Jahrhunderte als Krankheit von Schlemmern und Trinkern – vorwiegend *das männliche Geschlecht ist betroffen.*

Alle Fachleute sind sich einig: Eine *Ernährungsumstellung ist die beste Therapie.* Als gichtgefährdet gilt der, bei dem die *Konzentration der Harnsäure* den kritischen Wert von 6,4 mg in 100 ml Blut dauerhaft übersteigt; dann spricht man von einer Hyperurikämie. Je länger die Harnsäurewerte über dieser Marke liegen, desto wahrscheinlicher treten Gichtanfälle auf. Auch *Nierensteine* können sich bilden (Harnsäuresteine) und der Ausdruck Gichtniere ist geläufig. Die Ablagerung von Harnsäure in den Gelenken der Extremitäten (Großzehengrundgelenk bevorzugt) führt zu Entzündungsreaktionen, die entzündlich-schmerzhaft explodieren. Ein opulentes Mahl mit reichlich Alkohol (aber auch der Beginn einer harnsäuresenkenden Behandlung) kann anfallauslösend sein.

Harnsäure ist das Endprodukt des Purin-Abbaus im Körper. Purine, Bestandteile der Nukleinsäuren, werden etwa zur Hälfte über die Nahrung aufgenommen bzw. vom Körper selbst gebildet. Eine *purinarme Nahrung* führt daher meistens zu einer Senkung des Harnsäurespiegels: Purinfrei sind Milchprodukte, Reis, Öle und Nudeln – purinarm Obst und Gemüse, Salate.

Das Behandlungsziel bei vorliegender Hyperurikämie ist die Normalisierung des Harnsäurespiegels auf das Niveau von Gesunden, also auf max. 6 mg pro 100 ml Blut. Wenn eine Ernährungsumstellung nicht ausreicht, muß mit Medikamenten eingegriffen werden.

Das verschreibungspflichtige Allopurinol (z. B. das bekannte Markenpräparat Zyloric), ein Hemmer der Harnsäurebildung, ist noch immer das Mittel der Wahl in schwereren Fällen. Aus naturheilkundlicher Sicht würde sich z. B. folgendes Rezept anbieten:

Rp. Natrium carb. Oplx   100.0
     im täglichen Wechsel mit
     Urtica Oplx   100.0
     S.: 4 × 20 Tropfen auf etwas Tee

     Brennesseltee   150.0
     S.: 2 Eßl. auf 3 Tassen Wasser Infus.

Als basisches Salz bietet sich an:

     Blut-Salz Nr. 3 Pulver 100.0 »Kattwiga«
     S.: 3 × 1 gestrich. Teel. auf eine Tasse
     Rheumatee Gerner-Pharma.

Colchicum D 4 in Tropfen-Form ¼ stündlich 10 Tropfen im akuten Anfall kann versucht werden. Auch habe ich wiederholt Gutes gesehen, wenn man ein entzündetes Gelenk großräumig umspritzt (natürlich nicht in den Entzündungsherd) mit folgender Mischung:

     1 Amp. Colchicum D 4
     1 Amp. Berberis Oplx
     1 Amp. Rhus tox Oplx

Von Kollegen höre ich auch Positives über die homöopathischen Komplex-Präparate Harnsäuretropfen »Syxyl« und »Heweurat-Harnsäuretropfen Hewert«. Als Tee empfiehlt sich zum Wechseln Rheumex N Tee. Der Alkohol-Konsum – das ist leichter gesagt als getan – muß ebenso drastisch reduziert werden wie das nicht selten vorhandene Übergewicht.

Zu guter Letzt möchte ich noch auf die Salicort-Rupha-Tropfen »Kattwiga« hinweisen, die Salix, die Weidenrinde und Colchicum, die Herbstzeitlose u. a. enthalten: häufige Gaben von 20 Tropfen in heißem Tee.

RHEUMABEHANDLUNG IN DER SCHULMEDIZIN

Medikamentös unterscheidet man die beiden großen Gruppen der
a) *steroidalen* und der
b) *nichtsteroidalen Antirheumatika.*
Die steroidale Gruppe enthält die *Kortikoide* und ihre Derivate. Die nichtsteroidale Gruppe enthält sehr verschiedene chemische Verbindungen.
Gemeinsam ist dieser Gruppe, daß die Mittel
– *analgetisch,*
– *antipyretisch* und
– *antiphlogistisch* wirken.
Im Grunde geht es hier um die Beeinflussung der beiden Kardinalsymptome Schmerz und Entzündung. Man kann diese Medikamente als Symptomatika bezeichnen, d. h. sie bessern die Symptome, haben aber auf den Krankheitsverlauf selbst keinen Einfluß. Die Professoren C. I. Estler und H. Mathies meinen, daß die nichtsteroidalen Antirheumatika vielfach zu niedrig dosiert werden. Dann wird fälschlich eine Wirkungslosigkeit angenommen und ungerechtfertigt ein Kortisonpräparat dazugegeben. Das scheint aber leicht gesagt – denn im gleichen Aufsatz (»Therapiewoche« 27: 247–273, Nr. 3, 1977) schreiben diese Autoren: »So hat es beispielsweise relativ lange gedauert, bis wir merkten, daß die vorwiegend den Pyrazolonen (Butazolidin, Tanderil) zugeschriebene Nebenwirkung der Ödembildung beispielsweise auch dem Indometacin (Amuno) und dem Azapropazon (Prolixan) eigen ist.« (Tanderil wurde übrigens später aus dem Verkehr gezogen.)
Bei neuen Präparaten weist man gerne auf die wenigen Nebenwirkungen hin. Sind die Medikamente erst längere Zeit im Handel, ändert sich diese Euphorie. Wer die »Rote Liste« von wenigen Jahren vorher mit der augenblicklich gültigen vergleicht, wird erstaunt sein, wo eine Unzahl hochgepriesener und angeblich verträglicher Mittel bleiben!
In den USA ist es momentan so, daß die *Salizylsäure das Rheumamittel Nr. 1* ist. Das verwundert nicht wenig – dachte man doch die ganzen letzten Jahre, daß dies nun ein Oldti-

mer sei, der von vielen neuen und »besseren« Medikamenten überholt sei. Plötzlich »entdeckte« man aber: die neuen Präparate bringen im Grunde nicht mehr, schaden aber meist intensiver. An *zweiter Stelle rangiert Phenylbutazon, an dritter Indometacin.* Steroide werden angeblich mit großem Vorbehalt verordnet. In letzter Zeit rückte das Diclofenac-Natrium (Voltaren z. B.) und der Stoff Piroxicam (Felden z. B.) in den Vordergrund.

In Deutschland sah die klinische Basistherapie lange Zeit so aus:
a) das Malariamittel Chloroquin (Resochin)
b) Goldinjektionen
c) D-Penicillamin.

Evtl. kommen in besonders schweren Fällen noch Zytostatica dazu.

Antirheumatika wirken sofort – aber auch nur, solange sie appliziert werden. Dagegen setzt der Erfolg der Basistherapeutika erst nach einigen Wochen ein. Erstere sind dagegen geeignet, um akute Beschwerden mit geschwollenen Gelenken zu mindern. Die Basistherapie empfiehlt sich für eine Schubtherapie dagegen weniger, weil ihr Effekt verzögert einsetzt.

Wenn die Diagnose noch nicht gesichert ist, beginnt man mit *Antimalarika,* deren antiphlogistischer Effekt spät einsetzt, jedoch lange anhält. Die tägliche Initial- und Langzeitdosis beträgt bei Chloroquin-Diphosphat 500 bzw. 250 mg und bei Hydroxychloroquin-Sulfat 1200 bzw. 600 mg.

Chloroquin (Resochin z. B.) ist im Vergleich zur Gold-Therapie weniger wirksam, es hat jedoch den Vorteil, daß es besser verträglich ist und weniger Nebenwirkungen hervorruft: Hauptsächlich handelt es sich dabei um intestinale Symptome und reversible Kornea-Einlagerungen. Augenärztliche Kontrollen sollten deshalb stets durchgeführt werden. (Ich habe in Angerers »Ophthalmotrope Phaenomenologie« Band 3 – Cornea – einen solchen Fall bebildert.)

Bessert sich das klinische Bild nicht oder tritt gar Progredienz ein, so muß man die Behandlungsform wechseln.

Steht die Diagnose »chronische Polyarthritis« fest, sind Gold oder D-Penicillamin Mittel der Wahl. Die *Goldsalze* liegen entweder in wäs-

seriger Lösung oder öliger Suspension vor. Entscheidend für die Wahl des Präparates ist nur der Gehalt an reinem metallischen Gold-Tauredon (Natrium-Aurothiomalat): Gold-Gehalt 46%, Auro-Detoxin (Aurothiopolypeptid): Gold-Gehalt 13%. Die minimale therapeutische Breite erfordert regelmäßige, exakte Kontrollen, die anfangs 14tägig, später monatlich, bei Langzeittherapie vierteljährlich erfolgen sollen. Nur so kann man Nebenwirkungen, die mit höherer Dosis häufiger werden, bereits im Frühstadium erfassen. Sie treten nach der Literatur in rund 30% der Fälle auf. Wegen der Toxizität wurde die Goldtherapie in den letzten Jahren reduziert.

Häufigster Nebeneffekt auf das hämatopoetische System ist die Eosinophilie, die angeblich verschwindet, sofern man das Präparat absetzt. Man muß dies tun, wenn eine Eosinophilie über 12%, eine Leukopenie unter 2000/mm^3 und eine Thrombopenie unter 80000/mm^3 vorliegt. Allergische Reaktionen manifestieren sich an Haut und Schleimhäuten als Pruritus und Exanthem. Hauptsächlich bei älteren Patienten kann letzteres hartnäckig werden. Häufig wird in der Kornea – allerdings reversibel – Gold abgelagert. Seltener sind hingegen Keratitis / Konjunktivitis, neurologische Ausfälle und gastrointestinale oder renale Komplikationen. Als Kontraindikationen gelten neben Schwangerschaft Gold-Allergie, Niereninsuffizienz, Leberschäden und hämatologische Irregularitäten.

Das zweite Basistherapeutikum, *D-Penicillamin,* gleicht in seiner Indikationsbreite der des Goldes. Die Präparate werden synthetisch oder halbsynthetisch aus Penicillin hergestellt und dürfen in der Gravidität nicht verordnet werden. Weitere Kontraindikationen sind Penicillin-Allergie, Nierenleiden und hämatologische Anomalien. Grundsätzlich wird D-Penicillamin einschleichend dosiert: Zu Beginn der Therapie verordnet man 300 mg/die und steigert monatlich bis auf 900 mg/die. Bis man klinisch einen Erfolg verzeichnet, ist dies die Erhaltungsdosis. Für die Langzeittherapie empfiehlt es sich, die Dosis auf 600 mg/die zu reduzieren. Die Maximaldosis von 1200 mg sollte nicht überschritten werden.

Vor und während der Behandlung, anfangs 14tägig, nach einem halben Jahr nur noch monatlich, sind Hautinspektionen, neurologische und augenärztliche sowie Urin- und Blutkontrollen, außerdem Suche nach antinukleären Faktoren erforderlich. Gravierendste Komplikation ist ein Nierenschaden: Tritt eine Proteinurie auf, muß man die Therapie abbrechen. Gastrointestinale Nebenwirkungen wie Übelkeit oder Erbrechen beobachtet man bei einschleichender Therapie selten. Ein möglicher Geschmacksverlust ist reversibel. Exantheme gehen meist wieder zurück, eine generalisierte nekrotisierende bullöse Dermatitis zwingt – wie auch ein Arzneimittelfieber – dazu, das Präparat abzusetzen.

Sporadisch kommt es zu leichten Granulo- und Thrombozytopenien. Aber erst bei Leukozytenwerten unter 3500/mm³ und Thrombozytenzahlen unter 100 000/mm³ soll man die Medikation abbrechen. Neurologische Symptome und ein Lupus-erythematodes-ähnliches Syndrom sind seltene Nebeneffekte.

Die **Kortikoide** (Nebennierenrindenhormone) teilt man ein in:

– A-Kortikoide (*anti*inflammatorische) und
– P-Kortikoide (*pro*inflammatorische).

A-Kortikoide sind das Kortisol (= Hydrokortison) und Kortison. Man bezeichnet sie auch als Glukokortikoide – sie haben eine Einwirkung auf den Zuckerstoffwechsel.

P-Kortikoide sind das Aldosteron und das Desoxykortikosteron. Man nennt sie auch Mineralkortikoide mit Einwirkung auf den Mineralstoffwechsel.

Die Nebennierenrinden produzieren über 40 verschiedene Steroide (= Kortikosteroide).

Steroidhormone werden aus Cholesterin in den hormonproduzierenden Drüsen (NNR, Ovar, Plazenta, Testes) gebildet (Kortikosteroide, Gestagene, Androgene, Östrogene). Sterine kommen im Tier- und Pflanzenreich häufig vor: tierisch = Cholesterin, pflanzlich = Ergosterin (im Mutterkorn z. B. = Secale cornutum).

Die einen nennen die Kortokoide Wunderdrogen, die anderen Teufelszeug, denn die therapeutische Breite ist schmal: gewünschte und unerwünschte Effekte liegen nahe beieinander. Rasch hemmen die Substanzen die Entzündung und den Schmerz des Rheumatikers – teilweise aber stellen sich die Nebenwirkungen schnell und teilweise erst nach langer Therapie ein.

Für die Behandlung rheumatischer Erkrankungen mit **Glukokortikoiden** stellt die Schulmedizin folgende *Prinzipien* in den Vordergrund:

– Für Frühfälle eignen sich die Glukokortikoide nicht.
– Sie dürfen erst verordnet werden, wenn nicht-steroidale Analgetika und Antiphlogistika unzureichend wirksam waren.
– Die Dosis soll 7,5 mg Prednisolon-Äquivalent pro Tag nicht oder nur kurzfristig überschreiten.
– Zum Schutz der Nebennierenrinden muß man sich dem zirkadianen Rhythmus anpassen und *morgens* eine Tagesdosis verabreichen.
– Die Glukokortikoide eignen sich nicht zur Dauertherapie. Sie sollen nicht parenteral angewandt werden.
– Kombinationspräparate von Kortikoiden und nicht steroidalen Analgetika sind von Übel, eine gezielte, individuelle Kombination dagegen kann sinnvoll sein.

Eine chronische Polyarthritis indiziert nur im akuten Schub Glukokortikoide. Für zwei bis drei Wochen gibt man zirkadian peroral 20 bis 30 mg Prednisolon-Äquivalent. Den rasch progredienten Verlauf behandelt man über längere Zeit peroral täglich mit 7,5 mg Prednisolon-Äquivalent oder mit ACTH.

Bei gleichförmigem chronischen Verlauf setzt man Glukokortikoide nur in Einzelfällen ein, nämlich wenn sich der entzündlichen Wirbelsäulen- und Gelenkerkrankung eine Iritis oder Iridozyklitis zugesellt. Degenerative Wirbelsäulen- und Gelenkerkrankungen sind keine Kortikoid-Indikationen.

Die Hauptgefahr der Glukokortikoid-Therapie besteht darin, die Nebennierenrinden zu inaktivieren. Bereits kleinste Mengen sind bedenklich, wenn sie nicht dem zirkadianen Rhythmus angepaßt sind. Deswegen ist die parenterale Applikation wie auch die Injektion von Kristallen immer kontraindiziert. Sie kann schon bis zum nächsten Morgen eine Insuffizienz der Nebennierenrinden auslösen. Aber auch die chronische Überdosierung mit morgendlichen Gaben kann einen Steroid-Cushing mit Vollmondgesicht, Fettsucht und Striae zur Folge haben.

Gefährlich wirkt sich die zellhemmende Wirkung der Kortikosteroide aus. Sie schwächt die Abwehr, begünstigt Magengeschwüre und Myopathien, sie verzögert überdies das Wachstum und die Wundheilung. Ferner können die Kortikosteroide einen Diabetes und eine Osteoporose heraufbeschwören.

Interessant ist, was Koll. G. JAROSZYK zum Cortison-Thema sagt (Acta Biologica Nr. 1/1977), was nach wie vor Gültigkeit hat:

»Im Vordergrund therapeutischer Konsequenzen muß die Überlegung stehen, daß die allopathischen Medikamente, infolge ihrer fermentblockierenden Wirkung, den Abbau von Homotoxinen behindern. Nach RECKEWEG erfolgt die Beseitigung der Symptome einer Krankheit in diesem Fall auf Kosten der Abwehrmechanismen unter Folgeschädigung an deren Systemen. Die Unterdrückung akuter Entzündungen führt über Rückvergiftung zwangsläufig in die biologisch gefährliche, progressive Vikariation. Im Hintergrund allopathischer Therapie steht die Gefahr des fließenden Überganges in die vorprogrammierten Phasen der Imprägnation, Degeneration und der malignen Entwicklung am Locus minoris resistentiae, d.h. einer bereits vorhandenen Organ- oder Gewebsschädigung.«

Erwähnt werden muß schließlich bei der schulmedizinischen Therapie das Kapitel des **Gelenkersatzes**.

Die ständig zunehmende Zahl der *Arthroplastiken* an Hüft- und Kniegelenk weist auf die Bedeutung dieser Eingriffe hin. Da es gelang, die Gewebeverträglichkeit, die Stabilität und die Abriebfestigkeit der Implantate zu verbessern, hat sich die Zahl der durchgeführten Gelenkoperationen erheblich vermehrt. Dennoch entsprechen die verwendeten Implantate noch keineswegs allen Anforderungen. Bei Überprüfung der verschiedenen Prothesentypen zeigen sich Mängel bezüglich der Form der Prothesen. Auch das verwendete Material läßt noch Wünsche offen. Die Ganzstahlprothesen haben eine gute Haltbarkeit und Lebensdauer.

Knieprothesen sind nicht so befriedigend wie jene am Hüftgelenk. Die neueren Prothesen, gerade die Totalprothesen mit einer wandernden Achse und die Modularprothese mit feiner Einpassung der Gelenkflächen scheinen sich aber besser zu bewähren. Für die Zukunft ist eine weitere Verbesserung des Materials noch zu wünschen. Vielleicht gelingt das künftig mit Verbundkunststoffen insofern, als sie keinerlei Abrieb mehr haben und wesentlich haltbarer sind als das bisher verwendete Material?

Man ist weitgehend in Fachkreisen der Meinung, daß vor dem 60. Lebensjahr in der Regel keine Prothesen eingesetzt werden sollen.

Ein Wort noch zur *Röntgenbestrahlung arthrotischer Kniegelenke* vom Rheumatologen Prof. H. STORCK: »Ein zweischneidiges Schwert, das wir nur benutzen, wenn sonst nichts mehr hilft.«

RHEUMA UND PSYCHE

Erst spät erkannte man, daß auch hier erhebliche Zusammenhänge bestehen können. 1983 kam von dem Schweizer Autor Dr. med. WEINTRAUB das Büchlein »Psychorheumatologie« heraus (s. Literaturverzeichnis), und nur zögernd setzte sich die Ansicht durch, daß – ganz besonders beim Weichteilrheuma – emotional-psychische Gründe eine erhebliche Ursache darstellen können. So bewirken Muskelschmerzen emotionalen Streß, Fehlhaltungen einhergehend mit Verspannungen, die wiederum die Schmerzen verstärken – ein wahrer Circulus vitiosus! Unsere Erklärungen, was die Verspannungen betrifft, sind aber meistens oberflächlich, allzu vordergründig: die Sekretärin an der Schreibmaschine (Computer), die Friseuse und der Zahnarzt haben einfach eine Fehlhaltung, die Verspannungen im Nacken-Schulterbereich verursacht. WEINTRAUB aber setzt hier an und meint, hinter dieser Logik verberge sich häufig die eigentliche Wahrheit:

ein Friseur, der zufrieden mit seiner Arbeit und seinem Privatleben ist, kommt mit den Verspannungen im Trapeziusbereich zurecht. Er wird aber Störungen bekommen, wenn seine Ehe kriselt oder das Geschäft schlecht geht.

Dem *Schmerz* muß mißtraut werden: bekanntlich können bei fehlender Schmerzerfahrung selbst harmlose Schmerzen als lebensbedrohend empfunden werden. Auch ist die vielzitierte Warnfunktion des Schmerzes unzuverlässig und läßt uns allzuoft im Stich, sei es, weil der Schmerz aus psychologischen Gründen nicht wahrgenommen wird, sei es, weil er überhaupt fehlt – oder auch bei schweren Organerkrankungen viel zu spät auftritt.

Man muß der *konversionsneurotischen Genese rheumatischer Weichteilschmerzen* große Bedeutung zumessen. (Als »Konversionsneurose« bezeichnet man eine Neurose mit körperlichen Symptomen, die Ausdruck der ungestalteten psychischen Störung sind.) Eine depressive Untergrundsymptomatik wird man beim Rheumatiker häufig antreffen. Der bekannte Schweizer Psychiater KIELHOLZ meinte einmal, daß bei larvierter Depression der Mensch sich nicht mehr freuen könne, seine Entschlußkraft abnehme, er nur mehr wenig Interesse zeige, eine motivlose Angst habe und Tendenzen zum Grübeln und Sichzurückziehen von den anderen erkennen lasse.

Man beachte beim Rheumatiker auch die Art der Schmerzschilderung: dieser wird nicht selten erwartungsängstlich-hypochondrisch dargestellt, ungenau, unbestimmt – und mit dem Unterton, daß die Sache nicht mehr gut werde.

Zurück zu WEINTRAUB: als Therapieschema für die »psychosomatischen Schmerzsyndrome des Bewegungsapparates« schlägt er vor: Antirheumatika, Muskellaxantien, Psychopharmaka, physikalische Therapie, Autogenes Training, Tanztherapie, therapeutischen Dialog, Gruppengespräche und evtl. eine Fachpsychotherapie.

Da ich selbst einige Jahre in Kneipp-Sanatorien gearbeitet habe, oft den überlasteten Masseuren ausgeholfen habe, meine ich, daß die Handarbeit am Patienten von uns selbst – meist aus Zeitgründen – zu oft delegiert wird,

obwohl gerade sie eine Art von magischer Kraftübertragung darstellt. (Überaus vielbeschäftigte Chiropraktiker wie der Kollege VOLKER MÜLLER in Bayrischzell legen prinzipiell – und sei es auch nur kurz aber kräftig – »Hand an«. Sie wissen um das Geheimnis.)

Autogenes Training, vielleicht in Kombination mit einem Kava-Kava-Präparat, setzt den Muskeltonus herab.

Nach WEINTRAUBS Erfahrungen »sind Konflikte in der Zweierbeziehung, seien sie ehelich oder außerehelich, die weitaus häufigsten Ursachen psychorheumatologischer Schmerzzustände«. Noch präziser: »Wenn sich die Spannung durch Aussprachen nicht bewältigen läßt, weicht das Paar in der hoffnungslosen Situation in die ›Organsprache‹ aus und somatisiert den Konflikt.« Man kann gewissermaßen in den psychosomatischen Symptomen eine Stütze oder Prothese für das seelische Gleichgewicht sehen – ohne diese würden wir zweifelsohne eklatant psychisch erkranken.

Es war jetzt vorwiegend die Rede vom Weichteilrheumatismus. Selbstredend stellt sich die *Psychosomatik völlig anders* dar *beim entzündlichen Rheumatismus*. Man muß repetieren, daß die chronische Polyarthritis als der Hauptvertreter dieser Krankheitsgruppe von vier verschiedenen Seiten betrachtet und angegangen wird:

1. vom bindegewebigen Substrat der Kollaginose
2. von der endokrinologisch-hormonellen Seite als Adaptionskrankheit
3. von der immunbiologischen Seite als Autoimmunkrankheit und
4. von der erbbiologisch-genetischen Seite her.

Aufmerksam werden wir den Punkt 2 betrachten müssen: hat doch H. SELYE den Streßbegriff eingeführt und ihn als »allgemeines Adaptationssyndrom« bezeichnet. Der in diesen Spannungszustand versetzte Organismus reagiert normalerweise mit neuralen, humoralen und hormonalen Regulationsmechanismen im Sinne einer vegetativen Gesamtumschaltung – wobei die Psyche auch hier nicht außer acht gelassen werden kann!

Das *Psychogramm des chronischen Polyar-thritikers* schildert WEINTRAUB so: In seinem innersten Kern verschlossen, abgekapselt, trage er seine seelischen Nöte und Kämpfe nur mit sich selbst aus und gebe nicht das Gefühl, seelischen Beistands zu bedürfen. Er zeige demnach oft keine seelischen Erregungen und erscheine manchmal sogar unzugänglich. Unwahrscheinliche Duldsamkeit und Schicksalsergebenheit würden ihn »auszeichnen«. Er scheine so nur für andere zu leben und eigene Daseinsansprüche kaum geltend zu machen. Die mangelnde persönliche Selbstverwirklichung ziehe sich wie ein roter Faden durch sein Leben. Wörtlich: »Daß damit auch ein Mangel an gelebter Aggression verbunden ist, kann wohl kaum bestritten werden, und es fragt sich, ob diese nicht nach außen ausgetragene Aggressivität sich mehr und mehr nach innen richtet und zur sog. Autoaggressionskrankheit führt. Gleichzeitig führt die Selbstverborgenheit zur dauernden einseitigen unphysiologischen Selbstüberforderung, mit anderen Worten zur langdauernden fehlerhaften Beeinflussung des allgemeinen Adaptationssyndroms und so zum Entstehen der Adaptationskrankheit, wozu auch die chronische Polyarthritis gehört.« Soweit WEINTRAUB.

(Interessant erscheint mir in diesem Zusammenhang, daß ja bekanntlich die PCP im Tierversuch nicht imitiert werden kann – und auch darum als eine spezifisch menschliche Krankheit angesehen werden könnte.)

Die mangelnde Selbstverwirklichung (ein Ausdruck, den viele heute nur mehr schwer hören wollen) kann beim PCP-Kranken zur Selbstaufopferung führen – die Krankheit erscheint phänomenologisch folgerichtig als Erstarrung in den eigenen Gelenken, als Verlust der Artikulation und der Gebärden.

Warum gebe ich der Psychosomatik hier so viel Raum? Ich bin kein Psychologe, und oft kommt in diesem Buch der psychosomatische Aspekt zu kurz. Es soll diese Sichtweise hier exemplarisch angedeutet werden. Ähnliche Psychogramme gibt es heute für viele Krankheitsbilder – leider oft auch oberflächlich genug. VIKTOR VON WEIZSÄCKER, der überhaupt diesen Ausdruck in die Klinik einbrachte, würde sich wohl mißverstanden fühlen – läse er heute allerorten diese pseudopsychologisierenden Abhandlungen. Und ich möchte auch nicht verschweigen, daß, als ich einem mir bekannten Psychotherapeuten das von WEINTRAUB aufgestellte Psychogramm vorlas, ohne zu sagen, um was es geht, er ganz sicher und sofort auf den Asthmatiker deutete. Und, nun irritiert, legte ich schließlich dasselbe einem weiteren Kollegen vor – der unverzüglich auf die Psyche des Krebskranken verwies!

Wir werden das Ganze noch lange und eindringlich studieren müssen – aber Ansätze sind heute dafür da. Wir sollen sie mit einbeziehen.

Wie facettenreich ist das Rheumakapitel! JOHANN WOLFGANG VON GOETHE litt daran und behalf sich mit Bädern: 1814 nahm er Schwefelbäder in Bad Berka, 1816 in Bad Tennstaedt, 1814 und 1815 in Wiesbaden, später war er quasi Stammgast in Marienbad und Karlsbad, heute Tschechien. Man darf annehmen, daß er eine harnsaure Diathese hatte, wurde er doch auch von Nierensteinen geplagt.

Wie wir heute das Geschehen betrachten, war natürlich der Goethezeit fremd: *Autoimmunprozesse* werden immer mehr diskutiert und eine Störung der Rückregulation der Entzündung angenommen. Dadurch sind der Proliferation von Bindegewebszellen mit Pannusbildung ebenso Tür und Tor geöffnet wie einer Destruktion von Knorpelgewebe. So ist eines der vielen diskutierten Phänomene bei der rheumatischen Polyarthritis eine gewisse *antioxidative Wirkung von Vitamin E*: es soll freie Radikale eliminieren. Hohe Dosierungen können nützlich sein, z. B. von Spondyvit oder Eplonat R (1 Kapsel 500 mg D-alpha-Tocopherol natürlicher Herkunft).

Aber auch *Enzyme* stehen nach wie vor in der Diskussion: Sollen sie doch wie z. B. Mulsal von MUCOS (Papain, Bromelain, Trypsin) durch *Abbau von Immunkomplexen* und Verhinderung der Komplementaktivierung den Krankheitsprozeß beenden.

Hier ist also noch manches offen. Bleiben wird sicher ein »Mesenchymtee«, wie ihn Kollege E. AUSMEIER angibt, welcher der Forderung nach genügendem Trinken entgegenkommt, dem Ingangbringen der Wasserdiurese (Aquarese):

Bittersüßen Nachtschatten	
Quecke	
Brennessel	
Löwenzahn	
Fenchel	$\overline{aa}$ ad 100.0
mischen.	

Ebenfalls nach AUSMEIER ist das Abendfasten besonders günstig, weil es die nächtliche Säureausscheidung fördert. Ernährung und Phytotherapie sind eng miteinander verknüpft – und wenn es *das* Rheumamittel auch in Zukunft schwerlich geben wird, so sind alle Steine im Sinne eines Mosaiks unverzichtbar. Sehen wir die Pflanzen nochmal an, die in den *Monografien mit dem rheumatischen Formenkreis* verknüpft sind: Intern sind es die Weidenrinde, das Pockholz, die Südafrikanische Teufelskralle und Rosmarin; für die äußerliche Anwendung kommen in Frage: Heublumen, Fichten- und Kiefernzubereitungen und Senfmehl.

Vergegenwärtigen wir uns *zum Schluß nochmal*: 20–30% der Bevölkerung leiden an rheumatischen Beschwerden, 15–25% aller Invaliditäten sind auf rheumatische Erkrankungen zurückzuführen. Die rheumatischen Erkrankungen stehen in ihrer Kostenaufwendigkeit unter allen Krankheiten in der Bundesrepublik Deutschland an erster Stelle. Nach Schätzungen soll es bei uns 20 Millionen Rheumakranke geben, die leichteren Fälle einbezogen. Mit 200 000 wird die Zahl der Frühinvaliden angegeben.

Die Ratlosigkeit allerorten ist groß. Nachdem es keine einzelne Rheuma-Ursache, sondern deren viele gibt, weiß kaum einer, wo therapeutisch angesetzt werden soll. Als mögliche Ursachen werden von Herdinfekten, nicht aus-

geheilten früheren Krankheiten, Hormonstörungen, Stoffwechselstörungen, Infektionen, Fehlernährung, konstitutioneller Schwäche, Klima- und Umweltfaktoren bis hin zur seelischen Komponente, eben reichlich viele, genannt. Deshalb ist es auch schwierig, vorbeugende Hinweise zu geben:

– Das Hormongleichgewicht zu erhalten – eine sehr theoretische Forderung
– Für eine gute Hautdurchblutung zu sorgen
– Eine basenüberschüssige Vollwertnahrung zu sich zu nehmen
– Erkältungskrankheiten, Streß, Schlafdefizit und Genußgifte soweit wie möglich meiden – auch leichter gesagt als getan
– Herde auszuschalten.

Trotz aller Bemühungen muß man eingestehen, daß kaum ein Krankheitsgebiet wie eben der sog. rheumatische Formenkreis die Endlichkeit allen Mühens anzeigt. Kann uns nachstehende Fabel ermuntern?

Im Nahen Osten gibt es eine Geschichte von einem Spatzen, der mit den Beinen nach oben auf einem Weg liegt. Ein Reiter entdeckt ihn, steigt vom Pferd und fragt das Vögelchen, was es denn da treibe. »Ich habe gehört«, gibt ihm der Spatz Bescheid, »daß heute der Himmel einstürzen soll!« »Potztausend!« sagte der Reiter. »Du glaubst doch nicht etwa, daß du mit deinen dünnen Beinen den Himmel aufzufangen vermöchtest?« »Man tut, was man kann«, erwidert der Spatz. »Man tut, was man kann.«

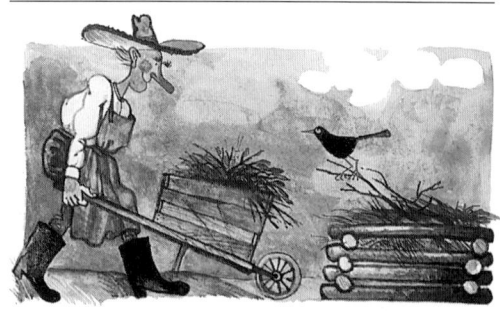

ADJUVANTE THERAPIE
BEI DIABETES MELLITUS

Der Diabetes mellitus ist eine Erbkrankheit, wahrscheinlich mit einem autoso-mal-rezessiven Erbgang. Man nimmt heute einen multifaktoriellen Vererbungsmo-dus an. Neue Forschungsresultate legen eine genetische Verschiedenheit des juvenilen und des Altersdiabetes nahe (Typ I und II).

Beim juvenilen Diabetes können Viruser-krankungen als Manifestationsfaktor wirken.

Der viel häufigere Altersdiabetes ist vielleicht noch stärker genetisch fixiert als der juvenile. Oft ist er mild und wird nur zufällig entdeckt. Er kann vielfach mit Diät allein beherrscht werden.

Nach Ausschaltung eines Manifestationsfak-tors kann der Diabetes wieder in sein latentes Stadium zurückgehen. Allgemein bekannt ist, daß zu Kriegs- und Notzeiten die Häufigkeit des Diabetes ganz rapide absinkt. Ein haupt-sächlicher Manifestationsfaktor ist die Adipo-sitas, andere sind Infektionen, endokrine Er-krankungen (Cushing-Syndrom, Akromega-lie), Leberzirrhose und manche Medikamente (Kortikoide, Thiacid-Diuretika, Ovulations-hemmer).

Seit langer Zeit gelten bei der sog. Zucker-krankheit empirisch folgende Pflanzen als hilf-reich:
- *Myrtillus communis* (Heidelbeere)
  Folia
- *Syzygium Jambolanum* (Jambulbaum aus Australien)
  Cortex, Semen
- *Phaseolus vulgaris* (Gartenbuschbohne)
  Fructus sine semine
- *Taraxacum offic.* (Löwenzahn)
  Radix cum Herba
- *Cichorium intybus* (Wegwarte)
  Radix
- *Centaurium umbellatum* (Tausendgülden-kraut)
  Herba
- *Helianthus tuberosus* (Topinambur)
  Tubera
- *Cynara scolymus* (Artischocke)
  Folia
- *Allium cepa* (Küchenzwiebel)
  Bulbus
- *Inula helenium* (Alant)
  Radix.

Nun soll gleich gesagt sein, daß die Monogra-fierung der Arzneipflanzen durch die Kommis-sion E für *keine* Pflanze bisher (und etwas anderes ist beim Stand der Dinge Anfang 1994 auch kaum zu erwarten) eine adjuvante Indi-kation für den Diabetes erbracht hat. Dies hat in naturheilkundlichen Kreisen Erstaunen und Verwirrung hervorgerufen: haben doch viele von uns immer wieder Positives gesehen von pflanzlichen Medikamenten – zusammen natürlich mit konsequenter Diät und anderen Maßnahmen.

In Deutschland hoffen ca. 4 Millionen Diabetiker auf ein neues Behandlungskonzept – ungefähr 200 000 von ihnen sind Typ-I-Diabetiker. Die weitaus meisten gehören also dem Typ II an, von denen wiederum nur 17,5% insulinpflichtig sind. Rund 2,3 Millionen Diabetiker *könnten mit diätetischen Maßnahmen* behandelt werden, wenn die Therapeuten von Vollwerternährung mehr verstünden und die Patienten ihre Trägheit überwinden würden! Kliniker sagen heute, daß bei rund 77% der Typ-II-Diabetiker eine diätetische Behandlung völlig ausreiche. Sie beanstanden aber auch eine äußerst lässige Selbstkontrolle des Diabetikers und stellen fest, daß jeder zweite (!) von ihnen schlecht eingestellt ist (XI. Internationales Diabetes-Symposium in Regensburg 1991). Die Betroffenen sind auch so gut wie *ahnungslos über die Spätschäden* der diabetischen Polyneuropathie, den Beingefäß-, Netzhaut- und Nierenschäden. Prophylaktische Therapie wird auf diesen Gebieten so gut wie nie betrieben. Nur ein Drittel der Diabetiker hält wirklich eine konsequente Diät ein – obwohl das »Massenexperiment« des II. Weltkriegs eindeutig bewies, daß eine sparsame und magere Kost die Stoffwechsellage des Diabetikers eindeutig verbessert. Und nochmals: die moderne Diabetes-Diät ist der Vollwerternährung angeglichen, so daß man in einer fernen Zeit doch wohl einmal von Dutzenden von Spezialdiäten wegkommen und sich an Bircher-Benner, Kollath und anderen Pionieren orientieren wird (fettarm, kalorienarm, kohlenhydrat- und eiweißreich, viele Faserstoffe – Äpfel, Möhren, Mais und Kleie verfügen über einen hohen Ballaststoffanteil).

Heute wird zunehmend von einem sogenannten *diabetischen Syndrom* gesprochen: Charakteristisch dafür ist das gleichzeitige Auftreten einer Glukoseintoleranz oder eines Diabetes mellitus Typ IIb mit
– einer Adipositas (insbesonders vom abdominellen, androiden Typus = Bauchfettsucht)
– einer Hyperlipoproteinämie

– einer Hypertonie
– und vielfach einer Hyperurikämie.

Im Zentrum des Geschehens steht eine Insulinresistenz bzw. eine Hyperinsulinämie. Demzufolge sollte eine optimale Behandlung sich nicht alleine auf die Normalisierung des Blutglukosespiegels beschränken, sondern die Therapie aller genannten Risiko-Faktoren zum Ziel haben.

DIE WICHTIGSTEN PFLANZEN UND IHRE ANWENDUNG

✦ **Heidelbeerblätter** – nicht die Früchte! – werden seit langem in einen antidiabetischen Tee gegeben. Sie erhielten jedoch – im Gegensatz zu den Früchten (Adstringens) – eine Null-Monografie; im Tierversuch sind bei entsprechenden Überdosierungen Vergiftungen aufgetreten – die bei vernünftiger Anwendung beim Menschen nie beobachtet wurden.

Die Heidelbeere gehört zu den Erikagewächsen und liebt kalkarme Moor- und Heideböden. Die Blätter enthalten wie die ihr nahe verwandte Bärentraube (Uva Ursi) das harndesinfizierende Arbutin. Bei 1 Teelöffel Infus

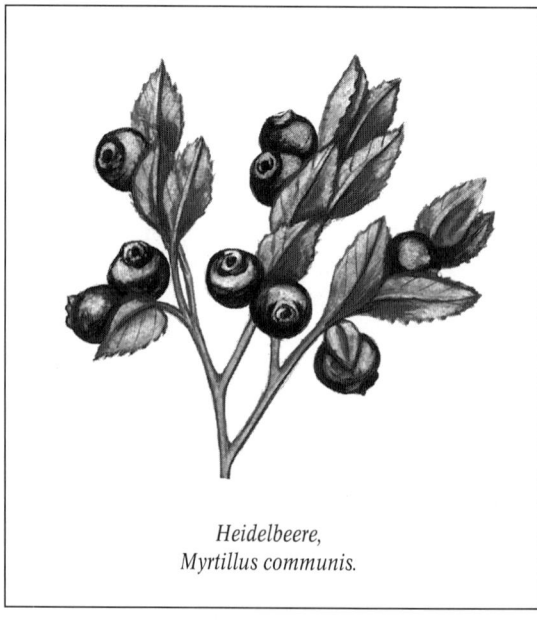

Heidelbeere,
Myrtillus communis.

zweimal täglich gab es nie Anzeichen einer »Vergiftung« – höchstens daß der Tee nicht gut schmeckt und man besser die Blätter in eine Mischung gibt. Leider nahm die Firma CEFAK das Cefamelit, das ich vor 30 Jahren von JOSEF ANGERER als nützlich übernahm, wegen der Null-Monografie vom Markt. Fluidextrakt war lange üblich, 20–30 gtt.

✦ **Syzygium** wird seit langem angewendet; vor allem *Samen*zubereitungen – erhielten aber 1987 ebenfalls eine Null-Monografie, da die Wirksamkeit beim Diabetes nicht belegt ist. Nur halbwegs richtig finde ich die Argumentation in der Monografie unter »Risiken«: »Die therapeutische Anwendung von Syzygiumsamen bei verschiedenen Formen der Zuckerkrankheit ist unter Berücksichtigung anderer, sicherer Therapiemöglichkeiten unvertretbar.« Unvertretbar? Ist jede Zusatztherapie unvertretbar – sticht denn wirklich das Argument, daß der Patient dann evtl. seine »Zuckertabletten« weglassen könnte – und würde solches nicht dann für alles andere auch gelten? Nein, wenn man die Dinge so sehen will, braucht man außer Insulin gar nichts mehr zu machen, denn sogar die »Tablettenbehandlung« wird von einer Reihe von Klinikern immer wieder angezweifelt!

Die Jambul*rinde* hingegen wurde positiv monografiert als Adstringens. Da mit Rindentees und Zubereitungen in der adjuvanten Diabetestherapie bisher so gut wie keine Erfahrungen vorliegen, müßten evtl. solche gesammelt werden. Die homöopathische Urtinktur böte sich ebenfalls an.

✦ **Die Bohnenhülsen der Feuer- oder Gartenbohne** können wir nach wie vor anwenden: sie sind mit dem Anwendungsgebiet »zur unterstützenden Behandlung dysurischer Beschwerden« monografiert. Kräftig dosieren: 1–2 Eßl. Infus mehrmals täglich – nicht gerade abends. Zur Geschmacksverbesserung können etwas Melissen- oder Malvenblätter beigegeben werden, auch gut möglich zusammen mit Hagebuttenfrüchten.
Prof. Dr. H. P. T. AMMON, Lehrstuhlinhaber »Pharmakologie für Naturwissenschaftler« in Tübingen – auf den später nochmal zurückzu-

kommen sein wird – schreibt in der »Zeitschrift für Phytotherapie« (4/89): »Leguminosenfrüchte, insbesondere Bohnenhülsen, spielen in der Diätbehandlung der Zuckerkrankheit eine immer größere Rolle, da sie vermutlich wegen ihres Fasergehaltes ebenfalls die Resorption von Glukose und anderen Nährstoffen verzögern.« Wohlgemerkt, er meint hier die Bohnen als Gemüse, aber immerhin; den Bohnenschalentee erwähnt er mit »fraglicher Wirkung«.

✦ **Der Löwenzahn** (Wurzel mit Kraut) als eine universelle Pflanze mit großer Indikationsbreite kann nicht genug gerühmt werden. Er hat eine ausreichende Monografie und ist als Galle-Rheuma-Diurese-Mittel hinlänglich bekannt. 1–2 Teel. Infus oder konzentrierter als Tinktur, 30 gtt. mehrmals täglich, auch homöopathische Urtinktur. Als Extrakt findet er sich in zahlreichen Kombinationspräparaten. Zuckerkranke sollen unbedingt im Frühjahr eine Salat- oder Frischpreßsaftkur machen, eine vorzügliche Blutreinigung (auch wenn dieser Begriff in der wissenschaftlichen Medizin obsolet ist, wirkt die Kur nicht minder gut)! – Morgens und abends 1 Teel. Gerner Transit, ein vorzügliches Bittermittel, das u. a. Taraxacum enthält (Gerner Pharma).
Und was die Komplex-Homöopathie betrifft, möchte ich auf ein jahrzehntelang bewährtes Rezept in der adjuvanten (nicht alternativen!) Diabetes-Therapie verweisen:

Rp. Taraxacum oplx. 100.0
    D.
    Myrtillus oplx. 100.0
    D.S.: im täglichen Wechsel 3 × 20 gtt.
    a.c.

✦ **Wegwartenwurzel** ist in der Wirkung dem Löwenzahn eng verwandt, hat eine Positiv-Monografie für Appetitlosigkeit und bei dyspeptischen Beschwerden. Seit alters her als Cholagogum, Milztonikum, Stomachikum und Amarum geschätzt, bleibt also die »Blaue Blume der Wandervogelbewegung« der Therapie erhalten: 1 schwacher Teel. Infus. (Der früher sehr beliebte Zichorienkaffee tauchte in den letzten Jahren vermehrt in den Naturkostläden als »Alternativkaffee« auf.)

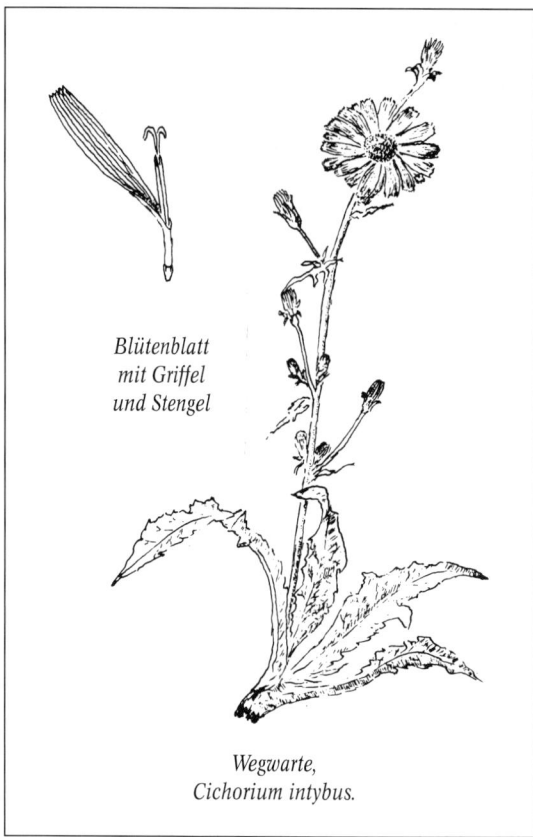

*Blütenblatt
mit Griffel
und Stengel*

*Wegwarte,
Cichorium intybus.*

✦ **Das Tausendgüldenkraut** hat in der Monografie dasselbe Anwendungsgebiet wie die Wegwartenwurzel erhalten und ist ebenfalls traditionell als Adjuvans üblich: 1 schwacher Teel. Infus, auch Kaltauszug; sehr bitter, also besser in Mischungen.

✦ **Die Topinamburknolle** ist bei uns noch zu wenig bekannt, obwohl einfach und anspruchslos zu kultivieren. Außerdem ist sie in ihrer hohen, sonnenblumenähnlichen Art – sie ist ihr verwandt – dekorativ im Garten. Als »süße Kartoffel« in Thüringen mehr bekannt, sollte sie dem Diabetiker zur Abwechslung als Gemüse, das wenig BE enthält, dienen. Das einzige Problem ist, daß die Knollen von den Mäusen und Wühlmäusen sehr geliebt werden und zunächst (Gewöhnung!) auch ziemlich blähen.

✦ **Die Artischocke** – auch dieses Gemüse sollte der Diabetiker als Abwechslung in der teilweise einseitigen Diätkost und als spezifisches Heilmittel in den Speisezettel aufnehmen – soweit sie nicht zu teuer sind. Den Franzosen – größere Feinschmecker als wir Deutschen, die wir offenbar keinen besonderen Ruf haben – bestens bekannt und mit pikanter Soße beliebt (Sauce Hollandaise, mit feingehackten Kräutern, Ei, Zwiebeln, gutem Öl oder biologisch vertretbarer Mayonnaise, z. B. von der Firma W. EGLE). Therapeutisch als Artischockensaft SCHOENENBERGER oder in einem Präparat (z. B. Galenavowen WEBER & WEBER, das Artischockenextrakt enthält), auch als homöopathische Urtinktur.

✦ **Die einfache Küchenzwiebel** hat ohne Zweifel eine wichtige Rolle beim Diabetes. Man kann nicht genug davon essen – reklamiert wird aber von vielen Menschen, daß sie diese nicht gut vertragen (rösten tun wir sie sowieso nicht! Und gar in Beuteln zu kaufende geröstete Zwiebeln sind nicht nur vom Gesundheitsstandpunkt indiskutabel, sondern auch für jeden Feinschmecker ein Schlag in die Magengrube!)

Vorzüglich trifft sich hier Nahrung und Arznei – diese alte Forderung, daß beides eins sein sollte. Und es mag erstaunen, daß die Zwiebel eine Monografie für »Appetitlosigkeit und zur Vorbeugung altersbedingter Gefäßveränderungen« erhalten hat – dem Knoblauch nicht unähnlich. Und was wäre beim Diabetiker wichtiger, als seinen Gefäßschäden vorzubeugen! 50 Gramm frische bzw. 20 g getrocknete Zwiebeln sind als Tagesdosis zu fordern (oder entsprechende Zubereitungen). Frische Zwiebeln vertragen allerdings viele Menschen nicht gut (auch weil sie sie zu selten und zu gering essen oder weil ihr Verdauungssystem schon nicht mehr in Ordnung ist).

✦ **Die Alantwurzel** hat wegen fehlendem Wirksamkeitsnachweis eine Null-Monografie erhalten. Zwar enthält die Wurzel Inulin – man könnte hier auf die Topinamburknollen (die man übrigens auch als Rohkost gut anmachen kann) zurückgreifen.

Eine *Spezies antidiabeticae* könnte so aussehen:

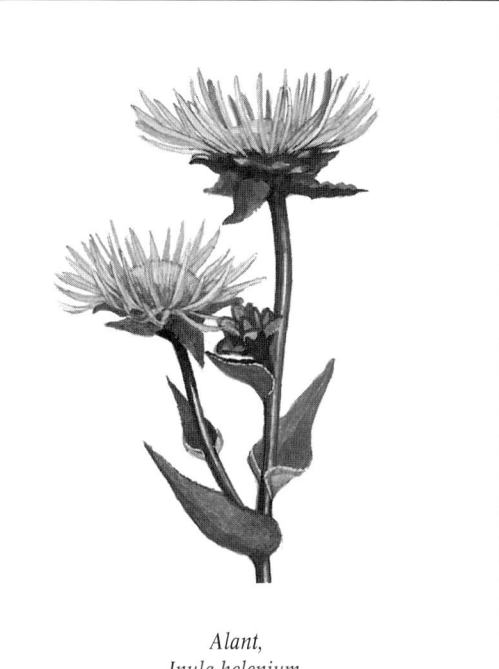

Alant,
Inula helenium.

Rp.	Fol. Myrtilli	15.0
---	Rad. c. Hb. Taraxaci	30.0
	Cort. s. sem. Phaseoli	50.0
	Rad. Cichorii	20.0
	Fol. Menthae pip.	
	Fol. Melissae	a̅a̅ 15.0

M. D. S.: 1 Eßl. auf 2 Ta Infus, 2–4 Ta pro Tag.

WEITERE PFLANZLICHE BZW. HOMÖOPATHISCHE MITTEL

Seit vielen Jahren setze ich Sucontral der Fa. Harras-Pharma Curarina München ein: 100.0 oder besser gleich 250.0 – 3 × 40 Tropfen; ich meine bei aller Vorsicht damit immer wieder gute Erfolge beim Altersdiabetes gesehen zu haben: Es handelt sich um einen Fluidextrakt aus der tropischen Cortex Copalchi.

Keine Erfahrungen habe ich mit dem homöopathischen Komplexmittel Diabetan S der Fa. Schuck, in dem u. a. Myrtillus D 1 und Syzygium D 2 enthalten ist. Auch Diabetes-Entoxin und Diabetes-Gastreu, letzteres mit eher höheren homöopathischen Potenzen, sind in der Roten Liste 1992 aufgeführt.

1992 schreibt in der »Erfahrungsheilkunde« Heft 6 Dr. med. R. Machens über einen Langzeitversuch an 16 Diabetikern, die neben der Diät und dem oralen Antidiabetikum Glibenclamid Sucontral erhielten. Er bezeichnet das Mittel »als wirksames Therapieprinzip bei Diabetes mellitus Typ II«. In der Volksmedizin Mittel- und Südamerikas wird die Rinde seit längerem angewendet; pharmakologisch nimmt man an, daß Neoflavonoide, Flavonkörper mit einem n-Arylchromangerüst, z. B. das Coutareagenin, das wirksame Agens darstellen.

Prof. Ammon führt in dem bereits erwähnten Aufsatz *ca. 40 Pflanzen und Pflanzeninhaltsstoffe mit blutzuckersenkender Wirkung* tabellarisch an, die meisten sind bei uns unbekannt. Häufig begründet sich die Wirkung nur im Tierversuch und vieles ist offen. Vier Pflanzen nennt er zum Schluß aus dieser Gruppe, »bei denen schon detailliertere Kenntnisse vorhanden sind, bzw. die in der westlichen Medizin *bereits Eingang in die Therapie des Diabetes mellitus* gefunden haben«. Es sind dies:

– die Guarbohne (Same der tropischen Büschelbohne)
– Leguminosenfrüchte, insbesondere Samen von Bohnen und Sojabohnen
– die Früchte der asiatischen Momordica charantia und
– das Holz von Pterocarpus marsupium.

Auf die *Faserstoffe, auch Ballaststoffe* von Guar möchte ich wenig später näher eingehen. Es sind Guar und die Samenschalen von Bohnen und Sojabohnen keine »Antidiabetika« im eigentlichen Sinn, vielmehr verzögern und verteilen sie die Glukose-Resorption und haben somit einen blutzuckerstabilisierenden Effekt.

Eine *Momordica-Art*, uns aus der Homöopathie bekannt, ist M. charantia, eine kürbis- bis gurkenartige Gemüsefrucht, die man in asiatischen Ländern auf dem Markt kaufen kann. Da das Pulver nach Ammon u. a. eine Stimulation der Insulinsekretion bewirkt, wird man die Pflanze im Auge behalten müssen.

Eine Steigerung der Insulinproduktion scheint auch das Holz bzw. Zubereitungen von Pterocarpus marsupium zu bewerkstelligen.

Abschließend hierzu Prof. AMMON: »In der Therapie des Diabetes stehen mit dem Insulin und den Sulfonylharnstoffen zwar ausgezeichnete Medikamente für die akuten Folgen dieser Erkrankung zur Verfügung, dennoch reicht dieses Repertoire nicht aus, insbesondere nicht zur Verhütung oder Minderung von Langzeitkomplikationen. Die Suche nach wirksamen und unbedenklichen Arzneimitteln muß daher weitergehen.«

DIE BEDEUTUNG DER BALLASTSTOFFE

Es soll auf die Bedeutung der sog. *Ballast-besser: Faserstoffe* im Rahmen der Diabetes-Therapie eingegangen werden:

Noch vor kurzem galten sie als völlig unverdaulich (»Ballast«) und das hochausgemahlene Weißbrot als besonders bekömmlich. Tempora mutantur – die Zeiten ändern sich; heute wissen wir, daß ein *Mangel an Faserstoffen mitbeteiligt* ist an der Entstehung von

– Zuckerkrankheit
– Übergewicht
– Fettsucht
– Arteriosklerose
– Gallensteinen und nicht zuletzt von
– Dickdarmkrebs.

Faserstoffe, die bei einfachen (Natur-)Völkern traditionell eine große Rolle spielen, scheinen mit einer der Faktoren zu sein, daß Krebs dort eine geringere Rolle spielt – und auch die eben genannten »Zivilisationskrankheiten«.

Es fand also bei den Ballaststoffen ein Umdenken statt – aber viele haben sich von den alten Eßgewohnheiten noch lange nicht getrennt. Aber vielleicht hilft auch dieses: mit Ballast-sprich Faserstoffen in der Nahrung passiert diese den Magen-Darmkanal in 1 bis 2 Tagen, ohne sie – mit viel Zuckerstoffen, Weißmehlprodukten und Fleisch (Nahrungskonzentraten) – erst in 3–4 Tagen!

Was sind die *Vorteile einer faserstoffreichen Ernährung?*

✦ Im Magen quellen die Faserstoffe auf und bewirken ein natürliches *Sättigungsgefühl*, man ißt weniger.

✦ Gleichzeitig werden Kohlenhydrate, die beim Diabetes eine große Rolle spielen, nur *verzögert* in den Darm abgegeben. Jeder Zuckerkranke aber weiß, daß er durch *öftere kleine Mahlzeiten* die Schwankungen des Blutzuckerspiegels weitgehend ausgleichen kann.

✦ Im Bereich des Dünndarms binden die Faserstoffe einen Teil des mit der Gallenflüssigkeit ausgeschiedenen Fettes und verhindern dessen Übertritt ins Blut. Somit wirken sie unterstützend zur *Senkung der Blutfette*.

✦ Auf dem weiteren Weg durch den Darm quellen die Faserstoffe auf und gelangen mit abgeschilferten Zellen und Schleim in den Dickdarm. Hier bilden sie einen guten *Nährboden für die wichtigen Darmbakterien*, die unter optimalen Bedingungen die Ansiedlung krankmachender Keime verhindern. Das größere Volumen des Darminhaltes regt die Transportbewegungen des Dickdarms an und verhindert somit einen längeren Kontakt zwischen Darminhalt und Darmwand. Dies hat auch deshalb eine besondere Bedeutung, da wir auf Grund der Umweltbelastung unerwünschte und schädigende Stoffe mit der Nahrung ständig aufnehmen, die so nur kurz im Magen-Darm-Trakt verbleiben und weniger Zeit haben, ihre krankmachenden Einflüsse zu entfalten. Wichtig ist auch, daß der weichere Darminhalt ohne lästiges Pressen und Drücken entleert werden kann, was auch bei *Hämorrhoiden* günstig ist.

✦ Nach den Richtwerten der Deutschen Gesellschaft für Ernährung (DGE) – die nach meiner langjährigen Beobachtung in wesentlichen Dingen der Ernährung immer hinterherhinkt und teilweise absurde Ansichten z. B. zum Vegetarismus vertreten hat – soll die tägliche Ballaststoffmenge 30 g betragen.

Wenn man beim Diabetiker und bei Störungen des Fettstoffwechsels mit der Ernährung alleine diese Forderungen und Vorschläge nicht erfüllen kann, eignet sich z. B. das *Guarmehl als Adjuvans* (z. B. das Präparat Guar Verlan, 20 bzw. 50 Beutel).

Die *Guarbohne ist der Same der tropischen Büschelbohne (Cyamopsis tetragonolbis)*, eine einjährige Staude von 1–3 m Höhe, eine Leguminose, Heimat Indien und Pakistan. Sie enthält Polysaccharide.

> Rp. Guar Verlan Beutel XX oder L
>   S.: zu Beginn ½ Beutel vor dem Früh-
>   stück, bei Verträglichkeit auf 1 Beutel
>   steigern und noch später zusätzlich 1
>   vor der Hauptmahlzeit.

Bohnen sind nun einmal nicht besonders verträglich, deshalb die einschleichende Dosierung. (Es gilt aber auch hier wie fast immer der Grundsatz, daß, was man nie ißt, man auch nicht verträgt: wer kein Vollkornbrot ißt, wird es zunächst auch »schlecht vertragen« – und die Reihe ließe sich beliebig fortsetzen.)
Und wenn's gar nicht geht: Wechselmittel Haferkleie, 2 Eßl./die.

DIE SPURENELEMENTE

Schließlich sind es *zwei Spurenelemente*, nämlich *Chrom und Zink*, die in letzter Zeit immer häufiger als nützlich beim Diabetes genannt werden.

Was das *Schwermetall Chrom* betrifft, so erkannte man, daß es eine wichtige Rolle bei der sog. Insulinresistenz spielt: eine »Unempfindlichkeit der Körperorgane für Insulin« zwingt den Organismus, immer mehr Insulin zu produzieren bis zur Erschöpfung des Insel-Pankreas. Ein Mangel eben an Chrom kann die Ursache sein. Nun kann man dieses toxische Chrom anscheinend nicht einfach zuführen – nach Dr. HOLGER METZ muß das Element in Form des sog. Glukosetoleranzfaktors (GTF) aufgenommen werden: »Dabei handelt es sich um ein komplexes Gebilde, in dem auch der Entgiftungsfaktor Glutathion eine wichtige Rolle spielt und das sich besonders reichlich in Bierhefe befindet ...« (Metz-Panaktiv-Hefe).

Zink ist bereits in Form der Substitution auf dem Arzneimittelmarkt: Zinkglukonat und Zinkorotat sind (z. B. Zinkit von WÖRWAG). Präparate, die als Tabletten adjuvant beim Diabetes gegeben werden können.

DIABETES ALS ALTERSKRANKHEIT

Ich möchte ein Rezept vorstellen, das adjuvant beim Diabetes mellitus des Alters nützlich ist:

> Rp. Legalon 140 N 3 (Mariendistel-Mono-
>   präparat)
>   S.: früh und abds. 1.
>
>   wechselweis nach 50 Tagen:
>   Chophytol Drag. N 2 (Artischocken-
>   Monopräparat)
>   S.: 2 Stück zur Hauptmahlzeit.
>
>   Tee mit Brennesselkraut, Bohnenscha-
>   len und Löwenzahnkraut mit Wurzel
>   etwa zu gleichen Teilen, als Korrigens
>   etwa Pfefferminze
>   CapillaronGalmeda 50.0 (Gefäßschutz)
>   S.: 2–3 × 25 gtt.
>
>   Mikroplex Zink Galmeda OP
>   S.: 1–2mal tgl. 2 ml.

Die *Lebensdauer nimmt zu* und damit auch die Alterskrankheiten. Der Ausspruch »Das hat es früher nicht gegeben« relativiert sich dadurch. Diabetes vom Typ II soll von 2 Betroffenen im Jahr 1945, gerechnet auf 10 000 Einwohner, auf 200–400 Personen gestiegen sein! Bei den 70jährigen sollen gar acht bis zehn Prozent betroffen sein.
Da der Diabetes über weite Strecken symptomlos verläuft, werden die von ihm begünstigten Krankheiten wie Arteriosklerose, Herz-Kreislaufkrankheiten generell, Myokardinfarkt sowie zerebrovaskuläre und renale Erkrankungen oft spät erkannt: die sog. Lebenserwartung sinkt um 30%. *Frauen*, die normalerweise vor arteriosklerotischen Erkrankungen geschützt sind, haben als Diabetikerinnen diesen Schutz verloren. Sie sind sogar öfter von Folgekrankheiten, zu denen auch Augenerkrankungen wie Retinopathien und Katarakt sowie arte-

rielle Verschlußkrankheiten der Extremitäten gehören, betroffen als Männer. Insgesamt treten Amputation und Blindheit häufiger auf als bei allen anderen Krankheiten.

Früherkennung ist somit entscheidend: Gewichtsverlust, Durst, Polyurie, verstärkte Müdigkeit und vermehrte Infektionen der Haut. Besonders hellhörig sollen Übergewichtige, Menschen mit wesentlich erhöhten Blutfettwerten und jene sein, bei denen Diabetes in der Verwandtschaft bekannt ist.

Auf *Mitarbeit* des Patienten muß gedrängt werden: Diät, körperlich angemessene Bela-

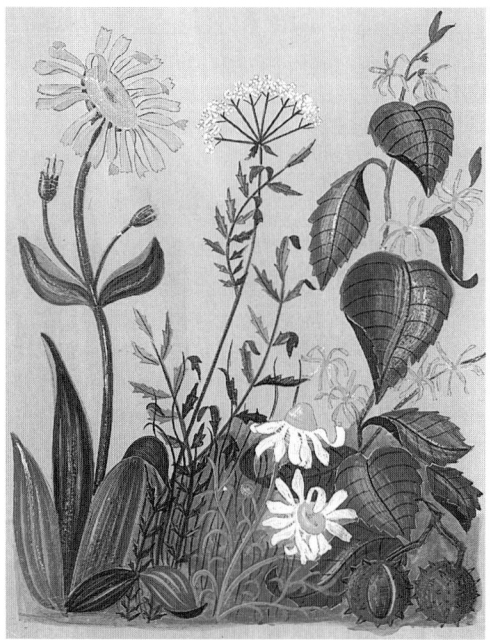

stung (Bewegung), Urin- und Blutzuckerkontrolle, Übergewicht reduzieren, Alkohol meiden, begrenzt mit Süßstoff süßen. Die medikamentöse Therapie mit Sulfonylharnstoffen (z. B. Euglukon) oder Insulin sollte am Schluß stehen.

Der Kollege KARL-FRITZ KÖNIG schreibt im Seminar-Heft 1/84 bezüglich des Diabetes, was nach wie vor Gültigkeit hat: »Eine biologische Zusatztherapie ist äußerst sinnvoll, da fast immer eine Leber- und Gefäßbelastung vorliegt. Bewährt haben sich in meiner Praxis Carduus marianus D 8, Lycopodium Tabl. D 6, Phosphorus Tabl. D 8, zur zusätzlichen Lebertherapie, jeweils ein Mittel im monatlichen Wechsel. Als Gefäßtherapeutikum (zur vorbeugenden Behandlung) gebe ich die Magnesiumverbindung Sedalipid, pro Tag 1 Drag. Als Dauertherapeutikum gebe ich stets das Diabetes-Adjuvans, Diabetes-Entoxin. Durch die entgiftende und abwehrsteigernde Wirkung dieses Präparates werden Leber und Pankreas angeregt und gleichzeitig toxisch entlastet.«

Aber bevor es zum Diabetes kommt, ist es die *Aufgabe der Naturheilkunde*, immer und unentwegt gegen Übergewicht, falsches Essen, den Bewegungsmangel und das Rauchen anzugehen. Und Personen, in deren Familie Diabetes auftritt, können nicht früh genug darauf hingewiesen werden, daß der Erbfaktor groß ist. Dies hat nichts mit »Angstmachen« zu tun, sondern mit Aufklärung, um jemanden nicht in sein Schicksal laufen zu lassen.

HORMONELLE STÖRUNGEN DES WEIBLICHEN ORGANISMUS UND IHRE PHYTOTHERAPIE

Folgender Leitsatz soll vorausgeschickt werden:

Die heute übliche Substitutionstherapie greift an der Verbraucherstelle, die hormotrope Stimulationstherapie soll an der Produktionsstelle ansetzen.

Die *Phytotherapie bei Frauenkrankheiten* spielt eine wichtige Rolle als Teil der *Ganzheitsbehandlung*. Selbst wenn Hormone und gynäkologische Maßnahmen notwendig sind, ist die Heilpflanze unentbehrlich: Zur *Ergänzung hormoneller Substitution* und zur *Nachbehandlung* ist sie wichtig. Sie wird momentan *unterschätzt*, wohl darum, weil Hormone schnell und ohne Eigenarbeit des Patienten mehr oder weniger drastisch wirken.

Dr. med. E. MEYER-CAMBERG, Naturheilkunde-Arzt, sagte: »Besonders bei Regelstörungen können wir krampflindernd und schmerzstillend, blutstillend und regelhemmend oder auch blutungsfördernd einwirken. Die sekretionshemmende Wirkung wird vor allem bei Fluor albus eingesetzt, und mit manchen Pflanzen können wir direkt hormonal auf das Geschehen Einfluß nehmen.«

Phytotherapie ist auch Teil einer Konstitutionsbehandlung.

Zunächst die *Übersicht*:
– Dysmenorrhoe
– zu schwache Regel (emmenagoge Therapie)
– zu starke Regel (hämostyptische Therapie)
– Fluor albus
– praemenstruelles Syndrom
– Frigidität
– Mastopathia chronica cystica
– Adnexerkrankungen (Oophoritis, Salpingitis)
– Schwangerschaft und Stillen sowie
– Klimakterium.

DYSMENORRHOE

Bei der schmerzhaften Regel gilt es nicht nur, die Uterusspasmen zu lösen, sondern hier trägt die Phytotherapie zur Regulierung der Regel selbst bei. Ob sie zu früh eintritt oder zu spät kommt, ob sie zu kurz oder zu lange dauert: mit Geduld und richtiger therapeutischer Kombination wird man ordnend wirken.

Die *wichtigsten Pflanzen* sind:
1. Kamille
2. Schneeball
3. Gänsefingerkraut
4. Schafgarbe
5. Tollkirsche
6. Frauenmantel.

Zu 1: **Chamomilla matricaria,** meistgetrunkener Tee, auch als Tinktur – zur Entspannung der glatten Muskulatur; kein starkes – immer aber nützliches Mittel.

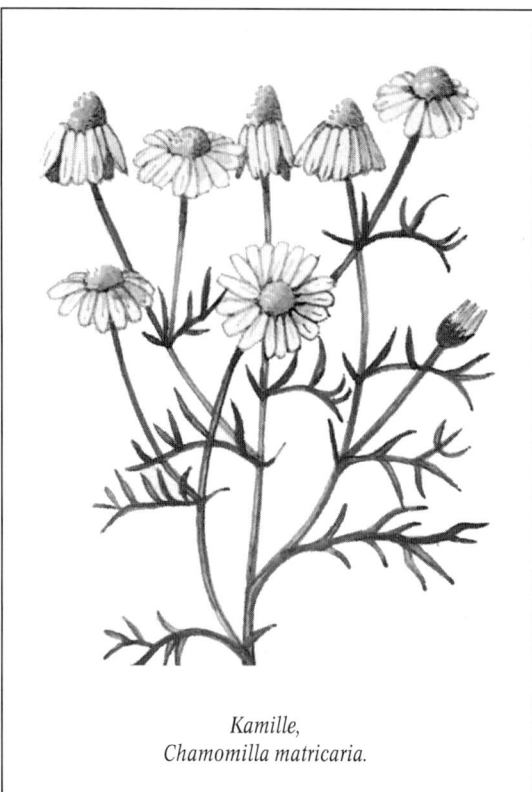

Kamille,
Chamomilla matricaria.

Tct. Chamomillae: mehrmals täglich 25 gtt. evtl. auf 1 Tasse Kamillen- oder Schafgarbentee.

Gleichzeitig feucht-heiße Kamillen-Kompressen auf den Unterleib – soweit die Regel noch nicht da ist bzw. sie dadurch nicht übermäßig verstärkt wird.

Zu 2: **Viburnum prunifolium** und **opulus** – der *ahornblättrige* und *wollige Schneeball.*
(Die im Winter glasig gefrorenen roten Beeren, die von Vögeln lange verschmäht werden, sind die Früchte des wolligen Schneeballs.)

Cort. Viburni:
zwar nicht arzneiüblich: 1 TL Infus bzw. Kaltauszug;

gängiger:

Extr. Viburni fl.:
20–25 gtt. mehrmals täglich oder

Viburnum ∅:
10–15 gtt. mehrmals täglich (häufigste Darreichungsform).

Viburnum wirkt anscheinend über das hormonelle System spasmolytisch und ist auch das Hauptmittel der Phytotherapie und Homöopathie *bei drohendem Abortus* (die ersten drei Schwangerschaftsmonate sind bekanntlich die problematischsten).

Hormonbehandlung und strikte Bettruhe nicht zu übersehen.

Vergleichsmittel:

Sabina ab D 4
E-Grandelat: 2–4 Kps./die (heißt jetzt: Dr. Grandel Weizenkeim-Voll-Extrakt-Kapseln) (= Fertilitäts-Vitamin)

Zu 3: **Anserina potentilla** – *das Gänsefingerkraut*
wirkt ebenfalls auf die glatte Muskulatur und ist von Sᴇʙᴀsᴛɪᴀɴ Kɴᴇɪᴘᴘ durch erfolgreiche Behandlung von Pylorusspasmen der Säuglinge wieder bekannt gemacht worden.

Hb. Anserinae:
1 TL Infus, mehrmals tägl.

(Je silbriger die Unterseite der Blätter, desto wirksamer soll die Pflanze sein, darauf hat mein Lehrer Hᴇɪɴʀɪᴄʜ Pᴜᴍᴘᴇ hingewiesen.)

Anserina ∅:
3–5 × 15 gtt. auf ½–1 Tasse der unter Millefo-

Gänsefingerkraut, Anserina potentilla.

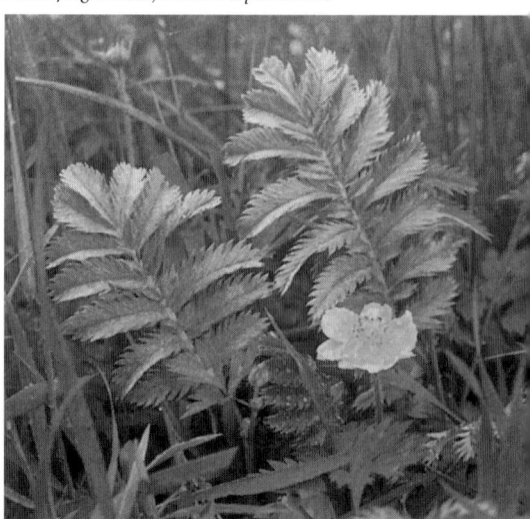

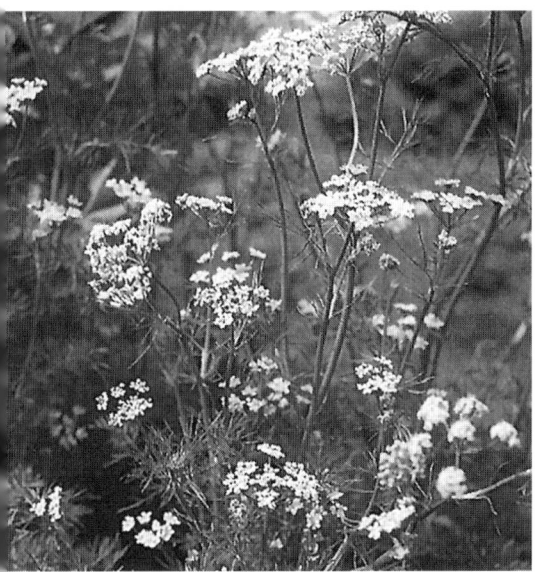

Kümmel, Fructus carvi.

lium folgenden Spec. gynaecologicae – es kann aber auch ein Tee sein aus

Fenchel,
Anis,
Kümmel und
Koriander.

Diese Brotgewürze wirken nicht nur karminativ, sondern auch mild spasmolytisch.

Im übrigen ist die Wirkung der Anserine durch Arbeiten von Schneider und Nevinny gut belegt: Wirkung des 10%igen Dekokts auf die Uteruskontraktionen; dabei kommt es über eine vorläufige Tonussteigerung und Kontraktonsverstärkung zu einer Auflösung der Dauerkontraktion in rhythmische Zusammenziehung.

Zu 4: **Achillea millefolium** – *die Schafgarbe* Altes Wundheilmittel, Gefäßtonikum – enthält Blauöl wie die Kamille und besitzt kamilleähnliche Eigenschaften (entzündungswidrig); zusätzlich Bitterstoffe und als Stomachikum nützlich. Gynäkologisch gesehen kann sie als leichtes Emmenagogum und Antidysmenorrhoikum gelten.

Hb. Millefolii:
1–2 Teel. Infus, am besten zusammen mit Kamille.

Extr. Millefolii fl.:
20–30 gtt./dosi
Millefolium ∅
mehrmals 15 gtt.

Millefolium ist ferner ein mildes Haemostyptikum.

Spec. gynaecologicae (bei Dysmenorrhoe) – möglichst 3 Tage vor Beginn der vorabsehbaren Regelschmerzen:

Rp. Cort. Cinnamomi	15.0
(= Zimtrinde)	
Hb. Millefolii	20.0
Flor. Chamomillae	30.0
Hb. Anserinae	25.0
Fol. Sennae	10.0
M. D. S.: 1–2 TL Infus – 2 Tassen tgl. heiß trinken.	

Zu diesem Tee kann genommen werden:

10 Tbl. Magnesium phos. D 3/6, also »biochemisch«, oder

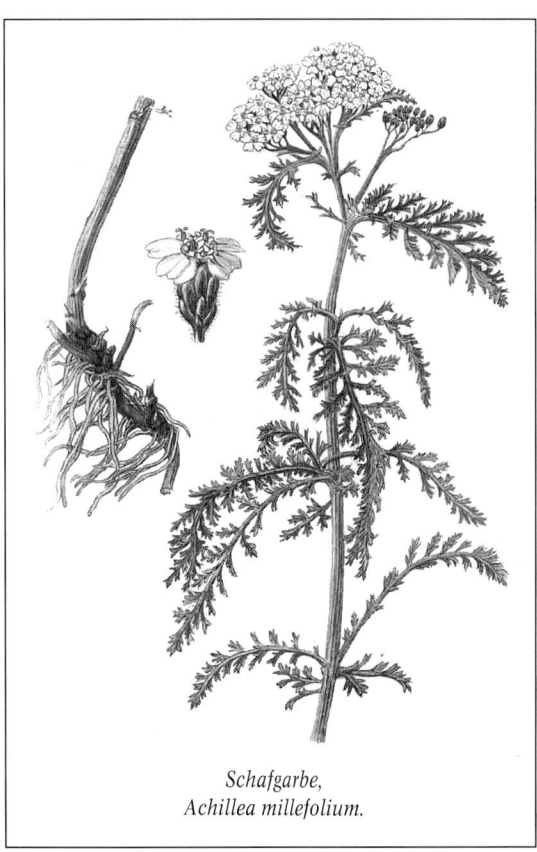

Schafgarbe,
Achillea millefolium.

Zu 5: **Atropa Belladonna** – *die Tollkirsche*
Als Atropinum sulfuricum D 4, vielleicht sogar ½std. 20–30 gtt., was einen guten spasmolytischen Effekt hat.

Es kann auch ein Versuch gemacht werden bei starken Regelschmerzen, die bekanntlich sonst durchaus nicht empfindliche Mädchen und Frauen »umwerfen«: 1 ccm eines Neuraltherapeutikums (Sensiotin, Lidocain etc.) und 1 ccm Atrop. sulf D 4 links und rechts am Kreuzbein zu quaddeln. Es eignet sich auch das homöopathische Komplexmittel Kattinjekt Atropinum von KATTWIGA: 1–3 Amp. tägl. i.c.

Braucht man ein starkes Spasmolytikum, so kann man auf die der Tollkirsche verwandte Scopolia carniolica, das Glockenbilsenkraut zurückgreifen. Besser bekannt ist der Wirkstoff dieses Nachtschattengewächses, das N-Butyl-scopolaminbromid im Buscopan. Möglich wäre auch dieser Stoff von Ratiopharm, ebenso das Butylscopolamin-Rotexmedica. Als Wurzelextrakt ist seit einiger Zeit das vorzügliche Präparat HyoscalN (Tabl., N 1, N 2) von der

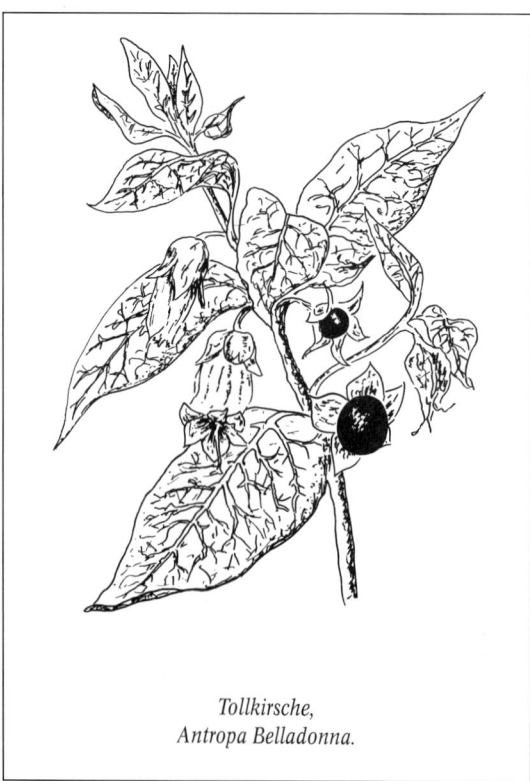

Tollkirsche,
Antropa Belladonna.

Fa. STEIERL auf dem Markt. Alle angeführten Präparate sind verschreibungsfrei.

(Das *warme Fußbad* als Kneipp'sche Ableitungstherapie sollte nicht unerwähnt bleiben.) *Fußzonenreflextherapie* bringt bisweilen Spontanerleichterung.

Zu 6: **Alchemilla vulgaris** – *der Frauenmantel*
kann man als Beimittel zu allen Frauenkrankheiten geben, obwohl seine Wirkung mild und keineswegs spektakulär ist.
Monografie: Anwendungsgebiete: leichte unspezifische Durchfallerkrankungen. (Die Droge enthält Gerbstoffe und Flavonoide.)
Alchemilla alpina erhielt keine Positiv-Monografie.

Hb. Alchemillae:

> 1 TL Infus über längere Zeit –
> auch *Alchemilla* ∅: 3 × 15 gtt.

(Von dem Spagyriker und Alchymisten ALEXANDER VON BERNUS ist bekannt, daß er alle seine Soluna-Präparate für Frauenleiden auf einer Tasse Frauenmanteltee nehmen ließ.)

Zur *Dauerbehandlung der schmerzhaften Regel* (Konstitutionstherapeutikum) – über Wochen und Monate zu trinken:

Rp.	Hb. Hyperici	20.0
	Hb. Millefolii	15.0
	Fol. Melissae	20.0
	Hb. Alchemillae	20.0
	Flor. Chamomillae	ad 100.0

M. D. S.: 1–2 TL Infus, mindestens 1 Tasse/die, besser 2–3.

Weitere allgemein-naturheilkundliche Anti-Dysmenorrhoe-Therapie

– 1 ml Lidocain und
– 1 ml Cefaspasmon (Cefak)
  an die Adnexpunkte quaddeln und subkutan, wechselweise Kattinjekt Atropinum 1–2 Amp. s.c.
– daneben einige Tropfen Kamillenöl und Pulsatilla D 12
  in die Nasenschleimhaut massieren oder kurzfristig tamponieren.

Zur Spasmolyse generell auch *Magnesium*, z. B. Magnesium Tonil Kautabletten 2×2, im akuten Fall auf ½ Glas heißes Wasser (besser Tee).

Evtl. auch Einsatz des sog. *Ol. Carminativum*:

Rp. Ol. Chamomillae infus.   20.0
    Ol. Carvi aeth.
    Ol. Foeniculi aeth. $\overline{aa}$ gtt. Nr. X
    Ol. Menth. pip.   1.2
    M. f. ol.
    D. S.: Innerlich 20 gtt. auf 1 Stück Würfelzucker
    Äußerlich Einreibung des Unterleibs.

Gute Erfahrungen liegen mit folgenden Mischungen vor:

Rp. Cefadian
    Cefaspasmon $\overline{aa}$ 50.0
    M. D. S.: Bei Bedarf $2-5 \times$ tägl. $30-40$ gtt.

Hypericum (Hb + Tct.) ist ebenso wie *Melisse* (Fol. + aeth. Öl) zur Behandlung der Dysmenorrhoe in Erwägung zu ziehen.

Ein bewährtes Präparat ist das *Praefeminon* der Fa. REDEL-CESRA, besonders bei jungen Mädchen.

Gut eingeführt sind ferner das *Femisana forte* von HOTZ und das *Rephamen* von REPHA.

Iridologisch sei erwähnt, daß die sog. zirkulären und radiären Krampfringe im Vordergrund stehen; besonders wo sich beide »schneiden« werden Schmerzen und Spasmen angenommen, hier also Uterus- und Ovarfeld. Durchaus nicht seltene Spasmenfurchen auf dem Hypophysensektor zeigen die übergeordnete Regulation an.

Lebhaftes Pupillenspiel (Sensibilität), manchmal vorgewölbte Iris (sog. Knopfiris), bisweilen enge Krause, häufig »Nervenzeichen« wie Silberfaden, Korkenzieher, Neuronennetze: alles zeigt die spastisch-dysmenorrhoische Diathese und erfordert unspezifische Konstitutionstherapie im Sinne einer Ganzheitsbehandlung. In diesem Zusammenhang sei auf die umfassende Arbeit von J. BROY hingewiesen: »Die Konstitution – humorale Diagnostik und Therapie«, (2., erweiterte Auflage, 1992) – eine ausführliche Darstellung der Konstitutions-Typen.

ZU SCHWACHE REGEL

(Oligo- und Amenorrhoe) = *emmenagoge Therapie*

Am Menstruationszyklus sind die Hypophyse, die Ovarien mit dem Corpus luteum bzw. dem GRAAF'schen Follikel, die Schilddrüse und die Nebennierenrinden beteiligt. Funktionsstörungen bei einer der beteiligten Drüsen lösen eine Änderung des hormonellen Gleichgewichtes aus, aus denen sich Unregelmäßigkeiten bis zu längerer Amenorrhoe ergeben können.

Übergeordnete Instanz ist – wie gesagt – die Hypophyse, die neben einem Follikelreifungshormon auch ein luteogenes produziert. Thyreotrope Einflüsse spielen eine Rolle – bei Frauen finden sich bekanntlich wesentlich mehr Schilddrüsenstörungen als bei Männern.

Am Ende der Proliferationsphase der Uterusschleimhaut kommt die Follikelreife zu liegen; nach dem Eisprung bildet sich aus dem GRAAF'schen Follikel das Corpus luteum, dessen Hormon die Sekretions- und Transformationsphase bis zum Zyklusende bestimmt. Die Bedeutung des Östrogens ist als Grundlage für einen geregelten Zyklusablauf ersichtlich.

Die juvenile Oligo- und Amenorrhoe beruht auf hypoplastischen Organanlagen – der Hormonspiegel hat bei Jugendlichen oft noch nicht das erforderliche Niveau.

Nun zunächst die Aufzählung der in Frage kommenden Pflanzen:

1. Agnus castus	7. Millefolium
2. Aloe	8. Pulsatilla
3. Crocus	9. Rosmarin
4. Gratiola	10. Ruta
5. Hypericum	11. Sabina und
6. Lilium	12. Sennes.

Gewürze wie Pfeffer, Vanille, Ingwer, Muskat und Zimt können als Adjuvantien dazukommen.

Warum eine schwache oder gar ausbleibende

Menstruation behandelt werden soll? Es gibt eine Reihe von Gründen:
– Obstipation
– Hautausschläge
– psychische Schwierigkeiten und
– Adipositas.

✦ Vitex agnus castus

ist ein Strauch im Mittelmeergebiet, zu den Verbenaceen gehörend (Eisenkrautgewächs). Die dunklen, kleinen, runden Früchte haben einen pfefferartigen Geschmack (»Mönchspfeffer«). Der Name (»agnus castus« = keusches Lamm) deutet auf seine Anwendung hin: bis vor einiger Zeit noch wurden in Italien die Novizen beim Einzug ins Kloster mit den Blüten bestreut. Die libidodämpfende Eigenschaft der Früchte war seit langem bekannt. HIPPOKRATES benutzte sie bereits!

Die Firma MADAUS hat sich um die neuere Erforschung bemüht (Präparat »Agnolyt«) und festgestellt, daß eine luteinisierende Wirkung in das feine Zusammenspiel der Ovarialhormone, der gonadotropen Hormone und der Androgene eingreift.

Spezifische Inhaltsstoffe konnten allerdings bis heute nicht gefunden werden.

1985 stellte sich die Monografie im Anwendungsgebiet so dar:

»Menstruationsstörungen infolge primärer und sekundärer Gelbkörperinsuffizienz. Prämenstruelles Syndrom, Mastodynie, klimakterische Beschwerden, mangelhafte Stilleistung.«

1992 kam es zu einer Änderung, die heute so aussieht:

»Regeltempoanomalien. Prämenstruelle Beschwerden, Mastodynie.

Hinweis: Bei Spannungs- und Schwellungsgefühl in den Brüsten sowie bei Störungen der Regelblutung sollte zur diagnostischen Abklärung zunächst ein Arzt aufgesucht werden.«

Am besten gibt man wohl Agnus castus in Form eines gut eingestellten Fertigpräparates wie z. B. *Agnolyt*: morgens 40 Tropfen bei Zyklusanomalien, also auch sekundärer Amenorrhoe und zu geringer Regel, oder *Cefanorm*, CEFAK, 40 gtt. 1 × tägl. über Monate.

Agnus castus hat in der Urtinktur und niedri-

gen Potenzierungen eine Wirkung auf die weibliche Regel in Hinsicht auf Förderung (D 1, D 2); auf die männliche Libido soll es dämpfend wirken.

In mittleren Potenzierungen (D 4, D 6) Wirkung auf Tonsillen? Die Gaumenmandeln als Wegbereiter der Sexualorgane (J. ANGERER).

Verwendet werden von der homöopathischen *Urtinktur:* 3 × 10–15 gtt.

Als Lymphmittel habe ich gute Erfahrungen mit *Agnus castus oplx* (Lymphangitis etc.).

Bei Stillenden sollte man ebenfalls Agnus castus bzw. standardisiertes Agnus castus-Präparat geben: es fördert die Milchproduktion.

✦ Aloe

Eine afrikanische Lilienart in verschiedenen Variationen ist ebenfalls ein mildes Emmenagogum, nicht nur als Laxans. (Nicht in der Schwangerschaft.)

Eine gute Kombination ist:

Rp. Rosmarinus oplx Madaus	
Tct. Aloe	a͞a ad 50.0
M. D. S.: früh und abends 30 gtt.	

Spec. Emmenagogae:

Rp. Hb. Alchemillae	20.0
Fol. Rosmarini	15.0
Hb. Millefolii	15.0
Aloes	10.0
Cort. Cinnamomi	20.0
Hb. Hyperici	20.0
M. D. S.: 1(–2) TL Infus – 1–2 Tassen tägl. über längeren Zeitraum.	

Versuchsweise bei funktioneller Sterilität dieses Rezept einige Tage zur Zeit des Eisprungs:
– Moor-Sitzbäder, ansonsten
– 2 Monate E-Granulat
– morgens und abends 1 TL Johanniskrautöl
– evtl. Cantharis D 4/6 (unter Urinkontrolle!).

Weitere Rezept-Vorschläge

Zur Förderung der Regel:

Rp. Agnus cast. ∅	30.0
Pulsatilla D 4	20.0
M. D. S.: früh und abends 20 bis 25 gtt. über Monate.	

Besonders zur Entwicklung der Menses bei jungen Mädchen:

Rp. Ol. Carvi aeth. 20.0
Rosmarinus oplx. 100.0
Sirup. Cinnamomi ad 250.0
M. D. S.: früh und abends 1 TL über längere Zeit.

Bei jungen Mädchen, die ständig kalte Füße und kalte Hände haben: Rosmarinus oplx.

✦ **Crocus sativus** – *Echter Safran (asiatische Crocusart)*
(sativus = der Ernährung dienend – »Safran macht den Kuchen gel = gelb«)
Inhaltsstoffe: Crocin, äth. Öl.
Indikation: Uterustonisierend, Dysmenorrhoe, Amenorrhoe, Emmenagogum (zur Sekretion der Magensäfte – Gewürz!).
Verwendung: Tct. Croci: 10–15 gtt.
Sirup Croci: 1 TL mehrmals tägl.

Rp. Sirup. Cinnamomi (Zimt)
Sirup. Croci aa ad 250.0
M. D. S.: früh und abends 1 TL p.c.

Man erkundige sich vorher nach dem Preis! Ansonsten HAB: Crocus Tabl. D 3/D 4. Die getrockneten Narbenschenkel der Pflanze sind sehr teuer und insofern kommt schon wegen des Preises die homöop. Anwendung in Betracht.

✦ **Gratiola officinalis** – *Gottesgnadenkraut*
So beliebt diese Pflanze früher als Emmenagogum war – ASCHNER hat sie noch als einer der letzten sehr geschätzt –, führt sie z. B. BRAUN in seinem »Arzneipflanzen-Lexikon« 1978 schon nicht mehr auf.

Hb. Gratiolae: ½–1 TL Infus 1–2 × tägl.
kaum mehr im Handel
ansonsten:
Gratiola ∅, D 1: 3 × 10 gtt.

Es ist keine Monografie zu erwarten.

✦ **Hypericum perforatum** – das berühmte, beliebte *Johanniskraut*, das des öfteren hier erwähnt wird, weil es auch z. B. eines der wichtigsten Mittel bei den Depressionen des Klimakteriums ist.
Emmenagog als Tee (1 TL Infus), Urtinktur (2 × 15 gtt.) oder als Tinktur bzw. eines der

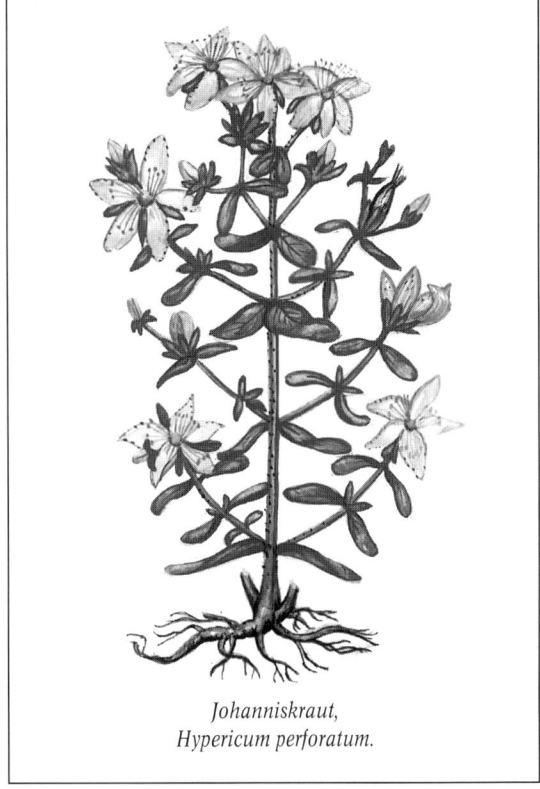

Johanniskraut,
Hypericum perforatum.

vielen heute auf dem Markt befindlichen standardisierten Präparate (Hyperforat Dr. KLEIN oder Psychotonin, STEIGERWALD usw.) unentbehrlich!

✦ **Lilium album (= candidum)** – *weiße Lilie (Gabrielslilie, Madonnenlilie)*
ein altes, früher beliebtes Mittel.
HAB: ∅ zur emmenagogen Therapie: 20 gtt. früh und abends.
Auf dem Land setzte man Lilien-Öl an:
– 1 Teil frische Blüten
– 6 Teile Olivenöl (= »Steinöl«) – das ist ungefähr vom Gewicht her zu verstehen.
4 Wochen an die Sonne stellen und teelöffelweise als Emmenagogum: Äußerlich wurde es bei Wunden, Rheuma, Insektenstichen etc. angewendet.

✦ **Millefolium** – *die Schafgarbe*
ist bereits bei der *Dysmenorrhoe* aufgeführt – auch als milde regelfördernde Pflanze wichtig.

✦ **Pulsatilla pratensis** – *Küchenschelle,* Kuhschelle
den Homöopathen geläufiger als den Phyto-

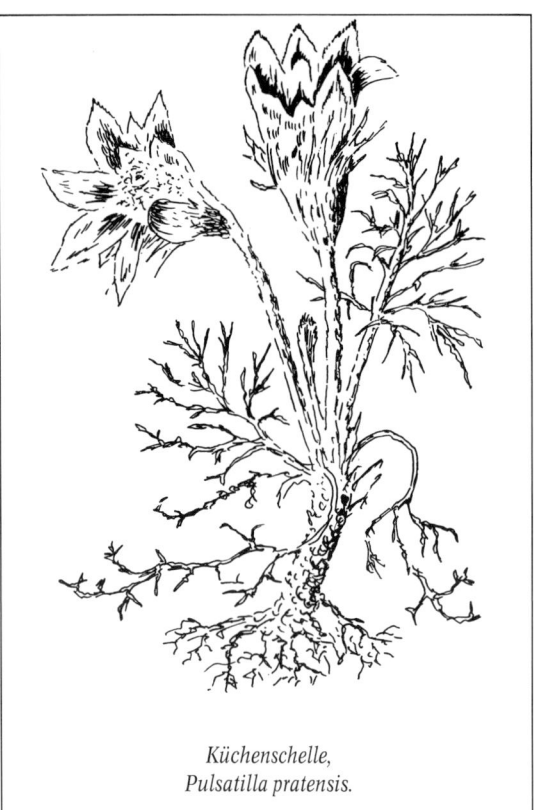

Küchenschelle,
Pulsatilla pratensis.

In komplexhomöopathischen Mitteln ein wichtiger Bestandteil: *Rosmarinus oplx*, in den Komplexen von NESTMANN wie *Pulsatilla*, *Lilium* und *Cimicifuga*, in *Pulsatilla Weliplex* von WEBER & WEBER; KATTWIGA hat als Synergon, welches Pulsatilla u. a. enthält, Sepia Nr. 6, Ambra Nr. 10, Platinum Nr. 14, um nur Einschlägige zu nennen.

✦ **Rosmarinus officinalis** – *Rosmarin*
als Tee ½ TL Infus (besonders bei blassen, jungen Mädchen, die immer frieren: »kalte Hände – kalte Füße« als Leitsymptom!) oder auch als Oleum aethereum, als äth. Öl, 3–5 gtt. mehrmals tägl. innerlich.
Gut auch Sitzbäder mit Rosmarin-Badeextrakt: ansteigend von 35 auf 39° im Laufe von 20 Min. Wenn keine Sitzbadewanne vorhanden: Halbbad!
Bewährt: Rosmarin-Syn. 22 KATTWIGA (u. a. mit Pulsatilla D 4) bei Amenorrhoe, Oligomenorrhoe.

Rosmarin, Rosmarin officinalis.

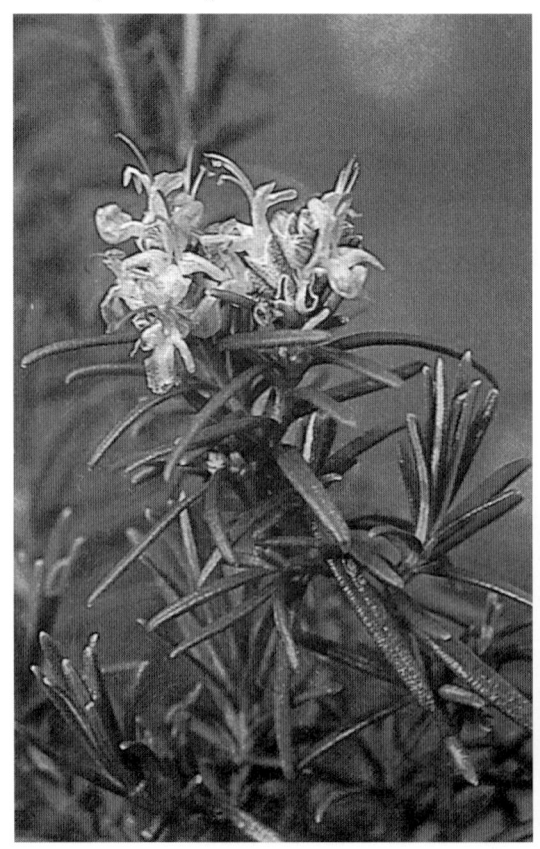

therapeuten: als Teedroge wird sie nicht verwendet.
Erhielt eine Negativ-Monografie wegen der Risiken:
»Bei Anwendung von Zubereitungen aus frischen Pflanzen sowie von Protoanemonin treten heftige Reizerscheinungen an Haut und Schleimhäuten mit Jucken, Rötungen und Blasenbildung (Hahnenfußdermatitis) auf.
Bei innerer Anwendung treten bei höherer Dosierung Reizungen der Niere und der ableitenden Harnwege auf.
Bei Schwangeren ist die Anwendung absolut kontraindiziert.«
Außerdem sind angeblich die Anwendungsgebiete bei Erkrankungen und funktionellen Störungen der Genitalorgane nicht belegt.
Beliebt ist z. B. das Präparat *Praefeminon* als Emmenagogum, wo sie neben Ferrum, Silicea, Calc. carb., Valeriana, Sulfur, Cuprum und Kalium phos. enthalten ist. Leider enthält es nurmehr Eisen, Pulsatilla D 4 und Valeriana D 3.

346

Rosmarin erhielt in der Monografie lediglich folgende Anwendungsgebiete:

»innere Anwendung: dyspeptische Beschwerden, zur unterstützenden Therapie rheumatischer Erkrankungen

äußere Anwendung: Kreislaufbeschwerden.«

Regelstörungen fehlen also völlig – wir beziehen uns hier aber auf die Empirie.

✦ **Ruta graveolens** – *die Wein- oder Gartenraute*

hat wegen des Risikos mit dem aetherischen Öl eine Negativ-Monografie.

✦ **Juniperus Sabina** – *der Sadebaum*

früher als Abortivum mißbraucht und deshalb von FRIEDRICH II, »DEM GROßEN«, per Erlaß zur Ausrottung verurteilt, wird heute als immergrüne Zierpflanze wieder häufig gepflanzt.

Sabina ist nicht in der Phytotherapie, sondern in der Homöopathie geläufig, verschreibungsfrei ab D 4 bei Dysmenorrhoe, Menorrhagie und Abortus imminens. Sabina Synergon Nr. 60 von KATTWIGA ist bewährt.

✦ **Sennes** – *Cassia acutifolia* und *angustifolia*

ist, wie das Abführmittel *Aloe*, auch ein Emmenagogum. Als Folia oder Folliculi Sennae (Blätter oder Schoten) 1–2 TL Kaltauszug, auch Sirup tee- bis eßlöffelweise: es wird sich natürlich dann anbieten, wenn gleichzeitig eine Obstipation ein Laxans erfordert – vor Dauergebrauch wird allerdings seit neuem in der Monografie energisch gewarnt: Nicht länger als ein bis zwei Wochen anwenden, nicht während der Schwangerschaft.

Zusammenfassung

Erinnert sei an naturheilkundliche Maßnahmen:

– *Blutegel* an die Innenseite der Oberschenkel oder das Kreuzbein
– *trockenes Schröpfen* an Oberschenkel-Innenseiten oder Kreuzbein
– *Moor-Sitzbäder* 1–2–3 × wöchentlich
– *Rosmarin-Sitzbäder*
– *Heublumen-Sitzbad*
– *Reibesitzbad* nach KUHNE.

Geeignet als Badezusatz ist auch die Römische Kamille:

– *Flor. Chamomillae Romanae* (bei Dysmenorrhoe, Amenorrhoe, Oligomenorrhoe) 100 g/Bad Infus.

Es kann auch das Fertig-Kamillen-Bad (ein Liter) »APS Balneum« zur Anwendung kommen.

Eine Bemerkung noch zu Aristolochia, das früher ein sehr beliebtes Emmenagogum war: wegen möglicher Krebserregungsgefahr heute jedoch nur mehr ab D 11 zur Verfügung.

ZU STARKE REGEL = HYPER-MENORRHOE

Besonders bei Frauen mittleren Alters ist bekanntlich immer an ein Myom zu denken!

✦ *Capsella bursa pastoris – Hirtentäschelkraut*
als Tee: Hb. Bursae past.: 1 TL Infus
bzw. Fluid. extr.
bzw. Capsella Bursa past. ∅: 20–30 gtt./ dosi.

✦ **Erigeron canadensis** – *Kanadisches Berufskraut* (bei uns »*Unkraut*«) sehr verbreitet;
weniger als Tee als vielmehr ∅ bis D 2: 3 × 10–15 gtt.
(auch bei Metrorrhagien, den Zwischenblutungen)

✦ **Senecio Fuchsii** – *Greisenkraut (auch Senecio jacobaea und vulgaris)*
wurde verwendet als *Senecion* / »Dr. Klein«: 2–3 × 20–30 gtt.

Ein hervorragendes Haemostypticum, das wegen der Pyrrolizidinstoffe aus dem Handel genommen wurde (1992; siehe auch die hierzu erstellte Negativmonografie).

Es ist zu bedauern, daß diese Pflanze damit vorerst vom Markt ist.

✦ **Polygonum hydropiper** – *Wasserpfeffer* (*Knöterichgewächs* – in Gräben und feuchten Gegenden)

Tee: 1 Teel. Infus, 2–3 Tassen tägl., auch die homöopathische Urtinktur 10–15 Tropfen.

Der früher durch seine Veröffentlichungen in Sachen Phytotherapie bekannte Dr. med. MEYER-CAMBERG schreibt: »Hier haben klinische Versuche eine beachtliche Wirkung besonders bei nachgeburtlichen atonischen Blutungen und bei klimakterischen Blutungen ergeben.«

Der Wasserpfeffer hat noch keine Monografie und es ist fraglich ob er, da wenig Materialien vorliegen, überhaupt eine positive Bewertung erfährt.

Vom Vogelknöterich (Polygonum aviculare) liegt eine positive Monografie vor, allerdings nur für »Katarrhe der oberen Luftwege«. Er enthält jedoch Gerbstoffe und Kieselsäure und kann evtl. ersatzweise genommen werden.

✦ **Spartium scoparium** – *der Besenginster* häufig zur Herzrhythmusregulation verwendet, ist ebenfalls als gynäkologisches Hämostyptikum zu bezeichnen. Als Herba 1 TL Infus oder 3 × 10–15 gtt. der homöopathischen Urtinktur.

Teerezept für langfristige Anwendung **bei zu starker Menses und gynäkologisch abgeklärten Zwischenblutungen**:

Rp. Hb. Spartii scop.	
Hb. Millefolii	
Hb. Capsellae	
Hb. Polygoni avicul.	
Hb. Alchimillae	āā ad 100.0

M. D. S.: 1 TL Infus – 2 Tassen tägl. – evtl. verstärkt durch Sabina Synergon Nr. 60 von KATTWIGA.

Auch wäre zu versuchen:

Rp. Clematis oplx	25.0
Spartium D 1	25.0

M. D. S.: 2–3 × 25–30 gtt. auf Flüssigkeit.

Als Wechselmittel wäre zu empfehlen: Millefolium oplx und Viscum oplx.

An Bovista D 4, Hydrastis D 1–2, Hamamelis ∅, Secale cornutum bzw. Ustilago maydis D 4 sollte gedacht werden.

Ein *Eisenpräparat*, z. B. Ferlixir Triplex »NATTERMANN« – früh und abends 1 Meßportion – soll dazugegeben werden.

✦ **Agnus castus**

nicht zu vergessen; der Gynäkologe A. LEHMACHER weist – wie viele andere – auf gute Erfahrung damit hin. Er betonte auch seine Erfolge mit Senecion »Dr. KLEIN« und führt hierfür den Arzt MANSTEIN auf.

LEHMACHER beantwortet schließlich die Frage: »Was tun bei beängstigenden Blutungen? Kalte Aufschläge, oft zu wechseln, 10–15 Minuten; sicherer wirken kalte Güsse über Unterbauch und Oberschenkel, 5–10 Minuten; noch heftiger, für Robuste geeignet, das gleich lang dauernde kalte Sitzbad; nach den beiden letzten Anwendungen gut aufwärmen, die eine oder andere täglich mehrere Male, dies natürlich während der Blutungen.«

FLUOR ALBUS

Kaum etwas in der Gynäkologie ist so konstitutionell bedingt wie der unspezifische Weißfluß. Der Wiener Dr. BERNHARD ASCHNER predigte (und er war schließlich Frauenarzt), daß die *aus- und ableitenden Verfahren der alten Naturmedizin* hier wirksamer sind als die Ausschabung. Fluor albus ist fast immer ein Zeichen einer Allgemeinkrankheit, einer Diathese zu Schleimhautkatarrhen – im Sinne der RECKEWEG'schen Homotoxinlehre eine Reaktionsphase (so gesehen etwas Positives!).

Die Häufigkeit des Weißflusses ist verständlich: berufstätige Frauen sitzen bis zu 8 Stunden täglich, das ergibt Blutstauung im Bauch- und Beckenraum, dadurch und dazu chronische Obstipation, die durch Weißbrot- und Zuckerkost gefördert wird, häufig kühle Füße durch das Sitzen, Venenstauung in den Beinen, verstärkt wiederum durch Übergewicht, was den Bewegungsmangel geradezu provoziert – also ein echter Circulus vitiosus. Mehr Bewegung (Radfahren!), zwischendurch aufstehen und ein paar Gymnastikübungen, Hockgymnastik insbesondere, zellulosereiche Kost (Ballaststoffe in Rohgemüse, Obst), warme Füße durch weites Schuhwerk (Mode!), Wechselfußbäder, warme Unterwäsche (Modediktat!), Sport, Wandern, Beine hochlagern, *Sitzbäder* mit Eichenrindenextrakt, *Schröpfglockenbehandlung* an Oberschenkel-Innenseite sowie Gesäß und Kreuzbeingegend, Baunscheidtieren, Tee wie z. B.

> Rp. Flor. Lamii albi
> Hb. Alchemillae vulg.
> Fol. Juglandis regiae
> Fol. Salviae
> Fol. Rosmarini
> Fol. Fragariae $\overline{aa}$ ad 100.0
> M. D. S.: 1–2 TL Infus, 2 Tassen tägl. (früh und abends).

Dazu *Hautpflege* (die immer zur *Schleimhaut*therapie gehören muß), morgendliches Trockenbürsten des ganzen Körpers.

Medikamentös hat sich die MADAUS'sche Empfehlung für Fluor albus – nach Klärung der Ätiologie versteht sich – *Chenopodium* und *Santalum album* als Oligoplexe im täglichen Wechsel, jeweils 3–4 × 15 Tropfen a.c. mit Flüssigkeit bewährt.

Auf das *Teerezept* zurückkommend, kann man sagen, daß phytotherapeutisch das Hauptmittel

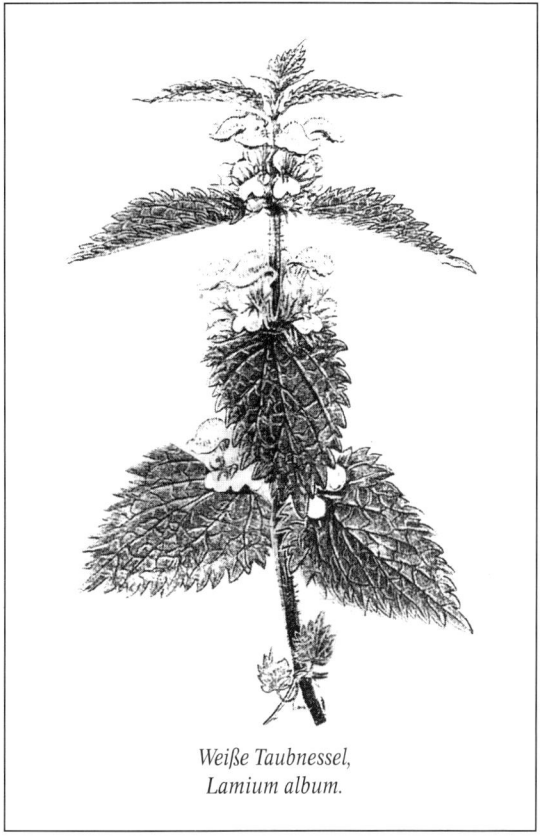

Weiße Taubnessel,
Lamium album.

✦ **Lamium album,** *die weiße Taubnessel* ist. Die Blüten kann man selbst sammeln – sind (geringes Gewicht!) in der Apotheke nicht gerade billig. Sie gelten neben der Schleimhautwirkung ebenso als »Uterustonikum« in der Phytotherapie wie der *Frauenmantel* (Alchemilla).

Monografie
Anwendungsgebiete:
Bei Einnahme
– Katarrhe der oberen Luftwege
– lokale Behandlung leichter Entzündungen der Mund- und Rachenschleimhaut sowie von unspezifischem Fluor albus.
Äußere Anwendung: leichte, oberflächliche Entzündung der Haut.

Erdbeerblätter *(Foliae fragariae),* die in der Volksmedizin ähnlich wie die Taubnessel angewendet wurden und in den seltenen Fällen auch noch angewendet werden, haben keine Indikation erhalten. Juglans regia, die *Walnuß,*

und davon die Blätter hingegen haben eine positive Anwendung zur äußeren Therapie leichter, oberflächlicher Entzündungen der Haut und kämen als Adstringens nach wie vor in Betracht, ebenso wie auch die positiv bewertete Verwendung an Haut und Schleimhaut für die Eichenrinde.

E. HOCHMANN berichtet im »Homotoxin-Journal«, daß als Folge eines *unbiologisch* »unterdrückten Fluor albus oft eine Parametritis, Salpingitis, evtl. Ovariitis oder Depositionsphasen wie Zystenovar, Myome u. a.« zu sehen seien.

RECKEWEG berichtet über einen Fall eines Lymphsarkoms der Leistendrüsen bei einer jungen Frau, welches wenige Wochen nach »erfolgreicher« externer Behandlung eines eitrigen Fluor albus entstanden war.

HOCHMANN gibt *Lamiofluor* (Lamium – Taubnessel!) und *Gynaecoheel* 3 × 10 gtt. von jedem, später Hormeel – 2 × 10 gtt. und 2 × wöchentlich i.v. oder i.m. Metro-Adnex-Injeel.

DAS PRÄMENSTRUELLE SYNDROM

Das prämenstruelle Syndrom (PMS) erfährt gewöhnlich nicht die Beachtung, die ihm seiner Häufigkeit wegen zukommt. Die ersten Symptome beginnen häufig *acht Tage vor der Menses*, können langsam oder rasch einsetzen, um mit der Regel schließlich abzuklingen. Das PMS findet sich häufiger beim leptosomasthenischen Körperbau (Empfindungsnaturell). Als Symptom gibt es eine Beeinträchtigung des Allgemeinbefindens und des Leistungsvermögens. Ein Spannungsgefühl im gesamten Körper, wobei die Brust besonders betroffen ist, kann einsetzen und mit einem Schweregefühl im Becken einhergehen. Ein abnormes Durst- oder Hungergefühl setzt zuweilen ein; das Geschmacksempfinden ändert sich manchmal in Form von Gelüsten oder einer Abneigung gegen bestimmte Speisen. Allergische Erscheinungen können zunehmen. Manche klagen über Kopfschmerzen, kalte Hände und Füße sowie über Verdauungsstörungen.

An *psychischen* Erscheinungen steht eine auffällige Stimmungslabilität im Vordergrund, Unruhe und Getriebenheit machen den Betroffenen zu schaffen, wobei neben Empfindlichkeit und Aggressivität kontrastierend dazu Gleichgültigkeit und Antriebsschwäche sich zeigen können. Neben Angstsymptomen ist häufig eine depressive, nicht selten hypochondrisch gefärbte Verstimmung zu finden, die sich auch in den Traumbildern niederschlagen kann. Neurotische Symptome können sich während dieser Zeit verstärken und zu einem manchmal zu beobachtenden Widerwillen gegen den männlichen Partner oder zu einem Protest gegen die Menstruation führen. Mit dem *Einsetzen der Regel* jedoch *verschwinden* viele dieser Symptome schlagartig oder treten in den Hintergrund.

In welcher Weise das hormonale Geschehen gestört ist, ist noch nicht geklärt, insbesondere ob eine Über- oder Unterproduktion von Hormonen erfolgt und in welcher Weise die gestörten hormonalen Gegebenheiten sich auf das vegetative Nervensystem bzw. auf dessen Ausgangslage auswirken. (Hormonspiegel-Bestimmungen geben nicht immer therapeutisch relevanten Aufschluß.)

Die *Hyperfollikulinie*, die Überproduktion, verstärkte oder verlängerte Wirkung des Follikelhormons (= Östrogenen), wird ursächlich mit dem PMS in Zusammenhang gebracht. Noch J. HALLER bremst *Agnus castus* das follikel-stimulierende Hormon des Hypophysenvorderlappens. Der bekannte Frauenarzt E. SCHAETZING sieht darin eine ideale Anwendung für *Agnolyt* von MADAUS. Man muß es nur – darauf sei immer wieder hingewiesen – lange genug geben (mindestens 3 – besser 6 Monate).

Gute Erfahrungen liegen von vielen Seiten aber auch vor mit *Remifemin, Cimisan T, Cimicifuga oplx*.

FRIGIDITÄT

Auf diesem Feld gibt es viele zweifelhafte Spekulationen – und einige, die gut mit dieser Sache verdienen. Regenbogenpresse und größere sexuelle Libertinage haben viele Frauen verunsichert. Abenteuerliche Berichte über Orgasmusverhalten kursieren und haben manche, die glaubten, eine normale Vita sexualis zu haben, irritiert. Kein Mensch weiß offenbar, was »normal« ist.

Wenn man sieht, daß eine Frau darunter leidet, wäre wohl das Richtigste die Empfehlung zu *psychotherapeutischer Beratung*. Was man daneben tun kann, ist fast immer zweitrangig:
– morgens 1 TL Gerner Tonikum »F« a.c.
– mittags 1 Tasse Ginsengtee a.c.
– Cantharis oplx 3 × 1 Tabl. p.c. – nach 5 Tagen 8 Tage Pause – usw.
– abends eine »Aphrodisiaka«-Mischung:

Muira Puama D 1	
Nuphar luteum ∅	
Mandragora D 2	a̅a̅ 10.0
M. D. S.: abends 25 gtt./Flüssigkeit.	

Diese Tinktur enthält das sogenannte *südamerikanische Potenzholz* (verwendet auch: Lignum), die *gelbe Teichrose* (steht unter Naturschutz!) und die bekannte *Alraune*.

Zu denken wäre auch an *Yohimbe* ab D 4. Ein altes Phytotherapeutikum ist die *Salep-Orchis*, ein Knabenkraut (einheimische Orchidee, ebenfalls unter Naturschutz), die von der Signatur die Phantasie schon früh beflügelte: die beiden Wurzelknollen sehen den beiden männlichen Hoden nicht unähnlich. Erfahrungen aus neuerer Zeit liegen damit keine vor. Sellerie und Liebstöckl dürfen wohl nur als Gemüse gelten und keine Pflanze hat für eine Libidosteigerung eine Indikation von der Komm. E erhalten.

Hinzuweisen wäre auf die sogenannte *Pille* – von der manche Frauen über eine Libido-Änderung berichten. Vom *Alkohol* weiß man sicher: daß er in kleinen Mengen libidosteigernd, in größeren und bei Dauerkonsum schwächend wirkt. Wieder mal: die Dosis macht's.

Daß Frigidität häufig mit Sterilität zusammenhängt, ist bekannt. Vom Kollegen G. JAROSZYK liegt ein umfassender Artikel »Ursachen und Behandlung von Sterilität und Infertilität« in »Naturheilpraxis« 11/1970 vor.

MASTOPATHIA CHRONICA CYSTICA

Bei einfachen Stauungen in der Brust – und da man Selbstverständliches immer wieder aussprechen muß: fachärztliche Untersuchung vorausgesetzt – kann das vielverordnete *Mastodynon*, Bionorica helfen. Eine gute Lymphsalbe wäre *Lymphdiaral* von PASCOE. Immer gebe man auch den Gerner Lymphatikum-Tee dazu.

Bewährt haben sich über Jahrzehnte *Cefalymphat* von CEFAK, evtl. im Wechsel mit dem Melilotus-Präparat *Venalot* von SCHAPER & BRÜMMER.

Agnus castus Oplx im täglichen Wechsel mit *Conium* Oplx, 3 × 20 Tropfen jeweils auf Tee.

ADNEXERKRANKUNGEN
(Oophoritis, Salpingitis)

Als ich bei Dr. med. KARL SCHÖNER, einem hervorragenden Kneipparzt bester alter Schule, zweieinhalb Jahre die Möglichkeit

hatte, in seinem Sanatorium zu lernen, sah ich die Allgemeintherapie dieser häufigen Frauenleiden: *Heublumensäckchen, Sitzbäder* mit *Moor* oder *Heublumen* (auch ansteigend, 35 bis 40–41°, bis zum Schweißausbruch und nachfolgender Bettruhe), *Sauna* (auch Dr. med. J. JANCKE weist auf die Wichtigkeit bei chronisch entzündlichen Adnexerkrankungen hin!).

Großen Wert legte K. SCHÖNER auf die *Sanierung der Dickdarmflora*: Fast immer erwies sich eine Dysbiose (Dysbakterie) als Fokus. Glaubersalz, Klistiere, Einläufe; dann strenge laktovegetabile Kost. Daneben wurden Echinacin-Kuren i.v. gemacht in der üblichen ansteigenden Form bis an die Reaktionsgrenze (Fieber!) – leider geht Echinacin heute nur mehr i.m.

Über therapeutische Erfolge bei oft nicht ausgeheilten entzündlichen Adnexerkrankungen mit *Echinacin, UKW-Bestrahlungen, Moorpackungen, Sole-* und *Sandbäder* berichtet E. KLEES.

Bei Adnexitis, Salpingitis, Metritis berichtet E. HOCHMANN über ein Therapiekonzept mit Gynäcoheel, Hormeel, Arnica-Heel. Er injiziert Metro-Adnex-Injeel im Wechsel mit Traumeel. Apis-Injeel wird bei rechtsseitiger, Lachesis bei linksseitiger Störung gegeben. Letzteres ist ein interessanter Hinweis. Von anderer Seite hörte ich, bei rechtsseitigen Adnexbeschwerden Apis D 4, bei linksseitigen Lachesis D 12 (ein homöopathischer Arzt und J. ANGERER).

Immer wird auch von positiven Wirkungen durch die *Neuraltherapie* berichtet: Das Buch »Procaintherapie nach Huneke in der Gynäkologie« von E. MINK liegt im Karl F. Haug Verlag, Heidelberg, vor. Das Buch zeigt zwei Dinge auf: 1. daß Heilung mit der Procaininjektion im gynäkologischen Raum oft die Ultima ratio ist und 2., daß der gynäkologische Raum auch einen Herd für andere Störungen darstellt.

SCHWANGERSCHAFT UND STILLEN

Seit dem Contergan-Unglück ist man ja mit Medikamenten während der Gravidität sehr vorsichtig geworden. Von chemischen Substanzen ganz abgesehen, muß man auch mit einer Reihe von Pflanzen zurückhaltend sein: Sabina, Thuja, Wacholder, Rosmarin, Sennes, Aloe u. a.: sie können alle in *Überdosierung* einen *Abortus* auslösen. In der Literatur wird genügend darauf hingewiesen – aber es dürfte kaum etwas in der letzten Zeit dadurch »passiert« sein. Abtreibung (§ 218) löst man heute anders.

Bei *drohendem Abort* (Abortus imminens) und besser schon bei *habitueller Tendenz* dazu setzt die Phytotherapie rechtzeitig *Viburnum prunifolium*, den amerikanischen Schneeball ein; am zweckmäßigsten als Urtinktur (aus Cortex) – 3 × 15 gtt. Er gilt als Hauptmittel. (Auch ein Verwandter, der wollige Schneeball (V. opulus) findet Verwendung.)

Bei der *Hyperemesis gravidarum* sollte *Apomorphinum* oplx, ½ bis 1stündl. 10 gtt. versucht werden.

Von Cimicifuga ist bekannt, daß es verschiedentlich bei *Schwangerschaftsbeschwerden* generell gegeben wird.

Vielleicht 1 Monat vor der voraussichtlichen Geburt sollte dann täglich ein *laktagoger Tee* gegeben werden:

Rp. Fruct. Anisi
Fruct. Carvi
Fruct. Coriandri
Fruct. Anethi (Dill)
Fruct. Foeniculi   aa ad 150.0
M. D. S.: 1 TL kurzer Dekokt, 2 Tassen tägl.

Die Brotgewürze sind samt und sonders milchfördernd. Daneben wäre aber auch zu denken an: *Diptamnus albus*, der Diptam (hom. Urtinktur oder D 1), *Galega officinalis*, die Geißraute (Urtinktur oder D 1), *Polygala amara*, die bittere Kreuzblume (Hb. 1 Teel. Kaltauszug, soweit man dies noch bekommt – es hat bis jetzt keine Monografie erhalten). In Frankreich wird das Eisenkraut, Verbena officinalis herba, 1 Teel. Infus, verwendet.

Auch der milchbildende Tee, die Spezies lactagogae von WELEDA, sei erwähnt. Verschiedene Ärzte weisen auf die besondere Wirkung von Agnus castus-Präparaten zur Milchbildungsförderung hin: Erwähnt sei das *Agnolyt* von MADAUS sowie *Cefanorm*-Tropfen, beides Monopräparate, letzteres von CEFAK.

E. MEYER-CAMBERG sagt: »Vom Mönchspfeffer (Agnus castus) werden die Früchte verwendet. Dabei ist eine Anregung des Corpus luteum pharmakologisch sichergestellt. Wahrscheinlich geht diese über Hypophyse und Zwischenhirn. Wo also Gelbkörperwirkung fehlt und ungenügend sich äußert, wird es eingesetzt. Es kann, wie vorhin erwähnt, auch als Laktagogum Verwendung finden.«

WAS MACHEN SCHWANGERE FALSCH?

Sieben Beispiele für Fehlverhalten

1 *Sie essen häufig für zwei* –

diese Empfehlung hält sich besonders hartnäckig, obwohl sie falsch ist. Zu Beginn der Schwangerschaft braucht die werdende Mutter nur 300 Kalorien mehr als vorher, und auch in der zweiten Schwangerschaftshälfte werden nicht mehr als 500 Kalorien zusätzlich benötigt (Kalorientabelle anschaffen).

2 *Oder aber sie essen zu wenig*

Besonders schlankheitsbewußte Frauen versuchen auch in der Schwangerschaft oft, der Gewichtszunahme durch Diätmaßnahmen entgegenzuwirken. Dies kann riskant sein. Es stimmt zwar, daß das Baby sich von der Mutter holt, was es braucht, wenn jedoch nicht genügend Nährstoffe zur Verfügung stehen, kann es sich nichts holen und die Entwicklung kann verlangsamt werden. Die durchschnittliche Gewichtszunahme von zehn bis zwölf Kilogramm darf vor allem von Frauen, die vor der Schwangerschaft sehr schlank gewesen sind, auch etwas überschritten werden.

3 *Sie sparen an Eiweiß*

Diese Gefahr besteht bei Frauen, die Fleisch nicht mögen oder sich bewußt vegetarisch ernähren. Eiweiß ist aber der Hauptbaustoff für das Zellwachstum und wird speziell für den Aufbau des kindlichen Gehirns benötigt. Besonders eiweißreiche Nahrungsmittel sind neben Fleischprodukten Milch und alles, was sich daraus ableitet, aber auch die pflanzlichen Lebensmittel Erbsen, Bohnen, Linsen, Nüsse, Getreidekörner und Soja (Hülsenfrüchte – auch Sojabohnen gehören dazu – blähen leider).

4 *Das Essen wird falsch zubereitet*

Werden sie zu lange gelagert oder gekocht oder mit zuviel Fett zubereitet, können auch die besten Produkte viel von ihrem Wert verlieren. Empfehlenswert sind das Dünsten in Alu- oder Bratfolie oder im Römertopf, das fettarme Braten in der Teflonpfanne oder Grillen. Wichtig: Halbgares Fleisch sollte gemieden werden. Vorsicht mit rohen Eiern. Zur Vorbeugung gegen Schilddrüsenerkrankungen empfiehlt sich die Verwendung von jodiertem Salz.

5 *Kalzium und Eisen werden nicht genügend aufgenommen*

»Schwangere brauchen doppelt soviel Eisen. Es ist an allen Wachstumsvorgängen in den Zellen beteiligt und beeinflußt die Sauerstofftransportfähigkeit des Blutes. Besonders eisenhaltig sind Schweine- und Kalbsleber, aber auch Salat, Vollkornbrot, Knäckebrot, Trockenfrüchte und Fleisch.«

Diese Empfehlung, wie sie in Anführungszeichen gesetzt ist, stammt von der »Deutschen Behindertenhilfe Aktion Sorgenkind e. V.« auf die sich auch im Grunde die anderen hier aufgeführten Empfehlungen beziehen. Nur, daß man heute noch Schweine- bzw. Kalbsleber empfehlen kann: diese Ansicht kann ich ganz und gar nicht teilen, wissen wir doch alle, daß gerade diese Organe Toxine (Schwermetalle) in hohem Grade speichern. Hier müssen wir eben zu Eisen über Blattgrün bzw. Medikamente und Kalzium über Milchprodukte bzw. Tabletten raten. Innereien halte ich heute für unnötig.

Kalzium ist vor allem für den Aufbau von Knochen und Zähnen des Babys notwendig. Gegen Ende der Schwangerschaft wird doppelt soviel davon benötigt wie davor. Der Bedarf kann mit zusätzlich einem halben Liter Milch pro Tag oder einer entsprechenden Menge an Milchprodukten befriedigt werden.

Auch der Bedarf an Folsäure ist jetzt doppelt so hoch wie vor der Schwangerschaft. Ein Mangel an diesem Stoff kann Schäden nach sich ziehen. Gute Folsäure-Quellen sind Grüngemüse (z. B. Gurken, Brokkoli oder Stangenbohnen), Zitrusfrüchte und Vollkornprodukte. Folsäure ist gegebenenfalls in Tablettenform zu substituieren.

6 *Sie essen wenig Ballaststoffe*

Die Neigung zur Verstopfung ist während der Schwangerschaft meist verstärkt. Die wichtigste und natürlichste Vorbeugung ist eine ballaststoffreiche Ernährung mit reichlich Vollkornprodukten, Gemüsen, Salaten und Obst. Die Nahrung kann durch zwei bis vier Eßlöffel Weizenkleie ergänzt werden, die in Joghurt oder Müsli eingerührt werden. Sehr wichtig: genügend Flüssigkeit zu sich nehmen (bis zu zwei Liter täglich!). Schwangere sollten ohne Zustimmung ihres Behandlers keine Abführmittel nehmen.

7 *Immer noch wird zuviel Süßes genascht*

Kohlenhydrate sind die Lieferanten für schnelle Energie – es müssen jedoch die richtigen sein. Gelüsten nach Sahnetorte, Schokolade oder Pralinen sollte nicht nachgegeben werden. Die besten Kohlenhydratquellen sind dunkle Brotsorten, Obst, Gemüse und Salate, Kartoffeln, Naturreis und Vollkornteigwaren.

DAS KLIMAKTERIUM

Unter dem weiblichem Klimakterium versteht man nach derzeitig gültiger internationaler Übereinkunft die »Übergangsphase zwischen den Reproduktionsphasen der Frau und dem Erlöschen der generativen Ovarialfunktion«. Die letzte Menstruationsblutung fällt in diesen Zeitraum und man teilt danach das Klimakterium in eine *Prä-* und eine *Postmenopause* ein.

Die letzte Regel, die *Menopause*, tritt heute ungefähr um das 50. bis 52. Lebensjahr ein.

Die *Prämenopause* umfaßt 3–5 Jahre vorher, die *Postmenopause* 6–8 Jahre danach. Man sieht also: etwas höchst individuelles. Bei Hormonanalysen kann man nachweisen, daß die Östrogensekretion ganz allmählich nachläßt, und das Ovar kann als die einzige endokrine Drüse bezeichnet werden, die schon lange vor dem Lebensende ihre Funktion weitgehend einstellt (bereits ab dem 30. Lebensjahr geht die Größe des Ovars zurück).

Bei 60–85% der Frauen treten erst kurz vor oder nach der letzten Regel Beschwerden – Ausfallserscheinungen – auf. Man kann die – vielschichtigen – Beschwerden trotz ihrer großen Variationsbreite in etwa wie folgt einteilen:

1. PRÄMENOPAUSE

- *neurovegetative* Symptome, wie Hitzewallungen, Schweißausbrüche, Schwindel
- *psychische* Symptome, wie Reizbarkeit, Nervosität, sexuelle Veränderungen
- *körperliche* Symptome, wie Zyklusstörungen, Sterilität, Descensus vaginae, Harninkontinenz.

2. POSTMENOPAUSE

- *neurovegetative* Symptome, wie Hitzewallungen, Schweißausbrüche, Schwindel, Ohrensausen
- *psychische* Symptome, wie Reizbarkeit, Nervosität, sexuelle Veränderungen, Schlafstörungen, Depressionen, Gedächtnisstörungen
- *körperliche* Symptome, wie Atrophie der Genitalorgane, Descensus vaginae et uteri, Harninkontinenz, Atrophie der Haut, Osteoporose.

Daß es nicht so einfach ist, in allen diesen Fällen *Östrogene plus chemische Sedativa* zu geben – wie es wohl leider immer noch zu oft geschieht – hat sich herumgesprochen. Es erschienen immer wieder Arbeiten, die auf das *kanzerogene Risiko* der Östrogene hinweisen (Endometrium-Karzinom besonders). Ein wei-

terer Nebeneffekt ist die *Uterusblutung*. Gewichtszunahme, Empfindlichwerden der Brüste, Ödeme und Nausea wären demgegenüber schon die geringeren Übel. Der Illustrierten-Slogan »Östrogene halten Frauen jung «ist wohl ein Mythos, den diejenigen Frauen entlarvt haben, die später an einem endometrischen Tumor leiden – so eine amerikanische Krebszeitschrift. In den USA lesen im übrigen die Frauen auf der Östrogenpackung folgendes: »Wenn Sie Östrogen-Präparate einnehmen, erhöht sich Ihr Risiko, an Uterus-Krebs zu erkranken, um das 4,5 bis 13,9fache.« Das ist ohne Zweifel eine offene Auskunft! Nach einer Reihe von Beobachtungen sind auch *Brustdrüsenveränderungen* möglich – und sogar das BGA, Berlin, warnte vorsichtig (1992).

Phytotherapeutisch ist das Hauptmittel **Cimicifuga racemosa**, die *nordamerikanische Schlangenwurzel, auch Wanzenkraut,* Trauben-Silberkerze genannt. Die Pflanze ist zwar in Nordamerika heimisch, gedeiht aber gut bei uns und ist ausgesprochen dekorativ. Der Wurzelstock enthält das *Alkaloid Cimicifugin* und ein *Phythormon* mit *östrogenähnlicher* Wirkung.

Cimicifuga paßt vorzüglich bei den *klimakterischen Ausfallserscheinungen* (auch für die damit verbundenen psychischen Symptome wie *Depression*) und kann als generelles Gynäkologikum gelten: Pubertätsstörungen, Mensesunregelmäßigkeiten, Oophoritis, Metritis, Endometritis.

Indikation der Monografie

»Prämenstruelle und dysmenorrhoische sowie klimakterisch bedingte neurovegetative Beschwerden.« (An klinischen Wirkungen, die sich auch auf Tierversuche beziehen, wird eine östrogenartige Wirkung angeführt; ferner »LH-Suppression; Bindung an Östrogen-Rezeptoren«.)

Die Anwendung soll nicht länger als sechs Monate erfolgen.

Auch bei *Schwangerschaftsbeschwerden* unbedenklich: es sind keine Nebenwirkungen beobachtet worden.

Symptomatisch ist es noch zu erwähnen bei *Ohrensausen*, gleich welcher Genese, speziell natürlich, wenn dieses im weiblichen Klimakterium auftritt.

Verwendet werden könnte, kaum in der Praxis allerdings, *Rhizoma Cimicifugae* – ½ TL Dekokt. Besser wäre: *Extr. Cimicifugae fluid.* – 20–30 gtt. pro dosi; HAB ist möglich – 3 × 10–15 gtt. von der Urtinktur.

Im Präparat *Remifemin* von SCHAPER & BRÜMMER liegt ein seit Jahren bewährtes Mono-Phytotherapeutikum vor: 3 × 15–25 gtt. – nach Dr. E. SCHILDGE, einem Nervenarzt, auch bewährt bei *klimakterischen Verstimmungs- und Depressionszuständen*.

Seit zwei Jahren verwende ich fast ausschließlich von APS-Pharma, Starnberg, das Cimicifuga-Monopräparat *Cimisan* 50.0, morgens und abends 20 Tropfen, was einnahmetechnisch besonders für berufstätige Menschen sehr günstig ist. Auch gibt es jetzt *Cimisan* Filmtabletten mit ebenfalls Cimicifuga-Monoextrakt und einer Dosierung von 1 Tablette täglich.

Hier wäre auch an die Mischung

> Remifemin
> Hyperforat (= Johanniskrautextrakt)
> āā 50.0
> M. D. S.: 3 × 30 gtt. auf Frauenmanteltee

zu denken.

Hyperhidrosis der Wechseljahre läßt sich gut behandeln mit

> Cimicifuga oplx
> Salvia (= Salbei) oplx āā 25.0
> M. D. S.: 2–3 × 25 gtt. a. c. /Flüssigkeit.

Positives wird berichtet von den viel verwendeten phytohomöotherapeutischen Kombinationsmitteln: Klimaktheel, Echtroklim von WEBER & WEBER, Cefakliman, Klimaktoplant u. a. (mit Cefakliman habe ich 30 Jahre Erfahrung). Bei der Vielschichtigkeit der vegetativen und psychischen Symptome, vor allem bei Antriebsschwäche, gebe ich beim weiblichen Klimakterium *Gerner Tonikum F* und bei den sogenannten »männlichen Wechseljahren« *Gerner Tonikum M* (GERNER PHARMA). Diese Pflanzenkombination hat sich bewährt und gehört zu den wenigen Medikamenten, welche die Patienten gerne von sich aus weiternehmen wollen – weil sie merken, daß sie ihnen gut tun (morgens und nachmittags 1 TL).

Die *chemischen Psychopharmaka* kann man nicht immer gegen pflanzliche austauschen. Versuche zur Dosis-Verringerung mit *Ambra* und *Sepia* als *Oligoplexe* wären zu machen. Metaneuron von FACKLER: 3 × 25 gtt., zur Stabilisierung der Psyche über längeren Zeitraum. Dystophan von KATTWIGA ist bewährt, ebenfalls in Tropfen, 3–4 × 25.

Im Jahre 1975 wurden in den *USA mehr als 69 000 Frauen* einer sogenannten *Totaloperation* unterzogen. Damit ist jede zweite Frau über 40 betroffen. Es wurde kritisiert, daß die Indikation nicht immer streng genug vorgenommen wird. Man vermutet häufig schlichtes wirtschaftliches Interesse der Ärzte. Wie wäre es sonst zu erklären, daß die zahlungskräftigen US-Patientinnen doppelt so häufig auf dem Operationstisch landen wie die weniger betuchten Geschlechtsgenossinnen? Hinzu kommt die harte Konkurrenz unter amerikanischen Chirurgen, besonders unter den Frauenärzten, und das bei immer kargeren Einnahmequellen angesichts ständig fallender Geburtenraten in den USA. Ein anonymer Spezialist aus Baltimore ließ denn auch die Katze aus dem Sack, als er im »New York Times Magazine« eingestand: »Einige meiner Kollegen könnten heute kaum mehr ihre Miete für die Praxis bezahlen, wenn sie nicht jeden Monat ein- oder zweimal einen Uterus zu entfernen hätten.« Die Entfernung der Gebärmutter ist in den USA die zweithäufigste Operation. Der gleiche gynäkologische Eingriff wird in England nur bei knapp der Hälfte der Patientinnen durchgeführt, die Schweden raten sogar noch seltener dazu.

Schließlich sei erinnert, daß gute Berichte vorliegen bei *Senkungsbeschwerden* mit Aletris oplx, verbunden mit entsprechender Gymnastik. Versuchen kann man bei Uterus myomatosus Thuja oplx in Kombination mit Conium oplx. Alle Arzneien werden möglichst auf Alchemilla-Tee gegeben oder einer speziellen Mischung für das Klimakterium:

Rp. Hb. Alchemillae
    Hb. Hyperici
    Fol. Salviae $\overline{aa}$ ad 60.0
    Rad. Ginseng
    Flor. Chamomillae $\overline{aa}$ ad 100.0
    M. f. spec.
    D. S.: 1 Eßl./2 Tassen kombiniertes Verfahren (Kaltauszug plus Dekokt!).

Schließlich – damit bei niemandem der Eindruck entsteht, daß die Naturheilkunde immer alles ablehnt, was von der Schulmedizin kommt – sei erwähnt, daß alle Vernünftigen wissen, daß es zuweilen ohne Presomen z. B. oder ähnlichem nicht geht. Das ist ja auch nicht die Frage, die Indikation muß nur wirklich gegeben sein.

Zum Abschluß dieses Kapitels jedenfalls die von Prof. F. ZIELSKE angegebenen *Kontraindikationen für Hormontherapie* in der *Postmenopause:*

Relative
– Myome
– Hypertension
– Cholelithiasis
– Pankreatitis
– Migräne
– Epilepsie
– Diabetes mellitus
– Adipositas
– starke Raucherin (über 15–20 Zigaretten pro Tag).

Absolute
– Carcinoma corporis uteri
– Mammakarzinom
– (Hypernephrom)
– proliferierende Mastopathie
– Endometriose
– Porphyrie
– Status nach Herzinfarkt, zerebro-vaskulären Erkrankungen, anderen Gefäßerkrankungen, tiefen Venenthrombosen, Lungenembolie
– angeborene Exkretionsstörungen der Leber.

SCHLUSSBETRACHTUNG

Die Frauen sind allgemein irritiert: Pille ja – Pille nein; Spirale? Hormone? Mammographie wie oft? Operieren ja – operieren nein. Viele Frauen klagen, daß sie die Meinung von *zwei* Gynäkologen eingeholt hätten und beide völlig konträr waren; der Hausarzt schließlich hätte noch eine dritte Meinung, die zu keiner der beiden anderen passe. Die Regenbogenpresse tut ein eigenes zur Verunsicherung.

O. GUHR (Frauenarzt) schreibt:
»Die Zunahme des Krebses bei jungen Frauen ist aufgrund eigener Untersuchungen in den letzten 12 Jahren auf vier wesentliche Faktoren zurückzuführen:
– Ovulationshemmer
– Östrogene
– Kortikosteroide und
– Schilddrüsenhormone.
Welche Konsequenzen ergeben sich als dringende Notwendigkeit? Die hormonale Ovulationshemmung als Methode der Kontrazeption muß wegen des großen Krebsrisikos aufgegeben werden. Es ist an der Zeit, daß dieser gigantische Irrtum der modernen Medizin beendet wird.«

Was aber als Alternative?

Die »Süddeutsche Zeitung« schreibt, der »Kupferdraht im Uterus« sei »begrenzt sicher«. Prof. F. KUBLI von der Uni-Frauenklinik, Heidelberg sagt, daß nur etwa 80% der Trägerinnen von Spiralen zufrieden seien. Es wird des öfteren von Wanderungen dieses Fremdkörpers berichtet. In letzter Zeit hört man von der Spirale weniger.

Man muß sich nur immer wieder erinnern: vor Jahren gab es eine große Unruhe wegen des lange angewandten »Duogynon«: Unzählige Mädchen und Frauen bekamen es verordnet bei Amenorrhoe und zur Klärung einer evtl. Schwangerschaft. Dann sind Mißbildungen der Frucht bekanntgeworden, falls die Betreffende schon schwanger war. Die seriöse Wochenzeitschrift »Die Zeit« berichtete über DES = Diäthylstilböstrol: »Mehr als 25 Jahre lang galt es als Musterbeispiel eines im wahrsten (und besten) Sinne des Wortes ›Kunst- und Wunder‹-Produktes aus den Retorten der

Pharmaindustrie. Werdenden Müttern ersparte es drohende Fehlgeburten, als ›Morning-after‹-Pille kann es ungewollte Schwangerschaft verhindern; DES schützt alternde Frauen vor negativen Folgen der hormonellen Umstellung und bringt Männern mit Prostatakarzinom Linderung ihres Leidens«. Dann eben stellten sich Mißbildungen bei Neugeborenen heraus. Wie wird es ausgehen mit der neuen französischen Abtreibungspille?

Ein weiteres Phänomen, das viele Frauen beunruhigt, ist die *Trichomoniasis* – die als »häufigste venerische Parasitose« im Zunehmen ist. Da die Übertragung nach neuerer Ansicht nur von Mensch zu Mensch erfolgen kann, meint H. BAUER von der Uni-Klinik Erlangen: »Diese Erkenntnis der vorwiegend sexuellen Übertragung ist sicher für den homo sapiens communis insofern peinlich, als sie die tabuartige offiziöse Sexualmoral überraschend demaskiert, womit sie allerdings den venerologischerseits vorhandenen Einsichten nichts Neues bringt.«

Man schätzt, daß 6–8% der »gesunden« Frauen und 40–50% der mit Ausfluß behafteten davon befallen sind und macht die zunehmende sexuelle Promiskuität verantwortlich …

Experten glauben, daß »die Pille« abgelöst werden muß. Praktikables anderes, nebenwirkungsfreies, ist kaum in Sicht. Man meinte früher bereits, daß evtl. die Pflanzenwelt einen Beitrag leisten könnte und dachte z. B. an *Lithospermium officinale*, den Steinsamen; von diesem weiß man nach pharmakologischen Analysen, daß er einen antigonadotropen Effekt hat (Schafe, die mehr davon fraßen, waren zeitweise unfruchtbar). Praktisch hat sich bis jetzt nichts verwirklichen lassen – ebensowenig wie aus der Beobachtung, daß in Indien seit langem eine sogenannte »natürliche Antibabypille« in Anwendung ist: Frauen in der indischen Provinz Rajasthan nehmen nach einem Geschlechtsverkehr einige Tage getrockneten *Mohrrübensamen* ein, wenn sie kein Kind haben wollen. Ein Extrakt der Droge, getestet von Zoologen der Universität, soll eine kontrazeptive Wirkung haben: vermutlich verhindert die Substanz die Nidation, die Einnistung des befruchteten Eies in die Uterusschleimhaut. Eine Sicherheit scheint es aber nicht zu geben.

Das liegt vermutlich in der Zukunft. Die Naturheilkunde allgemein und die Phytotherapie im besonderen werden jedenfalls wieder stärker in die Medizin integriert werden müssen, wenn augenblicklich deutlich sichtbare Stagnationszeichen überwunden werden sollen. Nur so wird das Ziel, das MARTINI formuliert, erreicht werden:

»Letzte Ziele des Arztes sind Heilung des Kranken, Stärkung des Gesunden und Verhütung von Krankheiten.«

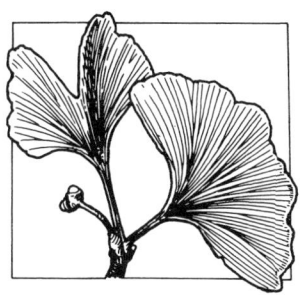

DIE BEHANDLUNG VON KINDERN*

EIN DIAGNOSTISCHES MINIMALPROGRAMM

[1] *Nasenpolyen* vorhanden? Das sieht man häufig am Gesicht: Mundatmung (»Schafsgesicht« im extremen Fall), Betrachtung der Nasenflügel und der Plastizität der Nase und Nasenumgebung (H. R. GABLER-ALMOSLECHNER, E. G. ALTMANN, A. MARKGRAF). Ein Nasenloch zuhalten lassen und die Atmung kontrollieren, dann das andere.

[2] *Gaumenmandeln* betrachten: daß sie groß sind, ist wohl allein kein Negativkriterium. Wenn eine Tonsille allerdings so hypertroph ist, daß im Normalfall das Zäpfchen dranzukleben kommt, wird es problematisch.

[3] *Die Zähne* sind gleich mitbetrachtet. Muß zum Zahnarzt aufgefordert werden (was immer noch häufig genug vorkommt)? Zur Ernährungsumstellung muß ja wohl sowieso gemahnt werden. Rachitische Zähne (Abstand an den vorderen Zähnen zu groß, starke Rillenbildung, bläuliche Farbtendenz)? Kariesausmaß?

[4] *Die Halslymphstränge* müssen in Höhe von C II bis C VI etwa paravertebral abgetastet werden: hier sind wir häufig fündig und Lymphatismus äußert sich drastisch. Schließ-

lich entstand der alte Ausdruck Skrofulose von scrophula = Ferkelchen, was eine Assoziation ist mit den Milchdrüsen eines Mutterschweines (= scropha), an denen die Ferkel saugen. Die Unterkieferwinkeldrüsen sind mit einem Griff gleich mitgetastet und runden das Bild ab.

[5] *Das Herz* wird bei jedem Kind abgehört, die Mitralklappe vorwiegend. Man soll nicht überrascht sein, wie oft man statt eines Tons ein *Geräusch* hört, das *angeboren* oder *erworben* ist. Der Anfänger verzage nicht, wenn er nichts hört: das ist einmal ganz normal, weil die meisten Kinder herzgesund sind, zum anderen, weil sein Ohr noch nicht geschult ist. Hören muß man lernen – wie alles.

[6] *Die Milz* soll beim Kind routinemäßig palpiert und perkutiert werden – ebenso konstant wie beim Erwachsenen die Leber. Im Stehen und Liegen am zweckmäßigsten.

[7] Nun liegt das Kind bereits auf dem Untersuchungsbett und der *Bauch wird inspiziert, palpiert und perkutiert.* Mesenterialdrüsen tastbar? Leistendrüsen? Ein Blick auf den Nabel (Ekzem, näßt er?), Wurmfortsatz?

[8] Bei Knaben ist auch festzustellen, ob die *Hoden unten* sind – wenn die Mutter von sich aus nicht schon das Thema angesprochen hat. Man lasse sich sagen, ob ein temporärer nichtvollzogener Deszensus testis, d. h. daß die Hoden nur zeitweise unten sind, vorliegt.

---

* unter Mitarbeit von MARION VON SCHOENAICH-CAROLATH-KARL, Heilpraktikerin, Penzberg / Obb.

9 Es bleibt die Betrachtung des *Rückens*, der Wirbelsäule: Skoliose? Kyphose? Kyphoskoliose? Hohlkreuz sehr stark? Und schließlich die *Beinlänge* wegen eventueller Hüft-Beckendivergenzen. Dabei sieht man und fühlt man schon gleich die *Füße*: Plattfuß, Senkfuß, Spreizfuß, Knickfuß?

10 Immer *Urin* auf Eiweiß zumindest, aber auch auf Glukose, Ketonkörper, Blut und Bakterien. Das wäre mit den N-Labstix zu machen.

Dies alles hört sich ausgreifender und zeitraubender an, als es ist. Für die Geübten geht das im Nu – und die Anfänger haben ja noch Zeit.

DREI HÄUFIGE BELASTUNGSBILDER UND IHRE BEHANDLUNG

Ich möchte drei Bilder herausstellen, mit denen ich in der Praxis häufig konfrontiert bin, davon ausgehend, daß es anderen Kollegen ebenso geht.

✦ **Das neurogen konstitutionell belastete Kind,** das durch Erbbelastung oder / und Umwelteinflüsse *vegetativ* gestört ist. (Nach all den Einseitigkeiten, die unbegreiflicherweise die letzten Jahre gepredigt wurden, sind viele jetzt soweit, daß sie weder dem Behaviorismus

noch der Erbmasse alles zuschieben, sondern beide zusammen als determinierende Faktoren ansehen.) Die Mutter oder Großmutter bringt das Kind, weil es »nervös« ist, weil es »in der Schule zwar nicht dumm ist, aber nicht mitkommt, weil es unkonzentriert ist«, weil es »nicht still sitzen kann«.

Die **Iris** zeigt die feinfaserige Struktur mit einzelnen hellen Fasern, die bisweilen wie aufgequollen sind oder silberfadenähnlich. Querlaufende Fasern, unterbrochene Fasern, fischernetzähnliche Strukturen sind häufig anzutreffen. Die braune Iris zeigt starke, furchenartige zirkuläre Spasmenringe, unterbrochen oder nicht, hell leuchtend zuweilen. Innerhalb der Krause können kleine Speichenfurchen das Bild beherrschen.

Die Pupille neigt zu Mydriasis, schwingt stark und bei Lichteinfall am Ophthalmoskop wird die Iris stark verkleinert. Der Pupillensaum leuchtet bisweilen rot und ist früh gezähnt.

Therapeutisch hilft uns:

> Hypericum D 1
> Acidum phos. D 4 $\overline{\overline{aa}}$ ad 20.0
> M. D. S.: 3 × 10 gtt. (als mittlere Dosis).
>
> Nervinfant 2–3 × 1 Teel.,
> Zappelin Iso 3 × 3–5 Globuli,
> Metaneuron von Fackler,
> Cefasedativ, Cefak,
> Dystophan, Kattwiga.

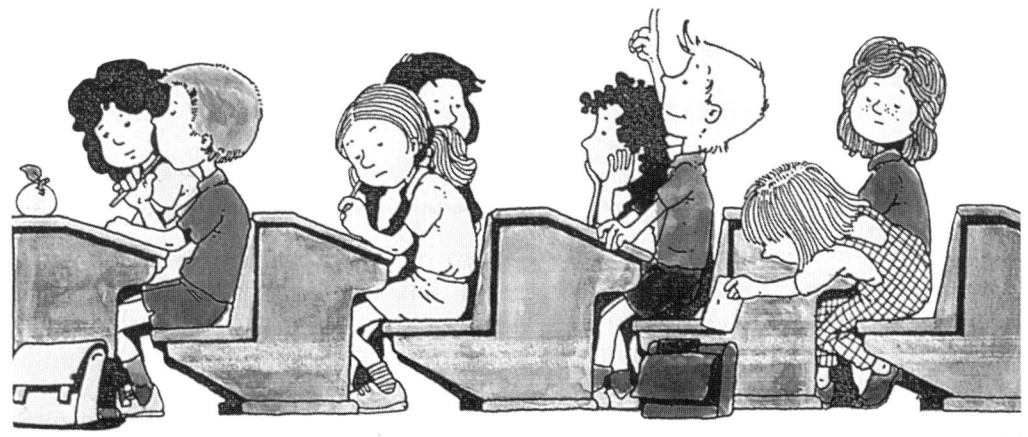

Bei *spastischem Bauchweh:*

1) Teerezept

Flor. Chamomillae	35,0
Fruct. Foeniculi	35,0
Hb. Majoranae	15,0
Hb. Anserinae	15,0

M. f. spec.: 1 Tbl / 1 Ta, Infus, 5 Min. ziehen, bei Bedarf 1–2 Tassen, auch zu Auflagen verwendbar, dann den Drogengehalt verdoppeln und 10 Min. ziehen lassen.

2) Zum Tee ½–1 TL Abdom-Ilon oder 8–15 Tropfen Cefaspasmon.

3) Feuchte, warme Bauchauflage z. B. nach angeführtem Rezept oder nur mit starkem Kamillentee getränkt halfen uns ebenso wie Glutiagil als Glutaminsäurepräparat und Kalium phos. D 6.

Beim neurogen bedingten Schulkopfschmerz hilft zuweilen eine Mischung aus:

Iris D 2
Cyclamen D 1
Gelsemium D 6 $\overline{aa}$ ad 30.0
M. D. S.: 2–3 × 10–12 gtt.

An Mineralstoffe, z. B. Pascossan Pulver oder Kautabletten, sei gedacht.

✦ **Das lymphatische Kind** ist oft beschrieben, nicht zuletzt in »Naturheilpraxis« Heft 5/ 1978, von Kollegen WERNER HEMM (»Die lymphatische Fehlentwicklung beim Kind«). Ich bin nicht in der Lage, hier zur Theorie des Lymphatismus, Pathogenese und Pathognomie, etwas beizutragen.

Das Kind hat dauernd eine Erkältung, eine Rotznase, Ohrenschmerzen, Mandelentzündung; die Frage, ob die Mandeln heraus sollen, ist häufig. Nasenpolypen, verdickte Halslymphdrüsen, blasses, gedunsenes Gesicht. Der Übergang zur allergischen Diathese und schließlich zum Heuschnupfen, Asthma oder Ekzem ist fließend.

Die Iris ist wohl vorwiegend blau, grau-grün, auch gemischt in diesen Farben. Die Fasern sind gequollen und hell; vor allem die Krausenrandzone, als Blut- und Lymphregion apostrophiert, ist verquollen-hell.

Therapeutisch ist Geduld angezeigt und man verspreche keine schnellen Erfolge. Zu einer »Umstimmungstherapie« gehören die *fünf Säulen der Naturheilkunde: Licht – Luft – Wasser – Bewegung – Ernährung* ebenso wie die Arzneibehandlung. Trockenbürsten! Das Meer in den Ferien, KNEIPPsche Güsse, Solebäder, Sonnenbäder, evtl. UV-Licht, Vermeidung von Übergewicht und allzuviel Fleischeiweiß, Meiden von zuviel Milch und deren Produkten, wenig oder besser keine Süßigkeiten: alles Bekanntes und doch immer zu Wiederholendes!

Nicht bei jedem höheren Fieber Antibiotika – sondern: neben Wadenwickeln *Einläufe* mit 2 Eßl. Flor. Chamomillae auf ¼ Infus, 10 Min. ziehen, etwas mit kaltem Wasser verdünnen, lauwarm temperiert; 1–2 Klistierbällchen langsam verabreichen, je nach Fieber 1–2 stündl. wiederholen; besonders wichtig, um Komplikationen durch Exsikkation zu vermeiden, wenn das Kind – trotz hohem Fieber – keinen Durst hat.

Zusätzlich auf 1 Glas Wasser (ca. 150 ml) oder Tee:

Eupatorium Oplx. Madaus, zusammen mit Arnika Oplx., jeweils 40–50 Tropf. je nach Fieberhöhe, davon ¼–1 stündl. 1 guten Teel.

Die Gaumenmandeln werden »saniert«, weil sie beim Kind als Fokus Nr. 1 in der Herdhierarchie (vor Appendix, Nebenhöhlen und Zähnen) stehen. Das betonen Dr. Dr. SCHIMMEL, Dr. ALWIN MAYER und JOSEF ANGERER neben vielen anderen. Neben Tonsiotren, Cefalymphat, Lymphozil, Lymphdiaral, Agnus castus D 2, Scrophularia nodosa – die knotige Braunwurz D 1, Thuja D 12, D 30, Echinacea Tabl. Nestmann, Thujazyn Galmeda: das sind lediglich die Mittel, womit ich persönlich Praxiserfahrung habe – daß es andere gibt, die gut sind, ist selbstverständlich. Umckaloabo Iso, die afrikanische Wurzeltinktur, über ¼ Jahr!

Die Mandeln haben nicht nur nach Überzeugung von Rödertherapeuten einen direkten Einfluß auf viele Organe (siehe folgende Abbildungen):

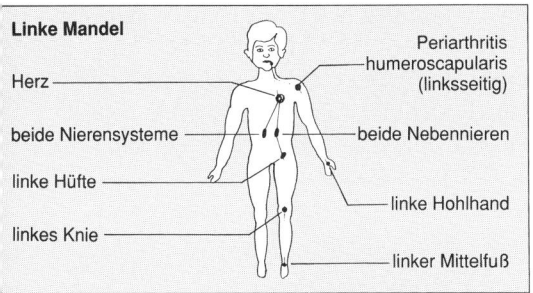

Linke Mandel

- Herz
- beide Nierensysteme
- linke Hüfte
- linkes Knie

- Periarthritis humeroscapularis (linksseitig)
- beide Nebennieren
- linke Hohlhand
- linker Mittelfuß

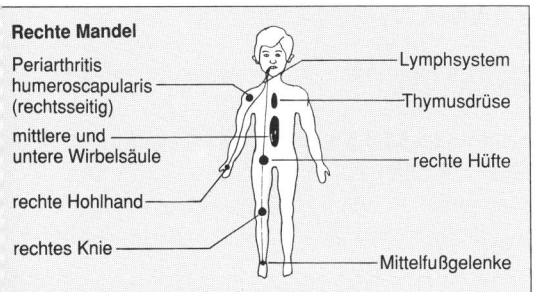

Rechte Mandel

- Periarthritis humeroscapularis (rechtsseitig)
- mittlere und untere Wirbelsäule
- rechte Hohlhand
- rechtes Knie

- Lymphsystem
- Thymusdrüse
- rechte Hüfte
- Mittelfußgelenke

Ein *Lymph-Kinder-Tee:*

Flor. Calendulae c. calyc.	20.0
Hb. Urticae	20.0
Hb. Grindeliae	20.0
Flor. Sambuci	25.0
Fruct. Cynosbati	35.0
Flor. Malvae sabdar.	20.0

M. f. spec.: 1 Teel./1 Ta, Infus, 5 Min. ziehen, 2–4 Tassen tägl. über den Tag verteilt.

Bronchien-Kinder-Tee:

Fol. Fafarae	25.0
Flor. Malvae silv.	25.0
Hb. Plantaginis lanc.	25.0
Flor. Tiliae	20.0
Flor. Verbasci	15.0
Rad. Violae odor.	40.0
Fruct. Foeniculi	30.0

M. f. spec.: 1 Eßl./¼ l, Infus, 7 Min. ziehen, 4–5 Tassen tägl.

Öffnung des Nierenventils mit Nierentees, Solidagotropfen – die Nieren zeigen sich häufig genug iridologisch und durch die Albuminurie als anfällig bzw. vorgeschädigt. Die Forderung, nach jeder Mandelentzündung den Urin zu untersuchen, wird immer wieder zu wenig

ernstgenommen (evtl. Solidagoren Dr. KLEIN vorzüglich!).

Wenn Kinder während akuter Infekte nichts essen, so ist dies der Gesundheit eher förderlich. Besorgnis muß dem Nicht-Trinken gelten.

Bei stärkeren Infekten unterstützen wir die Nierenfunktion mit einem Tee.

Nieren-Tee:

Hb. Solidaginis	30.0
Hb. Urticae	20.0
Flor. Rosae	15.0
Fruct. Cynosbati	35.0

M. f. spec.: 1 Eßl./¼ l, Infus, 7 Min. ziehen. 4–6 Tassen über den Tag verteilt trinken.

Das Nosodenpräparat Metabiarex von Fackler sollte zur generellen Diatheseänderung vorsichtig eingesetzt werden.

So sehr ich dafür bin, Nasenpolypen zu entfernen und nicht zu lange mit Thuja D 200 und Barium carb. D 3 zu kurieren, so wenig begeistert wird man von der Tonsillektomie sein: bringt sie oft nicht das, was man sich verspricht. Die Appendektomie ist im akuten Fall keine Frage der Erörterung – aber schon beim sogenannten chronischen Blinddarm ist Vorsicht am Platz: besonders, seitdem man auch noch weiß, daß die Operationshäufigkeit auf diesem Sektor in der BRD mit am höchsten ist. Haben wir wirklich so andere Wurmfortsätze als andere Völker? Jeder weiß, daß drei oder sechs Monate nach der Operation die gleichen Beschwerden am gleichen Ort (Reizkolon, Blähkolon, Dysbakterie?) immer noch da sein können.

✦ Das Kind mit den **dyspeptischen Beschwerden** sei noch herausgestellt. Es ist ein schlechter Esser, der Appetit ist mangelhaft, auch werden gelegentlich Madenwürmer beobachtet. Über den Stuhlgang wissen die Mütter oft nicht genau Bescheid und auf Fragen antworten sie »normal« – was immer sie sich darunter vorstellen! Hakt man nach – breiig, geformt, Farbe, Geruch – müssen sie passen. Nabelkoliken, häufig Bauchschmerzen – das Symptomenbild ist vielschichtig.

Die Iris zeigt Heterochromie der Krausenzone, manchmal ist auch schon ein Magenring sichtbar (Sphincter pupillae). Die Kollegen J. BROY und W. HEMM haben auf dem Colloquium Internationale 1979 in Wetzlar mit einer Fülle von Bildern Krausenzone und Krausenrand beleuchtet. Kleine Spasmenfurchen, große oder kleine Krause, eckige oder ausgebuchtete Krausenanteile, vielleicht auch schon Pankreaslakunen und Pigmente. *Therapeutisch* kommt es hier besonders auf die Einsicht der Eltern an: wenn sie der Ernährung gegenüber nicht aufgeschlossen sind, ist wenig zu machen. Prof. MOMMSENS Buch »Gesunde Kinder durch gesunde Kost« kann man nur empfehlen. Milchsaure Produkte (von EDEN z. B.), rohes Sauerkraut, Getreidegerichte, Sojaeiweiß. Ein Bitterstoffmittel mit Orangentinktur wird vom Kind meist genommen:

Tct. Gentianae
Tct. Calami
Tct. Absinthii $\overline{aa}$ 10.0
Tct. Aurantii ad 50.0
M. D. S.: 3 × 10–12 gtt. ¼ Std. a.c.
ohne Alkohol: Bitterstoffelixier »Wala«.

Papayasanit (WEBER & WEBER), Meta-Haronga Fackler, Gerner Stomachicum-Tee, Abdom-Ilon Cesra, evtl. zur Aufforstung der Darmflora Rephalysin Repha oder Perenterol. Wenn Oxyuriasis besteht, bewährt sich die Empfehlung einer Knoblauchmilch (2–3 Zehen zerquetscht mit einer Tasse Milch aufkochen, evtl. mit Honig süßen), viel Gelbe-Rüben-Saft und rohes Sauerkraut geben.

Cina D 3
Abrotanum D 1 $\overline{aa}$ 20.0
Sirupus Aurantii ad 250.0
M. D. S.: Teelöffelweise.

Sehr gerne gebe ich Mulgatol in Drageeform oder teelöffelweise aus der Tube, es substituiert vitaminmäßig kräftig und macht Appetit. (Freilich lassen wir es nicht bei der Substitution, das bedarf keiner Erörterung, sondern zielen auf die Aktivierung.) Oder Pasivital Pulver Dr. HOTZ.

Auf die in der 2. Auflage neu aufgenommenen »Kindertees« im unentbehrlichen LINDEMANN-Buch »Teerezepte« möchte ich hinweisen. So steht dem Praktiker ein Panorama an Möglichkeiten zur Verfügung und er kann aus dem vollen schöpfen.

EIN UTOPISCHES 6-PUNKTE-PROGRAMM

Alle Therapie aber muß Flickschusterei und wie ein Tropfen auf den heißen Stein bleiben, wenn Grundlegendes verkehrt läuft. Ich möchte folglich ein *utopisches Sechs-Punkte-Programm für den Gesetzgeber* vorschlagen (weiß aber, daß mit Verboten allein nichts ausgerichtet ist!):

1 Was kann man bloß machen, um den *Psychologismus auf dem Erziehungssektor* zurückzuschneiden, der viele Menschen guten Willens in den letzten Jahren total verunsichert? Eine unter dem Schafspelz des Progressiven versteckte Erziehungs-Experimentiersucht zerschlägt viel Porzellan. Zu viele fühlen sich berufen, ihren pseudowissenschaftlichen Senf dazuzugeben. Ein Bestseller konnte in den letzten Jahren das Buch von ALICE MILLER »Das Drama des begabten Kindes« (Suhrkamp-Verlag) werden. Jetzt wissen wir also, daß es nicht nur um das *unbegabte* Kind ein Drama ist – was man oft genug gesagt hat –, sondern auch um das *begabte*. Was nun? Ist jedes Kind in logischer Konsequenz ein Drama – oder spinnen die Psychologen? Sind die armen Mütter ein Drama, die an allem schuld sind?

2 Immer wieder diskutieren die Politiker im Fernsehen das *Schulthema*. Gesamtschule – integrierte Gesamtschule – weiterführende Schule – Rahmenschulprogramm – zuviel Lehrer – Lehrermangel – wer hält das aus? Verstehen Leute, die sich als Experten ausgeben, wirklich von all dem soviel wie jene mit gesundem Menschenverstand – soll man mal Nicht-Fachleute an diese Sache ranlassen? Oder soll das Theater weitergespielt werden? So wird's wohl sein.

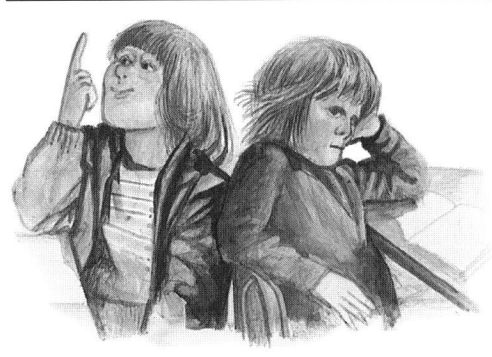

[3] Es ist kein seriöser Vorschlag, den *Fernseh-apparat* so zu konstruieren, daß er nach einer dreiviertel Stunde automatisch abschaltet und erst 24 Stunden später wieder eingeschaltet werden kann. Beschneidung der Freiheit? Freiheit, die zur Nemesis wird und die Köpfe aushöhlt? Leben aus zweiter Hand als Programm?

[4] Ärzte, die für Kinder *Penizilline, Antibiotika* oder *Kortisone* rezeptieren, müssen kontrolliert werden; ein Naturheilarzt oder sachkundiger Heilpraktiker muß in diesem Kontrollgremium sein – eine wahre Utopie! Vor Tonsillektomie und Entfernung des »chronischen Blinddarms« muß eine Kontrollinstanz durchlaufen werden.

[5] *Mopeds* und *Motorräder* sollen samt und sonders verschrottet werden, ehe die 14- bis 18jährigen sich dezimieren. Sturzhelmverordnungen genügen nicht, um auf die Dauer ein Heer von gehirngeschädigten Unfallkrüppeln zu vermeiden. Und mit 18 gibt es noch lange keinen Führerschein.

Und damit die jungen Menschen nicht sagen, ihnen würde man alles verbieten und die Erwachsenen hätten Narrenfreiheit, werden alle Straßen, in denen Kinder wohnen, zu *Spiel-straßen* erklärt, wo die Autos mit 10 km Stundengeschwindigkeit durchschleichen dürfen – durch energische Stolperschwellen und Slalomhindernisse gebremst, wo's der Verstand nicht tut.

Auch dürfen Kinder nicht mehr an Wochenenden zwangsevakuiert werden und auf Autorücksitzen zwei Stunden am Samstag und drei Stunden am Sonntag festgehalten werden. Au-

toaufkleber »Ein Herz für Kinder« werden verboten – weil keiner mehr durch solche läppischen Alibis sein Gewissen erleichtern darf. (Übrigens werden auch alle, die nach dem Jahr des Baumes und der Frau auch noch eines für Kinder erfunden haben, auf ihre wahre Identität untersucht: ob sie ihren Geldbeutel im Sinn haben oder was eigentlich?)

[6] Daß immer noch diskutiert werden muß, Ausschüsse installiert werden, um *Kriegsspielzeug* zu verhindern, ist wohl schlimm. Und daß *Süßigkeiten* nicht rezeptpflichtig sind, muß man bedauern. Auch daß es Pommes frites, Gummibären mit Red Color Nr. 1, Farblutscher, Eis und Cola gibt, ist ebenso deprimierend wie das Überhandnehmen übler Comics und der blödsinnigen Raucherreklame.

Meine persönliche Grundeinstellung ist liberal. Verbote sind mir ein Graus. Ein wahres Rezept weiß ich nicht.

EDUARD SPRANGER sagt einmal: »Die Erhaltung der Gesundheit ist eine sittliche Pflicht.« Dieser Satz ist wichtig im Zeitalter, »wo ja alles die Kasse bezahlt«. Mir ist klar, daß die Menschen, die in die Praxis kommen, nicht moralisierend belehrt werden wollen – und sie an ihre sittlichen Pflichten zu erinnern, genügt allein wohl nicht. Viele kann man heute aber durchaus für die Idee, selbst etwas zur eigenen Gesunderhaltung zu tun, gewinnen. (Weniger zwar aus Einsicht, als durch die bittere Erfahrung, daß bei ihrem Kind mit dem allein immer wieder verordneten Antibiotikum es eben doch kaum geht!) Da ist eine Chance.

Irgendwo habe ich gelesen, daß Kinder Funken sind, die zum Glühen gebracht werden können. Hemmen die Erwachsenen die phantastischen Träume der Kinder zu sehr? Muß aber nicht gerade die Phantasie den momentan dominanten Realismus glühend befruchten?

Und etwas wahrhaft Nettes – um es ironisch zu formulieren – lese ich im März 1993 in der Wochenzeitschrift »Die Zeit«: Pädagogen fordern jetzt wieder mehr Autorität, weil junge Menschen eine Führung brauchen und nicht beurteilen können, was ihnen gut tut und was nicht. War da noch vor einigen Jahren irgendetwas anderes …?!

FRISCHSAFTKUREN MIT WILDKRÄUTERN – VITALISIERUNG UND VERJÜNGUNG

Eng bleibt der menschliche Organismus mit dem Rhythmus der Jahreszeiten verbunden. Zwar verwischen sich in der Großstadt die Grenzen sehr – durch das elektrische Licht, durch Zentralheizung, Klimaanlagen und durch ein gleichbleibendes Nahrungsmittelangebot während des ganzen Jahres. Viele Jahrtausende war der Mensch (so wie das wildlebende Tier heute noch) der Fülle an Nahrung im Sommer und Herbst, dem Knappwerden im Winter und Frühjahr unterworfen, um nicht zu sagen: ausgesetzt. Es blieb gar keine andere Möglichkeit, als im Wechselspiel mit vielem und wenigem zu leben.

Nie zuvor waren Lebensmittel in einer so gleichbleibenden Menge jederzeit zur Verfügung wie im modernen Sozialstaat mit gelenkter Vorratswirtschaft, vielfältigen Konservierungsmöglichkeiten (Eisschrank, Tiefkühltruhen) und dem Ausgleich eines Mangels durch Importe (früher »Kolonialwaren«). Wir leben heute jahraus jahrein in einem Gleichmaß der Sättigung – unterbrechen aber mit dieser Annehmlichkeit ohne Zweifel ein Naturgesetz. Lediglich einige Konfessionen schreiben ihren Anhängern Fasttage und auch längere Fastenzeiten vor; sie werden praktisch kaum noch eingehalten. Dabei ist z. B. die Fastenzeit der katholischen Kirche zeitlich gerade dann eingesetzt, wenn sie der Mensch am nötigsten braucht, wenn Entschlackung, Säuberung und Läuterung von Leib und Seele drängen, um dem überwältigenden Aufbruch des Jahres im März und April begegnen zu können. Die bekannte Klage über die sogenannte Frühjahrsmüdigkeit hängt mit diesen Dingen zusammen und wird begünstigt durch die Entbehrung der

Sonne und des frischen Blattgrüns sowie durch die widernatürliche Dauerbelastung des Menschen während der Wintermonate. Früher, als das elektrische Licht noch nicht erfunden war, mußten wir uns auch hier anpassen: Durch vermehrtes Ruhen und Schlafen wurden das fehlende Sonnenlicht und die mangelnden Vitaminstoffe kompensiert.

Trotz aller augenblicklichen Un-Rhythmik hat sich im Menschen unbewußt das Gespür erhalten, daß er im Frühjahr »etwas für seine Gesundheit tun« müsse, und es wird viel von Frühjahrskuren gesprochen (die bisweilen wohl am meisten den Herstellern nützen!). Von den Kneippkuren wissen wir, daß sie im Frühjahr ganz besonders tiefgreifend wirken.

Kommen wir zum *Praktischen*. Eine vorzügliche Möglichkeit, eine »Hauskur« um diese Jahreszeit durchzuführen, ist die Kur mit frischgepreßten Wildkräutersäften. Jedes grünende, sprießende Blatt – soweit nicht giftig – kann Verwendung finden. Da die Wirkstoffintensität in den Kräutern verschieden ist, hat sich aus der Erfahrung folgende Aufteilung ergeben: 50% Pflanzenanteil sollen immer auf die große Brennessel entfallen, diesem »gemeinen Unkraut«, das selbst der Super-Städter dank seiner lästigen Eigenschaft noch beim Namen kennt! Die andere Hälfte verteilt sich auf folgende Kräuter und Blätter – die Reihenfolge entspricht zugleich etwa der Menge, die genommen werden soll:

Geißfuß oder Giersch, Löwenzahn, Spitz- und Breitwegerich, Zinnkraut oder Ackerschachtelhalm, Huflattich, weiße und rote Taubnessel, Sauerampfer, Scharbockskraut, Gänsefingerkraut, Brunnenkresse, Schafgarbe, Johanniskraut, Ehrenpreis, Frauenmantel, Hirtentäschel, Gänseblümchen, Gundelrebe, Odermennig, Kriechender Günsel, Bibernelle, Hopfensprossen, Bärlauch, Angelika oder Engelwurz, Waldmeister, Wegwarte. etc.

Auch die frischen Knospen und Blätter von Birke, Ahorn, Buche, Eiche, Weißdorn und Holunder können Verwendung finden mit 5 bis 1% Anteil.

Überhaupt gilt: je vielfältiger und abwechslungsreicher, desto besser!

Beim *Sammeln* muß allerdings streng darauf geachtet werden, daß es nicht auf Wiesen geschieht, die mit Kunstdünger oder Jauche versehen wurden. Waldränder, Hecken, Brachland und Kieshalden sind ideale Sammelplätze; auch der Städter muß keine allzugroße Reise machen, um hier zu ernten, ohne gesät zu haben.

Am besten wäre es, die Kräuter täglich *frisch* zu holen, was aber nicht immer durchführbar ist. Einmal in der Woche – oder besser zweimal – sollten wir so oder so ins Grüne und bringen bei dieser Gelegenheit möglichst viele Kräuter mit nach Hause. In sauberes Papier eingeschlagen (Plastiktüten eigenen sich nicht wegen der Luftabschließung: die Kräuter kommen zum Schwitzen und welken dann rasch), tüchtig mit kühlem Wasser eingesprengt, bewahren wir unseren Vorrat im Keller, auf Stein- oder Zementboden oder im Kühlschrank und versäumen nicht, täglich neu mit frischem Wasser zu besprengen. So halten sich die Kräuter gut drei Tage.

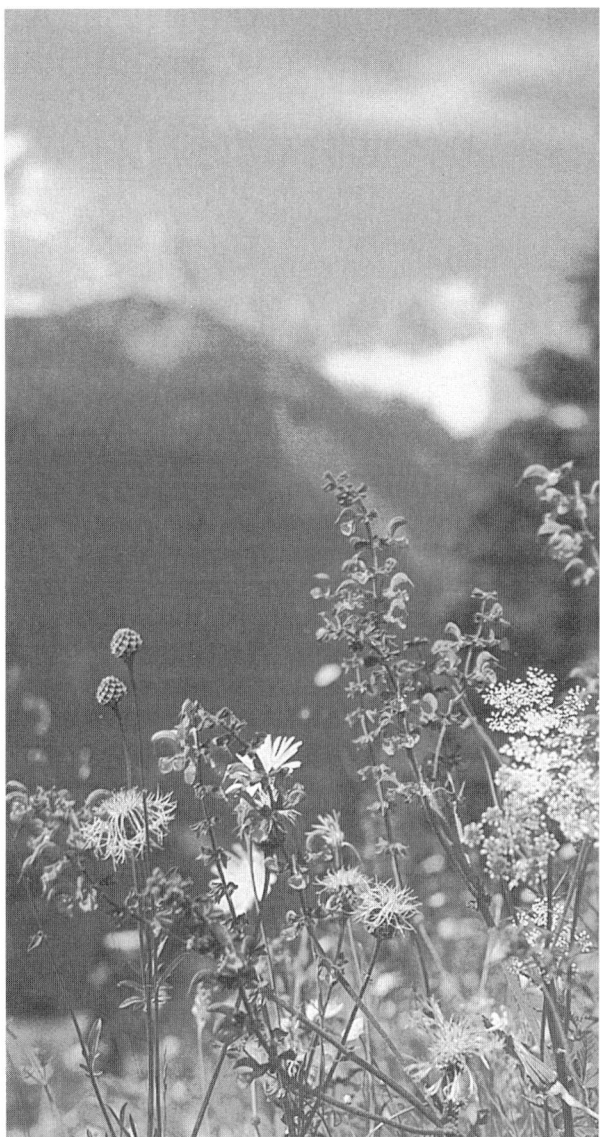

Nun kann es an das *Auspressen* gehen. In vielen Haushaltungen finden wir eine Saftschleuder, sei es, daß eine solche mit dem Mixer kombiniert ist, sei es, daß sie eigens zum Entsaften konstruiert ist, wie z. B. der Braun-Multipress, der sich mir gut bewährt. Wer kein solches Gerät hat, kann sich mit der verzinkten Beerenpresse helfen oder einfach dadurch, daß er das ganze Grünzeug durch den Fleischwolf dreht und die Masse mit einem Leinentuch auspreßt; freilich ist dabei die Ausbeute geringer.

Zur *Verdünnung* wäre folgendes zu sagen:

grundsätzlich muß der gewonnene Kräutersaft verdünnt werden. Ein solches Konzentrat an Wirkstoffen kann man nicht pur zu sich nehmen. (Beim Honig ist es übrigens ähnlich: viele Menschen klagen, daß sie beim löffelweisen Genuß von gutem Honig Beschwerden im Magen bekommen. Da kann man sich generell durch Auflösen in Tee oder Wasser helfen.) Am besten dürfte das Mengenverhältnis 1:5 sein, d. h. 1 Teil (Eßlöffel) Saft und 5 Teile Verdünnungsflüssigkeit wie Quellwasser, Milch oder Buttermilch. Letztere sei besonders herausgestellt, weil sie nicht nur den sehr herben und bisweilen bitteren Geschmack der Wildkräuter am besten bindet, sondern zusätzlich durch ihren Milchsäuregehalt hohe Heilkraft besitzt (siehe auch Dr. Dr. JOHANNES KUHL: »Schach dem Krebs«). Die Verdünnung mit Fruchtsaft oder Süßmost halte ich (nach anfänglichen Versuchen) für ungeeignet, da zwei intensive und so verschiedenartige Säfte nicht zusammengebracht werden sollten. Außerdem ist es eine Erfahrungstatsache, daß sich Obst und Gemüse schlecht zusammen vertragen (ausgenommen der Apfel vielleicht).

Die *Dosierung*: anfangs nicht zuviel! Am geeignetsten dürfte die ansteigende Dosierung sein: mit 2 Eßlöffeln Frischsaft pro Tag beginnen und wöchentlich einen mehr, bis zur normalen Tagesgabe von 6 Eßlöffeln. Natürlich kann bei besonderen und schweren Erkrankungen diese Menge wesentlich erhöht werden – jedoch nicht ohne fachkundigen Rat und besondere Verordnung bzw. Überwachung. Ich sah schon Steigerungen bis zur 20-Eßlöffel-Tagesgabe.

Es darf bei dieser Gelegenheit nicht unerwähnt bleiben, daß, je höhere Mengen gegeben werden, desto intensiver auch Reaktionen und Krisen auftreten können. Am häufigsten kommt es wohl zu anfänglichen Durchfällen, was im Sinne einer gründlichen Reinigung vorübergehend gar nicht unerwünscht ist. Vermehrte Wasserausscheidung durch größere Flüssigkeitsmenge ist sowieso eine normale Erscheinung; durch die spezifischen Kräuter kann es darüber hinaus zur »Ausschwemmung« kommen. Relativ häufig werden zunächst auch nesselsuchtähnliche Hautausschläge (Urtikaria) mit kleinen, geröteten und erhabenen Pünktchen beobachtet, die vor allem sehr jucken. Die hängt mit der zu 50% vertretenen großen Brennessel (Urtica dioica) zusammen. Kopfschmerzen, Zerschlagenheitsgefühl, Unlust – das sind häufige Allgemeinsymptome, wie sie auch bei Fastenkuren vorübergehend in Erscheinung treten. Man reduziere in solchen Fällen die Saftmenge oder steigere zumindest bis zum Abklingen der Beschwerden nicht weiter. Eine Heilkrise ist etwas Natürliches, Notwendiges, Erwünschtes. Allerdings kann sie über das Ziel hinausschießen, wenn man die Reihenfolge der Menge nicht beachtet, z. B. von dem in der Aufstellung ganz unten stehenden Holunder, der mit etwa 1% genommen werden soll, ebensoviel nimmt wie vom Löwenzahn, wovon es gut 10% sein dürfen. In solchen Fällen kann es zu Erbrechen kommen.

Bei Kindern wird die Dosierung angepaßt auf die Hälfte und weniger. Haferschleim, Dickmilch oder Joghurt als Verdünnungsmittel machen ihnen das Ganze etwas schmackhafter. Erwähnt sei, daß z. B. beim Beimischen zu heißem Brei der Preßsaft nie über 35 °C erwärmt werden darf, wenn nicht ein erheblicher Wirkstoffverlust eintreten soll (wie beim Honig).

Die *Gabenverteilung*: bis zu 6 Eßlöffel (zusätzlich Verdünnung) kann diese Menge recht gut zu jeweils ⅓ *vor* den Mahlzeiten gereicht werden. Wird es mehr, dann schluckweise über den ganzen Tag verteilen (was auch für Kräutertees die beste Methode ist).

Dauer einer Wildkräuter-Frischpreßsaftkur: 3 Wochen mindestens, besser länger – bis zu einem Vierteljahr.

Freilich kann nicht übergangen werden, daß es für den Gaumen eines an bürgerliche Normalkost gewöhnten Menschen zunächst nicht ganz einfach ist, sich an den herben und bitteren Geschmack zu gewöhnen. Manchem kostet es anfangs große Überwindung. Hier müssen schon die Verstandes- und Vernunftskräfte eingeschaltet werden, um über solche Schwierigkeiten hinwegzukommen. Auch können während der Kur Phasen auftreten, wo einem »die ganze Sache zum Hals hinaushängt!« –

einige Tage Pause können weiterhelfen. Verdünnungsflüssigkeit wechseln! Später wird dann der Geschmackssinn neue, bisher unbekannte Qualitäten entdecken. Dann macht es oft überraschend Freude! Hier muß der Name des verstorbenen Heilkräuterexperten HEINRICH PUMPE fallen. Als ich auf manchen Kräuterwanderungen rund um München die Pflanzen durch PUMPE kennenlernte, probierte ich zunächst an mir selber. Später hatte ich in einem Naturheilsanatorium die Möglichkeit, Frischkräuterkuren in größerem Umfang durchzuführen und bin inzwischen mit vielen Menschen zusammengekommen, die solche Kuren durchstanden. Eine Anzahl von ihnen sagt eindeutig, daß sie es der unglaublich intensiven Wirkung der frischen Kräuter – wild gewachsen – verdanken, daß sie »wieder in die Höhe« kamen. Man hat es dem überaus korrekten und gewissenhaften HEINRICH PUMPE seinerzeit etwas verübelt (in manchen Kreisen), daß er in einer Veröffentlichung auch die Worte Krebs und Präkanzerose in Zusammenhang mit diesen Kräuterkuren brachte – neben dem Einsatz anderer therapeutischer Maßnahmen. Daß Beweis und Gegenbeweis auf diesem Sektor schwer zu erbringen sind, wissen wir. Der mutige Behandler wird – ohne viel darüber zu sprechen – in bestimmten Fällen auch diese Möglichkeit zu nutzen verstehen. Immer aber ist mit dem körperlichen Nutzen hier ein anderer verbunden. Städter, die außer Löwenzahn und Gänseblümchen nichts mehr kennen, sprechen von einem inneren Erlebnis: an einem frühen Sonntagmorgen über eine taufrische Wiese zu gehen, das Steigen der Sonne vor den Augen, die kühle Morgenluft spürend. Erinnerungen an die Kindheit werden wach, als die Großmutter vielleicht lehrte, dieses

oder jenes Pflänzchen zu sammeln für einen heilsamen Tee.

Denn heute braucht der Mensch dringender denn je den Anschluß an die Natur, besonders jener des Computerzeitalters, der in Mammutstädten zu verkümmern droht. Typisch für unser Jahrzehnt ist: jeder zweite schluckt Vitamintabletten in großer Menge und glaubt, sich damit Gesundheit zu erkaufen. Wer sich aber mit den Wildkräutersäften ein hohes Konzentrat an natürlichen Vitaminen, Mineralstoffen, Enzymen und Spurenelementen und darüber hinaus stoffwechsel- und organfunktionsfördernde Wirkstoffe zuführt, der tut ungleich mehr für sich. Damit erfährt der Organismus jene Überflutung mit Vitalstoffen, die unserer chronischen Übermüdung ein Ende setzt. Diese Stoffe, verbunden mit der Kraft der zur Sommersonnenwende hinstrebenden Sonne, vermögen uns zur Hoch-Zeit des Sommers und Herbstes – gerüstet für die entbehrungsreichen Wintermonate – hinzuführen.

Ich halte es für gar nicht so wichtig, eine Liste von Krankheiten (Indikationen) am Schluß aufzuführen, »gegen was« eine solche Kur gut sei. Wenn mancher nach der Frischkräuterkur sagte, er fühle sich wie neugeboren, so besagt dies mehr als alles andere. Daß es sich hier um eine billige Sache handelt, sei nur am Rande vermerkt – und das ist allerdings fast ein gefährliches Moment, wo man allgemein nur das für wertvoll hält, was auch recht teuer ist! Zeit – diese Mangelware – kostet eine solche Kur; Aber diese Zeit, die draußen beim Sammeln verbracht wird (Gymnastik durch Bücken, Hocken, Sauerstoffzufuhr) verzinst sich als wertbeständiges Kapital, um keine Kursverluste zu erleiden. Im Gegenteil: diese Kraft potenziert sich.

EINIGE ANMERKUNGEN ZUR DIÄT IM WEITEREN SINNE

Motto: FRIEDRICH NIETZSCHE: »*... noch gehört die Lehre von dem Leib und von der Diät nicht zu den Verpflichtungen aller niedrigen und höheren Schulen...*«

Man möge erstaunt fragen, was denn NIETZSCHE nun auch noch mit Küche und Diät zu tun habe. Da sei angemerkt, daß es außer GEORGE BERNHARD SHAW kaum einen Philosophen der neueren Zeit gegeben hat, der mit so klarem Auge und gesundem Realismus nicht nur im luftleeren Raum philosophiert hat, sondern sich der Diagnose- und Therapiehinweise des Alltäglichen angenommen hat, wie eben FRIEDRICH NIETZSCHE. »...noch...«: der Philosoph hat vermutlich nicht vorausgesehen, daß es doch länger dauert, als er in dieses »noch« einschloß.

Was hat sich geändert in den Jahrzehnten seit Nietzsches Klage? Seuchen sind eingedämmt, die Säuglingssterblichkeit herabgesetzt, die Hilfe in lebensbedrohlichen Situationen erheblich verbessert – Erfolge, auf die heute gern und oft mit Stolz verwiesen wird. Die Menschen leben länger – nur: Sind sie auch gesünder?

Es scheint, als wäre es auch früher beim erwachsenen Menschen so gewesen, wie es heute zum Teil noch Kindern glückt: *entweder* gesund *oder* krank zu sein. Woran wir heute kranken, ist, daß wir *weder das eine noch das andere* sind; wir haben uns in eine ausweglose Situation von halbgesund und halbkrank manövriert. Operationen, Injektionen, Penizil-line, Sulfonamide, Kortisone, Röntgenbestrahlungen und eine Flut von wechselnden Medikamenten täuschen über den Zustand des Nicht-das-eine-und-nicht-das-andere-Seins eklatant hinweg, führen uns in die »trächtige Gesundheit« (BIRCHER-BENNER) oder die »Mesotrophie« (KOLLATH).

Es ist ein Glück, das Kinder (falls nicht gleich jede Bagatellerkrankung mit starken Mitteln unterdrückt wird) noch haben: wenn sie, vor einer Stunde noch ausgelassen spielend, plötzlich sich in eine Ecke verkriechen, teilnahmslos mit rotem Kopf und Fieber sich abwenden, das Essen verweigern, zwei oder drei Tage fiebernd im Bett bleiben, dann aber am vierten oder fünften Tag ebenso rasch wieder Spielzeug und Essen verlangen und »von Stund’ an« gesund sind – gesünder, als sie es vorher waren.

Es wäre an der Zeit, daß wir uns nach dem Begeisterungstaumel, der – durchaus verständlich – über die Triumphe chemischer Mittel ausbrach, besinnen würden und die Indikationen weiter einschränkten, wenn wir nicht wirklich ein Volk von Nichtgesunden und Nichtkranken (KNEIPP hätte gesagt: von Lauen) werden wollen.

Kommen die Menschen nicht tagtäglich in die Praxis, dreifach sich ausweisend ob ihrer »klinischen Gesundheit« und doch tiefunglücklich darüber, daß sie es trotz vieler Befunde nicht sind? Sie gewinnen zum Teil selbst den Eindruck der Hysterie oder des eingebildeten Kranken – aber sind wir wirklich ein Volk von Hysterischen? Oder könnten sich schon jetzt die Auswirkungen des allzu schnellen und allzu effektvollen Kurierens mit unseren modernen Mitteln zeigen? Wann wird es sich auswirken und wie wird es sich äußern, daß heute jeder dritte ein chemisches Mittel in der Tasche hat, das die Nerven beruhigt? Was wird hier beruhigt? Welche zerebralen Bahnen und Zentren werden ganz oder teilweise ruhiggestellt? Inwieweit belasten Hunderte von chemischen Präparaten (man sehe den Umfang der »Roten Liste«) die Leber? Inwieweit würgen Penizilline und Sulfonamide ein Fieber und eine Entzündung im harmlosen Stadium ab (ich spreche ausdrücklich nicht von jenen Fällen, wo man sie als das kleinere Übel gern mit in Kauf nehmen wird, um nicht größeren Schaden zu nehmen, wenn nicht gar das Leben zu verlieren), wo wir doch jahrzehntelang Fieber und einen Entzündungsvorgang als Selbsthilfe und Heilmaßnahme des Körpers betrachtet haben? Sind hier u. U. jene Wurzeln des halbgesunden Übels, die dem Menschen mehr und mehr das Leben verbittern?

Fragen, viele offene Fragen.

Sicher spielt die Ernährung eine wesentliche Rolle bei der Tatsache, daß der Erwachsene nicht mehr ganz krank und nicht mehr ganz gesund sein kann. Manche von uns wollen partout nicht wahrhaben, daß sie die gleiche Menge von fettgeräuchertem Fleisch als Bürodauersitzlinge einfach nicht mehr verkraften, die ihre Großväter bei vierzehn Stunden mühseliger Arbeit anstandslos verdaut haben. Es ist heute einer der weitverbreitetsten Irrtümer, bei radikal reduzierter körperlicher Arbeit mit der Kost von vorgestern leben zu wollen.

Wären doch die Frauen in der Küche ebenso anpassungsfähig wie in der Mode! Würden sie doch die Eßgewohnheiten genauso schnell geändert haben wie ihre Rocksäume, würden sie doch auch hier sich ebenso rasch anpassen wie an die Kleiderfarben der Saison!

Wahrhaftig, nurmehr ein unbescholtener Naivling kann heute sagen, er wüßte nicht, wie man sich ernähren soll. An Aufklärung unsererseits hat es in den letzten Jahrzehnten nicht gefehlt.

ALBERT VON HALLER sagt in seinem Buch: »Mögen Sie gesund bleiben – Meditationen über die Tafelfreuden« ganz trocken: »Unsere Mitbürger sollten die Tatsachen kennen, wenn sie sich dann noch zu Tode essen wollen, mögen sie es tun.« Und er läßt ebensowenig gelten, daß man allzuviel auf die vererbte *Konstitution* schiebt, sondern spricht vielmehr den vererbten *Rezepten* die Schuld zu.

Alle Therapeuten sind in der Gefahr, eine Schuld auf sich zu laden, nämlich, daß sie aus Bequemlichkeit ihren Patienten die wahren Ursachen meistens verschweigen; Schon Bircher-Benner beklagte: »Sie wissen nicht, warum sie krank wurden.« Und wer von uns hat immer den Mut, es ihnen zu sagen?

Die Nummer könnte aus einem Kabarett sein: Man mahlt das Mehl wunderbar blütenweiß aus bis zur niedrigsten Type, gibt das Brot dem Volk zu essen, diagnostiziert alsdann einen schweren Vitaminmangel, isoliert das fehlende Vitamin B und spritzt es in den Gesäßmuskel wieder ein.

Mit dem Drama Zahnkaries ist es nicht viel anders bestellt: Die geradezu fanatische Blindheit in der Empfehlung von Zahnbürste und -paste lenkt so konstant vom wahren Heilmittel ab, daß unsere Gebisse hoffnungslos ruiniert sind, bis die Erkenntnis der wahren Ursachen ehrlich angegeben wird.

Wir stehen ohne Zweifel vor einer grundlegenden Änderung unserer Ernährungsgewohnheiten, vielmehr werden wir sie vollziehen müssen, wenn wir nicht gar aus dieser Halbgesundheit ein Volk von siechen, avitalen und langlebigen Schwächlingen werden wollen.

Die Reform wird von unten ausgehen müssen. Gesunde Ernährung darf nicht teurer sein als krankmachende, das Gegenteil muß der Fall sein und ist es auch. »Verfeinern« ist meist ein Verschlechtern, kostet Geld und verschlimmert.

Millionen asiatischer Menschen demonstrieren, wie man mit einem Minimum an Grundnahrungsmitteln wie z. B. Reis (der bei uns durch das Getreide seine Entsprechung findet) leben und daneben geradezu übermenschliche Strapazen ertragen kann.

Eine Tragödie ist heute die Tatsache, daß täglich Tausende von Menschen verhungern und Tausende an Überernährung zugrundegehen. In Amerika schätzt man, daß mindestens 40% der Menschen sich dort ihr Grab »mit Messer und Gabel schaufeln«. Versicherungsgesellschaften verlangen höhere Prämien für Übergewichtige, und man erwägt, auch Nichtrauchern einen Rabatt einzuräumen.

Unsere Kost enthält zu viel Eiweiß, Fett und Kohlehydrate, zu viel Kochsalz, zu viel Reiz-, Genuß- und Rauschmittel. Sie ist verarmt an Fermenten, Auxinen, Vitalstoffen, Mineralstoffen.

Jede zweite Frau über dreißig kann Stuhlgang nur mit Hilfe von Abführmitteln erzwingen und lebt in der Illusion, daß sich der Darm jahrzehntelang diese Vergewaltigung gefallen lassen werde.

Leute wie ARE WAERLAND werden verlacht wegen ihrer radikalen Diagnose: »Der Tod sitzt im Darm«, haben aber – obwohl sie sich nicht wissenschaftlich ausdrücken – längst nicht so unrecht wie die heute übliche vornehme Umschreibung von Halbwahrheiten. Prof. METSCHNIKOFF nennt den Dickdarm den »Mörder« des Menschen, der Arzt Dr. F. MAYR stellt den Darm gleich der Wurzel einer Pflanze in den Mittelpunkt diagnostischer und therapeutischer Betrachtungen, und Dr. BIRCHER-BENNER war ein zu vielseitig gebildeter Mensch und Arzt, als daß man ihn zum Diätfanatiker abstempeln könnte.

Mir scheint eine Lösung dieses ganzen Komplexes nur möglich, wenn die für die Gesundheit Verantwortlichen mit ihrem Beispiel vorangehen, dadurch wieder kompromißlos Forderungen an ihre Patienten zu stellen wagen, statt sich zum *Verordner* degradieren zu lassen.

Wann hat man in den letzten Jahrzehnten davon gehört, daß Ärzte *geschlossen* Forderungen in gesundheitspolitischer Hinsicht an die Öffentlichkeit stellten? Ist es wirklich auf akademische Vornehmheit und Zurückhaltung zurückzuführen, daß es hier an Initiative

fehlt? Wie kommt es aber dann, daß jene Vornehmheit, wenn es um Fragen der Gebührenerhöhung geht, so rücksichtslos zurückgestellt wird? Ärztestreiks wegen Gebührenerhöhung – ja – aber Androhung des Versagens ärztlichen Dienstes bei Nichterfüllung wesentlicher Gesundheitsforderungen seitens des Patienten: Es ist nicht auszudenken, wie unserem hilflosen und führungslosen Volk die Augen aufgehen könnten, wenn heute eine Phalanx von 100 000 Ärzten (ein paar Tausend Heilpraktiker dazugerechnet) gegen den Blödsinn in der Lebens- und Ernährungsweise ihren Streik androhte.

Schließlich kann man nicht sagen, das Volk will seinen Schlendrian. Wie macht man es bei unreifen Kindern? Hier liegt es doch auch an der Initiative der Eltern, daß das unwissende Kind nicht zwei Tafeln Schokolade auf einmal verschlingen darf, nur weil es ihm gerade schmeckt.

Wird man von wissenden Eltern verlangen, daß sie ihrem unwissenden Kind durchgehen lassen, was zu seinem Schaden ist?

Sind Zehntausende von Ärzten (und einige Tausend Heilpraktiker – leider unterscheiden sie sich hier wenig –) zu müde, zu überlastet oder selbst zu schwach, um hier einzugreifen? Ist es die Resignation, weil es doch nichts nützt und nur den Patienten vergrämt? Was würde geschehen, wenn ein Patient beim ersten Arzt wegbleibt, dessen gesunden Forderungen er nicht standhalten will, und dann beim nächsten oder gar dritten dieselbe Forderung gestellt bekäme?

Die Realität jedoch ist, daß man z. B. ein gut Teil der Zeit in der Sprechstunde damit verbringen muß, den oft geradezu leichtfertigen Zugeständnissen der Chirurgen post operationem entschieden zu widersprechen, den Patienten gegenteilig aufzuklären, nachdem er drei Monate nach einer Gallenblasenentfernung am eigenen Leib feststellen muß, daß die zwar gutgemeinte, aber kontraindizierte Aussage »Jetzt können Sie wieder alles essen« sich einfach nicht bewahrheitet.

Es kommt nahezu täglich vor (zur Verwirrung des Kranken), daß wir Meinung gegen Meinung setzen müssen, was letzten Endes das

Vertrauen in das ganze Gesundheitswesen erschüttern muß.

Was wir heute als Diät bezeichnen, ist der amputierte Begriff einer griechischen »diaitas«, der Lebensordnung bedeutet. Im Weglassen von Salz oder gebratenem Fleisch und fetter Wurst, blähenden Speisen oder Hefeteigwaren erreichen wir nur einen Bruchteil dessen, was zu erreichen notwendig wäre. Es wäre in Deutschland eine Erhebung anzustellen, inwieweit sich Ärzte und Heilpraktiker überhaupt selbst gesund ernähren oder absolut in ihrem alten Stiefel gelassen werden wollen. Bei aller Relativität des Begriffes »Gesunde Ernährung« (einige werden sofort schreien: wer maßt sich an, überhaupt zu wissen, was das ist) gibt es m. E. heute doch eine Richtschnur, die selbstverständlich nicht absolut gerade verläuft und Korrekturen immer wieder erfahren wird. Freilich ist die Psychologie der Ansicht, daß mit Verboten nichts gewonnen ist; wenn jedoch überhaupt der Wille da wäre, dann müßte es möglich sein, dem Volk zu sagen, es soll Apfelsaft trinken – um ein ganz simples Beispiel zu nehmen –, statt Whisky zu konsumieren. Die Hilflosigkeit der Masse, die auf jeden spleenigsten Einfall weltweit reagiert, wenn die Sache nur pfiffig genug vor und unter die Leute gebracht wird, ist bekannt; es müßte auf die gleiche Weise möglich sein, eine gesunde Ernährungsweise durchzusetzen. Man komme nicht mit dem Argument, daß den Menschen das Gesunde nicht schmecken würde – was man ihnen allerdings als Diät in Krankenhäusern vorsetzt, kann ihnen zwangsläufig nicht schmecken. Aber das ist ja – wie selbst Fachleute und Chefärzte schon unumwunden zugeben – geradezu eine Verballhornung von gesundem und wohlschmeckendem Essen. Geschmack ist Gewohnheit, und es stimmt längst nicht mehr, daß der Körper angeblich das brauche, wonach es den Geschmack verlange. Das trifft vielleicht beim Tier zu, beim Kind nur noch zum Teil, beim Erwachsenen kaum noch.

Der berühmte Londoner Restaurantbesitzer und Feinschmeckerkoch Boulestin kocht zwar für seine Gourmet-Gäste aus aller Welt keine »Diät«, hält sich aber an drei Grundregeln. Damit bringt er nicht nur wohlschmekkende, sondern nebenbei auch noch gesunde Gerichte auf den Tisch.

1. Alle Rohstoffe müssen frisch sein.
2. Das Angebot geht mit der Jahreszeit.
3. Alles wird kurzfristig zubereitet.

Je frischer die verwendeten Nahrungsmittel sind, desto vitaminhaltiger und reicher an Auxinen sind sie. Wir sehen am Beispiel des geriebenen Apfels (und an der Braunverfärbung), wie schnell durch Oxydation Wirkstoffverluste auftreten.

So schön es auf der einen Seite ist, daß wir heute jederzeit Ananas aus Hawaii, Bananen aus Afrika, Apfelsinen und Bambussprossen aus Indien haben, so problematisch ist dieser Trend auf der anderen Seite. Diese Nahrungsmittel erfüllen weder Boulestins Forderung Nr. 1, noch Forderung Nr. 2: sie gehen nicht mit der Jahreszeit. Erdbeeren sollten im Frühjahr gegessen werden, Kartoffeln im Herbst, Salat im Sommer, Knollengemüse im Winter. Das ist ein Rhythmus, an den der Organismus seit Jahrhunderttausenden gewöhnt ist, und wir können nicht annehmen, daß uns bekommt, was wir in den letzten Jahrzehnten rigoros auf den Kopf gestellt haben.

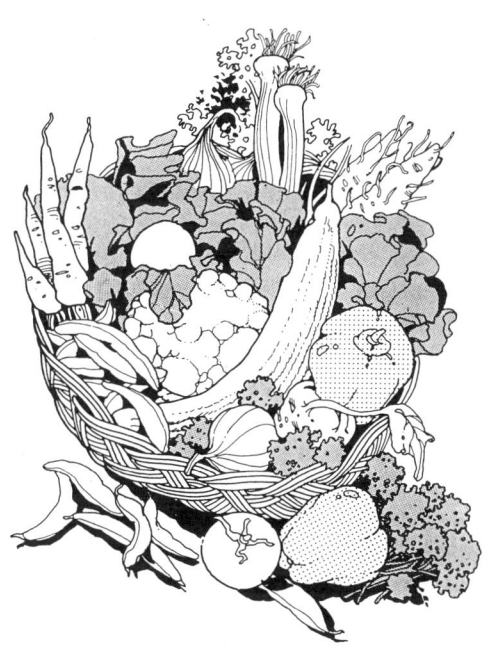

Es gibt nichts Schlimmeres als warmgehaltene und aufgewärmte Gerichte. Die unterschwellige Wärme zersetzt und laugt die Speisen in ihrem Wirkstoffgehalt aus.

Zur Diät im altgriechischen Sinne einige Vorschläge, die ebenso wichtig wie die ersten drei sind:

✦ Die *Nahrungseinheit* ist zu beachten: z. B. Apfel mit Schale, Korn mit Randschichten. Bei dem offensichtlichen Malheur der Zuckerkrankheit rächt sich die Mißachtung eben dieser Nahrungseinheit. Süß ist gut und recht als Honig, als Traube, als Rosine, Dattel oder Feige, aber schlecht als raffinierter Industrie-Zucker (auch wenn er braun ist und im Reformhaus verkauft wird), Schokolade, Bonbons, Pralinen etc. Sind in der Nahrungseinheit neben dem Frucht- oder Traubenzucker Enzyme und Vitamine enthalten, die für den Einbau in den Organismus Sorge tragen, so fehlen eben diese bei dem zu 99,9% reinem Kohlehydrat raffinierten Zucker. Man sollte begreifen, daß der Mensch – sagen wir einmal 100 000 Jahre (diese Zahl ist willkürlich) – an die Nahrungseinheit gewöhnt war und erst seit fünfzig oder hundert Jahren isolierten Stoffen gegenübersteht, die er in solcher Konzentration zuführt, daß zwangsläufig die Organe (z. B. Magen, Leber, Galle, Pankreas) überfordert werden. Das natürliche Nahrungsmittel befindet sich in einem harmonischen Gleichgewicht, was die Verteilung von Kohlehydrat, Eiweiß, Fett, Vitaminen und Mineralstoffen betrifft, und steht in einer Beziehung zum Gleichgewicht des menschlichen Organismus, wie dessen Blut zum Meerwasser eine Analogie bildet (isotonische Lösung).

✦ In Deutschland wird jetzt allmählich doch gefordert, wieder *weniger zu essen*. Vor allen Dingen sollte der gesunde Mensch mit drei Mahlzeiten zufrieden sein, Zwischenmahlzeiten normalerweise weglassen; die Zunahme von Adipositas, Diabetes, Rheuma, Herz- und Kreislauferkrankungen ist geradezu an Überernährung und Übergewicht gebunden.

✦ Das »Mundgesetz« soll stärkere Beachtung finden: Wie recht hat der Amerikaner Horace Fletscher mit seiner Forderung gehabt, *jeden*

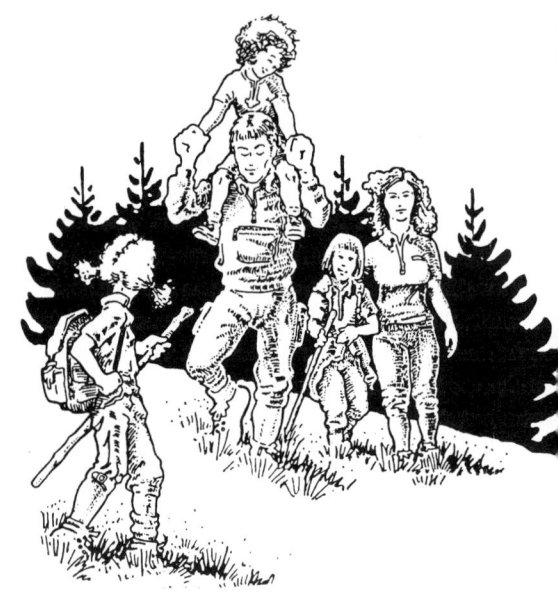

Bissen dreiunddreißigmal zu kauen! Hast ist Gift beim Essen, und wenn der Franzose nicht wieder andere schädliche Fehler begehen würde, dann wäre er mit seinen behaglich-bedächtigen Mahlzeiten sehr gesund. Wir wissen, daß die Kohlehydratverdauung schon zum Teil im Mund vor sich geht (Ptyalin), halten uns aber kaum daran, weil wir keine Zeit, ein schlechtes Gebiß oder schlechte Gewohnheiten haben.

✦ Das *Sonnenlicht* gehört zur Nahrung und folglich zur Diät. Die Umwandlung des Provitamin A in Vitamin A ist ebenso wie der Vitamin-D-Stoffwechsel an das Sonnenlicht gebunden.

✦ *Atmen, Frischluft, Spazierengehen und leichte Läufe – auch das Schlafen bei offenem Fenster* – gehören indirekt als verdauungsförderndes uraltes Naturheilmittel zur »Diaita«.

✦ *Reizmittel und übermäßiger Gebrauch von Genußmitteln stören* den Ruhe- und Aktivitätsrhythmus und dadurch die Nahrungsaufnahme. Das ewige Wechselspiel von Ebbe und Flut, Tag und Nacht, Schlafen und Wachen, Ruhen und Arbeiten kann der Mensch nicht ungestraft ändern.

✦ Oremus ut sit mens sana in corpore sano – das könnte man abwandeln in: soll *die Seele* gesund bleiben, muß für gute Ernährung des Gehirns gesorgt werden. Ich weiß nicht, ob es wirklich so altmodisch ist, vor Tisch zu beten (= bitten) und nachher zu danken.

Es wird von *Karl V.* berichtet, daß ihm seine *Überernährung* (er konnte bei keinem Gericht nein sagen und aß in ein und derselben Mahlzeit Suppenfleisch, Hammelbraten, Hasenrücken und gebratenen Kapaun) eine scheußliche Gicht bescherte, von der v. HALLER meint, daß sie »einen nicht geringen Anteil an der Rettung des deutschen Protestantismus gehabt haben könne«.

Auch der Vater *Friedrichs des Großen* hatte Gicht, die er seinem Sohn weitervererbte, ebenso war der Feldherr *Wallenstein* sehr davon geplagt. *Friedrich der Große* selbst wußte noch nicht, daß es nicht förderlich war, seine Tasse Kaffee mit einem Löffel feingemahlenen Pfeffers zu beleben. Und wenn der Philosoph FRIEDRICH NIETZSCHE einen leidenschaftlichen Angriff auf die deutsche Küche der damaligen Zeit gestartet hat mit dem Ruf »... was hat sie nicht alles auf dem Gewissen!«, so fragt man sich, ob sich in der Zwischenzeit etwas zum Guten oder zum Schlechten gewendet hat. Ihm blieb es erspart, auch noch über die Chemikalien aus Dünge-, Spritz- und Konservierungsmitteln zu klagen.

Wenn es auch wenige so drastische Beispiele wie das jener *Anna Boleyn* gibt, die zum Frühstück konstant eine Maß Bier und ½ Pfund Speck verzehrte, so kann man nicht genügend vor Überernährung bei uns zulande warnen.

Besonders erschreckend ist das Ansteigen des *Alkoholkonsums*; in jeder Illustrierten stolpert man von Seite zu Seite über Anzeigen, die dazu animieren, sodaß Kritiker von einem allgemein verbreiteten Wohlstandsalkoholismus in Deutschland sprechen, der in seinen Auswirkungen in der langfristigen Untergrabung der Gesundheit und der Qualität der Erbmasse keineswegs abzusehen ist. Merkwürdigerweise besteht man hier auch von Regierungsseite darauf, dem Volk seine Freiheit zu lassen (man könnte mit SCHILLER klagen: Freiheit, die ich meine), obwohl ein ganzes Volk unter derartigen Freiheiten zu leiden hat. Es ist doch so, daß derjenige, der sich diesem allgemeinen Zug der Zeit aus Vernunft und Einsicht versagt und weitgehendst enthaltsam lebt, trotzdem mitbüßt durch fortwährende höhere Krankenkassenbeiträge für das Malheur von jenen, die diese Einsicht nicht haben und der Allgemeinheit jährlich Unsummen an Arzt- und Krankenhauskosten, Frühinvaliditätsrenten oder gar Anstaltsaufwendungen verursachen.

Die *Ordnungsgesetze des Lebens* sind Wegweiser zur Gesundheit, Gesundheit nicht als Selbstzweck im Sinne eines Fanatismus verstanden, vielmehr als Voraussetzung für ein Leben im menschenwürdigen Sinn, ein Leben, gelebt aus Kraft und Vitalität. Was wir brauchen, ist vor allen Dingen eine Zeit des Friedens. Der Krieg als von manchen Seiten gepriesener »Vater aller Dinge« hat die Menschen gar nichts gelehrt. Jahrzehnte werden wir noch Wunden und Schäden, die der 2. Weltkrieg an Leib und Leben geschlagen hat, kurieren. Es wird also Zeit, daß Arzt und Heilpraktiker neben der Regierung als die für die Gesundheit Verantwortlichen aus ihrer Deckung herausgehen, Bekennermut an den Tag legen und in die Breite zu wirken beginnen. Ist es allzu vermessen, wenn wir sagen, daß wir dem Schöpfer danken müssen, daß er uns dafür ausersehen hat, an seinem Schöpfungsplan mitzuwirken, mitzuhelfen, eine bessere, frohere und gesündere Zukunft aufzubauen und eine menschwürdigere Zukunft herbeizuführen? Der Autor weiß, daß solche Sätze in der augenblicklichen Zeit pathetisch klingen – allein: die Zeiten ändern sich bekanntlich (und einem lateinischen Sprichwort zufolge: wir uns mit ihnen).

ALLGEMEINE NATURHEILKUNDE MIT WASSER UND PFLANZEN

VIER BEHANDLUNGSBEISPIELE MIT »HAUSAUFGABEN« FÜR DEN PATIENTEN

Jeder hat sich wohl schon mit folgendem Fall beschäftigt: Ein Mann mit chronischer Polyarthritis kommt in die Praxis und sagt, daß er dreimal am Tag 50 mg Voltaren einnimmt, daß er zweimal in der Woche eine intramuskuläre Injektion bekommt, daß er zehn Massagen nimmt und eine Kur in Aussicht hat. Und er beklagt sich darüber, daß man ihm eigentlich nicht gesagt habe, was er selbst tun könnte: er spüre, wie ihm die Gesundheit davonläuft.

Man sagt ihm, er solle sofort anfangen mit Heublumenhandbädern, täglich abends, und versucht, ihm das Trockenbürsten am Morgen schmackhaft zu machen. Man rät ihm, er soll einmal in der Woche ein Moorbad nehmen oder in die Sauna gehen. Man sagt ihm ferner, er soll dreimal am Tag eine Tasse Rheumatee trinken, soll an seinem rheumatisch geschwollenen Knie einen Ölwickel machen; er soll kein Schweinefleisch essen und keine harnsäurereichen Innereien und er soll die säuernden Frankenweine einschränken, die er liebt. Im täglichen Wechsel Berberis Oligoplex und Rhus tox. Oligoplex (dreimal 20 Tropfen vor dem Essen) muß er nehmen und dreimal täglich 20 Tropfen Metaossylen von Fackler nach dem Essen. Er muß zum Zahnarzt, sich evtl. einen Stift- und einen Weisheitszahn entfernen lassen und noch beim HNO-Spezialisten seine Mandeln kontrollieren lassen.

Ich darf aus der Praxis vier Modelle vorführen, die zeigen, was man mit Pflanze und Wasser erreichen kann. Alle Modelle sagen, was der Patient selbst zur Therapie beitragen muß.

✦ Das erste Modell ist die Behandlung von BLUTHOCHDRUCK

Der Patient ist ein Rentner. Er muß sich morgens trockenbürsten. Er soll jeden zweiten Vormittag ein Wechselfußbad machen, fünf Minuten warm (39 Grad) und 20 Sekunden kalt. Er muß in den Tagen dazwischen Wechselarmbäder nehmen, fünf Minuten warm (39 Grad) und 20 Sekunden kalt und einmal wiederholen; also klassisch nach KNEIPP. Der Zusatz beim Fußbad sind Heublumen, beim Armbad Fichtennadeln. Der Patient soll sich jeweils mittags eine Stunde ins Bett legen. Man lege dabei Wert darauf, daß er sich auszieht und nicht bloß nach dem Essen im Stuhl etwas schlummert. Der Patient soll außerdem jeden Nachmittag eine Stunde spazierengehen und dabei frische Luft atmen. Drei Schritte einatmen, fünf Schritte ausatmen. Wenn der Patient langsam geht: zwei Schritte einatmen, und etwas blasend ausatmen auf drei Schritte. Der

Patient macht am Abend einen kalten bzw. temperierten Kniegu ß in der Badewanne. Und außerdem soll er früh und abends je eine Tasse Misteltee trinken.

Zur Technik des Fuß- und Armbades: Ein Fußbad im Kneippschen Sinn ist eigentlich ein Unterschenkelbad; das Wasser muß fast bis zum Knie gehen. Beim Knie- und Wadenguß wird nicht gebraust, sondern gegossen. Es gibt dafür Gießrohre, die man an die Dusche der Badewanne schrauben kann. Bei Kneipp wird nie gebraust, sondern gegossen – in Bad Wörishofen bekommt man so etwas.

✦ Das zweite Modell ist die Behandlung von NIEDRIGEM BLUTDRUCK

Der Patient ist berufstätig. Er muß morgens trockenbürsten; und Tee trinken: entweder Radix Ginseng oder Folia Rosmarini.

Der berufstätige Niederdruckpatient muß vormittags (im Waschbecken an seinem Arbeitsplatz) ein kaltes Armbad nehmen. Dabei kann er direkt unter den Wasserhahn gehen oder auch das Waschbecken vollaufen lassen und die Arme dann hineintauchen; dabei soll er dreimal tief ein-und ausatmen. Mittags soll er sich mit dem Essen zurückhalten und danach einen kurzen Spaziergang oder zehn Minuten autogenes Training machen. Vor dem Abendessen – und das ist sehr wichtig – muß er einen Wechselguß machen. Er muß die Müdigkeit des beruflichen Alltags »abwaschen« und sich neu ankleiden. Es ist immer wieder erstaunlich festzustellen, wie es wirklich erfrischt, wenn man sich nach getaner Arbeit duscht und umzieht. Der Wechselguß vor dem Abendessen soll warm–kalt sein, eventuell wiederholen, aber nicht öfter als zweimal. Dies ist die klassische Kneippsche Konzeption. Am Wochenende soll der Hypotoniker ein Vollbad machen, am Samstag früh gleich nach dem Aufstehen, 20 Minuten bei 38 Grad, und in das Vollbad soll ein Rosmarinextrakt beigegeben werden. Danach ein kalter Abguß und nochmal eine Stunde lang zurück ins warme Bett. Das kann man nicht abends nach der Arbeit machen, wenn man müde ist. Beim Vollbad muß die Temperatur mit dem Thermometer kontrolliert werden und man muß wissen, daß

Gefühle etwas Unzuverlässiges sein können. Während des Badens soll sich der Patient unter Wasser bürsten, nach dem Baden sich einölen. Es ist egal, ob er dafür ein Weledaöl oder ein Johanniskrautöl nimmt oder sonst ein gutes Pflanzenöl.

✦ Das dritte Modell lautet: Was können wir von einem RHEUMAPATIENTEN verlangen?

Ich darf den Begriff »Rheuma« hier einmal im Raum stehen lassen, ohne ihn weiter zu spezifizieren. Der Patient soll 1. Morgengymnastik machen. 2. Wenn er nicht berufstätig ist, soll er zweimal in der Woche ein Dreiviertel-Bad machen. Das schont das Herz mehr als ein Vollbad. Im Wechsel sollen dem Bad Moor und Heublumen zugesetzt werden, die Wassertempertur soll von 35 auf 38 bis 39 Grad ansteigen; je niedriger man anfängt, desto besser wird die höhere Temperatur vertragen. Das Bad soll 20 Minuten dauern, danach je 1–1½ Stunden Ruhe im warmen Bett. 3. Der Patient soll im täglichen Wechsel Brennesseltee und Teufelskrallentee trinken. 4. An den badefreien Tagen nimmt er ein ansteigendes Fußbad oder ein ansteigendes Armbad jeweils mit Heublumenzusatz, je nachdem, ob die rheumatischen Beschwerden mehr oben liegen oder mehr unten. 5. Ein Heublumensäckchen auf die rheumatischen Knie, auf die

Moorbreibad.

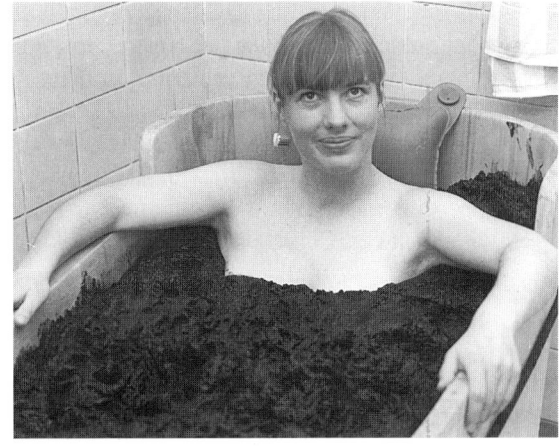

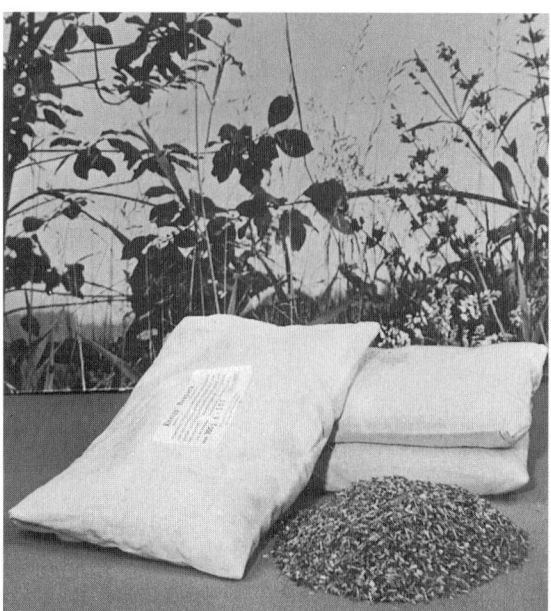

Fertig gefüllte Heusäcke sind in verschiedenen Größen erhältlich.

Hüfte, auf das Kreuz, an Nacken und Schulter kann man nicht genug loben.

HEINRICH PUMPE hat immer gesagt, daß Heublumensäckchen das wichtigste Mittel des Kneippianers sind. Das Heublumensäckchen bleibt etwa 45 Minuten liegen. Wissenschaftliche Untersuchungen haben bewiesen, daß viele Arten von Bestrahlung nicht annähernd die tiefe Wirkung von Heublumensäckchen erreichen. 6. Vor dem Schlafengehen soll man die Gelenke mit einer Mischung ölen, die ich von ROSA SCHMID übernommen habe: Sie hat 40 Jahre lang eine beachtliche osteopathische Praxis gehabt und ist dabei ohne jedes Medikament ausgekommen, nur mit einem Ölrezept: Johanniskrautöl, dann Rosmarinöl und Fichtennadelöl, manchmal auch noch Lavendel und Eukalyptus dazu. Johanniskrautöl hat den Nachteil, daß es stark und nicht unbedingt angenehm riecht; mit Rosmarin und Lavendel kann man den Geruch verbessern.
Beispiel:

> Rp. Johanniskrautöl 120 g
> Rosmarinöl 20 g
> Wacholderöl 10 g
> Mischen! Vor Gebrauch schütteln.

✦ Als das vierte und letzte Modell möchte ich die VEGETATIVE DYSTONIE, also die nervliche Situation, ansprechen

Hier empfiehlt sich jeden Morgen Gymnastik oder Trockenbürsten oder Laufen. Wir versuchen, die »vegetativ Dystonen« aus ihren Betten herauszubringen! Ich glaube, daß es ein ganz großer Fehler ist, wenn die Menschen am Morgen nicht zeitig aufstehen und abends nicht ins Bett gehen. Ich denke da an den englischen Spruch, den auch JOSEF ANGERER immer gepredigt hat: »Early to bed and early to rise, makes a man healthy, wealthy and wise.« Wir haben ja immer viele solcher Sprüche, aber kein Mensch hält sich daran!

Auch soll der Patient Tee trinken, täglich abwechselnd Johanniskraut und Melisse, jeweils vormittags und nachmittags. Viele machen Akupunktur und sind damit erfolgreich; viele behandeln mit Homöopathie und sind damit erfolgreich. Aber das schließt nicht aus, daß man eine Wasseranwendung und die Tee-

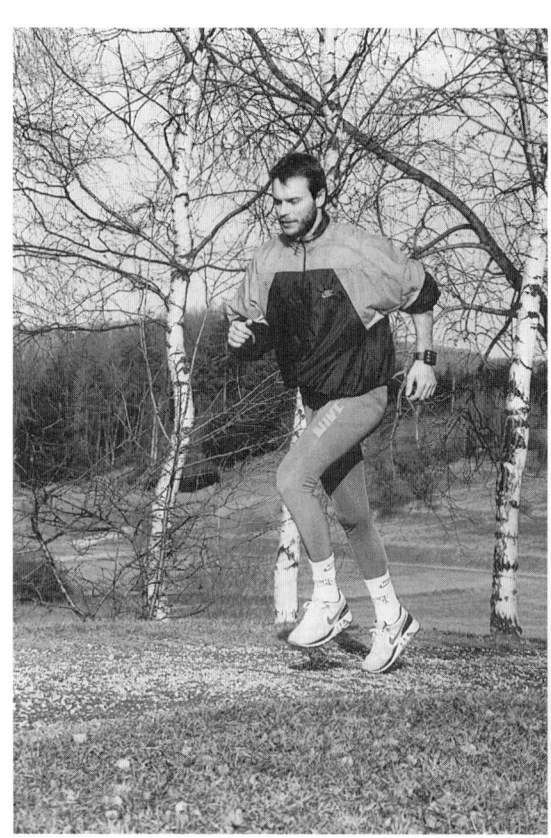

pflanze dazu nimmt. Der Patient mit vegetativer Dystonie soll des weiteren mittags vor dem Essen zehn Minuten autogenes Training machen. Es ist beser, vor dem Essen zu ruhen, als mit vollgegessenem Bauch. Nach dem autogenen Training empfehle ich ein kühles Armbad, danach leicht ausschütteln und dann eine Kleinigkeit essen. Ich kann mich als Berufstätiger nicht damit anfreunden, mittags die Hauptmahlzeit einzunehmen, weil dann die Mittagsmüdigkeit lähmt. Die Engländer praktizieren es schon lange, die Hauptmahlzeit abends gegen 18 Uhr einzunehmen.

Abends vor dem Schlafengehen empfehle ich zweimal in der Woche ein Baldrianbad.

Tabelle 1: Grundtees

	Abführ ———————	Faulbaum
A	Leber / Galle ———————	Löwenzahn
	Magen	Wermut
B	Herz-Kreislauf ———————	Weißdorn
	Bronchien ———————	Huflattich
C	Niere ———————	Goldrute
	Rheuma ———————	Brennessel
D	Nerven ———————	Melisse

Tabelle 2: Prinzipien

1. Kalt nur auf Warm!
2. Kalt nur Sekunden! (Ausnahme: Schneelaufen, Wassertreten)
3. 2mal Wechseln: warm – kalt – warm – kalt
4. 5 Minuten Fb-Ab warm, 3 Atemzüge kalt, zweimal wechseln
5. Größere Bäder 20 Minuten, 38 °C Temperatur, 1 Stunde Nachruhe
6. Ansteigende Bäder von 34–39, 40 (41) °C, 15–20 Min. Nachruhe.

Tabelle 3

Licht
Luft
Bewegung
Wasser
Diät

Tabelle 4

	Kneipp
1. Waschungen (Essig)	OKW – UKW – GW
2. Güsse	Kg, Sg, Ug, Ag, Vg
3. Bäder (alle Zusätze)	Fb, Ab, Sb, Hb, Vb
4. Dämpfe Hbl, Ka, Zi	Oda, Sda, Fda, Vda
5. Wickel (Essig)	Bwi, Hwi, Awi,
	Bwi, Lwi, Kwi, Gwi

Tabelle 5

Heublumen ———	Rheuma, Fettsucht
Fichtennadel ———	Herz-Kreislauf, Bronchien
Zinnkraut ———	Nieren, Blase
Weizenkleie ———	Haut
Eichenrinde ———	Haut, Hämorrhoiden
Kamille ———	Haut
Rosmarin ———	Kreislaufanregung
Haferstroh ———	Unterleib ♀
Baldrian ———	Nervenberuhigung

Das Bad sollte 35 Grad haben und ein Dreiviertel-Bad sein. (Ein heißes Bad macht wach, ein temperiertes schläfert ein.) Das Bad sollte 15 Minuten dauern, ohne kalte Nachdusche in das vorgewärmte Bett.

Oberkörperwaschung, Unterkörperwaschung oder Ganzwaschungen als Hausaufgabenprogramm. Kniguß, Unterschenkelguß, Armguß, das kann ja jeder in der Badewanne machen. Fußbäder, Armbäder, Sitzbäder sind schwieriger – aber es gibt hierfür preiswerte Plastik-Arm- und Fußwannen; Sitzbad evtl. als Halbbad.

Und wo Bäder nicht möglich sind, dort Wickel: Halswickel, Armwickel, Beinwickel, Lendenwickel, Kurzwickel, Ganzwickel (aus der Schrothkur bekannt) und bei Kindern Brustwickel. Als Zusätze sind zu empfehlen: (Tab. 5) Essig, Heublumen, Kamille und Zinnkraut. Bei einigem guten Willen kann man das alles zu Hause machen. Mir geht es nicht in den Kopf, daß wir plötzlich dem Patienten nicht mehr zumuten sollen, was Sebastian Kneipp damals mit Erfolg gemacht hat. Es gibt Menschen, die mitarbeiten; die danach hungern, zu erfahren, wie sie ihr Schicksal auch selbst in die Hand nehmen können. Machen wir wieder etwas mehr davon Gebrauch!

Hier möchte ich noch einige Literatur nennen. Über *Kneipp* gibt es eine Menge, sogar ein KNEIPP-Buch über Kinderbehandlung. Ich möchte aus der Fülle drei Bücher besonders herausstellen: Das ist zum einen KNEIPPS Buch »Die Wasserkur«. Dieses Buch wurde in Millionenauflage gedruckt und ist auch heute noch im Handel. Es ist das Grund- und Standardwerk der Wasserheilkunde. Dann das Buch des verstorbenen Wörishofener Arztes CH. FEY, der zusammen mit Professor LAMPERT über KNEIPP-Therapie für den Praktiker in moderner, knapper Form das Wesentliche bringt. Und wunderschön ist der »Heilpflanzenatlas« von KNEIPP, der als Nachdruck wieder erhältlich ist. (Den Atlas hat damals eine Prinzessin vom Münchner Hof herausgegeben, die von KNEIPP kuriert wurde. Es ist ein Jugendstil-Bilderbuch mit vielen schönen Rezepten. KNEIPP hat den Atlas autorisiert, wie auch den Malzkaffee!)

Es ist zu wenig bekannt, daß KNEIPP gar nicht nur der Wasserdoktor war, als den ihn heute die Kneippärzte – ich weiß überhaupt nicht, mit welchem Fug und Recht – für sich okkupieren. KNEIPP war katholischer Pfarrer. Er war weder Arzt, noch hat er mit Ärzten viel Schönes erlebt. Er hat sich mit ihnen eigentlich nur herumschlagen müssen.

Die Naturheilkundigen waren ja auch immer Prediger. Ich glaube, das sollten wir uns vor Augen führen.

Manchmal sagt man, wir seien fanatisch. Aber ich glaube, wir müssen konsequent sein, um unser Anliegen den Menschen näherzubrin-

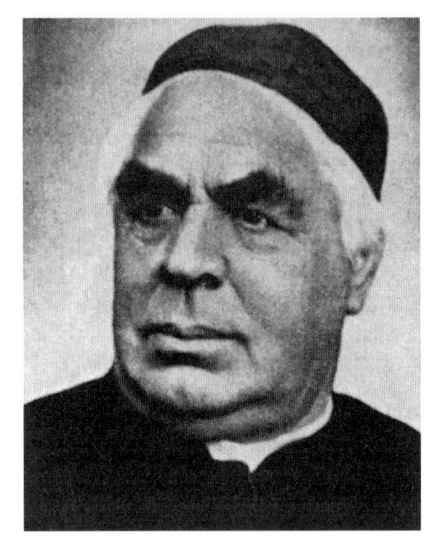

Sebastian Kneipp (1821–1897).

gen. Und ich glaube, unser Predigen und Missionieren hat Zukunft in einer Zeit, wo die Patienten fast ausschließlich mit Rezepten bedient werden.

Die Menschen haben es satt, nur dreimal täglich etwas einzunehmen. Die Menschen sind es leid, nur zehn Massagen und zig Spritzen hinzunehmen. Und die Patienten sind nicht alle zufrieden, wenn wir noch so kunstvoll die Nadeln setzen und einmal hier bestrahlen oder dort schröpfen. Sie erkennen langsam, daß sie Selbstgestalter ihres Schicksals sind, daß sie die Sache selbst in die Hand nehmen müssen, nachdem jene, die das alles in der Hand gehabt haben, eigentlich auch nicht weit gekommen sind. Und ich meine, wir dürfen hier nicht nachgeben. Wir müssen den Auftrag weitergeben, den die Naturheilkunde hat.

PFLANZLICHE FARBSTOFFE UND IHRE THERAPEUTISCHE BEDEUTUNG

Welt ohne Farben, Leben ohne Farben? Unvorstellbar – »denn am farbigen Abglanz haben wir das Leben« (GOETHE). Eine Erde in Schwarzweiß, Grau-in-Grau, in einer eintönigen fahlen Farbe, gleich der Mondoberfläche? Eine Welt ohne das Grün des Tanns, das Blau des Himmels, das Weiß (ist Weiß überhaupt eine Farbe?) der Wolken, das Smaragdgrün von Bergseen, das Türkis-violett mancher Sonnenuntergänge.

Leben ohne farbige Bilder – in der Hamburger Wochenzeitschrift »Die Zeit« wurde in der Dezember-Ausgabe 1987 (Nr. 53) seitenlang von einem weltweiten Streit der Kunsthistoriker über die Farbqualitäten der restaurierten Fresken Michelangelos in der Sixtinischen Kapelle in Rom berichtet. (Ich konnte seinerzeit selbst die alten mit ihrer Patina von fast 500 Jahren neben den gereinigten neuen sehen: mir sind, ehrlich gesagt, die neuen Farben zu »künstlich«!) Und der Mensch hat früh den Bezug zur Farbe ausgelebt – von den erdfarben kolorierten Felszeichnungen in grauer (!) Vorzeit über das Altertum mit den klassischen Farbstoffen: Purpur (aus den Drüsen der Purpurschnecke), Indigo (vom Indigostrauch, Indigofera-Arten), Safran (aus den Narben des Safran-Crocus) oder dem Krapprot (aus der Krappwurzel) – von den mineralischen Farben Ocker, Zinnober oder Sienarot ganz zu schweigen.

Und diese Farbigkeit geht bis in die neueste Zeit, mit Indanthren von Bayer-Leverkusen und den »giftigen« Acrylfarben, ohne die z. B. die Popart nicht denkbar wäre. Gehört es dann schon in das Gebiet des Psychischen, wenn uns die Auswüchse in Form von »bonbonhaft« gefärbtem Eis, Gummibärchen, Campari oder zu grellem Lachs erreichen? Und überhaupt: Farbe und Psyche – GOETHE eröffnete quasi in seiner Farbenlehre dieses weite Feld – bis es dann in den Testsektor (LÜSCHER-Farbtest) der Personaleinstellungsbüros mündete.

Daß da die Wirkung von Farben auch in der Medizin nicht unbeachtet blieb, läßt sich denken: *Finsen* experimentierte mit blauen und roten Farbfiltern, bis man schließlich sogar im Kaufhaus eine Blaulicht- oder Rotlicht-Bestrahlungslampe kaufen konnte; die Heliotherapie eines Pioniers der Naturheilkunde, ROLLIER, der ein Grundelement, eine Säule unserer Weltanschauung, nämlich die Sonnenbestrahlung, propagierte, ist hier zu nennen (man denke an die Höhensonnenbestrahlungen bei Tbc). Dann in den fünfziger Jahren unseres Jahrhunderts das Büchlein der Münchner Professorin L. EBERHART »Heilkraft der Farben«, das mich – neben GOETHE – zur Beschäftigung mit Farbwirkung anregte, bis hin zu PETER MANDEL, der dann das Energiesystem der Akupunktur genial mit den Farben verknüpfte.

Aber die *somatische Wirkung* soll von mir hier in den Vordergrund gerückt werden: über den Effekt der *gelben Karotine*, des *grünen Chlo-*

rophylls und der *blauroten Anthozyane* soll vorwiegend referiert werden. Ich muß sagen, daß es immer wieder JOSEF ANGERER war, der den Farben und ihrer Heilwirkung innerlich und äußerlich große Bedeutung beimaß, immer wieder ermunterte, uns damit zu beschäftigen (seien es die Pigmente in der Iris – ebenfalls ein Farbsignal von höchster Vielfalt – oder die Symbolkraft der Pflanzenteile und ihr Heilbezug auf den Organismus. Diese Anregungen führten 1984 zu einem Fachfortbildungs-Referat des Bezirks München zusammen mit ULRICH HOENING und einem Bericht in der »Naturheilpraxis« Nr. 5/1984.)

Die biogenen Farbstoffe: Zunächst werden vom Botaniker ihre metabolischen Wirkungen auf die Pflanze betrachtet. Daß das »Pflanzengrün« dann auch einen therapeutischen Effekt hat, ist wiederum etwas ganz anderes. Uns interessiert natürlich letzterer Aspekt.

Aber schon bei den β-Karotinen, dem Provitamin A, wissen die Pflanzenphysiologen wenig. Fungieren sie als Lichtsubstanzen oder Photoakzeptoren oder sind sie Überbleibsel aus längst vergangenen Zeiten, »biochemische Fossilien«, wie der Würzburger Professor F.-CH. CZYGAN vom Institut für Botanik und pharmazeutische Biologie vermutet? Dieser wörtlich: »Andererseits hat gerade das möglicherweise für Pflanzen »nutz«-lose β-Karotin als Provitamin A wichtige physiologische Funktionen als Effektor im Metabolismus vieler Tiere und des Menschen.«

Das *Hypericin*, der rote Farbstoff des Johanniskrauts, bei dem wir sofort die Assoziation »Depression« haben, ist zunächst mit seinen in den Blättern eingelagerten ätherischen Öldrüsen eine biogene Einrichtung für das Hypericumkraut.

Das *Chlorophyll* ist das grüne Pigment der Pflanzen – es verwandelt Lichtenergie in chemische Energie. Es bildet sich im Licht – das können wir augenfällig sehen, wenn zufällig eine heranwachsende Pflanze z.B. durch ein Brett abgedeckt ist – sie bleibt blaß, während die nichtabgedeckte voll ergrünt. Chlorophyll (Chloros heißt im griechischen grünlich-gelb) ist durch Absorption von Lichtenergie der Ver-

mittler der Assimilation des Kohlenstoffes (was man Photosynthese nennt). Bekanntlich ist seine chemische Konstitution der des Hämoglobins ähnlich, enthält jedoch anstatt Eisen komplexgebundenes Magnesium. Jeder weiß, daß *Pilze* kein Chlorophyll aufbauen, *Grünalgen* im Wasser als ebenfalls Pflanzen niederer Ordnung sehr viel.

Vereinfacht kann man sagen, daß zunächst die Pflanzenfarbstoffe – nicht nur das Chlorophyll, auch die Karotine, Flavone und Anthocyane – Bestandteile der Chloroplasten, farbführender Zellen sind, die die Photosynthese bewirken.

Und wiederum grob vereinfacht: die Farbstoffe der Pflanzen und nicht nur das Chlorophyll, vielmehr alle rötlich-gelblich-bläulichen Farben, binden Sauerstoff im menschlichen Organismus und machen ihn an die sog. Erfolgsorgane transportfähig. Und – alles sehr pauschal ausgedrückt – wo Sauerstoff, da ist Leben, Verbrennung, Umsatz, Stoffwechsel. Jeder kennt die WARBURGsche Formulierung, daß Sauerstoff und Verbrennung der Antipode zur Anaerobie, zur sauerstofflosen Gärung, ist. Und wenn auch diese nobelpreisgewürdigte Erkenntnis heute nicht mehr so ausschließlich gesehen wird, so ist sie doch nicht ungültig.

Zu den *chlorophyllreichsten Pflanzen* zählen *Spinat, Brennessel* und angeblich auch die *Schafgarbe.* Der Farbstoff ist mit dem Blattgrün identisch, d.h. Chlorophyll ist dort, wo Blattgrün ist, aber auch der gelbe Farbstoff kann – unsichtbar – mit dabei sein.

Am *Spinat* (Spinacia oleracea) wird gelegentlich Kritik geübt: zum einen, weil er nicht so viel Eisen enthalte, wie man immer meine, zum anderen ist er etwas ins Gerede gekommen durch bisweilen festgestellte überhöhte Nitratwerte (durch Stickstoffüberdüngung). *O. Gessner* schreibt ihm (»Gift- u. Arzneipflanzen Mitteleuropas«) »relativ viel Eisen, sehr viel Chlorophyll« zu, ferner auch β-Karotin und andere Vitamine und mißt ihm wegen Sekretin und Saponin eine Bedeutung in der Säuglings- und Kleinkindernährung bei.

Urtica dioica, die große Brennessel, kann gar nicht hoch genug geschätzt werden. Sie übertrifft als Wildpflanze den Spinat und für den

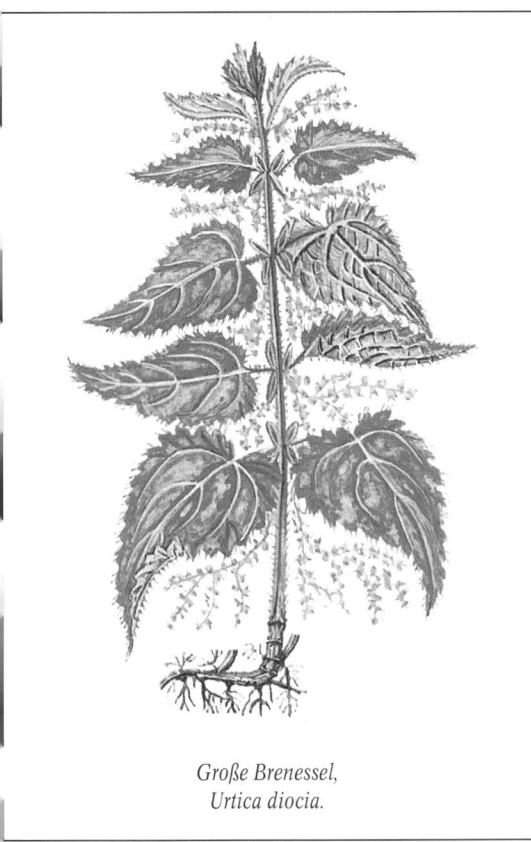

Große Brenessel,
Urtica diocia.

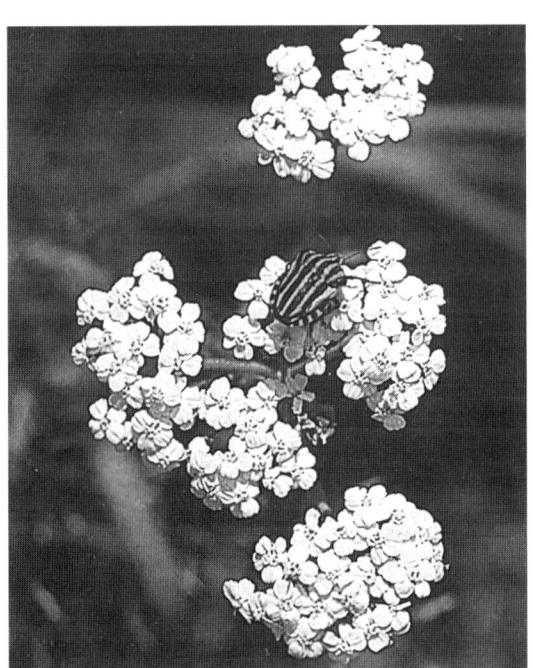

Schafgarbe, Achillea millefolium.

Münchner Naturheilkundigen HEINRICH PUMPE war sie die Heilpflanze überhaupt. Er unterrichtete bis zu seinem Tod 1962 an der Schule in der Münchner Giselastraße die Phytotherapie. Krebskranke ließ er grundsätzlich eine Brennessel-Trinksaftkur machen. Die ersten Pflänzchen mußten gesammelt, ein schöner grüner Saft, verdünnt mit der fünffachen Menge Buttermilch, hergestellt werden. Er begann mit 3 Eßlöffeln (plus Verdünnung) und steigerte auf ca. 15 Eßlöffel Tagesgabe, möglichst über Wochen und Monate. Nicht einmal Reformhaussäfte waren ihm ein Ersatz.

Auch in der Brennessel haben wir neben dem Chlorophyll viel Vitamin C und etwas Karotin, neben anderen Stoffen wie dem Histamin und der Ameisensäure, die uns hier nicht so interessieren.

Zusammenfassend kann man wahrscheinlich sagen, daß Anämie (Eisenmangelanämie) und Vitamin-C-Mangel vordergründige Indikationen für chlorophyllhaltige Pflanzen sind. In der »Roten Liste« ist ein Chlorophyll-Präparat »Schuh« aufgeführt, unter »Roborantien-Tonika«.

Karotine definieren sich als Pflanzenfarbstoffe aus der Gruppe der Karotinoide. Es sind chemisch ungesättigte Kohlenwasserstoffe. Sie gelten als Provitamine von A, das in seiner reinen Form bekanntlich nicht vorkommt. Zusammengefaßt werden unter der Bezeichnung Karotine gelbe und rote Pflanzenfarben. Unterschieden werden das Karotin *Lycopin* z. B., welches das Rot des roten Paprikas und der Tomaten darstellt, von α- und β-Karotin in den Karotten. Eine weitere Untergruppe sind die sauerstoffhaltigen *Xanthophylle*. Im übrigen muß man einsehen, daß es für einen Laien ziemlich unmöglich ist, hier in Details einzudringen: selbst im *Pschyrembel*, der sonst auf Kürze und Präzision erpicht ist, gerät man sofort ins Gestrüpp, wenn man genau den Unterschied zwischen Karotinen und Karotinoiden wissen möchte. Das Heft 1, Band 88 der »Berichte der Deutschen Botanischen Gesellschaft« beschäftigte sich 1975 in einem 190-Seiten-Heft mit »Farbstoffen in Pflanzen«. Hier sind die Phytochemiker unter sich mit

Themen wie »Die reversiblen, lichtabhängigen Xanthophyllumwandlungen in Chloroplasten« oder »Zum Mechanismus der Photoregulation von Morphosen am Beispiel der Karotinoidsynthese«.

Karotinoide, eine Art der sehr großen Gruppe der Terpenoide, werden nur bei höheren Pflanzen und Protozoen (Einzeller) vorgefunden; alle in Tieren gefundenen karotinoiden Farbstoffe sind wahrscheinlich pflanzlichen oder Protozoen-Ursprungs, obwohl sie durch den oxydativen Stoffwechsel gering verändert werden können, bevor sie im tierischen Gewebe angesammelt werden. Da einige Karotinoide, besonders β-Karotine, durch das Tier in Vitamin A umgewandelt werden, kann auch die große Bedeutung von Karotinoiden in der Tierernährung leicht erkannt werden. Ebenso haben Karotinoide in den Pflanzen selbst wichtige Funktionen, sie sind z. B. bei der Photosynthese, der wohl fundamentalsten biologischen Reaktion auf der Erde, unerläßlich.

Alle photosynthetischen Organismen, d. h. höhere Pflanzen, Algen und Bakterien, enthalten zusammen mit Chlorophyll Karotinoide in den photosynthetischen Bezirken der Zelle, den Chloroplasten, den Pigmentkörnern oder den Chromatographen.

Die Wichtigkeit der Karotinoide z. B. in der Säuglingsernährung ist allgemein bekannt; die Vitamin-A-Versorgung ist davon abhängig. Vor der Zugabe von Gemüsen ist bei nicht gestillten Kindern eine A-Hypovitaminose mäßigen Grades die Regel.

Für die *therapeutischen* Belange mag dies auch von untergeordneten Bedeutung sein. Vielleicht noch soviel:

β-Karotin wird klinisch gegeben bei der erythropoetischen Porphyrie und bei Lichtdermatosen wegen ihrer Strahlenschutzwirkung. Daß daneben diese A-Provitamine bei Vitamin-A-Mangel indiziert sind (Nachtblindheit, Hautschäden, Knochenbildung), daß sie fettlöslich sind, dies alles darf als bekannt gelten. (Auch die daraus praktizierte Applikation von Gelbe-Rüben-Saft mit etwas flüssiger Sahne.) Einige werden als Lebensmittelfarbstoffe verwendet (»Safran macht den Kuchen gel«).

Erwähnt sei, daß in der Milch und gehäuft in gelber Butter, ebenso im Eigelb und in der Leber (Lebertran!) reichlich Karotine und Karotinoide auftreten. Über das Vorkommen der gelbroten Karotine und Karotinoide soll angeführt sein – unter Bezugnahme auf O. GESSNER:

- *Hagebuttenfrüchte* enthalten bis zu 6 mg% Gesamtkarotin und den karotinoiden Farbstoff Lycopin
- *Arnikablüten* Xanthophylle, Lutein, außerdem noch andere karotinoide Farbstoffe
- *Calendulablüten,* die es bekanntlich orange und gelb gibt und deren Blütenköpfchen früher zum Färben benützt wurden: reichlich karotinoide Farbstoffe und zwar ausschließlich β-Karotin und Lycopin
- *Eberschenfrüchte* Karotin und einen karotinoiden Farbstoff
- *Paprikaschoten,* die als Salat und Gemüse Verwendung finden (praktisch capsaicinfreie Sorten): karotinoiden roten Farbstoff – besonders die rote Sorte natürlich
- *Tomaten* karotinoiden Farbstoff Lycopin und mit zunehmender Reife (!) Karotin
- *Safran (Crocus sativus)* Narbenschenkel und Pollen α-, β- und γ-Karotin, sowie Xantophylle, Lycopin und Zeaxanthin (Crocus wurde schon im Altertum als Färbe-, Heil- und Gewürzpflanze gebraucht; die Färbekraft ist so groß, daß Crocus 1:100 000 Wasser noch deutlich gelb färbt).
- *Fucus vesiculosus,* der Blasentang, eine Pflanze (Braunalge), die mehr im Wasser lebt, enthält – vom Aussehen her bräunlich – β-Karotin, karotinoide Farbstoffe, außerdem im frischen Zustand Fucoxanthin und im getrockneten Zeaxanthin und Xanthophyll.
- Mehr der Abrundung, weniger der praktischen Brauchbarkeit wegen sei erwähnt, daß die *roten Maiglöckchenfrüchte* ebenso Karotin enthalten wie die *roten Eibenfrüchte* und die gelben Dotterblumenblüten.

Nicht einfacher, eher komplizierter werden die Dinge bei den *Flavonen.* Was so harmlos aussieht, vom Wort her heißt flavus = lat. gelb, goldgelb, – und man denken möge, es handle sich einfach um gelbe Farbstoffe, erweist sich bei näherer Betrachtung als diffizil.

Da geht es mit den Ausdrücken ziemlich durcheinander: Flavone, Flavonoide, Flavonglykoside, Oxyflavone, Flavonole, Flavanone, Isoflavon, Isoflavonderivate (Oxy-, Oxymethoxy-Isoflavone): nun, es wird niemand verlangen, in wenigen Sätzen alles erhellt zu haben, worüber Fachleute (Phytochemiker, Pharmazeuten, Pharmakologen, Pharmakognosten) ganze Bücher geschrieben haben.

Vielleicht soviel:

Flavone sind stickstofffreie Verbindungen, sie kommen in der Natur (speziell die Flavonole) als Glykosid gebunden vor – sind also der Nichtzuckeranteil (= Aglukon).

Wir treffen verschiedene Gruppen, deren Namen uns häufig als Pflanzeninhaltsstoffe begegnen: Citrin (Zitronen!), Hesperidin, Quercetin (hat den Namen von Quercus tinctoria, in deren Rinde es enthalten ist; Quercetin wurde als erstes Flavon isoliert, als Färbemittel benutzt und als »Flavin« gehandelt!), Rutin (von Ruta graveolens, der Wein- oder Gartenraute mit ihren gelben Blüten) – um nur wenige zu nennen.

Flavone können bestimmte kurzwellige Strahlen (z. B. UV-Strahlen) aufnehmen und wieder abgeben: Zuvor entsprechend belichtet, vermögen sie eine photographische Platte zu schwärzen! Sie haben also für die Pflanze eine photochemische Funktion. Am meisten finden sie sich in den Blüten.

Im übrigen funktionieren die Flavone, speziell die Flavonole, ebenso wie die Anthocyanidine als *Redoxsysteme*, vor allem als H2-Akzeptoren, was nicht nur pflanzenphysiologisch bedeutsam ist, sondern auch therapeutisch.

Daß sie als *Atmungsferment* funktionieren, die Kapillardurchlässigkeit vermindern, eine antihämorrhagische Wirkung haben, die Diurese verstärken und eine leichte, aber sichere Kreislaufwirkung haben, gilt allgemein als anerkannt.

Nun alle Pflanzen, die irgend eine Abwandlung von Flavonen enthalten, aufzuführen, würde jeden Rahmen sprengen. Wo sie besonders hervortreten, uns auch als Farben optisch imponieren, wäre das *Flavonglykosid Hyperi-*

cin, als wirksames Prinzip des Johanniskrauts ebenso anzuführen wie die Flavon-Quercetinglykoside im Sanddorn. In den Blüten der Sonnenblumen sind die Flavonglykoside ebenso zahlreich wie in den Schlehenblüten. Sicher sind sie im *Weißdorn* nicht die Hauptwirkstoffe, doch als Quercitrin und Quercetin therapeutisch wichtig. Adonis vernalis, Aesculus hippocastanum, Arnica montana, Capsella Bursa-pastoris, Filipendula ulmaria, Juniperus communis, Matricaria Chamomilla, Ononis spinosa, Potentilla anserina, Primula veris, Rosa canina, Ruta graveolens, Sambucus nigra, Tilia cordata, Verbascum thapsiforme – die Liste wäre erheblich länger, wollte man alles aufführen.

Flavone haben als gelbe Blüten- und Kernholzfarbstoffe besondere Bedeutung und treten vielfach als *Copigmente der Anthocyane* auf. Das Zusammenspiel beider Farbstofftypen erklärt das gleichzeitige Auftreten von Gelb und Rot in verschiedenen Blüten. Flavone wurden früher in der Färberei und Druckerei verwendet.

Die rot-violett-blauen Farbstoffe, Anthocyane, sollen den Schluß der Betrachtung bilden. Sie sind etwas übersichtlicher abzuhandeln und vielen von uns vertraut. Ob es die Rote-Beete-Säfte sind, Holunder- oder Heidelbeersaft, Traubensaft oder gar Rotwein, immer sind die Pflanzenpigmente Anthocyane dabei (cyan = griech. blau). Auch hier haben wir eine glykosidische Bindung, das Pigment ist also an Zucker gekettet. O. GESSNER: »Flavone, speziell Flavonole, gehen durch Reduktion in Anthocyanidine und diese (in der Natur z. B. im Herbst) durch weitere Reduzierung (Hydrierung) in Catechine über.« Die drei Farben rötlich-violett-bläulich variieren hier – wir sehen es im Herbst, aber auch beim Lungenkraut (Pulmonaria offic). Besonders in Blüten kommen botanisch gesehen die Anthocyane gehäuft vor (Rittersporn, Eisenhut, Malvenblüten, Cyclamen, Iris germanica, Paeonien, Mohn, verschiedene Rosen, blau-violette Veilchen): insgesamt sollen es ca. 180 Pflanzen sein. *Pharmakologisch* gesehen sind sie natürlich den Flavonen ganz ähnlich. Besonders herausgestellt wird die therapeutische Wirksamkeit als *H$_2$-Donatoren*; Dr. med. FE-RENCZI legt in seinem Buch »Rote Beete in der Zusatztherapie bei Kranken mit bösartigen Neubildungen« eindeutig dar, daß die Sauer-stoffzufuhr an der Zelle verbessert wird. (Die sog. Schulmedizin steht der Sache nach wie vor skeptisch gegenüber.) Ähnliches läßt sich mit den anderen Anthocyansäften auch erreichen. Da es mit einem Gläschen nicht getan ist, spielt die täglich zu trinkende Menge eine Rolle: pro Tag ½ l Rote-Rübensaft hat man bald über, darum kamen Pulver und Tabletten in den Handel (Tabletten von Fa. Dr. DÜNNER, Pullach, Pulver von Fa. SCHOENENBERGER).

Im Meran der Vorkriegszeit waren die *Trauben-kuren* sehr beliebt: mehrere Gläser von der blauen Sorte. Das geht heute gar nicht mehr: die Trauben sind dermaßen gespritzt, daß man wegen Hautausschlag oder Diarrhö bald aufgeben muß.

Der *schwarze Holunder* ist ein wunderbares Mittel. Wer im Herbst fleißig sammelt und sich – mit Fruchtzucker – genügend Saft einweckt, der kann im Frühjahr 14 Tage mit dem Saft fasten und natürlich auch im Herbst eine 8- bis 10tägige Reinigungskur machen!

Zusammenfassend steht fest, daß die Pigmente der Pflanzen dem Menschen sehr nützlich sind. Sie haben »etwas mit dem Licht« zu tun – sie entstehen im Licht. Nicht umsonst hat kein geringerer als Dr. med. MAX BIRCHER-BENNER auf den ungeheuren Wert der Rohkost als »Lichtnahrung« hingewiesen. Nie sind Vitamine (am meisten das C) weit von den Farben entfernt, immer haben wir viele andere wichtige Stoffe in der Nähe. Es ist ja nicht so, daß wir im Hollersaft nur Anthocyane z. B. hätten: Fruchtsäuren, Gerbstoff, Zucker, Karotin (= Provitamin A), Vitamin C, ätherisches Öl, um nur einiges zu nennen, sind ebenfalls vorhanden.

Die *Verbesserung der Zellatmung* darf meines Erachtens bei der Wirkung der Pflanzenfarben besonders herausgestellt werden.

Eine der *Ursachen der Zellentartung* – und damit eng zusammenhängend mit der Krebsfrage – ist vermutlich ein durch Zusammenschluß in der Zelle entstehender Komplex zwischen sog. Sulfhydrilgruppen des Nahrungseiweißes und den ungesättigten bzw. hochungesättigten Fettsäuren der cis-Linol- und cis-Linolensäure. Diese beiden Fettsäuren finden sich in verschiedenen Samenölen, angeblich besonders im Öl der Nachtkerzenpflanze (Oenothera biennis) und im Leinsaatöl (Linum usitatissimum). Durch ihre Entstehung im Sonnenlicht, unter dem Einfluß der Sonnenphotonen, bilden sie eine Art Elektronenwolke in ihrem Molekül aus. (Vorausgesetzt, die Samenöle werden nach ihrer Kaltpressung bis zum Verzehr nicht mehr raffiniert oder erhitzt!) Dieser hochungesättigte Fettsäuren-Sulfhydrilkomplex enthält 3-Doppelbindungen. Dort sind die negativ geladenen Elektronen angeordnet. Über die Funktion der Cytochromatmungskette findet an diesen Stellen der für die biologische Oxydation notwendige Elektronenaustausch statt, wobei der ankommende Sauerstoff in das Molekül aufgenommen wird. Hier liegt der *entscheidende Punkt der sog. Sauerstoffutilisation*, d. h. der entscheidenden Nutzung!

Nehme ich zum Schluß aus GOETHE's Farbenlehre »Beiträge zur Optik, 1. Stück, 1791, Einleitung, §1«: »Gegen die Reize der Farben, welche über die ganze sichtbare Natur ausgebreitet sind, werden nur wenig Menschen unempfindlich bleiben. Auch ohne Bezug auf Gestalt sind diese Erscheinungen dem Auge gefällig und machen an und für sich einen vergnügenden Eindruck. Wir sehen das einfache Grün einer frischgemähten Wiese mit Zufriedenheit, ob es gleich nur eine unbedeutende Fläche ist und ein Wald thut in einiger Entfernung schon als große einförmige Masse unserem Auge wohl.«

LEBENSRHYTHMIK
UND CHRONOPHARMAKOLOGIE

Störungen des Befindens sind auf vielfache Weise an den Rhythmus gebunden: so kann der Ausgleich zwischen Zuviel und Zuwenig gestört sein, etwa beim Essen und Trinken, bei den Ausscheidungen und beim Schlaf.

Ein Zuviel an Belastungen ist bekanntlich ebenso »ungesund« wie ein Zuwenig: am besten ist der rhythmische Wechsel von Anspannung und Entspannung. (Das ergänzt auch die bekannte Frage »Was fehlt Ihnen?« zu der Frage, die wohl ebenso häufig am Platz wäre: »Was haben Sie *zuviel*?« Zuviel Streß, zuviel Gewicht, zuviel Cholesterin, zuviel Harnsäure, zuviel Kaffee, Alkohol, Nikotin, Ärger – zuwenig Freizeit, zuwenig Arbeit, zuwenig frische Luft, zuwenig Rohkost, zuwenig Neutralflüssigkeit, zuwenig Bewegung usw.)

M. BIRCHER-BENNER hat früh in seinen »Ordnungsgesetzen« aufgezeigt, wie wichtig der Rhythmus (die Ordnung!) der Lebensvorgänge ist. Die *geordnete Zeitstruktur* als Lebensnotwendigkeit – diametral dem Chaos gegenübergestellt. Die Modediagnose, wie sie genannt wird, nämlich »*vegetative Dystonie*«, ist ja tatsächlich in der Praxis »real existent« – wenn man darunter die Störung zwischen den vom sympathischen Nervensystem gesteuerten Aktivitäten wie Präsenz und Wachsamkeit einerseits, dem parasympathisch dirigierten Ruhen und Schlafen andererseits versteht. Belastung und Erholung, also Anspannung und Muße – von J. W. GOETHE formuliert als »saure Wochen – frohe Feste«, wir können es von untergegangenen Kulturen (den vielzitierten »alten

Römern« z. B.) lernen, daß es sich über kurz oder lang als destruktiv erweist, wenn man nur noch mehr Freizeit, täglich »Gebratenes und Gesottenes« und immerwährende Unterhaltung haben will (»Brot u. Spiele«).

die zeit die zeit nie zeit überhaupt gar keine zeit ganz wenig zeit selten zeit fast nie zeit kaum zeit immer weniger zeit für nichts mehr zeit ohne zeit keine freie zeit die zeit fehlt wirklich knapp an zeit schade leider keine zeit ständig in zeitnot die zeit die zeit die zeit ist um

Entspannende Freizeit gibt nur Sinn nach anstrengender Arbeit, und was das Essen, Trinken und das Sexualleben betrifft, dürfte es ohne Phasen der Askese nicht anders sein: Die vorausgegangene Enthaltsamkeit erst scheint aus allem ein Fest zu machen. Kulturkritiker erheben ihre mahnende Stimme, wenn heute vielerorts der Rhythmus verlorengeht, eine spannungsarme, fade, gleichförmige (eintönige) Linie angestrebt wird, wo eine Berg- und Talkurve, eine Wellenlinie, die dem Ur-Rhythmus entspricht, sein soll. (In diesem Zusammenhang muß allein schon der Buchtitel des Amerikaners NEILL POSTMAN »Wir amüsieren uns zu Tode« zu denken geben.)

Eine Gesellschaft, die sich permanent passiv unterhalten lassen will, ist zur Degeneration verurteilt. Dies lehrt die Geschichte – und vor wenigen Jahren wies auch KONRAD LORENZ eindringlich darauf hin (»Die acht Todsünden der zivilisierten Menschheit«, Piper-Verlag, München 1973 – hier besonders wiederum das 4. Kapitel »Der Wettlauf mit sich selbst«).

Aber solche Rhythmen und rhythmischen Prozesse (ein Ausdruck, den wir aus der Anthroposophie kennen) sind allgegenwärtig. Seit Jahrmillionen beeinflussen der durch die Eigenrotation der Erde bedingte Tag- und Nachtrhythmus und der Zyklus der Jahreszeiten das Leben auf der Erde. So sind neben Jahresrhythmen vor allem 24-Stunden-Rhythmen in physiologischen Funktionen bei allen Lebewesen vom Einzeller bis hin zum Menschen nachweisbar. Leben ist ohne den Begriff »Zeit« nicht denkbar – und doch bleibt sie eines der größten Geheimnisse. Die Zeit ist einer der wesentlichen Faktoren für die Struktur des Organismus – alles ist zeitlich strukturiert, rhythmisch-periodisch. Bewußt werden uns rhythmische Strukturen meist erst dann, wenn sie gestört sind: Herz-Rhythmus-Störungen, Schlafstörungen, Unregelmäßigkeiten des Stuhlgangs, unkontrolliertes Auftreten von Nykturie usw.

Ferner sprechen wir von der sog. »inneren Uhr« – der Franzose VIREY legte 1814 als erster eine Doktorarbeit vor, worin er versuchte, diesem Begriff (l'horloge vivante) näherzukommen. Aber in die Naturwissenschaft gingen erst in den letzten Jahren Begriffe wie »zirkadiane Rhythmen« ein, und man begann sich mit der Frage zu beschäftigen, wann therapeutische Maßnahmen und speziell auch Medikamente besonders gut und intensiv wirken wie auch vertragen werden. Man wußte wohl schon früher von der »inneren Uhr«, genaueres aber weiß man erst in letzter Zeit, da tauchte dann der Begriff der *zirkadianen*

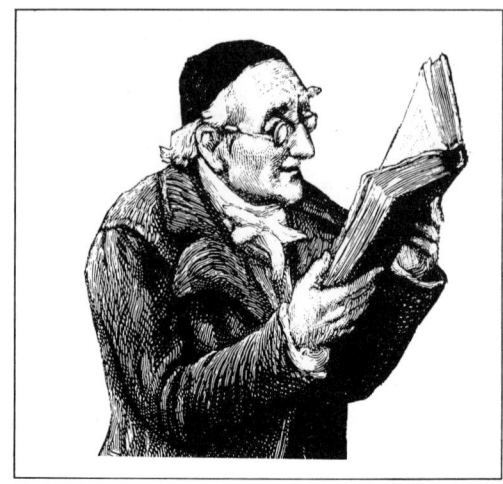

Rhythmen immer häufiger auf. Besonders, als das Max-Planck-Institut für Verhaltensforschung in München mit Studenten zu experimentieren begann und sie in Erdbunkern ohne natürliches Licht über 7 und auch 14 Tage hinweg ihren Schlaf-Wach-Rhythmus herausfinden ließ, stieß man auf einige unbekannte Dinge. Von der Wortbestimmung her bedeutet circa = etwa, dies = lateinisch der Tag – also ungefähr dem 24-Stunden-Tag entsprechend, nicht genau, eher etwas länger, aber doch in etwa. (Bekanntlich hat ja auch der pharmakologische Tag 24 Stunden.)

Herausgefunden wurde neben diesem Tagesrhythmus auch eine Zirkaseptan-Rhythmik: ein 7tägiger (Wochen-)Zyklus. Freilich gibt es daneben weitere Phasenabläufe: 3wöchige, 4wöchige (die man auch *Lunarrhythmik* nennt und wo man annimmt, daß die Menstruation an den Mondzyklus gebunden war – sich dann quasi individualisierte und variabel die 28-Tägigkeit erhalten blieb), natürlich jahreszeitliche, jährliche und schließlich und endlich *7-Jahres-Rhythmen*. (Über eine grundlegende körperliche wie auch seelische Erneuerung bzw. Veränderung alle 7 Jahre haben sich Anthroposophen ebenso geäußert wie z. B. der Psychologe HANS KÜNKEL in seinem Werk »Die Lebensalter«, DIEDERICHS-Verlag, Jena 1941.)

Auch ein Buch über »Chronopharmakologia« (von BJÖRN LEMMER, WVG Stuttgart 1984) erschien in den letzten Jahren, worin wir lesen, daß *Analgetika* (z. B. Lidocain, Metamizol, Morphin) am frühen Nachmittag wesentlich stärker wirken als am frühen Morgen oder nachts. Im übrigen dürfte gegen 15.00 Uhr die geringste Schmerzempfindlichkeit sein.

Der *Rheumatiker* hat bekanntlich morgens seine größte Gelenksteife, die sich im Laufe des Vormittags bessert. Eine Schmerzmittelgabe vor dem Schlafen ist demnach sinnvoll.

Es ist bekannt und wird weitgehend in die Praxis umgesetzt, daß *Kortikosteroide* am Morgen (ca. 7.00 Uhr) gegeben werden sollen; die Nebenwirkungen sind hierbei am geringsten und die Wirkung am höchsten. Notfalls muß dann abends eine kleine Dosis nachgeschoben werden.

Was die *Antihistaminika* betrifft, rät man zum gleichen Vorgehen. (M. E. steht aber die bekannte Nebenwirkung der Müdigkeit dem im Weg und läßt zur Vorsicht raten am Morgen, während abends die Müdigkeit als Nebenwirkung sogar erwünscht sein kann).

Von den Antiasthmatika hat Theophyllin die beste Wirksamkeit um die Mittagszeit gegen 13.00 Uhr, Adrenalin und Orciprenalin hingegen nachts. Ausnahmsweise sollen Asthmatiker Glukokortikoide zum unphysiologischen Zeitpunkt um 15.00 Uhr nachmittags bekommen.

Diuretika: Hier kann der Kaliumverlust durch Gaben tagsüber vermindert werden. In der zweiten Tageshälfte vermutlich verstärkte Natriumausscheidung und geringerer Kaliumverlust.

Bei den *Sedativa*, z. B. den Diazepam-Derivaten (Valium, Adumbran, Lexotanil etc.) zeigt sich der sedierende Effekt am Morgen stärker als am Abend.

Zytostatika sind z. T. bei abendlichen Gaben weniger toxisch als am Morgen.

Nitroglyzerin erweitert die *Koronarien* morgens am stärksten, am Nachmittag nur gering. In diesem Zusammenhang: Angina-Pectoris-Patienten vertragen körperliche Belastung um 16.00 Uhr nachmittags besser als morgens um 8.00 Uhr. Die kardiale Mortalität ist am frühen Morgen am höchsten.

Therapeutische Konsequenzen sind auch aus folgenden Rhythmen zu ziehen: Der *Augendruck* ist mittags am tiefsten; um 6.00 Uhr und 24.00 Uhr am höchsten – nachts überhaupt höher.

Vom *Blutdruck* weiß man, daß er seinen Gipfel gegen 13.00 Uhr hat, dann konstant fällt bis zum tiefsten Punkt morgens gegen 5.00 Uhr.

Die Aufnahme eines Arzneimittels ist das eine, die Ausscheidung das andere. B. LEMMER: »Von allen Organen des Körpers zeichnen sich die Nieren am stärksten dadurch aus, daß ihre Funktionen 24-Stunden-Rhythmen bei Mensch und Tier aufweisen.« Es muß also auch dieser Punkt berücksichtigt werden – leider weiß man darüber noch sehr wenig.

Schließlich soll der *Alkohol* erwähnt sein:

Hier bestätigt sich das, was die meisten von uns schon wissen, nämlich, daß ein Sektfrühstück nicht das Wahre ist; die Blutalkoholkonzentration ist morgens am schnellsten erreicht. Die Experimente bestätigen, daß Alkohol mittags wesentlich schlechter vertragen wird als abends. Die Niere eliminiert nach Feierabend, also am Ende der Aktivitätsperiode, schneller als tagsüber.

Beta-Rezeptorenblocker wirken anscheinend tagsüber stärker als nachts. Da, wie wir bereits gehört haben, der Blutdruck nachts sowieso absinkt, sind *Antihypertonika* morgens oder vormittags angezeigt.

Ganz sicher ist die Chronobiologie als Wissenschaft erst am Anfang. Vor einiger Zeit hatte ich Gelegenheit, den Marburger Direktor des Arbeitsphysiologischen Instituts, Prof. Dr. med. G. HILDEBRANDT, in einem Vortrag zu diesem Thema zu hören. Er ging vor allem auf den Wochenrhythmus ein. Eindrucksvoll zeigte er an Graphiken, wie im Verlauf einer komplizierten Wundheilung (Osteomyelitis) alle 7 Tage ein Aufflackern stattfindet. Beim Verlauf der Scharlachkurve zeigen sich ebenso Zirkaseptan-Rhythmen. Die Blutneubildung zeigt 7tägig einen Höhepunkt, und auch immunologische Prozesse sind zirkaseptan-gegliedert: Nach 7 Tagen ist die Abstoßungsreaktion, z. B. bei Organtransplantationen, am häufigsten – ferner dann entsprechend nach 14, 21 und 28 Tagen. Nach HILDEBRANDT liegen heute bereits viele Beobachtungen über den 7-Tage-Rhythmus vor.

(Bisweilen ist auch der 3. Tag kritisch, was man bei Reisen, verbunden mit Luft- und Klimaveränderungen, beachten sollte. Einwöchige Kurzurlaube sind besonders kritisch, vor allem wenn man sich auch noch zuviel vornimmt).

Kurkrisen werden besonders häufig nach 3 Wochen beschrieben. Im übrigen ist von der Jahresrhythmik her eine *Kneipp-Kur* im Frühjahr und Herbst am besten, das sind an sich bekannte Dinge. Und interessant: Im Sommer ist das Gewicht leichter zu senken als im Winter. (M. KÖHNLECHNER schrieb sein Buch »Man stirbt nicht im August« nicht ohne statistisches Material: Die Sterbehäufigkeit insgesamt ist in der BRD im Februar am höchsten, im August am geringsten.)

Um nochmals kurz zur Tagesrhythmik zurückzukehren: Das Sterbemaximum ist 6.00 Uhr morgens, das Geburtenmaximum zwischen Mitternacht und 6.00 Uhr früh. Am Vormittag um 9.00 Uhr ist der Körper auf Kaltreize am empfindlichsten, abends um 21.00 Uhr auf Warmreize. Bei einer 4wöchigen Trainingsbehandlung stellte sich heraus, daß im Gegensatz zu morgens der Leistungszuwachs am Nachmittag am größten ist. (Das erstaunt etwas, weil man bisher doch immer davon ausging, daß schwere Arbeit am besten morgens und vormittags gemacht wird, mit der Vorstellung, daß der Körper da am ausgeruhtesten sei.) HILDEBRANDT sprach sich ausdrücklich für die Realität von sog. Morgen- und Abendtypen aus. Es ist also keine faule Ausrede, wenn viele behaupten, daß sie einfach morgens nicht aus dem Bett kämen, abends aber gut und lang arbeiten könnten – so wie das Frühaufstehen bei anderen Menschen nicht unbedingt Tugend sein muß!

Konstitutionelle Kriterien oder Typologien konnte HILDEBRANDT allerdings keine anführen, wie es z. B. der Forscher M. CURRY mit seinen Kalt- und Warmfront-empfindlichen Typen versuchte, oder der Iridologe von blau- und braunäugiger Konstitution ausgeht. Er meinte, daß hier eine Verschiebung von ca. 6 Stunden vorliege, was sich bei exaktem Messen der Körpertemperatur bei den sog. Morgen- und Abendtypen nachweisen ließ. So kann man insgesamt auch hier vieles zeitlich strukturiert betrachten, in rhythmisch-periodische Abläufe eingebunden.

Der in Naturheilkreisen bekannte Arzt Dr. med. NILS KRACK hat sich ebenfalls mit den Rhythmen im Zusammenhang mit Nahrungsaufnahme und auch mit Heilbädern beschäftigt. Er meint z. B., daß morgens der Fett-, Eiweiß- und Natriumchloridbedarf des Menschen gedeckt werden solle, d. h. die Morgenmahlzeit sollte die Hauptmahlzeit des Tages sein und »gute Fette und Eiweißträger wie Fleisch, Fisch, Hülsenfrüchte und Käse« enthalten. Er meint, daß der Zellhaushalt morgens recht günstig auf einen Fett- und Salzstoß reagiere – und ganz gegen die Ernährungsgewohnheiten der Deutschen sollten Kohlehydrate aller Art um diese Zeit vermieden werden. Diese würden vielmehr in die zweite Mahlzeit des Tages am Ende des Nachmittags gehören; hier sollte der Kohlenhydrat- und Kaliumbedarf »mit hellem Brot, Honig, gekochten Kartoffeln und Milch« gedeckt werden.

Zu Mittag und vor dem Schlafengehen genüge eine kleine Zwischenmahlzeit, die vor allem den Vitaminhaushalt aufbessern solle, und KRACK sagt, daß die Erfahrung zeige, daß mittags vitaminreiche Kaltmahlzeiten wie z. B. Rohkost oder Müsli bekömmlicher seien als erhitzte Gerichte. Wörtlich: »Ein warmes Mittagessen macht müde und arbeitsunlustig« – da kann man ihm sicher beistimmen.

Nach KRACKS Ansicht solle eine kleine kohlehydratreiche Mahlzeit vor dem Schlafengehen verhindern, daß die Leber vorzeitig in den Dienst der Gallenproduktion gestellt wird und dadurch den Schlaf störe. Ich selbst habe vor ca. 20 Jahren auf einer der »Tagungen für Erfahrungsheilkunde«, seinerzeit noch in Ulm / Donau, einen naturheilkundlich orientierten Arzt, dessen Namen ich leider nicht mehr gegenwärtig habe, in einem Vortrag über Hämorrhoiden sehr eindringlich mahnen hören, dem Patienten auf keinen Fall nach 17.00 Uhr Fett zu erlauben. Sein Ratschlag hat mir eingeleuchtet. Ich habe dann alle Patienten, die »mit

Hämorrhoiden nicht fertig wurden« oder bei denen die Operation erwogen war, darauf eindringlich hingewiesen – und ich kann sagen: Wer sich daran gehalten hat, hat auch bei lange und hartnäckig bestehendem Leiden dieser Art einen Erfolg verzeichnet (mit zusätzlichen Medikamenten allerdings).

Auch die Zeit der Einnahme von Arzneimitteln soll in der Zukunft viel mehr *biologischen* und *rhythmologischen Gesetzen* folgen. Die Chinesen haben mit ihren sog. Organuhren seit langem darauf hingewiesen; ich habe nur manchmal den Eindruck, daß wir diese Regeln hier im Westen etwas oberflächlich auslegen. Ich möchte zur Verdeutlichung ein Beispiel nennen: Von JOSEF ANGERER vor 35 Jahren auf unserer Schule in der Schwabinger Giselastraße darauf aufmerksam gemacht, daß die Maximalzeit von Blase / Niere morgens zwischen 5.00 und 7.00 Uhr liegt, gaben wir bei Menschen mit Entwässerungsproblemen Diuretika gleich nach dem Aufstehen. Ich differenzierte nicht und erzählte eines Tages J. ANGERER, daß ich mit dieser Lösung nicht zufrieden wäre. Er meinte, ich solle bei allen kardialen Problemen das Diuretikum nach dem Mittagessen geben, was – wie sich jeder überzeugen kann – hervorragend funktioniert (vor allem wenn eine Mittagsruhe liegend gemacht wird). KRACK beklagt bereits die »geistlos-stereotype 3 ×-täglich-Verordnung« und nimmt damit schon ein wesentliches Anliegen dieses Buches vorweg, nämlich, daß wir einfach differenzierter vorgehen müssen. Von den Analgetika sollen die *Salizylsäure-Präparate* natürlich in viel Wasser gelöst genommen werden, damit ein schneller Transport zum Darm erfolgt. Dadurch wird der Magen geschont und durch prompte Resorption eine schnellere Wirkung erzielt.

Auch sollte der Magen bei der Einnahme besser nicht ganz leer sein. Bei häufiger Einnahme kann eine Hypersekretion von Salzsäure zu Gastritis, Ulkus und sogar Magenblutungen führen. Paracetamolhaltige Schmerzmittel können unabhängig vom Essen genommen werden, und grundsätzlich betont der Autor, daß Arzneimittel nicht ohne Grund während oder nach dem Essen genommen werden sollten, weil hier die Resorption verzögert ist und die Nahrung auch die sog. biologische Verfügbarkeit eines Arzneimittels reduziert.

Eisenpräparate werden auf nüchternen Magen am besten resorbiert. Um Magen-Darm-Störungen zu vermeiden, werden sie jedoch häufig *zum Essen* genommen, man muß dann einen Wirkstoffverlust mit in Kauf nehmen (daß nur zweiwertiges Eisen gut resorbiert wird, dürfte bekannt sein. Orale Überdosierung gilt im übrigen als so gut wie ausgeschlossen).

Am Rande sei bemerkt, daß *Penizizilline* auf nüchternen Magen und mit viel Wasser am besten aufgenommen werden. Auch verhindert eine rasche Resorption eine zu starke Beeinträchtigung der Darmflora.

Vitamin E wird besser mit Nahrung resorbiert. *Cholagoga* können während des Essens genommen werden, *Kortikoide* können zum Essen, morgens!, das *Gichtmittel* Allupurionol muß zum Essen genommen werden, um Magen-Darm-Störungen zu vermeiden.

Digitalishaltige Medikamente (Lanicor, Lanitop, Digimerck) können unabhängig von den Mahlzeiten eingenommen werden – mit Nahrung zusammen wird lediglich die Resorptionsgeschwindigkeit beeinflußt, was bei einer Langzeittherapie eine geringe Rolle spielt.

Von den *Mineralstoffpräparaten* wird lediglich Kalium erwähnt, mit viel Wasser zum Essen.

Schilddrüsenhormone müssen auf leeren Magen zur Erreichung einer optimalen Resorption genommen werden. Besondere Aufmerksamkeit verdient die Frage *Alkohol und Medikament*. Gefährlich kann diese Kombination dann werden, wenn Hypnotika, Sedativa, Psychopharmaka und Antihistaminika mit im Spiel sind. Im Straßenverkehr kann die Verstärkung der Müdigkeit und die Verminderung der Reaktionsfähigkeit eine verheerende Wirkung haben, aber fast bei allen Mitteln wird auf eine Veränderung durch Alkohol hingewiesen.

Zum Schluß sei noch vermerkt, daß Eisenpräparate, Natriumfluoride (z. B. Triden) und Dulcolax nicht mit Milch genommen werden dürfen.

Rhythmus ist Leben, und ein Außer-Takt-Geraten führt zur Krankheit.

Der bekannte Medizinhistoriker Professor H. SCHIPPERGES aus Heidelberg hat vor einiger Zeit sechs Regelkreise zur Lebensführung vorgestellt: Er sagt, daß Gesundheit etwas Dynamisches sei – und Dynamik ist wieder ohne Rhythmik nicht zu denken. Folgerichtig geht er im 3. Regelkreis speziell auf den Rhythmus der Lebensvorgänge ein. Die geordnete Zeitstruktur der Lebensvorgänge ist für die Gesundheit nach SCHIPPERGES sehr wichtig – der rhythmische Wechsel zwischen den vom sympathischen Nervensystem gesteuerten Wachphasen einerseits sowie den parasympathischen Phasen der Ruhe und des Schlafs andererseits. Er betont, daß darüber hinaus auch der Tagesrhythmus, ebenso wie der Jahresrhythmus, als innere Uhren große Bedeutung für die primäre Gesundheitsfürsorge haben.

Fast drei Jahre habe ich bei einem Kneipparzt alter Prägung assistiert und gearbeitet, Dr. med. KARL SCHÖNER. Er war eine sehr bestimmte Persönlichkeit, und wir haben im Sommer morgens um 5.00 Uhr die einigermaßen Gehfähigen bei schönem Wetter aus den Betten geholt, um mit ihnen und den Hunden (riesige graue Deutsche Doggen) wunderbare Wald-Morgenspaziergänge zu machen. Nicht bei allen Patienten des Sanatoriums stießen wir auf Begeisterung; ich mußte mir ausführliche Erläuterungen anhören, daß der eine oder andere eben absolut kein Morgen-, vielmehr ein Abendmensch sei, daß er morgens einfach nicht in Gang käme, hingegen man am späten Abend mit ihm durchaus etwas anfangen könne. Dr. SCHÖNER ließ das nicht gelten: Seine knappe und zuweilen barsche Antwort war, daß die Sonne für jeden zur gleichen Zeit aufgehe, auch untergehe, und man sich nicht allzu sehr die Sache mit den verschiedenen Typen einreden solle. Er meinte, der Mensch müsse sich anpassen, nicht die Natur. Auch bedürfe dies einer Übung – und vor allen Dingen einer Änderung der falschen Vorstellungen, der verkehrten Gewohnheit, also eine Bewußtseinserneuerung.

Wie dem auch sei – es wird keinem erspart bleiben, seinen Rhythmus zu finden und danach zu leben!

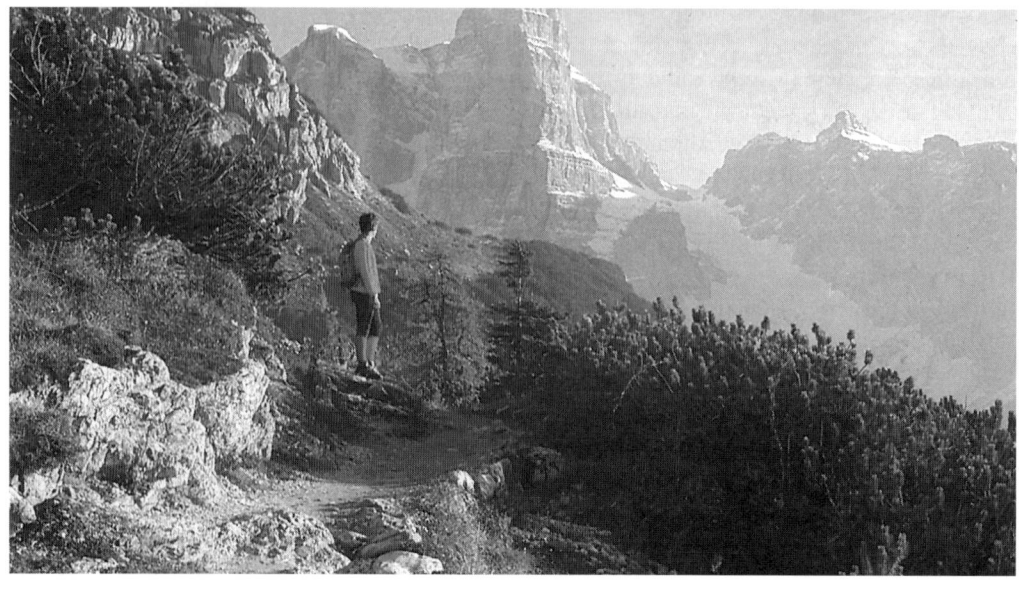

ÜBER DEN SCHMERZ – SCHMERZMITTEL CHEMISCHER ART, PFLANZLICHE UND BIOLOGISCHE ALTERNATIVEN

Ist der Schmerz die komplexeste Erfahrung des Menschen – Ursache einer Anzahl von physischen und psychischen Belastungen? Schmerzen stellen jedenfalls einen der häufigsten Gründe für einen Praxisbesuch dar und sind schon deshalb eine der wichtigsten Aufgaben unserer täglichen Arbeit.

Der niedergelassene Arzt in der BRD verordnet am häufigsten (der Reihenfolge nach):
– 1. Schmerzmittel
– 2. entzündungshemmende Medikamente
– 3. schleimlösende Mittel
– 4. Psychopharmaka.

Daran sieht man Stellenwert und Bedeutung.

Nach Schätzungen der Deutschen Schmerzhilfe gibt es in der Bundesrepublik drei bis vier Millionen schmerzkranker Menschen, genaue Zahlen lassen sich auf diesem Gebiet besonders schwer errechnen. Allein ca. zwei Millionen von ihnen haben chronische Kopfschmerzen, mehr als eine Million dauerhafte Schmerzen infolge von Erkrankungen der Wirbelsäule und der Gelenke oder leiden an schmerzhaften Operationsfolgen und Tumorerkrankungen. Der ärztliche Vorsitzende der Organisation meint zudem, daß die meisten Schmerzpatienten falsch behandelt werden! Als erstes sollen die Schmerzmittel abgesetzt werden; alternative Methoden wie beispielsweise die Akupunktur sollen dann zum Zuge kommen.

Sollte sich herausstellen, daß auf Schmerzmittel doch nicht verzichtet werden kann (!), sollen keine Kombinationsmittel, sondern Monopräparate verordnet werden.

Schon eine Art *Basis-Linderung bei Schmerzen* schaffen:
– Ruhe, insbesondere Bettruhe
– milde Wärme, nur in der Akutphase Kälte (Eis z. B.)
– Fasten bzw. leichte basische Kost
– Ausleiten (Einlauf, Klistier, Laxans)
– Ableiten – Segmentreiz (Schröpfen, Baunscheidtieren, Cantharidenpflaster etc.)
– Befreiung von psychischem Druck und Pflichten (Fürsorge).

Die Naturheilkunde kann Schmerzen mit einer Reihe von *unschädlichen Therapien* angehen: Hydrotherapie, Chiropraktik, Akupunktur, Neuraltherapie, Phytotherapie, Homöopathie und SCHÜSSLERsche Biochemie, Autogenes Training und andere Entspannungsmethoden u. a. m.

Unterteilt werden Analgetika grundsätzlich *in peripher und zentral wirksame Mittel.* Erstere haben ihren Angriffspunkt vorwiegend im Bereich der Nozizeptoren und wirken nur gering auf die zentralen Strukturen des Nervensystems. Indiziert sind sie bei allen Schmerzen, bei denen man eine *Entzündungskomponente* annehmen kann. Falsch ist sicher die Meinung, es würde sich bei dieser Gruppe um schwache Analgetika handeln – z. B. ist Metamizol das Mittel der Wahl bei Nierenkoliken und Acetylsalicylsäure bei Knochenmetastasenschmerzen. Ein Modellbeispiel für die Gruppe der zentral wirksamen Analgetika sind Morphin mit seinen Abkömmlingen und die synthetischen Opiate. Diese Substanzen greifen auf verschiedenen Stufen des nociceptiven Systems an und gehören deshalb zu den potentesten Analgetika. Die Haupteinsatzgebiete für die Opiate sind kurzdauernde schwere Schmerzen, z. B. postoperativer Natur, Infarkt- und Krebsschmerzen. Sie unterliegen zum größten Teil der Betäubungsmittelverordnung (STMVV).

Seit den fünfziger Jahren ist die Wirksamkeit von Psychopharmaka – hier sind es besonders die Antidepressiva, Neuroleptika und Antikonvulsiva – zur Behandlung chronischer Schmerzzustände geläufig. Sie werden häufig mit Analgetika kombiniert.

✦ Nach einer *rein pragmatischen Gliederung* kann man **Analgetika** als medikamentöse Hilfe unterteilen in:

1. Antineuralgika
wirken auf Nerven, Muskeln, Gefäße wie zum Beispiel:
Ischialgie, Kopfschmerz, Trigeminusneuralgie, Migräne, Rheumaschmerzen u. ä.

2. Spasmolytika
wirken auf glatte Muskulatur, Hohlorgane wie z. B.:
Magen-Darmspasmen, Spasmen der Gallenwege, Uterus, ableitende Harnwege u. ä.

Beginnend mit den *Spasmolytika* und hier mit der *Phytotherapie* sollen zunächst *milde* spasmolytisch wirkende Pflanzen vorgestellt werden:
Kamille, Pfefferminze (vor allem das ätherische Öl), Schöllkraut, Gänsefingerkraut, Süßholz, die Karminativa Anis, Kümmel, Fenchel und Koriander (von allen vieren vor allem die äth. Öle wiederum), Melisse, Pestwurz, Bischofskraut (Ammi visnaga) u. a.

An *Forte-Phytotherapeutika* seien genannt: das Opium und seine Derivate (Morphium u. a.) aus dem Schlafmohn, die Tollkirsche (mit ihren verschiedenen Alkaloiden),

das Glockenbilsenkraut (Scopolia carniolica), das Bilsenkraut (Hyoszyamus niger) und der Stechapfel (Datura stramonium). Verschreibungsfrei ist hiervon das Glockenbilsenkraut mit dem Alkaloid Scopolamin, positiv monografiert – allerdings mit Nebenwirkungen, Gegenanzeigen und Wechselwirkungen. Olren von HEUMANN, Nürnberg, z. B. ist ein Wurzelextrakt, auf das Alkaloid standardisiert und bei Blasentenesmen wirksam. Das bekannte Buscopan (Drag., Supp., Amp.) ist ein Butylscopolamin; diesen Wirkstoff gibt es auch von Ratiopharm (Drag., Supp.) und von Fa. Rotexmedica schließlich sind Ampullen auf dem Arzneimarkt. Wenn man die Phytotherapie verläßt, seien bei *Koliken* lediglich die verschreibungspflichtigen Metamizol-Präparate Novalgin und Baralgin erwähnt. Bei dieser Indikation käme aber auch das Glockenbilsenkraut in Frage.

Ich gehe nochmal zurück und mache einige *Rezeptvorschläge für die Behandlung leichter Spasmen mittels sanfter Phytotherapie:*
Magenschmerzen

Rp.	Succ. Liquiritiae	100,0
	Tct. Chamomillae	50,0
	Mischen. »Vor Gebrauch schütteln«. Je nach Bedarf öfter 1 Teel. (evtl. Präparat: Suczulen, Minden)	
	oder:	
	Tct. Chamomillae	30,0
	Belladonna D 4	20,0
	Mischen. 1- bis 2stdl. 40 gtt. auf Anserina-Tee.	

Bauchweh der Kinder

Rp.	Fruct. Foeniculi	
	Fruct. Anisi	30,0
	Fol. Anserinae	
	Flor. Chamomillae	aa ad 100,0
	Mischen. 1 Teel. Infus gut warm	
	Heiße Kamillen-Leibwickel	
	oder:	
	Ol. Carvi aeth.	
	Ol. Foeniculi aeth.	aa 5,0
	Sir. Chamomillae	ad 150,0
	Mischen. »Vor Gebrauch schütteln«, teelöffelweise.	

Gallenschmerzen

Rp. Tct. Chelidonii 35,0
Atrop. sulf. D 4 10,0
Ol. Menthae pip. aeth. 5,0
Mischen. »Vor Gebrauch schütteln«.
Öfter und laufend 20 gtt. mit 1 Eßl. hei-
ßem Tee (evtl. Präparat: Rowachol-
Tropfen, Wagner).

Blähungsschmerzen

Rp. Ol. Foeniculi aeth.
Ol. Carvi aeth.
Ol. Anisi aeth. aa ad 30,0
Mischen. »Vor Gebrauch schütteln«.
Öfter 10 gtt. auf 1 Stückchen Zucker.
Heiße Kamillenkompressen auf den
Bauch.

Herzschmerzen

Rp. Ammi visnaga ∅ 20,0
Tct. Arnicae 10,0
Crataegutt 20,0
Mischen. ½- bis 1 stdl. 30 gtt. (evtl. Prä-
parat: Arnitaegus, Kreussler und
Strophactiv, Magnet-activ).

Menstruationsbeschwerden

Rp. Hb. Millefolii
Flor. Chamomillae
Hb. Hyperici
Hb. Alchemillae
Hb. Anserinae aa ad 100,0
Mischen. 1 Teel. Infus, mehrmals tägl.
1 Tasse gut warm

oder:

Extr. Viburni fluid.
(bzw. Viburnum ∅) 20,0
Belladonna D 4 10,0
Tct. Chamomillae 20,0
Mischen. Öfter 25 gtt.

✦ Die *Gruppe der* **Antineuralgika** soll mit
den milden beginnen und unsystematisch einen empirischen Bezug zwischen den pflanzlich-homöopathischen Mitteln und der
Schmerzspezifität herstellen:
– Colchicum D 4: Gichtschmerzen
– Rhus tox. D 4: Gelenkschmerzen

– Petasites ∅: Muskelspasmen
– Arnika ∅–D 2; auch äußerlich: Muskel-
schmerzen, Gelenkentzündungen
– Symphytum ∅: Knochenhautschmerzen
– Iris D 2, Gelsemium D 4, Cyclamen D 1:
Kopfschmerzen
– Secale D 4: Gefäßspasmen
– Hypericum ∅: Nervenschmerzen
– Holundersaft: Trigeminusneuralgie
– Poliomyelan-Salbe »Feldhoff«: Kreuz-
schmerzen
– ABC-Pflaster: Kreuzschmerzen
– Reparil i.v. bzw. Drag. (Aescin-Aesculus):
traumatische Kopf- bzw. Wirbelsäulen-
schmerzen.

Trigeminusneuralgie und Ischialgie

Rp. Holundersaft, 2- bis 4 × tägl. ⅛ l
mit jeweils 1 Eßlöffel Portwein nach
HEINRICH PUMPE
(auch Holunder-Muttersaft von
Eden)

Gelenkschmerzen

Rp. Salix alba ∅ 20,0
Spiraea ulmaria ∅ 20,0
Dulcamara ∅ 10,0
Mischen. 2- bis 3stdl. 30 gtt. auf Brenn-
nesseltee.

✦ Wenn man schließlich auf **andere Medikamente** übergeht, so stoßen wir teilweise auf
**natürliche Stoffe und auf solche syntheti-
schen Ursprungs**.
– B-Vitamine (B 1–6–12, die sog. neurotropen
Vitamine): neuralgiforme Schmerzen
– Keltican »Trommsdorff«, Kps. und Amp. –
eine Eiweißsubstanz –: Nervenschmerzen,
WS-bedingt
– Phlogenzym, Wobenzym »Mucos« – Enzyme tierischer und pflanzlicher Genese
– Rutosid: traumatische Schwellungsschmer-
zen
– Tamanybosan »Salus«, Drag. – aus der Weidenrinde: antiphlogistisch, analgetisch und
antifebril wirksam
– Aspirin und andere Salizylate: siehe vorher
(z. B. auch Quadronal)
– Neurotropan »Phönix« pro inj. – ein Cholin:
schmerzhafte Gelosen

– Hewedolor B Amp. »Hevert« – Vit. B plus Natriumsalz: Neuralgien
– Dolo-Neurobion – Paracetamol und D.-N. forte »Cascan« – Vit. B. plus Dolo-Arthrosetten Brenner – »Efeka«, Drag., pflanzl.-homöop. Substanzen plus Paracetamol: Arthroseschmerzen
– dolor-loges, Tropfen – Urtinktur von Paulinia cupana: Kopfschmerzen.

✦ Und schließlich eine – subjektive – Auswahl **verschreibungsfreier chemischer Analgetika**:
– Eumed – mono, Tabl.: Phenazon
– Migranin, Tabl.: Phenazon plus Coffein
– Optalidon, Tabl., Supp.: s. vorher
– Spondylon, Supp.: Phenazonsalizylat
– Ben-u-ron, Tabl., Supp.: Paracetamol
– Exrheudon, Tabl.: Phenylbutazon
– Aktren, Tabl.: Ibuprofen 200 mg ist, wie eine Anzahl anderer ibuprofenhaltiger Zubereitungen verschreibungsfrei; eine 400-mg-Dosierung verschreibungspflichtig.

Daß dies nur Beispiele sind, Mittel, mit denen ich persönlich in der Praxis mich konfrontiert sehe, weiß jeder, der die umfangreiche Analgetika-Gruppe der »Roten Liste« durchgeht, die in einige hundert Nummern aufgegliedert ist. Ich habe daraus nur willkürlich bekanntere genommen.
Nicht abschließen möchte ich ohne Hinweise, welche Substanzen auf welche Organsysteme ihre *Nebenwirkungen* entfalten:
– Salizylate: Magen-Darm
– Paracetamol: Nieren
– Ibuprofen: Nieren.
Dies betrifft den Dauergebrauch oder eine Vorschädigung der betroffenen Organe.

✦ Aber auch momentan **häufig verordnete verschreibungspflichtige Analgetika** sollen als Stoffgruppen erwähnt sein:
– Kortisone und deren Derivate
– Indometazin (z. B. Amuno)
– Diclofenac (z. B. Voltaren)
– Butazon (z. B. Butazolidin, Ambene, Clinit).
Auf die Gruppe der dem besonders strengen *Betäubungsmittel-Gesetz* unterstellten Stoffe wie *Morphium* etc. möchte ich hier nicht weiter eingehen. Persönlich aber möchte ich bekennen, daß ich die in der BRD vorherrschende sparsame Morphium-Verordnung bei todkranken Schmerzgeplagten nicht richtig finde: in den Niederlanden, Dänemark, Schweden und auch in England hat man in den letzten Jahren eine großzügigere Regelung gefunden. Einige Ärztegruppen vertreten dies nun auch bei uns.

In diesem Zusammenhang eine Frage, eine Feststellung aus dem Jahr 1959 und eine möglicherweise daraus abzuleitende Folgerung:

Wie sich *therapeutische (hier: medikamentöse) Ansichten im Laufe der Zeit ändern*, soll nachstehendes Zitat aus der Zeitschrift »Der Landarzt« vom Dez. 1959 andeuten. Der Verfasser ist Dr. med. Kurt Seidel aus der Medizinischen Universitäts-Klinik Leipzig:

»Die *rheumatischen Krankheiten* sind mit Entzündungen einhergehende Erkrankungen, bei deren Behandlung neben der Bekämpfung des Schmerzes die Bekämpfung der Entzündung eine wichtige Rolle spielt. Salizyl und Pyramidon als althergebrachte Antirheumatika mit ihren Derivaten und Kombinationen haben eine gute analgetische, antipyretische und antiphlogistische Wirkung und sind somit in der Therapie des Rheumatismus bewährt. Den wichtigsten Fortschritt in der Behandlung des Rheumatismus bedeutete nun die Entdeckung der therapeutischen Wirksamkeit der Nebennierenrindensteroide durch Hench und seine Mitarbeiter. Ihre Anwendung ist jetzt mehr oder weniger Allgemeingut geworden, und ihre Nebenwirkungen und die Gefahren der Behandlung mit ihnen sind bekannt. Die synthetischen Abkömmlinge der physiologischen Nebennierenrindenwirkstoffe Cortison und Hydrocortison: das Prednison, das Prednisolon, Dexamethason und Triamcinolon sind jetzt die wohl am häufigsten angewendeten Steroidpräparate. Sie haben eine weitaus stärkere Wirkung als das adrenocorticotrope Hormon des Hypophysenvorderlappens, das Cortison und das Hydrocortison der Nebennierenrinde bei geringeren Nebenwirkungen.«
Die Folgerung, die ich daraus ziehen möchte,

ist: Änderungen gibt es mit dem Fortschritt, sie sind zum Teil richtig und wichtig. Falsch ist ganz sicher der Ausschließlichkeitsanspruch, mit dem viele augenblickliche »Wahrheiten« vertreten werden – häufig ohne historisches Bewußtsein und die Ahnung, daß es noch längst nicht der Weisheit letzter Schluß sein muß. Hinterfragung des Fortschritts würde *therapeutische Toleranz* mit einschließen.

✦ Ein ebenfalls aktuelles Thema sind die erwähnten *B-Vitamine,* deren *neurotrope Wirkung* durch die Kostendämpfungsmaßnahmen der Krankenkassen in ihrer Wirkung und damit in ihrer Verordnungsfähigkeit in Zweifel gezogen wird. Daß aber vor allem die Vitamine B 1 und B 6 allein oder zusammen mit Antirheumamitteln zur Linderung verschiedener Schmerzzustände beitragen können, ist nicht nur das Ergebnis mehrerer wissenschaftlicher Studien, wie sie zuletzt auf einem Experten-Workshop unter Leitung von Dr. THEODOR FLÖTER, dem Präsidenten des Schmerztherapeutischen Kolloquiums, Frankfurt, vorgetragen wurden. Und wie die Deutsche Rheuma-Liga dazu mitteilt, gelte das beispielsweise auch für Erkrankungen der Wirbelsäule, die auf Verschleißerscheinungen zurückzuführen sind, sowie für Muskel- und Skelettschmerzen im Bereich von Hals- und Lendenwirbelsäule. Zudem zeigten verschiedene Studien, daß eine Kombination dieser drei Vitamine auch eine Regeneration beschädigter Nervenzellen fördert und auch auf diesem Weg zur Beseitigung von Schmerzen beitragen kann.

Selbst sehe ich bei Herpes zoster, Schulter-Arm-Syndrom und Ischialgie mit Milgamma- oder beispielsweise Medivitan-Injektionen Positives. Die Wirkung der B-Vitamine bei verschiedenen Schmerzzuständen vertebragener, neuritischer, neuralgischer und myalgischer Natur erscheint auch verständlich bei Betrachtung der Stellung der B-Vitamine im Kohlehydratstoffwechsel des Nervengewebes als Co-Enzyme von Transaminasen und Aminosäure-Decarboxylasen, wie auch ihrer Bedeutung bei der Verwertung des Nahrungseiweißes und beim Aufbau der Zellkernsubstanz (S. JÄHNICHEN).

✦ In vielen Fällen einfacher Schmerzbekämpfung tun es auch *homöopathische Komplexmittel,* wie z. B. bei Kopfschmerzen Cefanalgin (Cefak), Unotex F und M »Bilgast« oder Spigelon »Heel«. Hier hat aber auch die Akupunktur und die sog. kleine Neuraltherapie ihre unbestreitbaren Erfolge.

Apropos *Kopfschmerzen*: die Vielschichtigkeit der Therapie geht alleine schon aus der Empfehlung des Vorsitzenden der Deutschen Schmerzhilfe, H. A. BAAR, hervor; er meint, durch kalte oder warme Wickel auf Stirn und Nacken könnten zwei Drittel aller Kopfschmerzen bis hin zur Migräne gelindert werden. Die Wirkung der Kälte beruhe nach seiner Ansicht auf den gleichen Prinzipien wie die Wirkung vieler Medikamente: die Bildung von Schmerzstoffen im Gewebe werde vermindert oder vollständig blockiert. Der Eisbeutel sollte jedoch nicht kälter als vier Grad unter Null sein, sagt BAAR. Ob im individuellen Fall Kälte oder Wärme richtig sei, müsse der Patient selbst entscheiden. Oft werde Wärme bei einer beginnenden Migräne als wohltuend empfunden, während kurze Zeit später Kälte am wirksamsten sei …

In naturheilkundlichen Kreisen stehen Schmerzmittel gleich welcher Art allgemein in keinem guten Ansehen, *es wird meiner Ansicht nach zu wenig differenziert.* Aufgezeigt werden sollte ja deshalb auch vor allem, daß Schmerzmittel nicht gleich Schmerzmittel ist. Und neben der Dosis und der Art sollte auch die Zeit als wesentlicher Faktor berücksichtigt werden: oft läßt man den Patienten in den Teufelskreis Verspannung – Schmerz – weitere Verspannung – Schmerzverstärkung hineinlaufen. Es stimmt eben nicht immer, ein Schmerzmittel »nur im äußersten Notfall« zu nehmen – Migränepatienten lehren uns dies am deutlichsten: haben sie den Zeitpunkt eines Mittels versäumt, richtet dieses entweder nichts mehr aus oder die Dosis muß vervielfacht werden!

Den Circulus vitiosus zu unterbrechen, wie auch immer, scheint die Lösung zu sein.

Und noch ein Wort: kausale Therapie, nicht Bekämpfung des Symptoms – wer möchte anzweifeln, daß diese Forderung zu recht gestellt wird. Aber, um beim Beispiel Migräne zu bleiben: wo ist denn da die Causa?! Von finalen Schmerzzuständen sog. austherapierter Patienten ganz zu schweigen, wird sich immer die Frage nach dem kleineren Übel stellen. Und freilich weiß man, daß Schmerzmittel nicht nur den Schmerz ausschalten, sondern auch Kreislauf und Atmung beeinträchtigen, Geschwüre im Magen-Darm-Bereich hervorrufen, zu Überempfindlichkeitsreaktionen und gar zur Sucht führen können. Schmerzkliniken und -ambulanzen (in München beispielsweise Krankenhaus Rechts der Isar) können ein Lied davon singen.

Der Schmerz als der »bellende Wachhund der Gesundheit«, der auf Krankheiten aufmerksam macht und zur Ruhe zwingt. Leider wissen wir nur zu gut, wie oft diese Wachhundfunktion versagt und Schmerzen erst dann auftreten, wenn nahezu alles zu spät ist! So melden sich die meisten Krebskrankheiten ebenso zu spät wie Leberzirrhose, Lungentuberkulose und Gehirntumore auch gutartiger Form. Schmerzmeldungen sind unzuverlässig und die Schwere der Schmerzen steht oft im umgekehrten Verhältnis zur Schwere der Krankheit.

Ist der Schmerz ein atavistisches Relikt aus der Frühzeit des Menschen – ist er heute mehr oder weniger zufällig?

Eine Schmerzintensität, die uns bereits klagen läßt, nehmen dagegen manche Volksstämme noch nicht einmal wahr. Es wäre unter ihrer Würde – Beispiel: »Ein Indianer kennt keinen Schmerz!« Allein das macht schon deutlich, daß das Phänomen Schmerz nur schwer zu fassen und noch schwerer zu objektivieren ist. Nach soziodemographischen Untersuchungen halten Männer mehr Schmerzen aus als Frauen – oder wollen sie, einem alten Rollenspiel folgend, nur tapferer sein? Arbeiter haben angeblich gegenüber Angestellten eine niedrigere Schmerztoleranz; jüngere Menschen können nach vergleichenden Untersuchungen mehr Schmerz ertragen als ältere. Massive Angst reduziert, weniger ausgeprägte Angst intensiviert die Schmerzwahrnehmung. Sadisten und stark aggressive Menschen sollen nach

Meinung von Psychoanalytikern mehr unter Schmerzen leiden, und zur Hysterie neigende Typen, die ihre Seelenkonflikte demonstrativ ausleben (theatralisch), sind weniger vom Schmerz geplagt. Fürwahr, die Gleichung Schmerz ist gleich Schmerz geht bei weitem nicht auf!

Freilich zieht man auch aus manchen dieser Erkenntnisse therapeutische Konsequenzen. Aus den USA kam beispielsweise schon vor Jahren die Biofeedback-Methode: mittels Apparaturen wird ein Lernerfolg vermittelt und kontrolliert, ähnlich wie bei der Hypnose der Enderfolg mit dem posthypnotischen Befehl »Ich habe nie wieder Schmerzen!« zu sichern versucht wird.

Ebenso seit längerer Zeit wird in den Labors großer Pharmakonzerne an Schmerzmitteln ohne (?) Nebenwirkungen gearbeitet: hier knüpft man an die Endorphine, körpereigene Morphine an, die physiologisch den Organismus gegen Schmerzempfindungen abschirmen können. Allerdings ist trotz hohen Aufwands für die Praxis wenig herausgekommen.

Und nochmals möchte ich Zahlen sprechen lassen, Fakten.

Fast die Hälfte der Patienten, die unter Schmerzen leiden, haben diese am Bewegungssystem im weiteren Sinn: Wirbelsäule, Gelenke, Nacken-Schulter-Arm-Syndrom. Kopfschmerzen im weitesten Sinn stehen an zweiter Stelle. Diesen beiden großen Blöcken gegenüber sind abdominelle Schmerzen, solche am Herzen und Neuralgien ziemlich an dritter Position.

Was die Behandlungsmethoden betrifft, so kann man sich ebenso auf umfangreiche Befragungen in Praxen von Ärzten stützen; der Häufigkeit nach werden genannt: Analgetika, Antirheumatika, Psychopharmaka, Nervenblockaden und Neuraltherapie, Akupunktur und physikalische Anwendungen, Entspannungsverfahren und Hypnose sowie am Schluß psychologische Beratung und Psychotherapie.

Nach heutiger Ansicht bilden die Prostaglandine, denen die Schlüsselrolle in unserem körpereigenen Warnsystem zufällt, eine Schmerzsicherung. Diese Stoffe werden vom Körper stets dort produziert, wo Gewebeschäden auftreten. Der Grund: Wenn eine Zelle geschädigt oder zerstört wird, lösen sich aus ihrer Membran (Zellwand) bestimmte ungesättigte Fettsäuren – allen voran die Arachidonsäure – heraus. Genau das sind die Bausteine, aus denen sich die Prostaglandine zusammensetzen. Schon Sekundenbruchteile nach einer Zellschädigung beginnt die Prostaglandin-Synthese. Für die Mediziner ist dies ein untrügliches Indiz: Wenn im Körper eines Patienten vermehrt Prostaglandine freigesetzt werden, ist sicher, daß irgendwo Zellen zu Schaden gekommen sind – selbst wenn der Patient (noch) keine Schmerzen empfinden sollte. Die Prostaglandine aktivieren die Schmerzmediatoren offensichtlich dazu, ihrerseits die Schmerzsensoren noch stärker zu erregen. Deshalb werden sie auch als Schmerzaktivatoren bezeichnet.

Nochmal abschließend ein Wort *zur Phytotherapie*: In einigen Fällen sollten wir auch erkennen, daß einige Schmerzmittel, die in ihren Formeln nicht mehr viel von Pflanzen ahnen lassen, doch aus diesen entstanden sind – seien es die Belladonna-Alkaloide aus der Tollkirsche und verwandten Nachtschattengewächsen (dazu gehört auch das Butylscopolamin aus dem Glockenbilsenkraut) oder beispielsweise die Acetylsalizylsäure (Aspirin). Gerade bei der Synthetisierung des letzteren stand die Natur Pate: bereits der berühmte Hippokrates von Kos (460–377 v. Chr.) kannte die schmerzlindernde Wirkung des Weidenrindensaftes (lateinisch: Salix-Arten). Im Mittelalter kochten Kräuterfrauen die Weidenrinden und reichten schmerzgeplagten Nachbarn diesen Trank. Als Napoleon im Jahr 1806 die Kontinentalsperre verhängte, konnte das Chinin, zu jener Zeit das bekannteste fiebersenkende Mittel, nicht mehr aus Peru nach Mitteleuropa eingeführt werden. Auf der Suche nach einem Ersatzmedikament erinnerte man sich der Weidenrinden: 1828 kochte der Münchner Pharmazieprofessor J. A. BUCHNER eine gelbliche Masse daraus und nannte sie Salicin. Ein Franzose stellte dieses dann in kristalliner Form her, die Salicylsäure. Aber erst der Kunstgriff des Bayer-Chemikers Dr. FRITZ HOFF-

MANN, die Salicylsäure durch Acetylierung zu »veredeln«, brachte sie in reine und stabile Form und damit den Durchbruch als *Aspirin zum weltweit bekanntesten Schmerzmittel*. Um Schmerzen wirksam zu lindern oder ganz auszuschalten, müßte es darauf ankommen, die Produktion des »Schmerzverstärkers« Prostaglandin zu verhindern. Der Aspirin-Wirkstoff Acetylsalicylsäure (ASS) kann genau das. Die ASS bewirkt, daß sich die Zahl und Stärke der an das Gehirn weitergeleiteten Reize so drastisch verringern, daß der Schmerz nachläßt.

Wenn ich im Rahmen dieser kleinen Arbeit nicht auf die Bedeutung der Akupunktur und der Neuraltherapie eingegangen bin, bedeutet dies nur, daß hier zwei wichtige und wertvolle Domänen sind, die vielerorts ausführlich abgehandelt sind. Auch wenn vielleicht die vor zehn Jahren bei uns sehr gelobte Akupunktur-Analgesie nicht das gehalten hat, was man damals meinte, hoffte, so ist die ca. 3000 Jahre alte Nadelung ein ebenso wichtiger Trumpf wie die – von einseitigen Therapeuten natürlich ebenso überschätzte – Neuraltherapie nach Huneke und Dosch neben anderen.

Vieles bleibt in unserer täglichen Erfahrung unbefriedigend und tragisch.
Ich habe in meiner Praxis einen Mann kennengelernt, der wegen einer Trigeminusneuralgie bei vielen Spezialisten im In- und Ausland war, auch operiert wurde, dem ich ebenfalls nicht helfen konnte und der sich schließlich wegen der Unerträglichkeit der Schmerzen das Leben nahm.
Das Wort Schmerz und Schmerzen kommt bereits in der Bibel häufig vor, im Alten Testament ist oft die Rede davon. Ist es die komplexeste Erfahrung des Menschen? Daß er zum Glück nicht geboren ist, betont auch SIEGMUND FREUD. Der weiße Saft der unreifen Mohnkapseln war schon in der archaischen Medizin der Hochkulturen bekannt. Hippokrates und Dioskurides nannten aber auch die Wurzel der Alraune, das Bilsenkraut und die Weidenrinde. Die Aufgabe bleibt: Kranke zu trösten und Schmerzen zu lindern …

ZUR GESCHICHTE
DER ARZNEIPFLANZENKUNDE

Als eines der ältesten Zeugnisse für Arzneitherapie gilt der berühmte Papyrus Ebers aus dem frühen Ägypten: er soll spätestens um 1550 v. Chr. entstanden sein – aber auch selbst bereits auf noch ältere Quellen zurückgehen! Wacholder, Koloquinte, Granatapfel, Leinsamen, Fenchel, Bergahorn, Kardamomen, natürlich Knoblauch, Lattich, Harz von Nadelbäumen, Sennesblätter, Lilie, Zaunrübe, Rizinus, Christrose, Thymian, Schöllkraut, kriechendes Fünffingerkraut, Sellerie, Tamariske, Bockshornklee, Schilfrohr und Lotus – das ist nur eine Auswahl dessen, was dort bereits benützt wurde. Der Mohn fand schon seine Anwendung als Beruhigungsmittel für schreiende Kleinkinder; Hyoscyamus bzw. das ägyptische Bilsenkraut wurde als Mittel gegen Eingeweideschmerzen empfohlen – und bis heute blieb es ein großes Mittel bei »intestinalen Spasmen«. Auch der Stechapfel, Datura-Arten, war bekannt.

Fast immer führt wie ein roter Faden die kulturelle Entwicklung von den Ägyptern zu den Griechen und von dort zu den Römern. War der Mittelmeerraum mit seinem warmen und milden Klima auch für die Entfaltung der Heilpflanzenkunde ein günstiger Ort? Sicher war und ist Fülle und Vielzahl vorhanden – und F. NIETZSCHE sprach einmal davon, daß Kultur letztlich eine Sache von 2000 Höhenmetern sei. (Er lebte einige Zeit in Sils Maria auf 1800 m Höhe im Oberengadin und konnte dies dort deutlich erfahren: einige hundert Meter höher wachsen nur noch sehr vereinzelt Pflanzen, Flechten – aber der Boden für den Menschen und seine kulturelle Entfaltung ist schnell entzogen –.)

HIPPOKRATES sei hier genannt (460–377 v. Chr. geboren auf Kos), jener große Heilkundige, der Diätetiker im umfassenden Sinn war

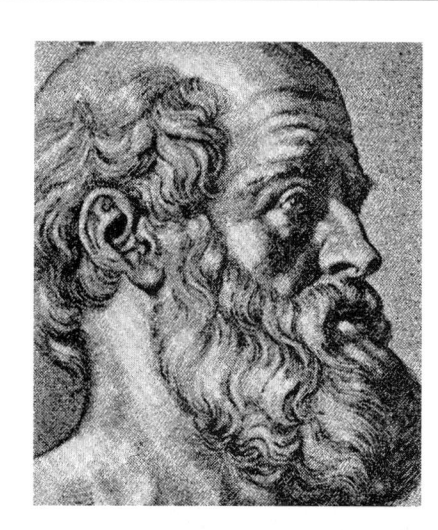

Hippokrates.

und sich der Pflanzen zu bedienen wußte: einfache Drogen und Komposita mit nur wenigen Bestandteilen (!) wurden von ihm angewandt.

Die Botanik nahm zur damaligen Zeit einen Aufschwung. Schließlich erscheint zu Beginn der römischen Kaiserzeit das mit zahlreichen Abbildungen geschmückte Werk des Militärarztes DIOSKURIDES (die schönen Zeichnungen waren aber auch didaktisch gemeint – um sicherer sammeln zu können).

GALEN (131–200 n. Chr.) – der uns vornehmlich von den »Galenika«, eine von ihm abgeleitete Bezeichnung für die verschiedenartigen Arzneizubereitungen wie Tinkturen, Extrakte, Weine, Sirup etc., bis heute gegenwärtig ist, muß als nächster genannt werden.

Er war nicht eigentlich Phytotherapeut, hinterließ aber in einem riesigen Werk von mineralischen und tierischen Arzneimitteln eben auch die traditionellen pflanzlichen. Er ist gewissermaßen der Vater der Qualitätenlehre: feucht und trocken sowie warm und kühl. Diese Kriterien wurden in der Barockzeit als humoraltherapeutische Begriffe wieder aufgenommen. Kompilatorisch wie sein Landsmann PLINIUS trug GALEN – auf den Werken der Griechen fußend – ungeheuer viel zusammen, sichtete aber kritisch die Materia medica und seine Enzyklopädie bildete bis in das 19. Jahrhun-

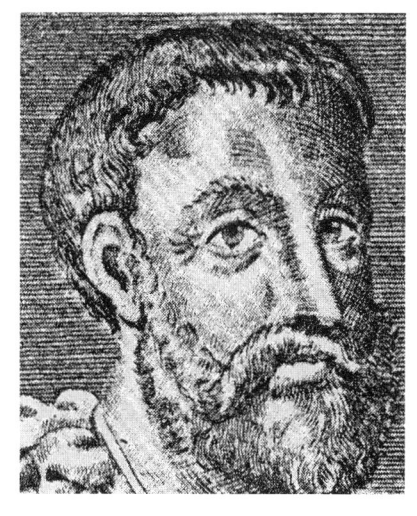

Galen.

dert eine immer wieder abgeschriebene Basis.

Die folgende Zeit war keine Blütephase für die Heilpflanzenkunde. Freilich hatten auch die *Germanen* ein Heilwissen: Lauch und Angelika sind von dort als Wunderheilmittel bekannt (ohne Zweifel hat Lauch in seiner »Qualität kühl und feucht« eine günstige Wirkung als Auflage bei entzündeten Wunden). Gundermann (= Gundelrebe = Glechoma) und Schlüsselblume galten als germanische Heilpflanzen.

Den *Klöstern* schließlich fällt das Verdienst zu, durch Kopieren alter Werke, d. h. Abschreiben, diese vor dem Untergehen bewahrt zu haben. In dem zwischen Rom und Neapel liegenden Benediktinerkloster Monte Casino, das im II. Weltkrieg wieder eine Art von Bekanntheit erreichte, finden wir ein Zentrum; von dort kamen dann die Mönche im Zuge der Christianisierung über die Alpen und gründeten ihre Klöster (wie z. B. das oberbayerische Benediktbeuren). Auf ihre Anregung soll schließlich das berühmte »Capitulare de villis et cortis imperialibus« *Karls des Großen* bzw. Ludwigs des Frommen (8./9. Jahrhundert) zurückgehen. Es ist eine Anleitung für die Pächter von Krongütern, was sie an Obstbäumen,

Chinesisches altes Kräuterbuch (Kaiser shin-Nang.), angbl. 6000 v. Chr.

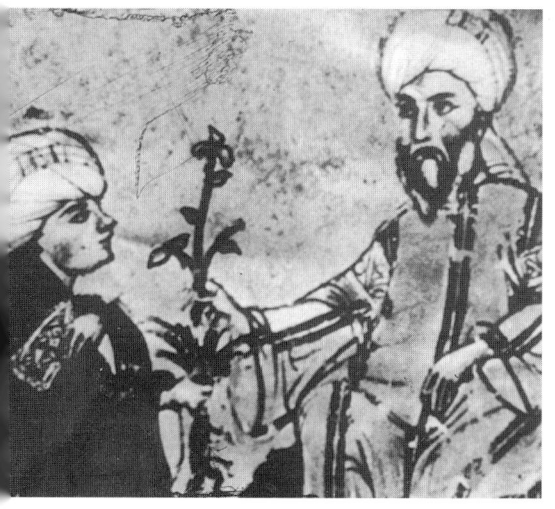

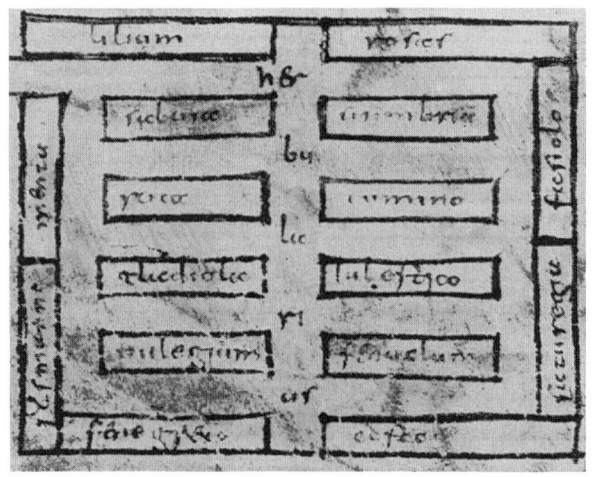

Kräutergarten im St. Gallener Klosterplan von 820 n. Chr.

Alte Darstellung einer Alraunfrucht.

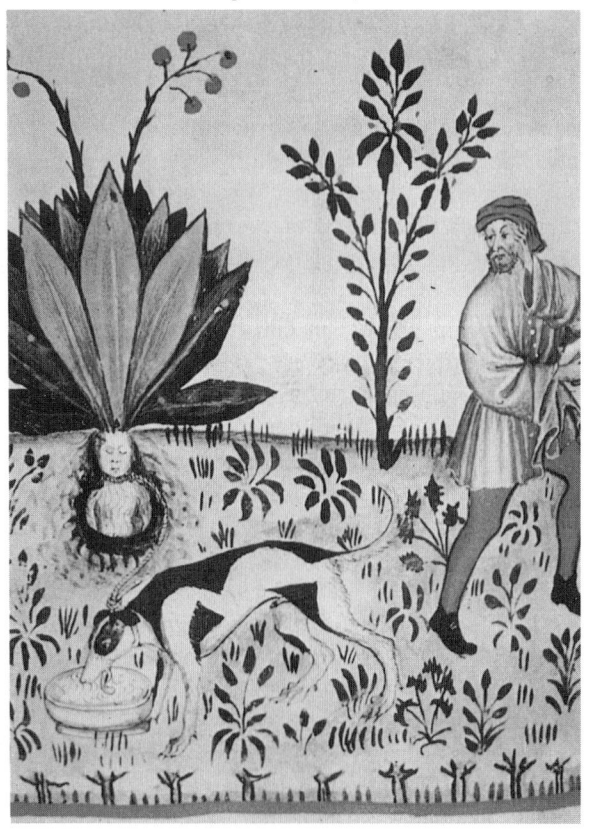

Arznei- und Gewürzpflanzen zweckmäßig anbauen sollten. (Man kann z. B. im berühmten romanischen Kloster auf der Bodenseeinsel Reichenau noch heute die rekonstruierte Anlage eines solchen Gartens mit 24 Arznei- und Gewürzpflanzen in guter Pflege besuchen.) Wir finden in dieser bedeutenden Empfehlung Salbei und Liebstöckl ebenso wie Borretsch, Wermut und Brunnenkresse.

Freilich würde es Seiten füllen, wollte man den Blick von unserer unmittelbaren Nähe in andere Länder richten, wo längst ebenfalls eine hochstehende Arzneipflanzentherapie existierte: die chinesische und *indisch-ayurvedische Medizin* ist uns ebenso wie die *arabische* in großem Umfang überliefert und stellt ein reiches Potential dar.

Auch wäre die *Schule von Salerno* südlich von Neapel zu erwähnen, eine der berühmtesten Medizinschulen der Welt des Mittelalters. Vermutlich aus dem 13. Jahrhundert stammt von dort die sog. »Alphita«, eine umfangreiche Aufzählung von Drogen. Mit Salerno wetteiferten aber auch die *maurischen Universitäten Spaniens*, die, von arabischen Eroberern gegründet, das Land aus tiefem Verfall in eine kulturelle Blüte führten. 1400 Arzneipflanzen beschreibt der große spanisch-maurische Botanikerarzt IBN BAITHAR zur damaligen Zeit.

Und der arabische Arzt IBN SINA – uns mit seinem romanisierten Namen *Avicenna* geläufiger – schrieb sein berühmtes Werk »Canon medicinae« im 11. Jahrhundert, zahlreiche Arzneipflanzen aus Europa, Arabien und Indien aufführend. Hier finden sich auch Einflüsse bedeutender jüdischer Ärzte.

Doch zurück in unsere engeren Grenzen: eine große, wahrhaft emanzipierte Frau, die Äbtissin HILDEGARD VON BINGEN, nahm sich – neben vielem anderen – auch der Heilpflanzenkunde an. Neben einer Naturbeschreibung (»Physika«) gibt ein medizinisches Opus (»Causae et Curae« – Ursachen und Behandlungen) dieser Therapie einen Aufschwung, der momentan eine Art von Wiedergeburt beschieden ist (im Dinkel, Galgant etc.). Eine angewachsene Hildegard-Literatur gibt uns auch Einblick in die erstaunliche Fülle von Arzneipflanzen, die sie anwandte. Das besondere ist, daß die Hl. Hildegard nicht nur in der althergebrachten Tradition stand (und wie andere wesentlich auf Dioskurides aufbaute), vielmehr die sog. Volksmedizin ihrer Heimat am Rhein mit einbezog. Neben den lateinischen Bezeichnungen finden wir eine Reihe deutscher: Bluothwurtz, Brunncrassium (Brunnenkresse), Querlen (Erle).

Aber auch der Dominikanermönch ALBERTUS MAGNUS (Albert von Bollstädt) war im ausgehenden 13. Jahrhundert eine wichtige Person für die Überlieferung und Fortführung der Tradition. Im 5. Buch seines umfangreichen schriftstellerischen Opus »De vegetabilibus« fußt er zwar auf Avicenna, bringt jedoch viele eigene Beobachtungen ein. ALBERTUS MAGNUS, später Bischof von Regensburg, muß als eines der größten Universalgenies seiner Zeit bezeichnet werden: freilich waren die Theologie und Philosophie seine Hauptgebiete, aber er besaß auch ein Treibhaus für seine botani-

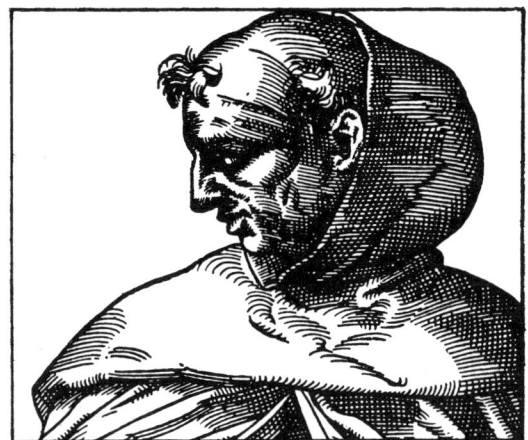

Albertus Magnus.

schen Studien, in dem er den König (Wilhelm) von Holland empfing!

Als später CHRISTOPH COLUMBUS Amerika entdeckte, wurde die Welt kleiner. Die abenteuerlichen Seefahrten des VASCO DA GAMA an den Küsten bis nach Indien, die Entdeckungs- und Eroberungsfahrten der Spanier und Portugiesen, sie alle brachten eine Flut von exotischen Drogen mit. Tabak und Kartoffeln gelangten zu uns; wegen kostbarer Gewürze, die mit Gold aufgewogen wurden, führte man erbitterte Kriege.

Ausländische Drogen wurden Mode. Bald hatte der große Theophrastus von Hohenheim, genannt PARACELSUS, Anlaß, dies zu beklagen. Zuvor aber brachte der Umstand, daß GUTENBERG in Mainz die Buchdruckerkunst erfand, den Pflanzenbüchern einen völlig neuen Auftrieb. Als erstes in einer nun beginnenden großen Reihe gilt das 1483 in Rom verlegte Herbarium des APULEJUS BARBARUS. In Deutschland erscheint 1484 bei PETER SCHÖFER (Mainz) der »Herbarius« mit 150 Pflanzenbildern, der sofort zahlreich nachgedruckt wurde (es gab damals kein Urheberrecht; diese »Raubdrucke« waren quasi legal).

Es geht also dann Schlag auf Schlag: im nächsten Jahr bereits bringt der Frankfurter Stadtphysikus J. VON CUBE (Kaub) in deutscher Sprache den berühmten »Hortus Sanitatis – gart der gesuntheit«, 368 Bilder enthaltend,

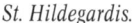

St. Hildegardis.

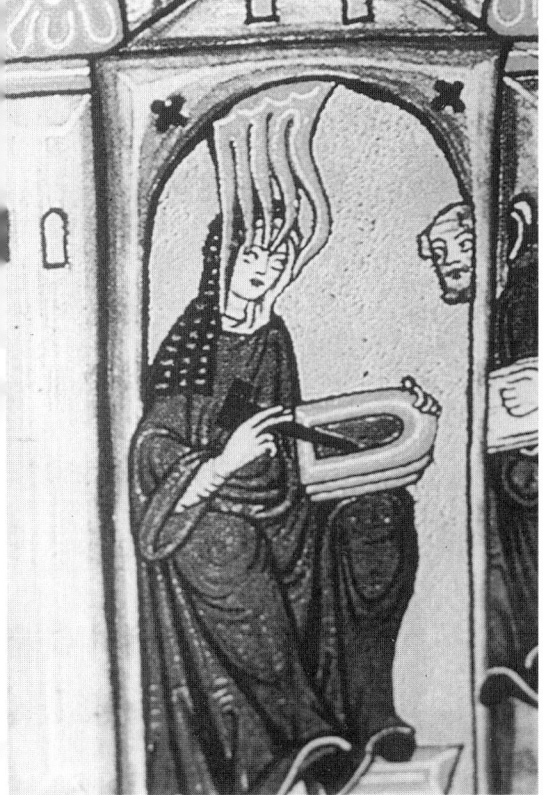

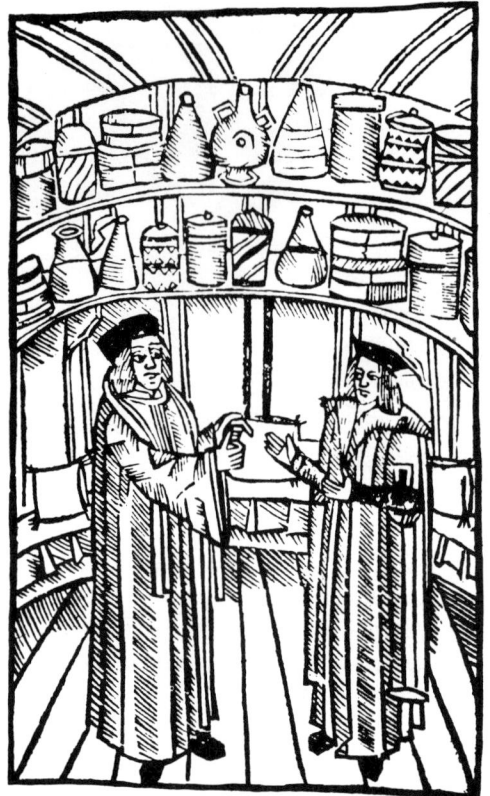

Mittelalterliche Standgefäße für Arzneien. Aus einer Kölner Pestschrift vom 1514.

ebenso zahlreich verbreitet wie das 1539 erschienene »Kreutterbuch« von HIERONYMUS BOCK. Den größten Auflagenerfolg aber – man kann mit 32 000 verkauften Exemplaren von einem Bestseller sprechen! – hatte 1554 das in Venedig gedruckte Buch von ANDREAS MATTHIOLUS, dem Leibarzt Kaiser FERDINANDS I. (Der Verfasser starb 1577 in Siena an der Pest). Auch das Buch von ADAM LONITZER (Lonicerus, wie sich der Frankfurter Stadtarzt nannte) von 1564 soll in dieser Reihe erwähnt sein: es ist im Grund eine Umarbeitung von Brunfels und war ebenfalls weitverbreitet. Und schließlich zuletzt ein weiterer klangvoller Name: 1588 jener von JACOBUS TABERNAEMONTANUS (sein, dem damaligen Usus folgend, latinisierter Name ist jener seines Geburtsortes Bergzabern). Es erlebte mehrere Auflagen, die letzte 1731.

Wenn wir einen Schritt zurückgehen an jene Schnittstelle zwischen Mittelalter und Neuzeit, müssen wir PARACELSUS nochmals erwähnen. Unter seinen zahlreichen Schriften ist kein Kräuterbuch im eigentlichen Sinn, Angaben zur Pflanzenheilkunde sind verstreut. Eine Art von Zusammenfassung ist »Der Her-

heraus. Auch dieses Buch – im Reprint heute erhältlich, vom Original sind nur noch wenige unbezahlbare Exemplare vorhanden – hätte seinem Herausgeber Gewinn gebracht, wäre es nicht sofort wieder kopiert worden. 1530 kommt vom Carthäusermönch und Arzt OTTO VON BRUNFELS (von HANS SCHOTT in Straßburg verlegt) ein Kräuterbuch, systematisiert erstmals nach Pflanzenfamilien mit guten Bildern. Auch dieses Buch liegt uns heute in einem Reprint vor.
Es war CONRAD GESNER, ein unglaublich vielseitiger und gebildeter Mann, der die Pflanzen nach der Beschaffenheit ihrer Blüten und Samen einteilte in Arten, Geschlechter und Klassen. Der Arzt LEONHARD FUCHS (nach ihm sind die »Fuchsien« benannt!) bringt 1542 in lateinischer, 1543 in deutscher Sprache sein Werk heraus, versehen mit großartigen Abbildungen. Es wurde – mit »Raubdrucken« –

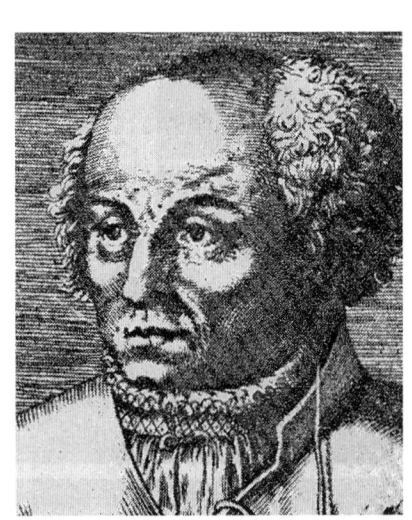

Paracelsus.

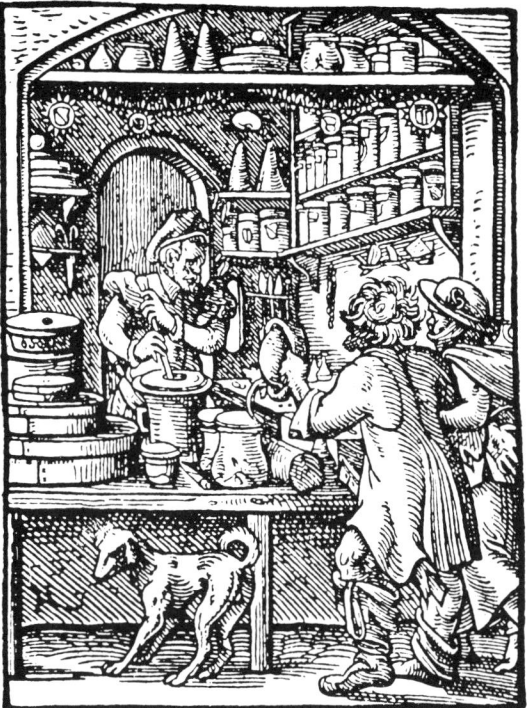

Mittelalterliche Alchimistenladen.

barius«, wo wir z. B. über den Gebrauch von Helleborus niger, der Christrose, unterrichtet werden.

Er war der Überzeugung, daß für jede Krankheit ein Kraut gewachsen sei, auch daß das, was vor der eigenen Tür wachse, das Beste sei. Die Natur betrachtete er als des »Hergott's Apotheke« (ein Ausdruck, den die österreichische Kräuterkundige Maria Treben übernommen hat). Der große PARACELSUS sprach auch einmal davon, daß es nur drei »wahre« Heilmittel gäbe: das Wasser, die Luft und das Kraut.

Der Eindruck allerdings, daß alles Alte »gut« war, soll rückblickend nicht erweckt werden. Es gilt auch hier, daß wir von unseren Vorfahren nicht die Asche, sondern das Feuer übernehmen sollen.

Schauen wir uns nur exemplarisch ein Rezept des geheimnisumwitterten NOSTRADAMUS (1503–1566) an, das er für den Bischof von Carcassone, den Msg. A. DE FOYS, zusammenstellte:

Talk (Speckstein)	
Perlmutt	
Korallen	
Lapislazuli	a͞a ca. 15 g
etwas abgeschabtes Elfenbeinpulver	
etwas zermahlenes Hirschgeweih	
Aloeholz	
Zimtmark	a͞a je 10 g
Rosenöl	
Borretschsaft	
Veilchenöl	a͞a je 3 g

viel Zitronat
eingemachten Ingwer 20 g
eingemachte Pomeranzen
eingelegter Lattich (Salat)
eingelegter Kürbis je 30 g
1 Messerspitze Gold, von der feinsten Münze abgefeilt
Amber 2 g
Senna 6 g
Moschus 6 g
feine Seide 150 g
M. f. Pulv. mit Apfelsaft und Rosenwasser kochen, bis die Seide und der Saft rot sind. Auspressen.
Mit 150 g Zucker zu Sirup eindicken, Weißwein hinzugeben und ½ Stunde rühren.
Mit 100 g Borretschmarmelade und 30 g Pulver der Arnicawurzel zu Brei mischen.
Fertig. S.: vorm. ½ Teel. mit Wein einnehmen.
Bei Erschöpfung und Depression.

(Aus »Die geheimen Heilrezepte des NOSTRADAMUS« KURT ALLGEIER Heyne – 1982.)

Es kam die Zeit der Aderlässe, Klistiere, Blutegel und der Schröpfbehandlung, die im Barock als die Lehre von der Humoralpathologie nicht nur Triumphe feierte, sondern auch unglaublich ausufernde Auswüchse trieb. Ärzte und Bader brachten Tausende von Patienten durch maßlose Geldgier zu Tode, indem sie sie solange mit diesen Methoden behandelten, bis sie total erschöpft waren. Da nützten dann auch die komplizierten Rezepturen nichts mehr.

Freilich sind es einzelne Namen, die zu nennen wären: im 18. Jahrhundert der hessische Leibarzt J. KÄMPF, zu Beginn des 19. HUFELAND und HAHNEMANN. OSIANDER schrieb 1826 ein sehr verbreitetes Buch »Volksarzneymittel«; RADEMACHER brachte 1840 seine zweibändige »Erfahrungsheilkunde« heraus. Gegen Ende des vorigen Jahrhunderts kam der Kräuteratlas von S. KNEIPP heraus und trug zur Belebung der Phytotherapie bei. Als Begründer der modernen Heilpflanzenverordnung gilt dann in diesem Jahrhundert der Franzose LECLERC. In der Schweiz trug Pfarrer KÜNZLI mit seinem Büchlein »Chrut und Uchrut« zur Popularisierung der Pflanzen bei. Nach dem II. Weltkrieg gelang es dann langsam Dr. med. R. F. WEISS mit seinem »Lehrbuch der Phytotherapie« das Interesse wieder zu wecken, bis schließlich gegen Ende der 70er Jahre eine noch anhaltende Renaissance einsetzte.

Gehen wir aber nochmal einen Schritt zurück und betrachten die Blütezeit der Findung und Darstellung von einzelnen Pflanzenstoffen, hier speziell der *Alkaloide* (nach HAAS); es war für die Chemie, die sich endgültig von der geheimnisumwitterten Alchemie gelöst hatte, ein großer Einstieg:

1803/06 Morphin SERTÜRNER
1817 Emetin PELLETIER und MAGENDIE
1817 Strychnin PELLETIER und CAVENTOU
1819 Delphinin BRANDES
1819 Colchicin PELLETIER und CAVENTOU
1819 Brucin PELLETIER und CAVENTOU
1819 Piperin OERSTEDT
1819 Coffein RUNGE
1820 Cinchonin PELLETIER und CAVENTOU
1821 Solanin DESFOSSES
1824 Chelidonin PROBST
1826 Coniin GIESECKE
1826 Corydalin WACKENRODER
1827 Chinin PELLETIER und CAVENTOU
1928 Nicotin POSSELT und REIMANN

1831 Narcotin ROBIQUET
1831 Berberin BUCHNER und HERBERGER
1832 Narcein PELLETIER
1833 Aconitin GEIGER und HESSE
1833 Hyoscyamin GEIGER und HESSE
1833 Codein ROBIQUET
1833 Atropin GEIGER, HESSE und MEIN
1833 Chinidin HENRY und DELONDRE
1833 Thebain PELLETIER
1835 Oxyacanthin POLEX
1841 Harmalin GOEBEL
1847 Harmin FRITSCHE
1848 Papaverin MERCK.

Lesen wir, was der Pharmakologe G. ORZECHOWSKI 1971 schreibt:

»Es gab schon lange Zeit, Millionen von Jahren, Pflanzen, bevor die Erde den ersten Menschen sah. Die pflanzlichen Wirkstoffe passen meistens auch nicht ideal zu dem für sie ausgedachten Zweck. Sie haben gewisse Schönheitsfehler, wie der Mensch sicher bald erkannt hat. Daher stammt das heute so vielstrapazierte Wort von den »Nebenwirkungen«, das immer einen tadelnden Unterton enthält.

Sehr bald regte sich der Homo faber wieder und versuchte, solche Schönheitsfehler chemisch abzuändern. Hier kann man eine sehr kräftige Wurzel für die sich rasch entwickelnde pharmazeutische Chemie erkennen.

Mit der Anzahl der an der Forschung Beteiligten und dem Wachstum der Kommunikationsmittel entwickelte sich auch die Wissenschaft immer schneller. Ein Beispiel dafür ist kennzeichnend:

1860 isolierte ALFRED NIEMANN, ein Doktorand von WÖHLER, in Göttingen das Cocain. 1909 synthetisierte Alfred EINHORN in Hoechst das Novocain®. 1951 berichtete CARNEY über 1060 Karbonsäureester mit lokalanästhetischer Wirkung. Hier wird eine sehr wesentliche Funktion der Pflanze für die Arzneimittelforschung deutlich sichtbar. Diese Pflanzenwirkstoffe waren Modell und Anregung für die »synthetischen« Chemiker.«

Damit wären wir mitten in der Gegenwart. Die Naturstoff-Forschung hat eine Blütephase –

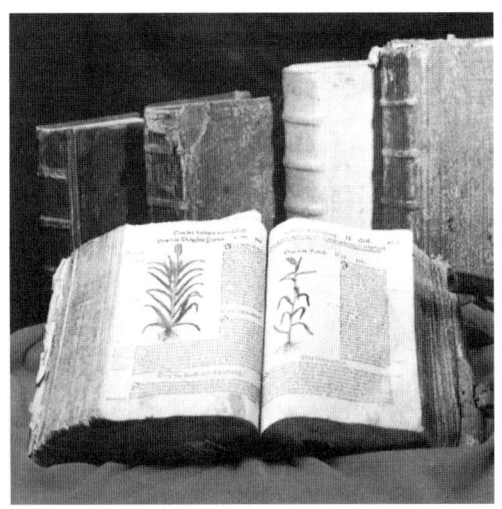

wohl auch als Reaktion auf die nebenwirkungsreiche Palette der chemischen Arzneimittel. Wie eh und je die Geschichte der Menschheit ist auch die Phytotherapie voll von Widersprüchen: während die eine Gruppe von Therapeuten möglichst Präparate aus der *ganzen* Pflanze fordert, sieht eine andere das Heil im »übersichtlichen« Hauptwirkstoff, den es möglichst rein darzustellen gilt. Beispiel: Roßkastanien-Auszug oder die Anwendung des Saponins Aescin.

Eine große Anzahl von Arzneipflanzen ist augenblicklich weltweit »auf dem Prüfstand«: trotzdem ist eine Unzahl von Pflanzen noch nicht »durchgecheckt«. Auch ist die Monografierung des Arzneipflanzenschatzes durch die Komm. E nicht unumstritten: die Kriterien, nach welchen eine Pflanze als wirksam bzw. unwirksam eingeordnet wird (Positiv- bzw. Null-Monografie) werden wohl stark vom Zeitgeist und dem augenblicklichen naturwissenschaftlichen Denken beherrscht. Auch gibt

es Zweifel, wie die Phytotherapie die sog. »Harmonisierung« der EG erfahren und überstehen wird: Gewaltakte werden jahrhundertelangen Traditionen nicht gut bekommen.

Wenn man bedenkt, daß die Rotalgen genau wie die Kartoffeln und diese wieder ebenso wie der Mensch Cholesterin aus Essigsäure aufbauen, daß dabei so gut bekannte Zwischenstoffe wie die ätherischen Öle Geraniol und Farnesol, wie das Triterpen Squalen aufgebaut werden, dann zwingt eine solche Erkenntnis zu gewissen Schlüssen. Wir wissen, daß sich die Grenzen zwischen Botanik und Zoologie auf dem Sektor der Biochemie noch mehr verwischen als etwa auf dem der Morphologie. Man sollte also erwarten, daß ein pflanzlicher Wirkstoff, der aus den gleichen Grundstoffen, mit den gleichen oder sehr ähnlichen Enzymen aufgebaut wird, bei der therapeutischen Anwendung dem menschlichen Körper griffiger und adaptierter vorkommen wird als mancher Stoff, der, wie etwa das DDT, deshalb so bewundert wird, weil er chemisch kaum angreifbar ist. Je mehr das Gespenst der »iatrogenen Krankheiten« umgeht, umso mehr sollte die »Arzneimittelsicherheit« der teilweise noch vorhandenen Ablehnung von Naturstoffen entgegenarbeiten.

Wird man – was bei Betrachtung der Geschichte eher wahrscheinlich ist – wieder einmal rigoros vorgehen, die Kinder mit den Bädern ausschütten und selbstherrlich wähnen, jetzt habe man endlich der Weisheit letzten Schluß gefunden? Vorsicht und Bewußtmachung von Geschichte und Tradition wären beim Einbau in die Moderne wieder einmal ratsam.

PHARMAKODYNAMIK WICHTIGER PFLANZLICHEN INHALTSSTOFFE

Glykoside

Ätherartige, organische Verbindungen von Zuckerarten (z. B. Glukose, Fruktose, Galaktose, Mannose, etc.) mit anderen organischen Komponenten (z. B. Alkoholen, Aldehyden, Phenolen, organischen Säuren, Steroiden, etc.). Sie werden durch Säure- oder fermentative Hydrolyse leicht in ihren pharmakologisch fast indifferenten Zuckeranteil und die pharmakologisch wichtigen Aglukone oder Genuine gespalten. Glykoside finden sich in der Natur nur im Pflanzenreich; einfache Glykoside können auch synthetisch hergestellt werden. Pharmakologisch sehr vielfältige Wirkung. Einzelne Pflanzenfamilien wie die Cruciferae, Scrophulariaceae, Caryophyllaceae, Rosaceae und Ericaceae sind besonders glykosidreich. Zu den Glykosiden gehören viele pflanzliche Riechstoffe, Farbstoffe, Gerbstoffe. Sie treten sehr zahlreich und vielgestaltig auf und werden nach dem zugehörigen Aglukon unterschieden:

- Phenolglykoside (z. B. Arbutin, Aesculin)
- Farbstoffglykoside (z. B. Flavone, Anthocyane)
- Anthrachinonglykoside (z. B. Aloin, Frangulin)
- Blausäureglykoside (z. B. Amygdalin, Linamarin)
- Senfölglykoside (z. B. Sinigrin)
- Saponinglykoside (z. B. Digitonin, Primulasäure)
- Digitalisglykoside (z. B. Digitoxin, Lanadigin).

Die Glykoside gehören zu den pharmakologisch wichtigsten Pflanzenwirkstoffen.

Alkaloide

Komplizierte, stickstoffhaltige Pflanzenbasen, die, meist an organische Säuren (z. B. Apfelsäure, Zitronensäure) gebunden, Salze bilden und wasserlöslich sind. Viele sind bereits synthetisiert, einige wurden auch im tierischen Organismus gefunden. Weitverbreitet und in pharmakologischer Hinsicht durch ganz spezifische Eigenschaften und vielfach auch durch erhebliche Toxizität ausgezeichnet.

Besonders die Pflanzenfamilien der Papaveraceae, Ranunculaceae und Solanaceae sind alkaloidreich.

Bitterstoffe

Liegen meist in glykosidischer Bindung vor, sind stickstoffrei, pharmakologisch teilweise indifferent, teilweise aber auch sehr giftig. Chemisch weitgehend nicht aufgeklärt. Wasserlöslich.

Gerbstoffe

Phenolderivate, die Haut in Leder verwandeln (gerben) können, indem sie mit den Eiweißstoffen unlösliche Verbindungen eingehen.

Wasserlöslich. Verbreitetes Vorkommen im Pflanzenreich, besonders in den Rosaceae und Ericaceae. Pharmakologisch am wichtigsten die adstringierende Wirkung auf Haut und Schleimhaut.

Ätherische Öle

Stark riechende, äther- oder ölartige Pflanzenstoffe. Chemisch ein Gemisch verschiedenartiger organischer Verbindungen, meist aromatischer, auch alipathischer Kohlenwasserstoffe, Alkohole, Phenole, Aldehyde, Ketone, Säuren, Ester, etc. Die ätherischen Öle sind Exkrete, die von der Pflanze in Blüten, Blättern, Stamm oder Wurzel abgelagert werden und nicht mehr in den Stoffwechsel der Pflanze zurückgeführt werden. Sie sind wasserunlöslich, doch mit Wasserdampf flüchtig und verharzen häufig durch Lichteinwirkung. Hyperämisierende, spasmolytische und bakteriozide Wirkung. Besonders häufig enthalten die Pflanzenfamilien der Pinaceae, Labiatae, Umbelliferae, Rutaceae, Lauraceae, Myrtaceae und Cruciferae ätherische Öle. Löslich in Alkohol, Äther, Chloroform und Benzol.

Muzilaginosa

Umfassen Schleimstoffe, Gummistoffe, Pektine, Stärke und andere Polyosen des Pflanzenreiches. Sie sind amorphe Substanzen, die mit Wasser unter Quellung kolloid – disperse Systeme ergeben (Gallerte, Kleister, Breie, Schleime). Sie sind stickstofffrei, chemisch indifferente Kohlehydrate vom Charakter der Polysaccharide. Sie wirken adsorptiv, obstipierend oder schleimhautschützend auf entzündete Schleimhaut oder auch auf die Haut.

Organische Säuren

Von pharmakologischem Interesse sind die azyklischen Mono-, Di-, und Tri-Carbonsäuren der Fettreihe. Daneben spielen die Fruchtsäuren (Apfel-, Zitronen-, Bernstein-, Weinsäure etc.) eine Rolle, die in vielen Früchten vorkommen. Sehr verbreitet im Pflanzenreich ist die Oxalsäure, die auch toxikologisch bedeutsam ist.

Anorganische Substanzen

Bei der Pflanzenveraschung anfallende Elemente, die in der lebenden Pflanze entweder in anorganischen Verbindungen (z. B. in Salzen) oder aber in chemisch noch wenig erforschten organischen Verbindungen enthalten sind. Beispiele: Silicium, Jod, Brom, Fluor, Salze der Alkali- und Erdalkalimetalle, Verbindungen der Elemente Eisen, Mangan, Zink, Blei, Aluminium, Radium.

Fette, Wachse

Fette sind Ester von Fettsäuren mit Glyzerin. Wachse sind Ester von Fettsäuren mit anderen höhermolekularen Alkoholen. Ihre pharmakologische Bedeutung liegt auf dem dermatologischen Sektor.

Harze

Sind Ausscheidungsprodukte der Pflanzen, deren haut- und schleimhautreizende Wirkung bekannt ist.

Farbstoffe

Die Pflanzenfarbstoffe der gelben Flavon- und roten bis blauen Anthocyanreihe kommen glykosidisch gebunden im Zellsaft vor. Die gelben bis gelbroten Karotinoide sowie die grünen bis blaugrünen Chlorophylle sind meist nicht mit Zucker gepaart und an die plasmatischen Chromatophoren gebunden.

Cholin

Das pharmakologisch wichtige Cholin ist sehr weitverbreitet. Das den Parasympathikus erregende Cholin beziehungsweise Acetylcholin senkt den Blutdruck und die Pulsfrequenz, erhöht aber die Erregbarkeit der glatten Muskulatur im Darm und Uterus. In Pflanzen nimmt die Cholinbildung während der Keimung stark zu.

Vitamine

Fettlösliche (A, D, E) und wasserlösliche (B, C) akzessorische Nährstoffe, die stickstoffhaltig, aber auch stickstofffrei sein können. Vitamin A kommt in Pflanzen lediglich in seiner Karotinvorstufe vor. Die Vitamin – B – Gruppe findet sich reichlich in Pflanzen, vor allem in Samen und Keimlingen von Getreide, Hülsenfrüchten und Nüssen. Vitamin C ist in Pflanzen als Ascorbinsäure teils frei, teils gebunden, verbreitet. In Pflanzen sind bisher nur einige Vitamin – D – Vorstufen (z. B. Ergosterin) nachgewiesen worden. Vitamin E ist weit verbreitet in grünen Blättern und keimenden Samen, Vitamin F in ölführenden Pflanzen. Vitamin H ist in Wasser und Alkohol gut löslich, es findet sich in Reiskleie, Kartoffeln, aber auch in grünen Pflanzen. Der antihaemorrhagische Vitamin – K – Komplex kommt in Kohlarten und der Brennessel vor.

Fermente oder Enzyme

Bestehen aus dem Apo- und dem Koferment, die für sich allein wirksam sind, zusammen als Holoferment aktiv werden. Mit Ausnahme der Lipase sind alle Fermente wasserlöslich und sehr reichlich in Pflanzen vertreten.

GALENIKA

Pflanzensäfte

Frische Pflanzen können zu Preßsaft verarbeitet werden. Besonders beliebt auch für die Bereitung von Wildkräuter-Frühjahrskuren. Immer verdünnen, am besten 1:5 (Buttermilch, Mineralwasser). Es empfiehlt sich täglich frische Bereitung, ansonsten Konservierung mit Alkohol. Ansteigende Dosierung!

Drogen

Getrocknete Pflanzen als einfachste Art der Haltbarmachung. Eventuell Weiterverarbeitung zu Pulver oder Tabletten.

Tinkturen

DAB 7: »Tinkturen sind Auszüge aus Drogen, die mit Äthanol verschiedener Konzentration, Äther oder deren Mischungen, gegebenenfalls mit bestimmten Zusätzen so hergestellt werden, daß ein Teil Droge mit mehr als zwei, aber höchstens zehn Teilen Extraktionsflüssigkeit ausgezogen wird.«
»Tinkturen, deren Ausgangsdrogen vorsichtig aufzubewahren sind, werden im Verhältnis 1:10, die übrigen Tinkturen meistens im Verhältnis 1:5 hergestellt.«
»Die Herstellung der Tinkturen erfolgt durch Mazeration oder durch Perkolation.«

Extrakte

Sind konzentrierte Zubereitungen aus Drogen. Nach ihrer Beschaffenheit unterscheidet man:
Trockenextrakte (Extracta sicca)
Fluidextrakte (Extracta fluida)
Zähflüssige Extrakte (Extracta spissa)
Fluidextrakte werden so hergestellt, daß aus 1 Teil Droge höchstens 2 Teile Fluidextrakt gewonnen werden.
Die Herstellung der Extrakte erfolgt durch Mazeration oder durch Perkolation. Als Menstruum dient Wasser, Alkohol oder Äther.

Ätherische Öle

Stark riechende, ölartige Flüssigkeit verschiedener chemischer Zusammensetzung: Aldehyde, Phenole, Ketone, Alkohole, Ester, Terpene u. a.
Schleimhautreizend, wirken sie in kleinen Mengen hyperämisierend und sekretionsfördernd, in stärkeren Konzentrationen reizend, antiseptisch, sekretionshemmend und gefäßerweiternd. Sie werden durch Dampfdestillation gewonnen.

Weine

Unter der Bezeichnung »Vinum medicatum« (medizinischer Wein) sind Arzneizubereitungen zu verstehen, die durch Lösen oder Mischen von Arzneimitteln mit Wein hergestellt werden. Meist wird Xereswein verwendet.

Sirupe

Sirupus simplex enthält nach DAB 7 64% Zukker und 36% Wasser. Ihm wird ein Drogenauszug z. B. in Form von Tinktur oder Extrakt zugesetzt.

Spiritusse

Meistens handelt es sich hier um Mischungen und Lösungen von ätherischen Ölen in Alkohol.

REZEPTUR-NOMENKLATUR UND DEREN ABKÜRZUNGEN

Bacc.	Baccae	Beeren
Bulb.	Bulbus	Zwiebel
Cort.	Cortex	Rinde
Flor.	Flores	Blüten
Fol.	Folia	Blatt
Fruct.	Fructus	Früchte
Gland.	Glandulae	Drüsenschuppen
Gem.	Gemmae	Knospen
Herb.	Herba	Kraut
Lich.	Lichen	Flechte
Lign.	Lignum	Holz
Pericarp.	Pericarpium	Fruchtschale
Pulp.	Pulpa	Fruchtfleisch
Rad.	Radix	Wurzel
Rhiz.	Rhizoma	Wurzelstock
Sem.	Semen	Same
Stigm.	Stigmata	Kolben, Griffel
Stip.	Stipites	Stengel, Stiel
Stram.	Stramentum	Stroh
Strob.	Strobuli	Dolden, Zapfen
Summ.	Summitates	Zweigspitzen
Tub.	Tubera	Knollen
Tur.	Turiones	Sprossen
Acet.	Acetum	Essig
Aqu.	Aqua	Wasser
Dekokt.	Dekoktum	Abkochung
Emuls.	Emulsio	Emulsion
Extr.	Extractum	eingedickter Auszug
Extr. fluid.	Extractum fluidum	Fluidextrakt

Extr. sicc.	Extractum siccum	Trockenextrakt
Extr. spiss.	Extractum spissum	Dickextrakt
Inf.	Infusum	Aufguß
Linim.	Linimentum	Liniment
Macer.	Maceratio	Kaltauszug
Mucil.	Mucilago	Schleim
Ol.	Oleum	Öl
Ol. aether.	Oleum aethereum	ätherisches Öl
Pil.	Pilula	Pille
Pix	Pix	Teer
Pulv.	Pulvis	Pulver
Res.	Resina	Harz
Sirup.	Sirupus	Sirup
Spir.	Spiritus	Weingeist
Succ.	Succus	Saft
Supp.	Suppositorium	Zäpfchen
Spec.	Species	Teemischung
Tinct.	Tinctura	Tinktur
Ungt.	Unguentum	Salbe
Vin.	Vinum	Wein
conc.	concisus	zerschnitten
cont.	contusus	zerquetscht
decort.	decorticatus	geschält
depur.	depuratus	gereinigt
immat.	immaturus	unreif
inspiss.	inspissatus	eingedickt
pulv.	pulvis	gepulvert
rec.	recens	frisch
sicc.	siccum	trocken

a͞a	ana partes aequales	zu gleichen Teilen
a. c.	ante cenam	vor dem Essen
ad us. (propr.)	ad usum (proprium)	zum Gebrauch (eigenen)
aequalis		gleich
compositus		zusammengesetzt
d.	da, detur	gib ab!, man gebe ab
ext.	extern	äußerlich
gtt.	guttae	Tropfen
HAB	Homöopath. Arzneibuch	amtliche Ausgabe
int.	intern	innerlich
K. V.		kombiniertes Verfahren
N. D.		Normaldosis (Einzeldosis)
p. c.	post cenam	nach dem Essen
pro die		pro Tag
pro dosi		pro Dosis
s.	signe	bezeichne!, man bezeichne
∅		Urtinktur

MODIFIKATIONEN DER TEEBEREITUNG

1. Infus = Aufguß

1 Tasse (= ca. ¼ Liter) kochendes Wasser wird über die Droge gegossen, abgedeckt für etwa 10 Minuten ziehen lassen.

2. Dekokt = Abkochung

Die Droge wird mit einer Tasse Wasser zusammen für kürzere (1–3 Minuten) oder längere (bis zu 20 Minuten) Zeit gekocht.

3. Mazeration = Kaltauszug

Die Droge mit einer Tasse kalten Wassers für die Zeitdauer von 6–8 Stunden abgedeckt ziehen lassen.

4. Mazerationsteildekokt = Kombiniertes Verfahren

Die Drogenmenge, die für 2 Tassen Wasser bestimmt ist, wird auf nur einer Tasse Wasser 6–8 Stunden kalt ausgezogen. Anschließend wird abgeseiht und die mazerierte Droge mit einer weiteren Tasse Wasser zum Aufguß oder Dekokt verwendet. Nach Abkühlen wird die Tasse Kaltauszug mit letzterem zusammengegeben.

Blätter und Blüten werden meistens mit dem Verfahren Nr. 1 und 3 extrahiert, Rinden und Wurzeln mit dem Verfahren Nr. 2.
Das Kombinierte Verfahren eignet sich für alle Drogenteile.

ZUR HERSTELLUNG
DER HOMÖOPATHISCHEN ARZNEIFORMEN

Die Angaben bei den einzelnen Pflanzen unter der Abkürzung »HAB« (= Homöopathisches Arzneibuch) bedeuten folgendes:

§ 1: Urtinktur oder Essenz aus frischer Pflanze, aus gleichen Gewichtsteilen ausgepreßten Saftes und 90%igem Weingeist bereitet;
Arzneigehalt = $\frac{1}{2}$

§ 2: Urtinktur oder Essenz aus frischer Pflanze, aus gleichen Gewichtsteilen des berechneten Saftes und 90%igem Weingeist bereitet;
Arzneigehalt = $\frac{1}{2}$

§ 3: Urtinktur oder Essenz aus frischer Pflanze, aus 1 Gewichtsteil des berechneten Saftes und 2 Gewichtsteilen 90%igem Weingeist bereitet;
Arzneigehalt = $\frac{1}{3}$

§ 4: Urtinkturen aus trockenen Vegetabilien, aus 1 Gewichtsteil Droge und 10 Gewichtsteilen Weingeist mittels Perkolation bereitet; die Urtinktur entspricht der 1. Dezimalpotenz;
Arzneigehalt = $\frac{1}{10}$

§ 5a: Wässrige Lösung: 1 Gewichtsteil der Arzneisubstanz wird in 9 Gewichtsteilen destilliertem Wasser gelöst und die Lösung filtriert; die Lösung entspricht der 1. Dezimalpotenz;
Arzneigehalt = $\frac{1}{10}$

§ 5b: Wässrige Lösung: 1 Gewichtsteil der Arzneisubstanz wird in 99 Gewichtsteilen destilliertem Wasser gelöst und die Lösung filtriert; die Lösung entspricht der 2. Dezimalpotenz;
Arzneigehalt = $\frac{1}{100}$

§ 6a: Weingeistige Lösung: 1 Gewichtsteil der Arzneisubstanz wird in 9 Gewichtsteilen 90-, 60- oder 45%igem Weingeist gelöst und die Lösung filtriert; die Lösung entspricht der 1. Dezimalpotenz;
Arzneigehalt = $\frac{1}{10}$

§ 6b: Weingeistige Lösung: 1 Gewichtsteil der Arzneisubstanz wird in 99 Gewichtsteilen 90-, 60- oder 45%igem Weingeist gelöst und die Lösung filtriert; die Lösung entspricht der 2. Dezimalpotenz;
Arzneigehalt = $\frac{1}{100}$

§ 7: Verreibung trockener Substanzen: 1 Gramm trockener Substanz wird mit 9 Gramm Milchzucker verrieben und ergibt die 1. Dezimalverreibung

§ 8: Verreibung tropfbar flüssiger Substanzen: es liegen die gleichen Gewichtsverhältnisse zugrunde wie in § 7; handelt es sich bei der Herstellung um kleinere Mengen, so rechnet man 2–4 Tropfen zu 0,1 Gramm;

§ 9: Verreibungen aus den Urtinkturen hergestellt.

HYPOTHESE MÖGLICHER PLANETARISCHER KONGRUENZ VON HEILPFLANZEN

Abrotanum	Merkur	Brassica oleracea	Mond
Absinthium	Venus, (Merkur, Mars)	Bryonia	Mars
Aconitum	Mars, Saturn	Bursa pastoris	Saturn
Aesculus	Jupiter		
Agnus castus	Mond	**C**alamus	Sonne
Agrimonia	Jupiter	Calendula	Sonne
Alchemilla	Venus	Cannabis indica	Saturn, Neptun
Allium sativum	Mars, (Mond)	Cannabis sativa	Saturn, Neptun
Allium ursinum	Mars	Capillus veneris	Venus
Aloe	Mars, (Saturn)	Carduus	
Althaea	Sonne, Jupiter, Venus	Benedictus	Mars
Amygdalum	Sonne, Jupiter	Carica Papaya	Mond
Anagallis	Jupiter	Carum	Saturn, Merkur
Anethum	Merkur	Caryophyllus	Sonne
Angelica	Sonne, (Venus)	Castanea	Jupiter, (Venus)
Anisum	Jupiter, Merkur	Centaurium	Jupiter
Apium	Merkur	Cepa	Mars, (Saturn, Mond)
Arnica	Jupiter	Chamomilla	Sonne
Arum	Mars	Cheirantus	Mond
Asparagus	Jupiter	Chelidonium	Sonne, (Jupiter)
Asperula	Venus	Cichorium	Jupiter
Aurantium	Sonne	Cinnamomum	Sonne
Avena	Merkur, Jupiter	Citrus	Sonne
Arctium	Venus, Saturn	Cochlearia	
		armoracia	Mars
Basilicum	Jupiter, Mars	Colchicum	Venus
Belladonna	Saturn, (Mars)	Conium	Saturn, Neptun, Uranus
Berberis vulgaris	Uranus, Mars	Convallaria	Merkur, Mond
Beta	Saturn, (Jupiter, Mond)	Coriandrum	Venus, Mars
Betula	Venus	Crataegus	Mars, Saturn
Borrago	Jupiter	Crocus	Sonne
Brassica nigra	Mars, Sonne		

Cubeba	Merkur
Cucurbita	Mond
Curcuma	Mond
Cydonia	Saturn
Cynara	Venus
Cynoglossum	Merkur, (Jupiter)
Daucus	Merkur
Dictamnus	Sonne
Digitalis purpurea	Merkur, (Venus, Saturn)
Drosera	Sonne
Dulcamara	Saturn, Mond, Neptun
Equisetum	Saturn
Eryngium	Saturn
Euphrasia	Sonne
Ficus	Jupiter, (Venus)
Filix mas	Saturn, (Merkur)
Foeniculum	Jupiter, Merkur
Foenum graecum	Saturn, Mars
Fragaria	Sonne, (Jupiter)
Frangula	Saturn, Uranus
Fraxinus	Sonne, (Jupiter)
Fumaria	Jupiter
Genista tinctoria	Mars
Gentiana	Sonne, Jupiter
Geranium	Venus, Mars
Geum urbanum	Jupiter
Glechoma	Sonne, Venus
Granatum	Venus, Sonne, Merkur
Gratiola	Mars, Mond
Hedera	Saturn, (Sonne)
Helianthus annuus	Sonne
Helichrysum	Mars
Helleborus	Saturn
Herniaria	Venus
Hyoscyamus	Saturn, Jupiter, (Neptun)
Hypericum	Sonne
Hyssopus	Mond, (Mars, Jupiter)
Ilex aquifolium	Saturn
Imperatoria	Jupiter
Inula	Sonne, (Jupiter, Merkur)
Iris	Mond, (Saturn)
Juglans	Sonne, (Merkur)
Juniperus	Sonne, (Jupiter, Merkur)
Lactuca	Mond
Lamium	(Mars)
Laurus	Sonne, (Jupiter)

Lavandula	Jupiter, Merkur, (Sonne)
Levisticum	Venus
Lilium	Mond
Linum	Jupiter, (Saturn, Mars)
Liquiritia	Jupiter, Merkur
Lupulus	Mars
Majorana hortensis	Merkur, (Sonne)
Mandragora	Saturn, Merkur, (Mond)
Manna	Jupiter
Marrubium	Merkur
Melilotus	Jupiter
Melissa	Sonne, Jupiter
Mentha	Venus
Mercurialis	Merkur
Mezereum	Mars
Millefolium	Venus
Myristica	Mond, Jupiter
Myrrha	Sonne, Jupiter
Myrtillus	Jupiter
Myrtus	Venus
Nasturtium	Mond
Oenanthe	Neptun
Olea	Jupiter, Sonne
Ononis	Mars
Orchis	Venus
Paeonia	Sonne
Papaver	Mond, (Saturn)
Pastinaca	Merkur
Petasites	Merkur
Petroselinum	Merkur
Phaseolus	Venus, (Mond)
Pimpinella	Merkur
Pinus	Mars, (Saturn)
Piper	Sonne
Pirus	Jupiter
Plantago	Sonne, Mars
Polygonum	Sonne
Populus	Saturn, (Jupiter, Sonne)
Primula	Venus, (Sonne)
Prunus cerasus	Venus
Prunus spinosa	Saturn
Psyllium	Saturn
Pulmonaria	Jupiter, (Merkur)
Pulsatilla	Neptun
Quercus	Mars, Jupiter

Ranunculus ficaria	Venus
Ranunculus sceleratus	Mars, (Venus)
Raphanus	Mars
Rheum palmatum	Mars, (Jupiter)
Rhododendron	Uranus
Ribes	Jupiter
Rosa canina	Mars, Jupiter
Rosa damascena	Venus, (Jupiter)
Rosmarinus	Sonne
Rubia	Jupiter, Mars
Rubus fruticosus	Venus
Rubus idaeus	Jupiter
Ruta	Sonne
Sabina	Mars
Salix	Mond
Salvia	Jupiter
Sambucus Ebulus	Mars
Sambucus nigra	Saturn, Merkur, Venus
Santalum	Venus, Jupiter
Saponaria	Venus
Satureja	Merkur
Scilla	Mars, (Saturn)
Scrophularia	Mars
Senecio	Venus
Senna	Saturn
Sinapis	Mars
Solanum tuberosum	Venus
Solidago	Venus
Stellaria	Saturn
Symphytum	Jupiter, Saturn
Tanacetum	Jupiter
Taraxacum	Jupiter
Teucrium	Merkur
Thuja	Neptun
Thymus (vulgaris et serpyllum)	Venus, (Sonne)
Tilia	Mond, (Venus)
Tormentilla	Mars, (Sonne)
Triticum repens	Jupiter
Triticum sativum	Jupiter, (Venus)
Tussilago farfara	Merkur, (Jupiter)
Urtica	Mars
Valeriana	Merkur
Veratrum	Saturn, Mars
Verbascum	Jupiter, (Sonne, Venus)
Verbena	Mars, (Sonne, Venus)
Veronica	Uranus, Merkur
Vinca	Mond, Saturn
Viola odorata	Venus, (Mond)
Viscum	Jupiter, (Sonne, Mond)
Vitis Idaea	Venus
Vitis vinifera	Sonne, Jupiter
Zedoaria	Sonne
Zingiber	Sonne

REGISTER
DER ABGEBILDETEN HEILPFLANZEN

Ackerminze, Mentha arvensis var. piperascens 47
Adoniröschen, Adonis vernalis 120
Alant, Inula helenium 335
Aloe, Aloe ferox 83
Arnika, Arnica montana 125
Baldrian, Valeriana officinalis 252
Bärentraube, Arctostaphylos Uvae ursi 103
Besenginster, Spartium scoparium 132
Bitterklee, Menyanthes trifoliata 28
Brennessel, große, Urtica dioica 381
Brunnenkresse, Nasturtium officinale 189
Enzian, gelber, Gentiana lutea 30
Faulbaum, Rhamnus frangula 82
Fingerhut, roter, Digitalis purpurea 131
Gänsefingerkraut, Anserina potentilla 340
Gin-Seng-Wurzel, Panax Ginseng 229
Ginkgoblätter, Ginkgo biloba 230
Goldrute, Solidago gigantea 98
Heidelbeere, Myrtillus communis 332
Holunder, schwarzer, Sambucus nigra 245
Hopfen, Humulus lupulus 253
Isländisches Moos, Lichen islandicus 186
Johanniskraut, Hypericum perforatum 261, 345
Kamille, Chamomilla matricaria 340
Kapuzinerkresse, Tropaeolum majus 104
Klette, große, Arctium lappa 291
Küchenschelle, Pulsatilla pratensis 346
Kümmel, Fructus carvi 341
Lein, Linum usitatissimum 85
Löwenzahn, Taraxacum officinalis 45

Mädesüß, Spiraea ulmeria 313

Mariendistel, Silybum marianum 56, 167

Melisse, Melissa officinalis 252

Mistel, Viscum album 156

Nieswurz, schwarze, Christrose, Helleborus niger 121

Passionsblume, Passiflora incarnata 254

Polynesischer Rauschpfeffer, Kava-Kava Piper methysticum 258

Ringelblume, Calendula officinalis 292

Rosmarin, Rosmarinus officinalis 317, 346

Ruhrkraut, Gnaphalium polycephalum 314

Salbei, Salvia officinalis 32

Salweide, Salix caprea 313

Schafgarbe, Achillea millefolium 341

Schlüsselblume, Primula veris 187

Sojabohne, Glycine max (Linné) Merill 69

Sonnenhut, roter, Echinacea purpurea 104, 311

Stiefmütterchen, Viola tricoloris 292

Südafrikanische Teufelskralle, Harpagophytum procumbens 50

Taubnessel, weiße, Lamium album 349

Tausendgüldenkraut, Centaurium umbellatum 29

Tollkirsche, Atropa Belladonna 342

Wacholder, Juniperus communis 105, 316

Waldmeister, Asperula odorata 166

Wegwarte, Cichorium intybus 334

Weißdorn, Crataegus oxyacantha 124

Wermut, Artemisia absinthium 45

Wermutblüten, Flor. absinthii 45

Zinnkraut, Equisetum arvense 193

LITERATUR

ADLER, E.: »Erkrankungen durch Störfelder im Trigeminusbereich«, Verlag für Medizin Dr. Fischer, Heidelberg, 1973.

ALTMANN, G.: »Einführung in die Krankenphysiognomik«, Helioda Verlag, Gretzenbach / Schweiz 1974.

AMMON, H. P. T.: »Arzneipflanzen mit hypoglukämischer Wirkung«, Zeitschrift für Phytotherapie 4/89, 111–116.

ANGERER, J.: »Handbuch der Augendiagnose«, Tibor-Marczell-Verlag, München, 1975.

ANGERER, J.: »Ophthalmotrope Phänomenologie« Band 1–3, Verlag wie oben, 1973–1977.

ANGERER, J.: »Topografie iridologischer Reflexe« als Tafel.

ANGERER, J.: »Prinzipienordnung der Phänomenologie« als Tafel.

ANGERER, J.: »Das cranio-caudale Energiesystem«, Naturheilpraxis 3/1966, Pflaum-Verlag, München.

ANGERER, J.: Festschrift zum 70. Geburtstag von JOSEF ANGERER »Lieben, sehen und heilen«, Tibor-Marczell-Verlag, München, 1977.

ASSMANN, G. und WAHRBURG, U.: Arteriosklerose, Falken-Verlag, 1989.

BACH, H.-D.: Äußere Kennzeichen innerer Erkrankungen – Antlitzdiagnostik – visuelle Diagnostik, Werner Erwig Druck Verlag, Münster, 2. Auflage, 1989.

BERGER, F.: »Handbuch der Drogenkunde«, Verlag für med. Wissenschaften, W. MAUDRICH, Wien 1954 (7 Bände).

BIRCHER-BENNER: »Bircher-Benner-Handbuch für Hautkrankheiten«, Bircher-Benner-Verlag, Bad Homburg v. d. H.

BIRCHER-REY, H.: »Wie ernähre ich mich richtig im Säure-Basengleichgewicht?«, Humata-Verlag, HARALD BLUME, Freiburg / Brsg.

BLEY, H.: »Ist Psoriasis heilbar?«, Naturheilpraxis, 10/1967, Pflaum-Verlag, München.

BOTTENBERG, H.: »Die Blutegelbehandlung«, Hippokrates-Verlag, Stuttgart, 1948.

BRAUN, H.: »Arzneipflanzen-Lexikon«, Gustav-Fischer-Verlag, Stuttgart, 1978.

BROCK, F. E.: »Arnica mont. bei Venenleiden«, Zeitschr. f. Phytotherapie, 12/1991, 141–145.

BROY, J.: »Die Konstitution – humorale Diagnostik und Therapie«, Tibor-Marczell-Verlag, München, 1978.

BRÜCK, D.: »Zähne und Organe«, Homotoxin-Journal, 1/1968, Aurelia-Verlag, Baden-Baden.

FACKLER, E.: »Aktuelle Heilpflanzen: Phyto-Tranquilizer«, Naturheilpraxis, 6/1971, Pflaum-Verlag, München.

FICKER, F.: »Die biologische Behandlung chronischer Lebererkrankungen«, Zeitschrift für Naturheilkunde, 10/1977.

FUDALLA, S. G.: »Die fokale Erkrankung des Körpers«, Hippokrates-Verlag, Stuttgart, 1950.

FUNKE, H.: »Die Welt der Heilpflanzen«, Richard Pflaum Verlag, München, 1980.

FUNKE, H.: »Praktische Pflanzenheilkunde«, Naturheilpraxis, 2/1978, Pflaum-Verlag, München.

GABLER-ALMOSLECHNER, H. G.: »Gesicht, Angesicht, Antlitz«, Eigenverlag, 1967, 73491 Neuler-Ramsenstrut, vergriffen.

»Wer – was – wie bist du«, Eigenverlag, 1978.

GÄRTIG, A.: Tafel »Die Reflexzonen an den Füßen nach Ingham«, A. GÄRTIG, Pestalozzistr. 3, 63688 Gedern.

GERSTER, G.: »Asarum europaeum«, Zeitschrift für Phytotherapie 4/1983, 665.

GOLLNER, E., KREUZRIEGLER, F., KREUZRIEGLER, K.: »Rehabilitatives Ausdauertraining«, Pflaum Verlag, München, 1991.

GILLERT, O. / RULFFS, W.: »Hydrotherapie und Balneotherapie«, Pflaum Verlag, München, 11. Auflage, 1990.

GÜRTLER, K. H.: »Zuckerkrank – Schicksalsschlag oder Signal?«, Naturheilpraxis, 2/1978, Pflaum-Verlag, München.

GESSNER, O. und ORZECHOWSKI, G.: »Gift und Arzneipflanzen von Mitteleuropa«, Winter-Verlag, Heidelberg, 1974.

HÄNSEL, R.: »Pflanzliche Sedativa«, Erfahrungsheilkunde 6/1989, 327–332.

»Ginseng und Eleutherococcus, ihre adaptogenen Eigenschaften als Modell präventiv-wirkender Phytotherapeutikum-Effekte«, Zeitschrift für Phytotherapie 2/1980, 28–33.

HAFERKAMP, H. (bearbeitet von): »Biologisch-Medizinisches Taschenjahrbuch«, Hippokrates-Verlag, Stuttgart, 1964.

HARTH, V.: »Naturheilweisen heute und ihr Stellenwert in der modernen Medizin«, Die Heilkunst 12/1980, Heilkunst-Verlag, München.

HEINZE, F.: »Fachfortbildungsseminare-Zeitschrift für Naturheilmethoden«, diverse Hefte, Verlag Wuppertal 1, Beethovenstrasse 2.

HEMM, W.: »Die lymphatische Fehlentwicklung beim Kind«, Naturheilpraxis 5/1978, Pflaum-Verlag, München.

HOCHMANN, E.: »Antihomotoxische Gynäkotherapie in der Allgemeinpraxis«, Homotoxin-Journal, 2/1969, Aurelia-Verlag, Baden-Baden.

HÖLZL, J.: »Johanniskraut, eine alte Arzneipflanze mit neuer Bedeutung«, Therapeutikon, 3/1989, (10) 540–547.

HONEGGER, H.: »Die antidyskratische Behandlung als Basistherapie chronischer Krankheiten«, Haug-Verlag, Heidelberg, 1959.

JAROSZYK, G.: »Ursachen und Behandlung der Sterilität und Infertilität«, Naturheilpraxis, 11/1970, Pflaum-Verlag, München.

»Augendiagnostik«, Medizin-Verlag E. JAROSZYK, Solms/Lahn, 1978.

KARL, J.: »Das Auge als Indikator des vegetativen Systems«, Naturheilpraxis 11/1986, 1324–1333.

KARL, J.: »Phytotherapie – ein Lehr- und Verordnungsbuch«, T. Marczell-Verlag, München, 1978, 3. Aufl., vergriffen.

KARL, J.: »Therapiekonzepte für Naturheilkunde«, Marczell-Verlag, München, 3. Aufl. 1984, vergriffen.

KARL, J.: »Das lymphatische System und seine naturheilkundliche Therapie, insbesondere die Darstellung der ›Röder-Methode‹«, Pflaum-Verlag, München, 1989.

KLEES, E.: »Zur Genese und Therapie der entzündlichen Adnexerkrankungen«, Deutsches Medizinisches Journal, 18/1956, Berlin.

KREBS, H.: »Dermatosen – praxisnah betrachtet«, Phönix Laboratorium, Heft 5, 71149 Bondorf.

»Mutter und Kind – naturheilkundliche Betrachtungen und Therapie«, Heft 11.

KÖTSCHAU, K.: »Frühtherapie durch Herdausschaltung«, ML-Verlag, Uelzen, 1974.

KÖRFGEN, G.: »Hautbehandlung als Ganzheitsmedizin«, Biologisch-Medizinische-Verlags-GmbH & Co., 86938 Schondorf.

KREUZER, H. und MUTSCHLER, E. (Hrsg.): »Diuretika bei kardiovaskulären Erkrankungen«; Urban & Schwarzenberg, München, 1987.

KROEBER, L.: »Das neuzeitliche Kräuterbuch«, Band 1, Hippokrates-Verlag, Stuttgart, 1934.

KÜMMERLE-GARRET-SPITZY: »Klinische Pharmakologie und Pharmakotherapie«, Urban & Schwarzenberg, München–Berlin–Wien, 1971.

KUNTZ, E.: »Diagnose, Klinik und Therapie der Cholelithiasis«, Ringelheimer Biologische Umschau, Verlag Schaper & Brümmer, 1978.

LAMPERT, H.: »Konstitution und Dyspepsie« 2. Auflage, Hippokrates-Verlag, Stuttgart, 1958.

LAUBER, B.: »Infektionen der Atemwege: Bronchitis-Obstruktion« ZFA, 63, 545, 1987.

LEHMACHER, A.: »Nicht übliche Methoden in der Gynäkologie«, Erfahrungsheilkunde, 11/1963, Haug-Verlag, Heidelberg.

LIEBAU, K. F.: »Handbuch für die Naturheilkunde«, Pflaum Verlag, München, 1988.

LIEBICH, H. A.: »Phytotherapie bei Gefäßkrankheiten«, Naturheilpraxis, 11/1972, Pflaum-Verlag, München.

LINDEMANN, G.: Augendiagnostik (Befunderhebung aus dem Auge), 3. Auflage, Pflaum Verlag, München, 1992.

LINDER, F.: »Erkrankungen des vegetativen Nervensystems«, Naturheilpraxis 11/1972, Pflaum-Verlag, München.

LOEW, D. und GAUL, E. H.: »Gibt es ein ideales Diuretikum?« Medicinale Jahrbuch, 1983, 381, XIII, Iserlohn.

MADAUS, G.: »Lehrbuch der biologischen Heilmittel«, Band 1–3, Thieme-Verlag, Leipzig, 1938.

MAYR Ärzte-Gesellschaft Wien: »Festschrift zum 100. Geburtstag von Dr. Franz Xaver Mayr, am 28. November 1975«, Haug-Verlag, Heidelberg, 1975.

MEYER-CAMBERG E.: »Taschenbuch der pflanzlichen Therapie I und II«, Haug-Verlag, Ulm, 1952.

MICHEL, R.: »Die exkretorische und inkretorische Pankreasinsuffizienz in der Sprechstunde«, Naturheilpraxis 10/1969, Pflaum-Verlag, München.

MILLER, A.: »Das Drama des begabten Kindes«, Suhrkamp-Verlag, Frankfurt 1979.

MOHR, W.: »Gedanken zur Förderung des Stillens

durch Medikamente«, Hippokrates, 18/1957, Hippokrates-Verlag, Stuttgart.

MOMMSEN: »Gesunde Kinder durch vollwertige Kost«, Bircher-Benner-Verlag, Bad Homburg v. d. H.

MONOGRAFIEN des BGA, veröffentlicht im Bundesanzeiger.

MÜLLER, H. E.: »Das unverstandene Kind«, Ernst Klett Verlag, Stuttgart, 1953.

ORZECHOWSKI, G.: »Die Rolle der Phytotherapie in der Medizin«, Therapiewoche 1971, 32; 2256–2262.

PSCHYREMEL, W.: »Klinisches Wörterbuch«, Walter-de-Gryter-Verlag, Berlin, 256. Aufl., 1990.

PUMPE, H.: »Die 12 wichtigsten Heilkräuter in ihrer volkstümlichen Anwendung«, Heilkunst-Verlag, München, 1957.

RECKEWEG, H. H.: »Schweinefleisch und Gesundheit«, Biologische Medizin, 5/1977, Aurelia-Verlag, Baden-Baden.

REGLIN, F.: »Besondere Aspekte bei der Arzneimittelverordnung im Alter«, Jossa-Forum, 1992.

RIPPBERGER, W.: »Grundlagen zur praktischen Pflanzenheilkunde«, Hippokrates-Verlag, Stuttgart 1937.

ROTE LISTE, Editio Cantor, Aulendorf.

SANDER, F.: »Der Säure-Basenhaushalt des menschlichen Organismus«, Hippokrates-Verlag, Stuttgart, 1953.

SAUER, D. und SCHENKE, R.: »Praxis der Teeverordnung«, Govi-Verlags-GmbH, Frankfurt / Main, 1961.

SEIDL, N.: »Kennen Sie den? Chiropraktische Griffdemonstration«, Tibor Marczell Verlag, München.

SOLLMANN, A. H.: »Kraniokaudale Herdbeziehung im Organismus«, Erfahrungsheilkunde, 4/1971, Haug-Verlag, Heidelberg.

»Die Osteolyse des Kieferwinkels und ihre kausalpathogenetische Bedeutung für wirbelsäulenbedingte Nervenwurzelerkrankungen«, Die Medizinische Welt, 29/1969, Schattauer-Verlag, Stuttgart.

STIEFVATER, E. W.: »Ratschläge für Hüftgelenkskranke«, Haug-Verlag, Ulm, 1966. »Akupunktur als Neuraltherapie«, Haug-Verlag, Ulm, 1956.

SUTTER V. HEIMENDAHL, U.: »Psychosomatische Aspekte bei Erkrankungen des Verdauungstraktes«, Naturheilpraxis, 6/1974, Pflaum-Verlag, München.

»Cortex Condurango«, Naturheilpraxis, 10/1969, Pflaum-Verlag, München.

SCHILCHER, H.; BOESEL, R.; EFFENBERGER, ST.; SEGEBRECHT, S.: »Neuere Untersuchungsergebnisse mit aquaretisch, antibakteriell und prostatotrop wirksamen Arzneipflanzen«, Zeitschrift für Phytotherapie 10/1989, 77–82.

SCHILCHER, H.: »Phytotherapie in der Urologie« Hippokrates-Verlag, Stuttgart, 1992.

SCHIMMEL, H.: »Bewährte Therapierichtlinien bei chronischen Erkrankungen – Zur Diagnose und Therapie von exkretorischen Pankreopathien«, Acta Biologica, 1/1977, Pascoe, Gießen.

SCHLENZ, M.: »Die Schlenzkur«, 10. Aufl., Inn-Verlag, Innsbruck / Österreich, 1981.

SCHUFFELS, M.: Editorial, Gesundes Leben, 68, 2, 1991.

SCHULER, R. und E.: »Symbiose und gezielte Symbioselenkung«, Naturheilpraxis, 2/1978, Pflaum-Verlag, München.

SCHNEIDER, H.: »Diuretikatherapie bei Herzinsuffizienz«, Zeitschr. für Allgemeine Medizin, 63, 400–405, 1987.

TUM SUDEN-WEICKMANN, A. (Hrsg.): »Physiotherapie in der Geriatrie«, Pflaum Verlag, München, 1993.

VIETZ, F. B.: »Icones Plantarum«, Band 1 und 2, Tibor-Marczell-Verlag, München, 1972.

WAGGERL, K. H.: »Heiteres Herbarium«, Otto-Müller-Verlag, Salzburg, 1950.

WEHRMANN, W.: »Fragen zum Koronar-Infarkt« und »Der Herzinfarkt«, Naturheilpraxis, 9/1972 und 12/1973, Pflaum-Verlag, München.

WEINTRAUB, A.: »Psychorheumatologie«, Karger AG-Verlag, Basel, 1983.

WEISS, E.: »Bewährte Rezepturen: Expectorantien«, Zeitschr. f. Phytotherapie, IV/1982, 393–395.

WEISS, R. F.: »Lehrbuch der Phytotherapie«, 5. Auflage, Hippokrates-Verlag, Stuttgart, 1985.

»Phytotherapie und Atemwegserkrankungen«, Erfahrungsheilkunde, 7/1977, Haug-Verlag, Heidelberg.

WOHLFART, R.: »Wirkstoffprobleme des Hopfens«, Zeitschrift für Phytotherapie, IV/1982, 393–395.

»Der Schlaf ist doch die köstlichste Erfindung«

Heinrich Heine

Eine weise Erkenntnis von Heinrich Heine, die in der heutigen Zeit mehr denn je ihre Bedeutung hat, denn viele Menschen klagen darüber, daß sie schlecht einschlafen.

Immer wieder kann man hören: »Die ganze Nacht habe ich wieder kein Auge zugetan« – oder – »Ich kann nicht einschlafen«. Es gibt kaum eine andere Klage, die so oft zu hören ist wie diese.

Nach vorsichtiger Schätzung von Experten sind rund zehn Millionen Frauen in der Bundesrepublik – ebenso wie ungefähr die gleiche Anzahl Männer – mit ihrer Nachtruhe nicht zufrieden und sind der Meinung, daß sie Nacht für Nacht nicht ausreichend Schlaf finden.

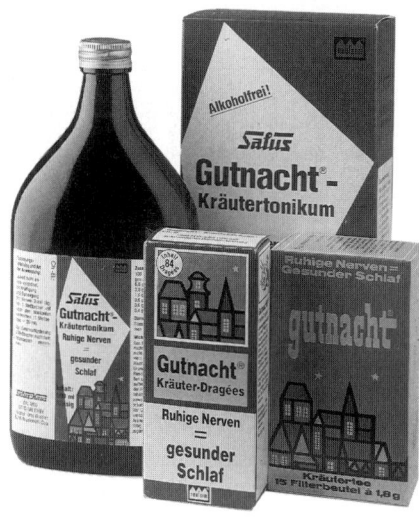

Wichtig:
Die Ursache erkennen!

Einschlafstörungen können natürlich körperliche Ursachen haben – meist aber sind sie nervös oder seelisch bedingt.

Viele Menschen können nicht einschlafen, weil das hektische Tempo der heutigen Zeit, die dauernde Anspannung im Beruf und im Haushalt, ständige Hetze, Aufregung, Ärger und Lärm zu einer dauernden Überreizung der Nerven führen.

Vertrauen Sie deshalb auf die Kräfte aus der Natur

Im Reformhaus gibt es jetzt ein Naturarzneimittel, das allen Menschen, die schlecht einschlafen können, auf natürliche Weise helfen kann: **Salus Gutnacht-Kräutertonikum.** Mit wertvollen Arzneikräutern wie z. B. Baldrian, Johanniskraut und Melisse, ist dieses alkoholfreie Naturarzneimittel eine wohltuende Hilfe für eine

gute Nacht, denn Salus Gutnacht-Kräutertonikum trägt zu einer Beruhigung und Kräftigung der Nerven bei, es fördert die Entspannung, besonders bei starken Belastungen und erleichtert damit das gesunde Ein- und Durchschlafen.

Aber eines sollten Sie bedenken: Es bedarf immer einer längeren Zeit, bis sich der Körper umstellt. Wenden Sie deshalb **Salus Gutnacht-Kräutertonikum** kurmäßig über mehrere Wochen hinweg an. Lassen Sie sich auf natürliche Weise beim Einschlafen helfen, denn ein gesundes Einschlafen und Durchschlafen schenkt Ihnen die erholsame Nachtruhe, die Sie dringend brauchen. Probieren Sie **Salus Gutnacht-Kräutertonikum,** auch als Kräutertee oder in Dragéeform – damit Sie den Tag besser meistern.

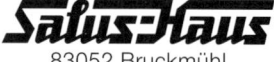

83052 Bruckmühl

Salus Gutnacht-Kräutertonikum: Zur Kräftigung und Beruhigung der Nerven. Zur Einschlafförderung.

Hewepsychon®
duo* Tropfen
uno Dragees

Hypericum-Therapie mit Lichtblick

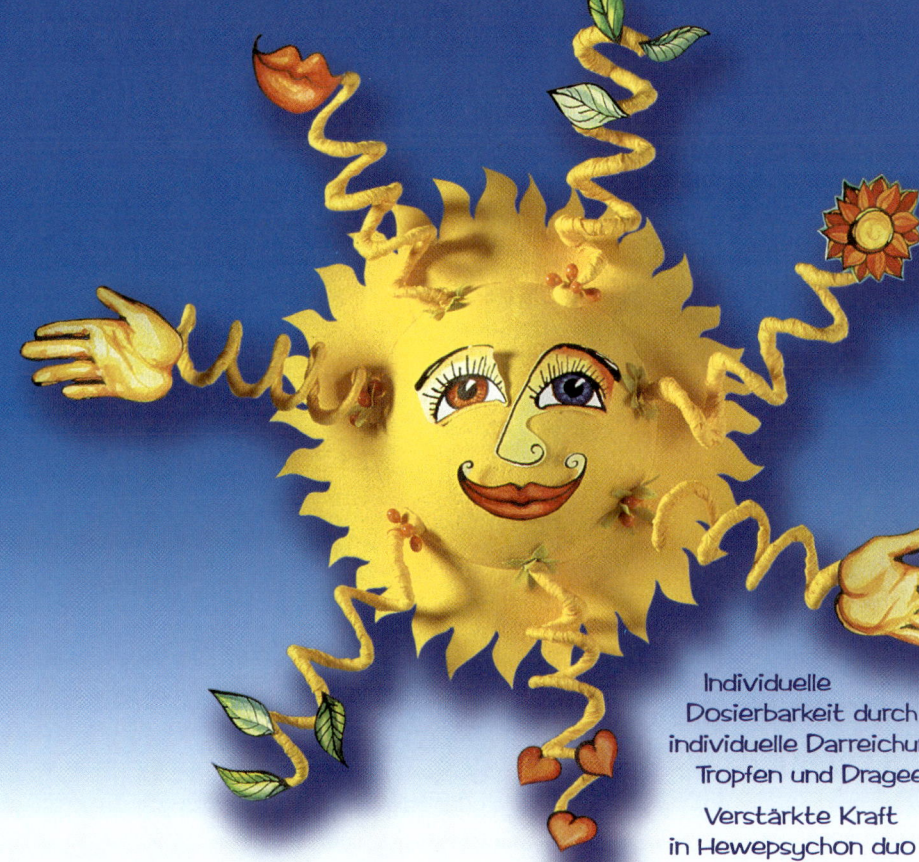

Individuelle
Dosierbarkeit durch
individuelle Darreichungsform:
Tropfen und Dragees

Verstärkte Kraft
in Hewepsychon duo Tropfen
durch Kava Kava.

*plus Kava

ꟼEVERT
ARZNEIMITTEL

von Natur aus wirksam

Sudler & Hennessey

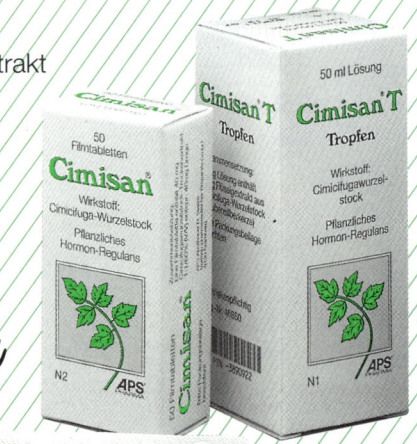
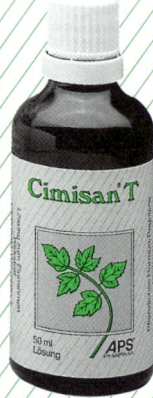

Für ein kraftvolles Herz

Cordapur®

Standardisierter Weißdorn-Vollextrakt

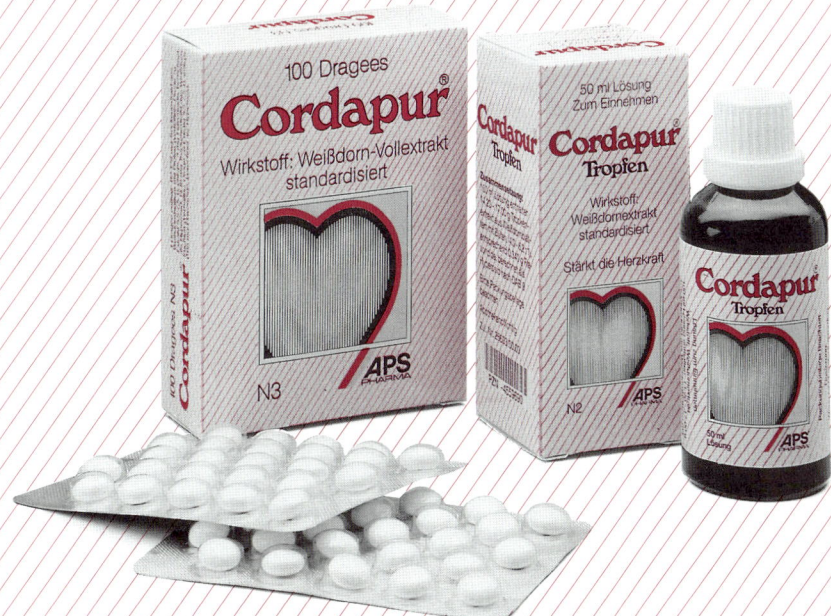

HYPERFORAT®

Depressionen, psychische und nervöse Störungen, nervöse Unruhe und Erschöpfung, Wetterfühligkeit.

Vegetativ stabilisierend, gut verträglich.

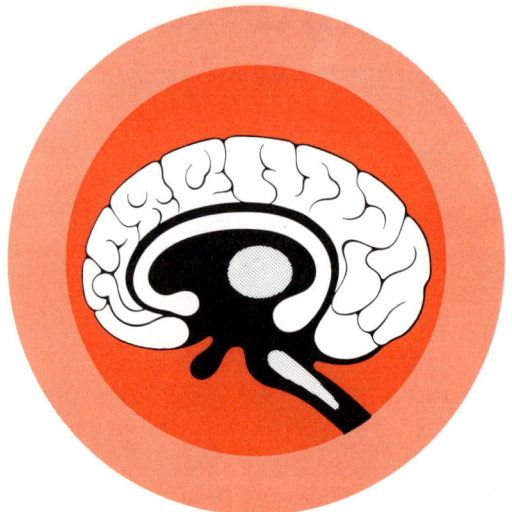

Zusammensetzung: Hyperforat-Tropfen: 100 g enthalten: Extr. fl. Herb. Hyperici perf. 100 g, stand. auf 0,2 mg Hypericin* pro ml. Enth. 50 Vol.-% Alkohol. Hyperforat-Dragées: 1 Dragée à 0,5 g enthält: Extr. sicc. Herb. Hyperici perf. 40 mg, stand. auf 0,05 mg Hypericin*. Hyperforat-Ampullen: 1 Ampulle enthält: 1 ml Extr. fl. aquos. Herb. Hyperici perf. stand. auf ca. 0,05 mg Hypericin* (*und verwandte Verbindungen, berechnet auf Hypericin).
Anwendungsgebiete: Depressionen, auch im Klimakterium, psychische und nervöse Störungen, nervöse Unruhe und Erschöpfung, Wetterfühligkeit, vegetative Dystonie. Tropfen in der Kinderpraxis: Enuresis, Stottern, psychische Hemmungen, Reizüberflutungssyndrom.
Gegenanzeigen: Keine.
Nebenwirkungen: Photosensibilisierung ist möglich, insbesondere bei hellhäutigen Personen.
Dosierung: Hyperforat-Tropfen: 2 – 3 x täglich 20 – 30 Tropfen vor dem Essen in etwas Flüssigkeit einnehmen. Hyperforat-Dragées: 2 – 3 x täglich 1 – 2 Dragées vor dem Essen einnehmen. Zur Beachtung: Bei Kindern entsprechend geringer dosieren. Häufig ist eine einschleichende Dosierung besonders wirksam. Hyperforat-Ampullen: Täglich 1 – 2 ml i.m. oder langsam i.v. injizieren.
Handelsformen und Preise: Hyperforat-Tropfen: 30 ml (N1) DM 9,74; 50 ml (N2) DM 15,43; 100 ml (N3) DM 25,94. Hyperforat-Dragées: 30 St. (N1) DM 7,92; 100 St. (N3) DM 19,93. Hyperforat-Ampullen: 5 x 1 ml (N1) DM 10,88; 10 x 1 ml (N2) DM 19,93; 25 x 1 ml (N3) DM 44,41; 50 x 1 ml DM 79,76; 100 x 1 ml DM 139,64.

 Dr. Gustav Klein, Arzneipflanzenforschung, 77732 Zell-Harmersbach/Schwarzwald

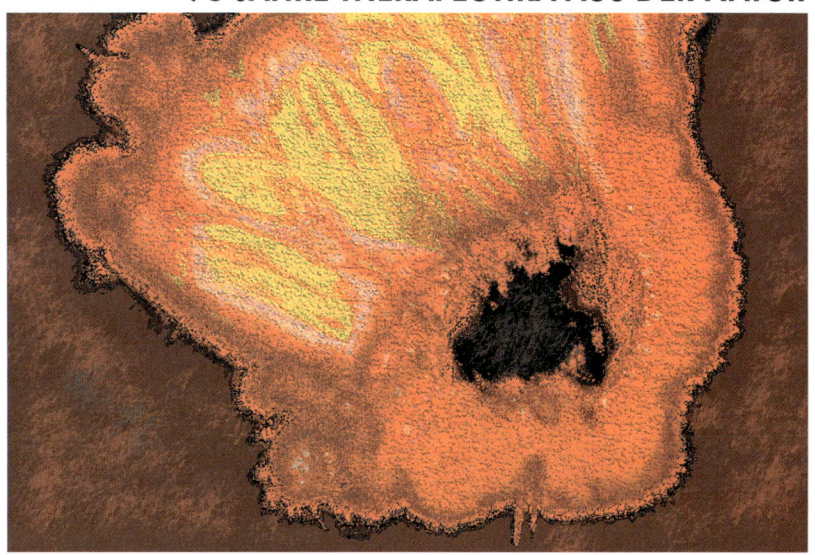
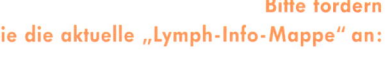

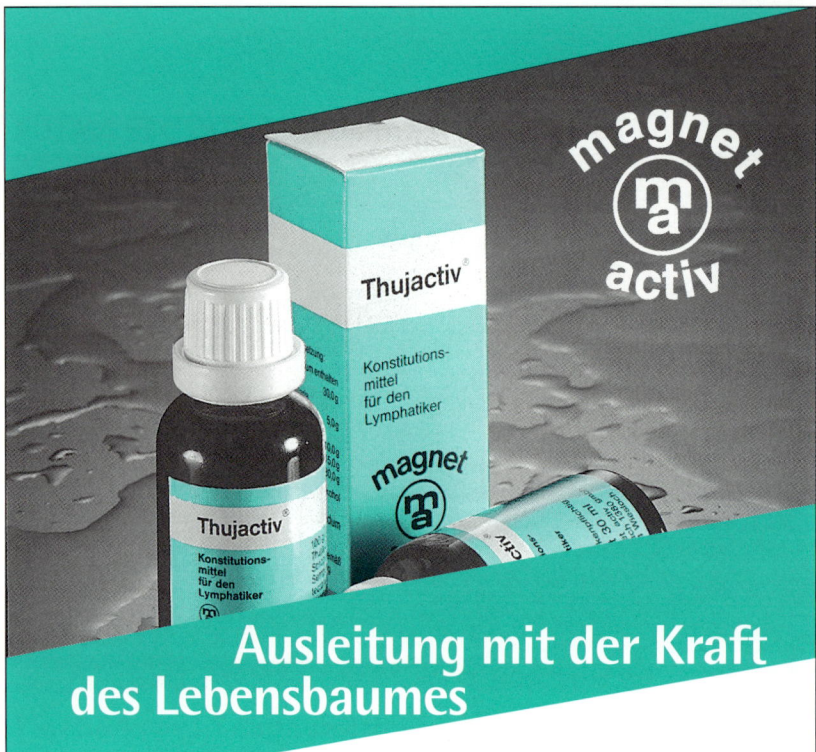 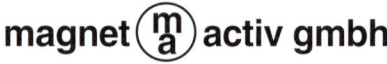

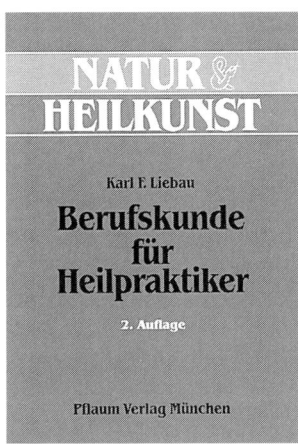
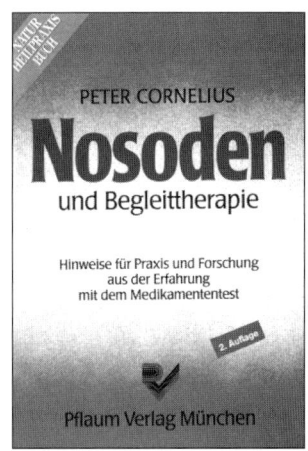
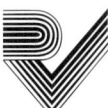

Laurie S. Hartman

Lehrbuch der Osteopathie

übersetzt aus dem Englischen von H. Fritzsche in
Zusammenarbeit mit dem Osteopathie-Forum München
Ca. 300 Seiten, ca. 460 Fotos, gebunden,
ISBN 3-7905-0753-9
(erscheint im 1. Halbjahr 1997)

Mit diesem Buch erscheint **das** umfassende deutschsprachige Lehrbuch
der Osteopathie. Das in englischer Sprache in mehreren Auflagen
erschienene Standardwerk bietet die Grundlagen und Anwendungen
dieser in Deutschland im Rahmen manueller Techniken zunehmend ge-
fragten Behandlungsmethode.
In hervorragenden Fotos wird jeder einzelne Griff nachvollziehbar
dargestellt. Für die Praxis ist besonders hilfreich, daß der Anwen-
dungsteil des Buches entsprechend den einzelnen Körperabschnitten
gegliedert ist.
Ein Lehr- und Praxisbuch für Lernende wie für alle manuell tätigen
Therapeuten, die sich in dieser Methode vervollkommnen wollen.
Die Übersetzung wurde anhand der in diesem Jahr vom Autor neu
überarbeiteten englischen Auflage vorgenommen.

Aus dem Inhalt:

Die somatische Disfunktion, Diagno-
sestellung, Klassifizierung der osteo-
pathischen Techniken, Kontraindikationen und Vorsichtsregeln, Die
indirekte Technik, Modifizierende
Faktoren für die Grifftechniken,
Handgriffe, Position und Haltung des
Behandlers, Angewandte Techniken,
Grundlagen des Greifens, Übungen
zur Verbesserung der Grifftechnik;

Grifftechniken für den Lenden-
wirbelsäulenbereich, für den sakro-
iliakaren Bereich, für die Gesäßregion
und Steißbein, für den Verbindungsbereich von Brust- und Lendenwirbelsäule, für den Brustwirbelsäulen-
bereich, für Brustkorb und Rippen,
für die Schulterblatt-Region, für den
Verbindungsbereich von Brust- und
Halswirbelsäule, für den Halsbereich,
für den Kopfbereich, für Nebenhöhlen und Schläfen-Unterkiefer-
Bereich, für den Schlüsselbeinbe-
reich, für den Schulterbereich, für
den Ellbogenbereich, für den Unter-
armbereich, für Handgelenk und
Hand, für den Hüftbereich, für den
Oberschenkelbereich, für den Knie-
bereich, für den Wadenbereich, für
den Fuß; Literaturempfehlungen,
Stichwortverzeichnis.

 Richard Pflaum Verlag GmbH & Co. KG

Postfach 19 07 37 • 80607 München • Tel. (089)12607-233 • Fax (089)12607-200

Notizen

Notizen

Notizen

Notizen